Wolf-Heidegger

Atlas de
Anatomia Humana

Partes 1 e 2

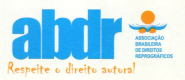

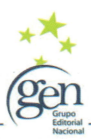

O GEN | Grupo Editorial Nacional, a maior plataforma editorial no segmento CTP (científico, técnico e profissional), publica nas áreas de saúde, ciências exatas, jurídicas, sociais aplicadas, humanas e de concursos, além de prover serviços direcionados a educação, capacitação médica continuada e preparação para concursos. Conheça nosso catálogo, composto por mais de cinco mil obras e três mil e-books, em www.grupogen.com.br.

As editoras que integram o GEN, respeitadas no mercado editorial, construíram catálogos inigualáveis, com obras decisivas na formação acadêmica e no aperfeiçoamento de várias gerações de profissionais e de estudantes de Administração, Direito, Engenharia, Enfermagem, Fisioterapia, Medicina, Odontologia, Educação Física e muitas outras ciências, tendo se tornado sinônimo de seriedade e respeito.

Nossa missão é prover o melhor conteúdo científico e distribuí-lo de maneira flexível e conveniente, a preços justos, gerando benefícios e servindo a autores, docentes, livreiros, funcionários, colaboradores e acionistas.

Nosso comportamento ético incondicional e nossa responsabilidade social e ambiental são reforçados pela natureza educacional de nossa atividade, sem comprometer o crescimento contínuo e a rentabilidade do grupo.

Petra Köpf-Maier, Berlim

Wolf-Heidegger

Atlas de Anatomia Humana

Partes 1 e 2

Sexta edição totalmente revista e ampliada
1.570 ilustrações, sendo 1.246 coloridas

Traduzido sob a supervisão de

Hélcio Werneck
Docente-Livre de Anatomia da Faculdade de Medicina da UFMG. Professor Titular de Anatomia Humana da Faculdade de Medicina de São José do Rio Preto. Ex-Professor Titular de Anatomia Humana da Faculdade de Medicina da Universidade Federal de Uberlândia. Presidente da Comissão de Terminologia Anatômica da SBA. Membro da SBA.

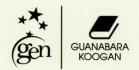

Editora
Univ.-Prof. Dr. med. Petra Köpf-Maier
Professor of Anatomy
Charité — Universitätsmedizin Berlin
Campus Benjamin Franklin
Institute of Anatomy
Königin-Luise-Strasse 15
D-14195 Berlin (Germany)

Este atlas era composto originalmente por dois volumes. Atualmente foi transformado em um único volume e dividido em duas partes:
· Parte 1 | Anatomia Geral, Paredes do Tronco, Membro Superior e Membro Inferior
· Parte 2 | Cabeça e Pescoço, Vísceras Torácicas, Vísceras Abdominais e Pélvicas, Assoalho Pélvico e Órgãos Genitais Externos, Parte Central do Sistema Nervoso, Órgãos Visuais e Cavidade da Órbita, Órgão Vestibulococlear

Até 1989 o Atlas foi publicado como
"Atlas de Anatomia Humana Sistêmica", vol. I-III
1.ª edição 1954
2.ª edição 1960
3.ª edição 1972
Tradução em espanhol: Salvat Editores S.A., Barcelona
Tradução em português: Editora Guanabara Koogan S.A., Rio de Janeiro

Desde 1990 o Atlas é publicado sob o título "Wolf-Heidegger's Atlas of Human Anatomy"
4.ª edição 1990
Tradução em indonésio: EGC Medical Publisher, Jakarta
Tradução em japonês: Nishimura Co., Ltd., Tokyo
Tradução em português: Editora Guanabara Koogan S.A., Rio de Janeiro

5.ª edição 2000
Tradução em chinês: Xi'an World Publishing, Xi'an
Tradução em italiano: Edi-Ermes s.r.l., Milano
Tradução em japonês: Medical Sciences International, Ltd., Tokyo
Tradução em polonês: Wydawnictwo Lekarskie PZWL, Warsaw
Tradução em português: Editora Guanabara Koogan S.A., Rio de Janeiro
Tradução em espanhol: Marban Libros, Madrid
Tradução em turco: Günes Bookshops & Publishing Ltd. Co., Ankara

Sixth edition, Latin nomenclature and English language versions
© Copyright 2005 by S. Karger AG, P.O. Box, CH-4009 Basel (Switzerland)

Direitos exclusivos para a língua portuguesa
Copyright © 2006 by
EDITORA GUANABARA KOOGAN LTDA.
Uma editora integrante do GEN | Grupo Editorial Nacional

Travessa do Ouvidor, 11
Rio de Janeiro — RJ — CEP 20040-040
Tel.: (21) 3543-0770 / (011) 5080-0770 | (21) 3543-0896
www.grupogen.com.br | editorial.saude@grupogen.com.br

Reservados todos os direitos. São proibidas a duplicação ou a reprodução deste volume, no todo ou em parte, em quaisquer formas ou por quaisquer meios (eletrônico, mecânico, gravação, fotocópia, distribuição pela Internet ou outros), sem permissão, por escrito, da EDITORA GUANABARA KOOGAN LTDA.

CIP-BRASIL. CATALOGAÇÃO-NA-FONTE
SINDICATO NACIONAL DOS EDITORES DE LIVROS, RJ.

W84

Wolf-Heidegger, atlas de anatomia humana / [editora] Petra Köpf-Maier ; traduzido sob a supervisão de Hélcio Werneck. - [Reimpr.] - Rio de Janeiro : Guanabara Koogan, 2016. il.

Tradução de: Wolf-Heidegger's atlas of human anatomy, 6th ed
Inclui bibliografia
ISBN 978-85-277-1139-5

1. Anatomia humana - Atlas. 2. Anatomia - Atlas.
I. Wolf-Heidegger, G. (Gerhard), 1910-. II. Köpf-Maier, P. (Petra). III. Título: Atlas de anatomia humana.

05-3520.		CDD 611.00222	
		CDU 611(084)	
04.11.05	09.11.05		012193

A editora Petra Köpf-Maier dedica
este livro ao seu neto

Leander Leonin

Homenagem àqueles que Legaram seus Corpos para a Ciência

> "Hic locus est ubi mors gaudet succurrere vitae."

"Este é o lugar onde os mortos se alegram em ajudar a vida."
(Inscrição no frontispício do Teatro Anatômico de Bolonha)

O presente atlas de anatomia humana não podia começar sem prestar reconhecida homenagem e agradecimentos àqueles que, altruisticamente, legaram seus corpos para a anatomia. Tais doações testemunham um sentido abnegado e idealístico de sacrifício, e nada pode compensar o serviço incalculável prestado à ciência e à sociedade. A anatomia e a medicina têm para com esses indivíduos um enorme débito de gratidão. Pelo legado de seus corpos, eles permitem aos estudantes de medicina aprender por meio da real observação e "apreensão" direta, e, mesmo agora, no início do século XXI, não há alternativa para isso. Desse modo, mesmo após a morte, essas pessoas altruísticas ajudam os vivos — estudantes de medicina, médicos e até mesmo seus pacientes. É assim que esta inscrição acima deve ser interpretada. Os estudantes devem fazer todo o esforço para serem merecedores dessas doações de corpos, voluntárias e generosas, respeitando e honrando os mortos, assim como trabalhando com afinco e aprendendo avidamente.

Prefácio da 6.ª Edição

Com o *Atlas de Anatomia Humana Sistêmica*, o Prof. Gerhard Wolf-Heidegger editou um trabalho padrão entre os Atlas de anatomia entre 1950 e 1971. Esta agora é a 6.ª edição.

Na 5.ª edição precedente, publicada em 2000, a editora já havia modificado minuciosamente o Atlas.

- A maioria dos desenhos anatômicos em preto-e-branco foram coloridos didaticamente;
- Numerosas ilustrações novas geralmente orientadas topograficamente foram adicionadas;
- Todas as radiografias tecnicamente ultrapassadas foram substituídas por novas;
- Muitas radiografias novas e cortes radiológicos, i.e., tomografias computadorizadas e imagens de ressonância magnética (IMR) bem como ultra-sonogramas foram incluídos, e
- TC e IRM foram consistentemente contrapostas a cortes anatômicos para comparação.

Os novos conceitos orientados clínica e radiologicamente das edições anteriores mais sistêmicas do Atlas, e em particular a combinação de cortes anatômicos, TC, IRM e ultra-sonogramas para comparação foi recebida muito favoravelmente por muitos leitores, usuários e revisores da 5.ª edição.

Essa diretriz foi mantida na 6.ª edição e mais aspectos clínicos foram integrados, com o objetivo a longo prazo de tornar o Atlas uma obra clinicamente focalizada. Isso também está em conformidade com os novos programas que levam ao grau de Médico, os quais foram implementados na Alemanha como os do período letivo de 2003/4, estipulando que os estudos pré-clínicos devem integrar muito mais tópicos clínicos.

Concretamente, essa remodelação clinicamente orientada da presente 6.ª edição consiste nas seguintes inovações:

- Numerosas **ilustrações clinicamente relevantes** foram adicionadas tais como os segmentos motores da medula, a circulação venosa nos membros inferiores, o arranjo da fáscia cervical e a projeção das valvas cardíacas na superfície do tórax ou as anastomoses porto-cavas. A situação clínica resultante, como herniação de discos, formação de varizes, disseminação de inflamações no pescoço, localização dos pontos de ausculta cardíaca ou circulação de desvio de uma veia hepática estenosada, é mostrada a fim de ilustrar como os fenômenos clínicos podem fácil e corretamente ser deduzidos a partir de situações anatômicas e topográficas.
- **Manifestações de paralisias** típicas dos principais nervos do braço ou perna são também ilustrados. Uma função perturbada de nervos não pode ser entendida sem conhecer sua função normal — ou colocando diferentemente — os sintomas clínicos de paralisia de nervos pode ser facilmente e corretamente explicada com base na função anatômica normal dos nervos. No presente contexto isso significa que não há entendimento clínico sem conhecimento anatômico bem fundamentado.
- No volume 2, **a seção de interesse de estudantes de odontologia** foi consideravelmente aumentada. Novas ilustrações da articulação temporomandibular, a estrutura dos dentes, a relação topográfica dos dentes superiores com o seio maxilar, o crânio idoso edêntulo, as trabéculas e trajetórias na maxila e mandíbula bem como as linhas típicas de fraturas do esqueleto facial e base do crânio foram adicionados.

- Os **epônimos sinonímios** comuns de designações anatômicas usadas no Atlas foram integrados aos dísticos das figuras e índice alfabético de assuntos. Um epônimo é um termo que é composto de um nome próprio — geralmente da pessoa que primeiro descreveu uma dada estrutura. Os epônimos são, com freqüência, curtas designações expressivas menos complicadas do que o correspondente termo anatômico e, assim, são geralmente preferidos aos termos anatômicos no uso clínico corrente. Eles devem portanto ser aprendidos e conhecidos.*
- Além dessas inovações, a 6.ª edição do Atlas de Wolf-Heidegger agora emprega a "**Terminologia Anatômica**", a nomenclatura anatômica aprovada, adotada e publicada poucos anos atrás. Além do mais, tanto quanto possível, os sinônimos mencionados na Terminologia Anatômica foram também incluídos nos dísticos das figuras e no índice alfabético de assuntos.

Sem a colaboração entusiástica de artistas gráficos instruídos em anatomia, não teria sido possível incluir tantas novas ilustrações anatômicas na 6.ª edição do Atlas de Wolf-Heidegger. Primeiro e antes de tudo, a editora gostaria de agradecer a Sra. Gertrud Heymann-Monhof, que já desenhou muitas das ilustrações da 5.ª edição. Ela também preparou a maioria das novas ilustrações da 6.ª edição com sua confirmada força artística e profundo entendimento do mundo das estruturas anatômicas (*vol. 1*: figs. 4 a,b, 5 c, 6 a-c, 24, 45, 49 a-c, 70 a,b, 71 a,b, 102, 103 a-e, 148, 149, 178 a-d, 179 a-d, 180 a-d, 181 a-c, 262 a-d, 298 a,b, 299 a-d, 300 a-d, 301 a-d, 302 a-d; *vol. 2*: figs. 8 a,b, 14, 16, 27 c, 30 c, 31 a-d, 32 c,d, 39 b, 40, 41 a-d, 52 a,b, 53 a-c, 116, 117 a,b, 158 a,b, 159 a-c, 222, 223, 233 a-d, 237 a-c, 272, 273, 274, 275, 317, 345, 346, 348, 349, 350 a,b, 351 b, 352 b, 362 a,b, 363 a,b). O Sr. Hendrik Jonas, que também já colaborou na 5.ª edição, desenhou as figuras 141 a,b, 142 a-c, 259 a,b do *volume 1* e as figuras 49 a,b, 51 a-c, 54 a-c, 56 d, 68 e do *volume 2* em um estilo admiravelmente apropriado para o Atlas de Wolf-Heidegger.

Gostaria também de agradecer cordialmente ao Professor Dr. Martin Herrmann, de Ulm, como também o Docente Livre Dr. Reimer Andresen, de Güstrow, por nossas muitas discussões a respeito do novo conceito do presente Atlas e pelo fornecimento de novas radiografias. Muitos agradecimentos também ao Professor Dr. Gottfried Bogusch, do Institute of Anatomy of the Charité, Berlim, por consentir o acesso à Coleção Anatômica deste Instituto. Isso facilitou consideravelmente a preparação de novas ilustrações da cabeça e especialmente dos dentes. Gostaria também de estender meus agradecimentos ao Dr. Frank Neumann, cirurgião dentista em Berlin-Reinickendorf, pelo generoso fornecimento de numerosas radiografias para o desenho da página 55 no segundo volume. O Dr. Andreas Winkelmann, de Berlim, deu-me seu

---

*N.R.T.: Na tradução da atual 6.ª edição foi respeitada a vontade da editora de acrescentar, onde mais comum, o epônimo correspondente. Entretanto, a própria Terminologia Anatômica, adotada no Atlas, sempre desencorajou o uso de epônimos por não explicarem claramente a estrutura, não corresponderem historicamente ao autor da descoberta em muitos casos e serem causa de mais confusão do que simplificação. Por exemplo, a membrana de Bowman, que não foi primeiramente descrita por ele e nem recebeu dele esse nome, não é mais esclarecedora do que "membrana limitante anterior da córnea". A quantidade de exemplos desse tipo mostra a ineficácia do epônimo na tradução de uma estrutura anatômica. O fato de ser de uso comum entre os clínicos não deve ser encorajado nem estimulado ou seguido, mas corrigido sempre que possível.

suporte para a inclusão de epônimos e a preparação da lista destes. Eu o agradeço muitíssimo por sua colaboração especializada.

Meu agradecimento especial vai para o Dr. h.c. Thomas Karger, o Editor, que se engajou ativamente no projeto do Atlas de Wolf-Heidegger durante os anos passados até hoje. Ele permitiu altos investimentos financeiros e sempre deu uma atenção compreensível às minhas solicitudes e desejos durante a preparação das 5.ª e 6.ª edições. O Sr. Hermann Vonlanthen iniciou e supervisionou a implementação de todas as medidas técnicas para produzir a 6.ª edição e a transferência de dados para um novo software. O Sr. Beat Pfäffli desenhou o layout das novas ilustrações, levou a efeito as correções de texto e coordenou todo o trabalho ligado ao Atlas: sua perícia e incansável entusiasmo contribuiu significativamente para a realização desta edição do Atlas de Wolf-Heidegger.

A Sra. Monika Risch ajudou-me muito eficientemente durante a preparação da presente nova edição e assim permitiu-me trabalhar neste Atlas; gostaria de agradecer-lhe muitíssimo.

Também agradeço aos leitores, usuários e revisores da 5.ª edição do Atlas de Wolf-Heidegger por suas numerosas cartas e comentários feitos verbalmente. Eles continham muitas informações valiosas e sugestões para melhorias que levei em consideração e integrei nesta 6.ª edição sempre que possível. Nessa conexão, gostaria de expressar meus agradecimentos ao meu colega Professor Dr. Renate Graf de nosso instituto que fez inúmeras sugestões valiosas para melhorias e acréscimos, especialmente no campo da anatomia da cabeça e do pescoço. Eu as usei largamente para a presente edição. Isso permitiu que os capítulos sobre a cabeça e o pescoço, de especial interesse para os estudantes de odontologia, fossem aumentados de uma maneira clinicamente relevante.

Peço aos leitores e usuários da 6.ª edição do Atlas de Wolf-Heidegger que me façam conhecer suas críticas, sugestões para melhorias ou modificações porque apenas um diálogo vivo entre o autor e os leitores e usuários de um livro-texto ou Atlas, respectivamente, permitirá que esta obra possa ser melhorada nos próximos anos e feita sob medida para as necessidades de todos.

Berlim, outono de 2003   Petra Köpf-Maier

Prefácio da 5.ª Edição

A anatomia macroscópica é um ramo fundamental da medicina, sem o qual os fatos clínicos não podem ser compreendidos.

Durante a história, a importância da anatomia para a medicina — e assim para os estudos médicos — sofreu considerável variação. Quinhentos anos atrás, no fim da Renascença, Leonardo da Vinci e André Vesálio assentaram a pedra fundamental para a anatomia e a medicina modernas. Naqueles dias, a anatomia — então exclusivamente representada pela anatomia macroscópica — era a única especialidade fundamental com que se defrontavam estudantes de medicina durante seus estudos, juntamente com os assuntos clínicos da medicina interna, cirurgia e botânica (o meio de utilização das drogas derivadas de ervas).

A primeira metade do século XX presenciou o desenvolvimento da anatomia microscópica além da anatomia macroscópica; a fisiologia tornou-se uma especialidade independente e a química fisiológica e bioquímica tiveram enorme progresso. A pesquisa nesses campos adquiriu novo conhecimento nas interações funcionais e moleculares no organismo mamífero, alterando fundamentalmente nossa compreensão das doenças e abrindo novas perspectivas para o diagnóstico clínico e a terapêutica. Como conseqüência desses desenvolvimentos, a anatomia macroscópica foi, de certo modo, relegada a um segundo plano durante os anos sessenta e setenta de nosso século, e parecia ter mantido sua importância essencial apenas para as especialidades cirúrgicas.

Além desses desenvolvimentos, novas técnicas de diagnóstico por imagens tornaram-se clinicamente estabelecidas na segunda metade do século XX: tomografia computadorizada, imagens de ressonância magnética e ultra-sonografia. Essas técnicas de imagem abriram novas visões da morfologia dos organismos vivos, permitiram uma identificação muito detalhada de estruturas e, assim, assentaram a pedra fundamental de um rápido e inesperado progresso no diagnóstico clínico. Entretanto, a interpretação de estruturas normais e alteradas patologicamente em imagens bidimensionais do corpo humano, com todas essas técnicas, demanda conhecimento extremamente preciso de anatomia. Em anos recentes, isso levou ao renascimento e a um considerável aumento na significância da anatomia macroscópica tanto para a medicina clínica quanto para a formação dos estudantes de medicina.

Um trabalho clínico bem-sucedido, sem um conhecimento bem fundamentado em anatomia topográfica e seccional, não é, assim, mais possível. Essa é a razão por que recomendo aos presentes e futuros estudantes de medicina o estudo intensivo da anatomia macroscópica.

De fato, o estabelecimento das novas técnicas de imagem na medicina clínica induziu esta nova versão revisada do *Atlas de Anatomia Humana* de Wolf-Heidegger e a suplementação de sua 5.ª edição com numerosos cortes anatômicos, tomogramas computadorizados e de ressonância magnética e ultra-sonogramas. Um desenho assim novo de um atlas de anatomia do corpo humano inteiro só seria possível com a colaboração de muitas forças entusiásticas. Assim, sou profundamente grata ao Dr. R. Andresen e Priv.-Doz. Dr. D. Banzer (Berlim) pela maioria, das novas radiografias, dos tomogramas computadorizados e de ressonância magnética incluídos neste atlas. Prof. Dr. G. Bogusch (Berlim), Prof. Dr. E. Fleck (Berlim), Dr. M. Jäckel (Göttingen), Dr. H. Kellner (Munique), Priv.-Doz. Dr. T. Riebel (Berlim), Priv.-Doz. Dr. C. Sohn (Heidelberg), Dr. D. Zeidler (Berlim) e Prof. Dr. W.G. Zoller (Munique) contribuíram com mais outras radiografias, tomogramas computadorizados e de ressonância magnética e ultra-sonogramas pelos quais gostaria de externar os meus agradecimentos.

Sou também imensamente grata ao Prof. Dr. M. Herrmann (Ulm), que forneceu os cortes anatômicos para a maioria dos tomogramas computadorizados e de ressonância magnética do presente Atlas e que, assim, enriqueceu-o consideravelmente. Os cortes nos quais estas ilustrações estão baseadas foram preparados e fotografados pelo Sr. E. Voigt (Ulm), a quem gostaria também de agradecer.

Expresso igualmente meus agradecimentos à Sra. G. Heymann-Monhof, Sr. H. Jonas, Sra. H. Heinen, Sra. I. Tripke, Sra. C. Naujok e Sr. F. Geisler, que prepararam cerca de 230 novos desenhos anatômicos para a presente edição.

Meus agradecimentos especiais para o Dr. h.c. Th. Karger, pela sua construtiva colaboração em várias oportunidades. O Dr. Karger sempre deu uma atenção compreensiva aos meus conceitos, que eram freqüentemente difíceis e de realização dispendiosa, e foi um parceiro de quem os conselhos experientes e sensatos sempre ajudaram meu trabalho com o Atlas. Também gostaria de estender meus agradecimentos aos Srs. R. Zoppi, H. Vonlanthen e R. Steinebrunner, bem como a todo o pessoal da S. Karger Publishers e Neue Schwitter AG, que ajudaram na produção do atlas de Wolf-Heidegger. Meu sincero reconhecimento em particular ao Sr. B. Pfäffli, que cuidou dos detalhes da produção desta nova edição com muita paciência e experiência, tendo planejado competentemente o *layout* do atlas.

Gostaria também de agradecer à Sra. M. Risch, minha secretária, que foi de grande e eficiente auxílio nestes últimos anos, o que facilitou meu trabalho sob vários aspectos.

Esta nova edição do *Atlas de Anatomia Humana* de Wolf-Heidegger foi suplementada com numerosos novos desenhos anatômicos, radiografias, tomogramas, ultra-sonogramas e cortes anatômicos. Como autora, estou confiante de que esta nova edição irá realmente "ajudar alguém a ver" — uma das coisas mais difíceis, de acordo com citação de Goethe, que Wolf-Heidegger escolheu como seu *motto* para a primeira edição de seu atlas — e que permitirá aos estudantes de medicina o acesso à anatomia e à medicina clínica:

"O que é mais difícil de tudo? O que parece o mais simples para você: Ver com os seus olhos o que está diante dos seus olhos."

Johann Wolfgang von Goethe,
Dístico 155 de "*Xenien*" (traduzido por M. Pfister, Berlim).

Berlim, primavera de 1999 — Petra Köpf-Maier

Informações aos Leitores

1. Terminologia Anatômica

No presente Atlas, todas as estruturas anatômicas são consistentemente designadas de acordo com a edição de 1998 da Terminologia Anatômica (TA), a corrente nomenclatura internacional aprovada. Por razões de consistência, os termos como "diafragma urogenital" também foram erradicados embora a editora e muitos outros anatomistas não compreendam inteiramente as razões para sua eliminação da TA.

Se a TA menciona dois ou três sinônimos para uma estrutura, eles aparecem no índice por assunto com uma referência cruzada para a entrada principal (termo preferido). Havendo espaço, esses sinônimos são também mencionados nas figuras seguidos de um sinal de igualdade (=) e o termo preferido.[1]

2. Epônimos

Um epônimo é um termo freqüentemente usado na rotina clínica que inclui um nome próprio — geralmente da pessoa que primeiro descreveu a estrutura. Epônimos são expressivos e menos complicados do que os termos anatomicamente corretos e são assim preferidos no uso clínico.[2] Epônimos correntes aparecem no presente Atlas como se segue:
- O nome da pessoa para quem o epônimo foi denominado está impresso entre parênteses e letras maiúsculas embaixo do respectivo termo anatômico na figura.
- Os quadros que comparam os epônimos e os termos anatômicos e vice-versa foram inseridos antes do índice de assuntos. O primeiro quadro também inclui os dados biográficos principais da pessoa para quem o epônimo foi criado.
- As referências cruzadas correspondentes foram incluídas no índice por assunto.

3. Abreviaturas

As seguintes abreviaturas correntes são usadas por toda parte:

Singular		Plural	
A.	= Artéria	Aa.	= Artérias
Lig.	= Ligamento	Ligg.	= Ligamentos
M.	= Músculo	Mm.	= Músculos
N.	= Nervo	Nn.	= Nervos
Proc.	= Processo	Procc.	= Processos
R.	= Ramo	Rr.	= Ramos
V.	= Veia	Vv.	= Veias

Além disso, para ganhar espaço, as seguintes abreviaturas tiveram que ser usadas algumas vezes:

cut.	= Cutâneo
F.	= Fontículo
Ggl.	= Gânglio
Gll.	= Glândula
lymph.	= Linfóideo
Pl.	= Plexo
Var.	= Variação

4. Colchetes e Parênteses

Os sinônimos da TA foram colocados entre colchetes [ ], caso não apareçam com um sinal de igual (=) após o termo principal. Esses termos equivalentes também aparecem no índice; uma seta refere-se a um termo principal fora dos colchetes.[3]

Os parênteses ( ) são usados para salientar termos também mostrados entre parênteses na TA e para designar variações, informações adicionais e explicações. Nas legendas, o tamanho relativo das figuras é dado em percentagem, entre parênteses.

5. Formação de Genitivos

A menos que sejam designações oficiais da TA, os genitivos latinos complicados foram evitados, porque, em nossos dias, apenas uns poucos estudantes aprenderam latim suficientemente. Em vez disso, primeiro indicamos o termo genérico (osso, artéria ou nervo) e, então, na linha seguinte, sem separação por vírgula, o termo específico:

Exemplos:	Occipital	ou	Glândula tireóidea
	Parte basilar		Lobo esquerdo

---

[1]N.R.T.: Na tradução oficial da TA para o português a Comissão de Terminologia Anatômica da Sociedade Brasileira de Anatomia adotou apenas um dos termos sinonímios do original para evitar confusão entre os estudantes. Isso também foi utilizado na tradução do presente Atlas para estar em conformidade com a tradução brasileira da TA, linguagem oficial da anatomia no Brasil.

[2]N.R.T.: Não há como achar que "Canal de Schlemm" é mais simples e expressivo do que "Seio venoso da esclera", ou que "Glândulas de Meibom" (descritas antes por Casserio!) seja mais claro do que "Glândulas tarsais". A "Fáscia de Colles" existe no pênis, no períneo, no escroto e, portanto, não é nada específica. O Müller do chamado "M. de Müller" na órbita não é o mesmo Müller dos ductos paramesonéfricos. Exemplos desses tipos existem às centenas, o que torna injustificável o emprego de epônimos. Os clínicos, particularmente cirurgiões, usam epônimos ou por desconhecerem o termo anatômico correto, ou por desejarem apenas ser diferentes dos anatomistas reais detentores dos direitos de nomear as estruturas do corpo humano e terem excluídos os epônimos há mais de 100 anos, desde as primeiras TA (1895 — BNA ou INA — 1935!). A maioria absoluta dos usuários de epônimos não conhece a biografia nem a história de cada epônimo e, portanto, ao usar o epônimo não homenageiam ninguém como querem defender os apologistas dos epônimos.

[3]N.R.T.: Optei, na tradução, pela adoção de um único termo, o mais geralmente utilizado entre nós, para evitar confusões e duplicação de terminologia.

6. Hífen

Um hífen *seguindo* (coluna da esquerda) ou *precedendo* (coluna da direita) uma entrada indica que uma ou várias entradas específicas para a mesma parte do corpo se seguirão. O termo genérico é mostrado acima dele — geralmente sem um indicador:

Exemplos:	*Corpo da fíbula*	ou	*Plexo braquial*
	Face lateral -		*Parte infraclavicular*
	Margem anterior -		*- Fascículo lateral*
	Face medial -		*- Fascículo medial*
	Margem interóssea -		*- Fascículo posterior*

7. Indicadores e Pontos

Se pontos em um indicador indicam duas ou mais estruturas anatômicas, ou se vários pontos aparecem em um indicador, as várias designações são separadas por uma vírgula; sua ordem segue aquela do arranjo das estruturas anatômicas na figura. Em ambas as colunas, os dísticos são arranjados de acordo com o seguinte princípio geral: esquerda primeiro, direita em seguida; no caso de indicadores ramificados, acima primeiro, depois abaixo.

8. Notação de Tamanhos

A menos que indicado de outra forma nas legendas, os desenhos anatômicos, no presente atlas, sempre representam a situação no adulto; as percentagens dadas entre parênteses, nas legendas, indicam o tamanho relativo do espécime. Tendo em vista a considerável variação biológica no tamanho do corpo, as percentagens foram arredondadas e devem ser consideradas apenas como um indicativo.

9. Tomogramas de IRM

Intensificação dos parâmetros de relaxamento específico do tecido T_1 e T_2 nos tomogramas de IRM está anotada nas legendas como tomogramas T_1 ou T_2-pesado. Tomogramas T_1- e T_2-pesado representam as várias estruturas do corpo humano com brilhos diferentes e diferentes contrastes. Assim, nos tomogramas T_1-pesado, espaços cheios de líquido são mostrados em preto; músculos em tom escuro e a medula óssea, em branco. Em tomogramas T_2-pesado, espaços cheios de líquido aparecem em branco; ossos em tom escuro e músculos, em cinza-claro. (**N.R.T.: Em nosso meio também se usa a notação: *ponderado em T1 ou T2*.**)

10. Tomogramas e Cortes Anatômicos

Na prática clínica corrente, tomogramas transversais computadorizados e de ressonância magnética do corpo humano são sempre vistos da face caudal, isto é, olhando de baixo para cima. Essa é a razão por que, no presente Atlas, os cortes anatômicos — com umas poucas exceções anotadas nas legendas — são também vistos por baixo, isto é, a partir do pé do paciente. Enquanto essa vista de tomogramas e cortes é, sem dúvida, difícil para o iniciante, ela corresponde à perspectiva do médico quando ele aborda o paciente supino a partir do pé da cama do paciente. A figura ao lado ilustra essa vista de caudal (de baixo) para cranial (em cima) e torna claro que, nessa perspectiva, os órgãos localizados do lado direito do paciente (D) aparecem no lado esquerdo da figura, e os órgãos localizados à esquerda (E) aparecem no lado direito da figura.

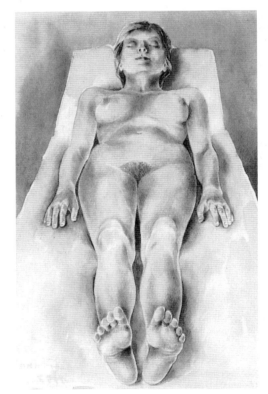

D   E

(Pintado por G. Heymann-Monhof, Berlim)

Sumário

Parte 1

Anatomia Geral, 1

Partes, esqueleto, regiões e eixos do corpo, 2
Tipos constitucionais, 6
Sistema motor, 7
Pele, 11
Sistema circulatório, 12
Sistemas linfático e dos órgãos, 15
Projeções dos órgãos torácicos e abdominais na superfície, 18
Partes central e periférica do sistema nervoso, 22

Paredes do Tronco, 27

Coluna vertebral e vértebras, 28
Tórax e costelas, 40
Articulações e ligamentos da coluna vertebral e o esterno, 46
Relevos da superfície do dorso, 54
Músculos do dorso, 55
Vasos e nervos do dorso e dorso do pescoço, 63
Relevos superficiais do tórax e abdome, 64
Músculos ventrais do tronco e região inguinal, 65
Diafragma, 73
Mamas e axila, 74
Vasos e nervos da parede anterior do tronco, 79

Membro Superior, 85

Ossos do cíngulo do membro superior e do braço, 86
Articulações do cíngulo do membro superior e do braço, 99
Relevos superficiais do braço, 111
Músculos do ombro e do braço, 112
Músculos do antebraço, 120
Músculos da mão, 126
Bainhas sinoviais da mão, 136
Plexo braquial e inervação do membro superior, 138
Vasos sangüíneos e nervos do ombro, da axila e do braço, 143
Cortes e tomogramas do braço, 154
Vasos sangüíneos e nervos do antebraço, 160
Cortes e tomogramas do antebraço, 166
Vasos sangüíneos e nervos da mão, 170
Cortes e tomogramas da mão, 176
Paralisia dos nervos do membro superior, 178

Membro Inferior, 183

Ossos da pelve e do membro inferior, 184
Articulações da pelve e do membro inferior, 204
Relevos da superfície do membro inferior, 230
Músculos da pelve e coxa, 232
Músculos da perna, 244
Músculos do pé, 250
Inervação do membro inferior e plexo lombossacral, 256
Vasos linfáticos e veias do membro inferior, 260
Vasos sangüíneos e nervos da coxa e região glútea, 264
Cortes e tomogramas da coxa, 274
Vasos sangüíneos e nervos da perna, 282

Cortes e tomogramas da perna, 288
Vasos sangüíneos e nervos do pé, 294
Paralisia dos nervos do membro inferior, 298

Índice de Epônimos, 303

Índice alfabético de epônimos comumente usados, 304
Índice alfabético dos termos anatômicos com os epônimos correspondentes, 310

Parte 2

Cabeça e Pescoço, 1

Crânio, 2
Ossos do crânio, 21
Articulação temporomandibular, 32
Músculos superficiais e profundos do escalpo e da face, 34
Fáscia cervical, 39
Músculos do pescoço, 42
Cavidade da boca e dentes, 46
Dente e esqueleto facial, 48
Dentes decíduos, 56
Glândulas parótidas, submandibular e sublingual, 58
Língua, 60
Faringe, 62
Nariz externo e cavidade do nariz, 68
Cortes e tomogramas da face, 72
Laringe, 78
Glândula tireóide, 84
Cortes e tomogramas do pescoço, 86
Vasos sangüíneos da cabeça e do pescoço, 90
Vasos linfáticos e linfonodos da cabeça e do pescoço, 95
Inervação cutânea da cabeça e do pescoço, 96
Nervos e vasos sangüíneos da face, 98
Nervos e vasos sangüíneos do pescoço, 105
Espaço perifaríngeo, 116

Vísceras Torácicas, 119

Mediastino e timo, 120
Esôfago, 121
Traquéia e brônquios, 124
Pulmões, árvore bronquial e segmentos broncopulmonares, 127
Arco da aorta e seus ramos, 134
Artérias pulmonares e árvore bronquial, 135
Saco pericárdico, 138
Coração e grandes vasos sangüíneos, 140
Cortes e tomogramas do coração, 144
Cavidades internas e valvas do coração, 148
Sistema de condução do coração e do miocárdio, 156
Projeção do coração e estenose mitral, 58
Artérias e veias do coração, 160
Órgãos torácicos, 167
Cortes e tomogramas dos órgãos torácicos, 172
Grandes vasos sangüíneos e vasos linfáticos no mediastino, 180
Parte autônoma do sistema nervoso no tórax e no pescoço, 184

Vísceras Abdominais e Pélvicas, 187

Cavidade peritoneal, 188
Projeções das vísceras abdominais na superfície, 190
Estômago, intestino delgado, colo e reto, 191
Fígado, segmentação do fígado, vesícula biliar e sistema de ductos
    biliíferos, 198
Pâncreas e baço, 206
Vísceras das partes superior e inferior do abdome, 208
Vasos sangüíneos e linfonodos na região abdominal, 214
Intestino grosso e parede abdominal posterior, 224
Rins, glândulas supra-renais, pelve renal e ureter, 228
Grandes vasos sangüíneos no espaço retroperitoneal, 240
Cortes e tomogramas das vísceras abdominais, 242
Plexo lombossacral, 248
Grandes vasos sangüíneos no espaço retroperitoneal inferior
    e pelve, 250
Vasos sangüíneos e nervos do reto, 252
Pelves masculina e feminina com órgãos urogenitais e vasos
    sangüíneos, 266
Tecido conectivo na pelve menor, 268
Parte autônoma do sistema nervoso no espaço retroperitoneal, 270
Parte autônoma do sistema nervoso na pelve menor, 272
Cortes e tomogramas das pelves masculina e feminina, 276

Assoalho Pélvico e Órgãos Genitais Externos, 289

Assoalho da pelve, 289
Órgãos genitais externos de uma mulher, 294
Testículos e epidídimo, 296
Funículo espermático e região inguinal de um homem, 298
Órgãos genitais externos de um homem, 300
Vasos sangüíneos e nervos da região perineal, 305

Parte Central do Sistema Nervoso, 309

Medula espinal, meninges espinais e vasos sangüíneos do canal
    vertebral, 310
Meninges cranianas e vasos sangüíneos das meninges cranianas e do
    cérebro, 315

Cérebro, tronco do encéfalo e cerebelo, 330
Cérebro, 338
Nervos cranianos, 347
Ventrículos do cérebro e espaço subaracnóideo, 350
Fórnice, hipocampo e sistema límbico, 356
Plexo corióideo, 358
Tálamo, hipotálamo e mesencéfalo, 359
Núcleos da base e cápsula interna, 361
Conexões cerebelorrubrais, 366
Vias da visão, 367
Cortes e tomogramas do encéfalo, 368

Órgãos Visuais e Cavidade da Órbita, 395

Olho, aparelho lacrimal e região orbitária, 396
Cavidade orbital, 399
Músculos extrínsecos do bulbo do olho, 402
Bulbo do olho, 404
Conteúdos e topografia da cavidade orbital, 410
Cortes e tomogramas da cavidade orbital, 416

Órgão Vestibulococlear, 421

Orelha externa e membrana timpânica, 422
Orelha média com células mastóideas, cavidade timpânica, canal do
    nervo facial, tuba auditiva e ossículos da audição, 425
Labirintos ósseo e membranáceo com a orelha interna, 432
Cortes e tomogramas da parte petrosa do temporal, 438

Índice de Epônimos, 443

Índice alfabético de epônimos comumente usados, 444
Índice alfabético dos termos anatômicos com os epônimos
    correspondentes, 450

Índice Alfabético, 453

Parte 1

Anatomia Geral, 1
Paredes do Tronco, 27
Membro Superior, 85
Membro Inferior, 183
Índice de Epônimos, 303

Anatomia Geral

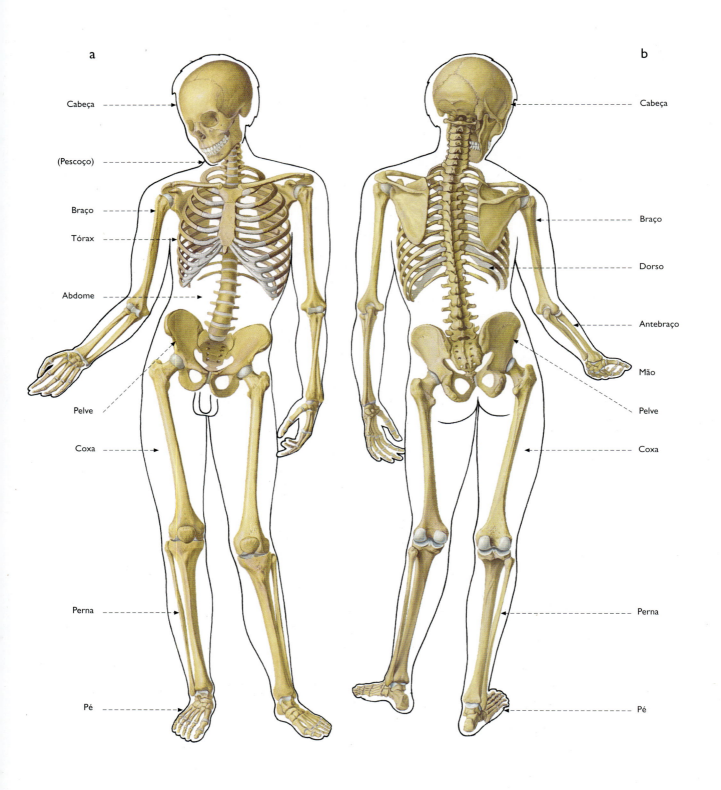

2 Esqueleto e partes do corpo humano (10%)

Esqueleto masculino
a Vista ventral
b Vista dorsal

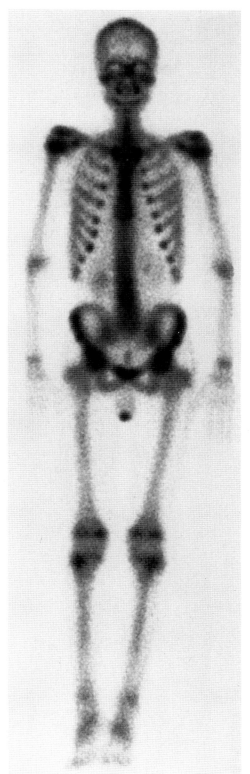 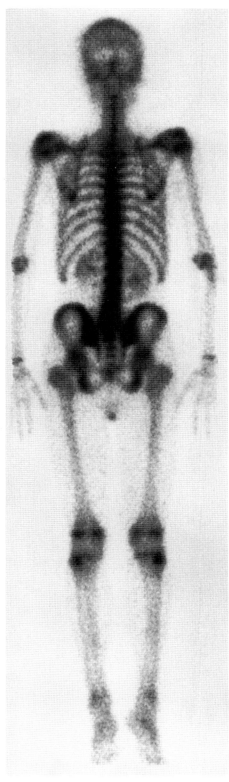

3 Esqueleto do corpo humano (10%)

Esqueleto masculino. Cintilograma ósseo com ^{99m}Tc
a Vista ventral
b Vista dorsal

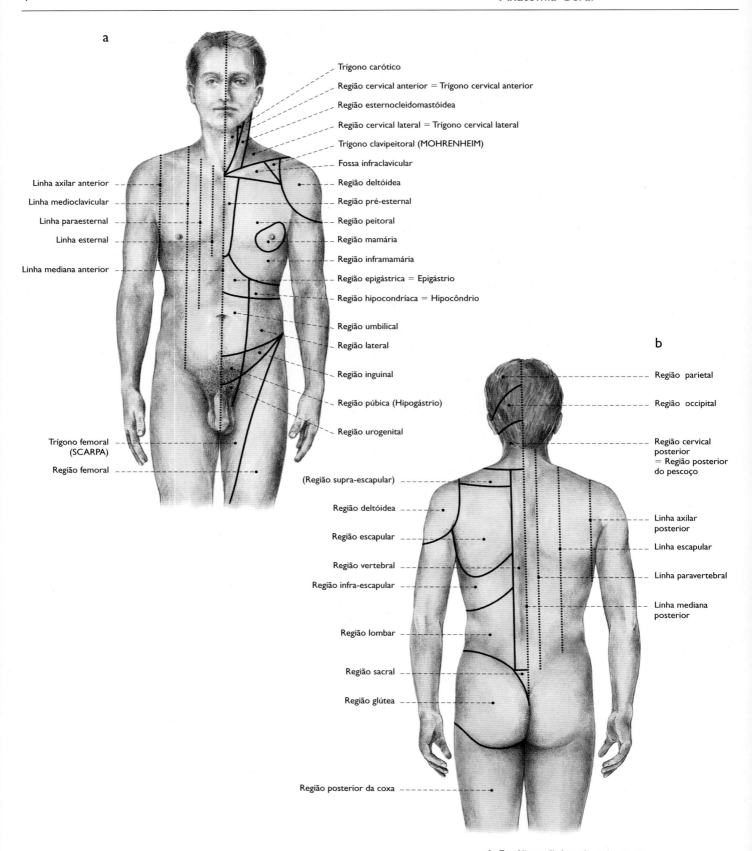

4 Regiões e linhas de orientação do corpo humano

a Vista ventral
b Vista dorsal

Anatomia Geral

1 Planos coronais (= Planos frontais)
2 Planos horizontais (= Planos transversais)
3 Planos sagitais (= Planos paramedianos)
4 Plano mediano (= Plano da simetria direita-esquerda)
5 Eixos sagitais
6 Eixos transversais
7 Eixos longitudinais (= Verticais)

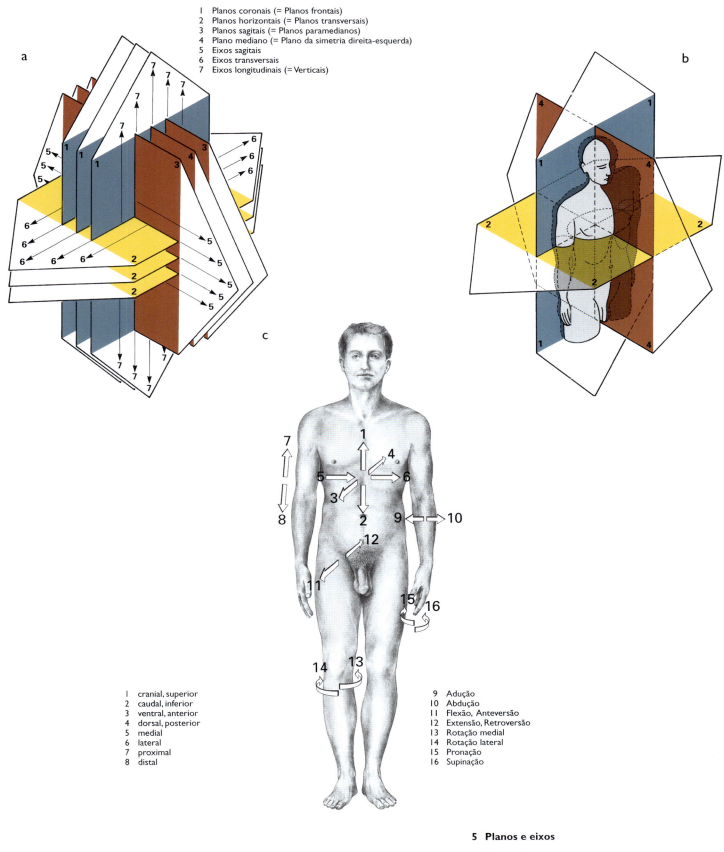

1 cranial, superior
2 caudal, inferior
3 ventral, anterior
4 dorsal, posterior
5 medial
6 lateral
7 proximal
8 distal

9 Adução
10 Abdução
11 Flexão, Anteversão
12 Extensão, Retroversão
13 Rotação medial
14 Rotação lateral
15 Pronação
16 Supinação

5 Planos e eixos

a Planos e eixos
b Planos
c Orientação espacial e direções de movimento

Anatomia Geral

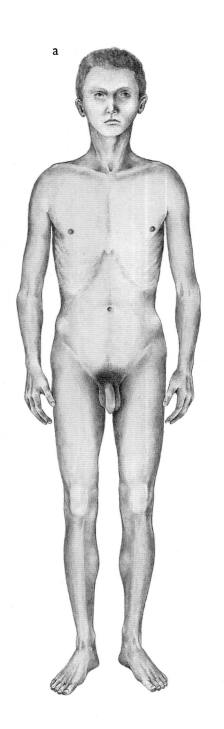
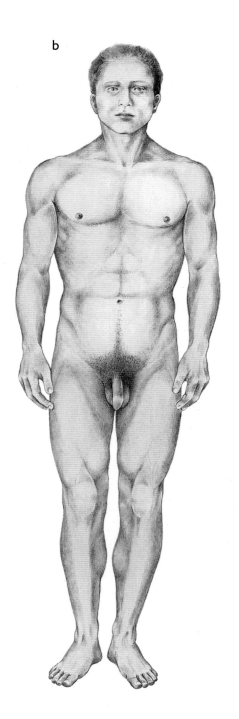
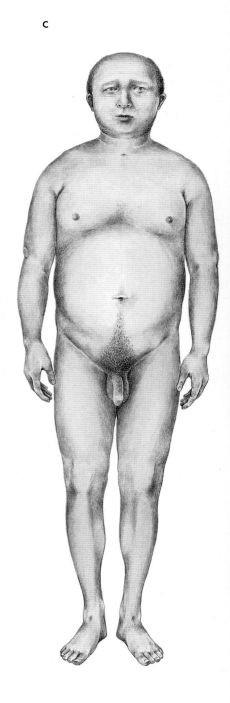

6 Tipos constitucionais

  Vista ventral
a Leptossômico
b Atlético
c Eurissomático (pícnico)

Anatomia Geral

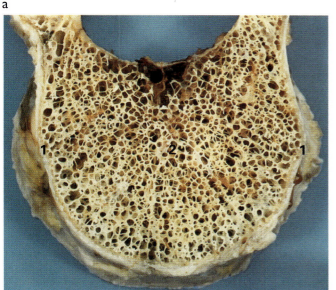
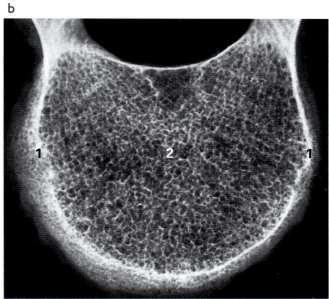

1 Substância compacta
2 Substância esponjosa

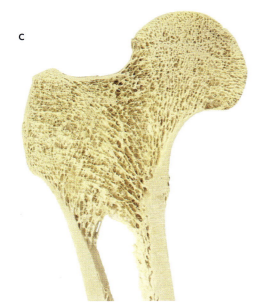
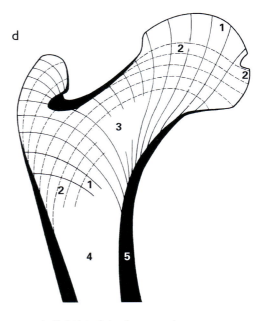

1 Trajetórias de tensão compressiva (linhas sólidas)
2 Trajetórias de tensão elástica (linhas tracejadas)
3 Triângulo de WARD
4 Cavidade medular
5 Osso compacto da diáfise

7 Substâncias compacta e esponjosa dos ossos

a, b Corpo vertebral (200%)
 a Corte transversal anatômico
 b Radiografia correspondente
c, d Arquitetura trajetoria, extremidade proximal do fêmur (80%)
 c Corte coronal
 d Trajetórias de tensão

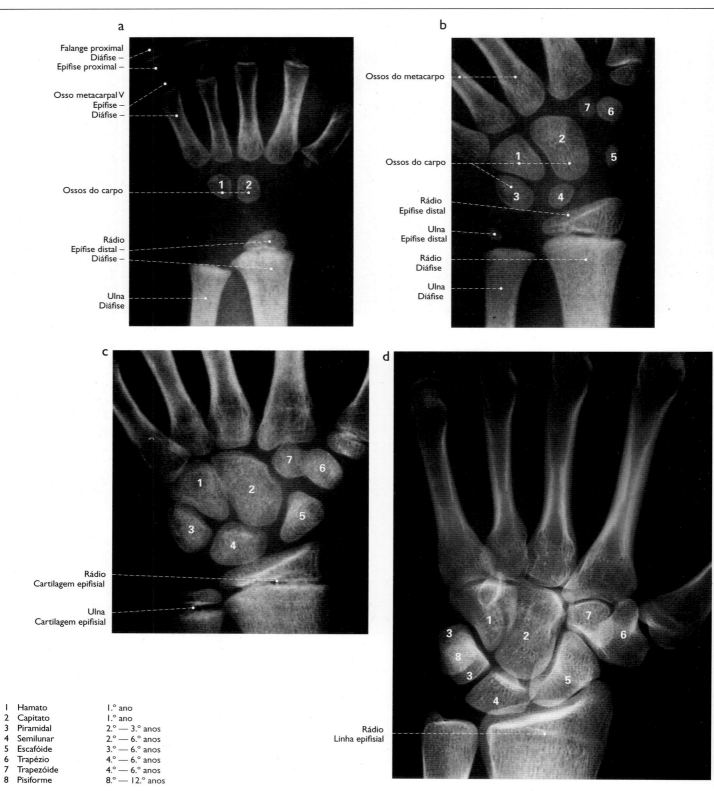

8 Desenvolvimento dos ossos

Radiografia dorsopalmar da mão (100%)
a 1.º ano de vida
b 2.º ano de vida
c 12.º ano de vida
d 26.º ano de vida

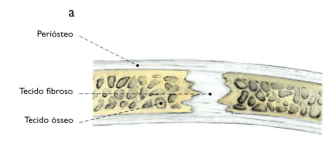

a

- Periósteo
- Tecido fibroso
- Tecido ósseo

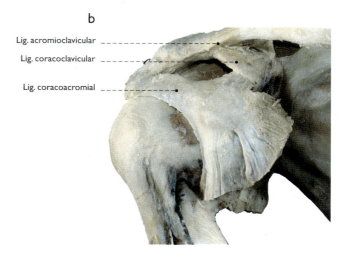

b

- Lig. acromioclavicular
- Lig. coracoclavicular
- Lig. coracoacromial

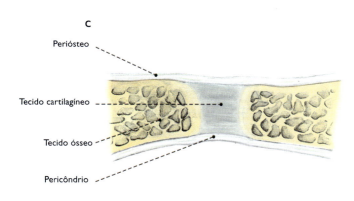

c

- Periósteo
- Tecido cartilagíneo
- Tecido ósseo
- Pericôndrio

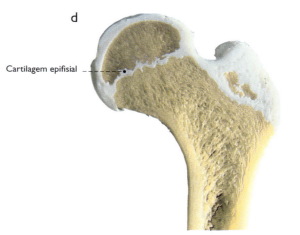

d

- Cartilagem epifisial

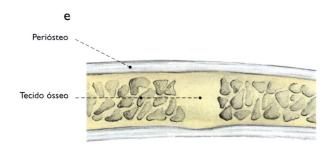

e

- Periósteo
- Tecido ósseo

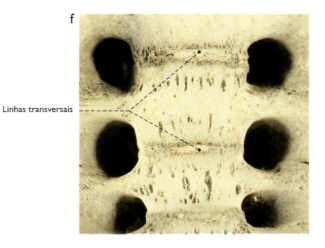

f

- Linhas transversais

9 Articulações dos ossos

a Articulação fibrosa (sindesmose)
b Exemplo: Ligamentos do cíngulo do membro superior (75%), vista ventral
c Articulação cartilagínea (sincondrose)
d Exemplo: Cartilagem epifisal na parte proximal do fêmur em um jovem de 12 anos de idade (75%), corte frontal
e Soldadura óssea (sinostose)
f Exemplo: Sacro (200%), vista ventral

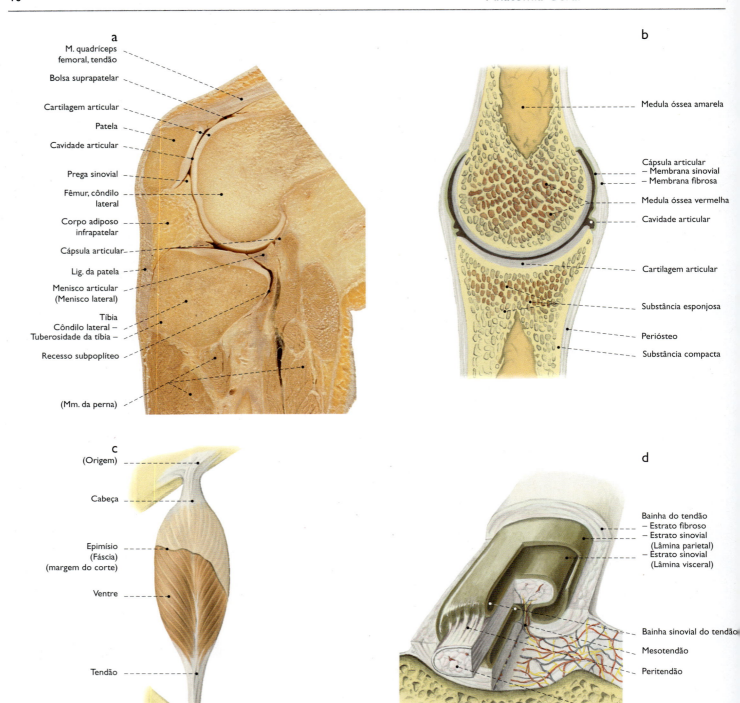

10 Articulação sinovial, músculo e tendão
a Articulação do joelho direito flectida, corte sagital (60%), vista medial da parte lateral
b Corte esquemático através de uma articulação esferóide
c Partes de um músculo
d Bainha do tendão, representação esquemática

Anatomia Geral

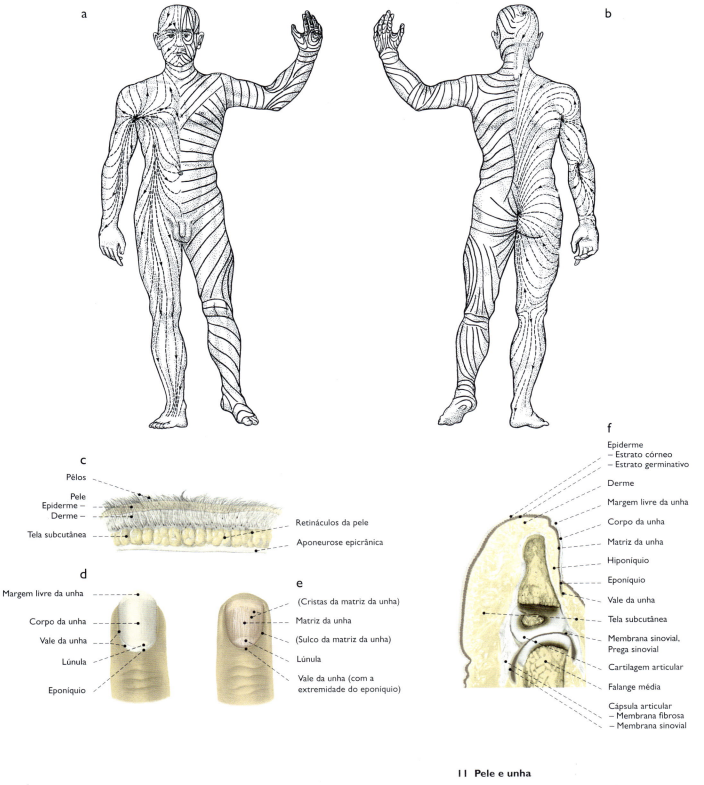

11 Pele e unha

a, b Cursos dos pêlos (*flumina pilorum*) à direita, linhas de tensão (linhas de clivagem, linha de LANGER) no lado esquerdo do corpo
- a Vista ventral
- b Vista dorsal
- c Pele da cabeça (400%), corte transversal
- d, e Unha, vista dorsal
- d Falange distal com unha (30%)
- e Falange distal sem o corpo da unha (80%)
- f Falange distal (200%), corte longitudinal

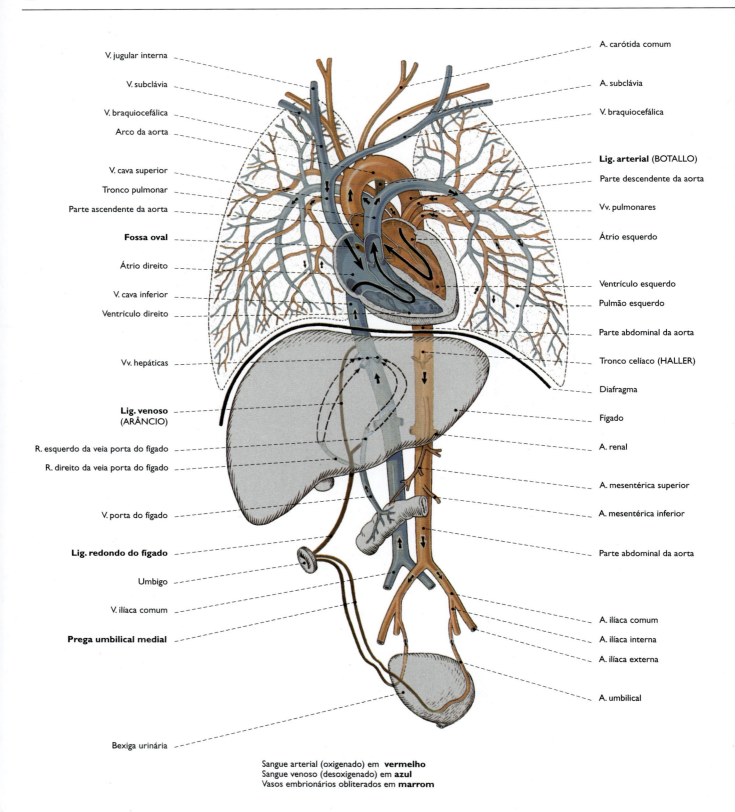

12 Sistema circulatório no adulto
Vista ventral

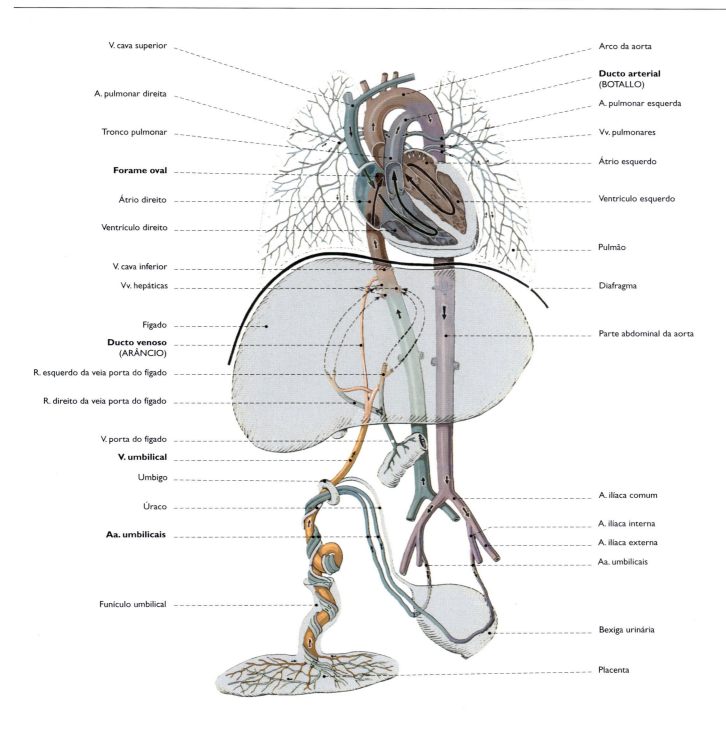

13 **Sistema circulatório fetal**
Vista ventral

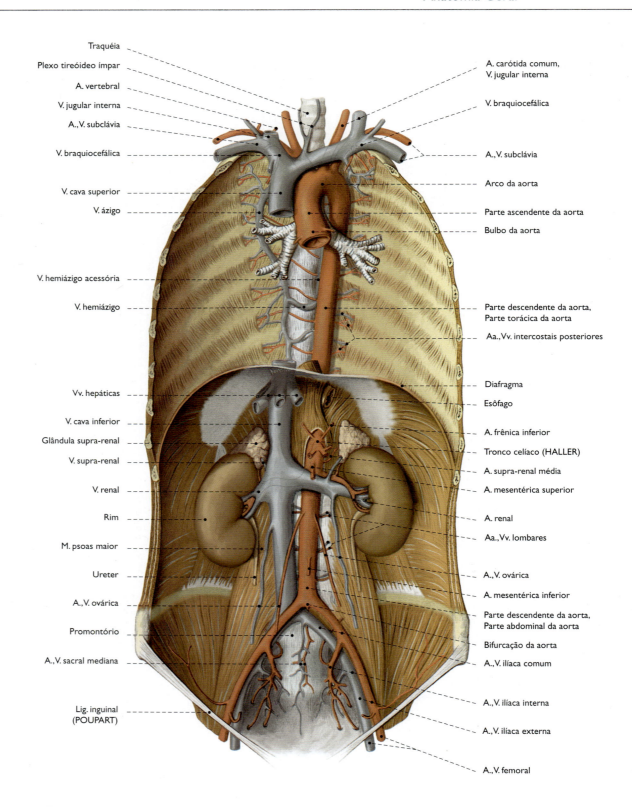

14 Vasos sangüíneos do tronco (30%)

Vista ventral

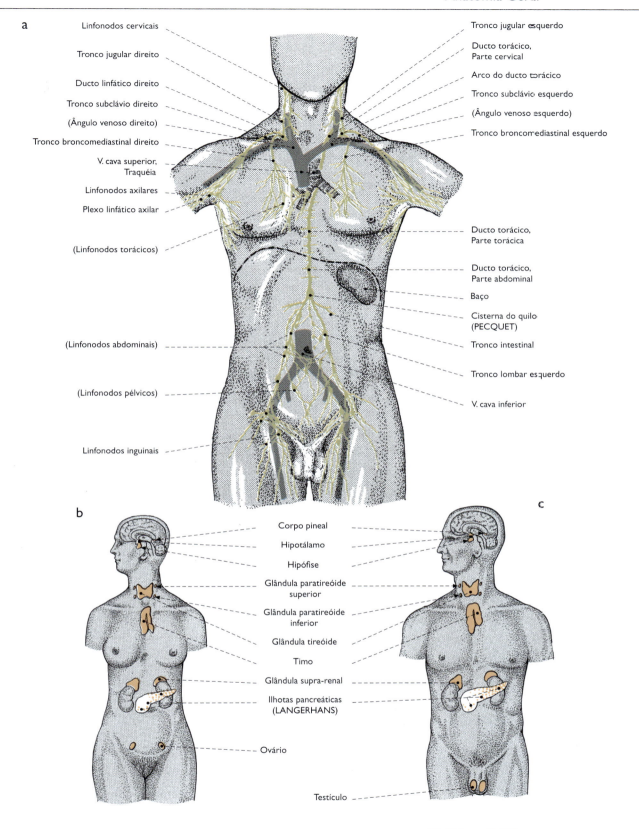

15 **Sistema linfático e glândulas endócrinas**

Vista ventral
a Troncos e ductos linfáticos e órgãos linfáticos
b Glândulas endócrinas femininas
c Glândulas endócrinas masculinas

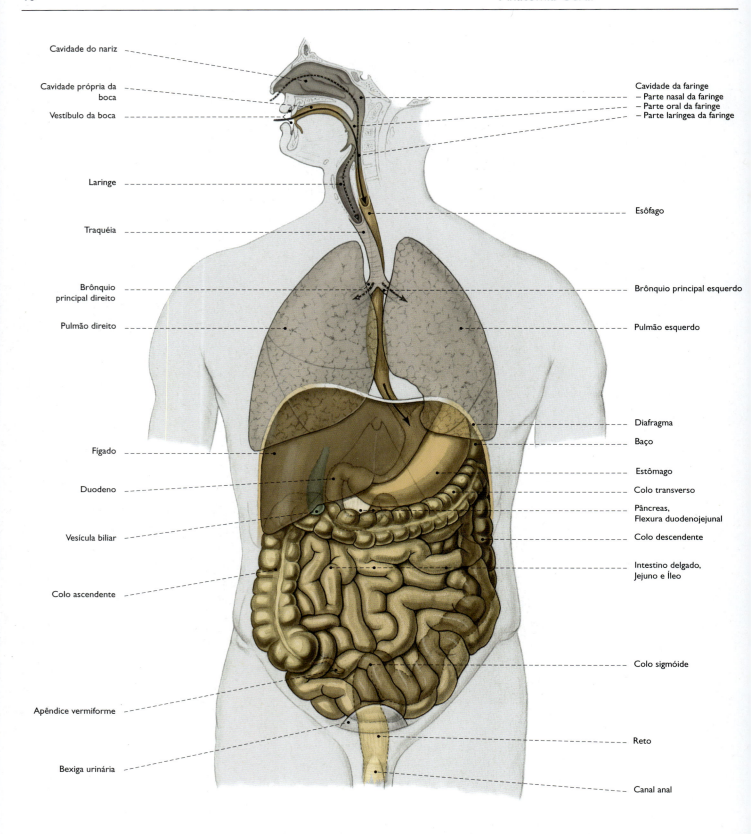

16 Sistemas digestório e respiratório
(25%)

Vista ventral

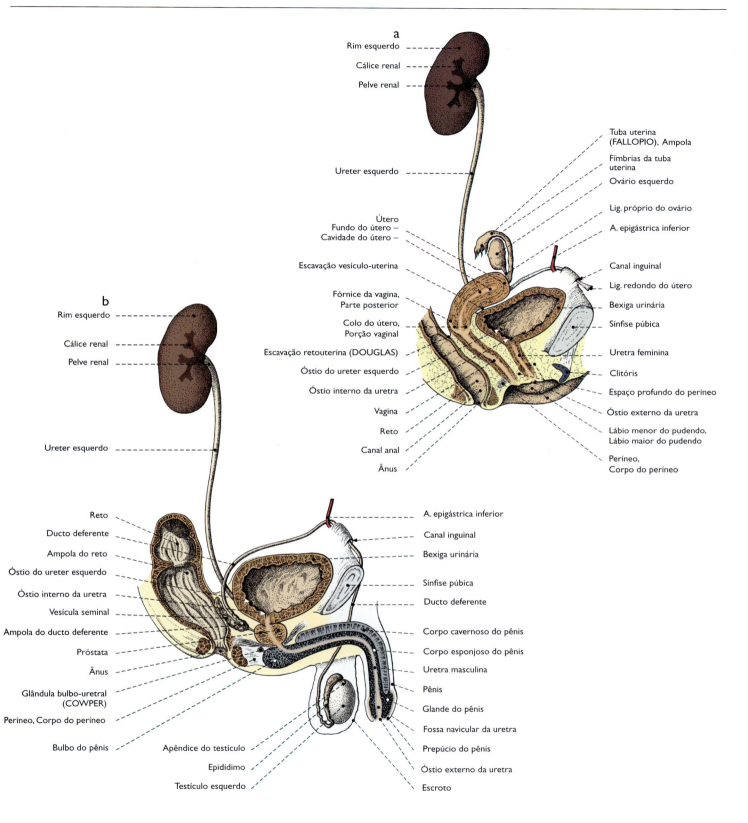

17 Sistemas urinário e genitais (40%)

Cortes medianos esquemáticos,
vista medial da metade esquerda
a Feminino
b Masculino

Anatomia Geral

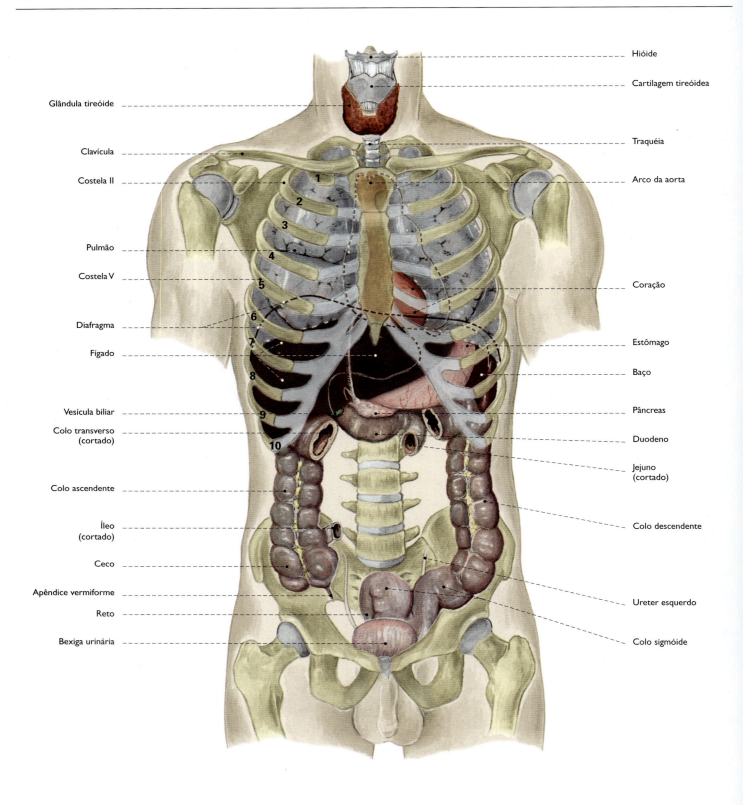

18 Projeções dos órgãos torácicos e abdominais na superfície (25%)

O jejuno, o íleo e o colo transverso foram removidos.
Vista ventral

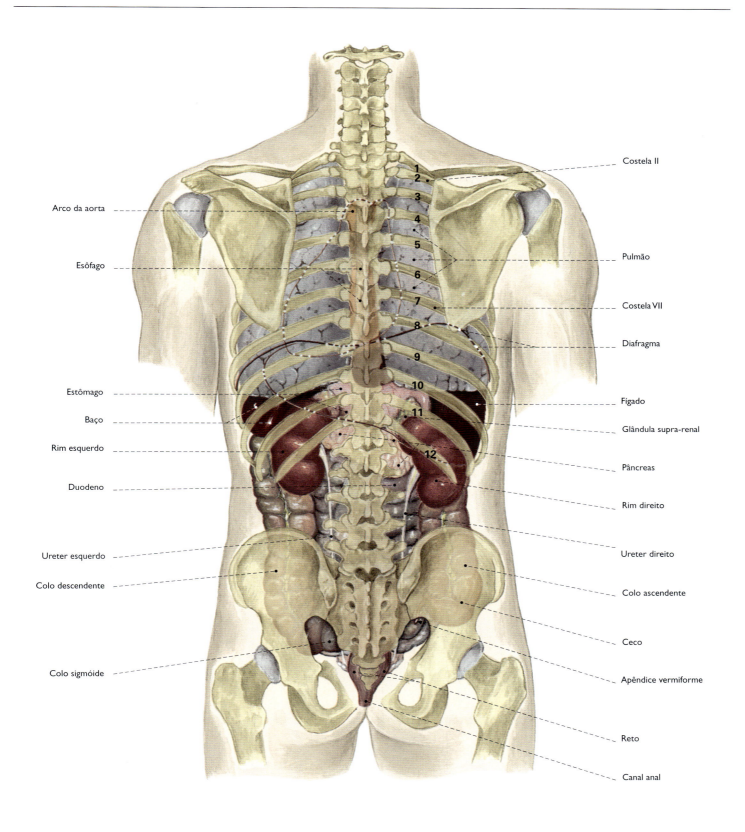

19 Projeções dos órgãos torácicos e abdominais na superfície (25%)

Vista dorsal

Anatomia Geral

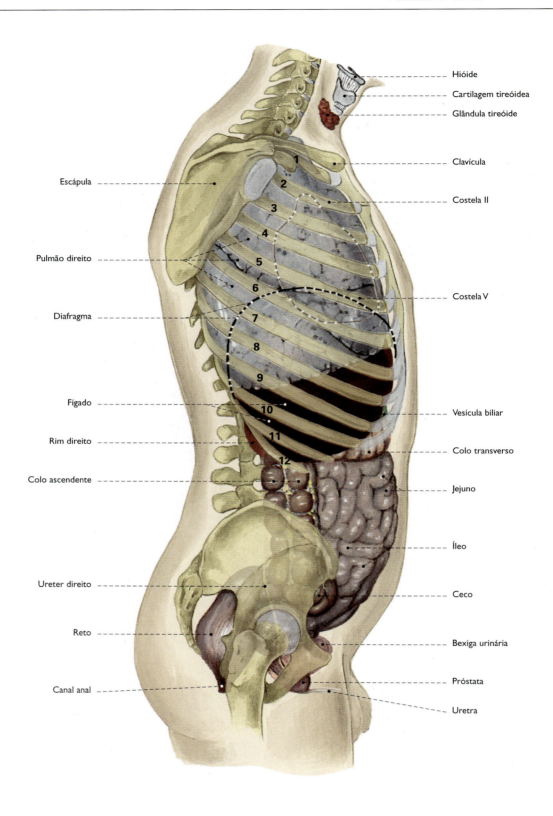

20 Projeções dos órgãos torácicos e abdominais na parede lateral do corpo (25%)

Vista lateral direita

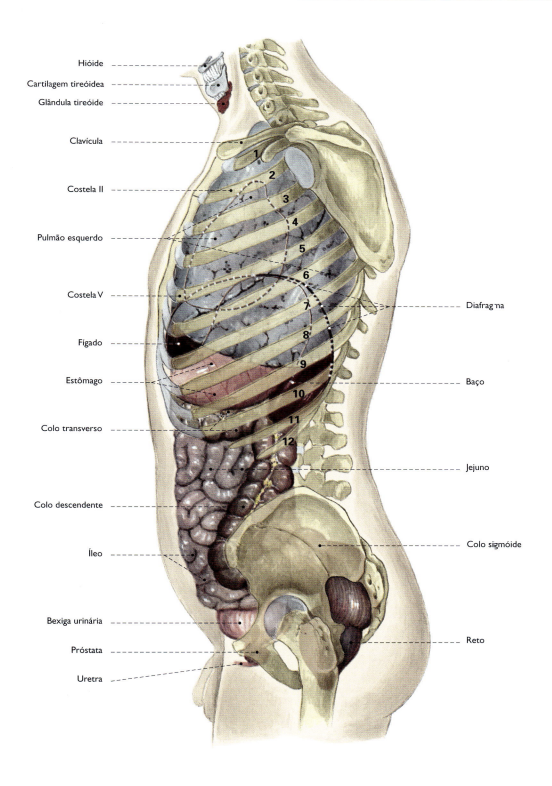

21 Projeções dos órgãos torácicos e abdominais na parede lateral do corpo (25%)

Vista lateral esquerda

Anatomia Geral

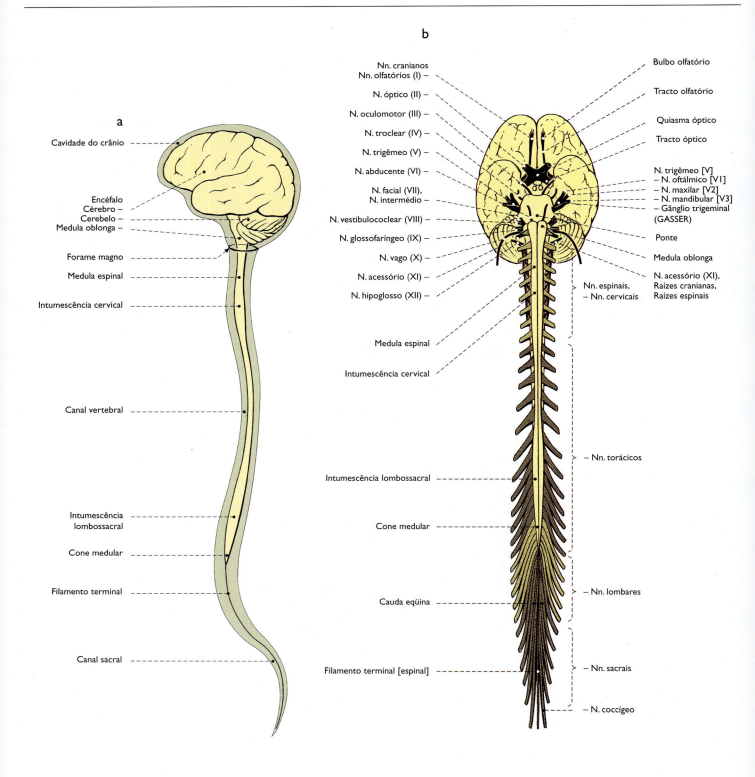

22 Partes central e periférica do sistema nervoso

a Parte central do sistema nervoso, vista lateral esquerda
b Nervos cranianos e espinais, vista ventral

Anatomia Geral

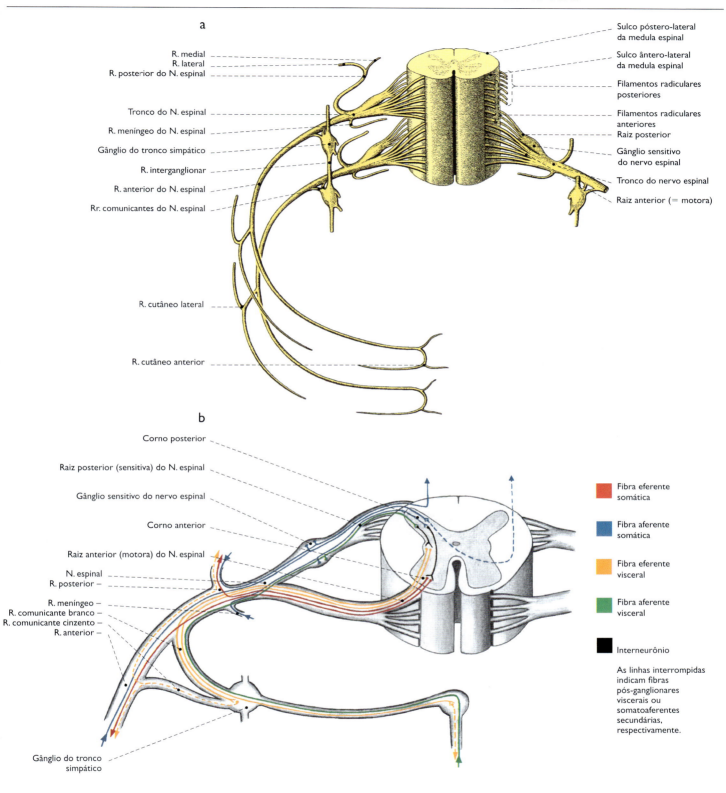

23 **Medula espinal e nervos espinais**

Vista ventral
a Distribuição e
b Construção de um nervo espinal típico (nervos torácicos)

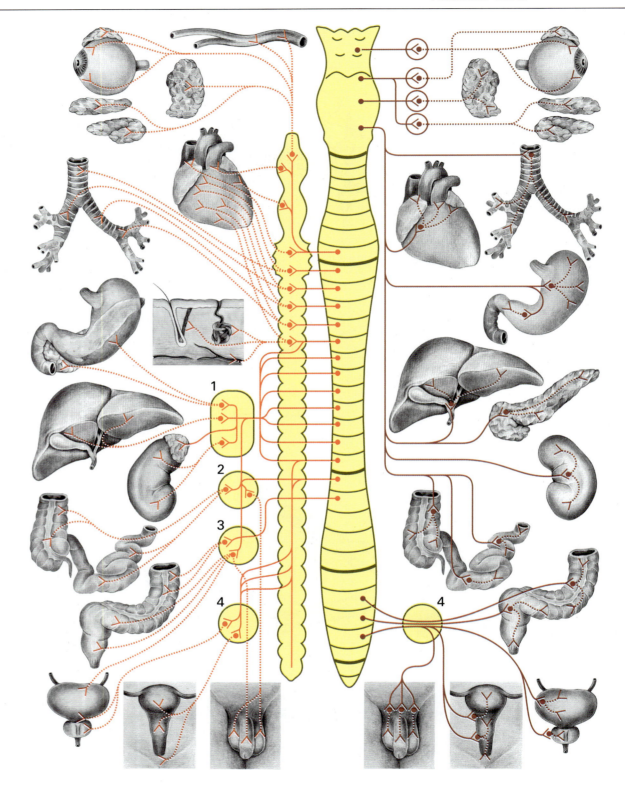

24 Divisão autônoma do sistema nervoso

Origens, circuitos essenciais e inervação periférica das partes simpática (**laranja**, à esquerda) e parassimpática (**marrom**, à direita). As linhas interrompidas indicam as fibras pós-ganglionares. **1**, gânglio celíaco; **2**, gânglio mesentérico superior; **3**, gânglio mesentérico inferior; **4**, plexo hipogástrico inferior. Representação esquemática, vista ventral

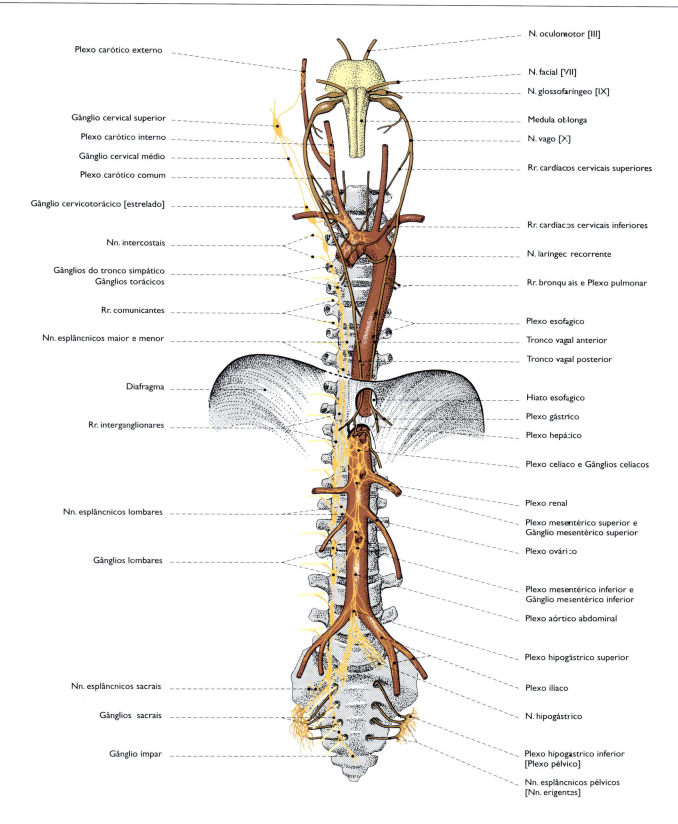

25 Divisão autônoma do sistema nervoso (25%)

Nervos e gânglios da parte simpática periférica (**laranja**) e parassimpática (**marrom**). A parte simpática é mostrada apenas na parte esquerda da figura. Vista ventral

Paredes do Tronco

Paredes do Tronco

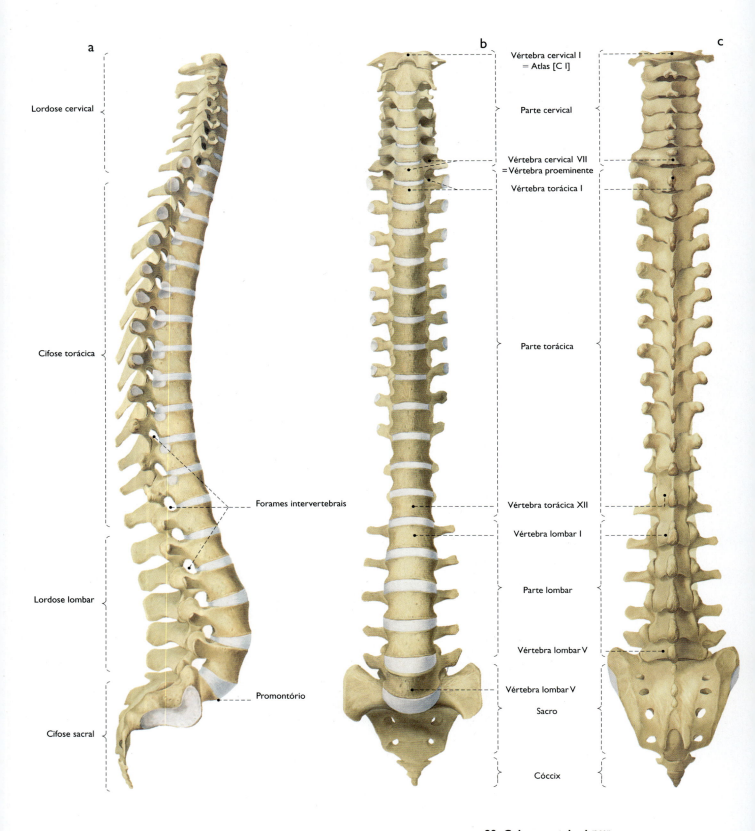

28 Coluna vertebral (30%)
a Vista lateral direita
b Vista ventral
c Vista dorsal

Paredes do Tronco

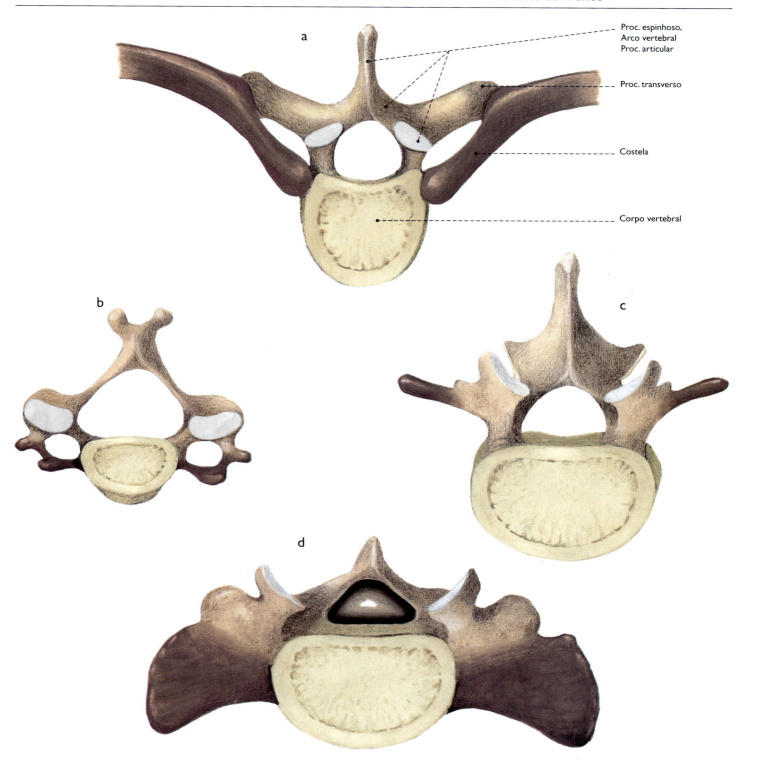

29 Homologia das partes das vértebras

As homologias das partes das vértebras estão representadas na mesma cor. Vista cranial
a Vértebra torácica com costela
b Vértebra cervical
c Vértebra lombar
d Sacro

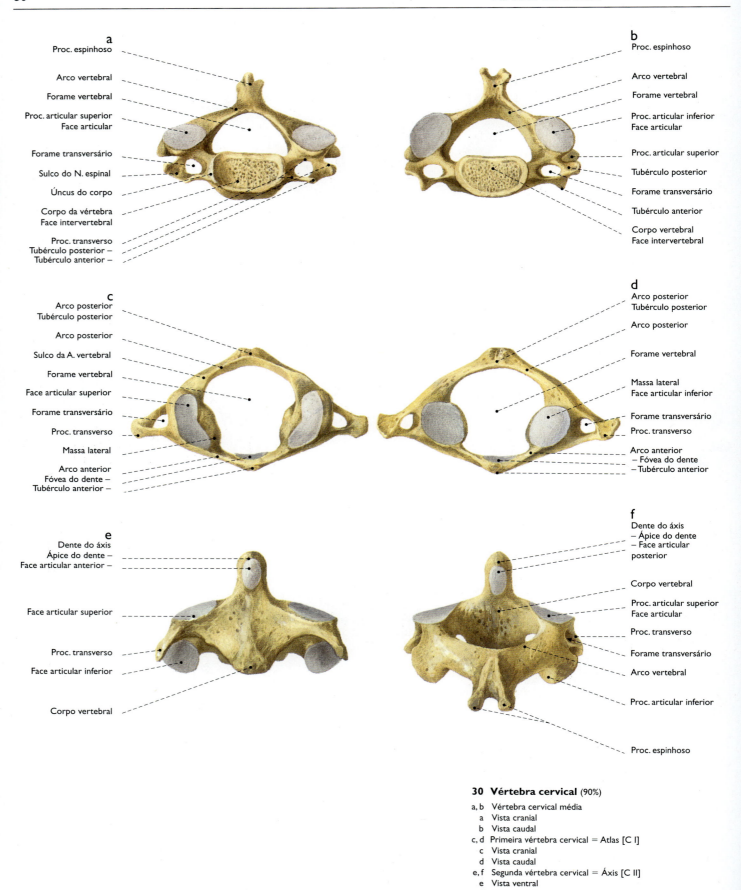

30 Vértebra cervical (90%)
- a, b Vértebra cervical média
- a Vista cranial
- b Vista caudal
- c, d Primeira vértebra cervical = Atlas [C I]
- c Vista cranial
- d Vista caudal
- e, f Segunda vértebra cervical = Áxis [C II]
- e Vista ventral
- f Vista dorsal

Paredes do Tronco

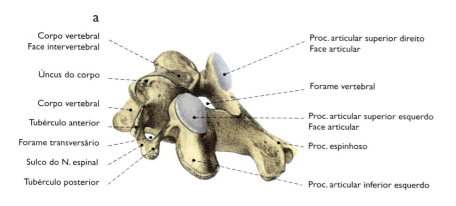
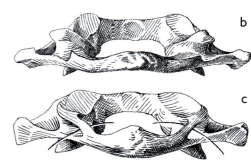
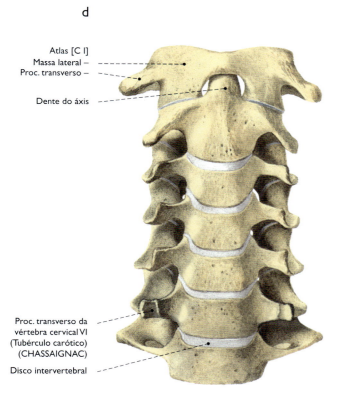
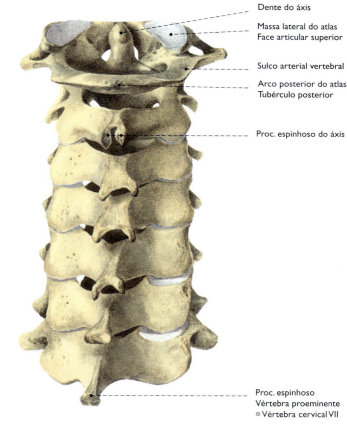

31 Vértebras cervicais e coluna vertebral cervical

- a Vértebra cervical média (90%), vista lateral esquerda
- b, c Primeira vértebra cervical = Atlas [C I], vista dorsal
- b Sulco profundo para a artéria vertebral em ambos os lados
- c Canal para a artéria vertebral em ambos os lados
- d, e Coluna vertebral cervical com discos intervertebrais (100%)
- d Vista ventral
- e Vista dorsal

Paredes do Tronco

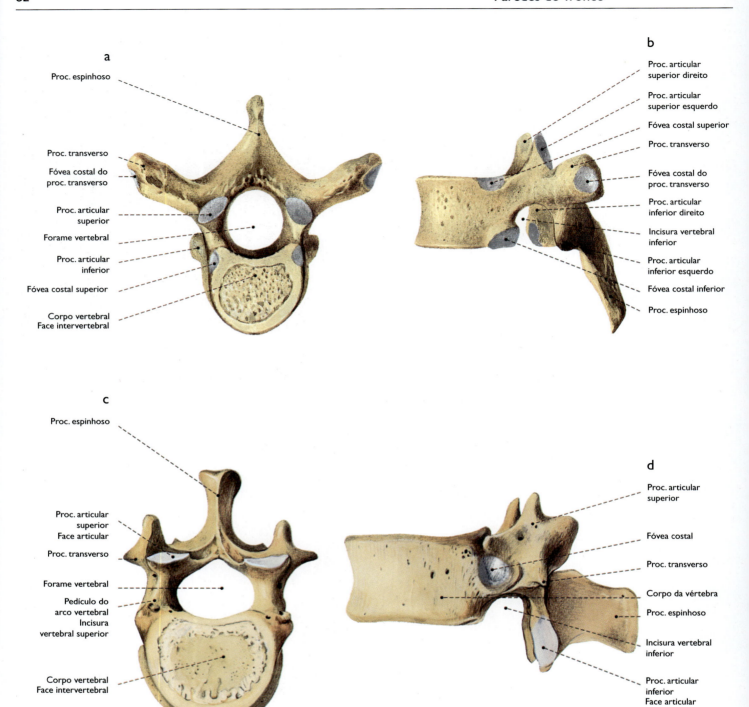

32 **Vértebras torácicas** (100%)
a, b Sexta vértebra torácica
 a Vista cranial
 b Vista lateral esquerda
c, d Décima segunda vértebra torácica
 c Vista cranial
 d Vista lateral esquerda

Paredes do Tronco

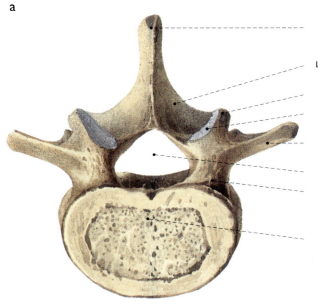
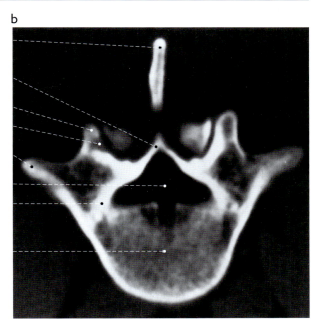
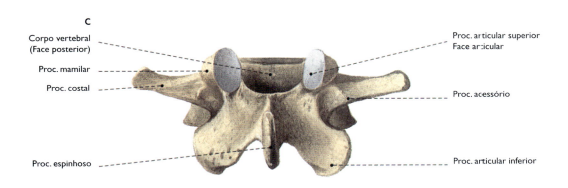
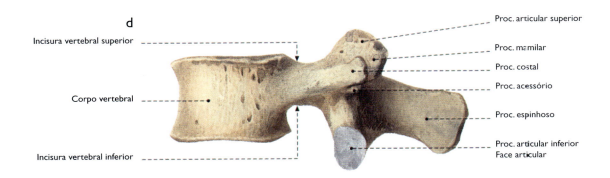

33 Vértebra lombar média (100%)
a Vista cranial
b Tomografia computadorizada axial (transversal)
c Vista dorsal
d Vista lateral esquerda

Paredes do Tronco

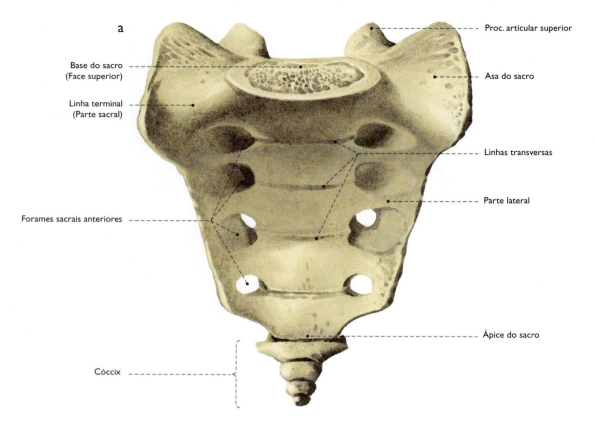

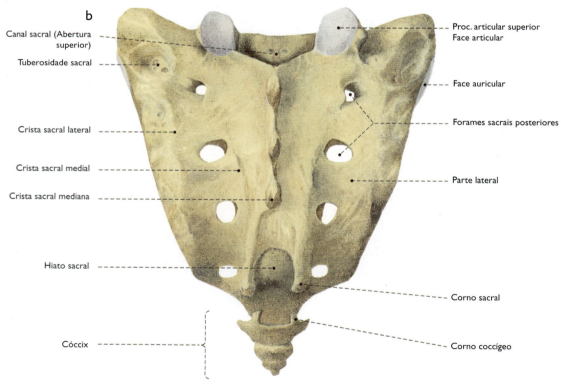

34 Sacro e cóccix (80%)
a Vista ventral
b Vista dorsal

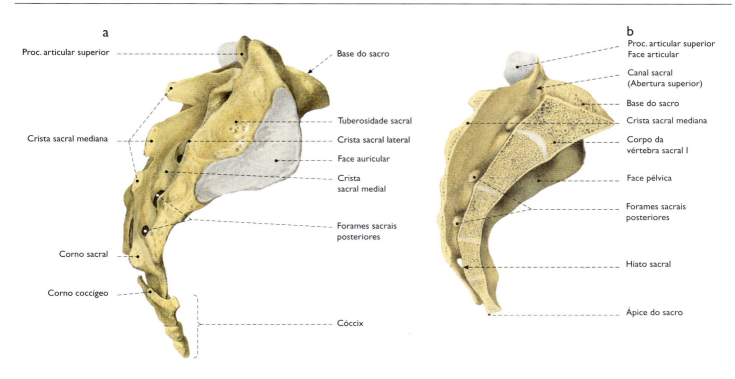
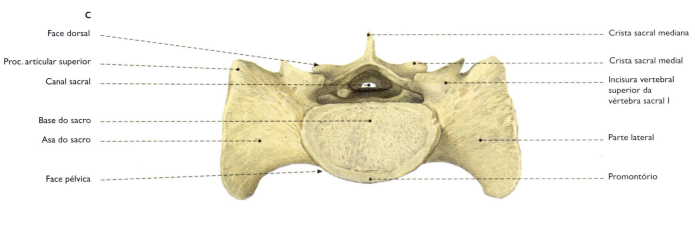
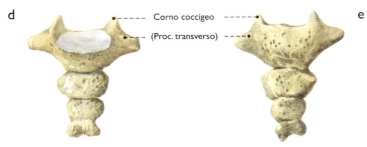

35 Sacro e cóccix

a-c Sacro
  a Vista lateral (60%)
  b Corte mediano, vista medial da metade esquerda (60%)
  c Vista cranial (70%)
d, e Cóccix (80%)
  d Vista ventral
  e Vista dorsal

Paredes do Tronco

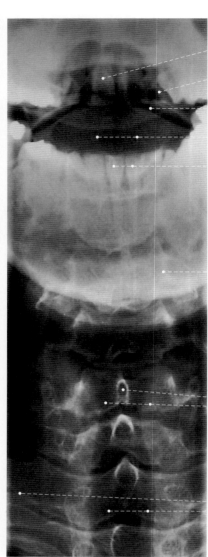

a

Dente do áxis

Atlas [C I]
Massa lateral

Articulação atlanto-axial lateral

Áxis [C II]
Corpo vertebral

Dentes incisivos

Corpo da mandíbula

Vértebra cervical VI
– Proc. espinhoso
– Corpo vertebral

Vértebra torácica I
– Proc. transverso
– Corpo vertebral

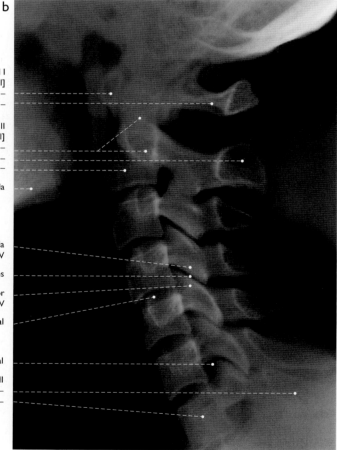

b

Vértebra cervical I
= Atlas [C I]
Arco anterior –
Arco posterior –

Vértebra cervical II
= Áxis [C II]
Dente do áxis –
Proc. espinhoso –
Corpo vertebral –

Mandíbula

Proc. articular inferior da vértebra cervical IV

Articulação dos proc. articulares

Proc. articular superior da vértebra cervical V

Disco intervertebral

Forame intervertebral

Vértebra cervical VII
Proc. espinhoso –
Corpo vertebral –

36 Coluna vertebral cervical (100%)
a Radiografia ântero-posterior
b Radiografia lateral

Paredes do Tronco

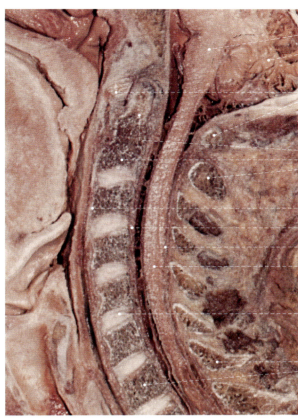

a
Medula oblonga
Cerebelo

Vértebra cervical I = Atlas [C I]
– Arco anterior
– Arco posterior

Vértebra cervical II = Áxis [C II]
– Dente do áxis
– Corpo vertebral
– Proc. espinhoso

Lig. longitudinal anterior
Lig. longitudinal posterior
Lig. amarelo
Medula espinal

Disco intervertebral

Vértebra cervical VII
= Vértebra proeminente
– Proc. espinhoso
– Corpo vertebral

b
Occipital
Parte basilar
Medula oblonga
Occipital
Vértebra cervical I = Atlas [C I]
Arco anterior –
Arco posterior –

Vértebra cervical II = Áxis [C II]
Dente do áxis –
Corpo vertebral –
Proc. espinhoso –

Lig. longitudinal anterior
Lig. longitudinal posterior

Disco intervertebral

Lig. amarelo

Medula espinal

Vértebra cervical VII
= Vértebra proeminente
Proc. espinhoso –
Corpo vertebral –

37 Coluna vertebral, parte cervical (90%)
Corte sagital mediano
a Corte anatômico
b Imagem de ressonância magnética (IRM, T_1-pesado)

Paredes do Tronco

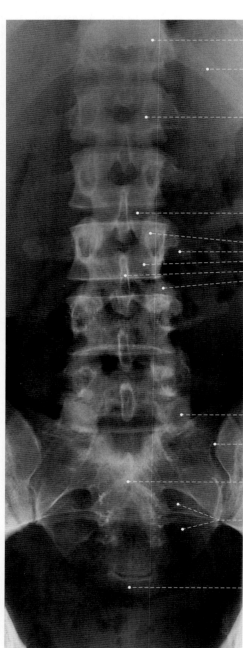

a
- Vértebra torácica XII
- Costela XII
- Vértebra lombar I
- Disco intervertebral
- Vértebra lombar III
  – Proc. articular superior
  – Proc. costal
  – Corpo vertebral
  – Proc. espinhoso
  – Proc. articular inferior
- Proc. articular superior do sacro
- Articulação sacroilíaca
- Sacro
- Forames sacrais anteriores
- Vértebra coccígea I

b
- Vértebra torácica XII
- Costela XII
- Vértebra lombar I
- Disco intervertebral
- Vértebra lombar III
  Proc. articular superior –
  Corpo vertebral –
  Proc. articular inferior –
- Forame intervertebral
- Promontório
- Sacro

38 Coluna vertebral, parte lombar, sacro e cóccix (50%)
a Radiografia ântero-posterior
b Radiografia lateral

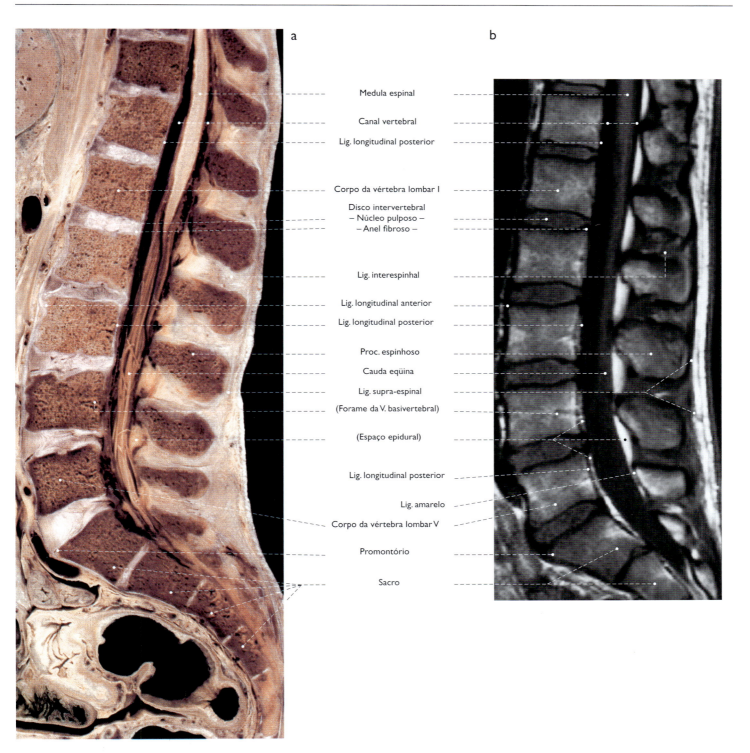

39 Coluna vertebral, parte lombar, sacro e cóccix (50%)

Corte sagital mediano
a Corte anatômico
b Imagem de ressonância magnética (IRM, T_1-pesado)

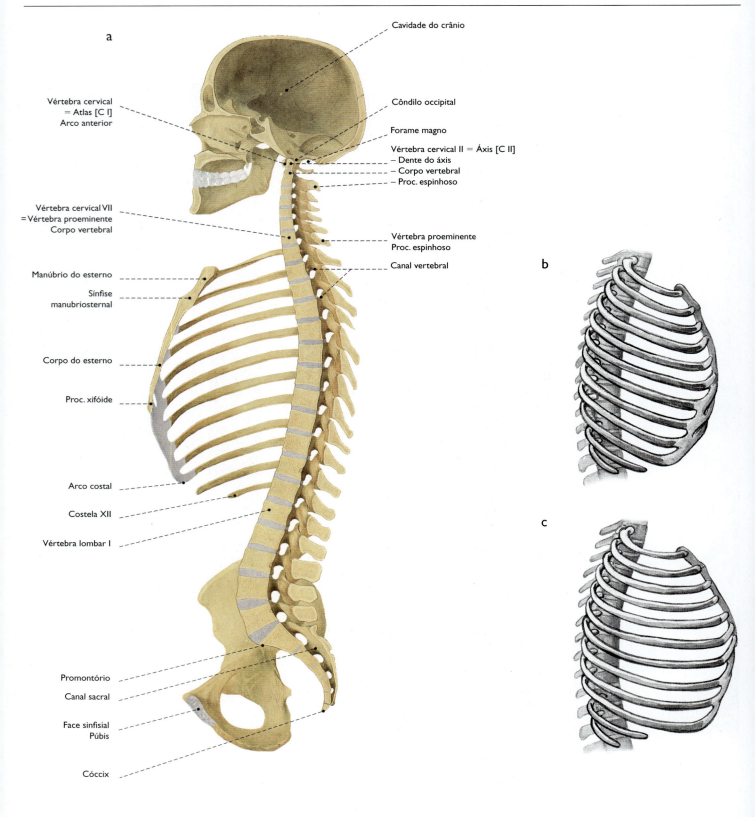

40 Esqueleto do tronco e osso do quadril
a Corte mediano (25%), vista medial
b, c Alterações da forma do tórax durante a respiração, vista lateral direita
b Fase de expiração
c Fase de inspiração

Paredes do Tronco

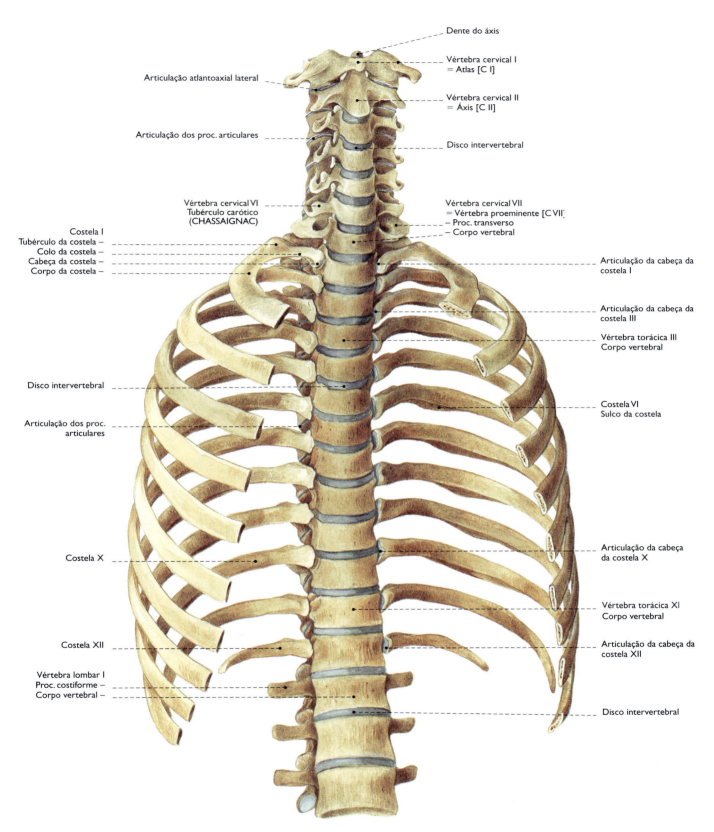

41 Tórax (45%)
O esterno e as cartilagens costais foram removidos para deixar à mostra as articulações das cabeças das costelas. Vista ventral

Paredes do Tronco

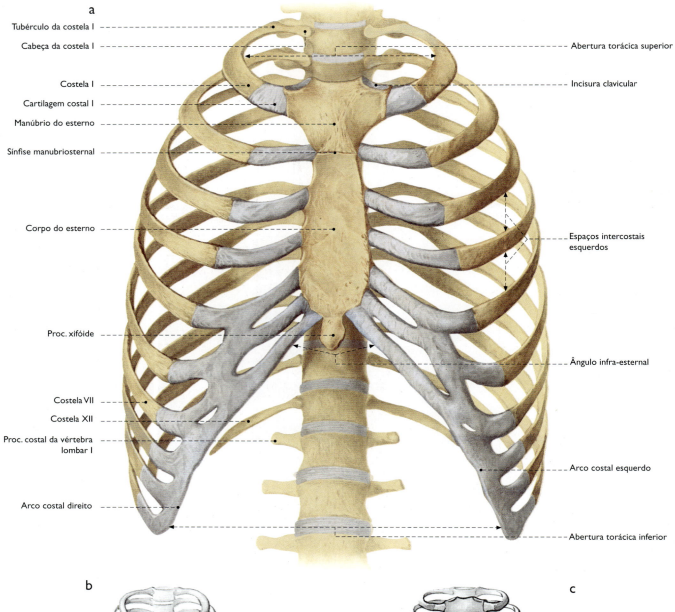
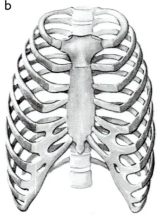
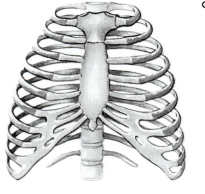

42 Tórax
a   Vista ventral (45%)
b, c   Alterações da forma durante a respiração, vista ventral
b   Fase de expiração
c   Fase de inspiração

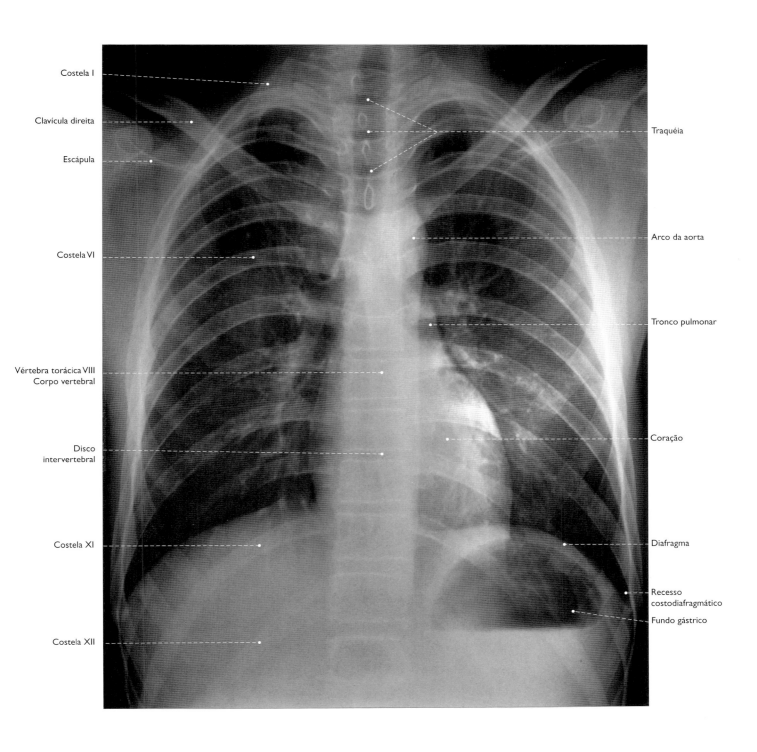

43 Tórax (50%)
Radiografia póstero-anterior do tórax e cíngulo do membro superior. Os braços estão levantados. Vista anterior

44 Paredes do Tronco

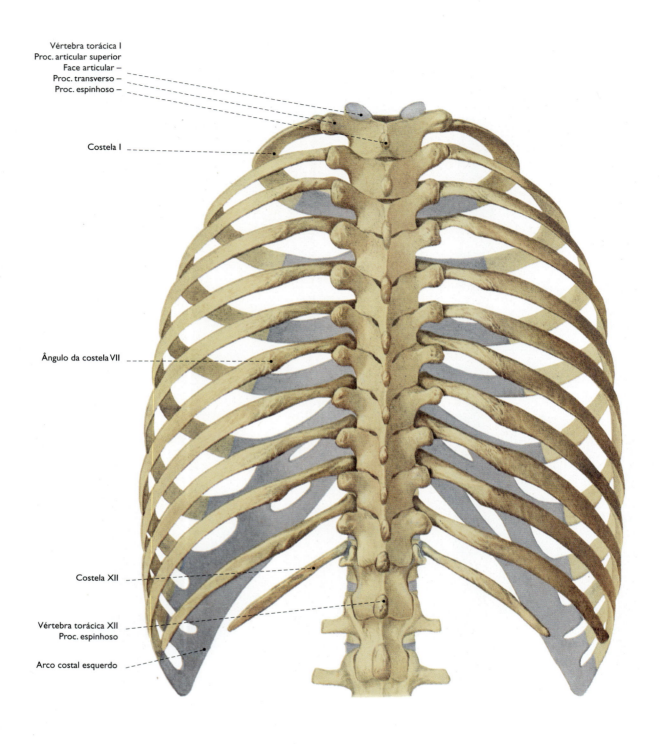

44 Tórax (50%)
Vista dorsal

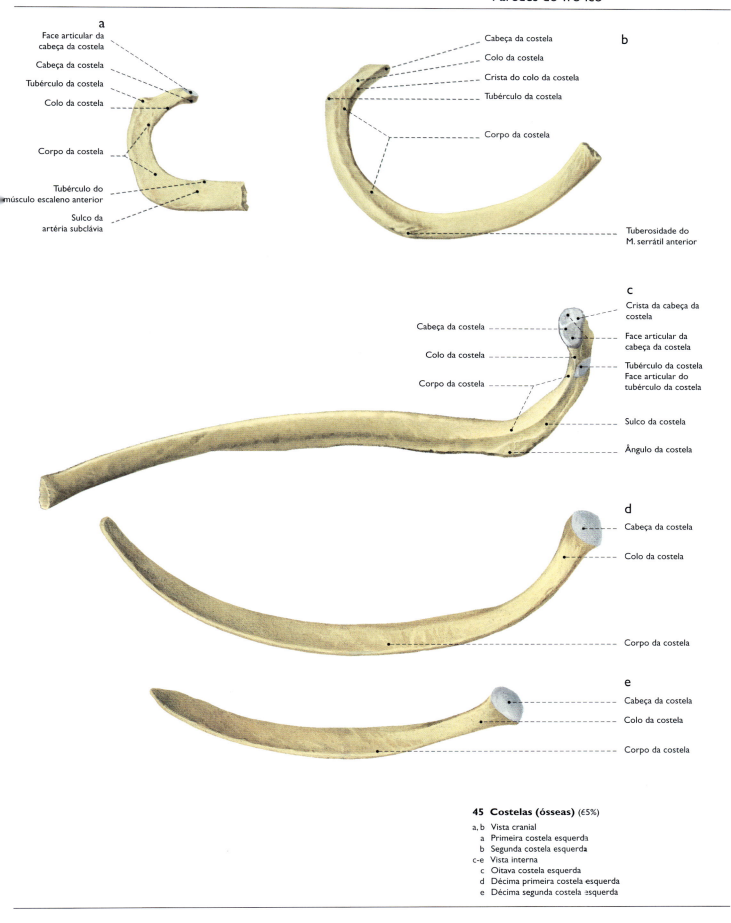

45 Costelas (ósseas) (65%)

a, b Vista cranial
  a Primeira costela esquerda
  b Segunda costela esquerda
c–e Vista interna
  c Oitava costela esquerda
  d Décima primeira costela esquerda
  e Décima segunda costela esquerda

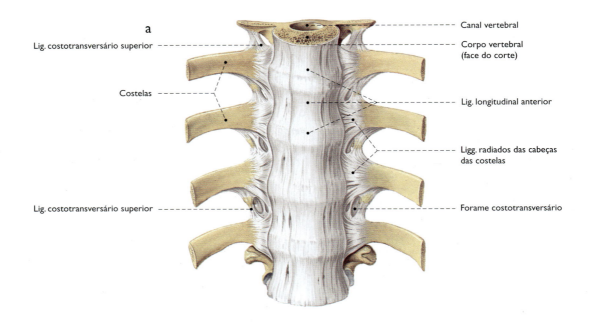

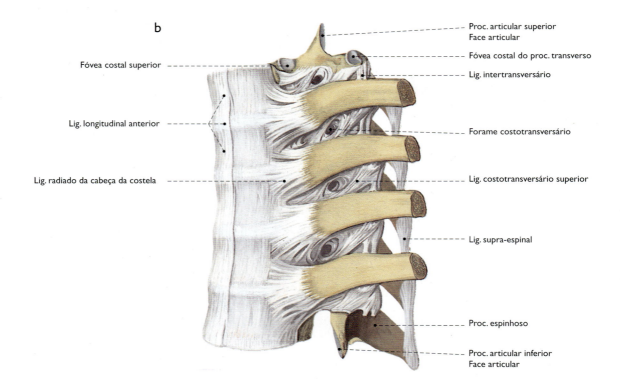

46 Articulações costovertebrais
a Vista ventral (60%)
b Vista lateral esquerda (70%)

Paredes do Tronco

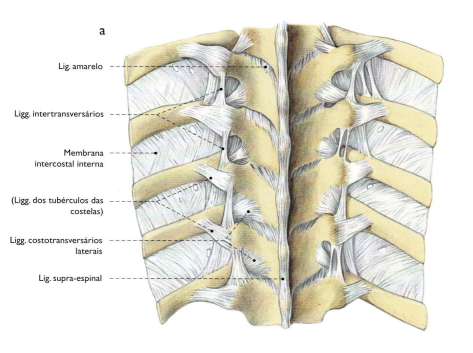
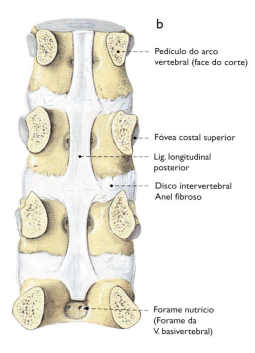
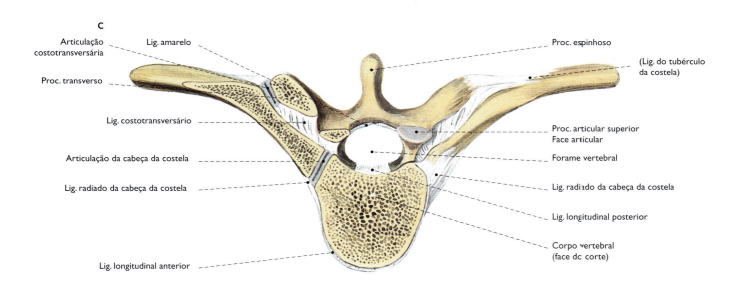

47 Coluna vertebral torácica e articulações costovertebrais

a Articulações costovertebrais (60%), vista dorsal
b Coluna vertebral, parte torácica (70%), vista dorsal da parede ventral do canal vertebral após remoção dos arcos vertebrais
c Vértebra torácica média com seu par de costelas (100%), corte oblíquo, vista cranial

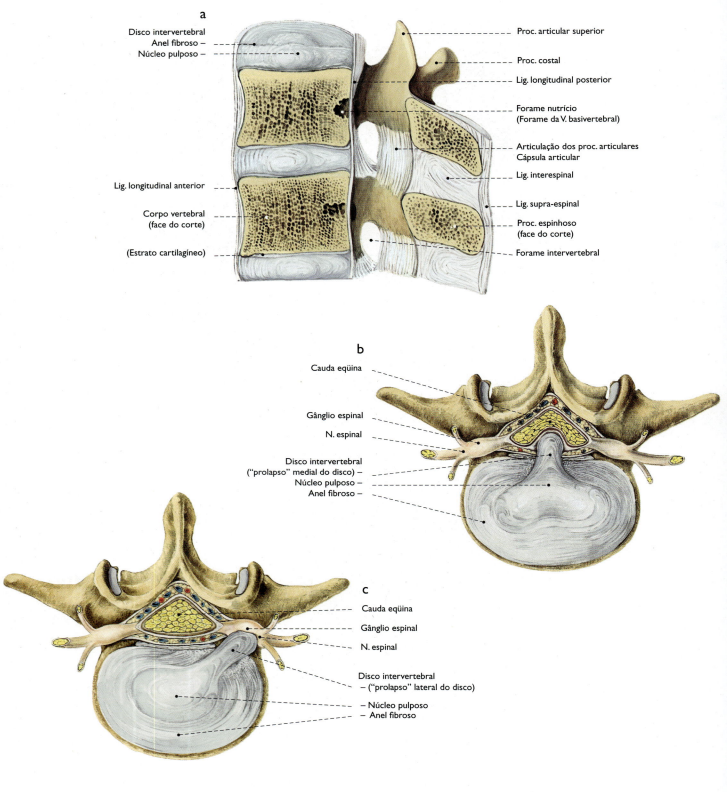

48 Disco intervertebral

a Vértebra lombar média com disco intervertebral (80%), corte mediano, vista medial
b, c Vértebra lombar inferior com disco intervertebral, cauda eqüina e nervos espinais (100%)
b "Prolapso" medial do disco
c "Prolapso" lateral do disco

Paredes do Tronco

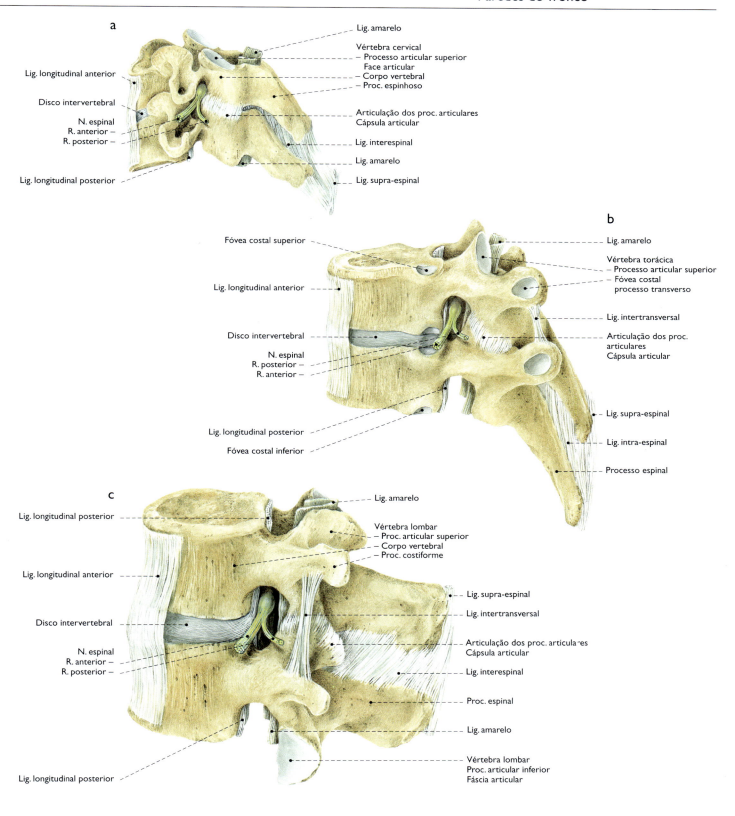

49 Segmentos motores da coluna vertebral (100%)

Vista lateral esquerda
a Segmento motor cervical com nervo espinal
b Segmento motor torácico com nervo espinal
c Segmento motor lombar com nervo espinal

Paredes do Tronco

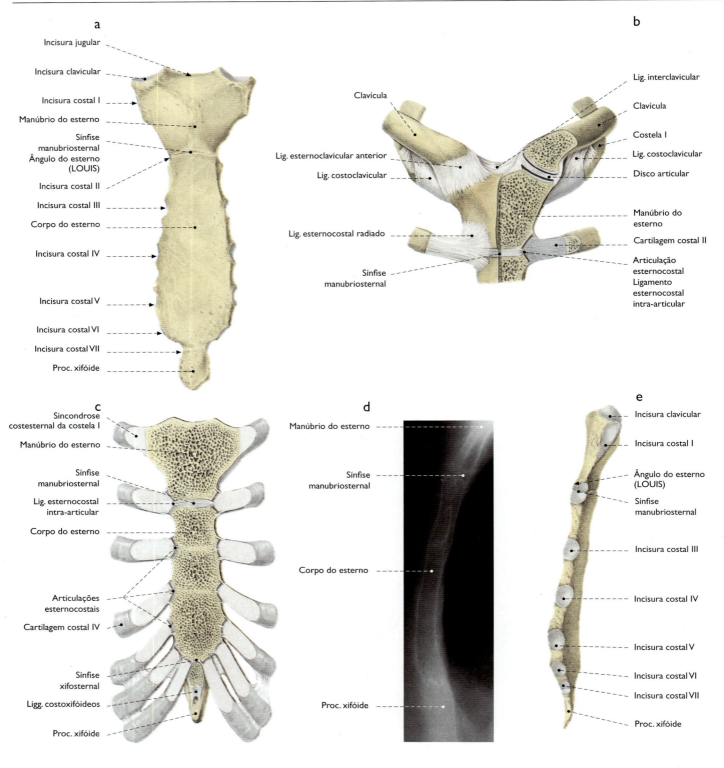

50 Esterno e articulações
a Esterno (45%), vista ventral
b Articulações esternoclaviculares (70%), vista ventral. As articulações esternoclavicular e esternocostal foram expostas por um corte frontal no lado esquerdo do corpo
c Articulações esternocostais (45%) expostas por um corte frontal, vista ventral
d, e Esterno (50%)
d Radiografia lateral
e Vista lateral esquerda

Paredes do Tronco

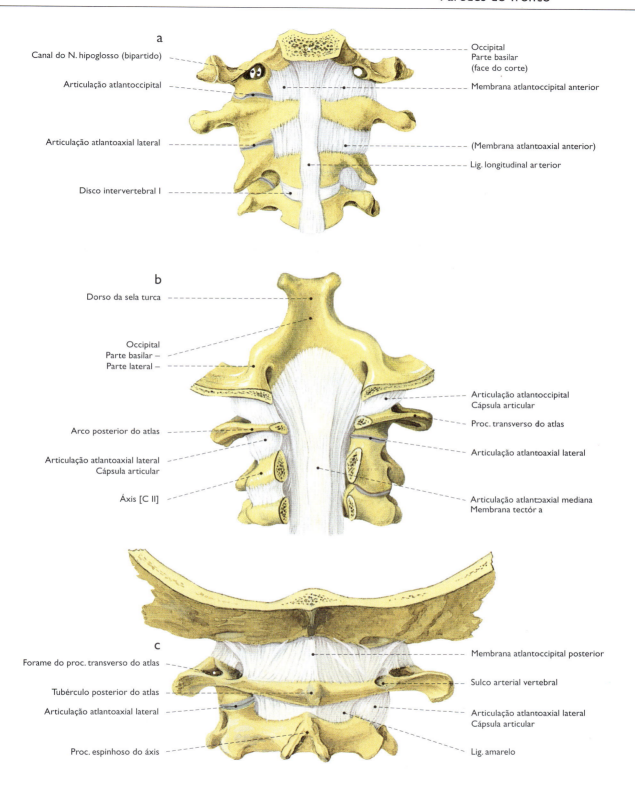

51 Articulações atlantoccipital e atlantoaxial
a Vista ventral (90%)
b Vista dorsal (90%) após a remoção das partes posteriores do osso occipital e arcos das vértebras cervicais superiores. O canal vertebral está aberto
c Vista dorsal com os arcos vertebrais no lugar (110%)

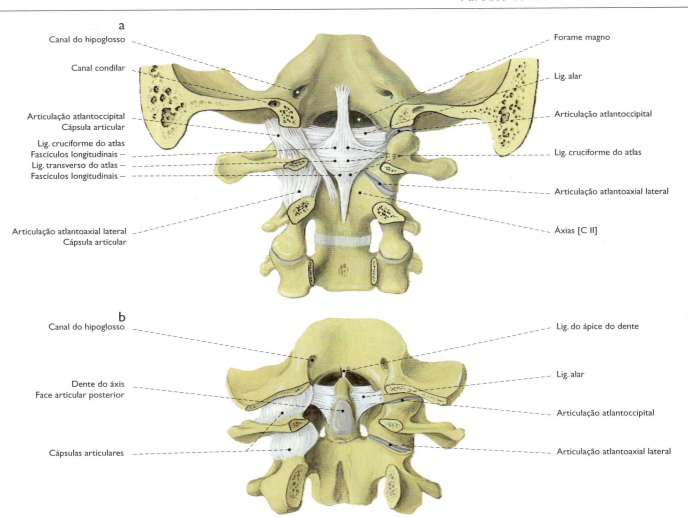
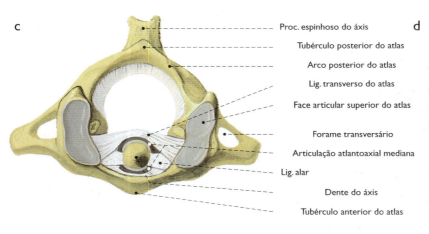
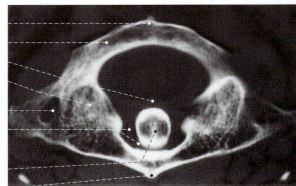

52 Articulações atlantoccipital e atlantoaxial (100%)

a Vista dorsal após a remoção das partes posteriores do occipital e arcos das vértebras cervicais superiores. O canal vertebral está aberto
b Vista dorsal após remoção adicional do ligamento cruciforme do atlas
c Vista cranial da articulação atlantoaxial mediana
d Tomografia computadorizada axial (transversal) (TC) do atlas e articulação atlantoaxial mediana

Paredes do Tronco

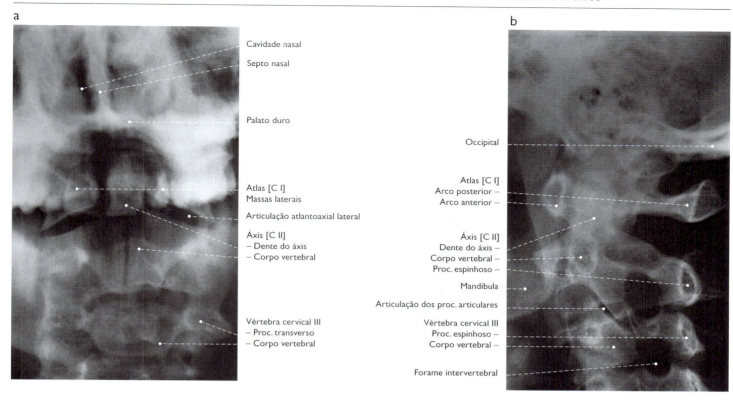

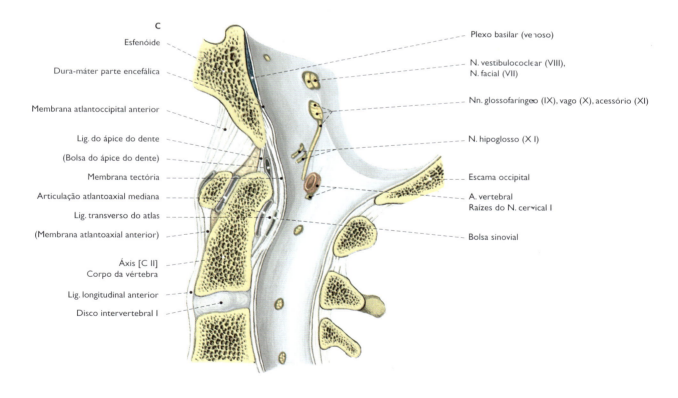

53 Articulação atlantoaxial mediana
a Radiografia ântero-posterior da coluna vertebral, parte cervical superior (boca aberta) (70%)
b Radiografia lateral da coluna vertebral, parte cervical superior (70%)
c Vista medial de um corte mediano através do occipital e as primeiras vértebras cervicais (90%)

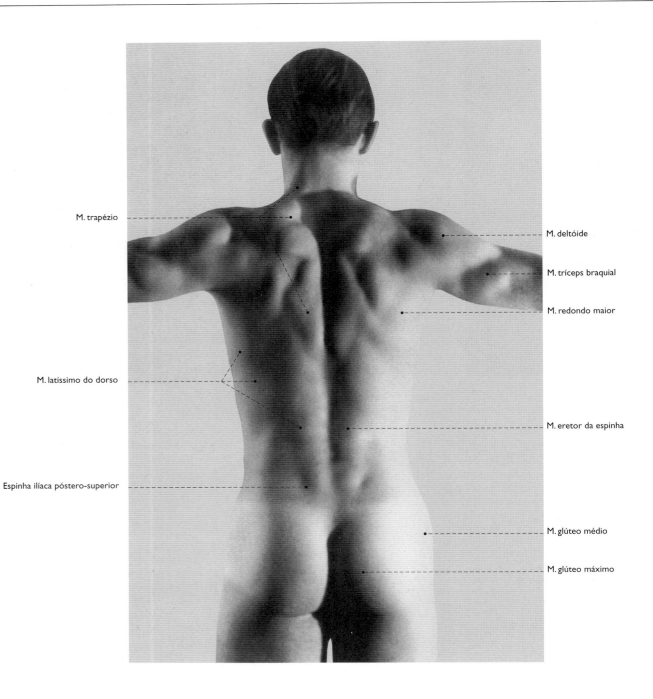

54 Relevos da superfície do dorso de um homem (20%)
Vista dorsal

Paredes do Tronco

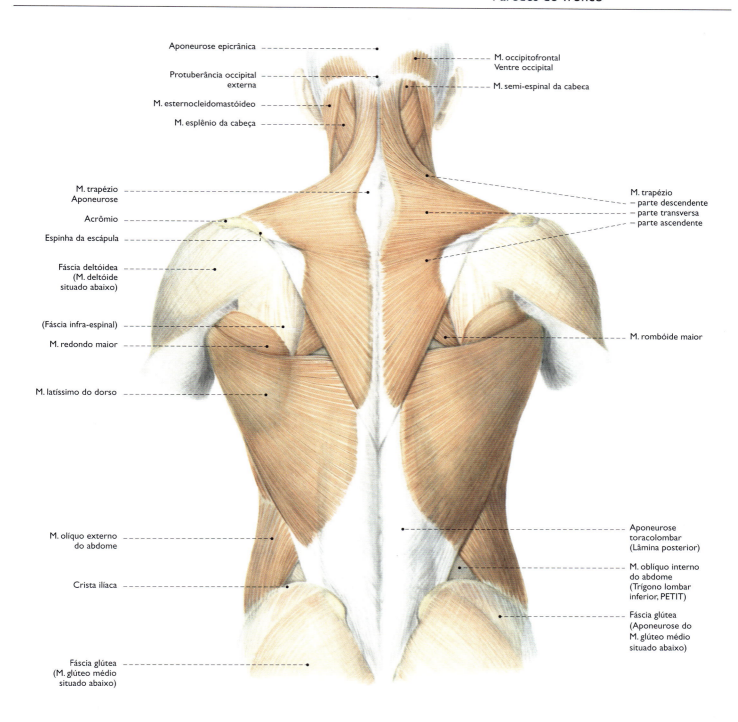

55 Músculos do dorso (25%)
Camada superficial

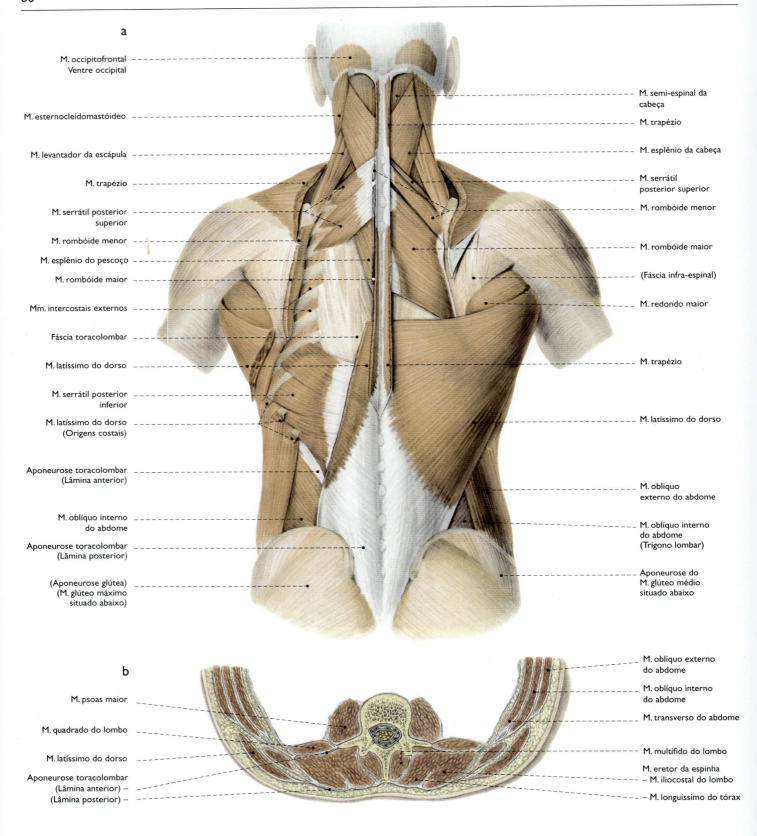

56 Músculos do dorso
a Camada profunda (25%)
b Corte transverso (axial) esquemático através das paredes lateral e posterior do abdome na região lombar (35%)

Paredes do Tronco

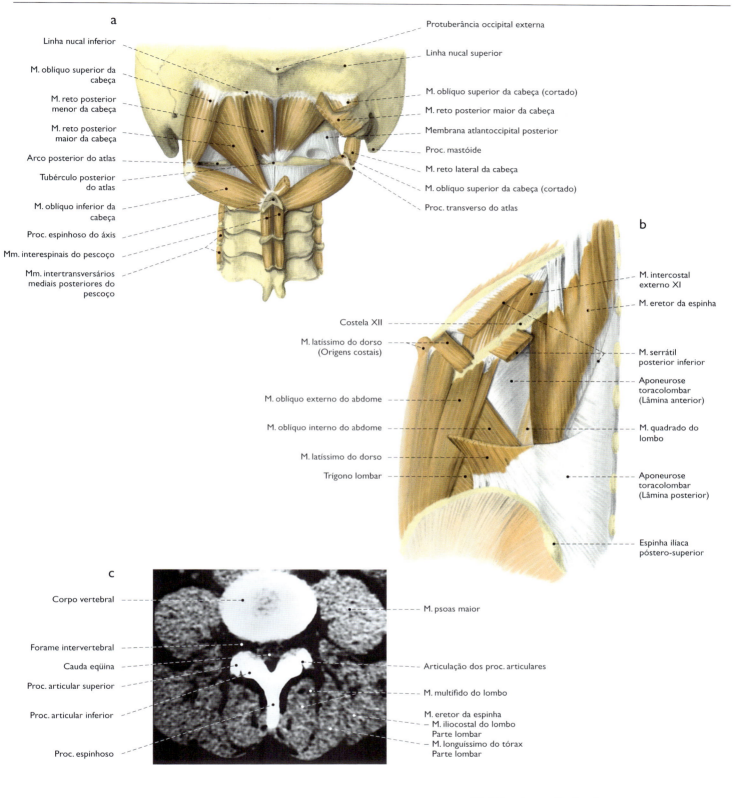

57 Músculos profundos da nuca e músculos da região lombar

a Músculos profundos da nuca (50%), vista dorsal
b Músculos da região lombar (40%), vista dorsolateral esquerda. Os músculos latíssimo do dorso e serrátil posterior inferior foram parcialmente removidos
c Tomograma computadorizado axial (transversal) da quinta vértebra lombar com músculos adjacentes (40%)

Paredes do Tronco

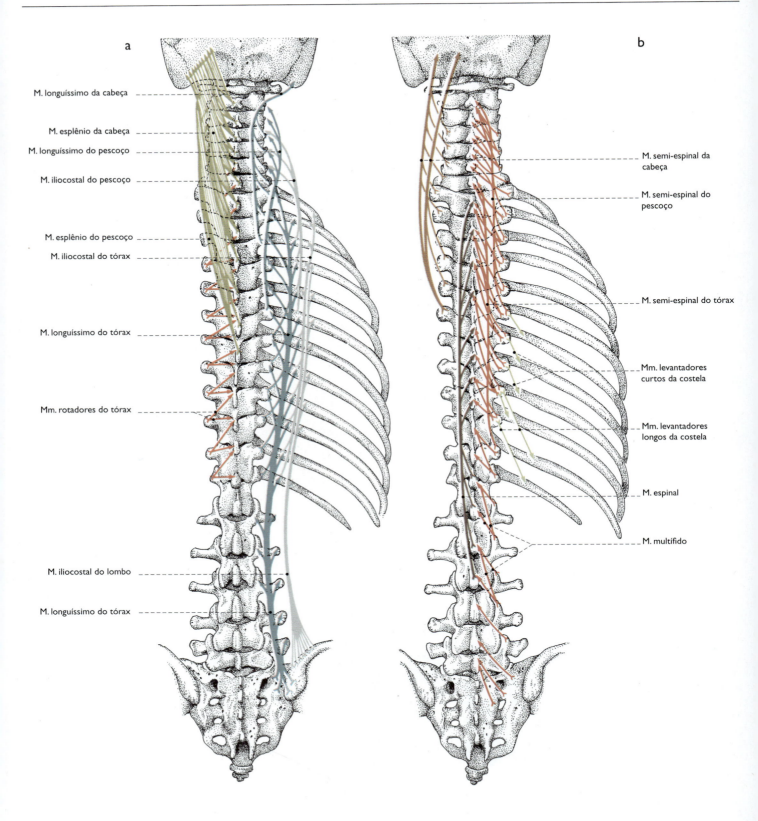

58 Músculos autóctones do dorso (30%)
Trajetos esquemáticos
Os músculos do trato medial do eretor da espinha estão coloridos de vermelho a marrom, os músculos do trato lateral em azul, e os esplênios e levantadores das costelas são representados em verde

Paredes do Tronco

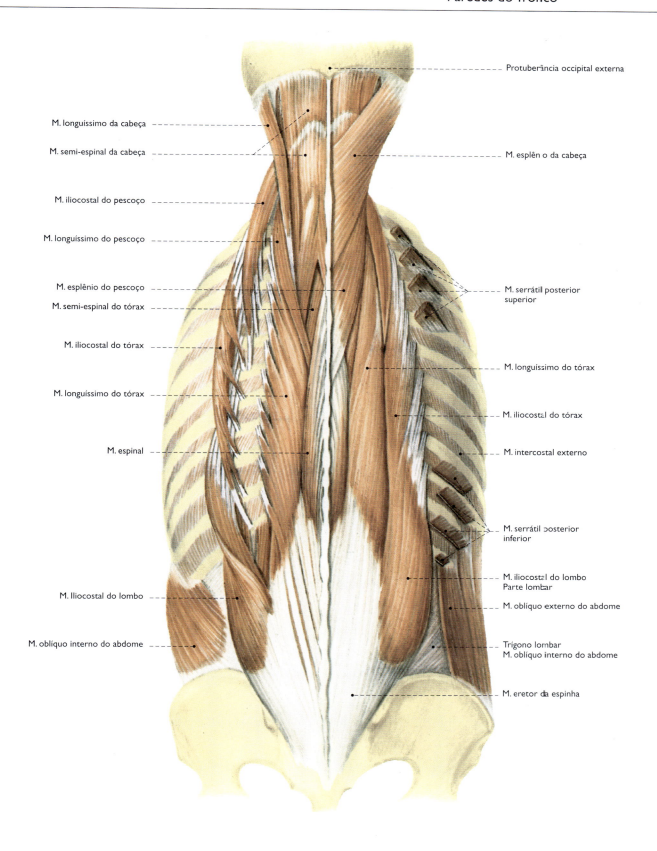

59 Músculos autóctones do dorso (30%)
Camada superficial

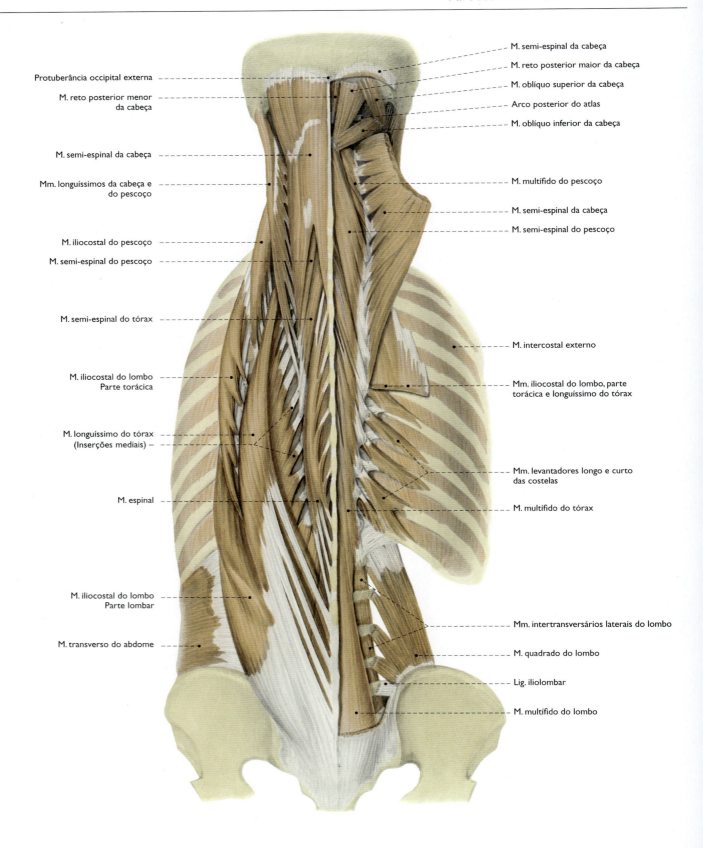

60 Músculos autóctones do dorso (30%)
Camada mais profunda

Paredes do Tronco

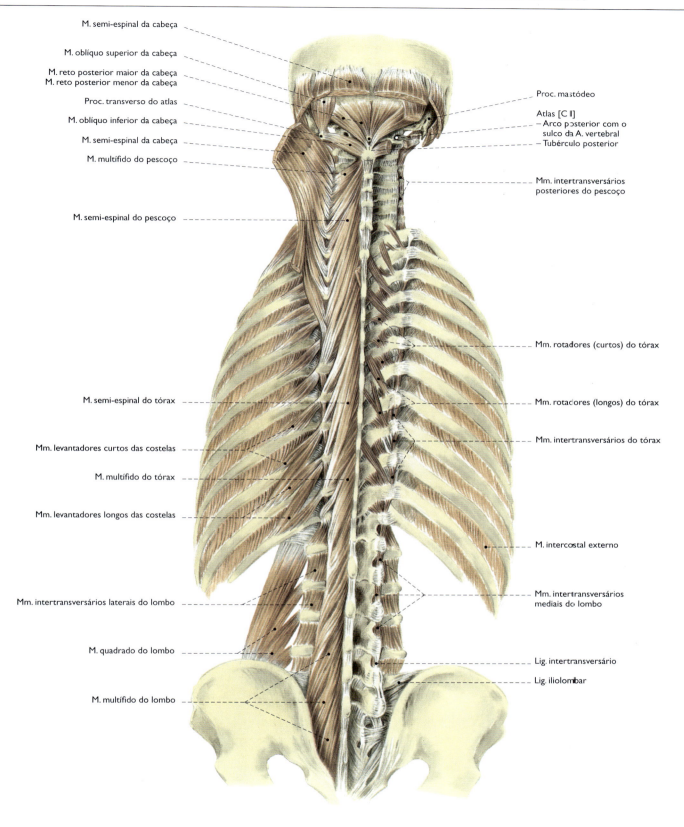

61 Músculos autóctones do dorso (30%)
Camada profunda

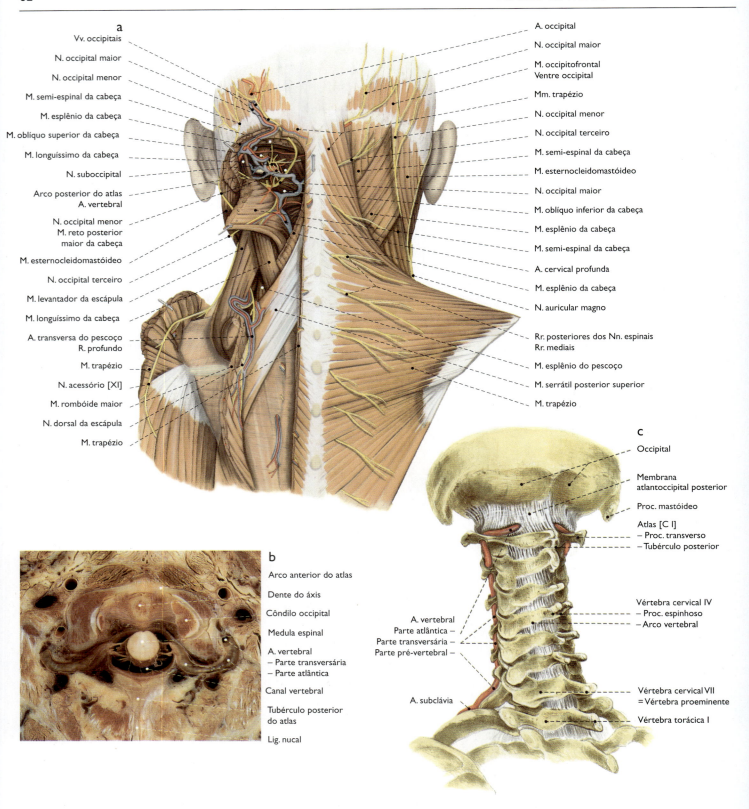

62 Pescoço e região do ombro

a À direita, camada superficial; à esquerda, camada mais profunda (40%). Vista dorsal
b Corte horizontal (axial) ao nível das primeiras vértebras cervicais (= atlas, C I) (60%). Vista cranial
c Trajeto da A. vertebral (60%), à esquerda. Vista dorsolateral

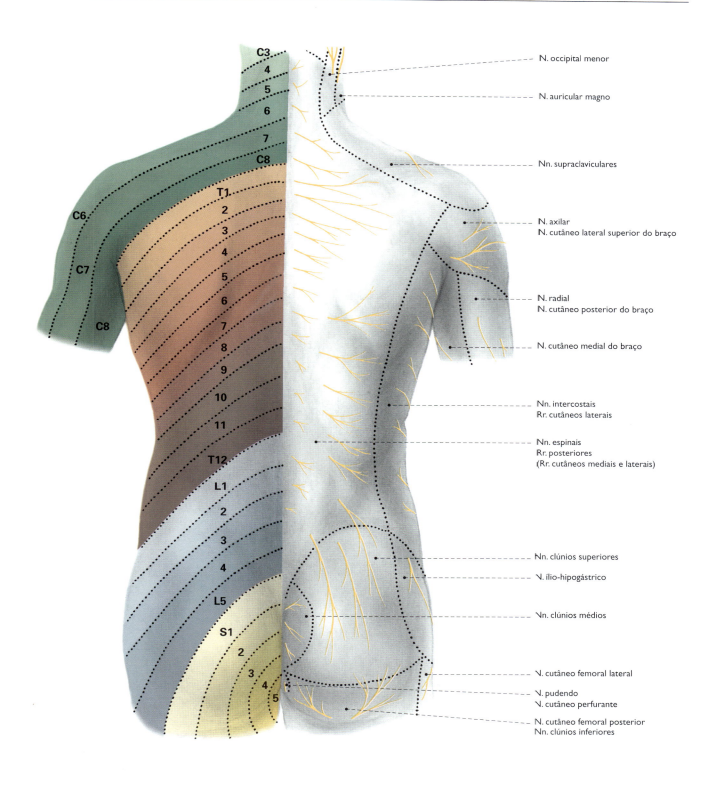

63 Nervos cutâneos e inervação segmentar na face dorsal do tronco (25%)
Representação esquemática

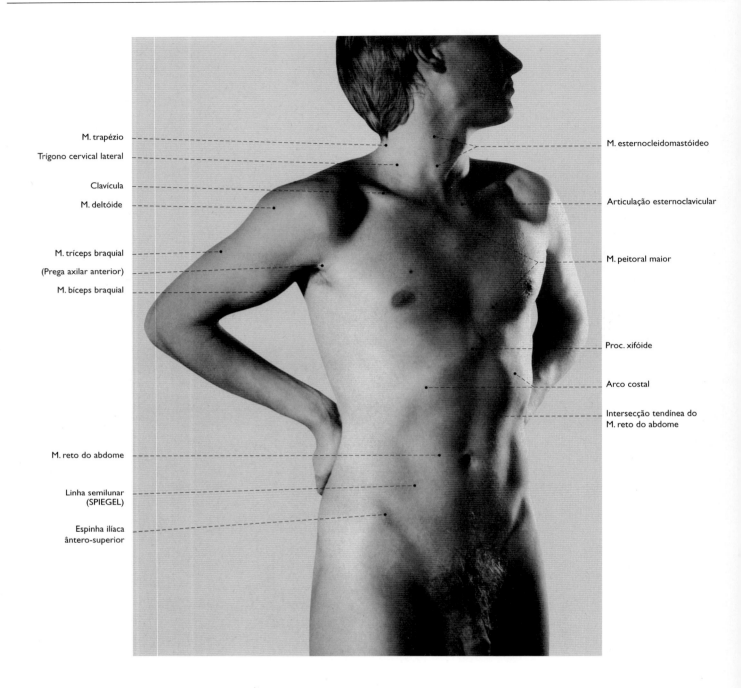

64 Relevos superficiais do tórax e abdome de um homem (20%)
Vista ventral

Paredes do Tronco

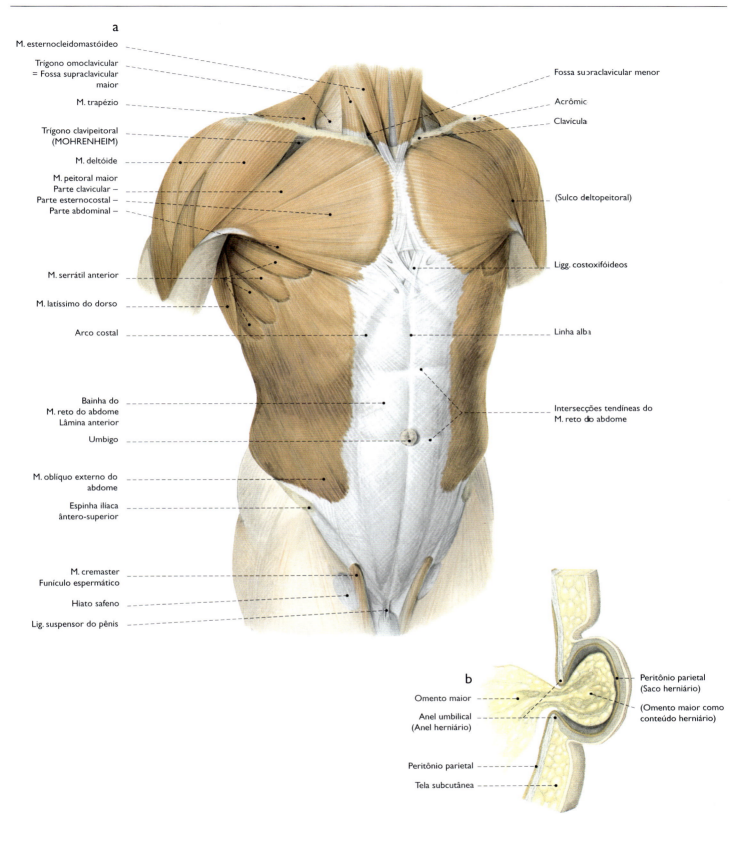

65 **Músculos ventrais do tronco**
a Camada superficial (25%)
b Representação esquemática de uma hérnia umbilical

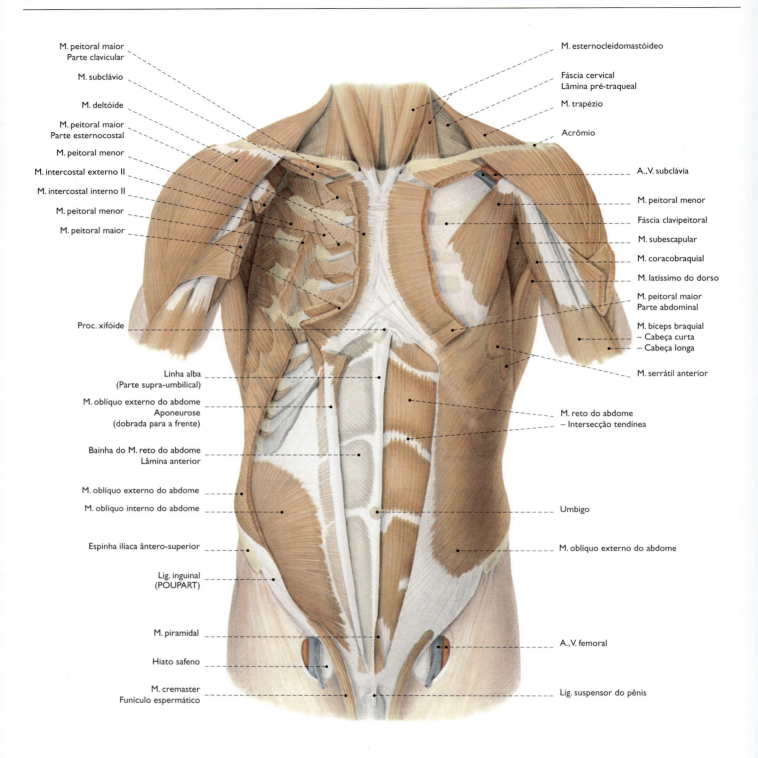

66 Musculatura ventral do tronco (25%)
Camada mais profunda

Paredes do Tronco

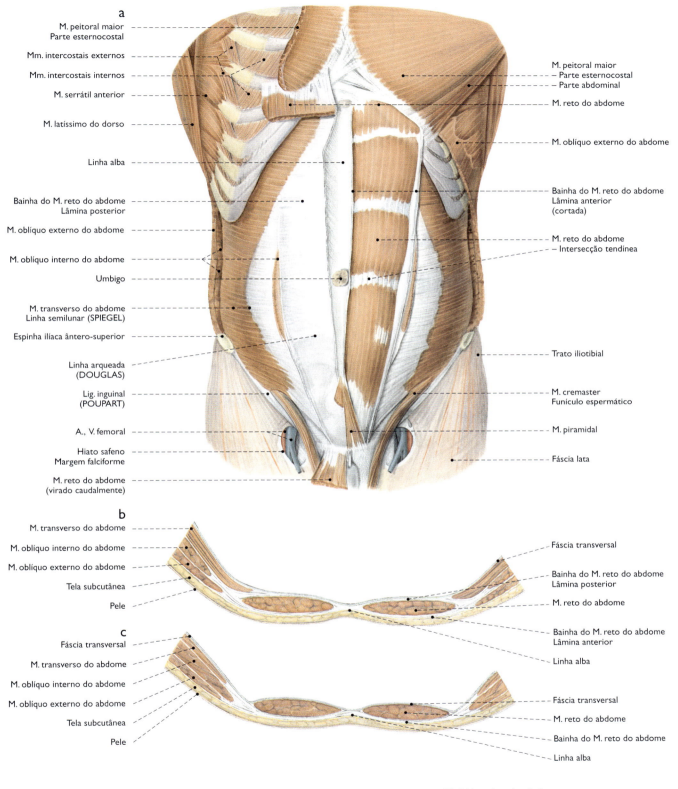

67 Músculos do abdome
a Camada profunda (30%)
b, c Corte horizontal esquemático através da parede anterior do abdome (50%)
b Acima do umbigo
c Abaixo da linha arqueada da bainha do músculo reto do abdome

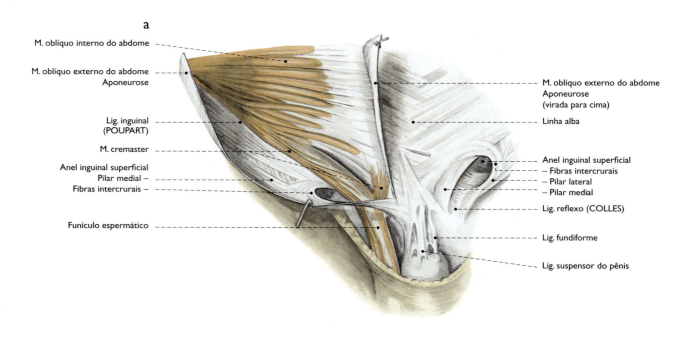

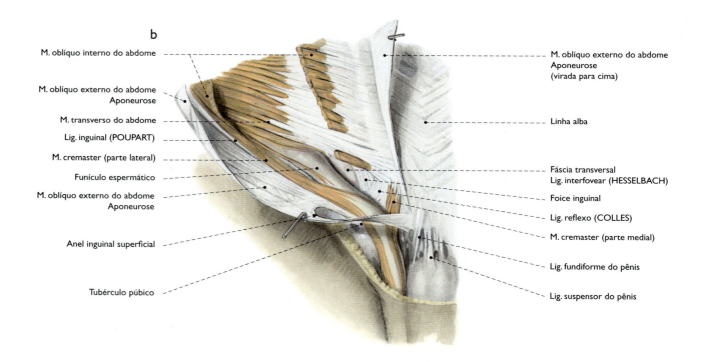

68 Região inguinal de um homem (60%)
a Camada superficial
b Camada profunda
a, b As duas porções da aponeurose dissecada do músculo oblíquo externo foram retraídas no lado direito do corpo. Na Fig. b, o músculo oblíquo interno foi ainda removido em parte. No lado esquerdo da Fig. a o funículo espermático foi retirado para demonstrar o canal inguinal

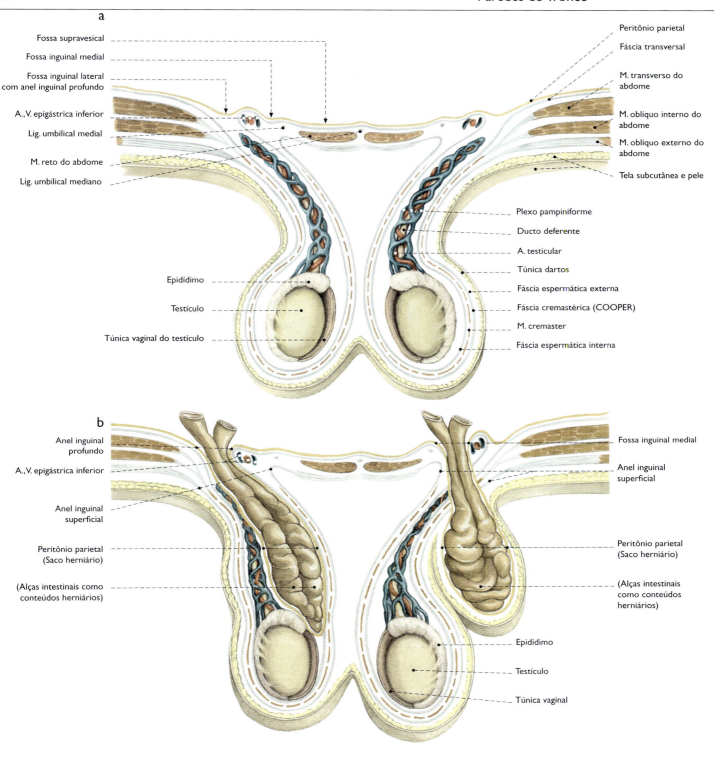

69 Região inguinal de um homem

a, b Cortes transversais esquematizados através da parede abdominal anterior no nível do canal inguinal e escroto (segundo Benninghoff, 1985). Vista ventral
a Situação normal
b Hérnia inguinal. À direita: hérnia lateral indireta através do canal inguinal; o anel herniário interno é o anel inguinal profundo, lateral aos vasos epigástricos inferiores. À esquerda: hérnia direta medial; o anel herniário interno é a fossa inguinal medial, situada medialmente aos vasos epigástricos inferiores

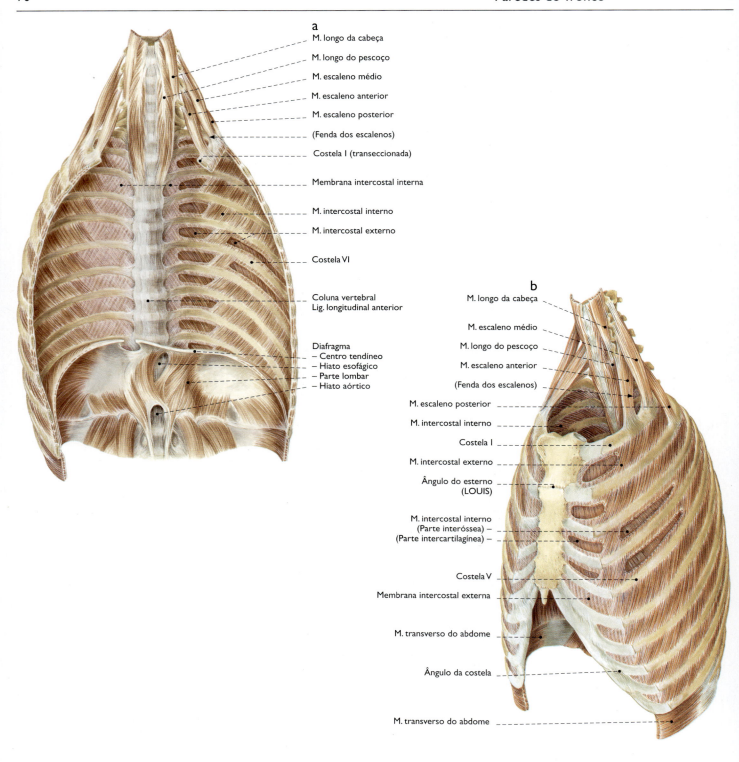

70 Músculos do tórax (30%)

a Vista interna da parte posterior do tórax com os músculos intercostais. No lado esquerdo, a membrana intercostal interna e o músculo intercostal interno foram abertos em vários lugares para demonstrar o músculo intercostal externo situando-se externamente. Vista ventral

b Parede lateral e anterior do tórax com músculo intercostais. No lado esquerdo, o músculos intercostal interno pode ser observado nas janelas cortadas na membrana intercostal externa e no músculo intercostal externo. Vista ventrolateral esquerda

Paredes do Tronco

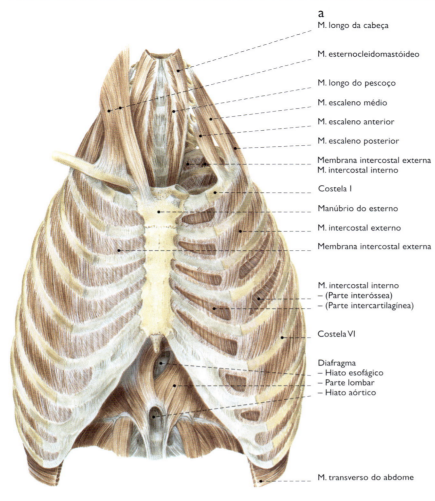

a
- M. longo da cabeça
- M. esternocleidomastóideo
- M. longo do pescoço
- M. escaleno médio
- M. escaleno anterior
- M. escaleno posterior
- Membrana intercostal externa
- M. intercostal interno
- Costela I
- Manúbrio do esterno
- M. intercostal externo
- Membrana intercostal externa
- M. intercostal interno
  - (Parte interóssea)
  - (Parte intercartilagínea)
- Costela VI
- Diafragma
  - Hiato esofágico
  - Parte lombar
  - Hiato aórtico
- M. transverso do abdome

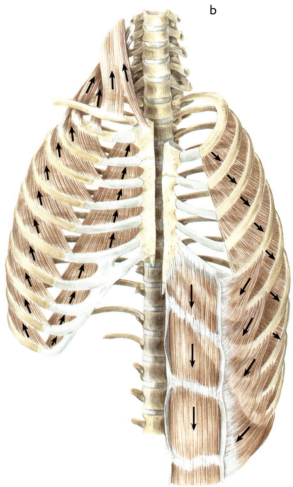

71 Músculos do tórax (30%)

Aspecto ventral
a Parede anterior do tórax com músculos intercostais. No lado esquerdo, a membrana intercostal externa e o músculo intercostal externo foram abertos em vários pontos para mostrar o músculo intercostal interno
b No lado direito, os músculos da inspiração na respiração torácica; no lado esquerdo do corpo, os músculos da expiração forçada

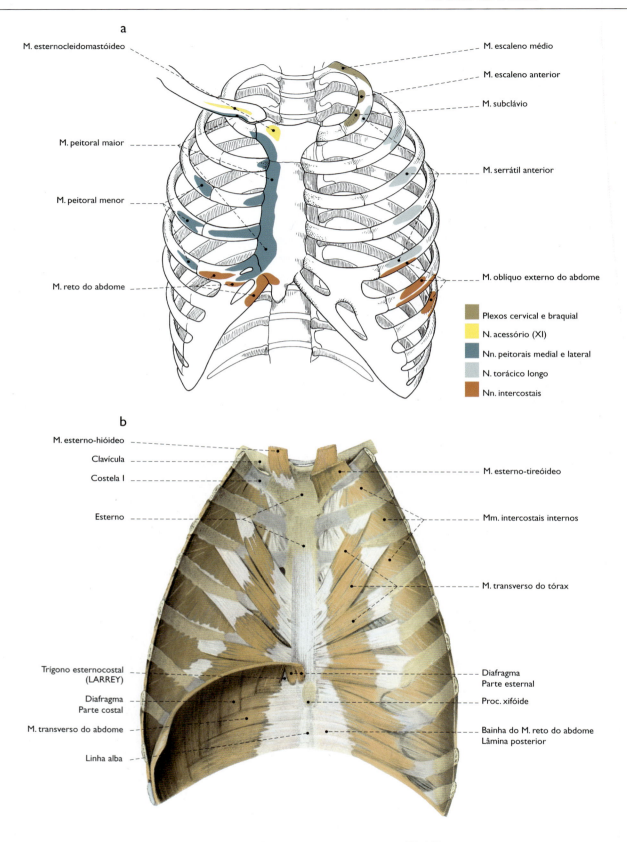

72 Músculos ventrais do tronco
a Fixações musculares na parte ventro-lateral do tórax. As cores indicam a inervação
b Vista interna da parede anterior do tórax e dos músculos autóctones do tórax (35%)

Paredes do Tronco

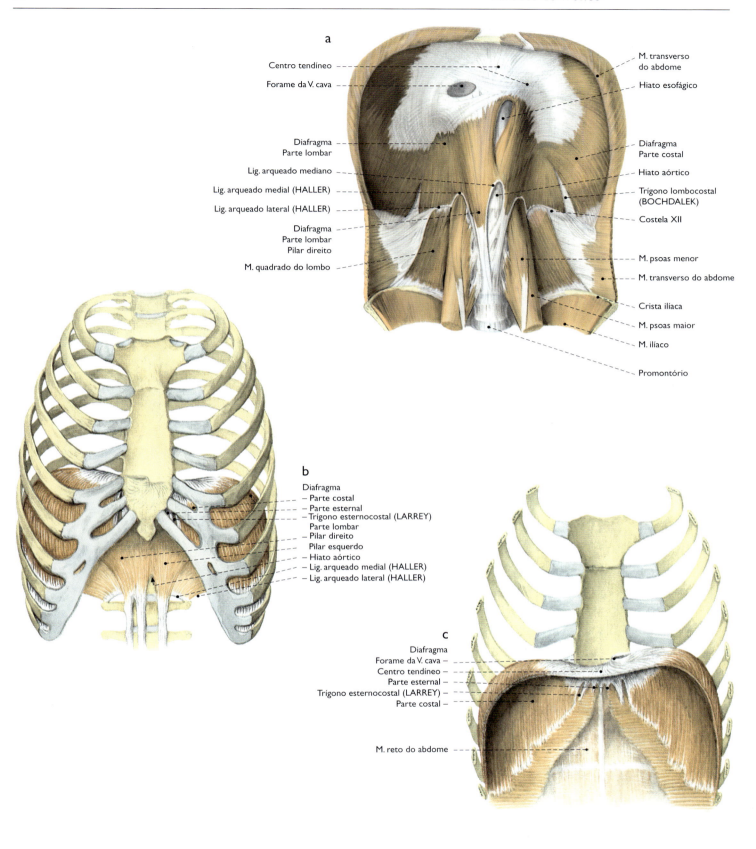

73 Diafragma (30%)
 a Vista caudal
 b Vista ventral
 c Vista dorsal

Paredes do Tronco

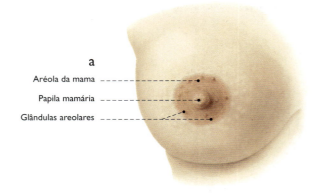
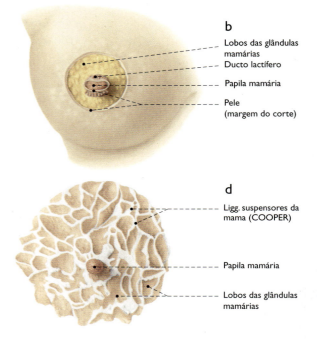
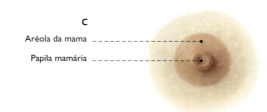
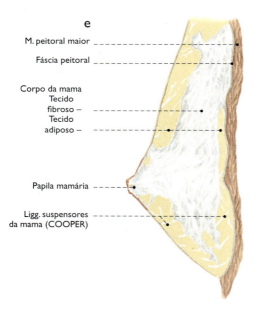
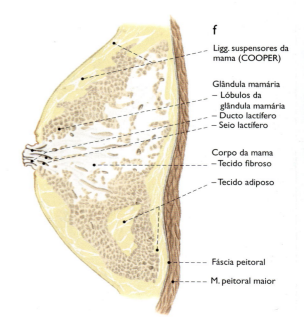

74 Mama feminina
a Vista ventral (40%)
b Vista ventral (40%). A pele ao redor da papila foi removida
c Papila deprimida (70%)
d Parênquima da glândula mamária após remoção da pele e da tela subcutânea (40%)
e Corte sagital através da mama de uma jovem de 16 anos de idade, nulípara não grávida (60%)
f Corte sagital através de uma glândula mamária em lactação de uma mulher de 28 anos de idade (60%)

Paredes do Tronco

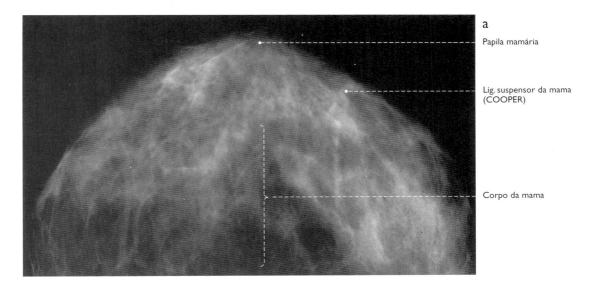

a
Papila mamária

Lig. suspensor da mama (COOPER)

Corpo da mama

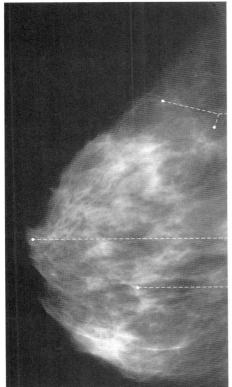

b

Ligg. suspensores da mama (COOPER)

Papila mamária

(Feixe do tecido conectivo)

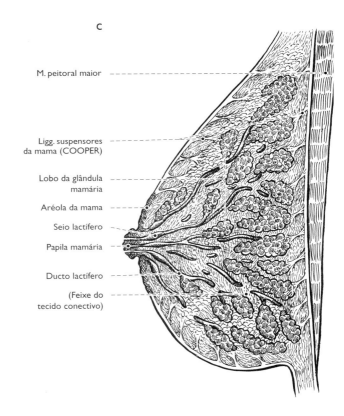

c

M. peitoral maior

Ligg. suspensores da mama (COOPER)

Lobo da glândula mamária

Aréola da mama

Seio lactífero

Papila mamária

Ducto lactífero

(Feixe do tecido conectivo)

75 Mama feminina

a, b Mamograma
   a Radiografia crânio-caudal
   b Radiografia lateral
   c Arquitetura da glândula mamária, representação esquemática de um corte sagital

Paredes do Tronco

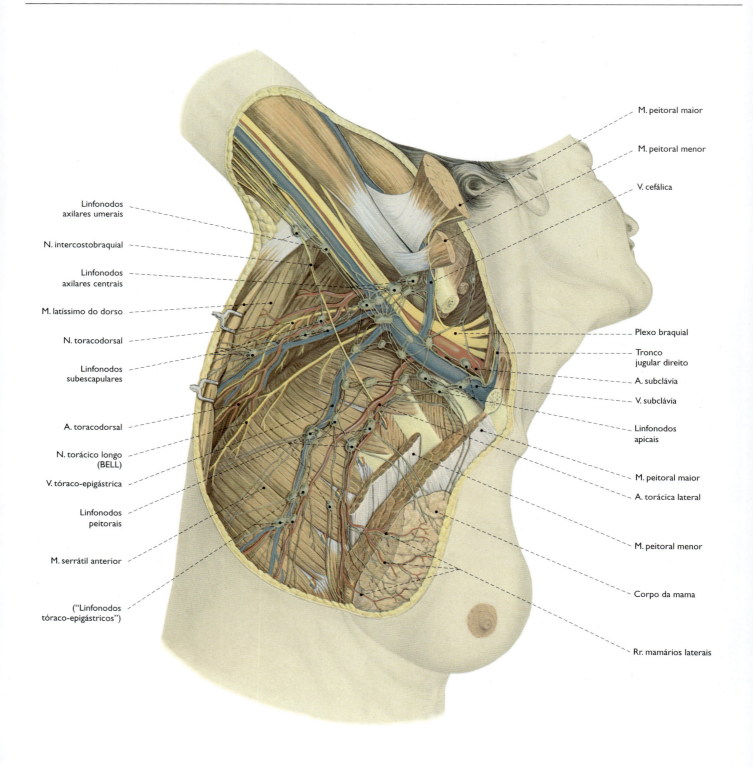

76 Vasos linfáticos e linfonodos da axila e parede do tórax (50%)
Vista lateral

Paredes do Tronco

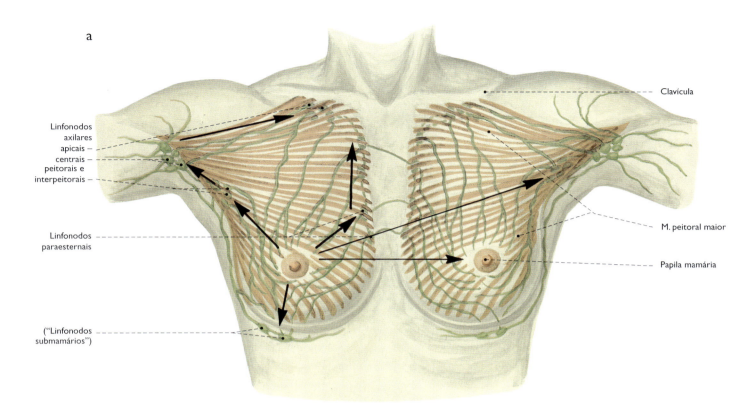

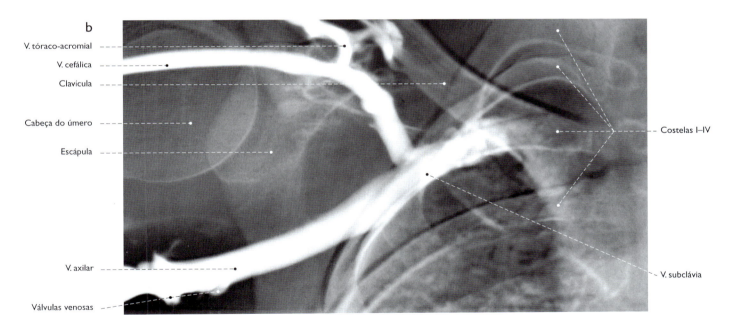

77 Vasos linfáticos, linfonodos e veias da parede do tórax e axila

a Representação esquemática das correntes linfáticas da mama direita (30%). As setas indicam as principais vias de drenagem
b Venograma das veias da axila após injeção de meio de contraste, radiografia ântero-posterior (80%)

Paredes do Tronco

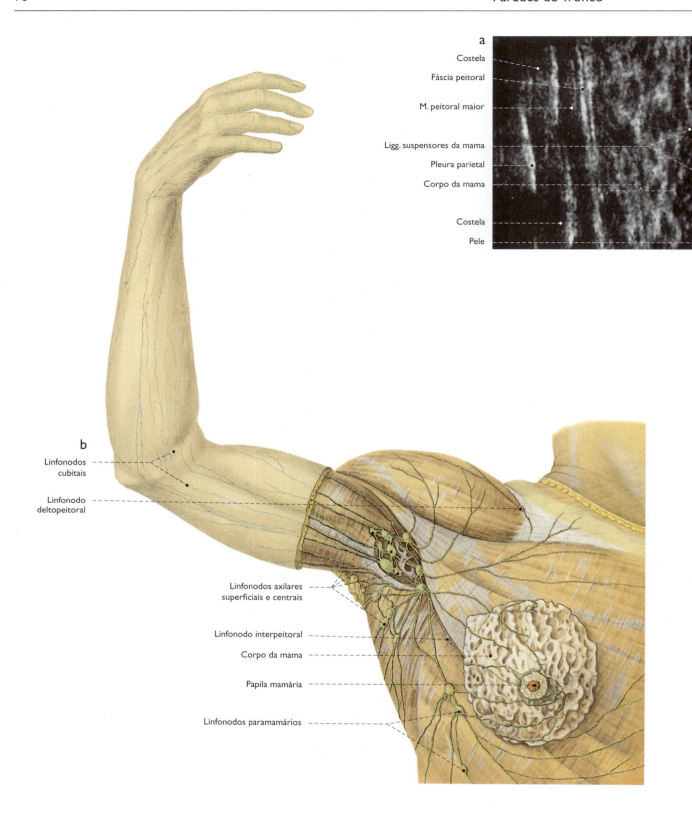

78 Mama, vasos linfáticos e linfonodos do braço e glândula mamária
a Sonograma (imagem de ultra-som) da mama, corte sagital
b Corrente linfática do braço e da glândula mamária (35%), vista ventral

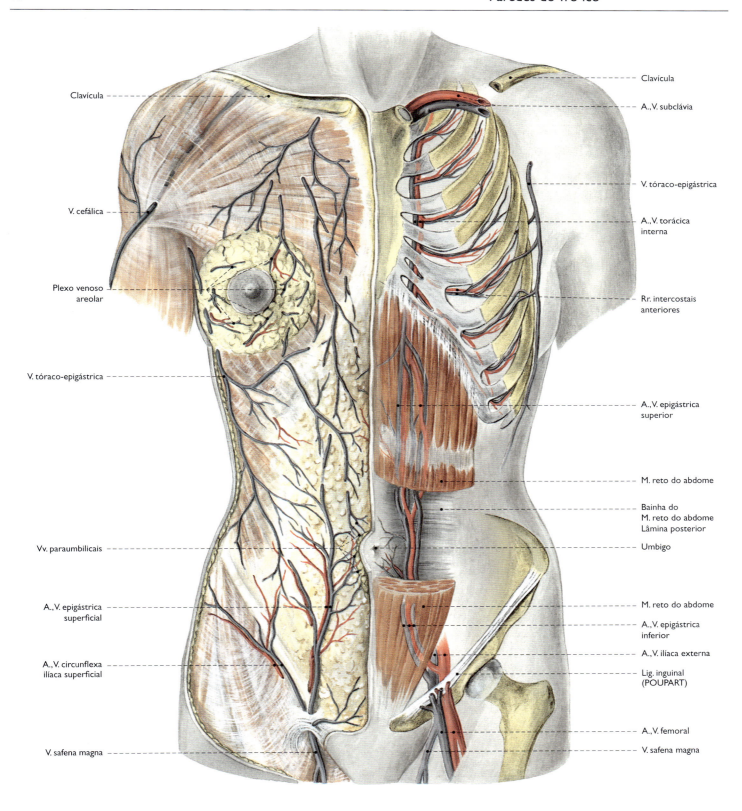

79 Vasos sangüíneos das paredes anteriores do tórax e abdome (35%)

À direita: vasos superficiais no tecido adiposo subcutâneo
À esquerda: vasos profundos brilhando através das camadas de cobertura (o M. reto do abdome está cortado acima e abaixo do umbigo)

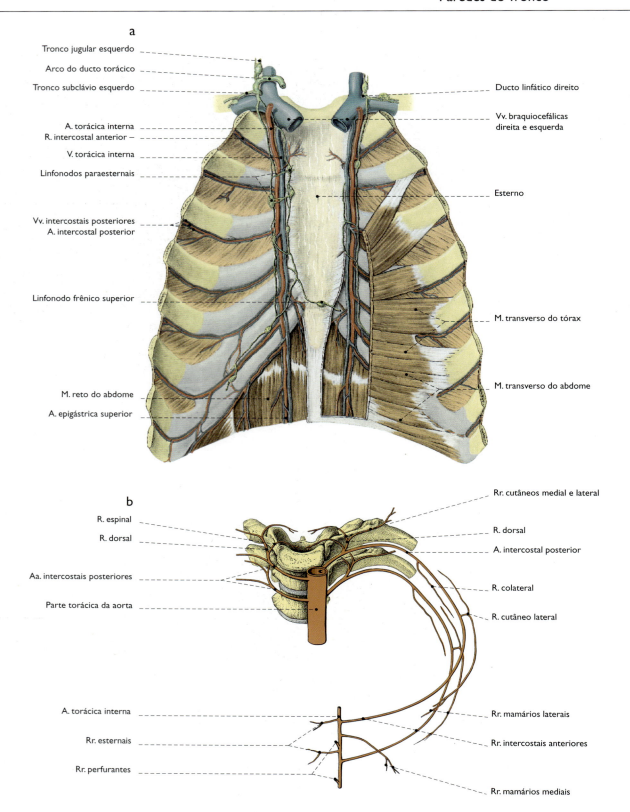

80 Vasos sangüíneos e linfáticos do tórax

a Vista interna da parede anterior do tórax (35%)
b Artérias segmentares da parede corporal, vista ventral da metade esquerda (30%)

Paredes do Tronco

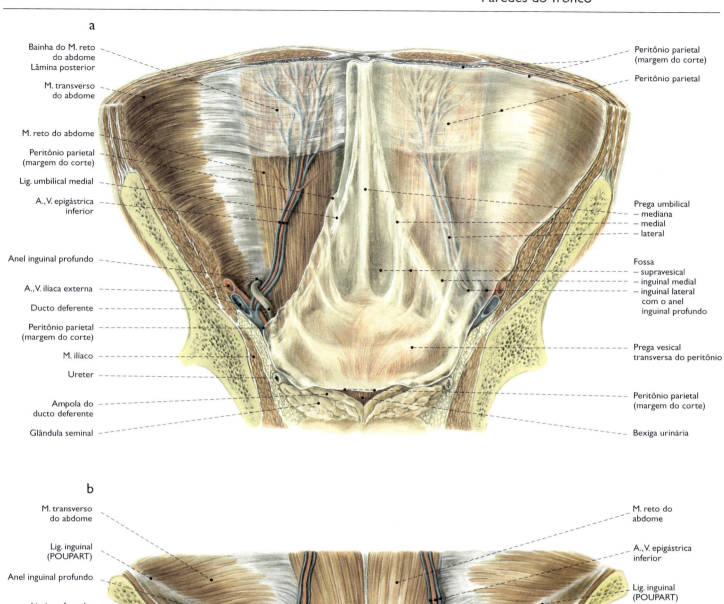

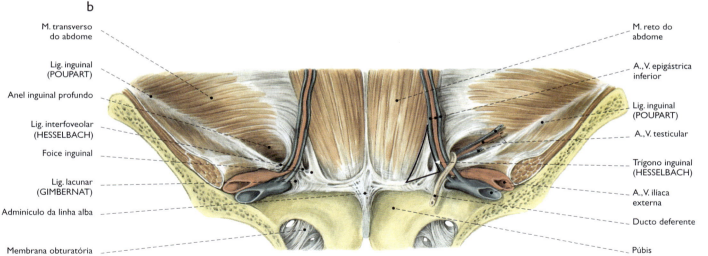

81 Relevos internos da parede anterior do abdome (50%)

Vista dorsal
a Região entre o umbigo e os órgãos da pelve menor; à direita, inteiramente, e, à esquerda, parcialmente coberta pelo peritônio
b Região inguinal e hipogástrio sem a cobertura peritoneal; à direita é mostrado, adicionalmente, o ducto deferente

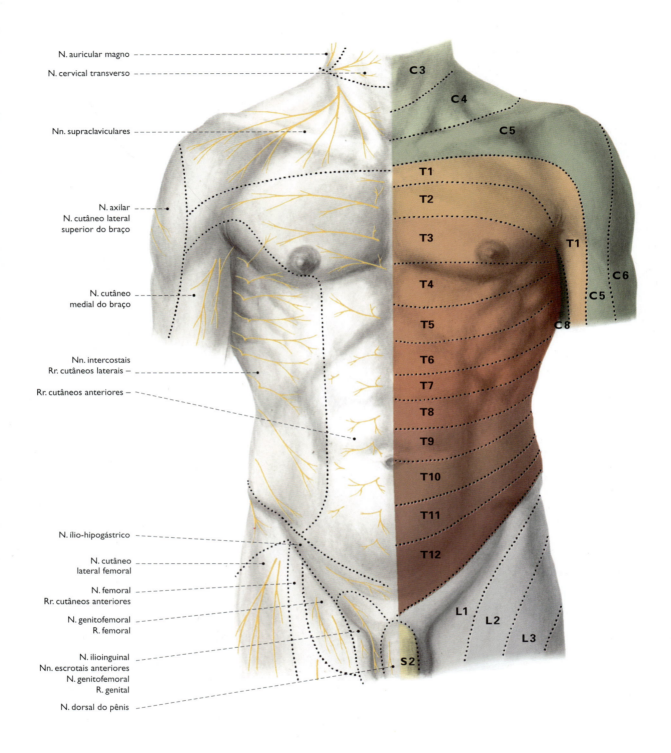

82 Nervos cutâneos e inervação segmentar da face ventral do tronco (25%)
Representação esquemática

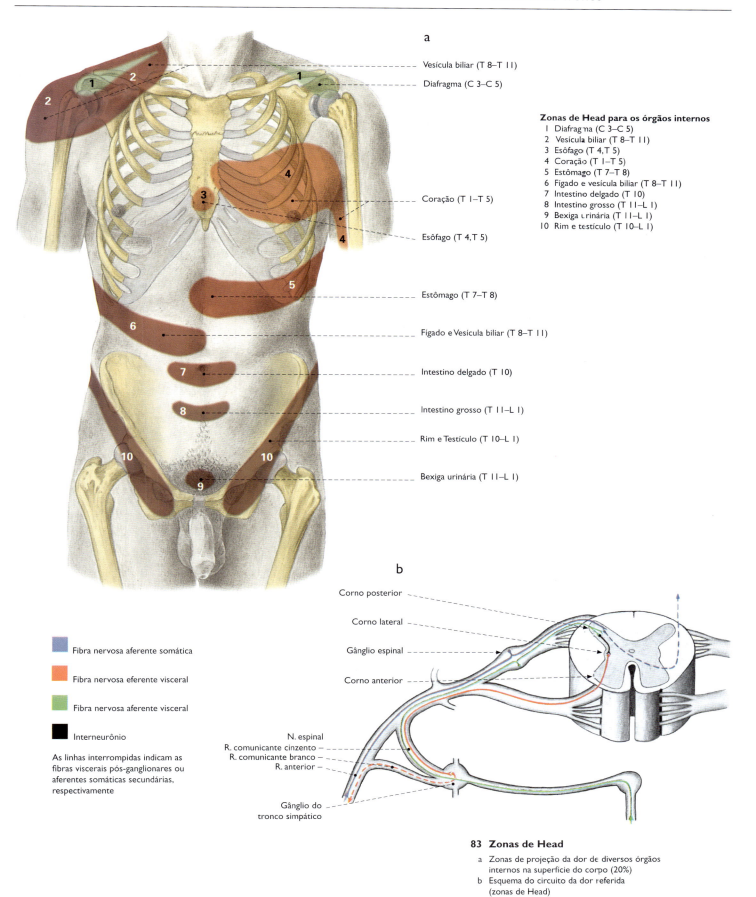

83 Zonas de Head
a Zonas de projeção da dor de diversos órgãos internos na superfície do corpo (20%)
b Esquema do circuito da dor referida (zonas de Head)

Membro Superior

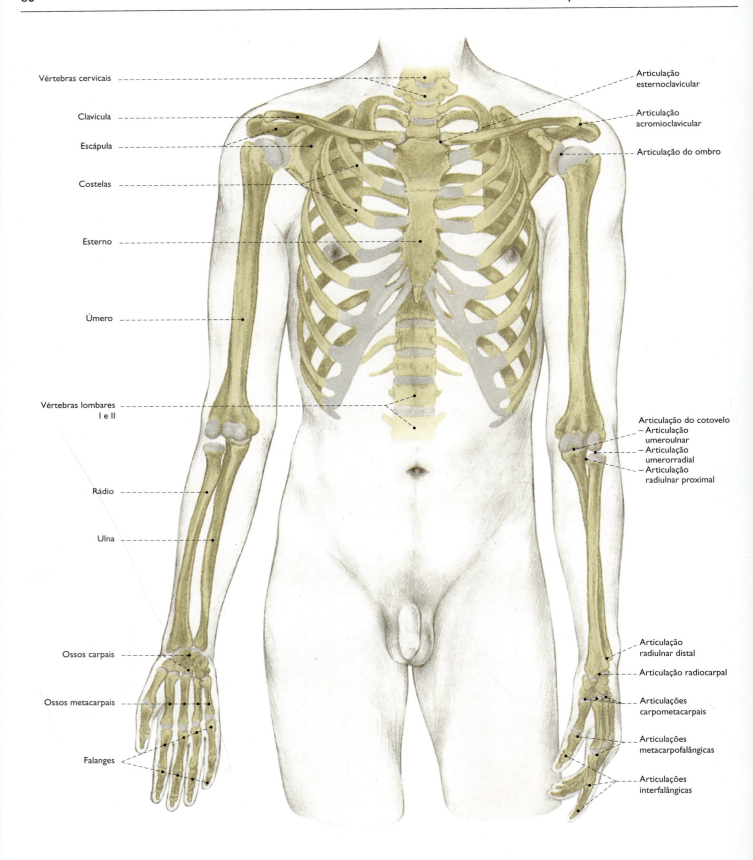

86 Membro superior e tórax (25%)
Vista ventral

Membro Superior

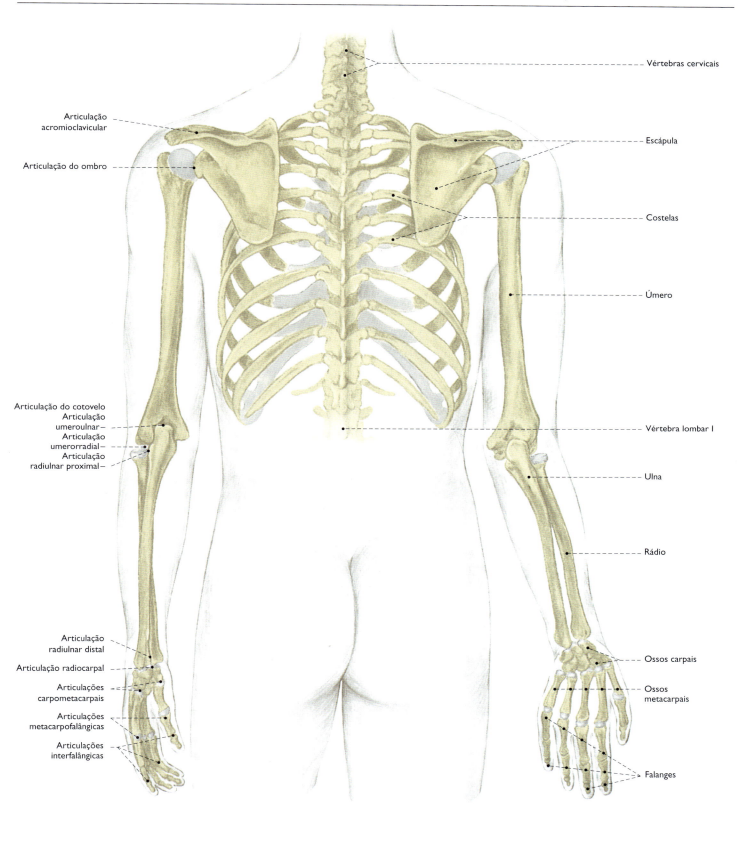

87 Membro superior e tórax (25%)
Vista dorsal

Membro Superior

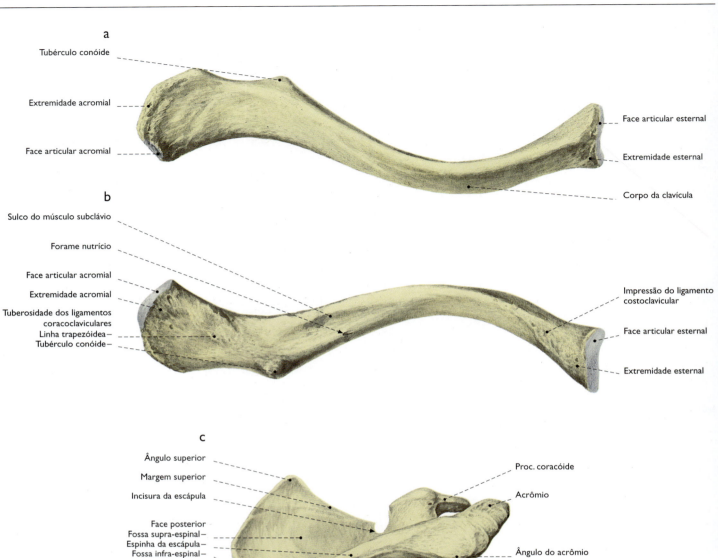

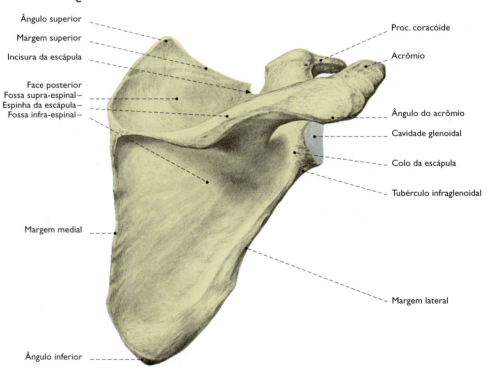

88 Cíngulo peitoral

a, b Clavícula direita (90%)
  a Vista superior
  b Vista inferior
  c Escápula direita (50%), vista dorsal

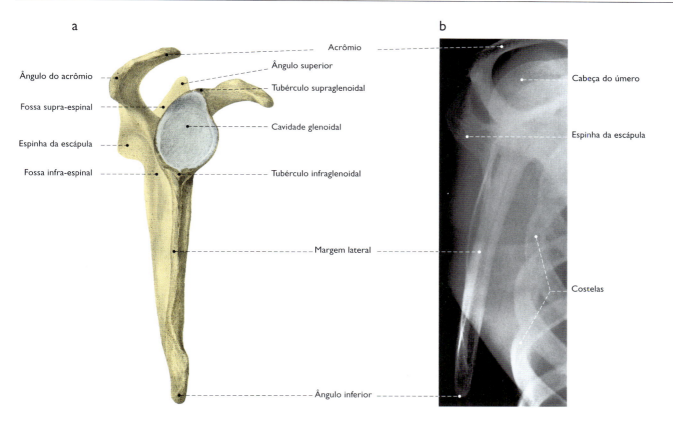
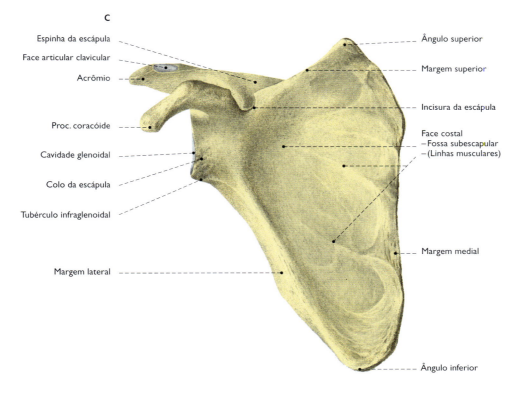

89 Escápula direita (50%)

a Vista lateral
b Radiografia lateral
c Vista ventral

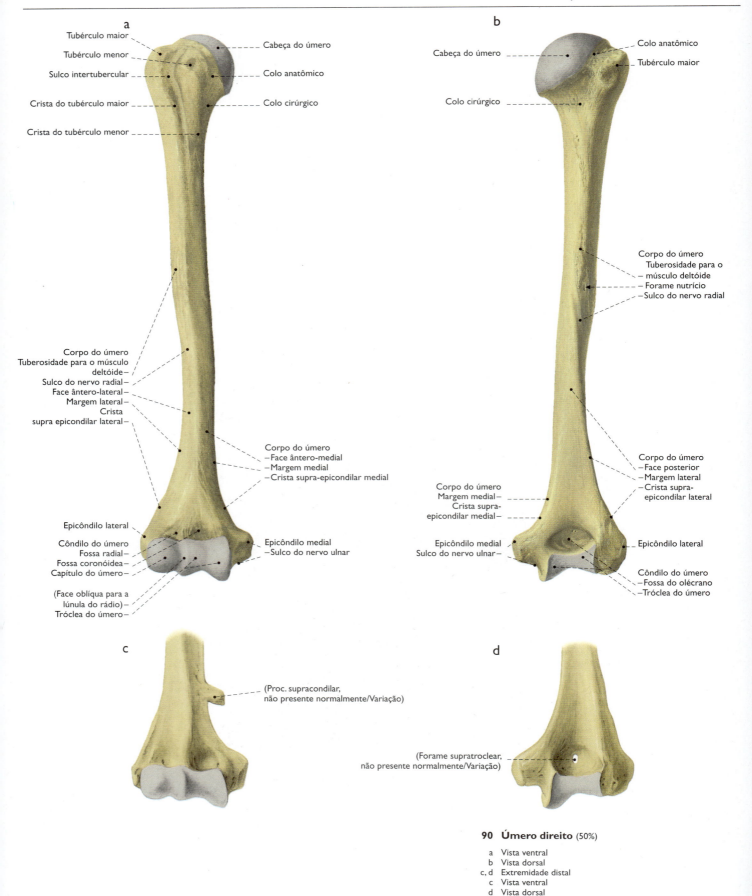

90 Úmero direito (50%)
a Vista ventral
b Vista dorsal
c, d Extremidade distal
c Vista ventral
d Vista dorsal

Membro Superior

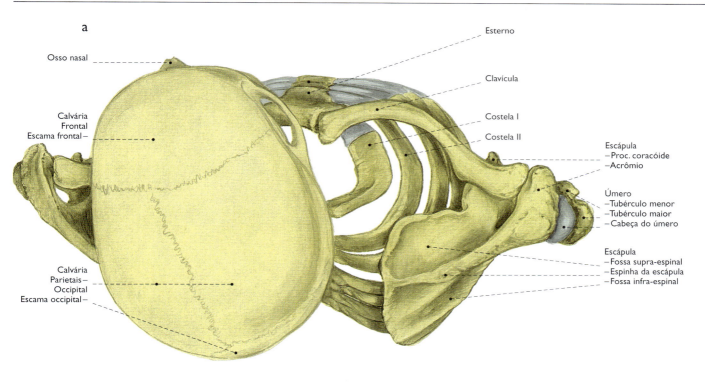

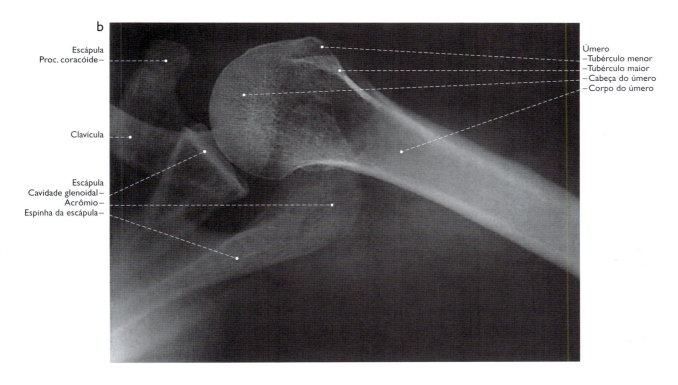

91 Cíngulo do membro superior e úmero direitos

a Vista superior (45%)
b Radiografia crânio-caudal com braço abduzido

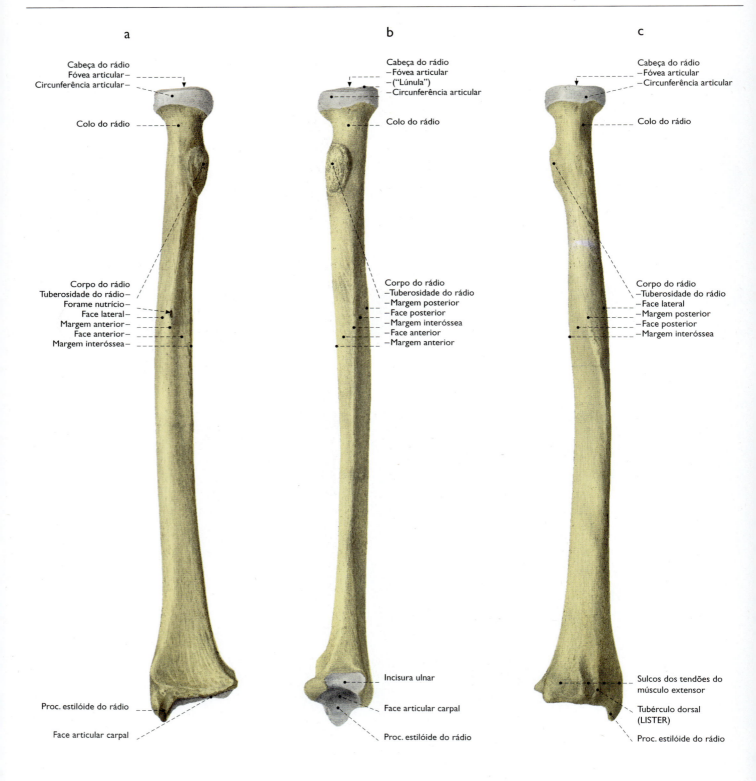

92 Rádio direito (70%)

a Vista ventral
b Vista medial
c Vista dorsal

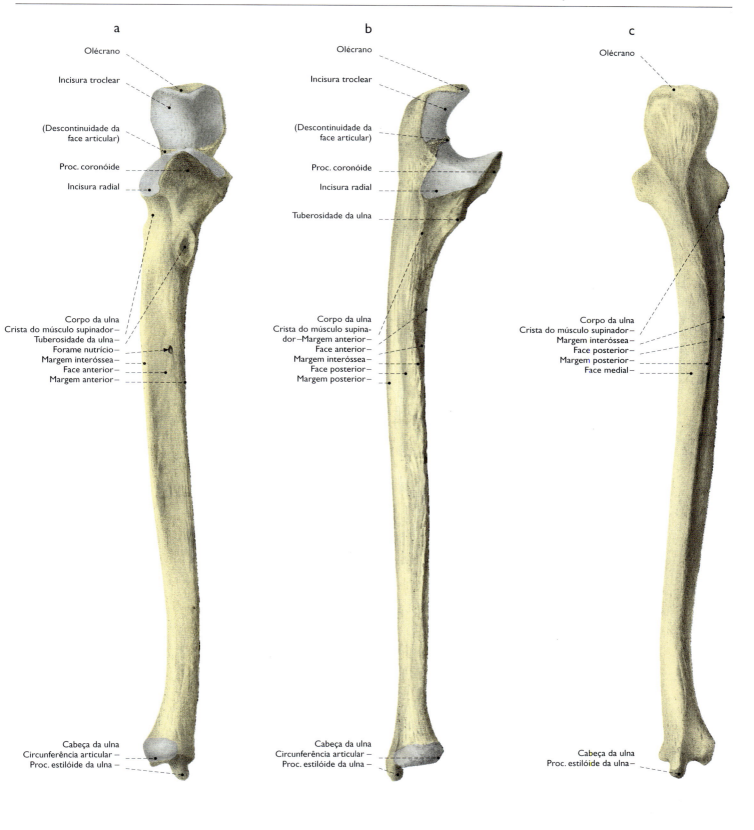

93 Ulna direita (70%)
a Vista ventral
b Vista lateral
c Vista dorsal

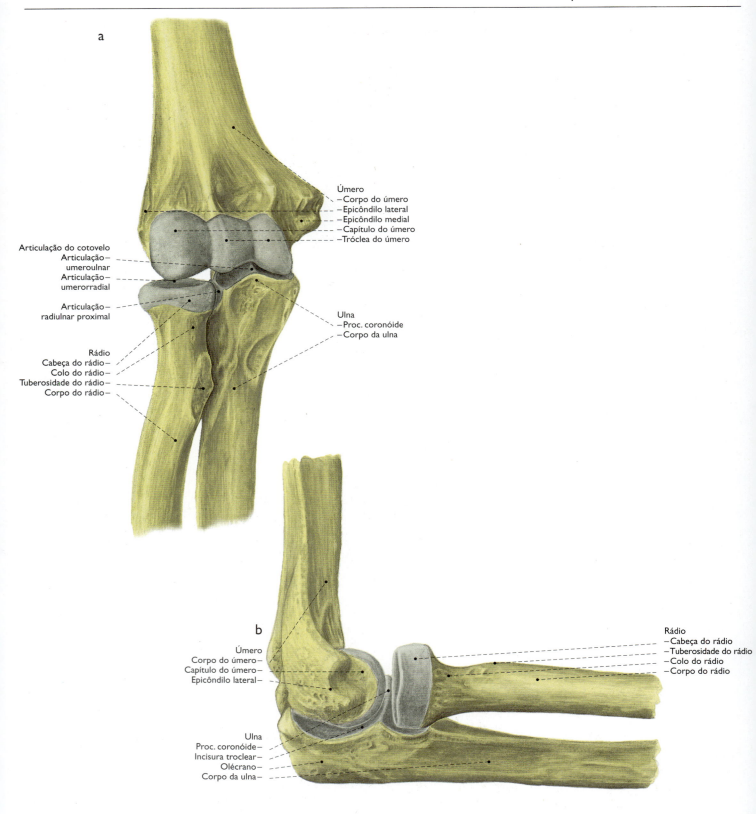

94 Ossos da articulação do cotovelo direito (90%)

a Vista ventral
b Vista lateral (vista radial)

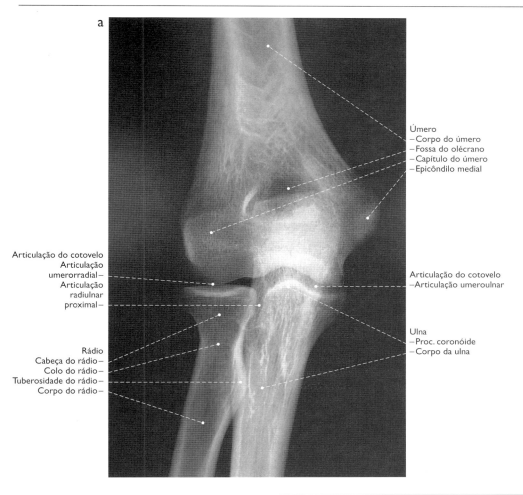

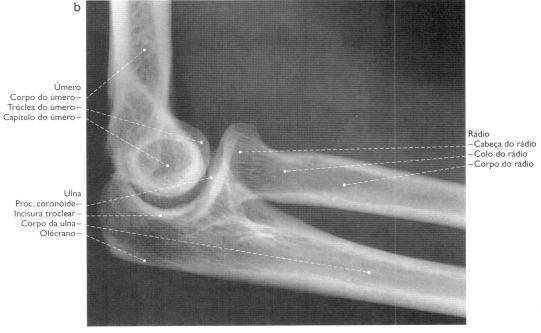

95 Articulação do cotovelo direito (90%)
a Radiografia ântero-posterior
b Radiografia radiulnar

96 Membro Superior

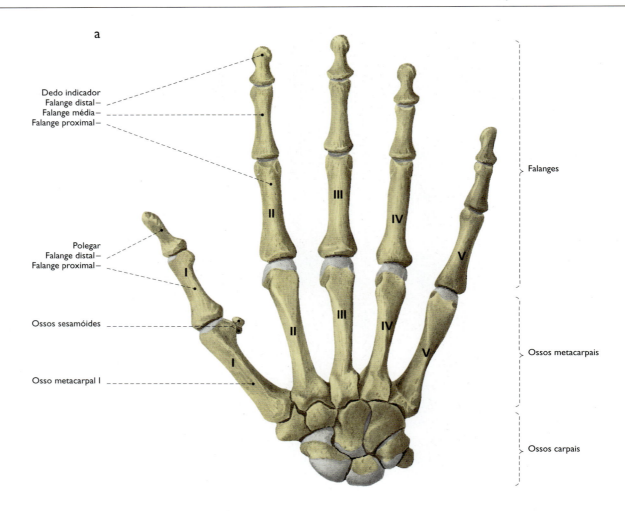
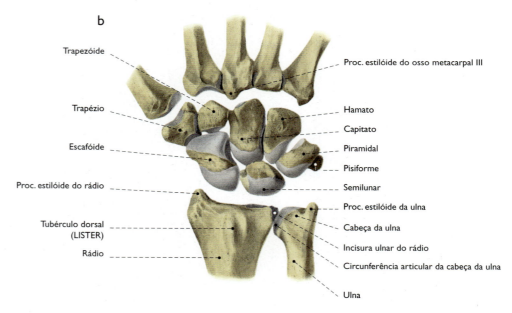

96 Esqueleto da mão direita
a Vista dorsal (60%)
b Ossos carpais (70%), vista dorsal

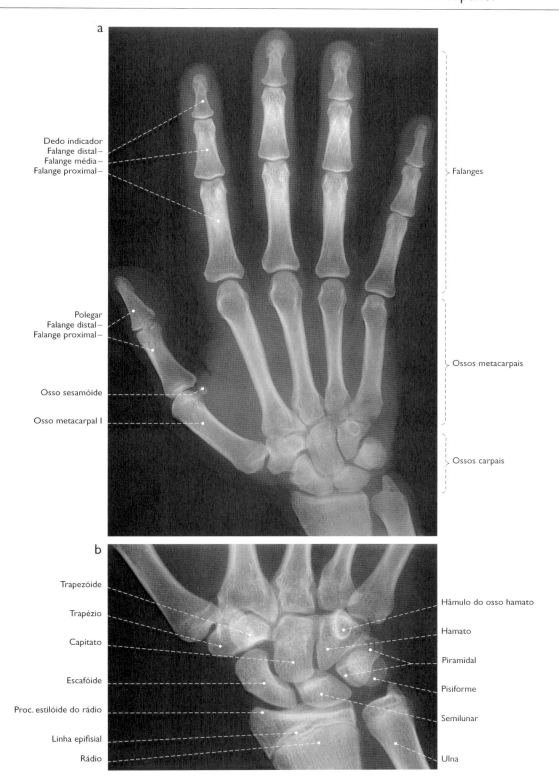

97 Esqueleto da mão direita
a Radiografia dorso-palmar (60%)
b Ossos carpais (80%), radiografia dorso-palmar

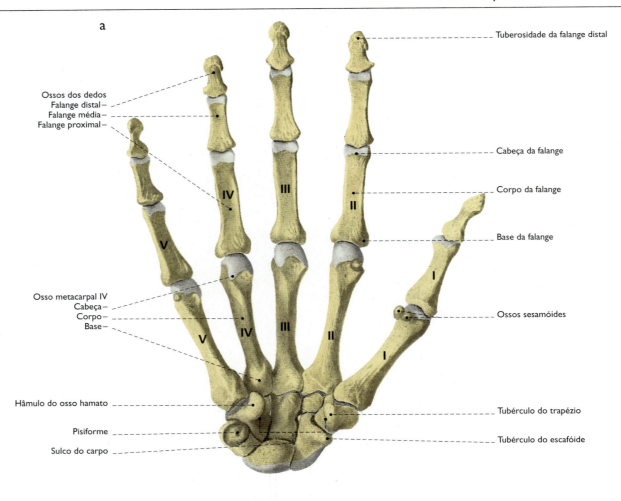
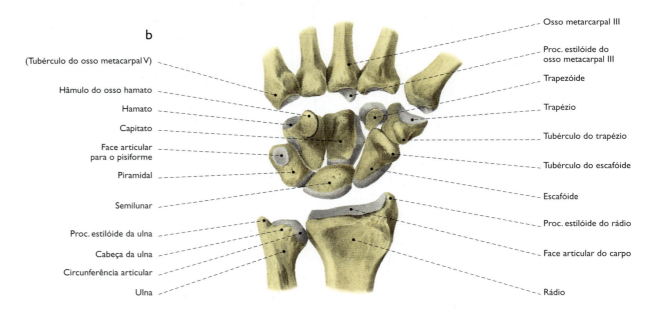

98 Esqueleto da mão direita
a Vista palmar (60%)
b Ossos carpais (70%). O pisiforme foi removido. Vista palmar

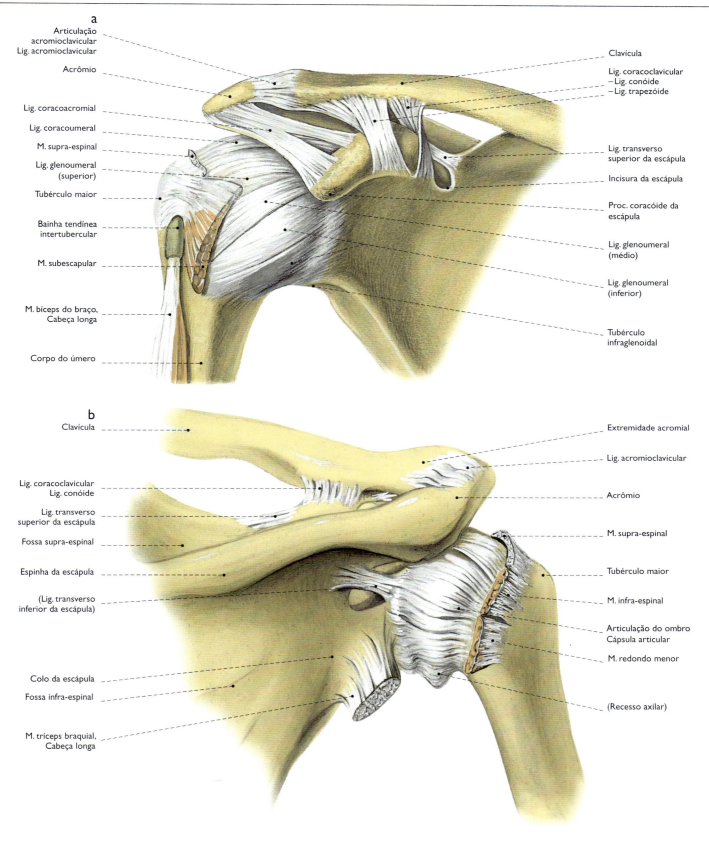

99 Articulação do ombro direito (80%)
a Vista ventral
b Vista dorsal

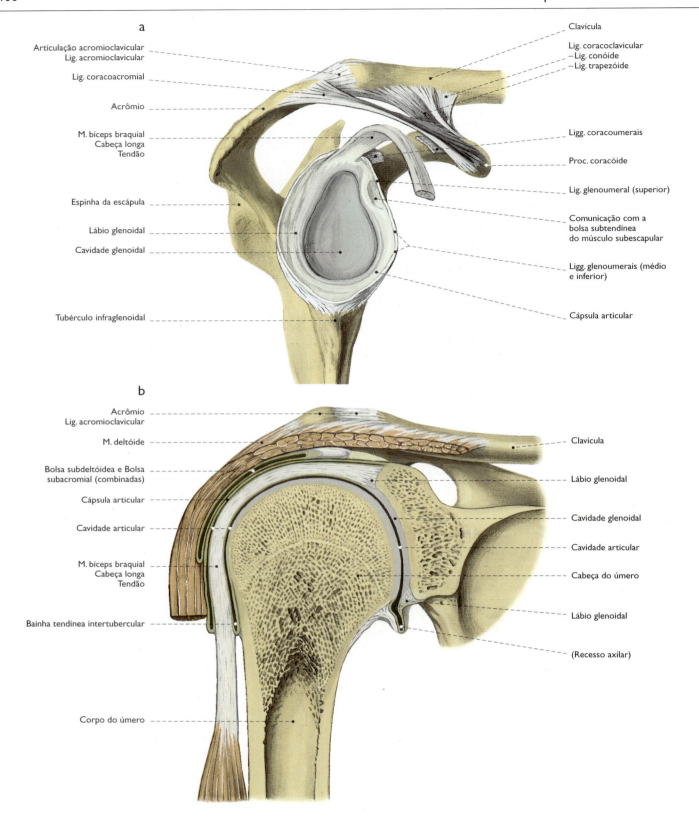

100 Articulação do ombro direito (100%)
a Cavidade da articulação do ombro e ligamentos supra-articulares, vista lateral
b Corte frontal, vista ventral

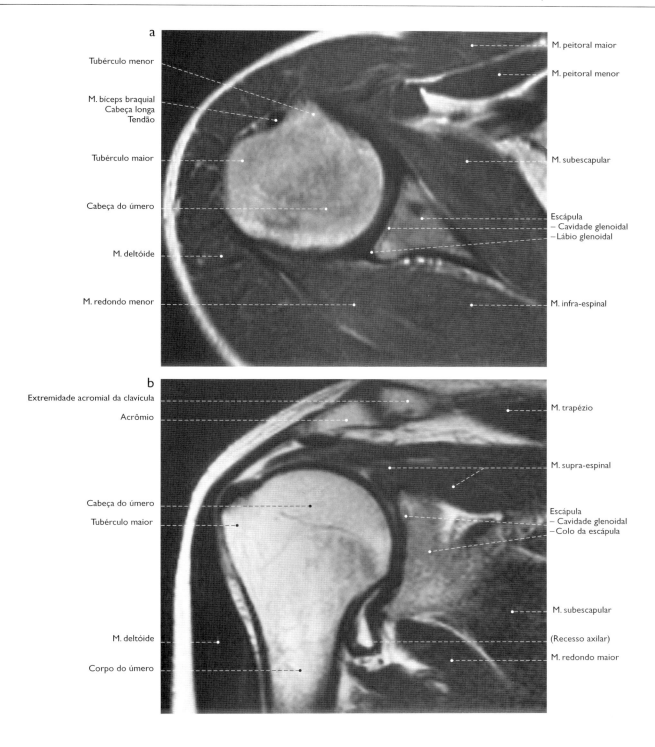

101 Articulação do ombro direito (100%)

a Imagem de ressonância magnética axial (transversal) (IRM, T$_2$-pesado), vista inferior
b Imagem de ressonância magnética coronal (IRM, T$_2$-pesado), vista ventral

102 Membro Superior

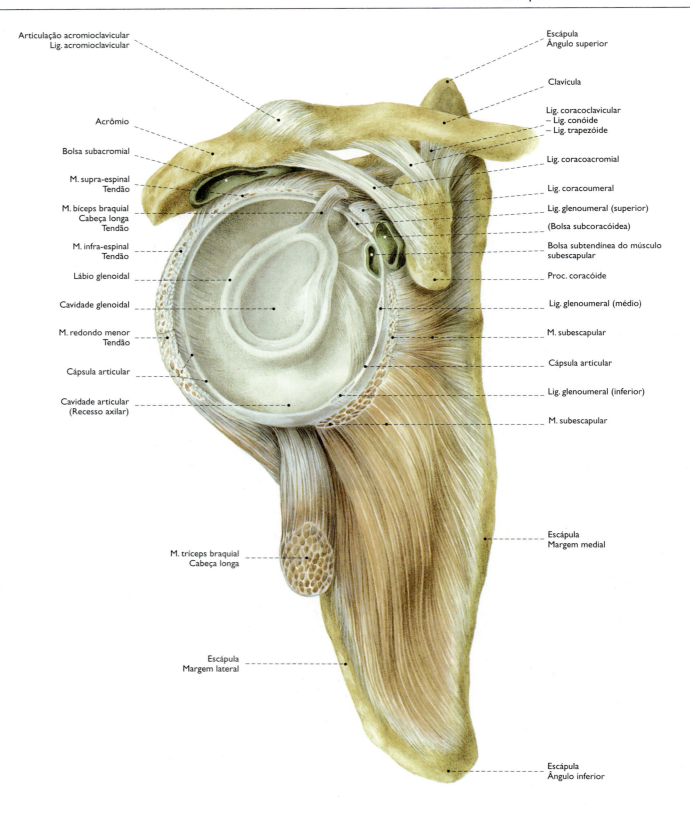

102 Articulação do ombro direito (100%)

Articulação do ombro e cápsula articular com ligamentos e músculos adjacentes ("manguito rotador"), vista lateral

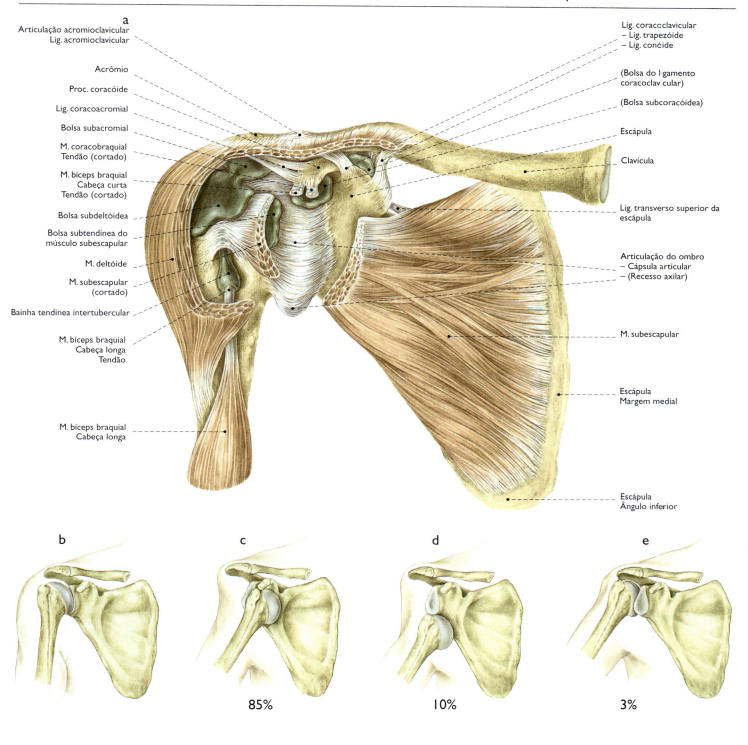

103 Articulação do ombro direito

Vista ventral
a Bolsas sinoviais na região do ombro (50%)
b-e Luxações do ombro. Os números percentuais indicam a freqüência aproximada de ocorrência
b Situação normal
c Luxação anterior da cabeça do úmero (luxação subcoracóidea), tipo mais freqüente
d Luxação inferior (axilar = luxação subglenoidal)
e Luxação posterior (luxação subacromial)

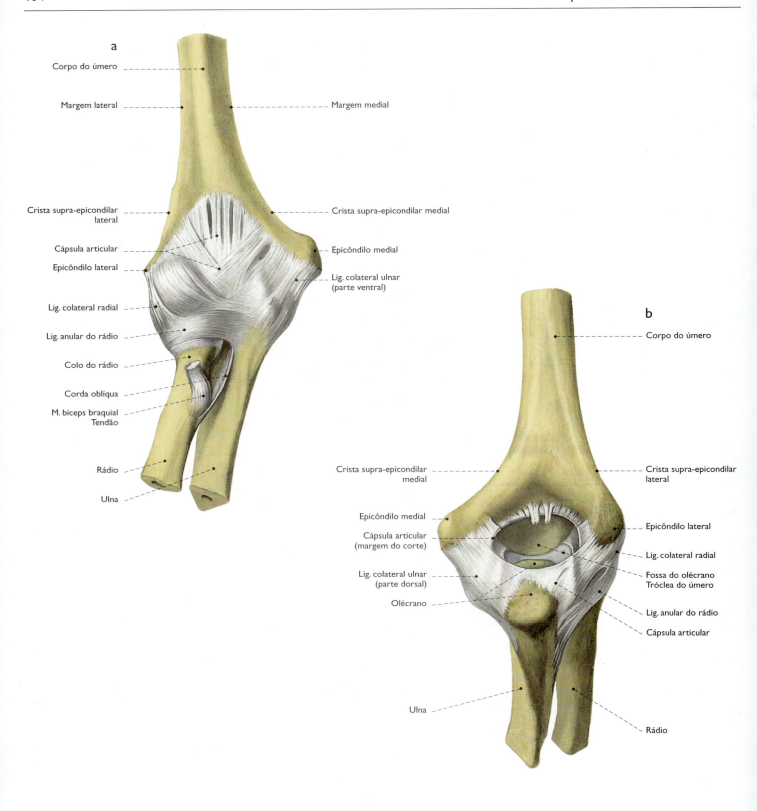

104 Articulação do cotovelo direito (85%)
a Vista ventral
b Vista dorsal

Membro Superior

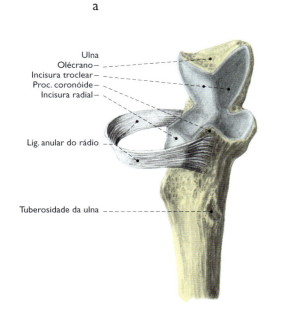
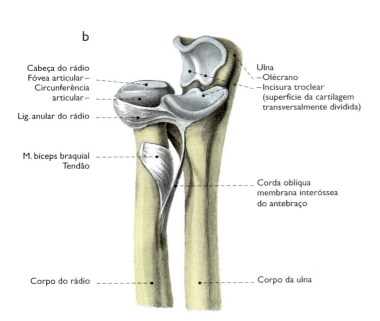
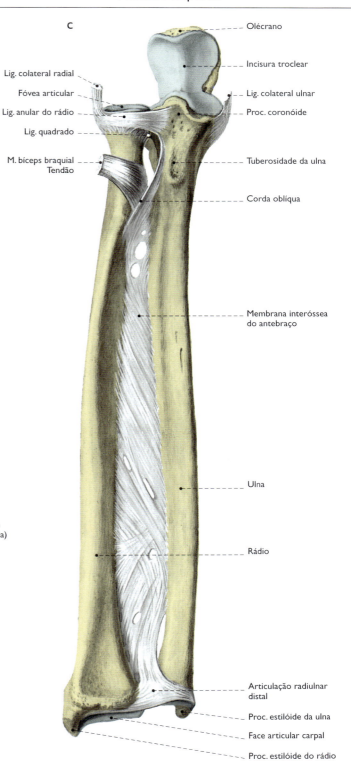

105 Articulações radiulnares do braço direito
a Extremidade proximal da ulna com o ligamento anular do rádio (80%), vista ventral
b Articulação radiulnar proximal (70%), vista ventral
c Ossos do antebraço na posição de supinação (70%), vista ventral

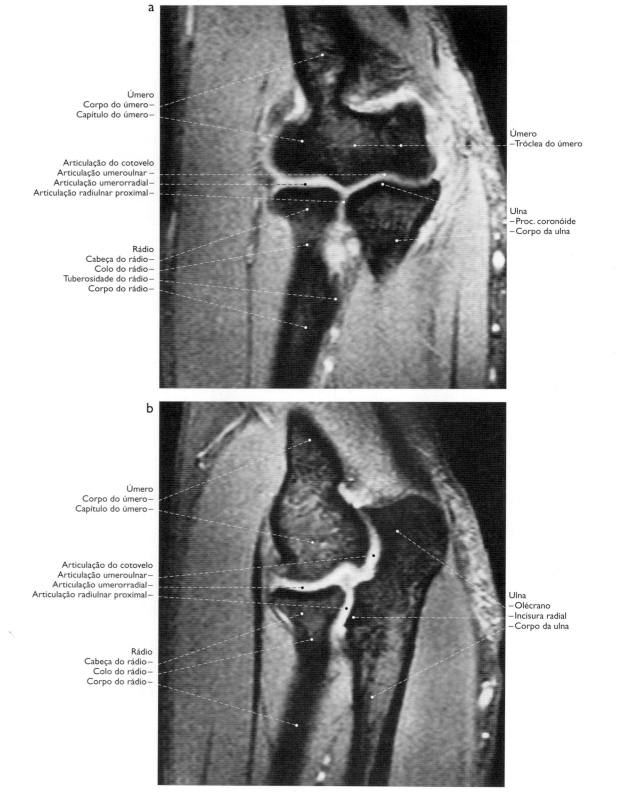

106 Articulação do cotovelo direito (100%)

Imagem de ressonância magnética frontal (coronal) (IRM, T$_2$-pesado)
a através da parte ventral
b através da parte dorsal da articulação do cotovelo, vista ventral

Membro Superior

a

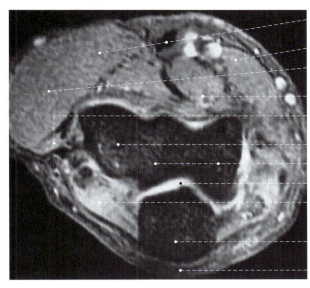

b

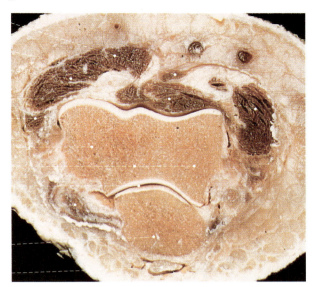

- M. braquiorradial
- M. bíceps braquial (Tendão)
- M. pronador redondo
- M. extensor radial longo do carpo
- M. braquial
- M. extensor radial curto do carpo
- Capítulo do úmero
- Tróclea do úmero
- Articulação umeroulnar
- M. ancôneo
- Olécrano
- M. tríceps braquial Tendão

c

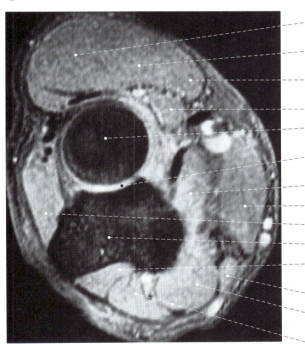

d

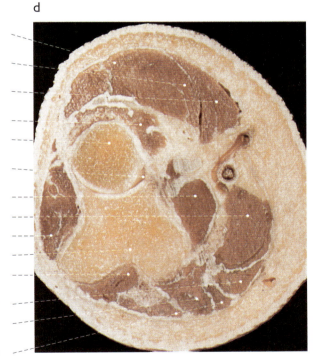

- M. extensor radial curto do carpo
- M. extensor radial longo do carpo
- M. braquiorradial
- M. supinador
- Cabeça do rádio
- Articulação radiulnar proximal
- M. braquial
- M. pronador redondo
- M. ancôneo
- Corpo da ulna
- M. flexor profundo dos dedos
- M. flexor radial do carpo
- M. flexor superficial dos dedos
- M. flexor ulnar do carpo, M. palmar longo

107 Articulação do cotovelo direito (90%)

a, b Corte axial (transversal) através da parte distal do braço e articulação umero-oulnar
c, d Corte axial (transversal) através da parte proximal do antebraço e articulação proximal
a, c Imagens de ressonância magnética (IRM, T_2-pesado), vista distal
b, d Cortes anatômicos, vista distal

As Figs. c e d estão giradas por cerca de 90° em relação a a e b

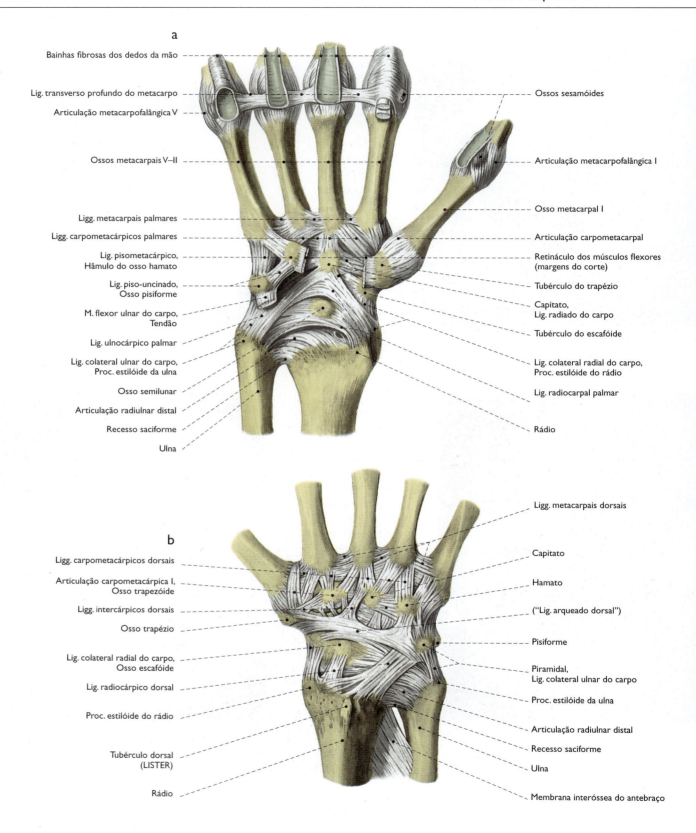

108 Articulações da mão direita (75%)
a Vista palmar
b Vista dorsal

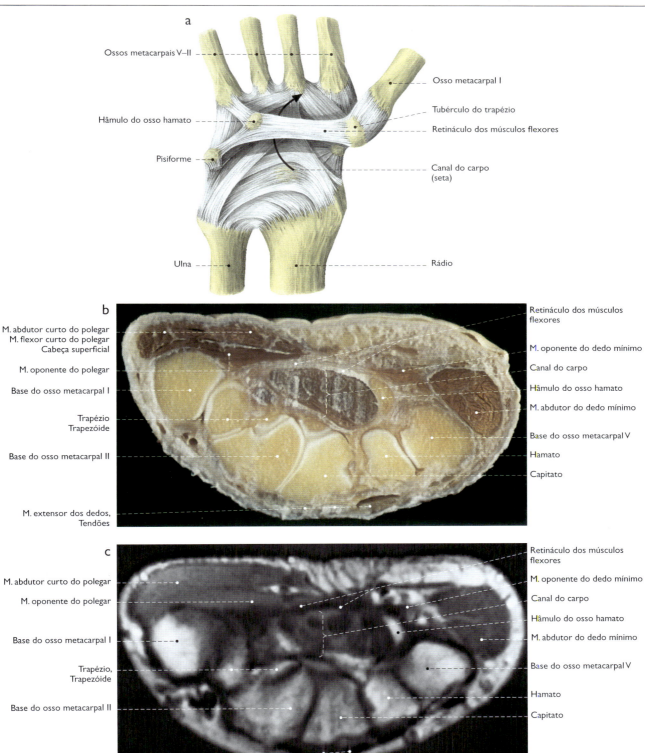

109 Canal do carpo da mão direita

a Vista palmar (80%)
b Corte anatômico axial através do pulso e do túnel do carpo (130%), vista distal
c Imagem de ressonância magnética axial (transversal) (IRM, T_1-pesado) do carpo e do canal do carpo (140%), vista distal
b, c Mão em supinação total

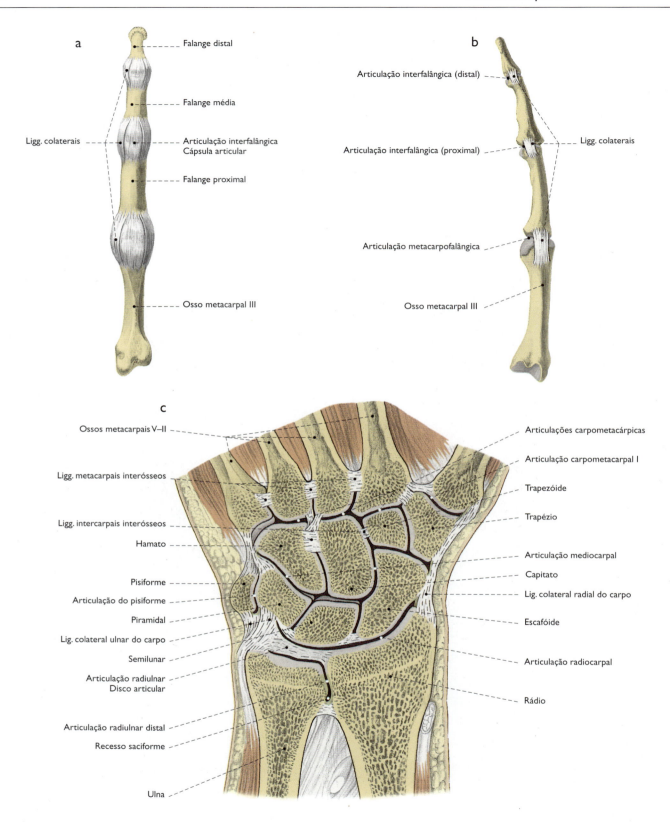

110 Articulações da mão direita

a, b Dedo médio (60%)
a Vista dorsal
b Vista lateral
c Corte coronal através do pulso (100%), vista palmar

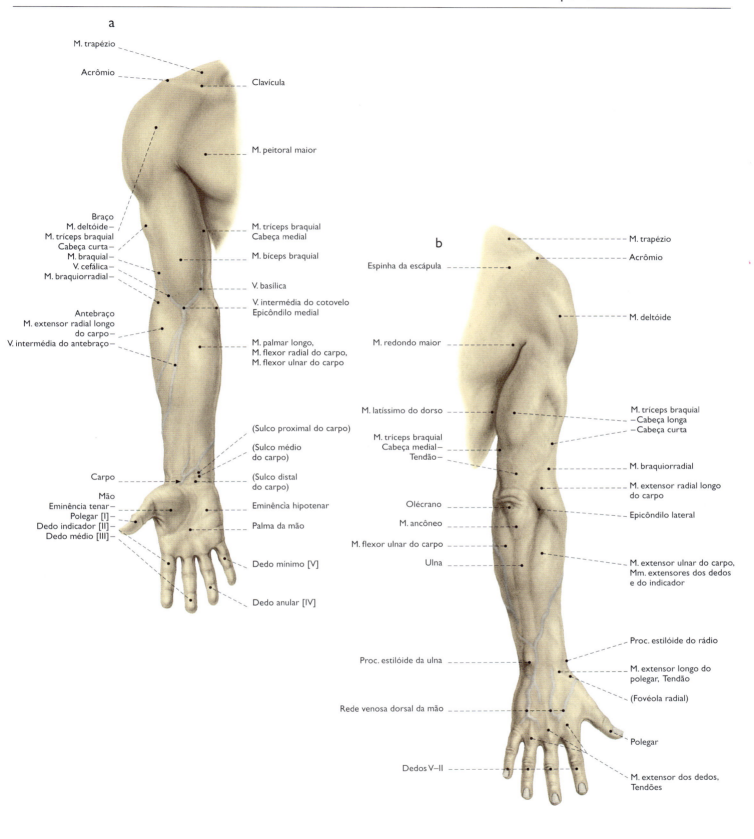

111 **Relevos superficiais do braço direito** (20%)

a Vista ventral
b Vista dorsal

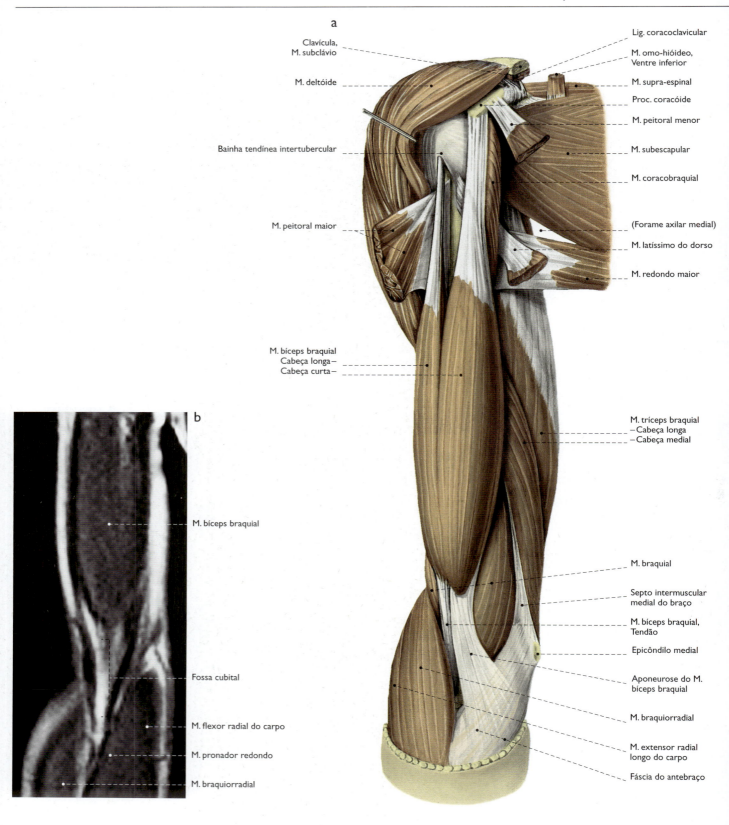

112 Músculos do ombro e braço direitos (50%)
a Vista ventral
b Imagem de ressonância magnética coronal da região anterior do cotovelo (IRM, T_1-pesado)

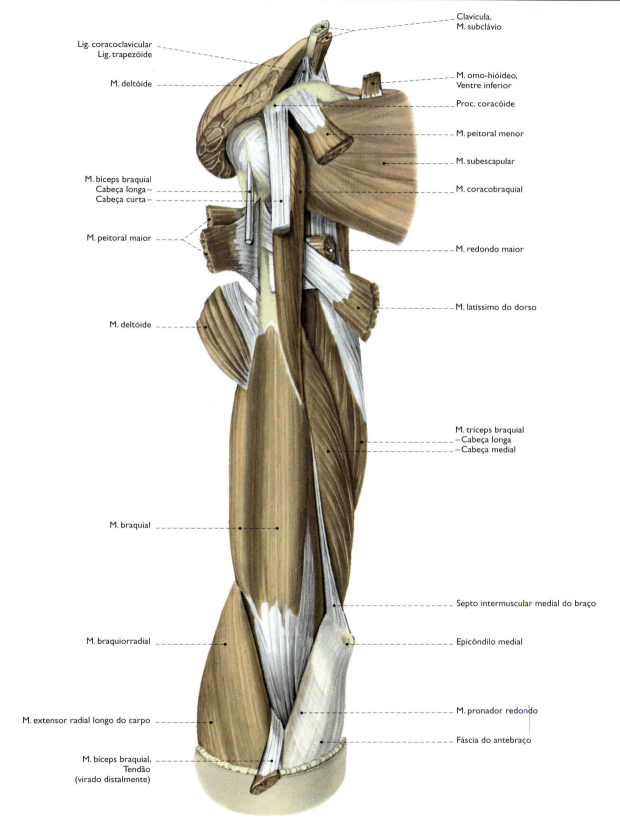

113 Músculos do ombro e braço direitos (50%)

O M. deltóide está parcialmente removido.
Vista ventral

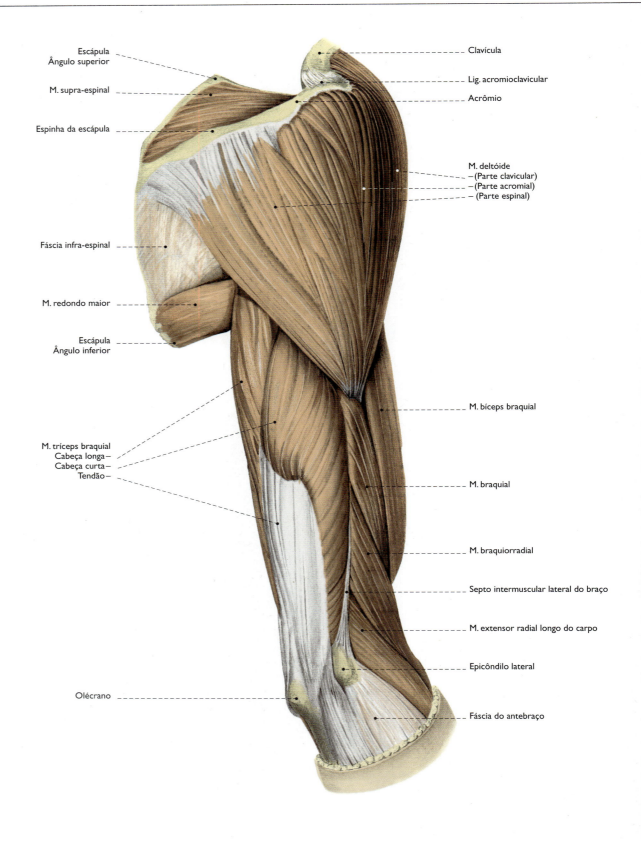

114 Músculos do ombro e braço direitos (50%)

Vista dorso-lateral

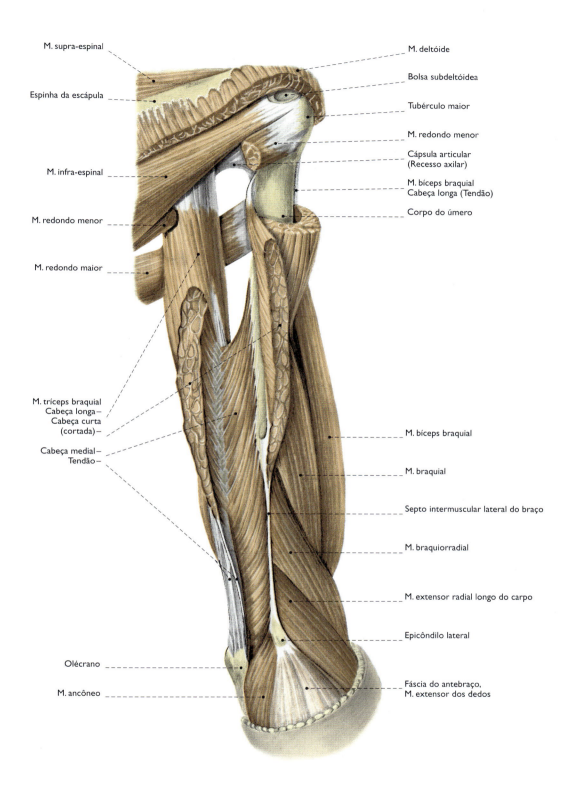

115 Músculos do ombro e braço direitos (50%)

O M. deltóide foi parcialmente removido.
Vista dorso-lateral

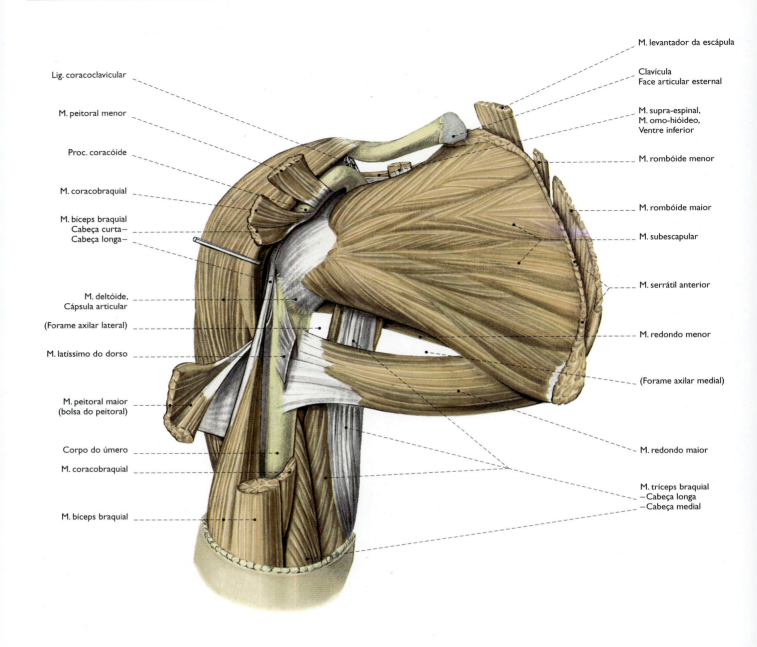

116 **Músculos do ombro e braço direitos** (60%)

Vista ântero-medial

Membro Superior

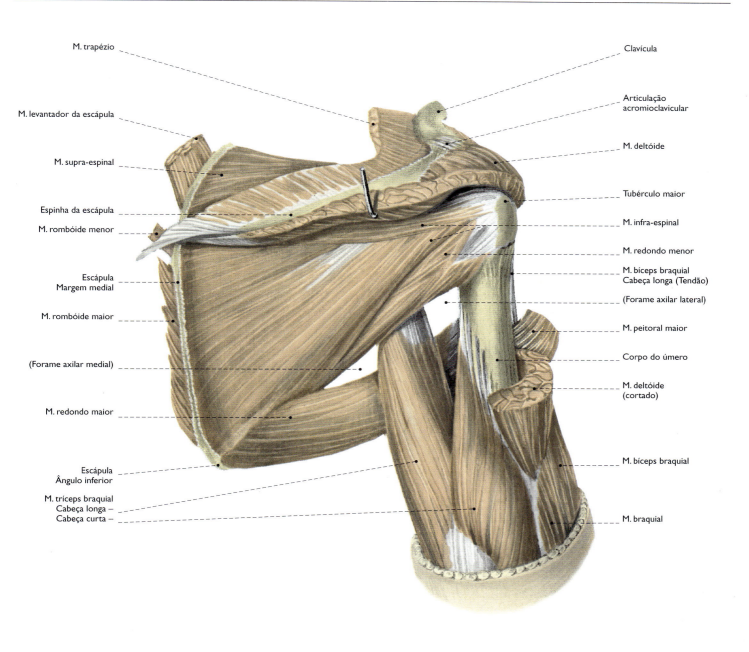

117 Músculos do ombro e braço direitos (60%)

O M. deltóide foi parcialmente retirado.
Vista dorsal

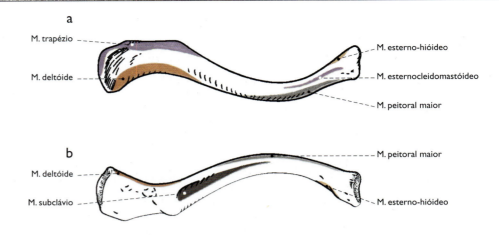
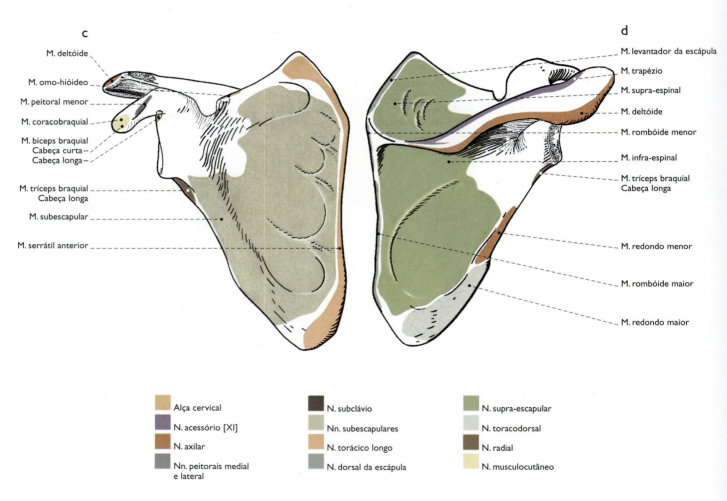

118 Inserções musculares no cíngulo peitoral direito

As cores indicam a inervação dos músculos inseridos na
a Face superior da clavícula
b Face inferior da clavícula
c Face costal da escápula
d Face posterior da escápula

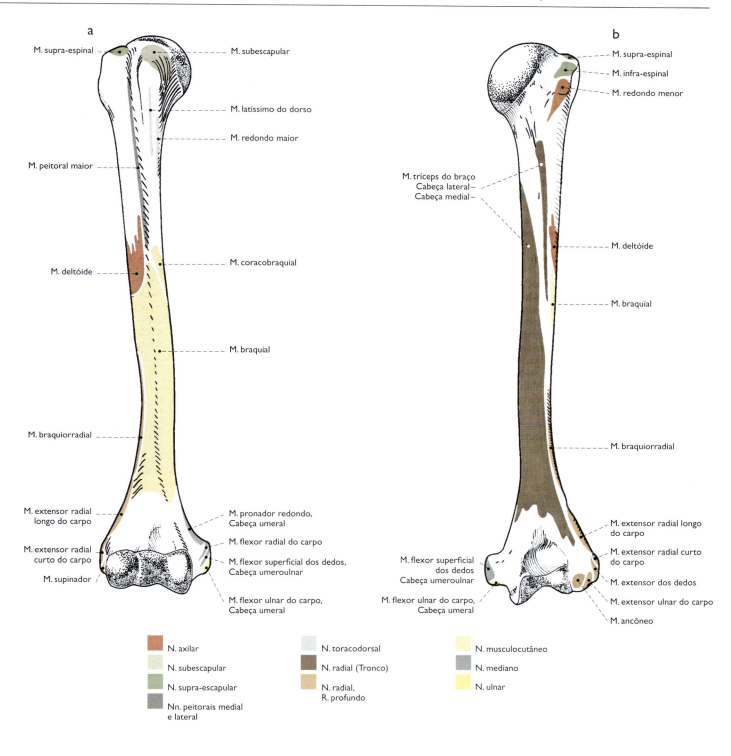

119 Inserções musculares no úmero direito

As cores indicam a inervação dos músculos inseridos na
a Face anterior
b Face posterior

Membro Superior

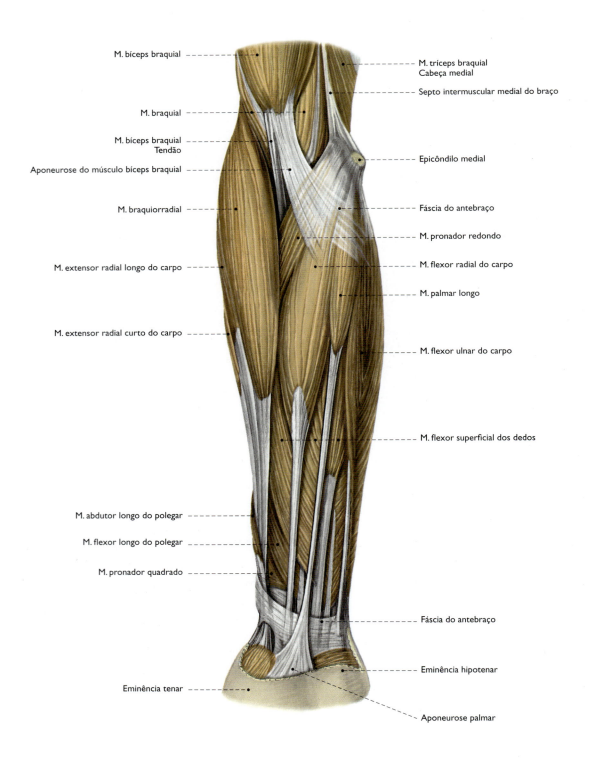

120 Músculos do antebraço direito (50%)
Camada superficial, vista ventral

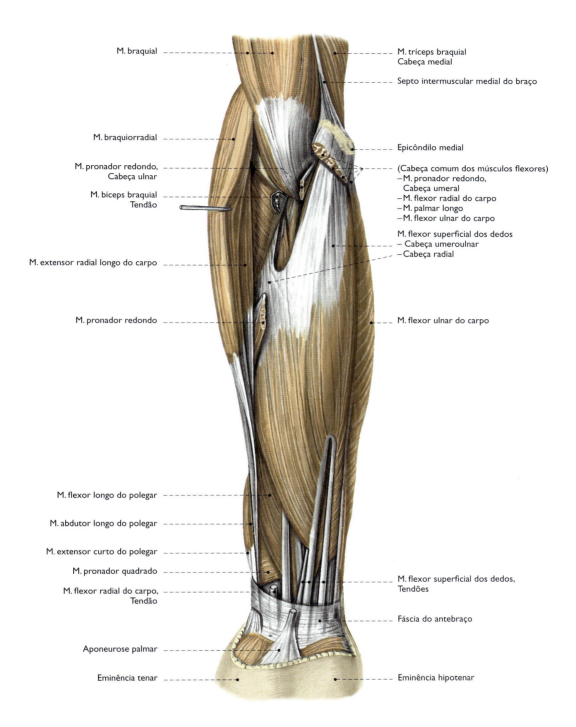

121 Músculos do antebraço direito (50%)

Camada superficial. Alguns flexores superficiais do antebraço foram removidos. Vista ventral

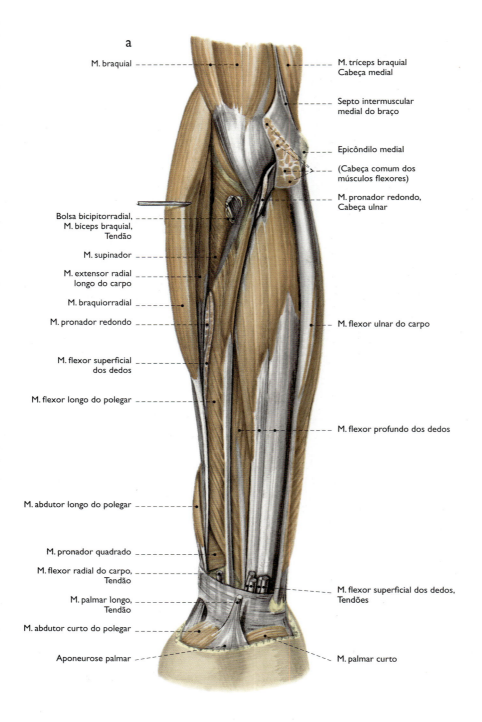
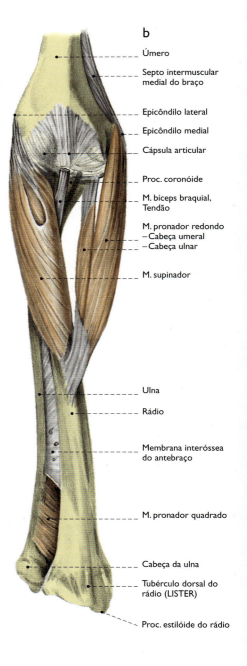

122 Músculos do antebraço direito (50%)

Vista ventral
a Camada profunda
b Os músculos supinador e pronador redondo no antebraço pronado

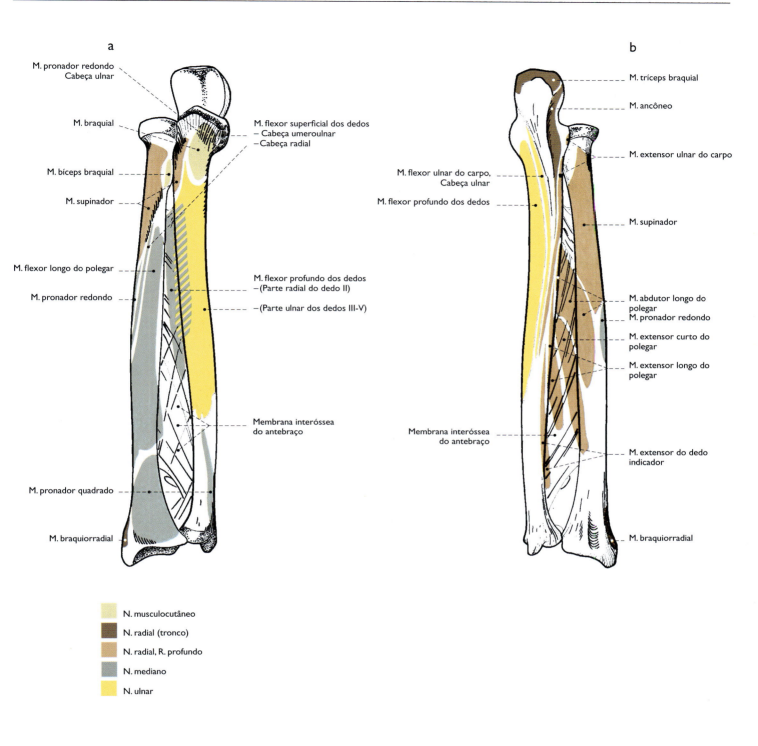

123 Inserções musculares no rádio, ulna e membrana interóssea do antebraço direito

As cores indicam a inervação dos músculos inseridos na
a Face ventral
b Face dorsal

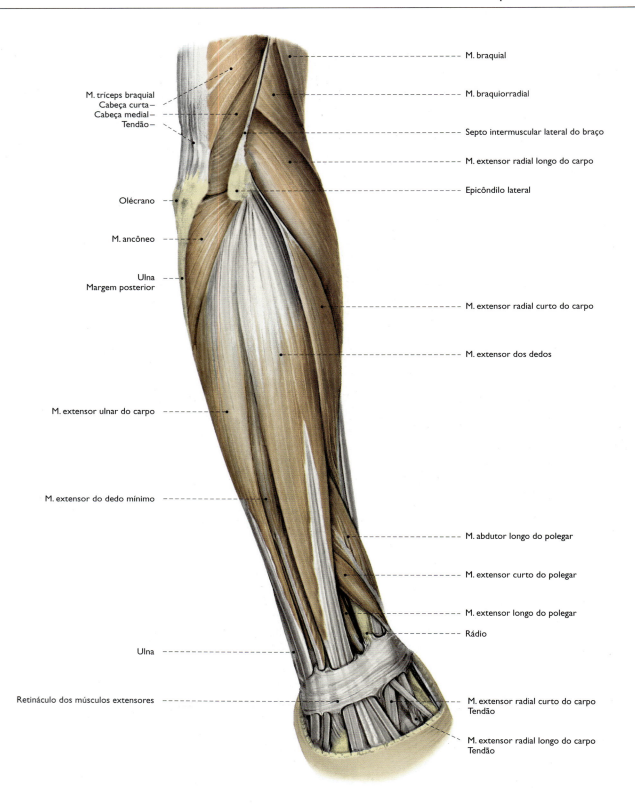

124 Músculos do antebraço direito (50%)

Camada superficial no antebraço ligeiramente pronado. Vista dorso-lateral

Membro Superior

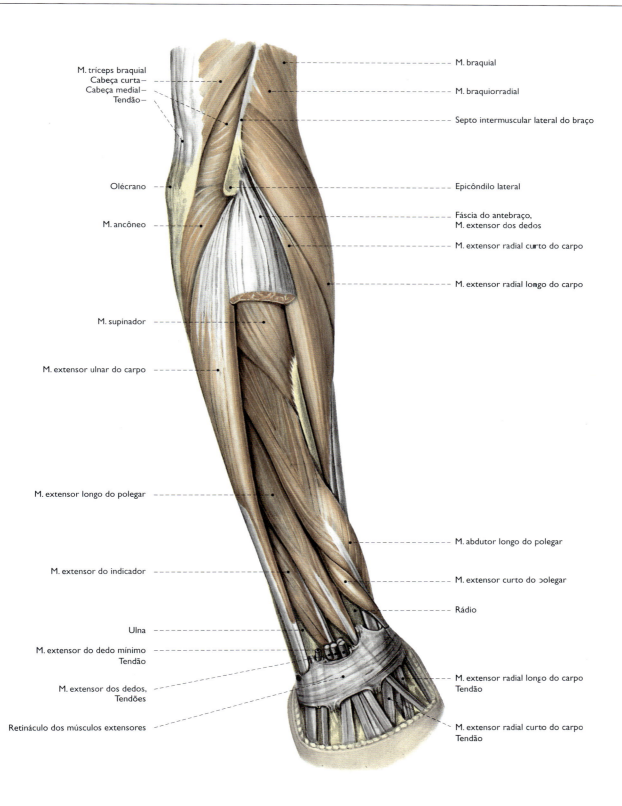

125 Músculos do antebraço direito (50%)

Camada profunda no antebraço ligeiramente pronado.
Vista dorso-lateral

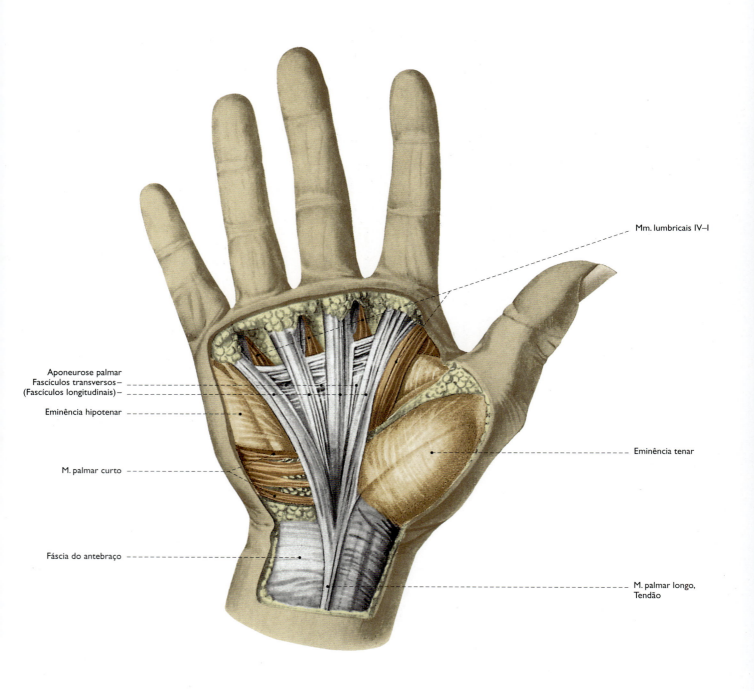

126 Aponeurose palmar da mão direita (75%)

Vista palmar

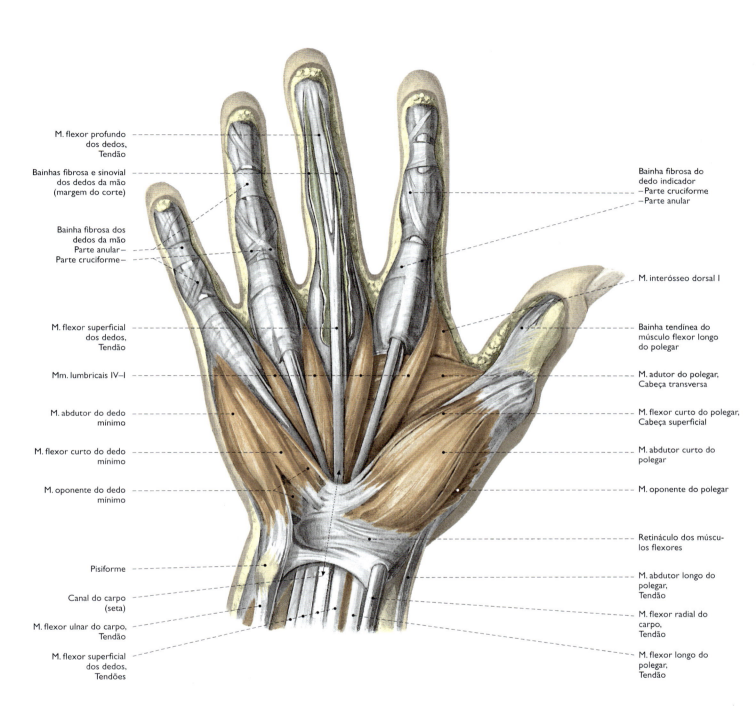

127 Músculos da mão direita (75%)

Camada superficial. A aponeurose palmar foi removida. Vista palmar

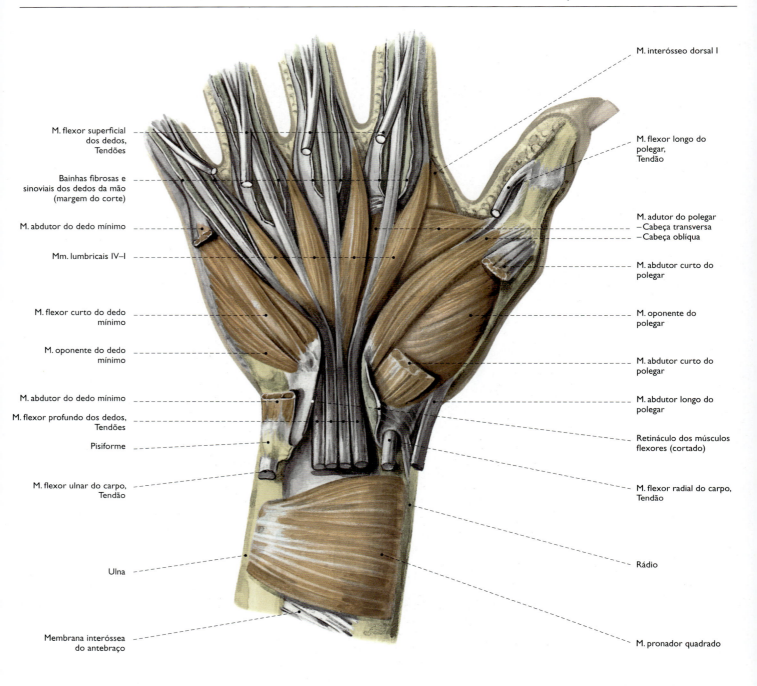

128 Músculos da mão direita (75%)

Camada superficial. O M. flexor superficial dos dedos foi removido e o túnel do carpo, aberto. Vista palmar

Membro Superior

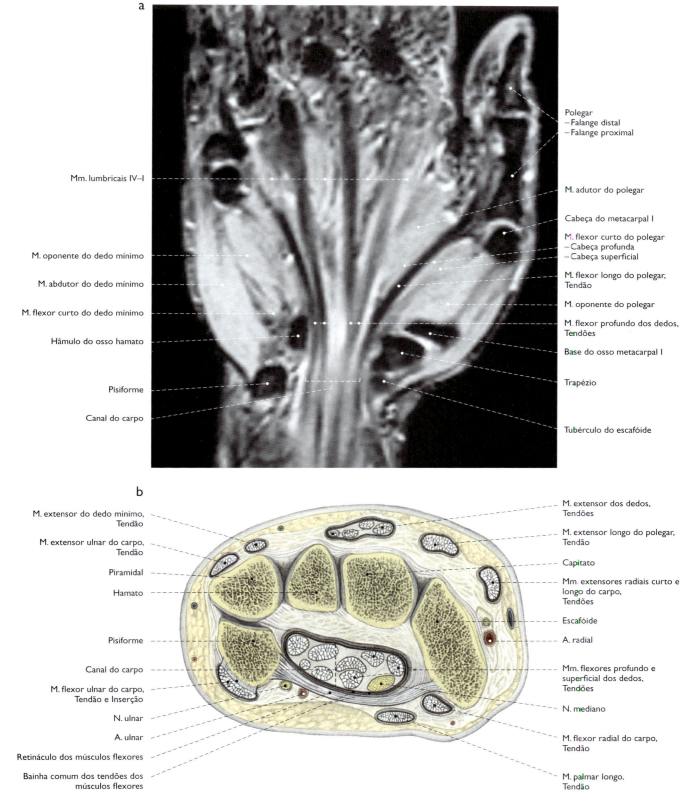

129 Músculos da mão direita
a Imagem de ressonância magnética radiulnar (IRM, T$_2$-pesado) (100%)
b Corte transversal através do carpo e canal do carpo (140%), mão na posição de pronação, vista distal

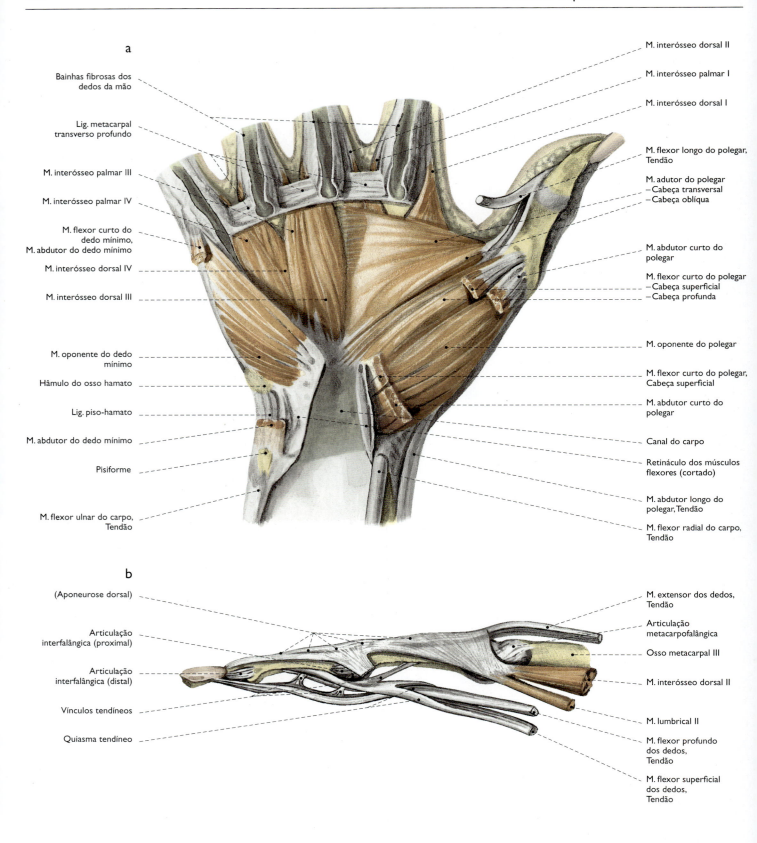

130 Músculos da mão direita (75%)
a Camada profunda, vista palmar
b Dedo médio com a expansão aponeurótica dorsal, vista radial

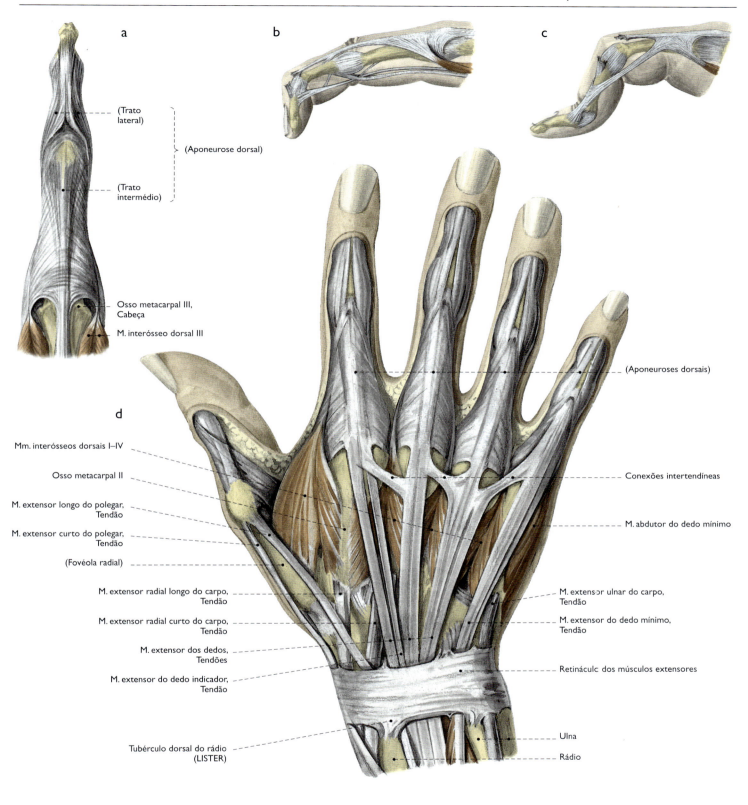

131 Músculos da mão direita

a Músculos do dorso e expansão aponeurótica dorsal do dedo médio (75%), vista dorsal
b, c Rupturas da aponeurose dorsal sobre as articulações interfalângicas distal (b) e proximal (c) (50%)
d Músculos do dorso da mão (75%), vista dorsal

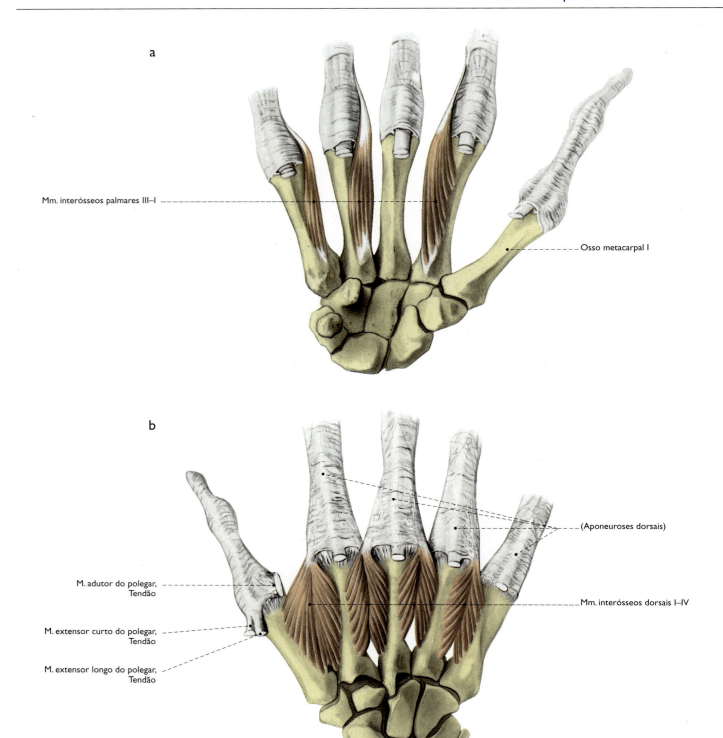

132 Músculos interósseos da mão direita (75%)

a Músculos interósseos palmares, vista palmar
b Músculos interósseos dorsais, vista dorsal

Membro Superior

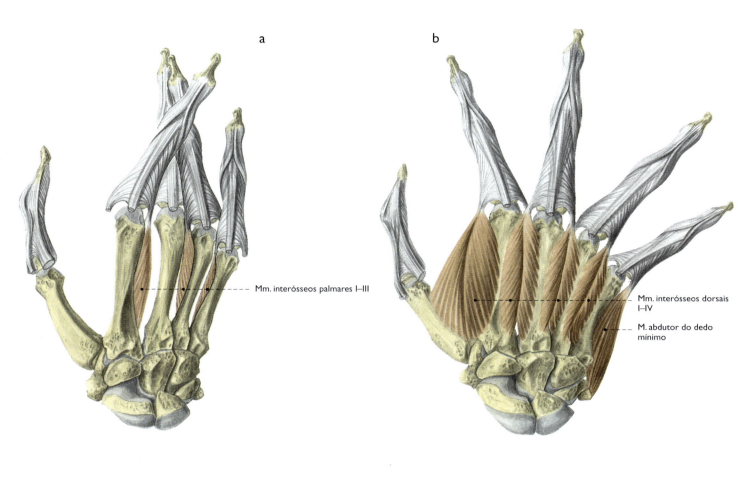

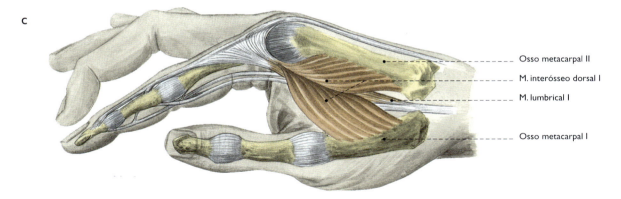

133 Músculos interósseos e lumbricais da mão direita (60%)

a Função dos músculos interósseos palmares, vista dorsal
b Função dos músculos interósseos dorsais, vista dorsal
c Função do primeiro músculo lumbrical e do primeiro músculo interósseo dorsal, vista radial

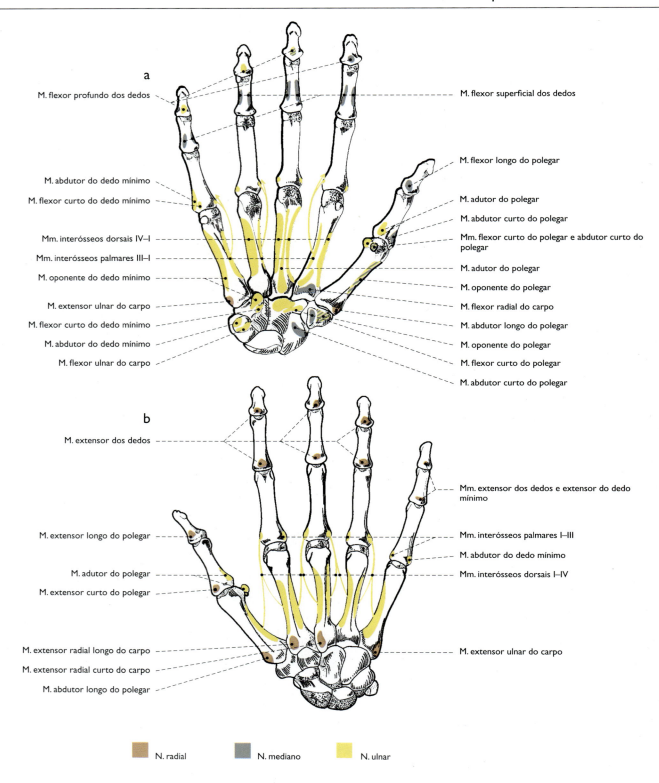

134 Inserções musculares no esqueleto da mão direita

As cores indicam a inervação dos músculos inseridos na
a Face palmar
b Face dorsal

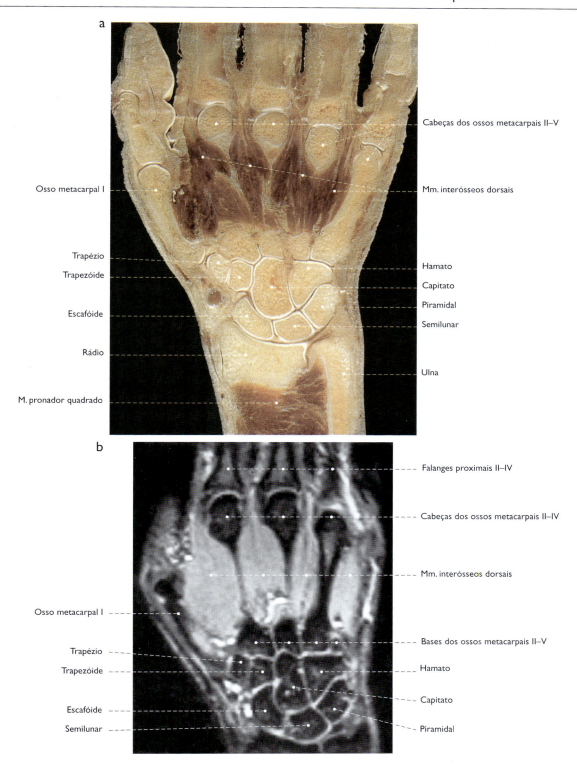

135 Músculos interósseos dorsais da mão direita (75%)

a Corte anatômico radiulnar (coronal), vista dorsal
b Imagem de ressonância magnética radiulnar (coronal) (IRM, T_2-pesado) do carpo e do metacarpo

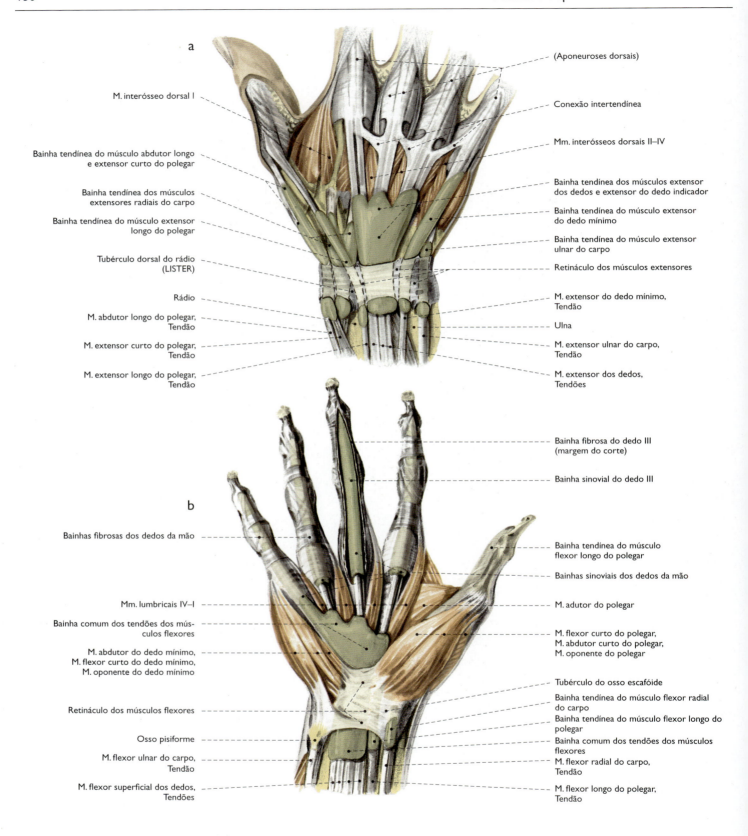

136 Bainhas sinoviais do carpo e dos dedos da mão direita (50%)

a Vista dorsal
b Vista palmar

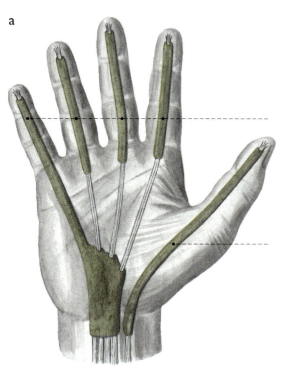

Bainhas sinoviais dos dedos da mão

Bainha do tendão do músculo flexor longo do polegar

(Comunicação entre as bainhas tendíneas)

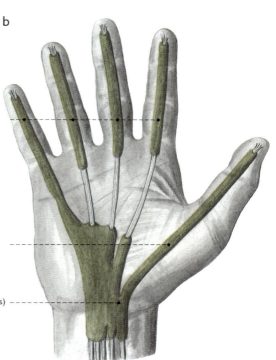

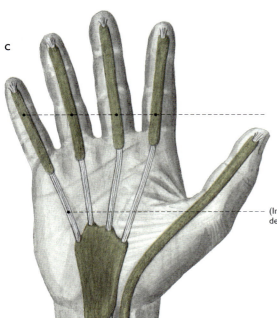

Bainhas sinoviais dos dedos da mão

(Interrupção da bainha sinovial no dedo mínimo)

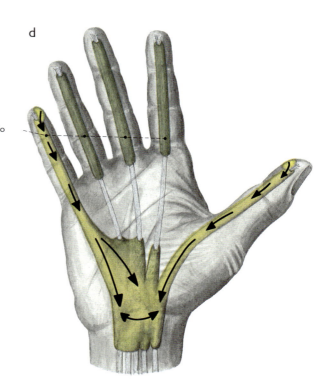

137 Bainhas tendíneas do carpo e dos dedos da mão direita (40%)

Vista palmar
a Arranjo normal
b Variação mais freqüente
c Outra variação freqüente
d Fleimão-V após um abscesso na falange distal do polegar ou dedo mínimo

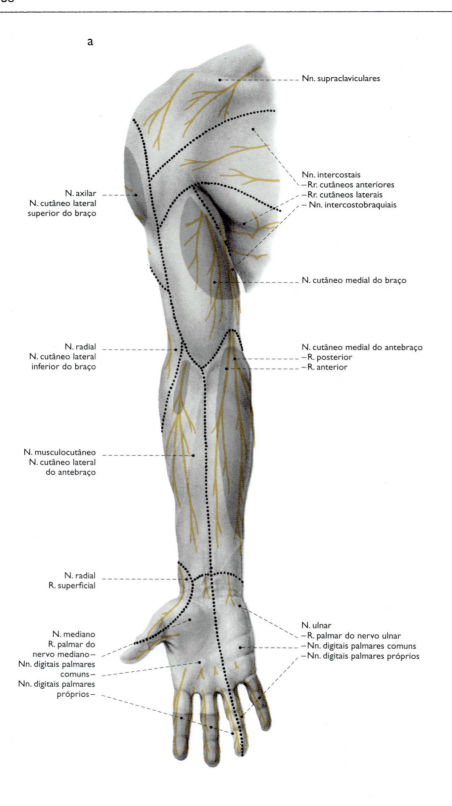
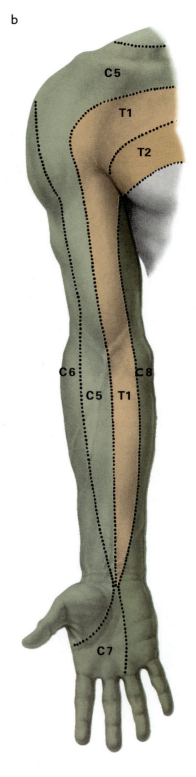

138 Inervação cutânea e segmentar do membro superior direito (25%)

Representação esquemática, vista ventral
a Nervos cutâneos e áreas de inervação. Os territórios autônomos dos diferentes nervos estão coloridos em cinza-escuro
b Inervação segmentar (dermátomos)

Membro Superior

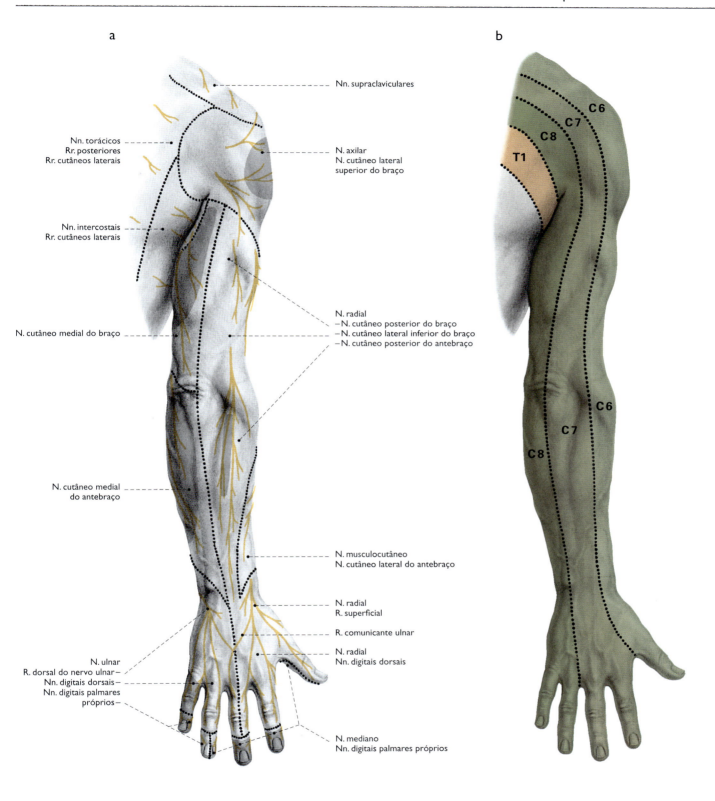

139 Inervação cutânea e segmentar do membro superior direito (25%)

Representação esquemática, vista dorsal
a Nervos cutâneos e áreas de inervação. Os territórios autônomos dos diferentes nervos estão coloridos em cinza-escuro.
b Inervação segmentar (dermátomos)

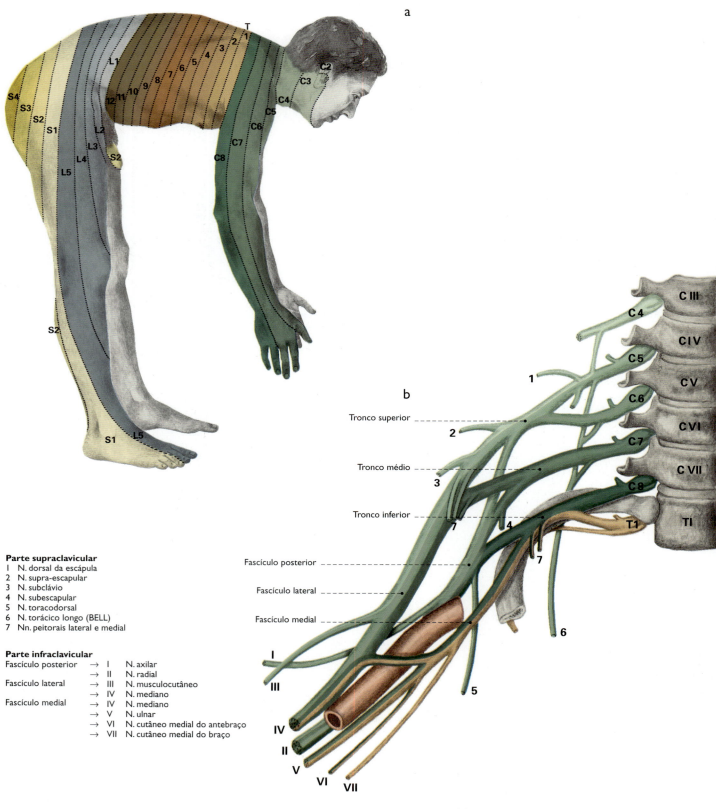

Parte supraclavicular
1 N. dorsal da escápula
2 N. supra-escapular
3 N. subclávio
4 N. subescapular
5 N. toracodorsal
6 N. torácico longo (BELL)
7 Nn. peitorais lateral e medial

Parte infraclavicular
Fascículo posterior → I N. axilar
→ II N. radial
Fascículo lateral → III N. musculocutâneo
→ IV N. mediano
Fascículo medial → IV N. mediano
→ V N. ulnar
→ VI N. cutâneo medial do antebraço
→ VII N. cutâneo medial do braço

140 Inervação segmentar e plexo braquial
a Inervação segmentar (dermátomos) do membro superior, tórax e membro inferior (segundo von Lanz e Wachsmuth, 1959)
b Esquema de distribuição do plexo braquial

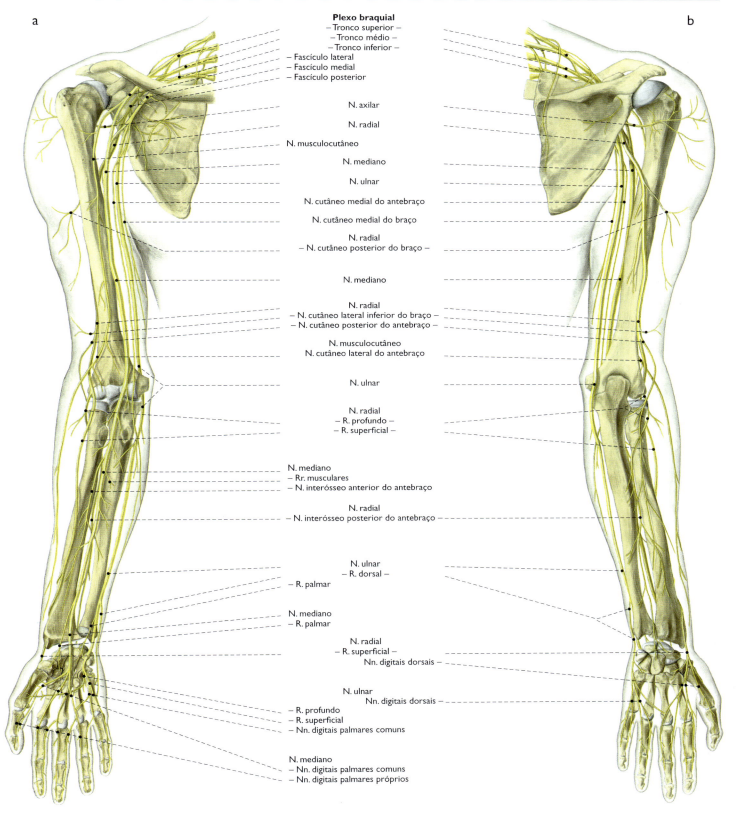

141 Nervos do membro superior direito (30%)

Representações esquemáticas
a Vista ventral
b Vista dorsal

Nervo mediano (a)

1 Pressão contra o úmero ("Paralisia dos amantes")
2 Fratura supracondilar do úmero
3 Compressão ao longo da passagem através do músculo pronador redondo ("síndrome do pronador redondo")
4 Cortes ou fratura no antebraço distal
5 Compressão no túnel do carpo ("síndrome do túnel do carpo")

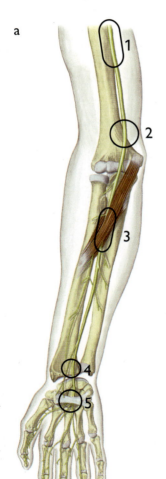

N. ulnar (b)

I Pressão no sulco do nervo ulnar, fratura do epicôndilo medial do úmero ou compressão ao longo da passagem através do músculo flexor ulnar do carpo
II Pressão ou cortes na parte distal da ulna
III Compressão do canal ulnocarpal ("síndrome do canal de GUYON")

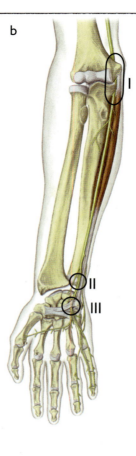

N. radial (c)

A Pressão na axila ("paralisia da muleta")
B Fratura da bainha umeral ou pressão contra a parede posterior do úmero ("paralisia de sábado à noite")
C Fratura ou deslocamento da cabeça radial (ramo profundo)
D Compressão ao longo da passagem através do músculo supinador (ramo profundo, "síndrome do supinador")
E Pressão ou cortes na parte distal do rádio (ramo superficial)

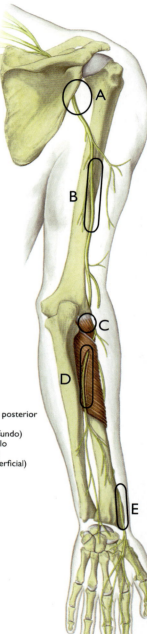

142 Nervos do membro superior direito (25%)

Locais típicos de lesão dos três nervos principais do membro superior
a Nervo mediano
b Nervo ulnar
c Nervo radial

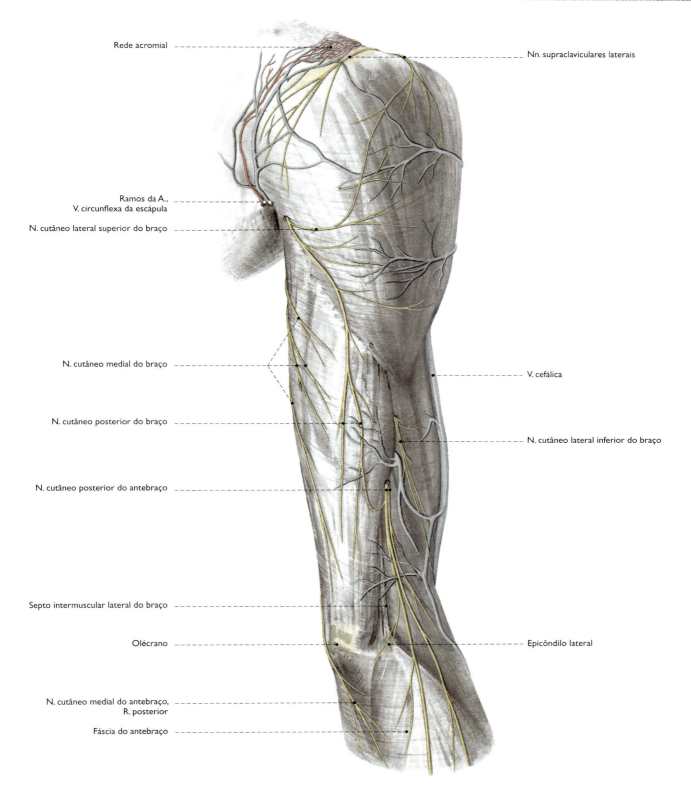

143 Veias subcutâneas e nervos do ombro e braço direitos (50%)

Neste caso o N. cutâneo lateral inferior do braço nasce do N. axilar.
Vista dorso-lateral

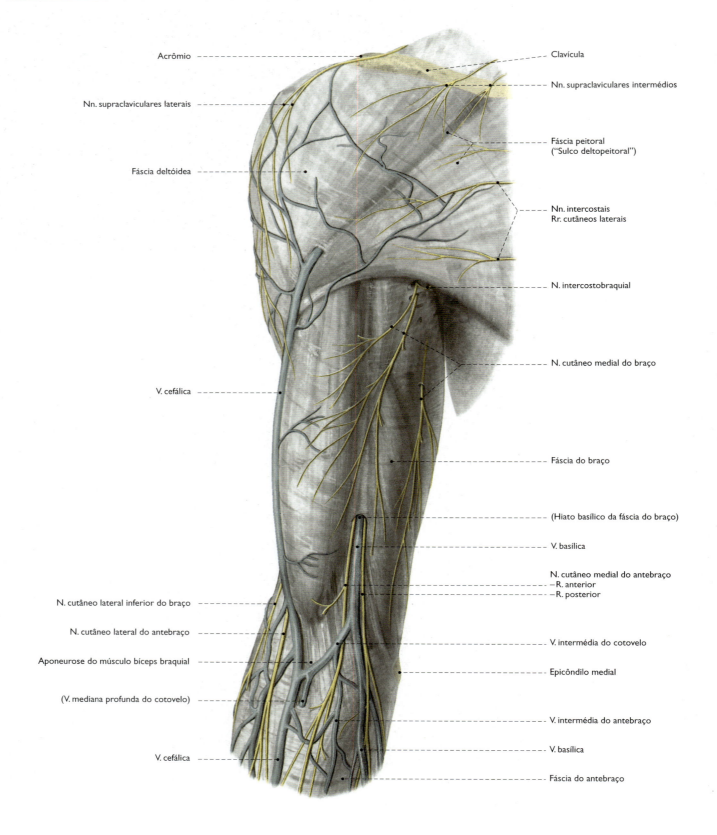

144 **Veias subcutâneas e nervos do ombro e braço direitos** (50%)

Vista ventral

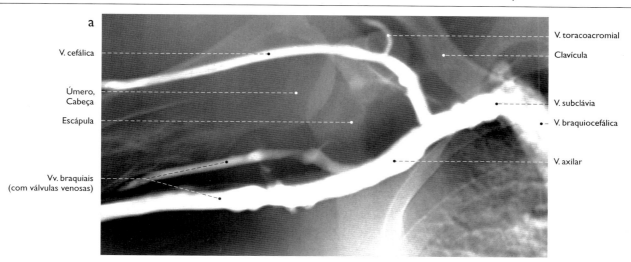
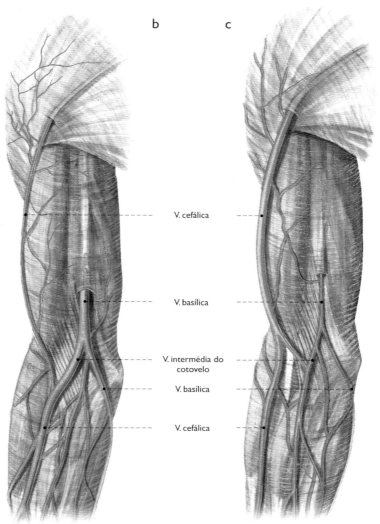

145 Veias subcutâneas do ombro, braço e antebraço direitos

a Flebograma das veias do braço e da axila (50%)
b, c Variações comuns das veias subcutâneas do braço e da região anterior do cotovelo (30%), vista ventral

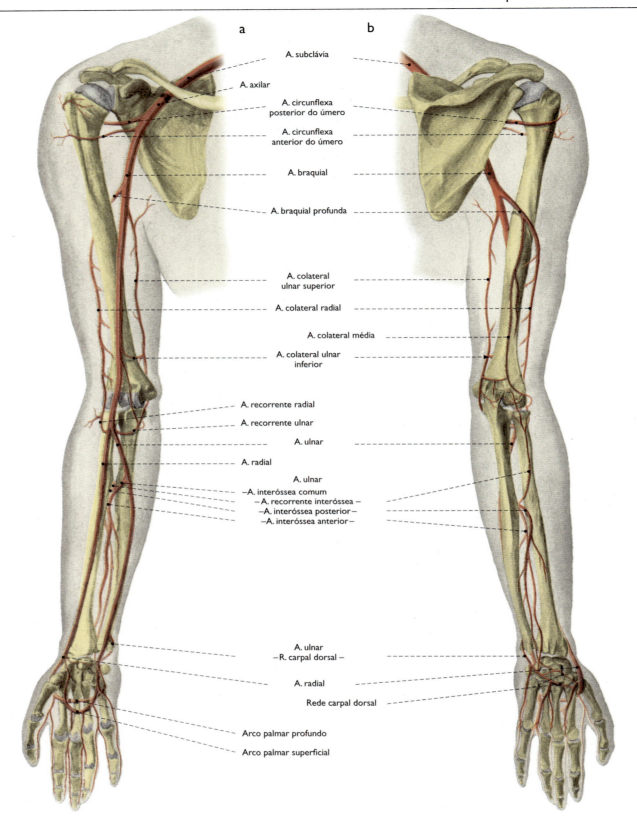

146 Artérias do membro superior direito (30%)

Representação esquemática
a Vista ventral
b Vista dorsal

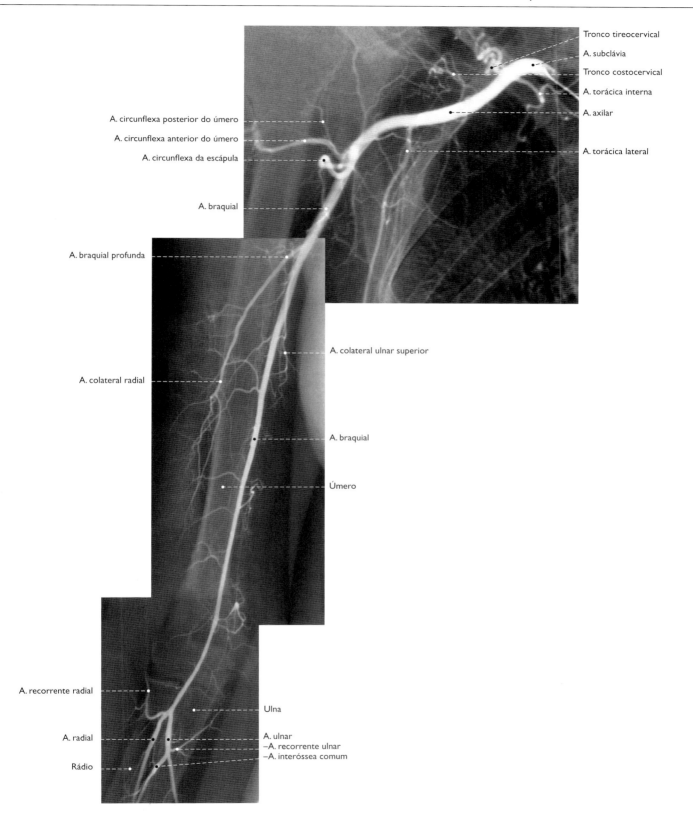

147 Artérias do membro superior direito (50%)

Arteriograma das artérias do membro superior (artérias subclávia, axilar, braquial, radial e ulnar)

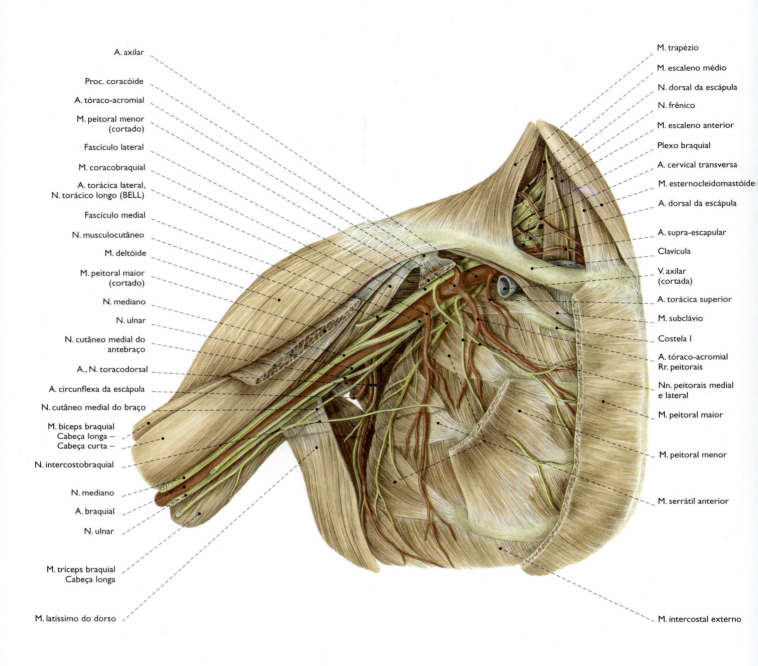

148 Axila (50%)

Axila com artéria axilar e plexo braquial. A veia axilar foi seccionada abaixo da clavícula; o músculo omo-hióideo foi omitido. Vista ventral

Membro Superior

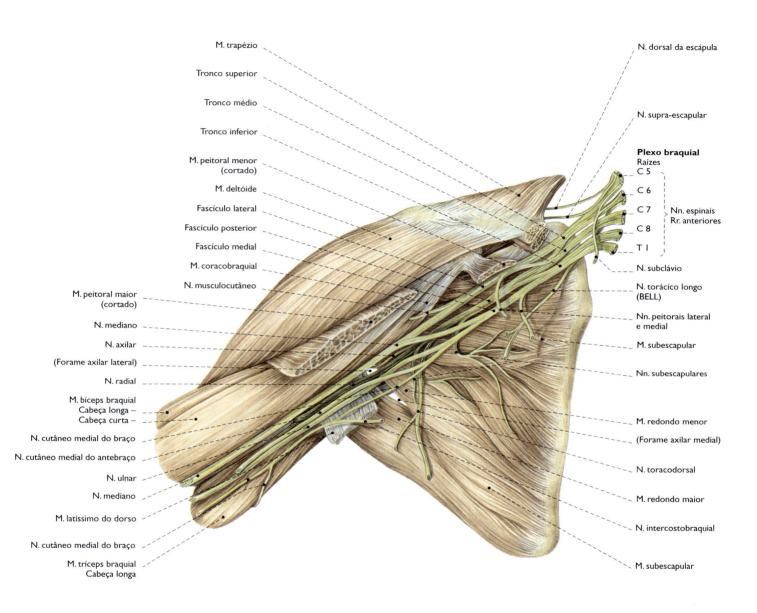

149 Plexo braquial (50%)
Plexo braquial na axila e na parte proximal do braço, vista ventral

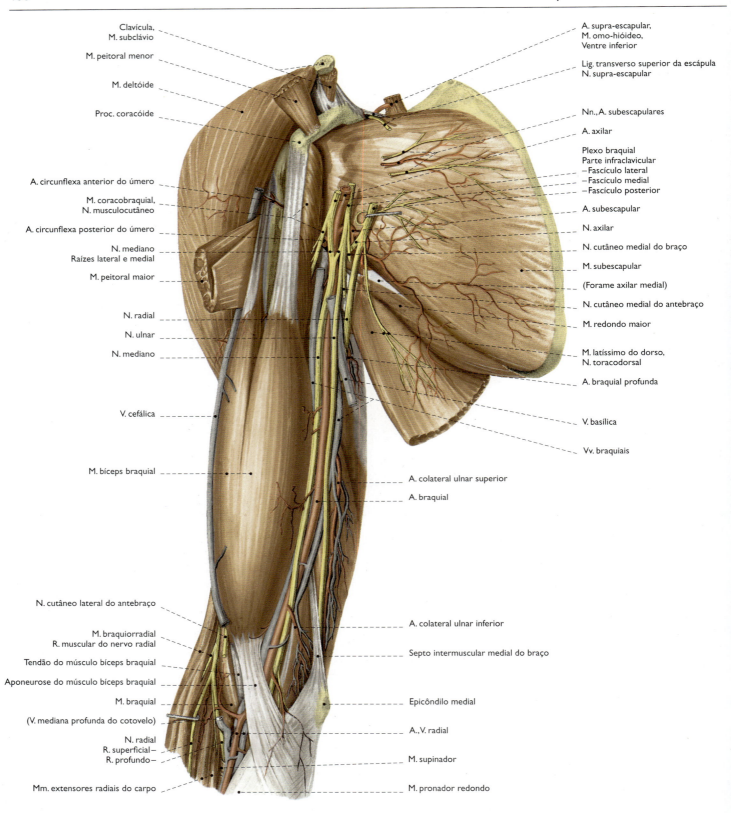

150 Vasos sangüíneos e nervos do ombro e braço direitos e região cubital anterior (50%)

Vista ventral

Membro Superior

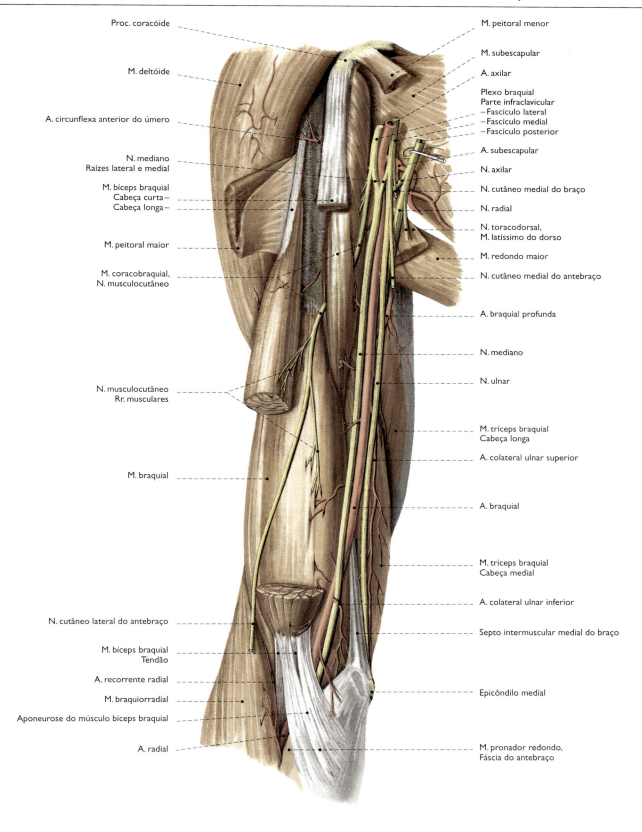

151 Artérias e nervos do braço e região cubital anterior direitos (50%)

O M. bíceps braquial foi parcialmente removido.
Vista ventral

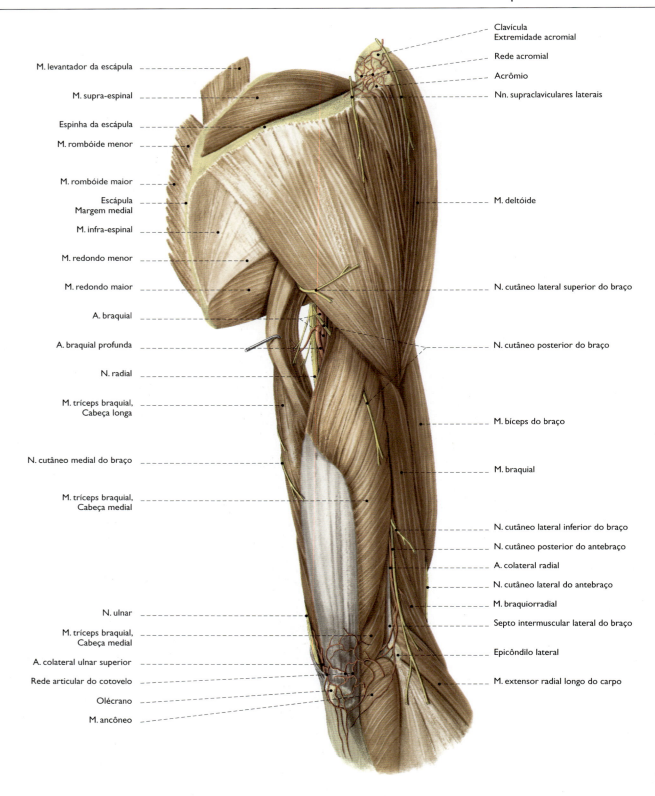

152 **Artérias e nervos do ombro, braço e região cubital posterior direitos** (50%)

Vista dorso-lateral

153 Membro Superior

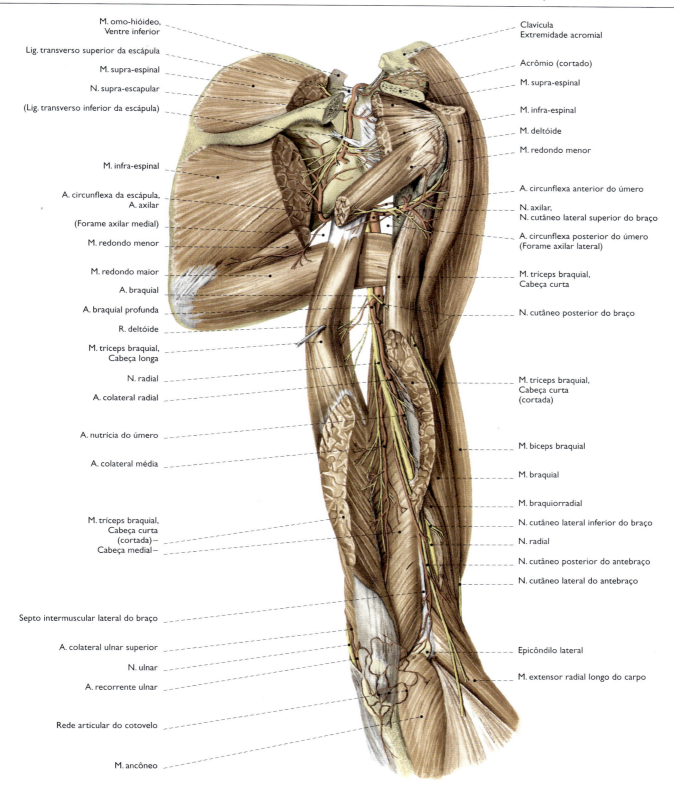

153 Artérias e nervos do ombro, braço e região cubital posterior direitos (50%)

A cabeça lateral do M. tríceps braquial foi cortada, o "canal do nervo radial" foi aberto. Vista dorso-lateral

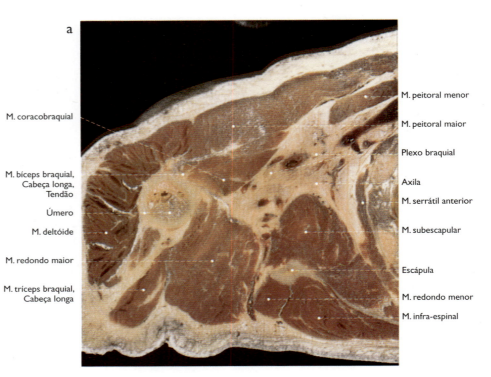
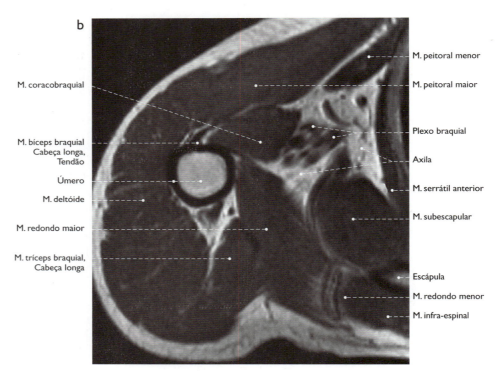

154 Braço direito (80%)

Cortes axiais (transversais) através da parte proximal do braço no nível do ombro e da axila, vista distal
a Corte anatômico
b Imagem de ressonância magnética (IRM, T_1-pesado)

Membro Superior

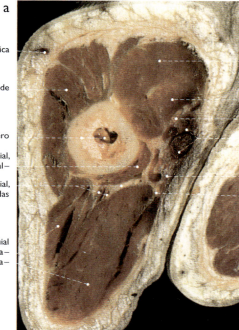

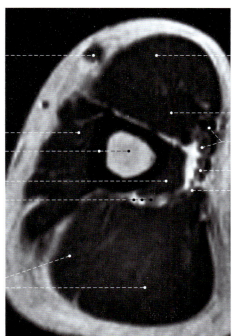

155 Braço direito (80%)

Corte axial (transversal) através do terço proximal do braço, vista distal
a Corte anatômico
b Imagem de ressonância magnética (IRM, T₁-pesado)

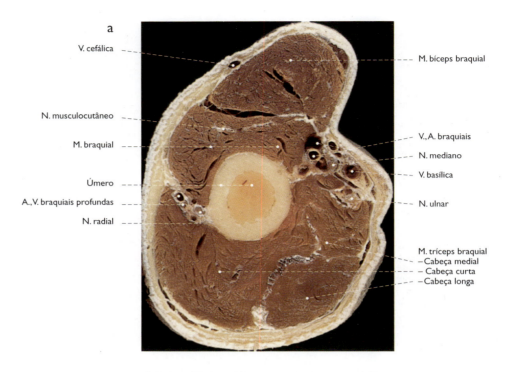
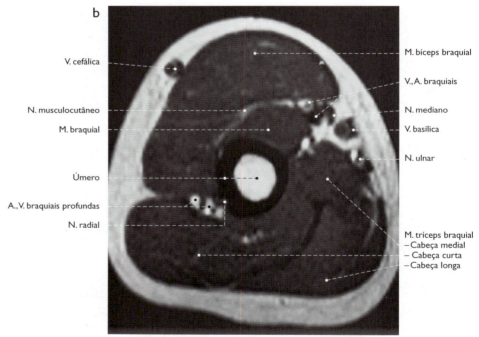

156 Braço direito (100%)

Cortes axiais (transversais) através do terço médio do braço, vista distal
a Corte anatômico
b Imagem de ressonância magnética (IRM, T_1-pesado)

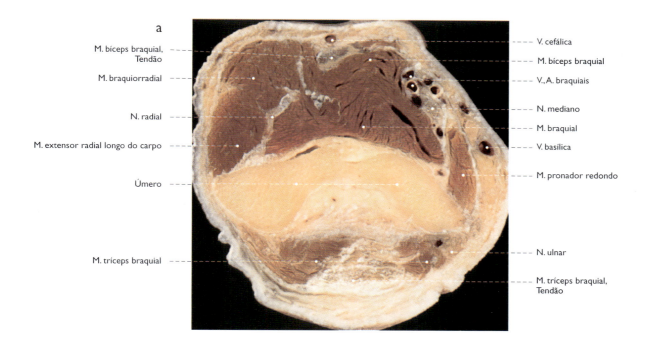

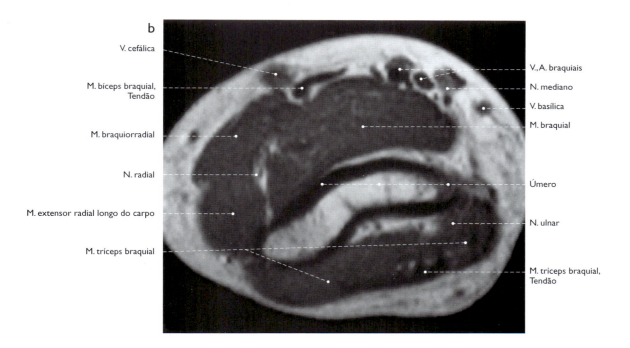

157 Braço direito (100%)

Cortes axiais (transversais) através do terço distal do braço logo acima da articulação do cotovelo, vista distal
a Corte anatômico
b Imagem de ressonância magnética (IRM, T₁-pesado)

Membro Superior

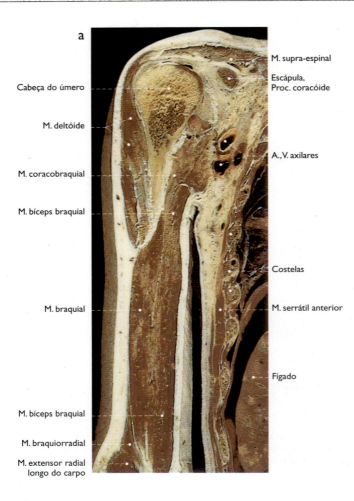

158 Braço direito (35%)

Cortes anatômicos frontais
a através da face ventral (compartimento flexor)
b através da face dorsal (compartimento extensor) do braço, vista ventral

Membro Superior

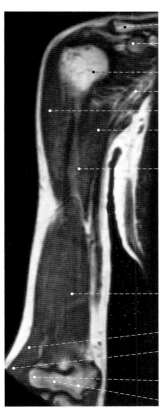

a
- Clavícula
- Escápula Proc. coracóide
- Cabeça do úmero
- Fossa axilar
- M. deltóide
- M. coracobraquial
- M. bíceps braquial
- M. braquial
- M. braquiorradial
- M. extensor radial longo do carpo
- Capítulo do úmero
- Tróclea do úmero

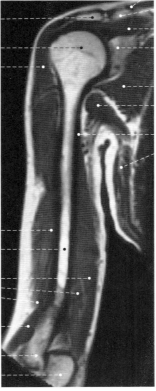

b
- Acrômio
- Cabeça do úmero
- M. deltóide
- M. trapézio
- Clavícula
- M. supra-espinal
- Escápula
- M. subescapular
- M. redondo maior
- M. coracobraquial
- M. latíssimo do dorso
- M. braquial
- Corpo do úmero
- M. tríceps braquial
  - Cabeça longa —
  - Cabeça medial —
  - Cabeça curta —
- M. braquiorradial
- Capítulo do úmero
- Ulna
- Olécrano

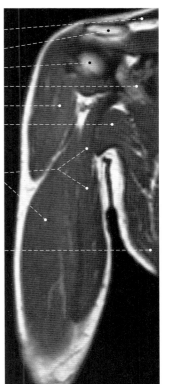

c
- M. trapézio
- Acrômio
- Cabeça do úmero
- Escápula
- M. deltóide
- M. redondo maior
- M. tríceps braquial
  - Cabeça longa —
  - Cabeça curta —
- M. latíssimo do dorso

159 Braço direito (30%)

Imagem de ressonância magnética frontal (IRM, T_1-pesado)
a através da parte ventral (compartimento flexor)
b através da parte média
c através da parte dorsal (compartimento extensor) do braço, vista ventral

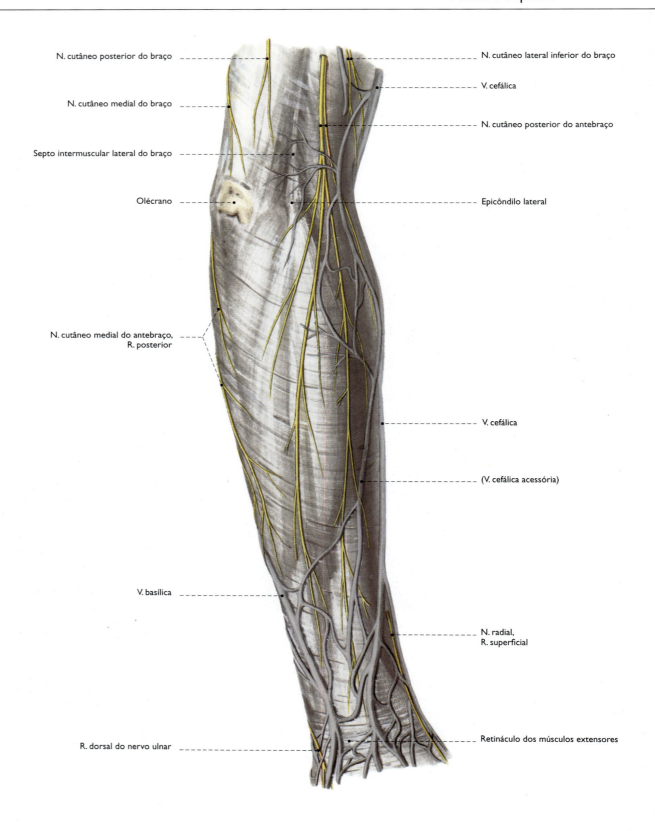

160 Veias subcutâneas e nervos da região dorsal do antebraço direito (50%)
Vista dorso-lateral

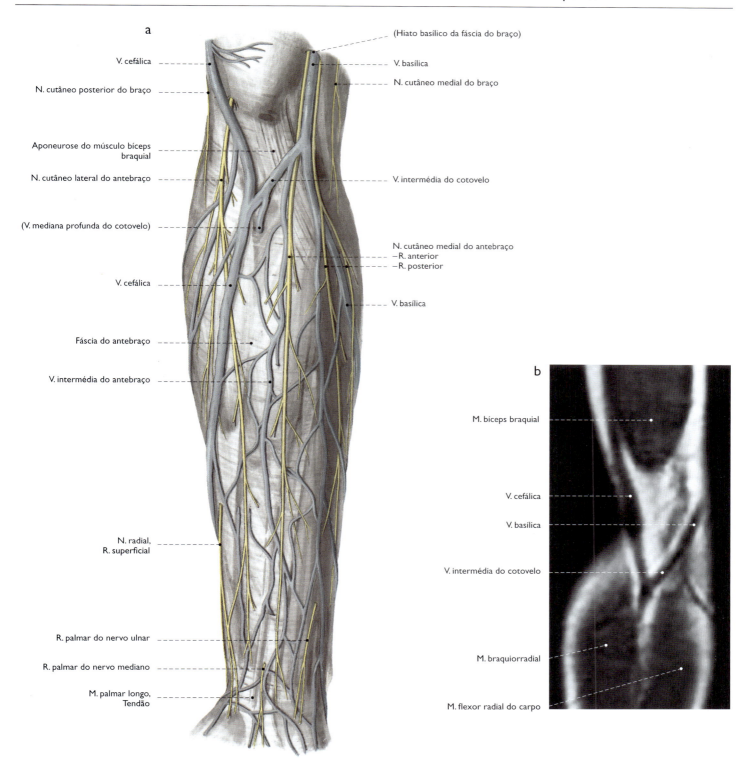

161 Veias subcutâneas e nervos da região cubital anterior e face anterior do antebraço direito (50%)

a Vista ventral
b Imagem de ressonância magnética frontal (IRM, T$_1$-pesado)

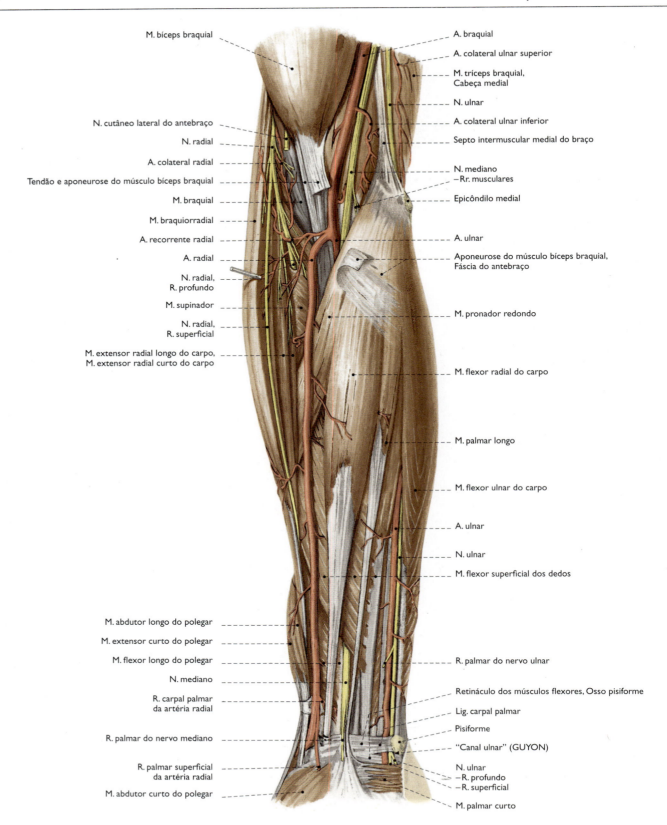

162 Artérias e nervos do antebraço direito (50%)

Vista ventral

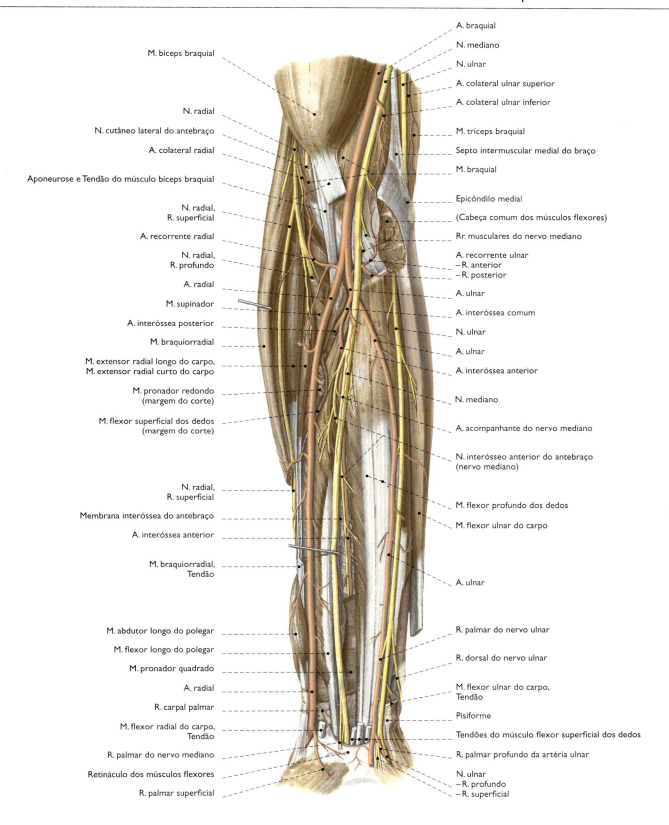

163 Artérias e nervos do antebraço direito (50%)

Os músculos superficiais foram removidos.
Vista ventral

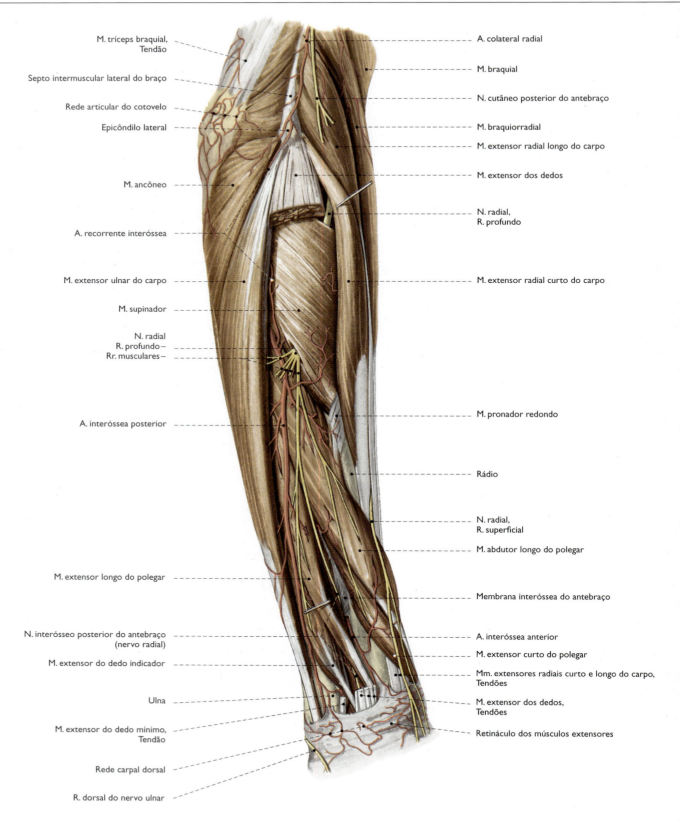

164 Artérias e nervos do antebraço direito (50%)

Os músculos superficiais foram parcialmente removidos.
Vista dorso-lateral

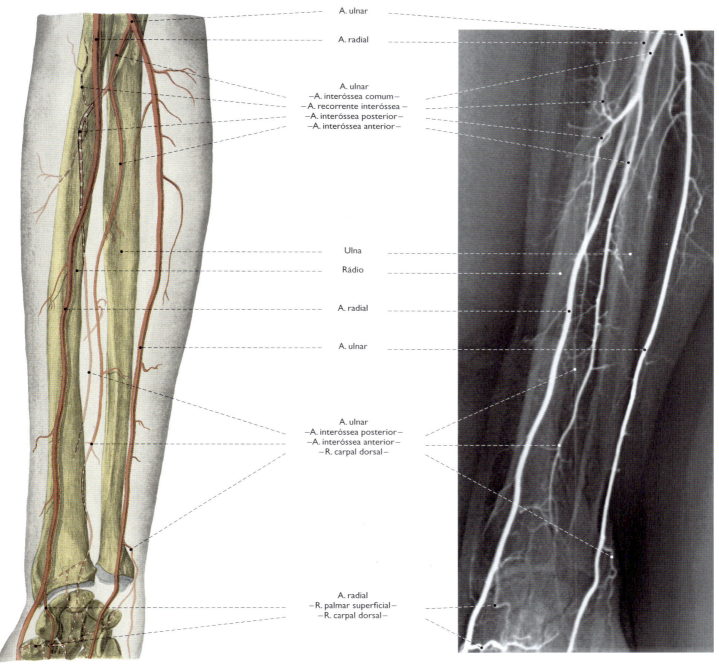

165 Artérias do antebraço direito (60%)

Vista ventral
a Representação esquemática
b Arteriograma

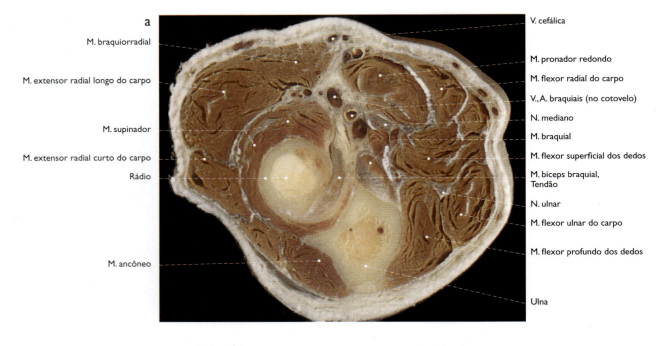

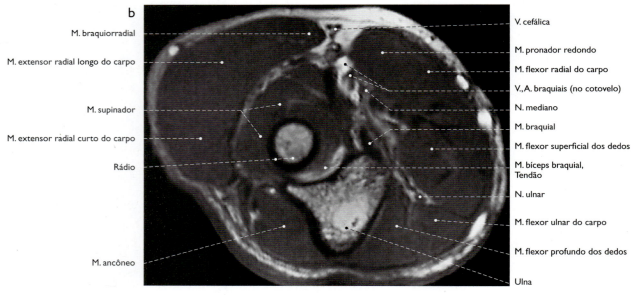

166 Antebraço direito (110%)

Cortes axiais (transversais) através da parte proximal do antebraço logo abaixo da articulação do cotovelo, vista distal
a Corte anatômico
b Imagem de ressonância magnética (IRM, T_1-pesado)

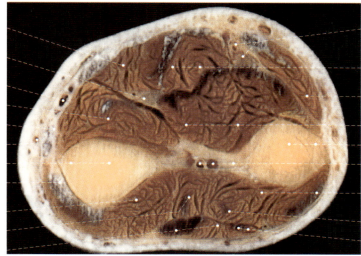

167 Antebraço direito (110%)

Cortes axiais (transversais) através do terço proximal do antebraço supinado, vista distal
a Corte anatômico
b Imagem de ressonância magnética (IRM, T_1-pesado)

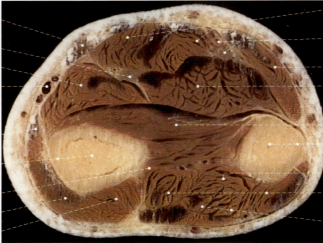
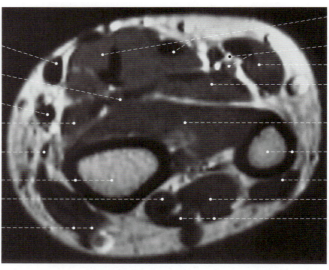

168 Antebraço direito (120%)

Cortes axiais (transversais) através do terço distal do antebraço supinado, vista distal
a Corte anatômico
b Imagem de ressonância magnética (IRM, T_1-pesado)

Membro Superior

a

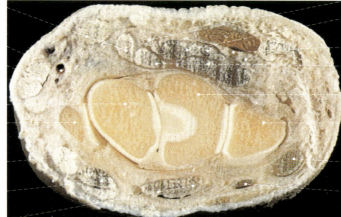

- M. flexor radial do carpo, M. flexor longo do polegar, Tendões
- A. radial
- Mm. abdutor longo do polegar e extensor curto do polegar, Tendões
- Escafóide
- Rádio, Proc. estilóide
- M. extensor radial longo do carpo, Tendão
- M. extensor radial curto do carpo, Tendão
- Mm. extensores do dedo indicador e dos dedos, Tendões

- N. mediano
- M. flexor superficial dos dedos, Tendões
- N., A. ulnares
- M. flexor profundo dos dedos, Tendões
- Semilunar
- Piramidal
- M. extensor ulnar do carpo, Tendão
- M. extensor do dedo mínimo, Tendão

b

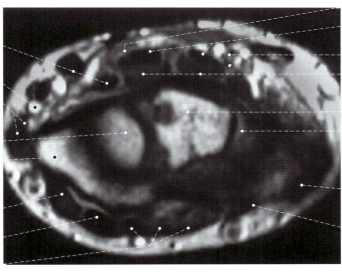

- M. flexor radial do carpo, M. flexor longo do polegar, Tendões
- A. radial
- Mm. abdutor longo do polegar e extensor curto do polegar, Tendões
- Escafóide
- Rádio, Proc. estilóide
- M. extensor radial longo do carpo, Tendão
- M. extensor radial curto do carpo, Tendão
- Mm. extensores do dedo indicador e dos dedos, Tendões

- N. mediano
- M. flexor superficial dos dedos, Tendões
- N., A. ulnares
- M. flexor profundo dos dedos, Tendões
- Semilunar
- Piramidal
- M. extensor ulnar do carpo, Tendão
- M. extensor do dedo mínimo, Tendão

169 Antebraço direito (120%)

Cortes axiais (transversais) através da parte distal do antebraço no nível da articulação radiocarpal. Antebraço e mão em posição de supinação, vista distal
a Corte anatômico
b Imagem de ressonância magnética (IRM, T_1-pesado)

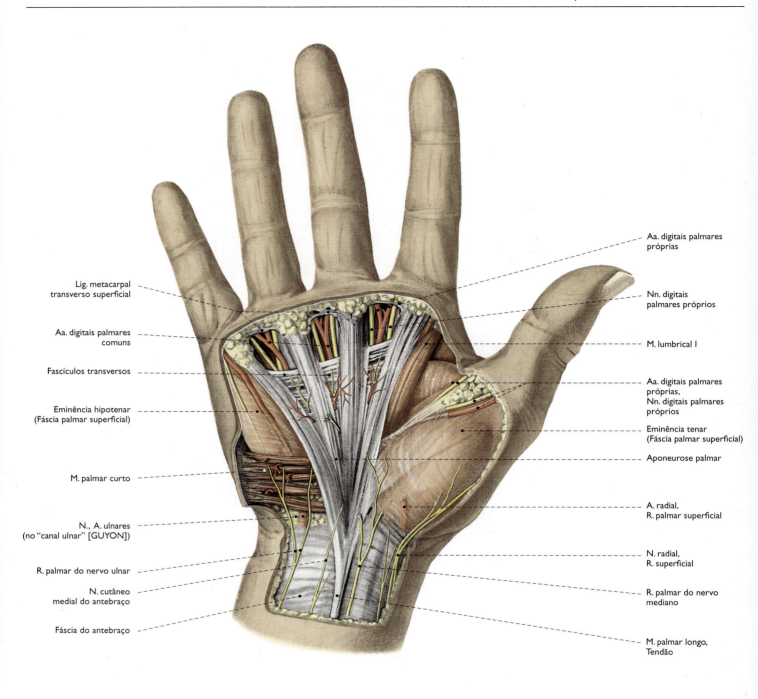

170 Artérias e nervos da palma da mão direita (75%)

Vista palmar

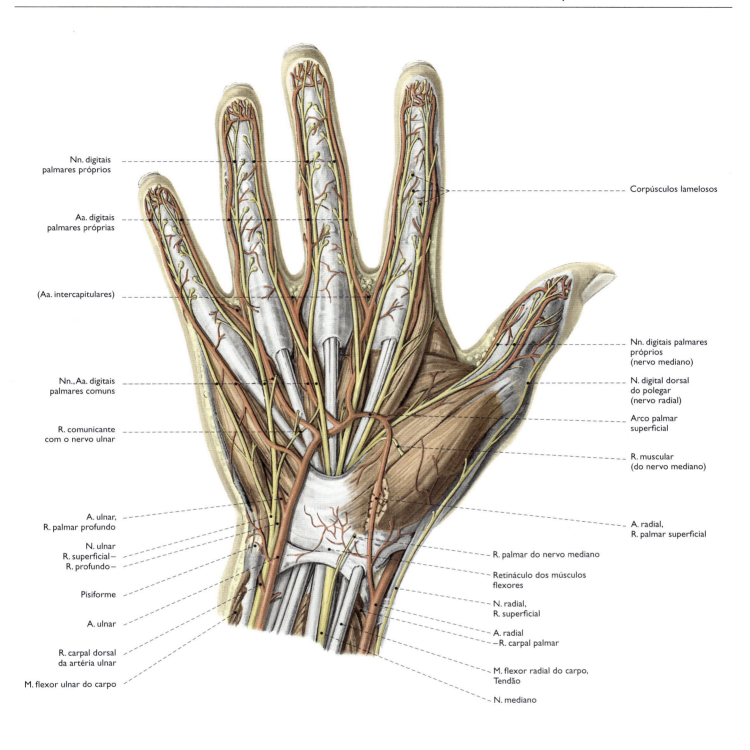

171 Artérias e nervos da palma da mão direita (75%)

A aponeurose palmar foi removida.
Vista palmar

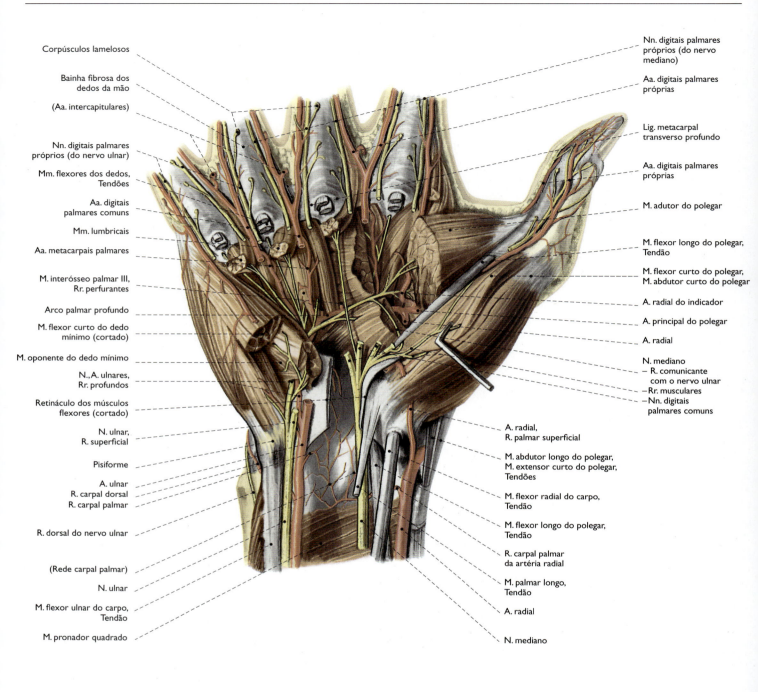

172 Artérias e nervos da palma da mão direita (75%)

A aponeurose palmar e os músculos flexores dos dedos foram removidos. Vista palmar

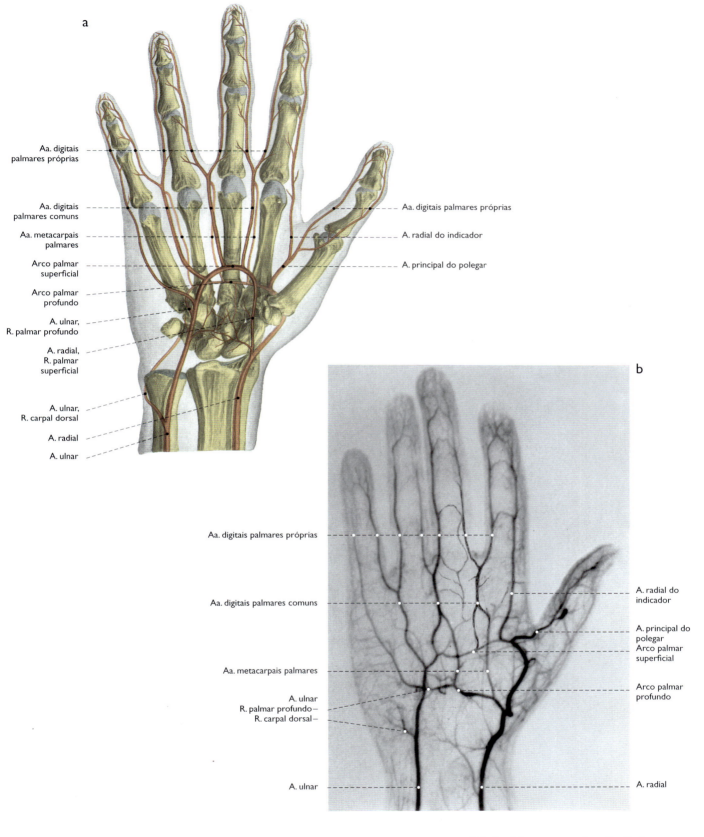

173 Artérias e nervos da mão direita (50%)

    Vista palmar
a Representação esquemática
b Arteriograma

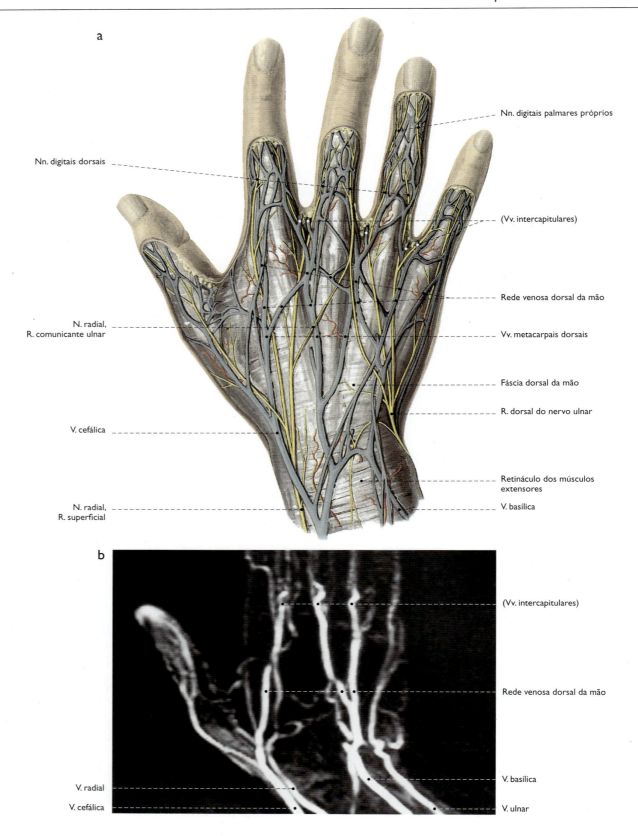

174 Veias subcutâneas e nervos do dorso da mão direita (60%)

a Vista dorsal
b Angiograma de ressonância magnética (ARM)

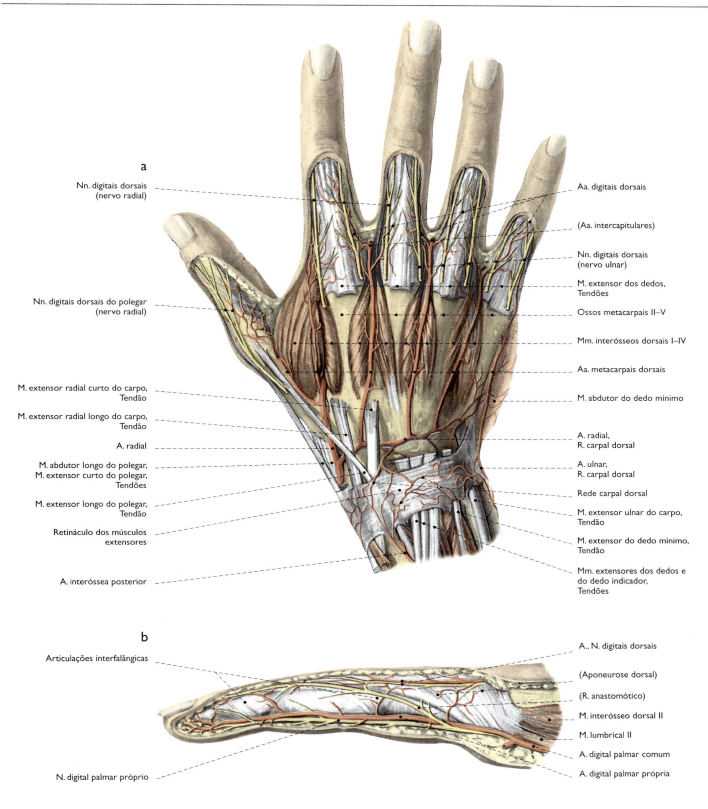

175 Artérias e nervos do dorso e dos dedos da mão direita

a Os tendões do M. extensor dos dedos foram removidos. Vista dorsal do dorso da mão (60%)
b Dedo médio (90%), vista radial

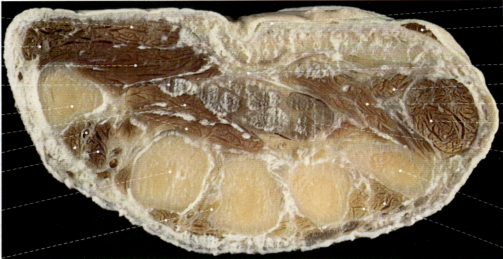

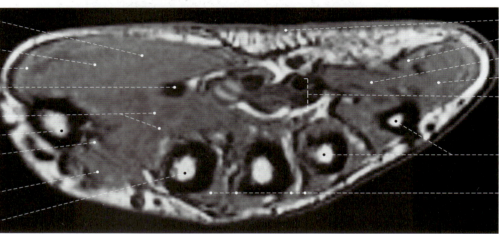

176 Mão direita (150%)

Cortes axiais (transversais) através da parte proximal do metacarpo, mão na posição de supinação, vista distal
a Corte anatômico
b Imagem de ressonância magnética (IRM, T$_1$-pesado)

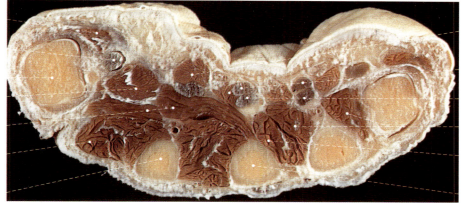
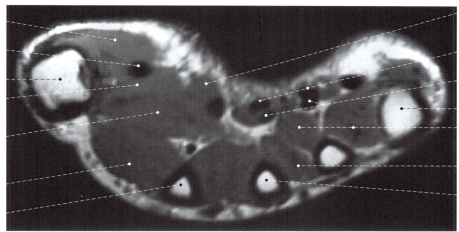
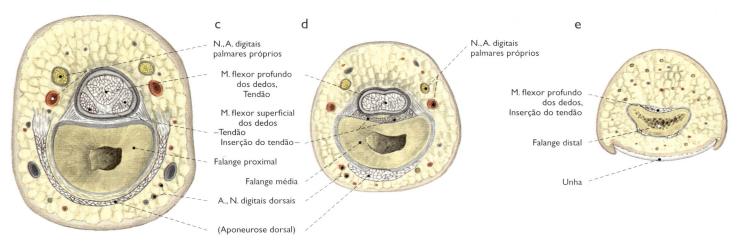

177 Mão direita

Mão em posição de supinação
a, b Cortes axiais (transversais) através da parte média do metacarpo (130%), vista distal
 a Corte anatômico
 b Imagem de ressonância magnética (IRM, T_1-pesado)
c-e Cortes axiais (transversais) através da
 c falange proximal
 d falange média
 e falange distal do dedo médio (230%), vista distal

178 Membro Superior

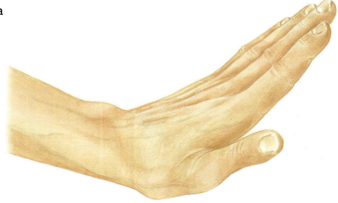

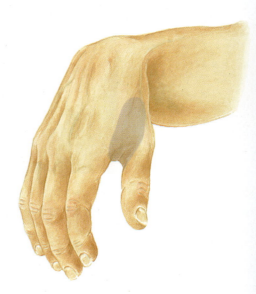

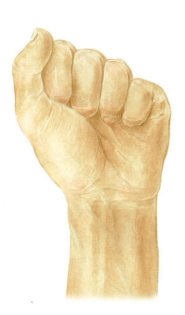

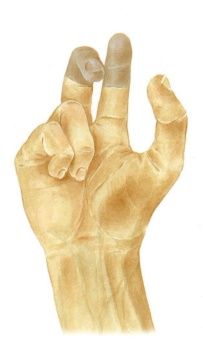

178 Paralisia dos nervos do membro superior (50%)

a, b **Paralisia do nervo radial,** vista radial
- a Extensão normal da mão esquerda
- b "Mão caída" devido a uma lesão ao nervo radial direito na ou acima da região do cotovelo

c, d **Paralisia do nervo mediano,** vista palmar
- c Punho fechado normal da mão esquerda
- d Punho incompletamente fechado ("mão de juramento") devido a paralisia do nervo mediano no membro superior direito na ou acima da região do cotovelo, e ainda uma proeminência tenar ("mão simiesca") devido a atrofia dos músculos tenares

As regiões da pele marcadas em azul indicam as áreas autonômicas correspondentes

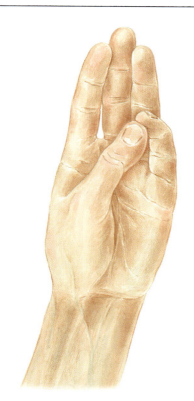
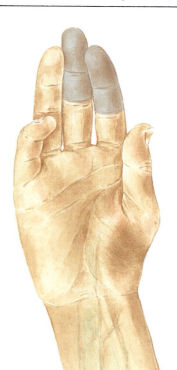
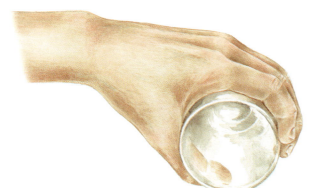
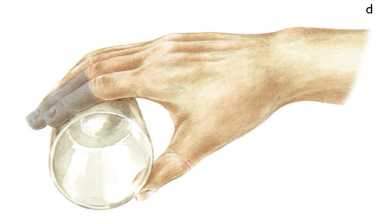

179 Paralisia dos nervos do membro superior (50%)

Paralisia do nervo mediano
a, b Oposição do polegar ao dedo mínimo, vista palmar
a Função normal da mão esquerda
b Oposição insuficiente do polegar da mão direita devido a paralisia do nervo mediano, e ainda uma proeminência tenar ("mão simiesca") devido a atrofia dos músculos tenares
c, d Teste da função de abdução do polegar, vista radial
c Função normal da mão esquerda
d Pegada insuficiente de um copo devido a disfunção de abdução do polegar devido a paralisia do nervo mediano

As regiões da pele marcadas em azul indicam as áreas autonômicas do nervo mediano

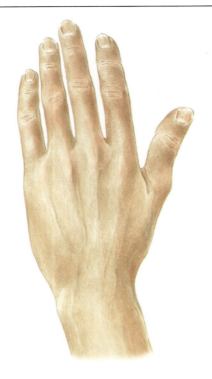
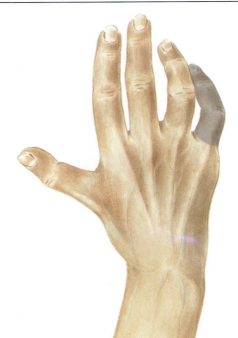
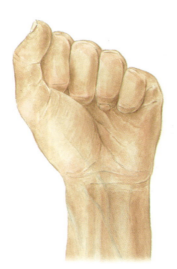
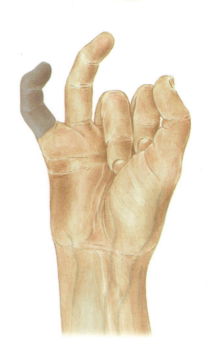

180 Paralisia dos nervos do membro superior (50%)

Paralisia do nervo ulnar
a, b Vista dorsal
a Função normal da mão esquerda
b "Mão em garra" resultando de prolongada paralisia do nervo ulnar do membro superior direito e atrofia dos músculos hipotenares
c, d Vista palmar
c Função normal do fechamento em punho da mão esquerda
d Punho incompletamente fechado da mão direita devido a flexão deficiente dos dedos anular e mínimo por paralisia do nervo ulnar

As regiões da pele marcadas em azul indicam as áreas autonômicas do nervo ulnar

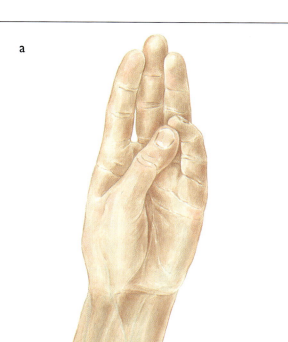
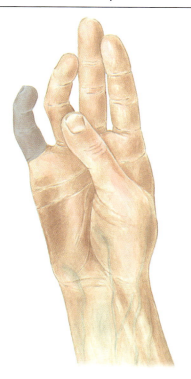
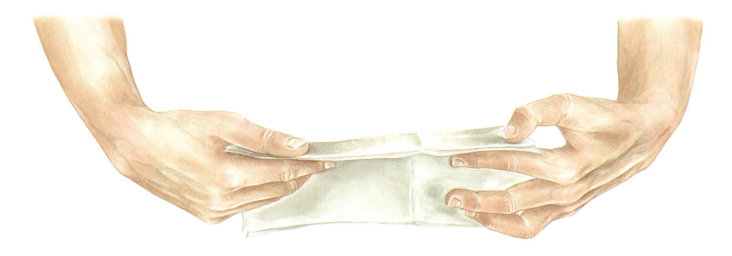

181 Paralisia dos nervos do membro superior (50%)

Paralisia do nervo ulnar
a, b Oposição do polegar ao dedo mínimo, vista palmar
  a Função normal da mão esquerda
  b Oposição insuficiente do dedo mínimo da mão direita devido a paralisia do nervo ulnar e também atrofia dos músculos hipotenares
  c Teste da função de adução do polegar, vista radial
     Função normal da mão direita (no lado esquerdo da figura), mas adução insuficiente do polegar (sinal de FROMENT) devido a paralisia do nervo ulnar na mão esquerda (no lado direito da figura)

As regiões da pele marcadas em azul indicam as áreas autonômicas do nervo ulnar

Membro Inferior

184 Membro Inferior

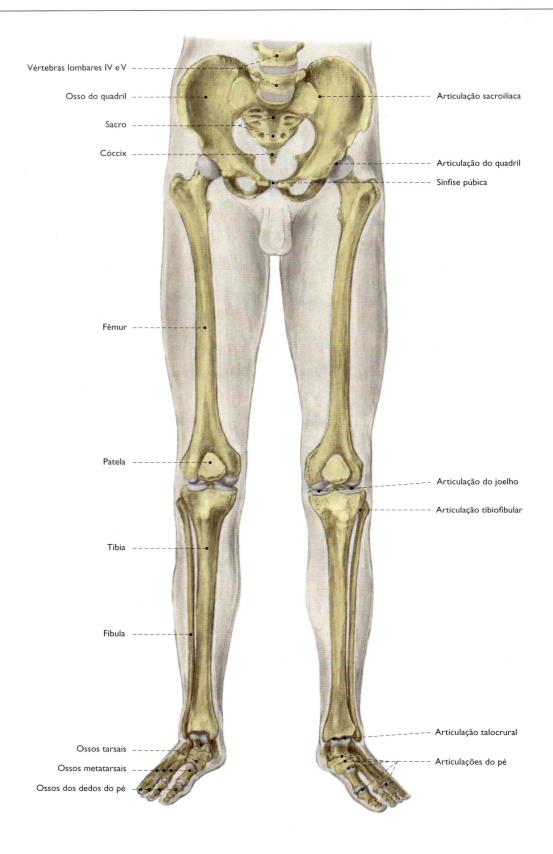

184 Membro inferior (20%)
Vista ventral

Membro Inferior

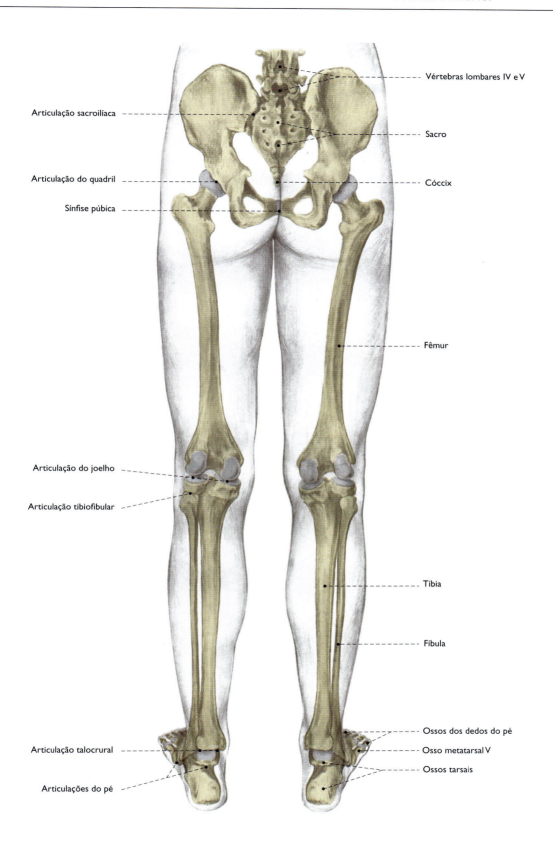

185 Membro inferior (20%)
Vista dorsal

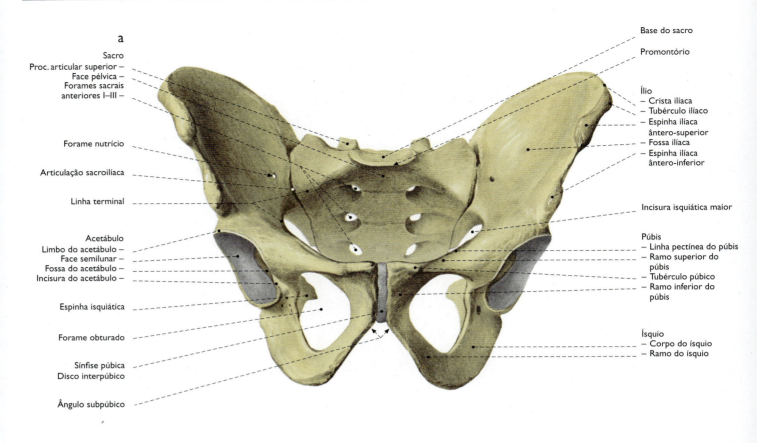
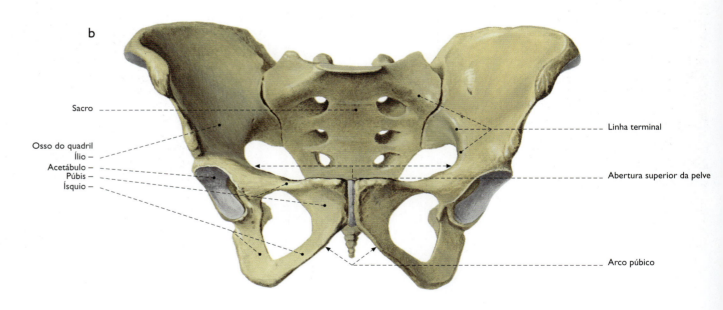

186 Ossos da pelve (40%)
Vista ventral
a Pelve masculina
b Pelve feminina

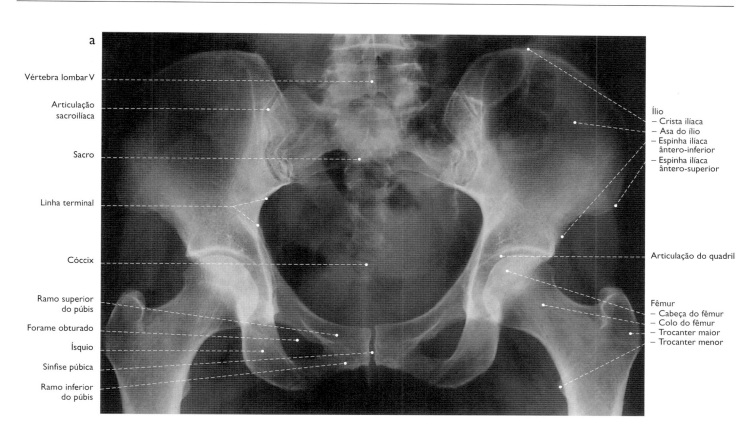

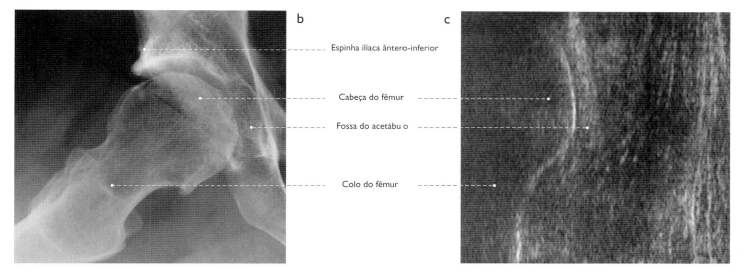

187 Ossos da pelve e parte proximal dos ossos das coxas

a Radiografia ântero-posterior (50%)
b Radiografia ântero-posterior da articulação do quadril direito com o fêmur abduzido (65%)
c Ultra-sonografia da articulação do quadril direito

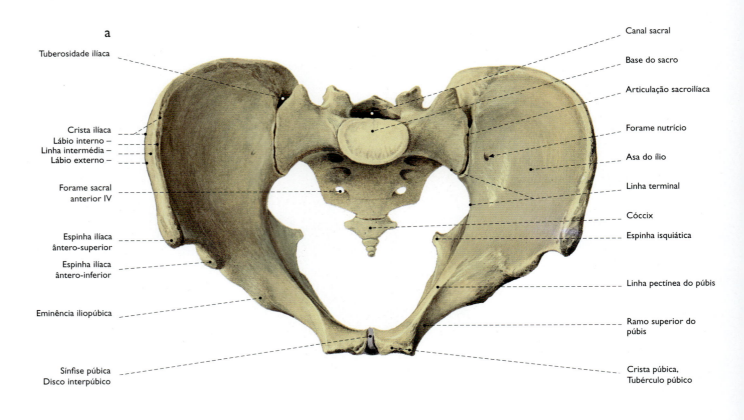

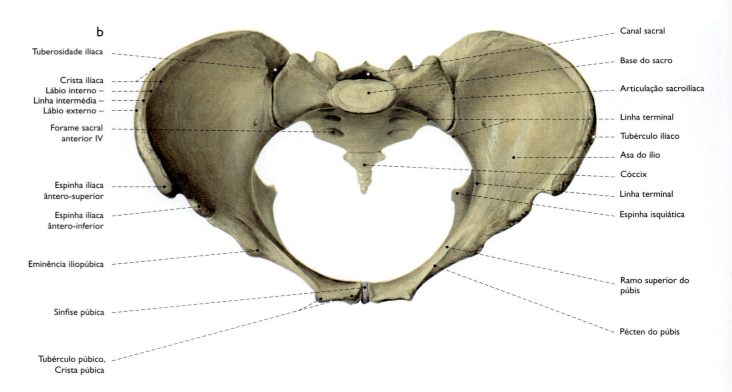

188 Pelve óssea (40%)
Vista cranial
a Pelve masculina
b Pelve feminina

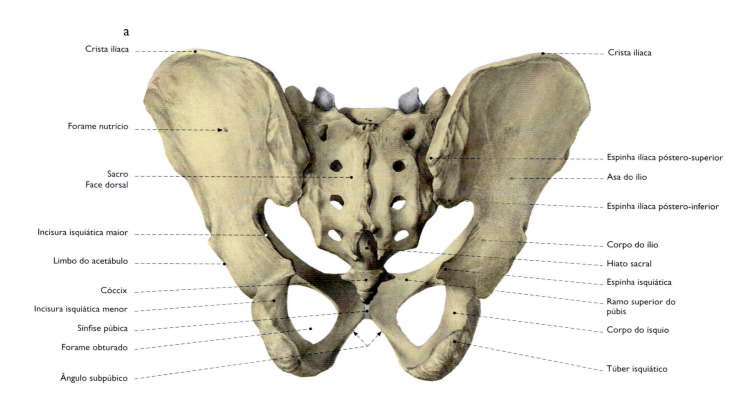
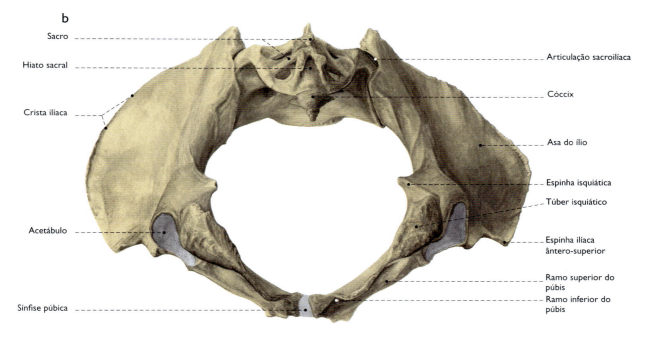

189 Pelve óssea de uma mulher (40%)
a Vista dorsal
b Vista caudal

Membro Inferior

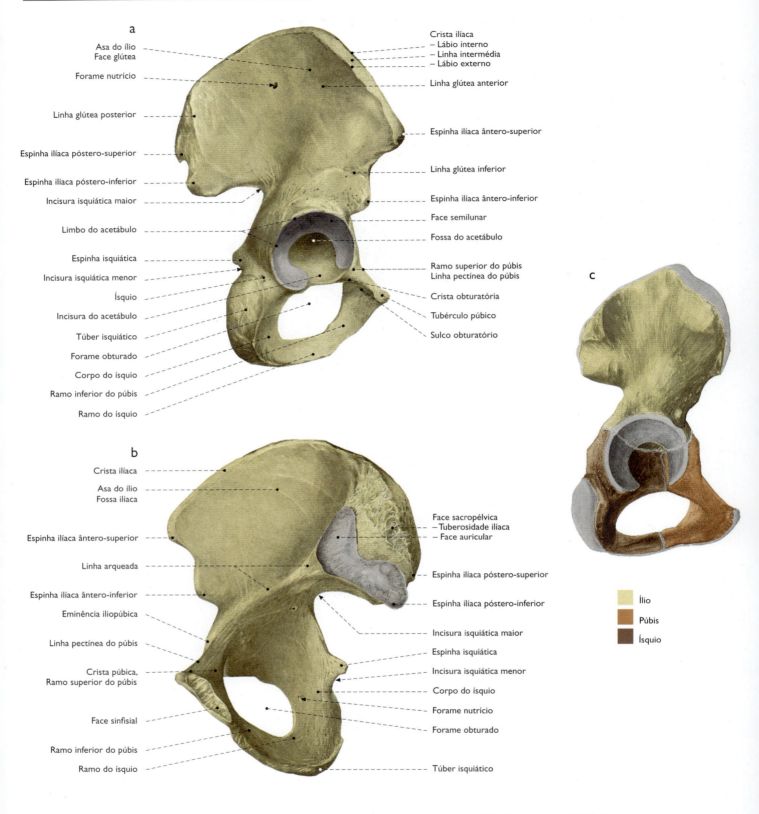

190 Osso do quadril direito
a, b Osso do quadril de um adulto (40%)
a Vista lateral
b Vista medial
c Osso do quadril de uma criança de 10 anos de idade com a típica união epifisária em forma de Y (50%), vista lateral

Membro Inferior

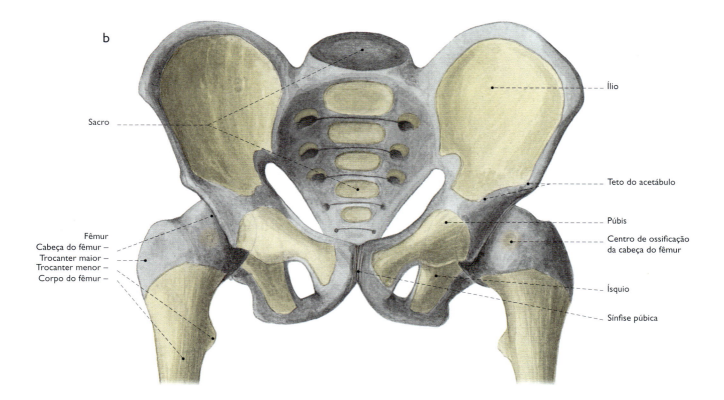

191 Pelve óssea e parte proximal dos ossos das coxas de uma criança de 3 meses de idade
(100%)
a Radiografia ântero-posterior. Na metade esquerda da figura estão indicados os principais critérios radiológicos para um desenvolvimento normal da articulação do quadril nesta idade
b Vista ventral

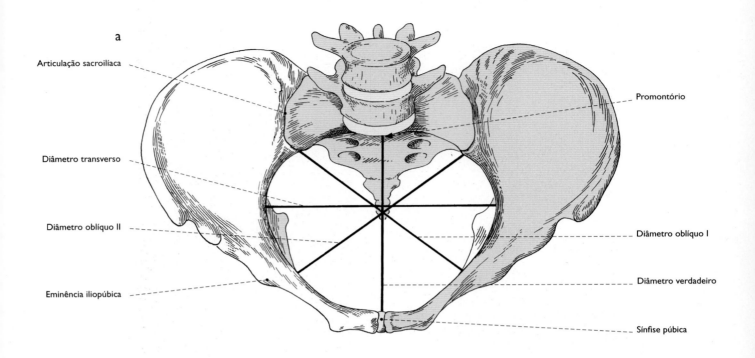

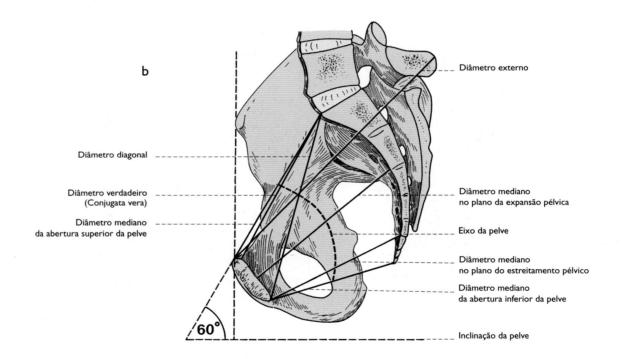

192 Pelve óssea de uma mulher (40%)

Representação esquemática
a Diâmetros da abertura superior da pelve, vista cranial
b Inclinação pélvica e diâmetros medianos da pelve, vista medial de um corte mediano

Membro Inferior

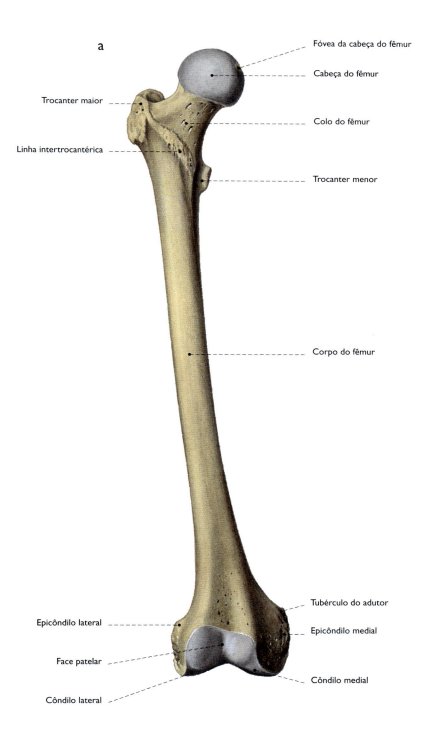

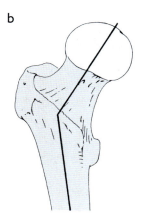

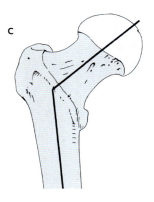

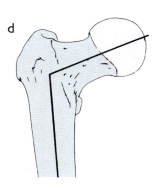

193 Fêmur direito (40%)
- a Vista ventral
- b-d Ângulo colo-diáfise
- b 140°, coxa valga
- c 124°, na zona normal de um adulto (120°–130°)
- d 108°, coxa vara

Membro Inferior

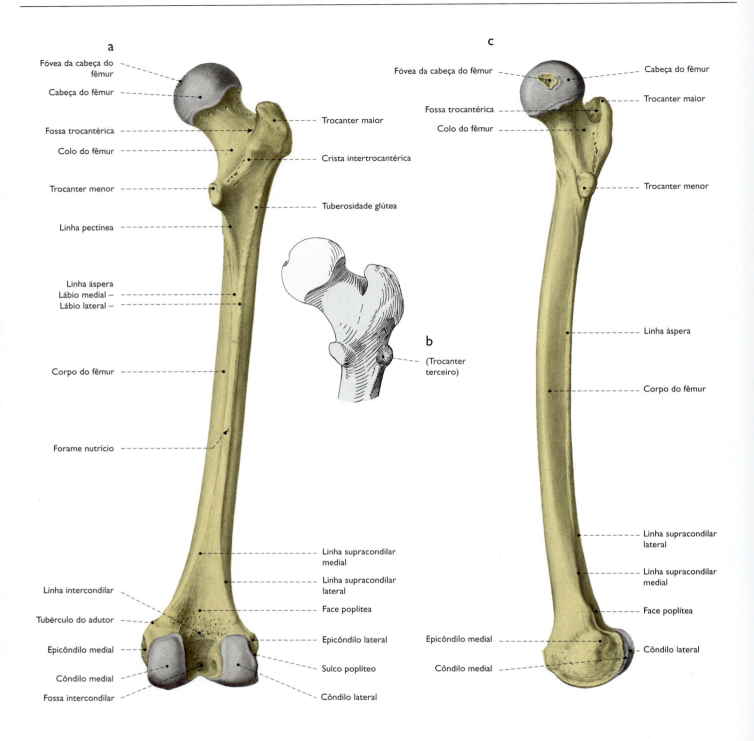

194 Fêmur direito (40%)
a Vista dorsal
b Extremidade proximal do fêmur com um trocanter terceiro, vista dorsal
c Vista medial

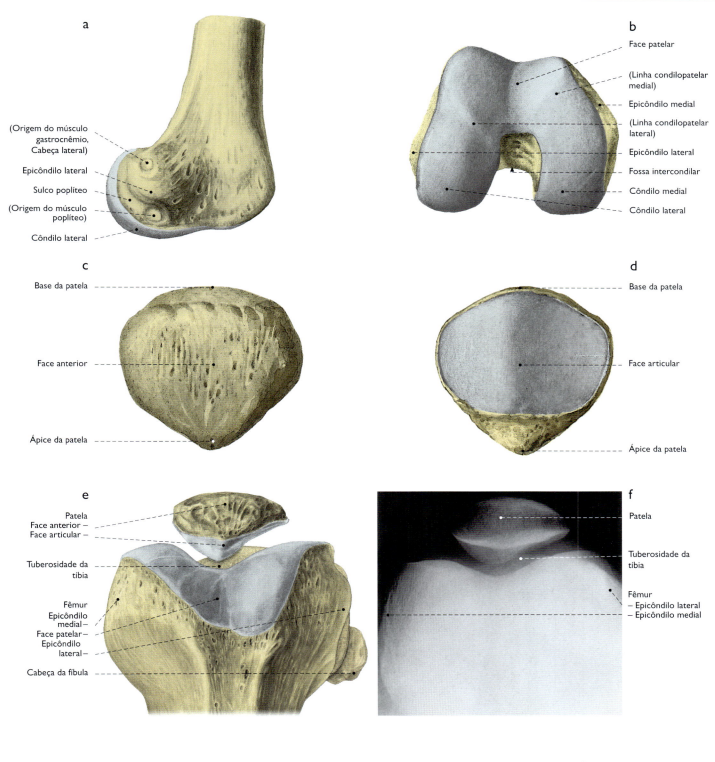

195 Fêmur direito e patela

a, b Extremidade distal do fêmur (60%)
a Vista lateral
b Vista distal
c, d Patela (100%)
c Vista ventral
d Vista dorsal
e, f Patela e extremidade distal do fêmur na articulação do joelho flectido (70%)
e Vista ventral
f Radiografia "tangencial" (projeção ínfero-superior)

196　Membro Inferior

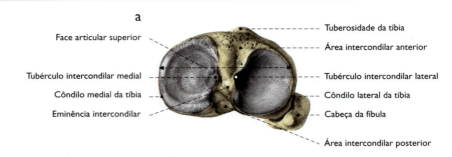
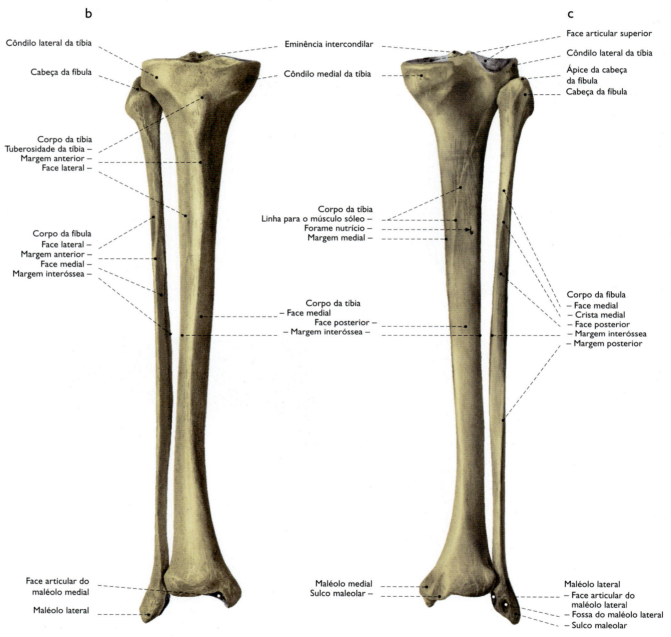

196 Ossos da perna direita (40%)
a Vista proximal
b Vista ventral
c Vista dorsal

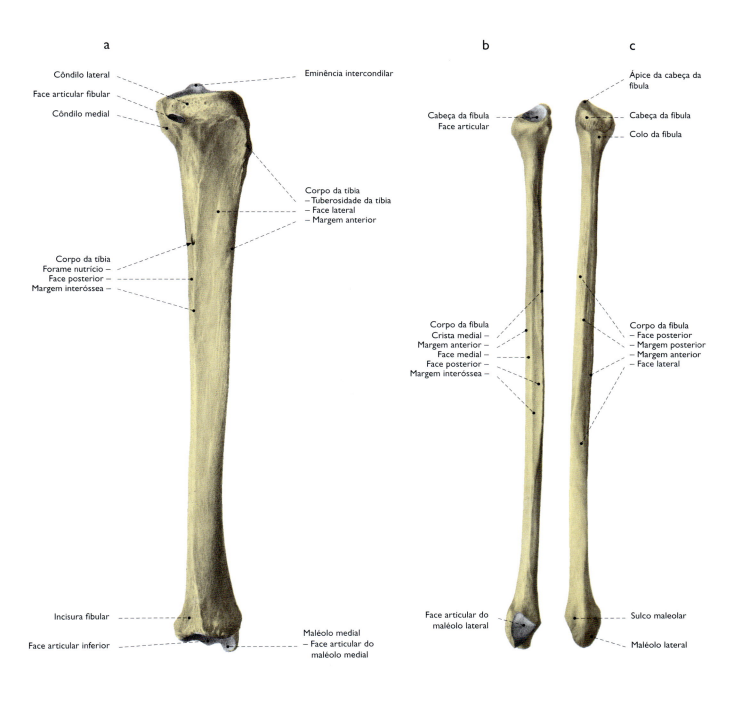

197 Tíbia e fíbula direitas
(40%)

a Tíbia, vista lateral
b Fíbula, vista medial
c Fíbula, vista lateral

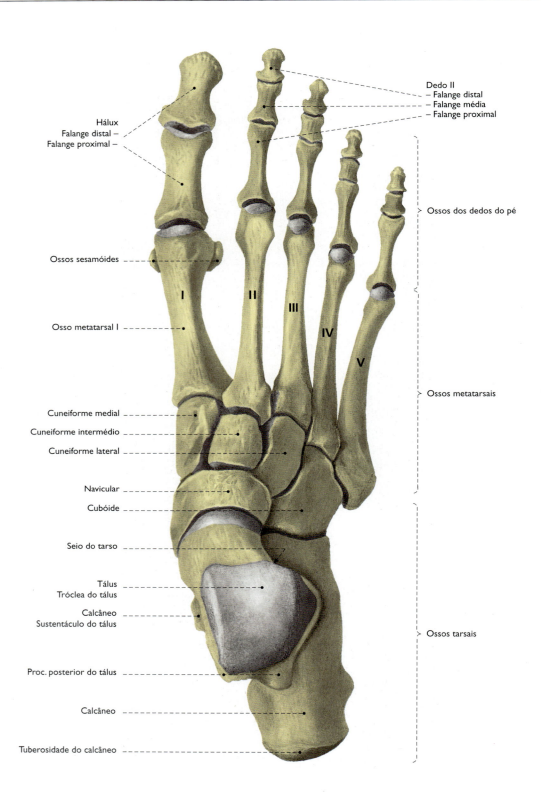

198 Esqueleto do pé direito (80%)
Vista dorsal

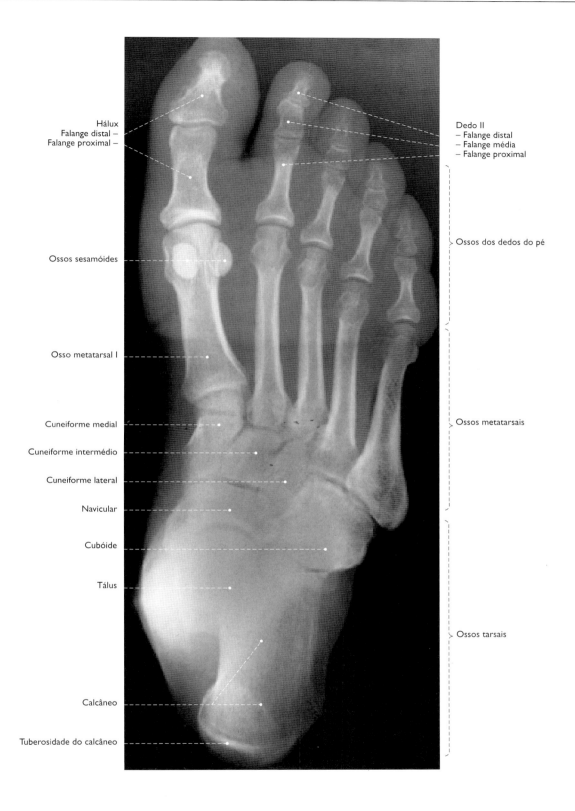

199 Esqueleto do pé direito (80%)
Radiografia dorsoplantar

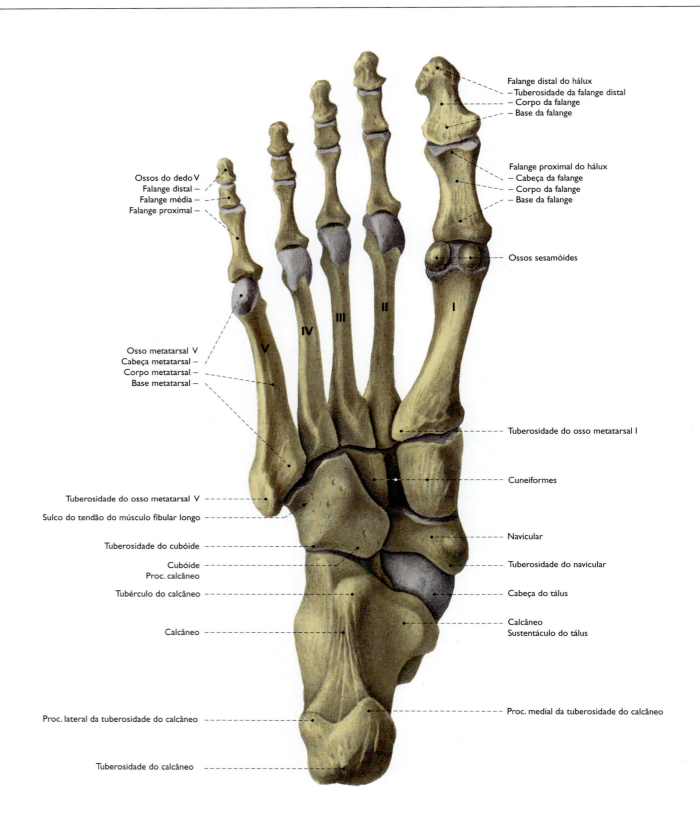

200 Esqueleto do pé direito (80%)
Vista plantar

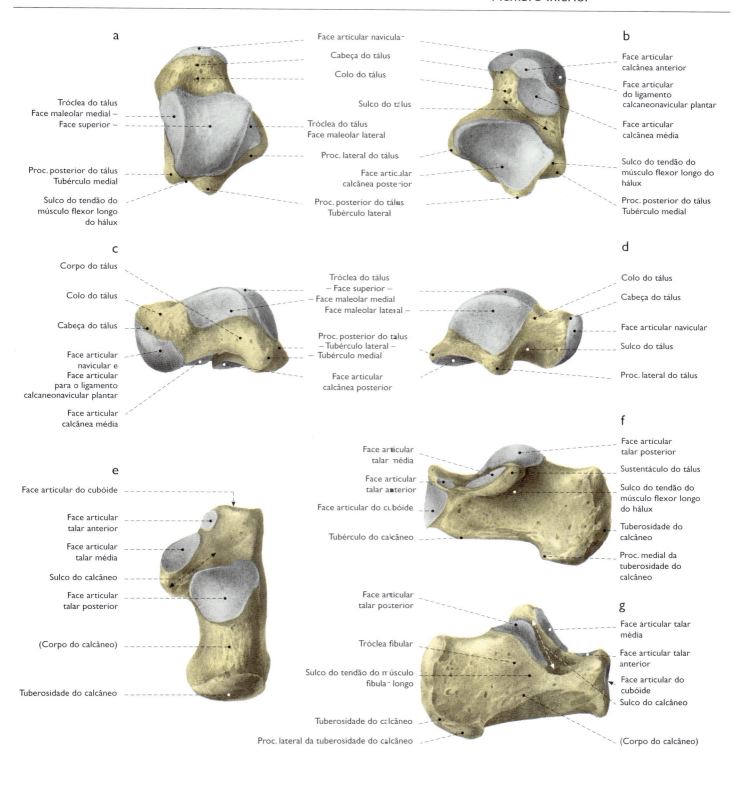

201 Tálus e calcâneo direitos (75%)
a-d Tálus
e-g Calcâneo
a, e Vista proximal
b Vista plantar
c, f Vista medial
d, g Vista lateral

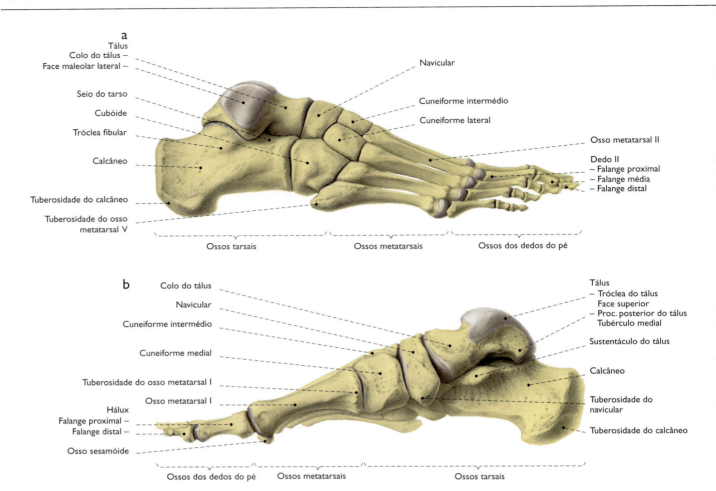
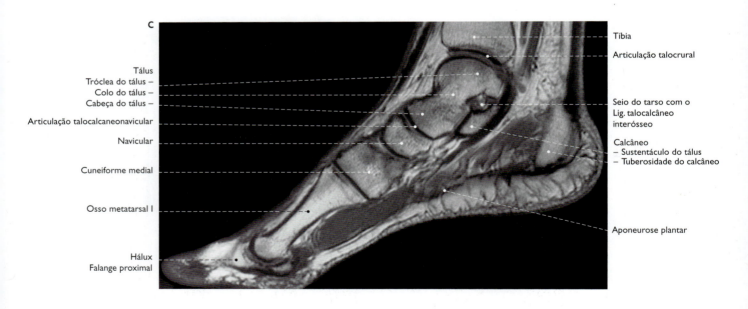

202 Esqueleto do pé direito (45%)
a Vista lateral
b Vista medial
c IRM sagital (T₁-pesado) através da parte medial do pé direito, vista medial

Membro Inferior

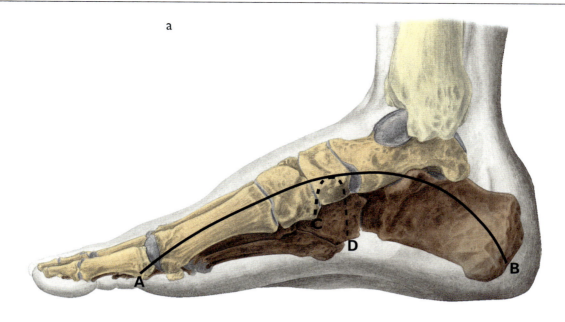

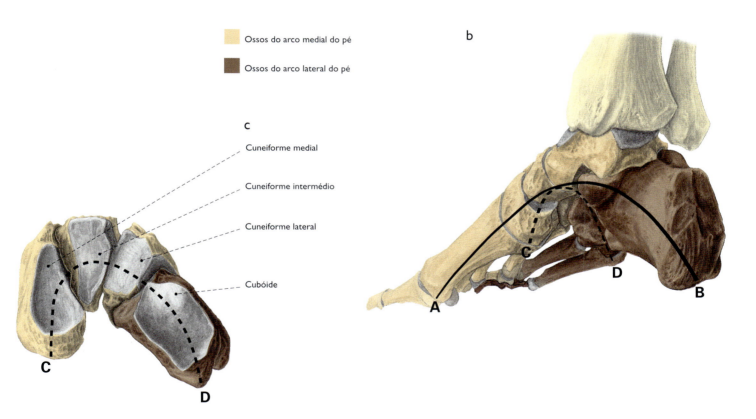

203 Arcos longitudinal e transversal do esqueleto do pé direito

A fileira medial dos ossos tarsais está colorida em marrom-claro; a fileira lateral, em marrom-escuro. O arco longitudinal é representado por uma linha sólida (A-B); o arco transversal, por uma linha tracejada (C-D).
a Vista medial (55%)
b Vista médio-dorsal (55%)
c Vista proximal dos cuneiformes e do cubóide (85%)

204 Membro Inferior

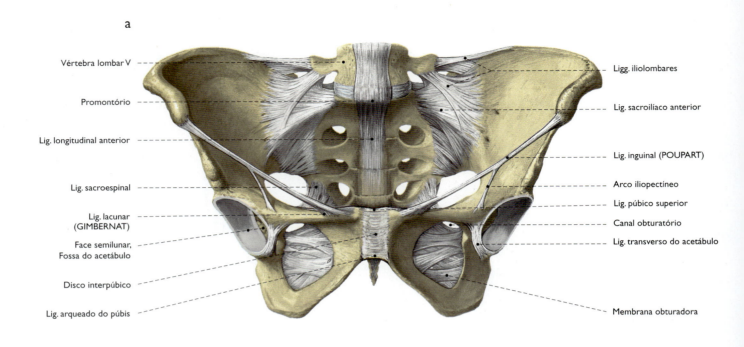

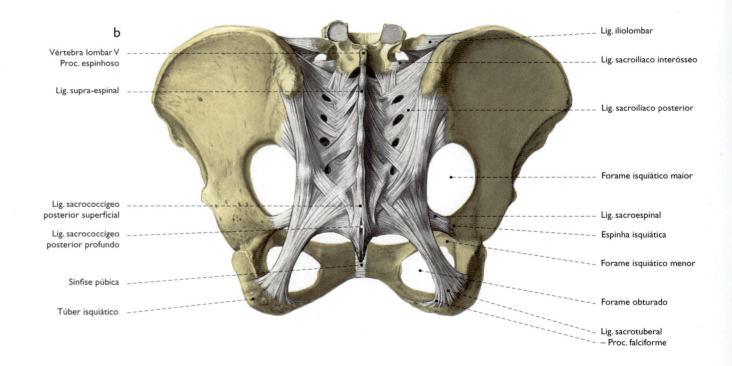

204 Articulações e ligamentos do cíngulo do membro inferior de uma mulher (40%)

a Vista ventral
b A membrana obturatória foi removida. Vista dorsal

Membro Inferior

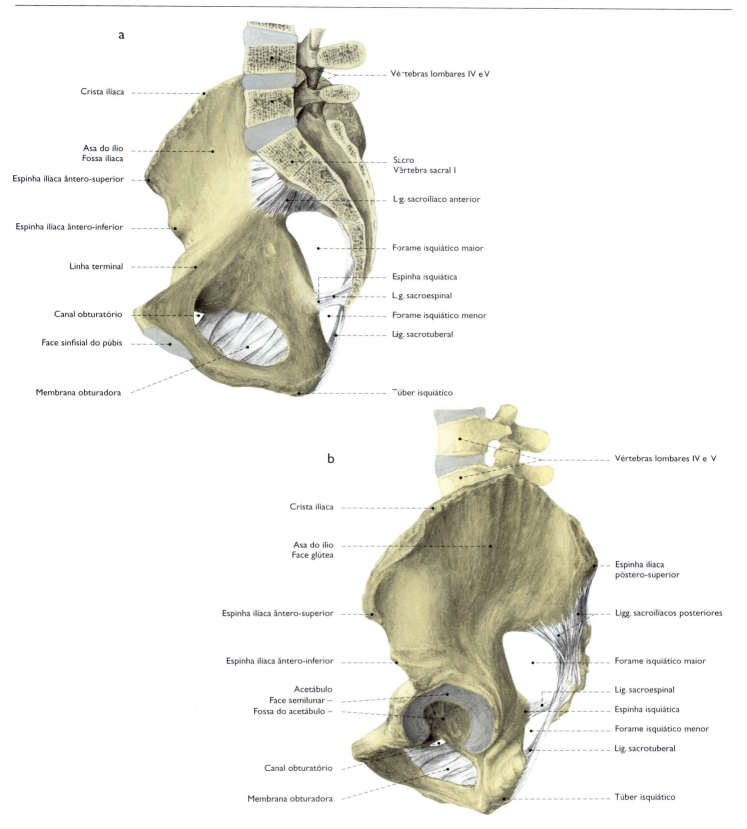

205 Articulações e ligamentos do cíngulo do membro inferior (45%)

a Vista medial da metade direita da pelve
b Vista lateral esquerda da pelve

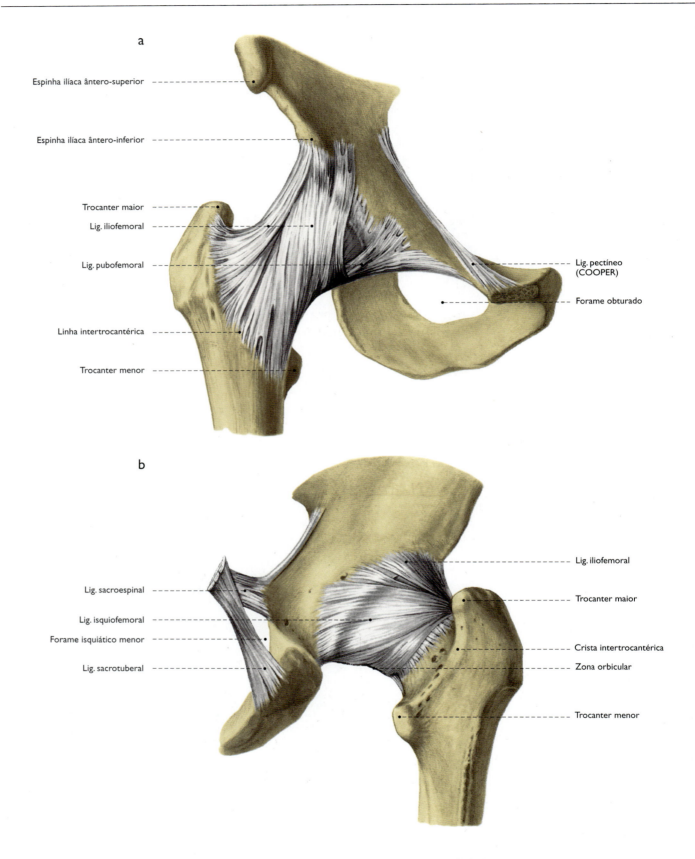

206 Articulação do quadril direito (70%)
a Vista ventral
b Vista dorsal

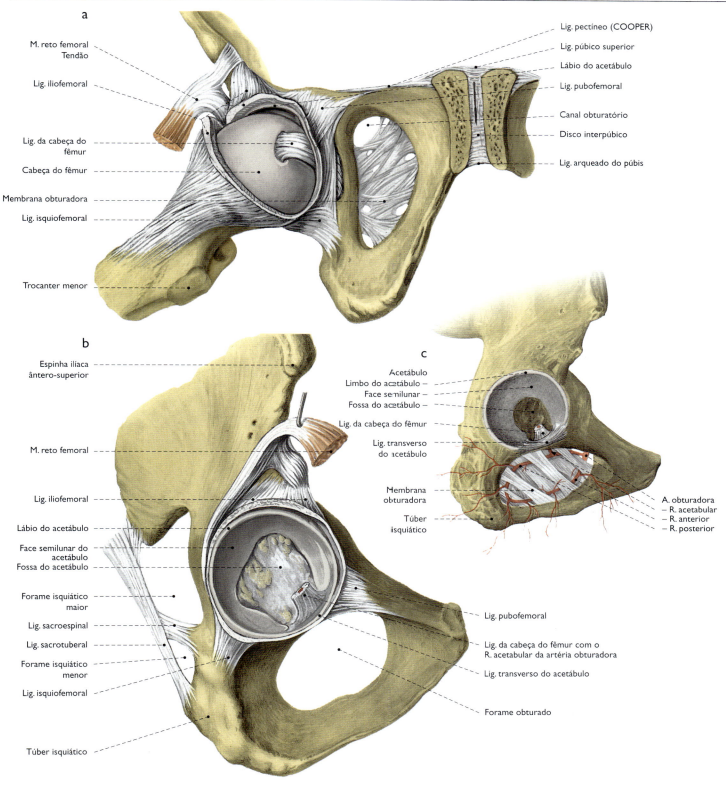

207 Articulação do quadril direito

a O fêmur está abduzido e girado lateralmente. A cápsula foi aberta ventralmente; a sínfise foi cortada frontalmente (60%). Vista ventral
b Vista do acetábulo (60%), vista ventro-lateral
c Ligamento da cabeça do fêmur com o R. acetabular da A. obturadora (35%). Vista ventro-lateral

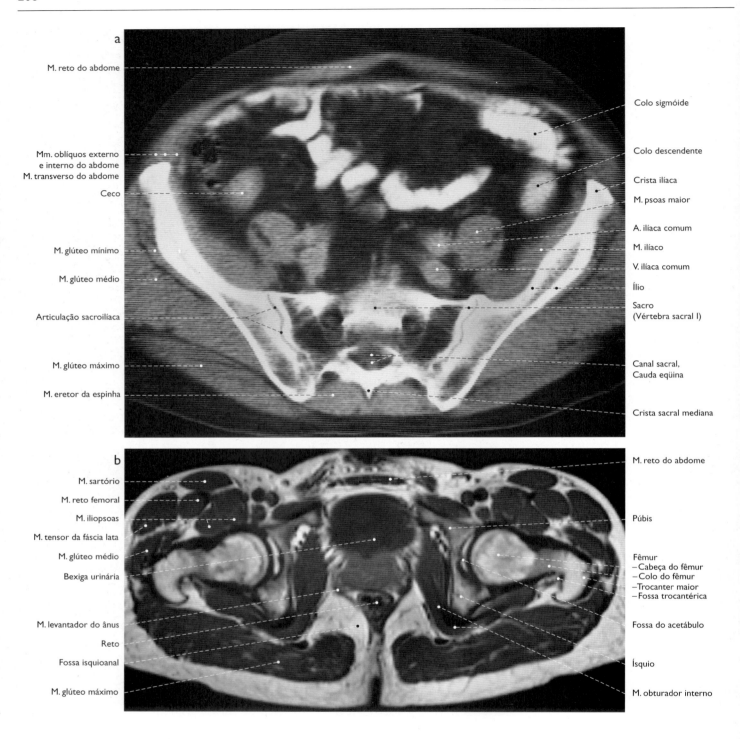

208 Articulações sacroilíaca e do quadril (40%)
Vista caudal
a Tomograma computadorizado horizontal (TC) para mostrar a articulação sacroilíaca
b Imagem de ressonância magnética horizontal (IRM, T$_1$-pesado) para mostrar ambas as articulações do quadril

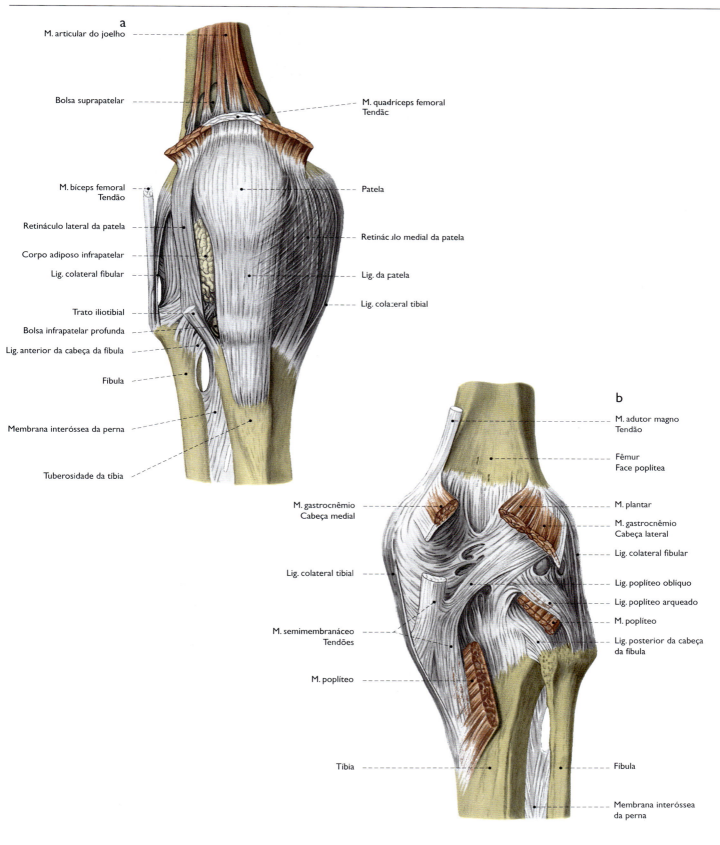

209 Articulação do joelho direito (70%)
a Vista ventral
b Vista dorsal

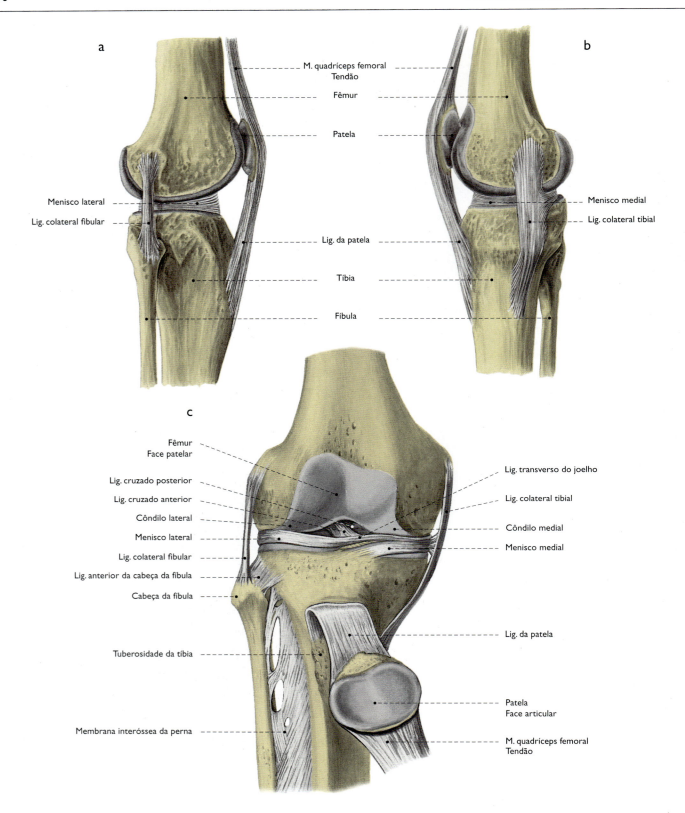

210 Articulação do joelho direito

A cápsula articular foi removida.
a Vista lateral (50%)
b Vista medial (50%)
c A patela foi dobrada para baixo (70%).
Vista ventral

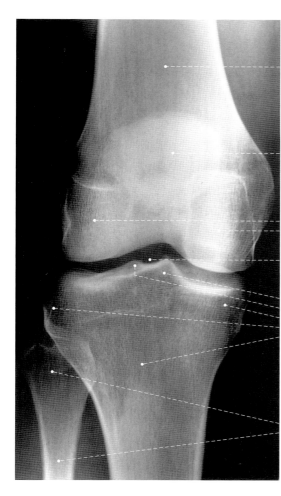

a

Corpo do fêmur

Patela

Fêmur
— Côndilo lateral
— Côndilo medial

Articulação do joelho

Tíbia
— Tubérculo intercondilar medial
— Tubérculo intercondilar lateral
— Côndilo medial
— Côndilo lateral
— Corpo da tíbia

Fíbula
— Cabeça da fíbula
— Corpo da fíbula

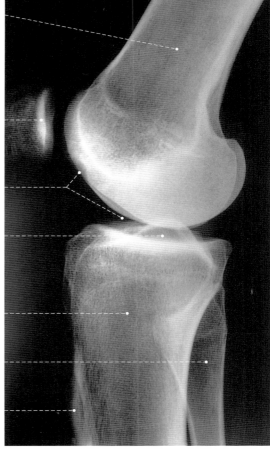

b

Corpo do fêmur

Patela

Articulação do joelho

Eminência intercondilar

Tíbia

Fíbula

Tuberosidade da tíbia

211 Articulação do joelho direito (80%)
a Radiografia ântero-posterior
b Radiografia lateral

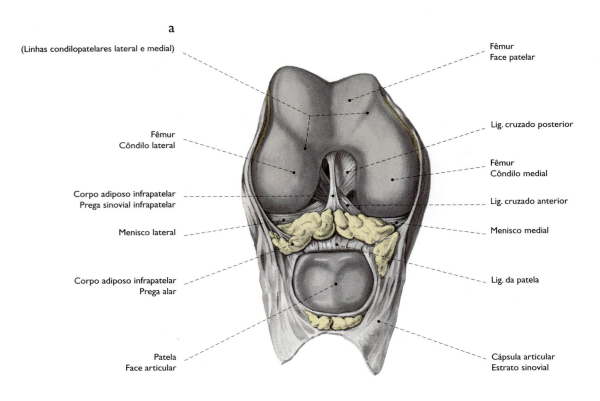

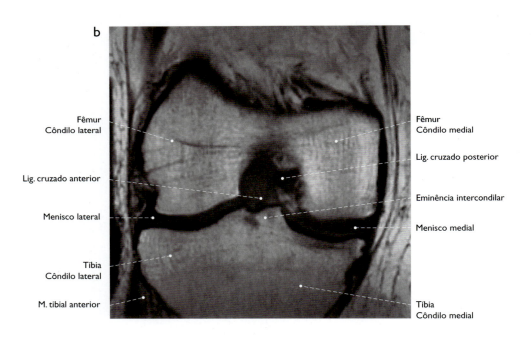

212 Articulação do joelho direito

Vista ventral
a A articulação do joelho está em flexão. A cápsula articular foi aberta e a patela dobrada para baixo (70%)
b Imagem de ressonância magnética coronal (IRM, T_1-pesado) através das partes ventrais da articulação do joelho (90%)

Membro Inferior

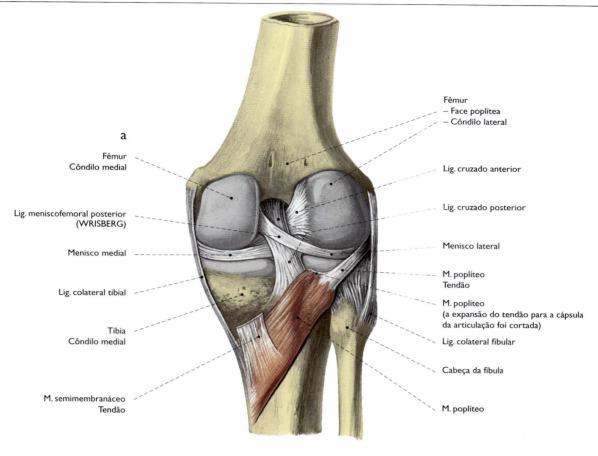

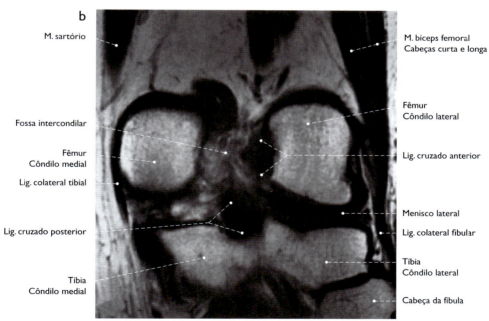

213 Articulação do joelho direito

Vista dorsal
a A articulação do joelho está em extensão. A cápsula articular foi parcialmente removida (70%)
b Imagem de ressonância magnética coronal (IRM, T_1-pesado) através das partes dorsais da articulação do joelho (90%)

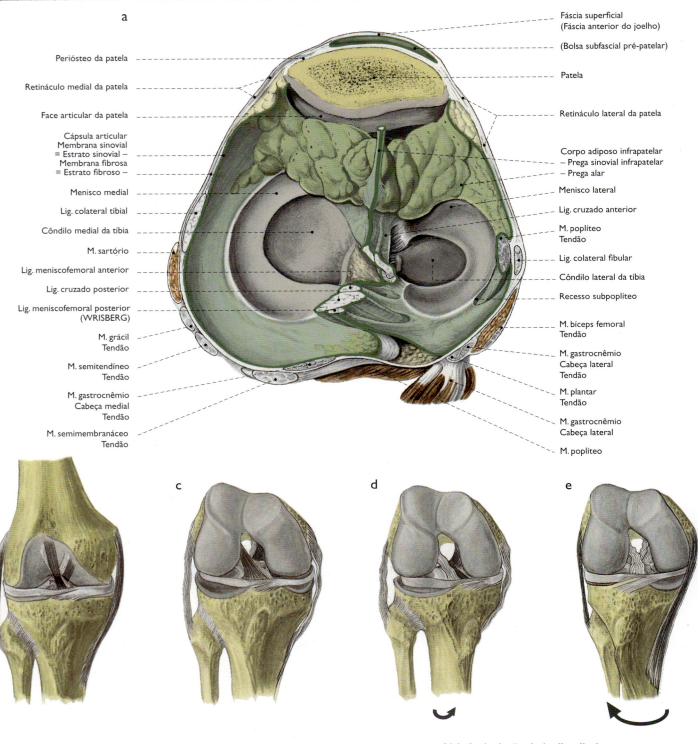

214 Articulação do joelho direito

a A articulação foi cortada transversalmente na região média da patela. A membrana sinovial está colorida em verde (100%). Vista cranial da face distal da articulação

b-e Estado de tensão dos ligamentos cruzado e colateral (50%) (segundo von LANZ e WACHSMUTH, 1972)

b no joelho em extensão
c no joelho em flexão
d no joelho em flexão e rotação medial
e no joelho em flexão e rotação lateral

As partes tensionadas estão coloridas em escuro. Vista ventral

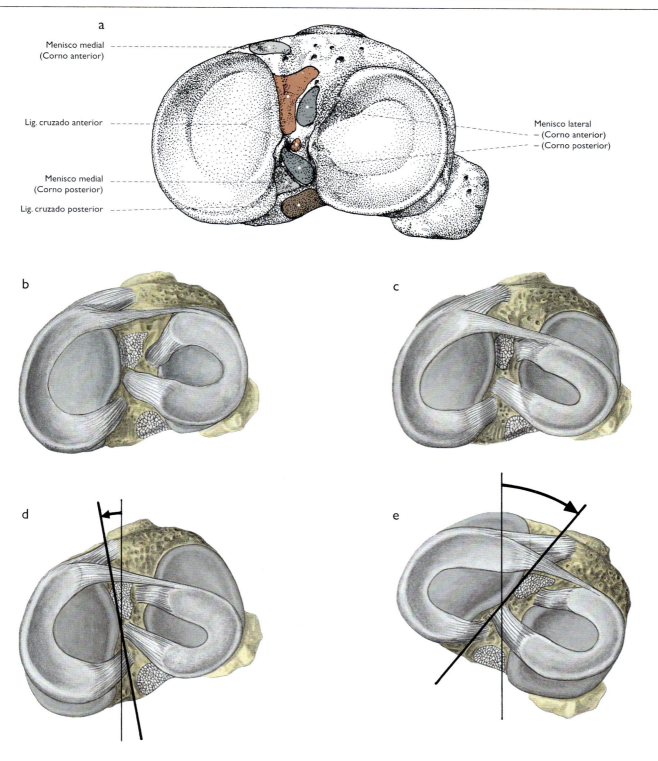

215 Articulação do joelho direito

Vista cranial
a Inserção dos ligamentos cruzados e meniscos na cabeça da tíbia (100%). Representação esquemática
b-e Posição dos meniscos (80%) (segundo von LANZ e WACHSMUTH, 1972)
b no joelho em extensão
c no joelho em flexão
d no joelho em flexão e rotação medial
e no joelho em flexão e rotação lateral

Membro Inferior

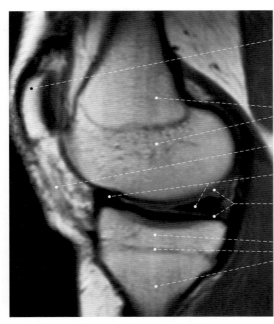

a
Patela

Fêmur
– Corpo do fêmur
– Côndilo medial

Corpo adiposo infrapatelar

Menisco medial

Cartilagem articular

Tíbia
– Côndilo medial
– Linha epifisial
– Corpo da tíbia

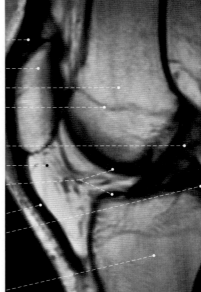

b
M. quadríceps femoral

Patela

Fêmur

Linha epifisial

Lig. cruzado anterior

Corpo adiposo infrapatelar

Cartilagem articular

Lig. da patela

Lig. cruzado posterior

Corpo da tíbia

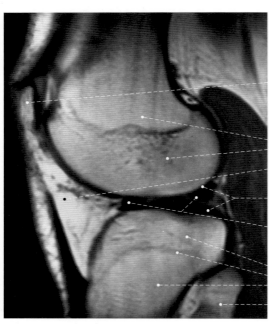

c

Patela

Fêmur
– Corpo do fêmur
– Côndilo lateral

Corpo adiposo infrapatelar

Cartilagem articular

Menisco lateral

Tíbia
– Côndilo lateral
– Linha epifisial
– Corpo da tíbia

Cabeça da fíbula

216 Articulação do joelho direito (80%)
Imagem de ressonância magnética sagital
(IRM, T_1-pesado) através
a da parte medial da articulação do joelho
b da parte média da articulação do joelho
c da parte lateral da articulação do joelho
Ossos e gordura podem ser bem reconhecidos

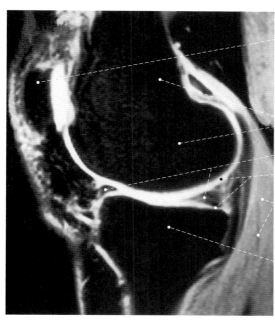

a
- Patela
- Fêmur
  - Corpo do fêmur
  - Côndilo medial
- Menisco medial
- Cartilagem articular
- M. tríceps sural
- M. gastrocnêmio Cabeça medial
- Tíbia Côndilo medial

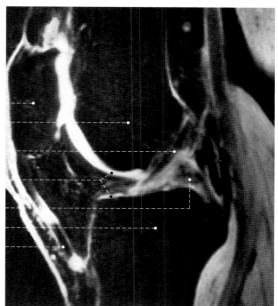

b
- Patela
- Fêmur
- Lig. cruzado anterior
- Cartilagem articular
- Lig. cruzado posterior
- Tíbia
- Lig. da patela

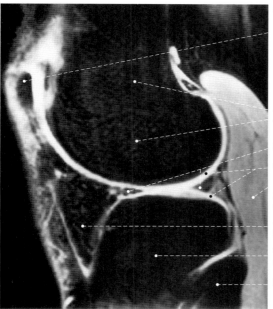

c
- Patela
- Fêmur
  - Corpo do fêmur
  - Côndilo lateral
- Menisco lateral
- Cartilagem articular
- M. tríceps sural
- M. gastrocnêmio Cabeça lateral
- Corpo adiposo infrapatelar
- Tíbia Côndilo lateral
- Cabeça da fíbula

217 Articulação do joelho direito (80%)

Imagem de ressonância magnética sagital (IRM, T_1-pesado, supressão de gordura) através
a da parte medial da articulação do joelho
b da parte média da articulação do joelho
c da parte lateral da articulação do joelho
Estruturas cartilagíneas e musculares podem ser bem reconhecidas

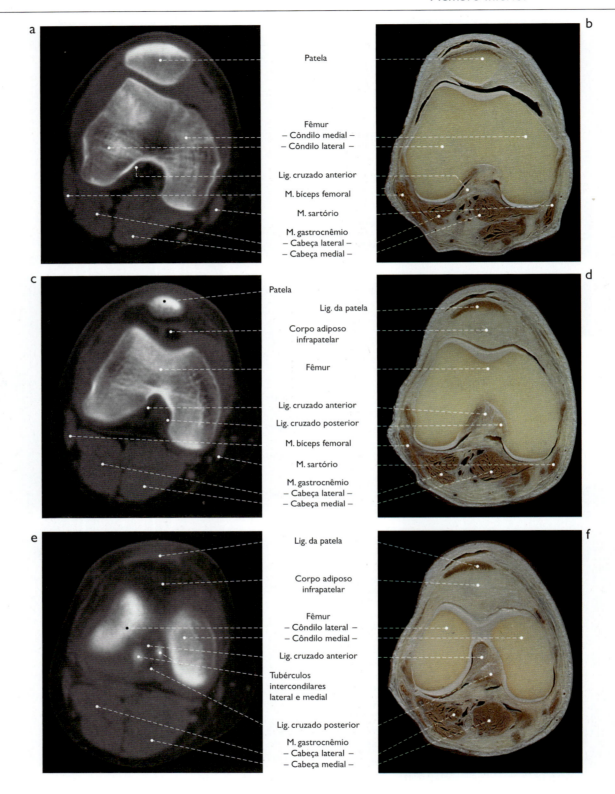

218 Articulação do joelho direito (65%)

Vista caudal
a, c, e Imagem de ressonância magnética axial (transversal) (IRM, T₁-pesado)
b, d, f Corte anatômico horizontal através
a, b da parte cranial
c, d da parte média
e, f da parte caudal da articulação do joelho

Membro Inferior

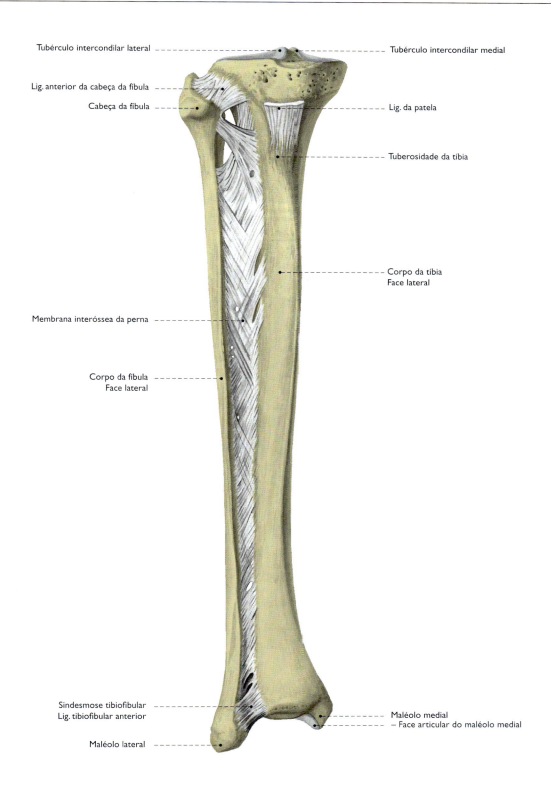

219 Articulação e sindesmose da perna direita (50%)
Vista ventral

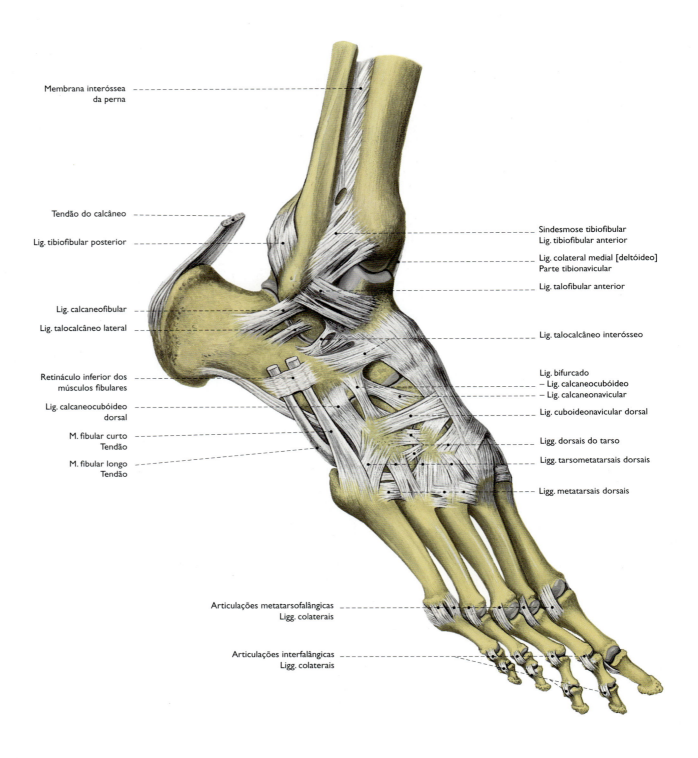

220 Articulações e ligamentos do pé direito (70%)
Vista lateral

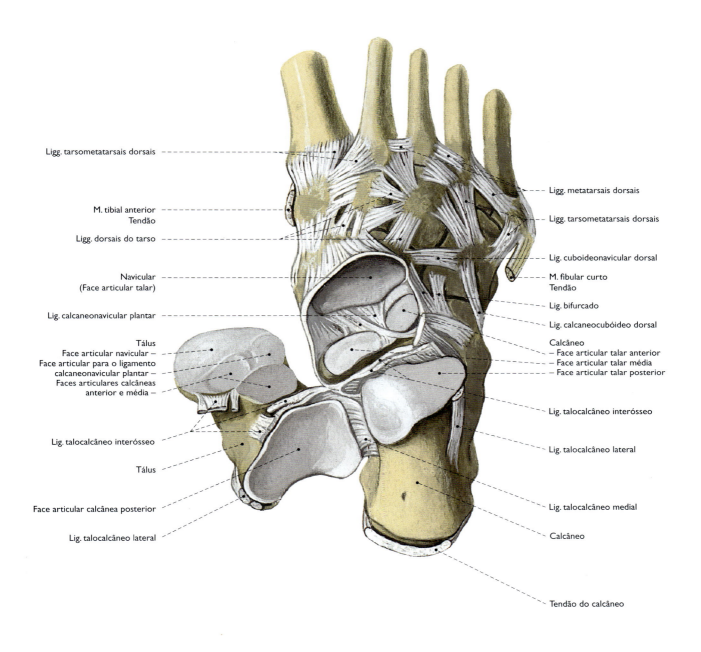

221 Articulações subtalar, talocalcaneonavicular e tarsometatársica do pé direito (90%)

O talo está girado medialmente.
Vista dorsal

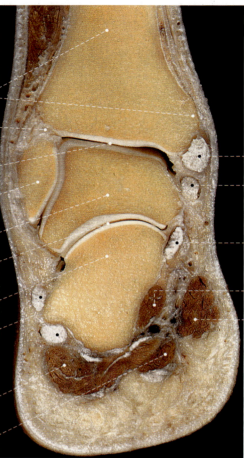
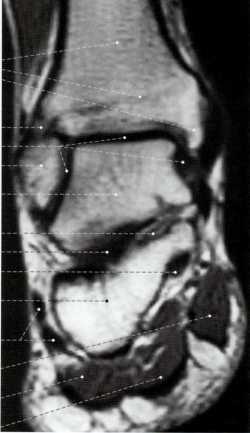

222 Ossos, articulações e ligamentos do pé direito (80%)

Corte frontal, vista distal
a Corte anatômico
b Imagem de ressonância magnética (IRM, T_1-pesado)

Membro Inferior

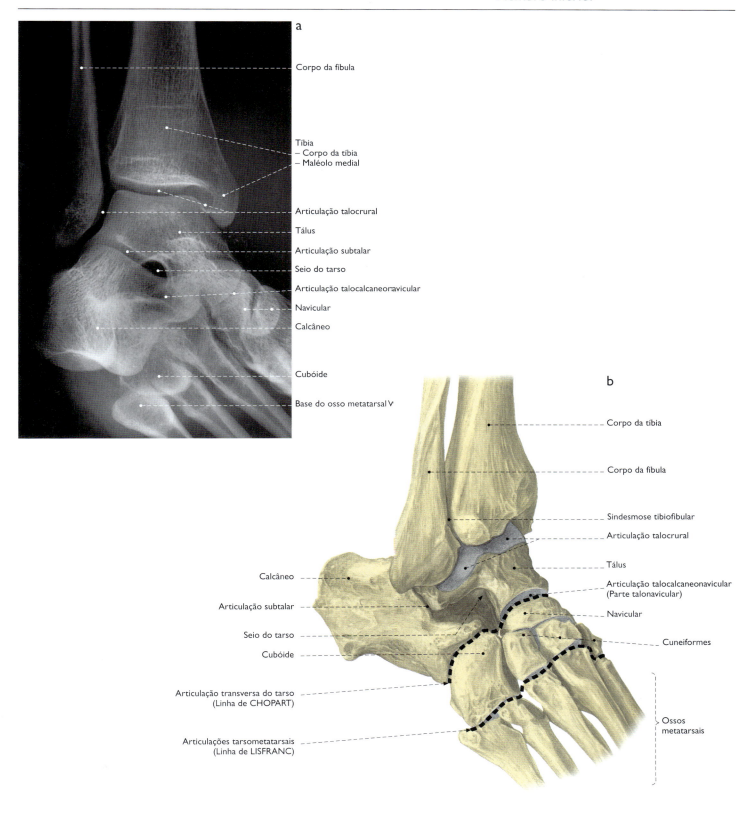

223 Ossos e articulações do pé direito (75%)

Vista oblíqua látero-distal
a Radiografia para mostrar as articulações talocrural, subtalar, talocalcaneonavicular, bem como o seio do tarso
b Representação anatômica correspondente

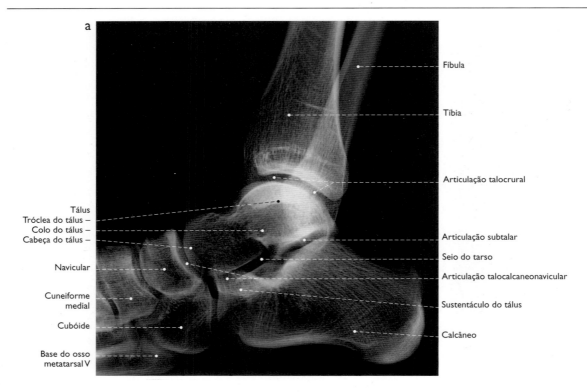

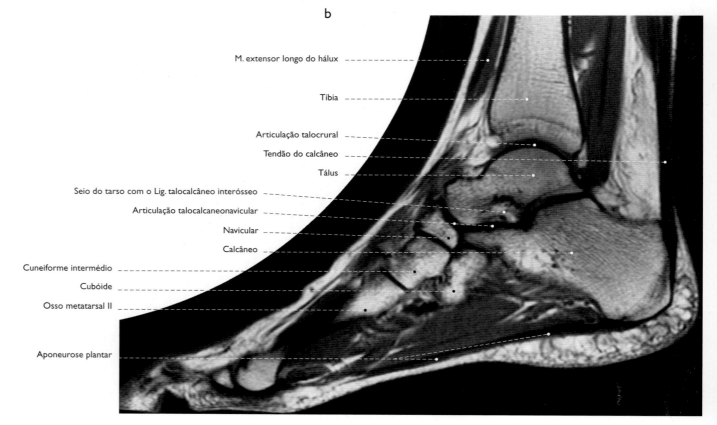

224 Ossos e articulações do pé direito (70%)

a Radiografia médio-lateral
b Imagem de ressonância magnética sagital (IRM, T_1-pesado) através do arco medial do esqueleto do pé, vista medial

Membro Inferior

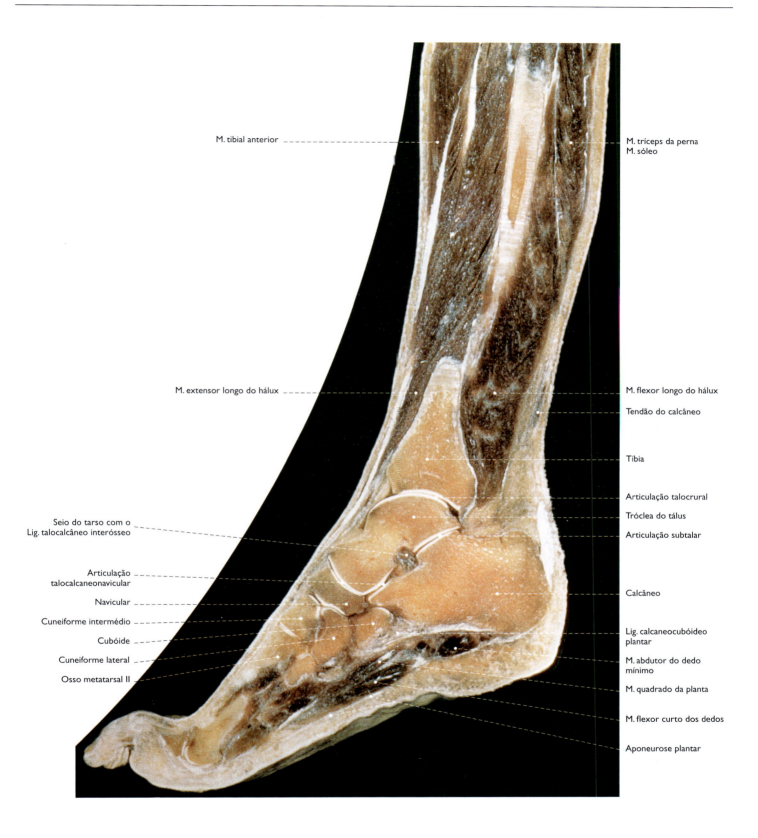

225 Ossos e articulações do pé direito (60%)

Corte anatômico sagital através do arco medial do esqueleto do pé, vista medial

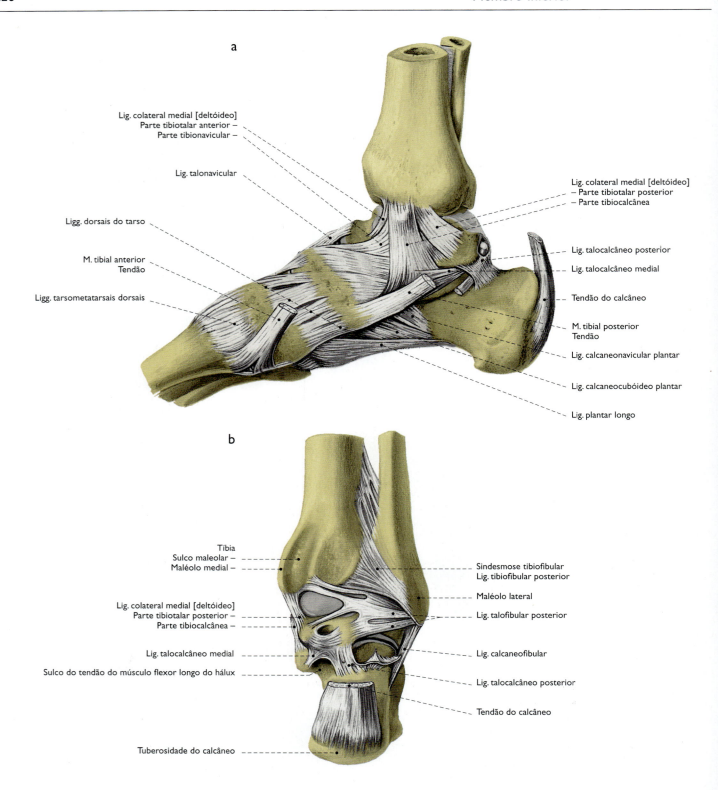

226 Articulações e ligamentos do pé direito (60%)
a Vista medial
b Vista dorsal

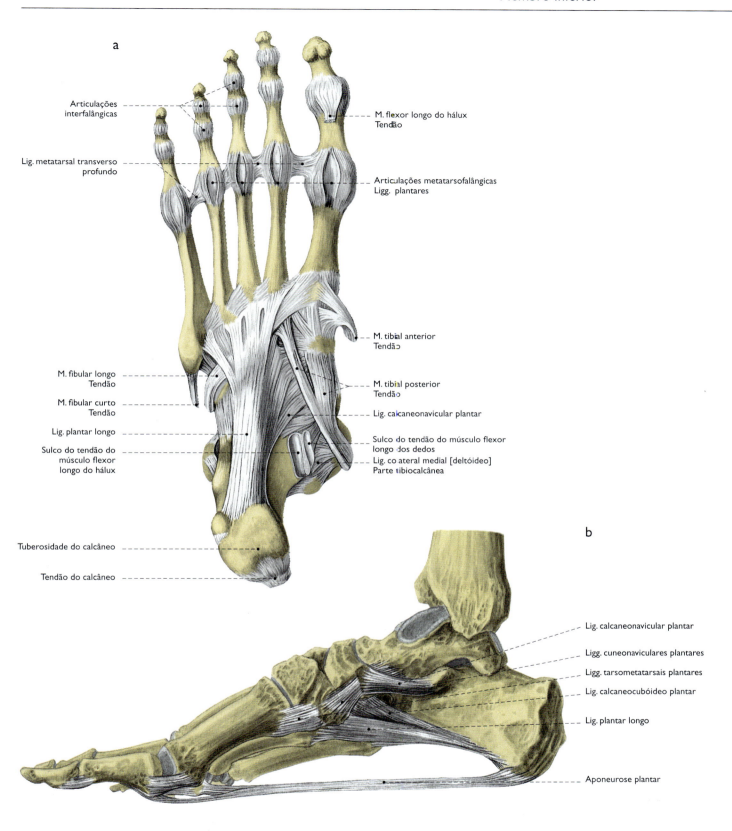

227 Articulações e ligamentos do pé direito (60%)

a Vista plantar
b Ligamentos que estabilizam as articulações subtalar e talocalcaneonavicular, vista medial

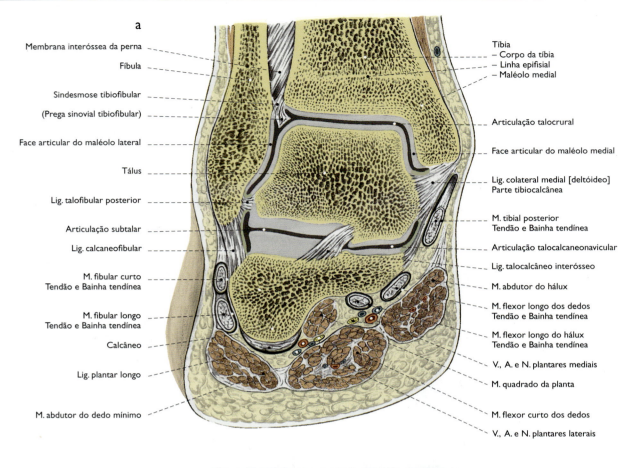
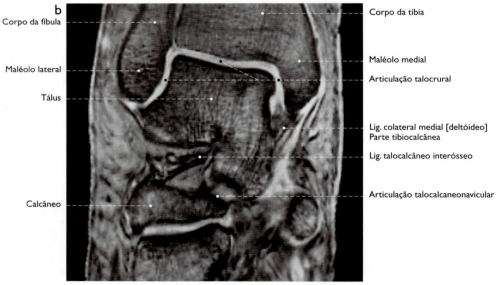

228 Articulações talocrural, subtalar e talocalcaneonavicular do pé direito
(100%)

Corte coronal, vista distal
a Corte anatômico
b Imagem de ressonância magnética (IRM, T$_2$-pesado)

Membro Inferior

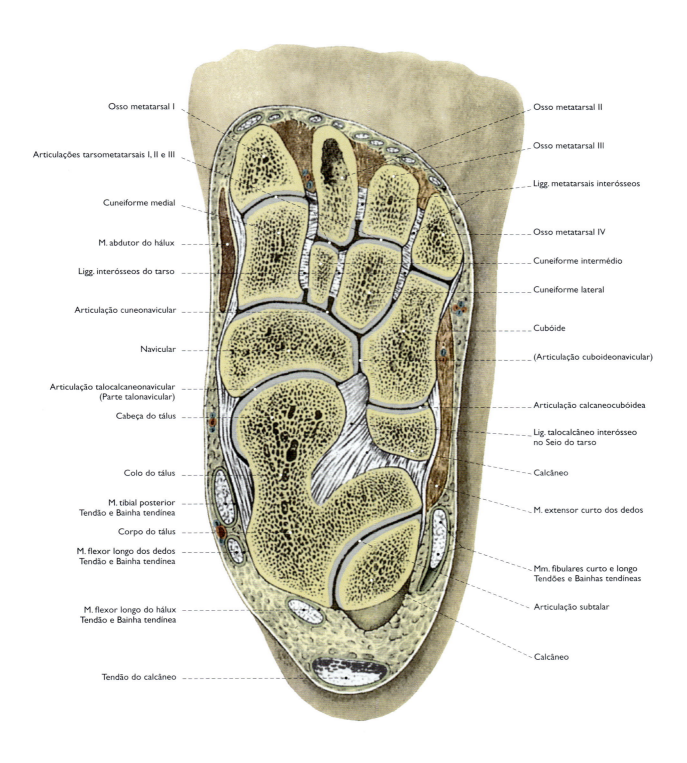

229 Articulações do pé direito (100%)
Corte horizontal através do pé direito, vista proximal da parte plantar

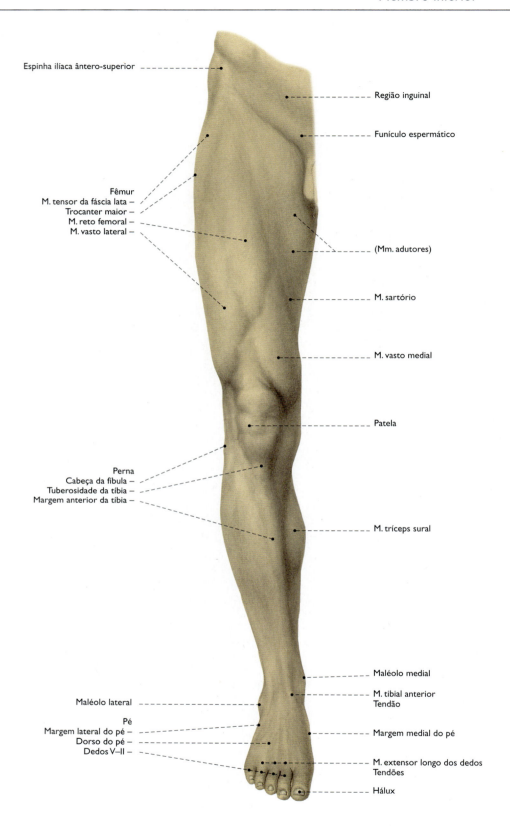

230 Relevos da superfície do membro inferior direito (20%)

Vista ventral

231 | Membro Inferior

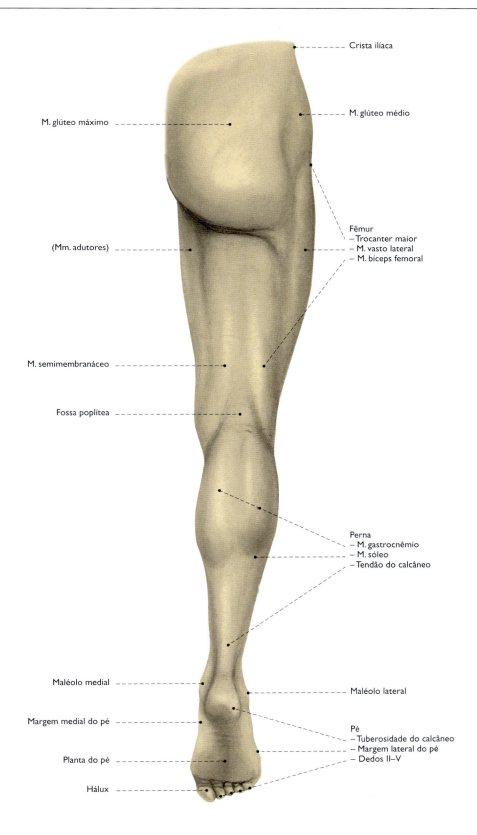

231 Relevos da superfície do membro inferior direito (20%)
Vista dorsal

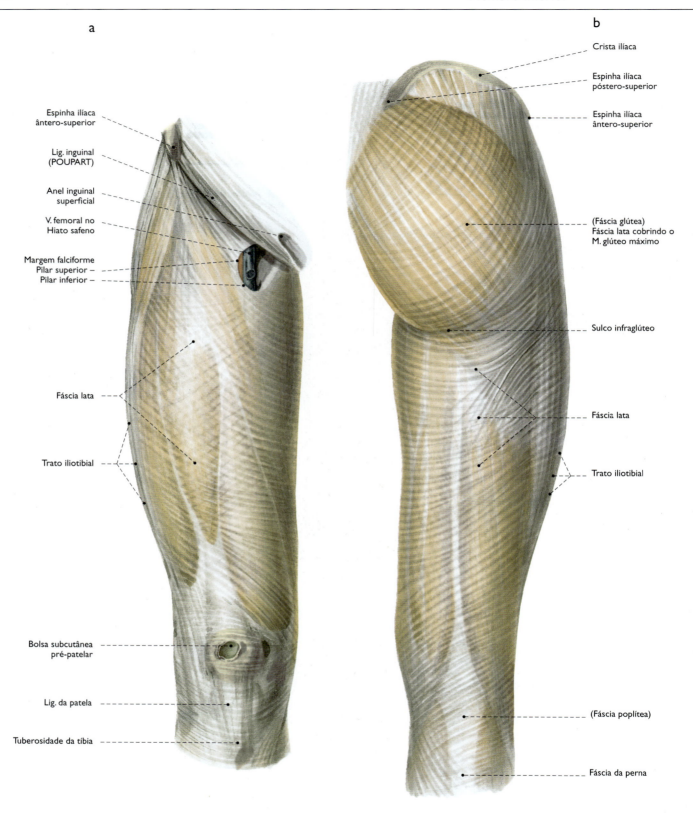

232 Fáscia lata da coxa direita (30%)
a A fáscia cribriforme foi removida. Vista ventral
b Vista dorsal

Membro Inferior

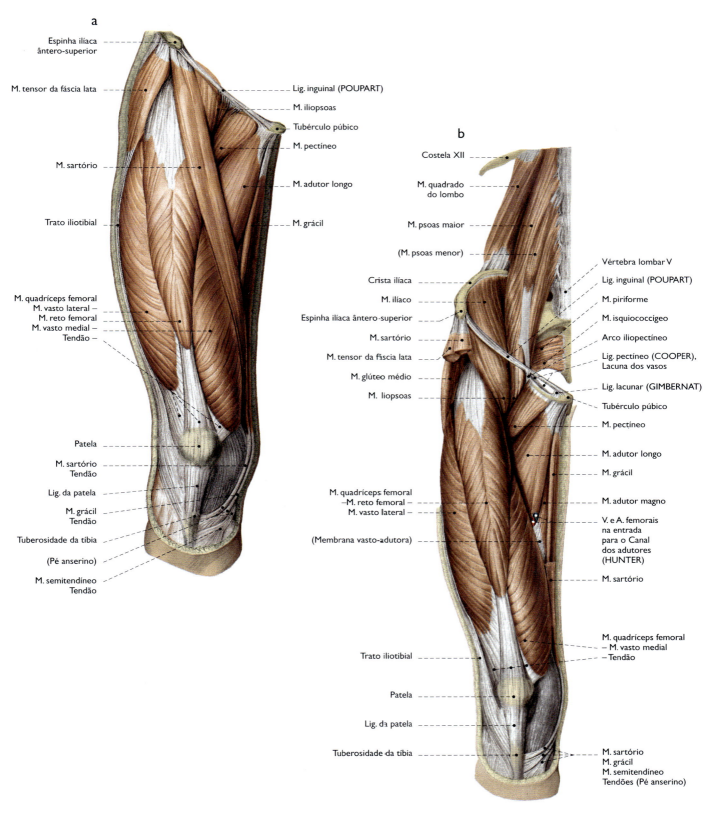

233 Músculos da coxa direita (25%)

Vista ventral
a Músculos anteriores da coxa
b Os Mm. sartório e tensor da fáscia lata foram parcialmente removidos. Alguns músculos da pelve são mostrados adicionalmente

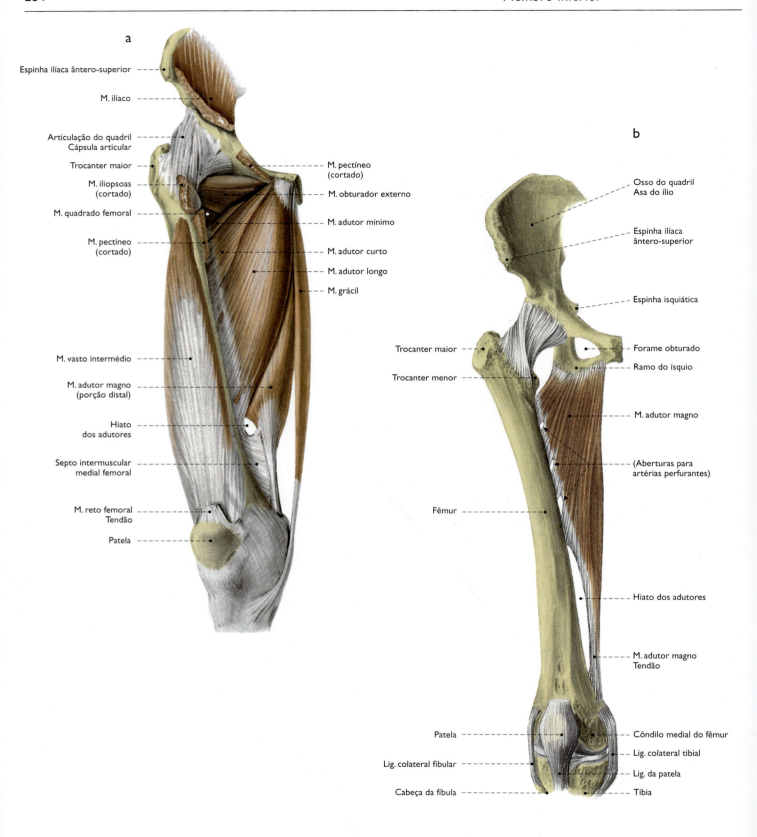

234 Músculos da coxa direita (25%)
Vista ventral
a Músculos mediais (adutores) da coxa e a parte profunda do M. quadríceps femoral
b M. adutor magno

Membro Inferior

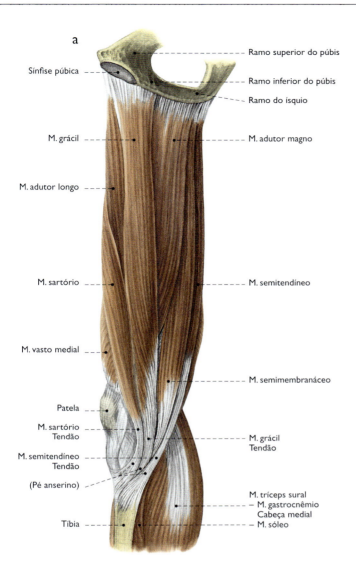
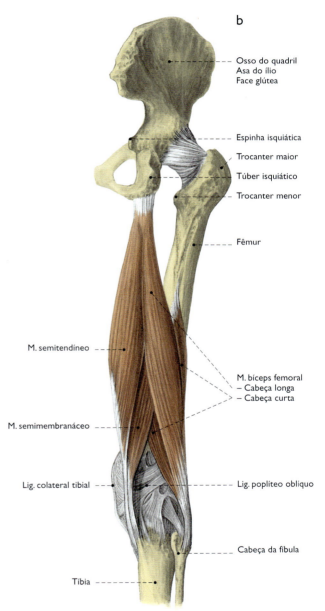

235 Músculos da coxa direita (25%)

a O grupo dos adutores, vista medial
b Músculos posteriores da coxa (do "jarrete" — isquiocrurais), vista dorsal

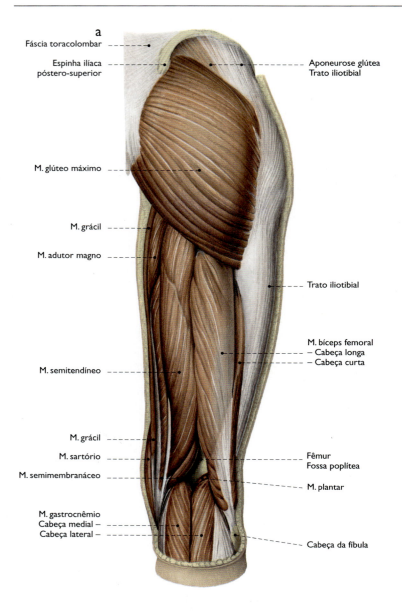
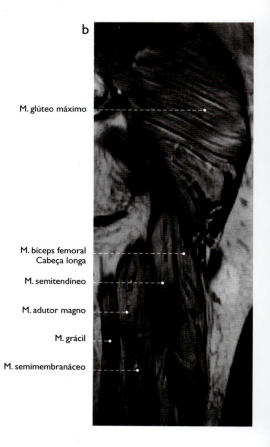

236 Músculos da coxa direita e camada superficial dos músculos do quadril

a Vista dorsal (20%)
b Imagem de ressonância magnética frontal (IRM, T_1-pesado)

Membro Inferior

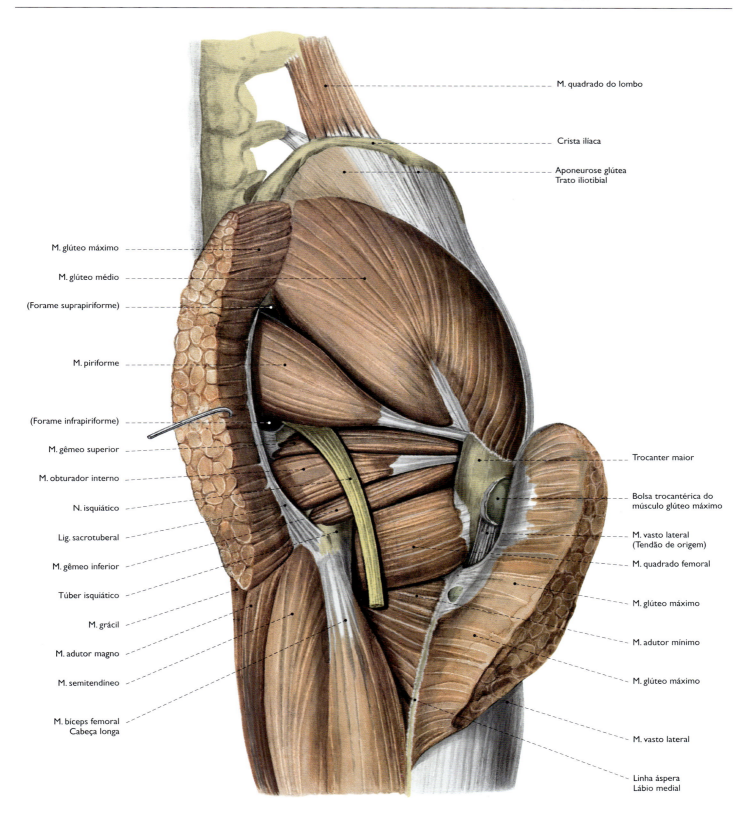

237 Músculos do quadril direito (50%)
Camada profunda. O M. glúteo máximo foi transeccionado e rebatido. Vista dorsal

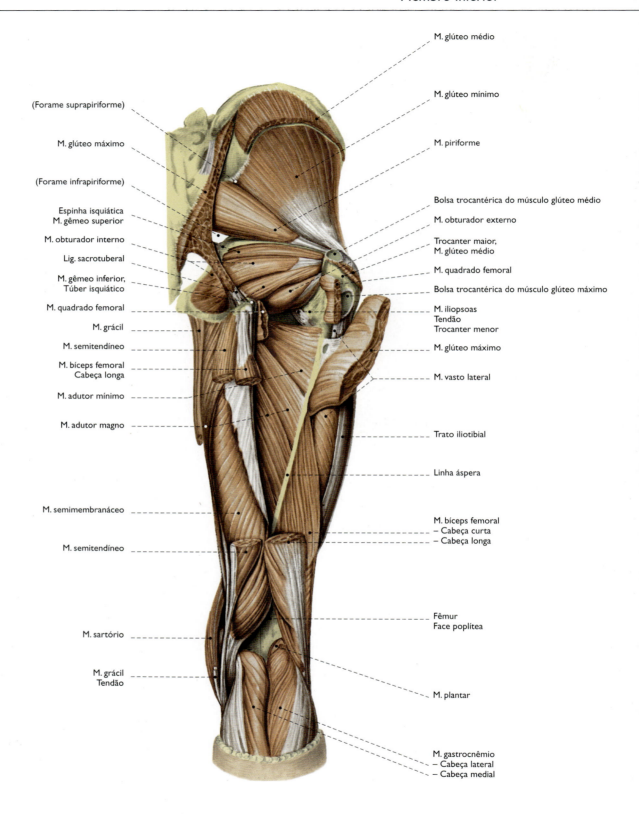

238 Músculos da coxa e quadril direitos (30%)

Camada muscular profunda. Os músculos superficiais foram parcialmente removidos. Vista dorsal

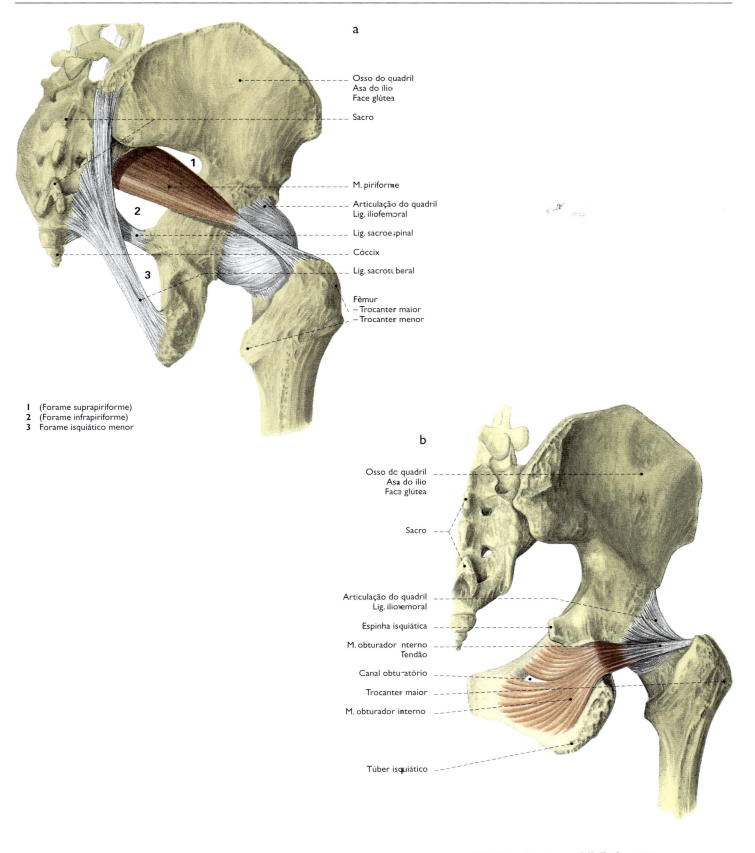

239 **Músculos do quadril direito** (40%)
a M. piriforme, vista dorso-lateral
b M. obturador interno, vista dorsal

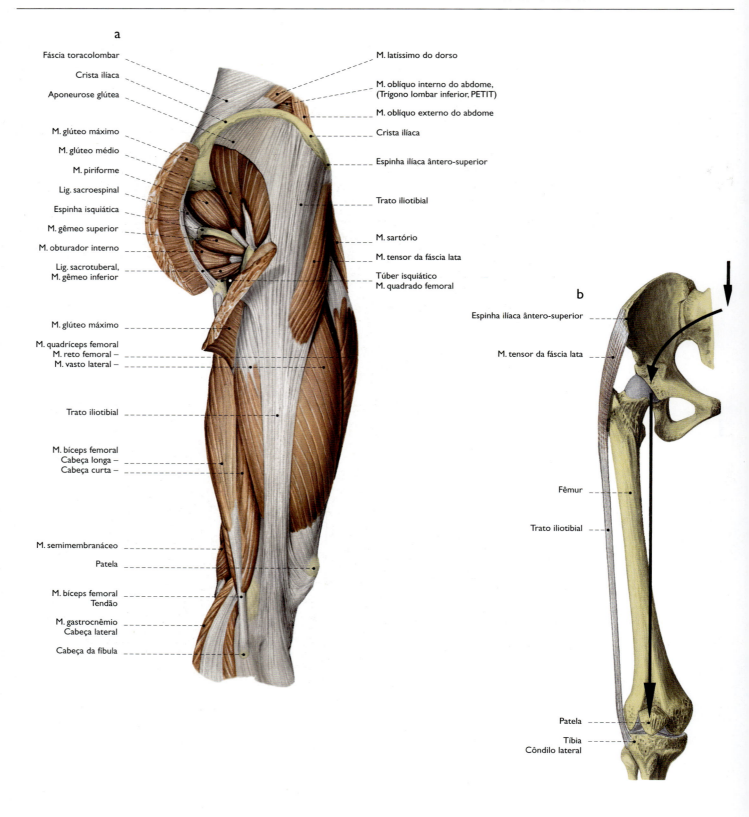

240 Músculos da coxa direita e do quadril (20%)

a O M. glúteo máximo foi transeccionado e rebatido. Vista lateral
b O M. tensor da fáscia lata e o trato iliotibial, vista ventral. A seta indica a linha de peso na posição ereta

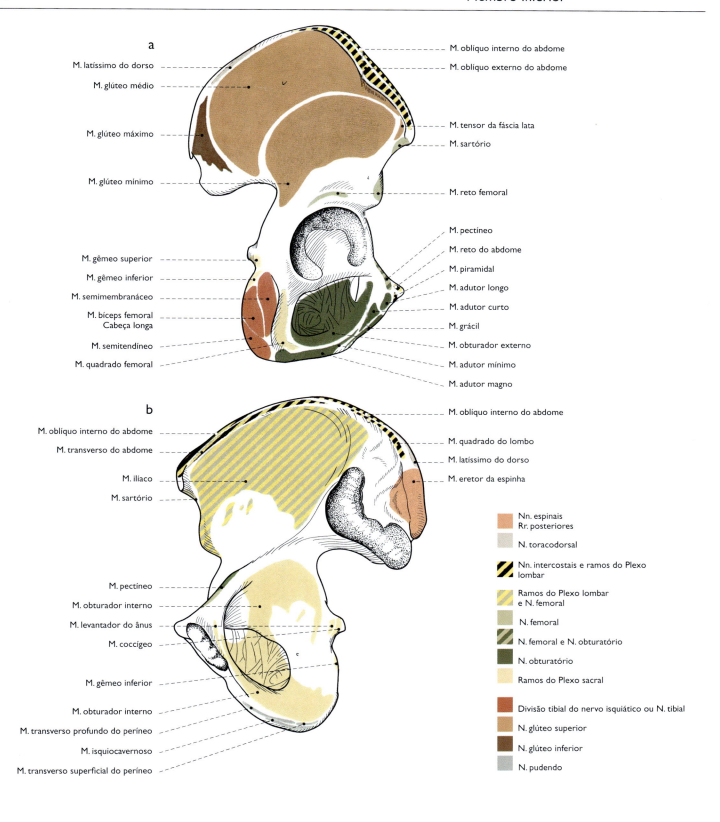

241 Inserções musculares no osso do quadril direito

As cores indicam a inervação dos músculos que se inserem na
a Superfície lateral
b Superfície medial

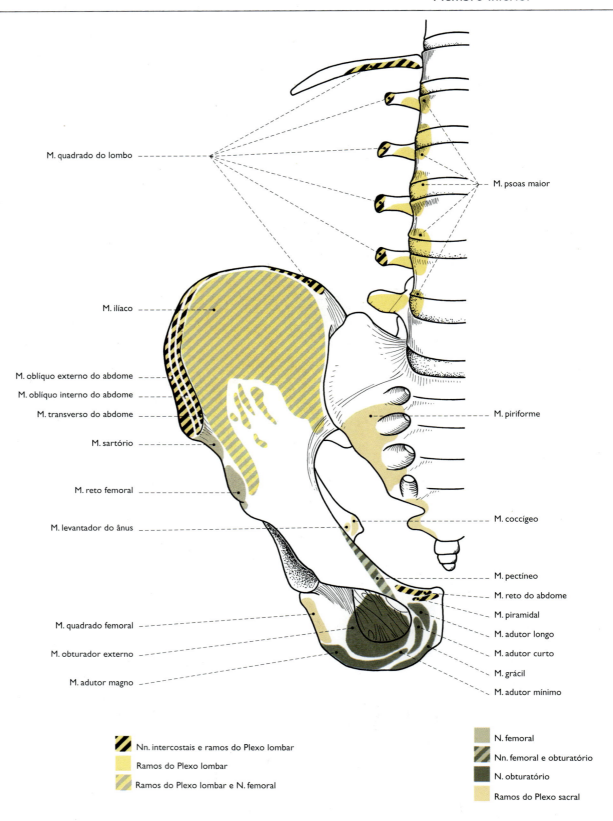

242 Inserções musculares na parte lombar da coluna vertebral e pelve direitas

As cores indicam a inervação.
Vista ventral

Membro Inferior

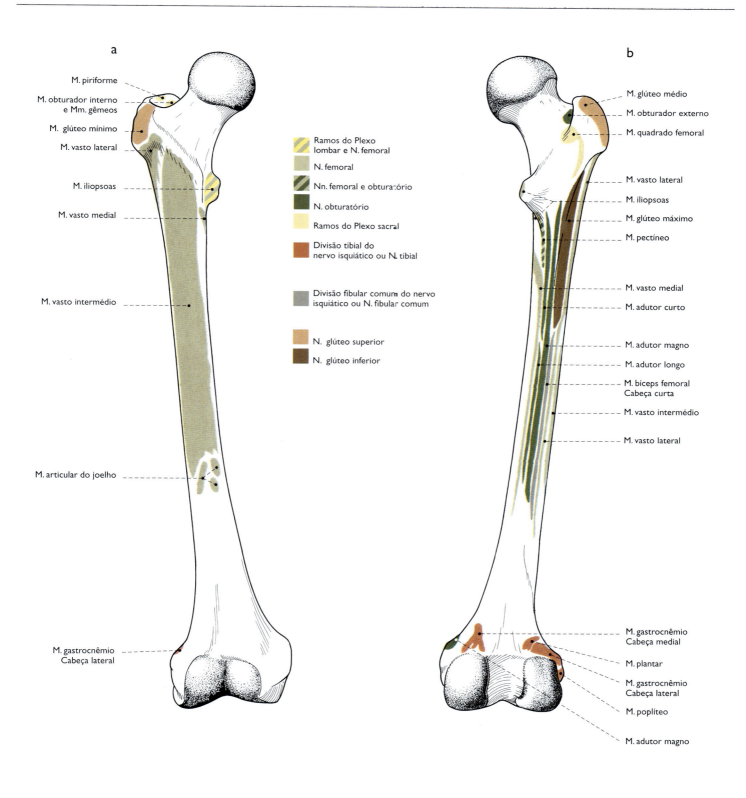

243 Inserções musculares no fêmur direito

As cores indicam a inervação dos músculos que se inserem
a na superfície ventral
b na superfície dorsal

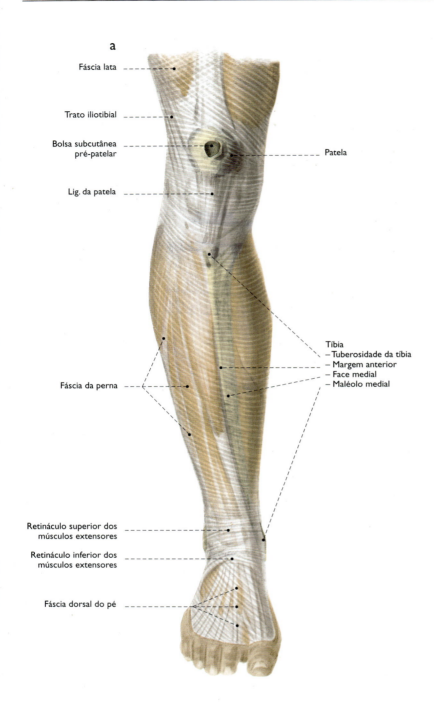
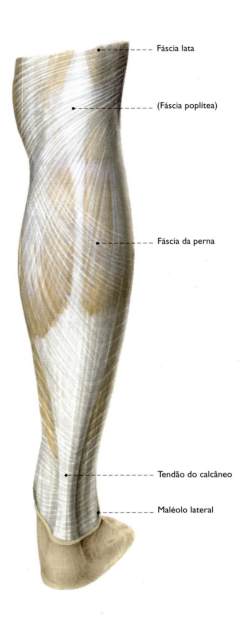

244 Fáscias na perna e dorso do pé direitos (25%)
a Vista ventral
b Vista dorsal

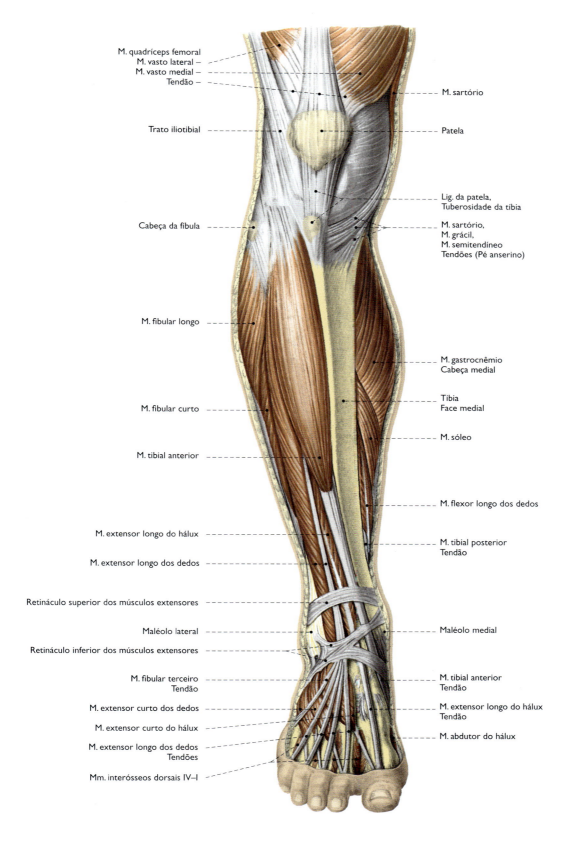

245 Músculos da perna e dorso do pé direitos (30%)

Vista ventral

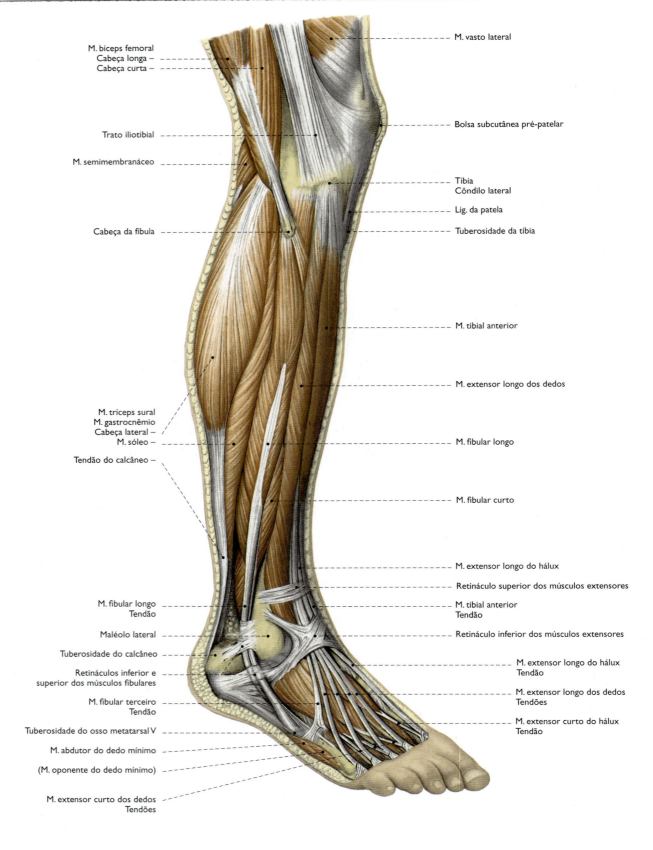

246 Músculos da perna e dorso do pé direitos (30%)
Vista lateral

Membro Inferior

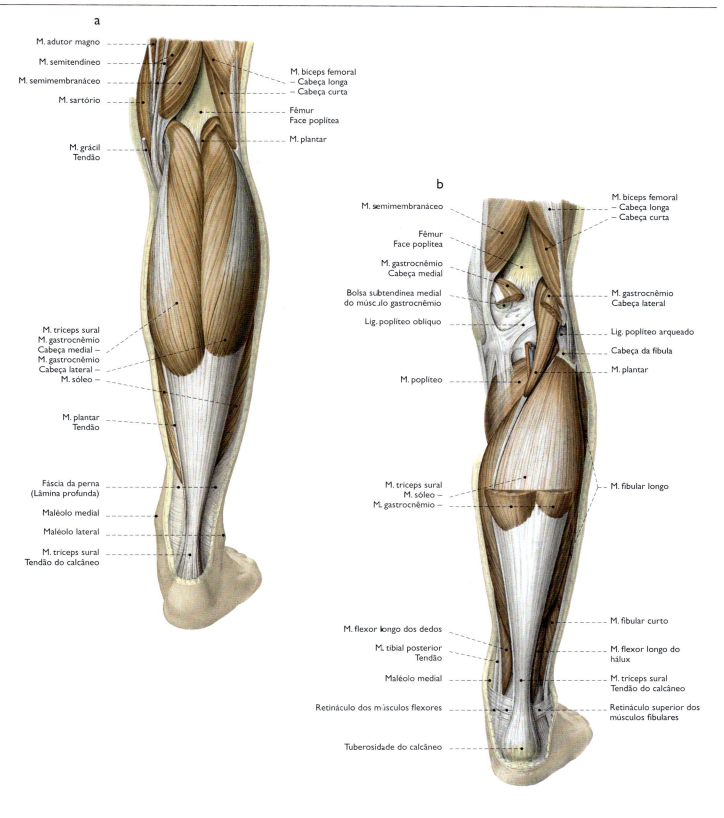

247 Músculos da perna direita (25%)

Vista dorsal
a Camada superficial
b Camada superficial após a remoção parcial do M. gastrocnêmio

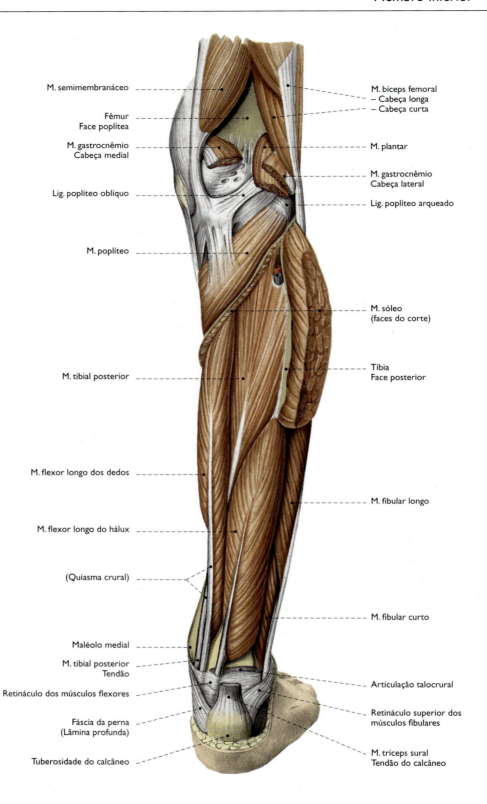

248 Músculos da perna direita (30%)

Camada profunda, vista dorsal

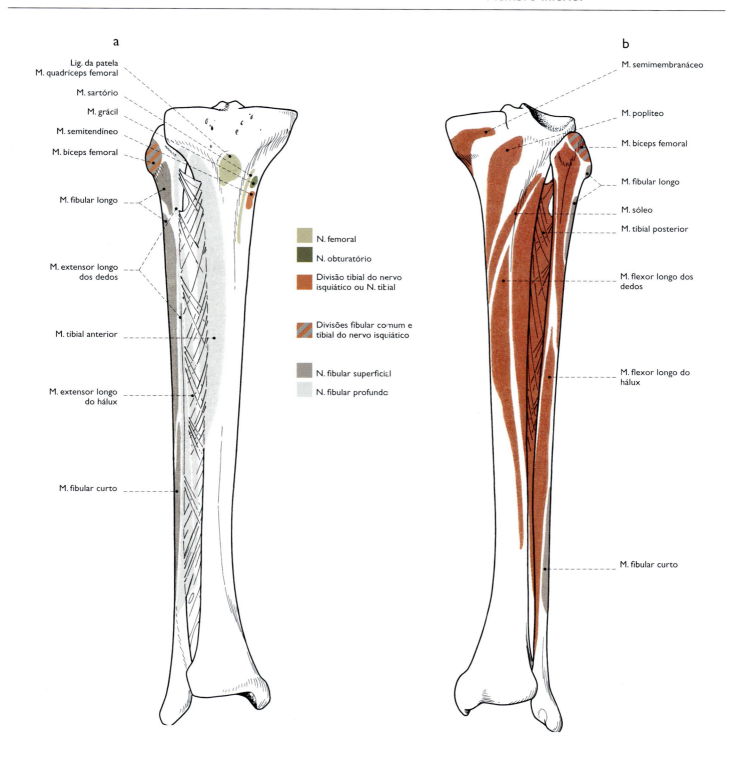

249 Inserções musculares na tíbia, fíbula e membrana interóssea da perna direita

As cores indicam a inervação dos músculos que se inserem na
a superfície ventral
b superfície dorsal

250　　　　　　　　　　　　　　　　　　　　　　　　　　　　　　　　　　　　　　Membro Inferior

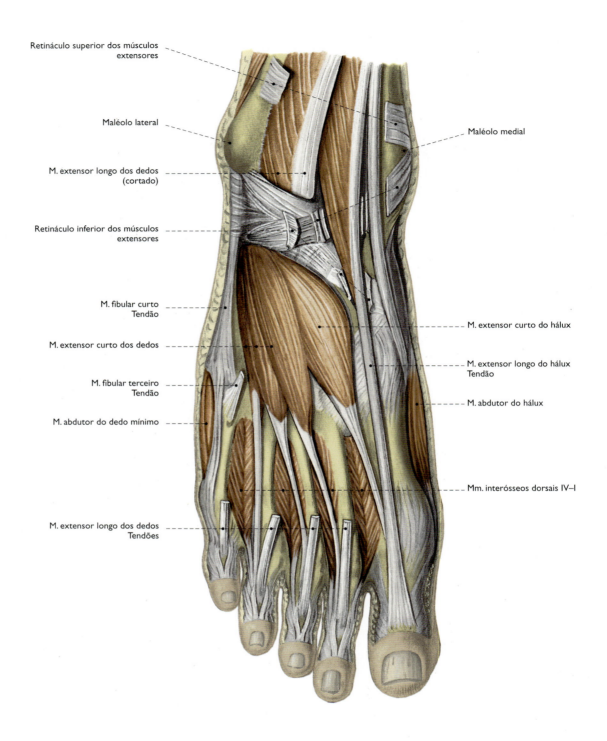

250　Músculos do dorso do pé direito
(75%)

O M. extensor longo dos dedos
e os retináculos dos músculos extensores
foram parcialmente removidos. Vista ventral

Membro Inferior

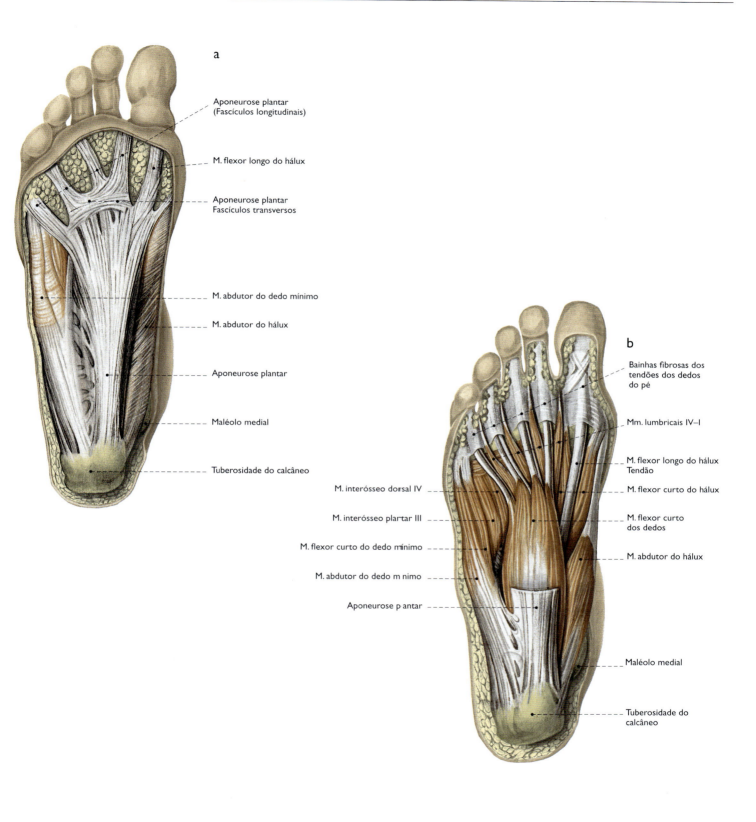

251 Músculos da planta do pé direito
(50%)

Vista plantar
a Aponeurose plantar e músculos superficiais
b Camada superficial após a remoção parcial da aponeurose plantar

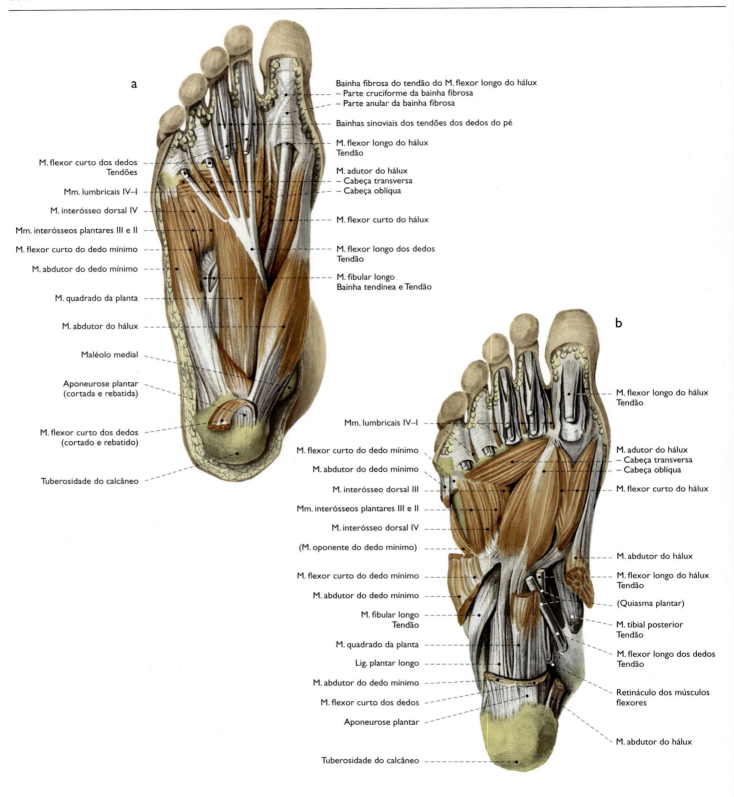

252 Músculos da planta do pé direito
(50%)

Vista plantar
a Camada profunda após a remoção parcial da aponeurose plantar e do M. flexor curto dos dedos
b A camada mais profunda após extensa remoção dos músculos das camadas superficial e profunda

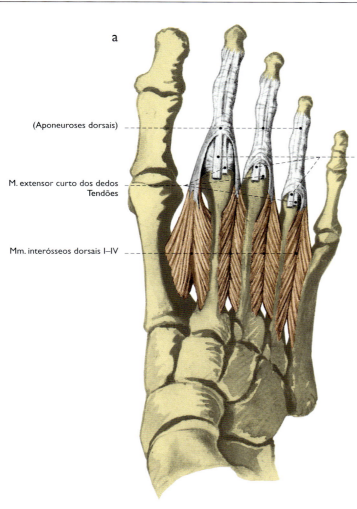
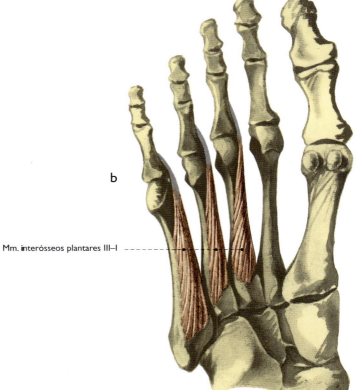

253 Músculos interósseos do pé direito
(75%)

a Músculos interósseos dorsais, vista dorsal
b Músculos interósseos plantares, vista plantar

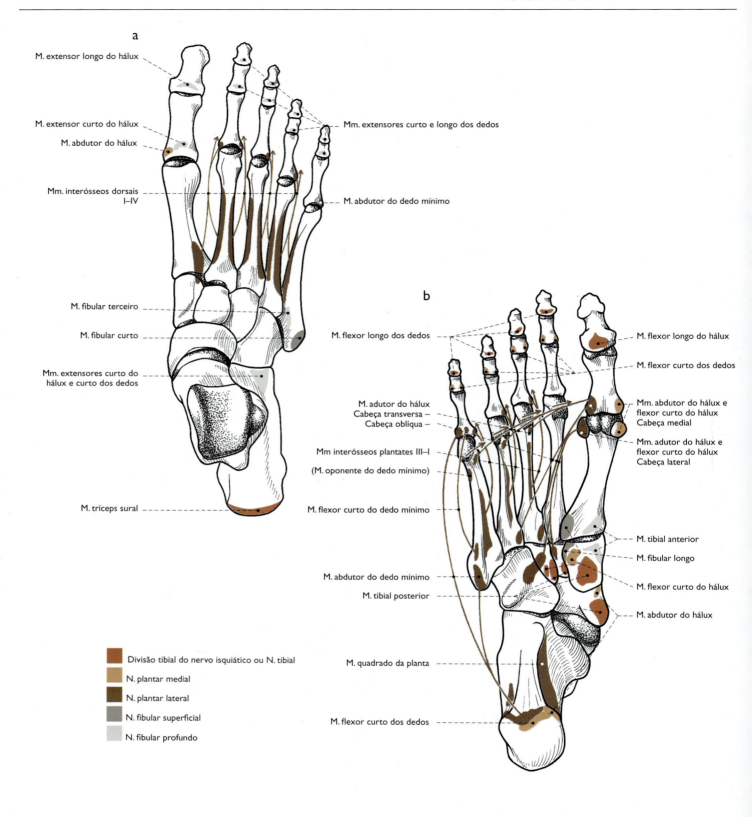

254 Inserções musculares no esqueleto do pé direito

As cores indicam a inervação dos músculos que se inserem
a na superfície dorsal
b na superfície plantar

Membro Inferior

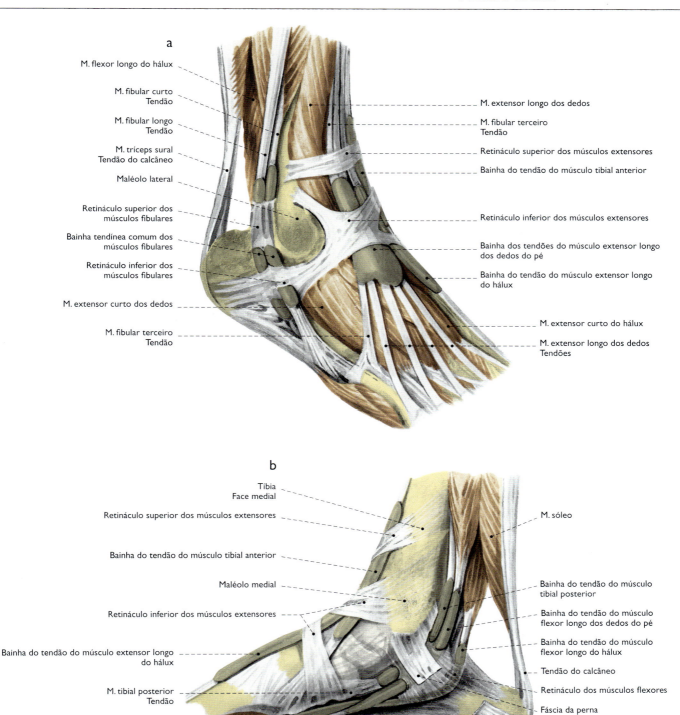

255 Bainhas tendíneas na região da articulação talocrural do pé direito (50%)
a Vista lateral
b Vista medial

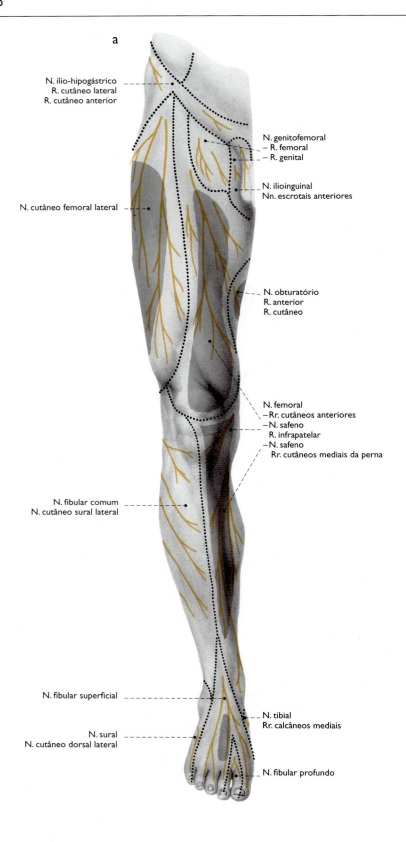
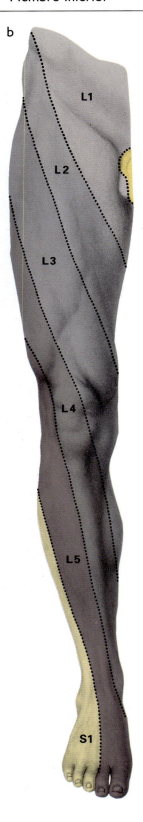

256 Inervação cutânea e segmentar do membro direito (20%)

Representação esquemática, vista ventral
a Os nervos cutâneos e áreas de inervação. As áreas autônomas dos diferentes nervos estão coradas em cinza-escuro
b Inervação segmentar (dermátomos)

Membro Inferior

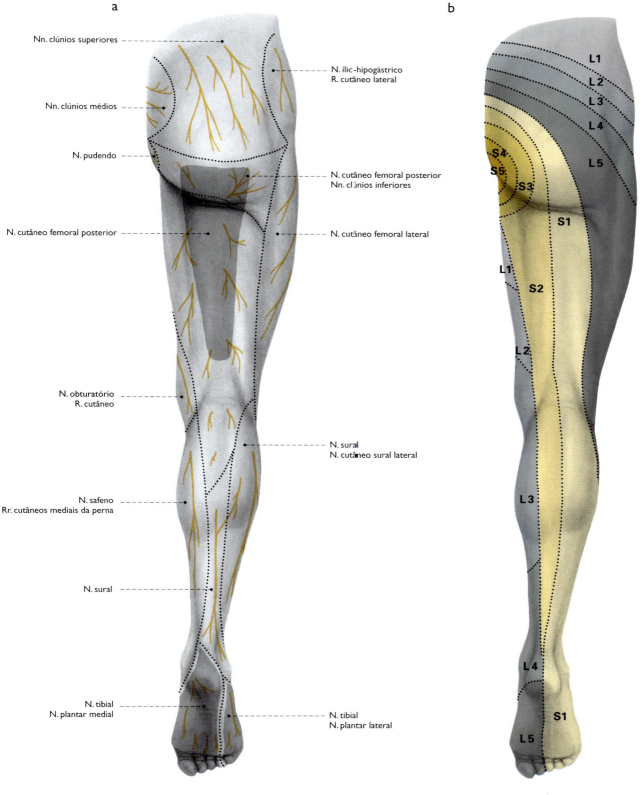

257 Inervação cutânea e segmentar do membro inferior direito (20%)

Representação esquemática, vista dorsal
a Nervos cutâneos e áreas de inervação.
As áreas autônomas dos diferentes nervos estão coradas em cinza-escuro
b Inervação segmentar (dermátomos)

Membro Inferior

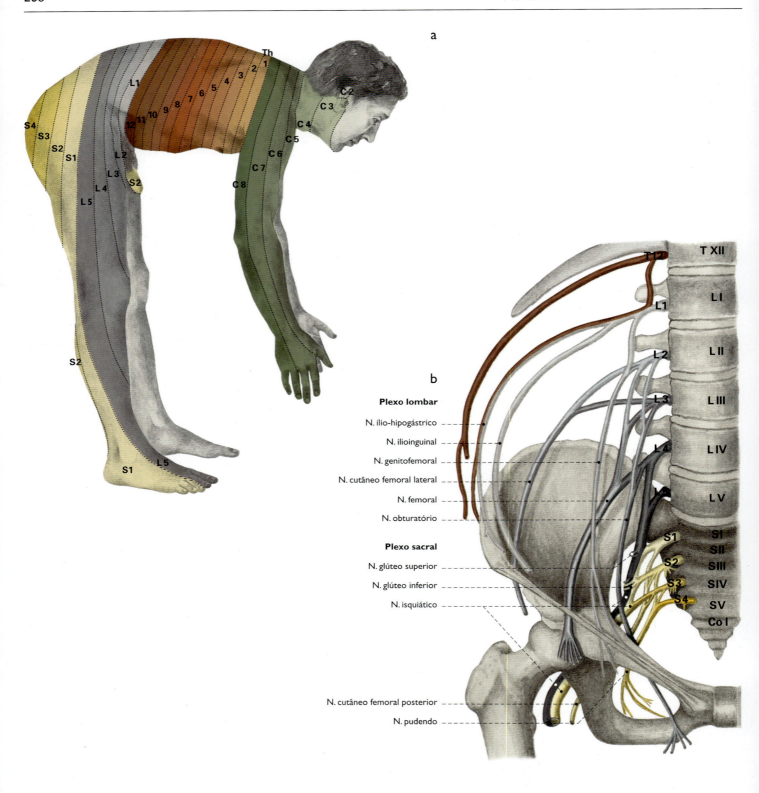

258 Inervação segmentar e plexo lombossacral

a Inervação segmentar (dermátomos) do membro superior, tórax e membro inferior (segundo von LANZ e WACHSMUTH, 1972)
b Esquema de distribuição do plexo lombossacral

Membro Inferior

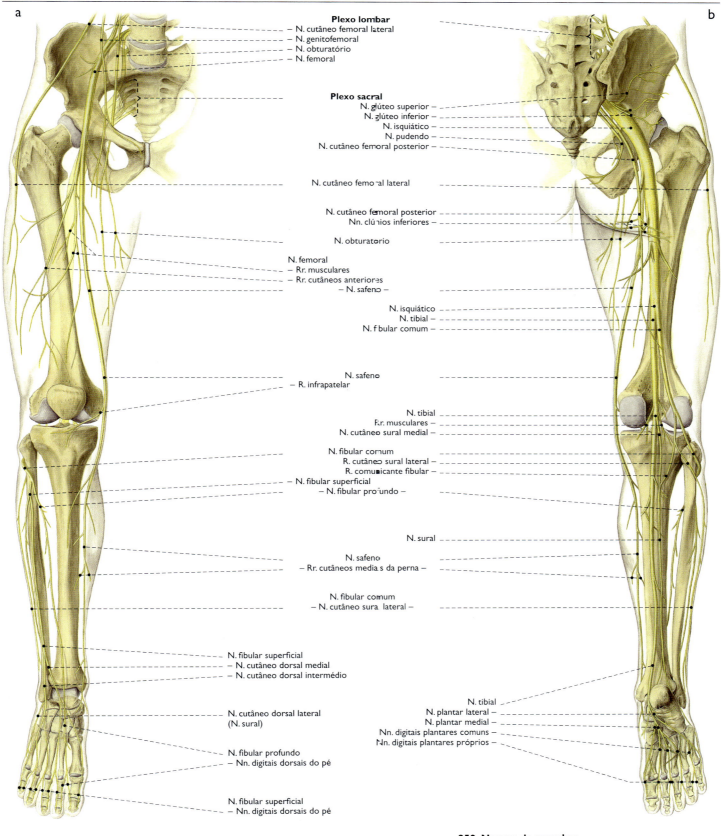

259 Nervos do membro inferior direito (20%)

Representações esquemáticas
a Vista ventral
b Vista dorsal

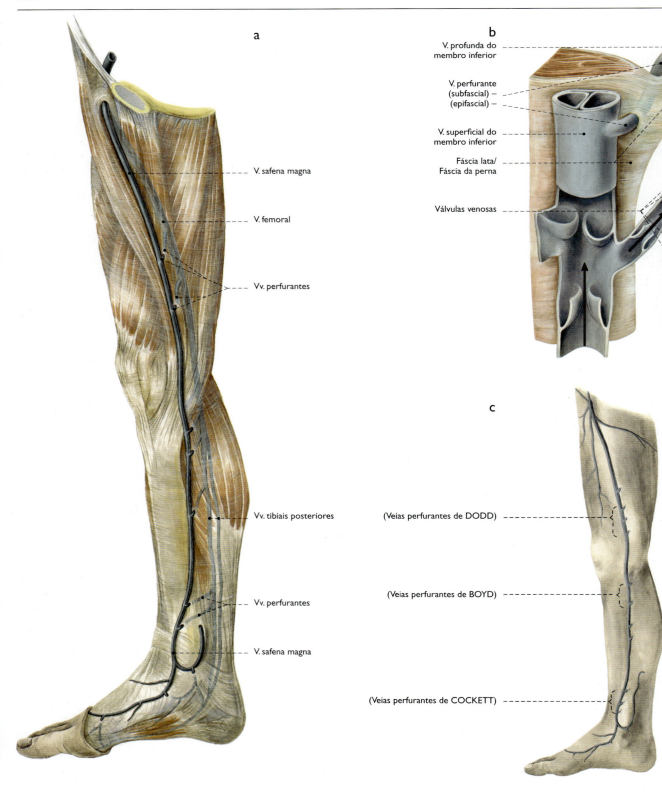

260 Veias do membro inferior direito
a Veias superficiais e profundas do membro inferior (20%), vista medial
b Conexão entre as veias superficiais e profundas através das veias perfurantes (200%), representação esquemática
c Principais localizações das veias perfurantes no membro inferior (10%), vista medial

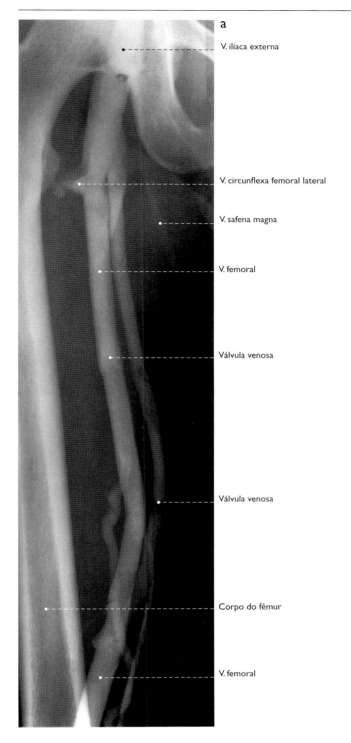
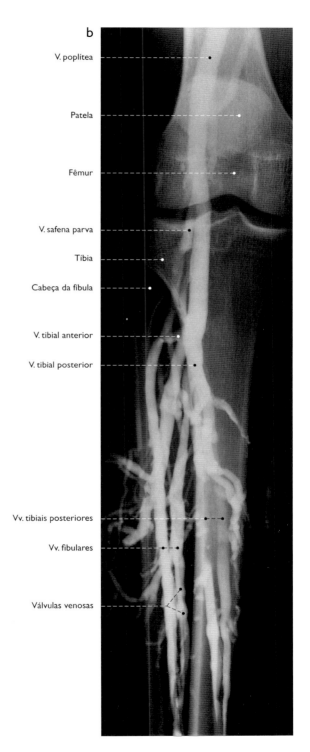

261 Veias do membro inferior direito
(45%)

a Flebograma ântero-posterior da coxa
b Flebograma ântero-posterior da perna

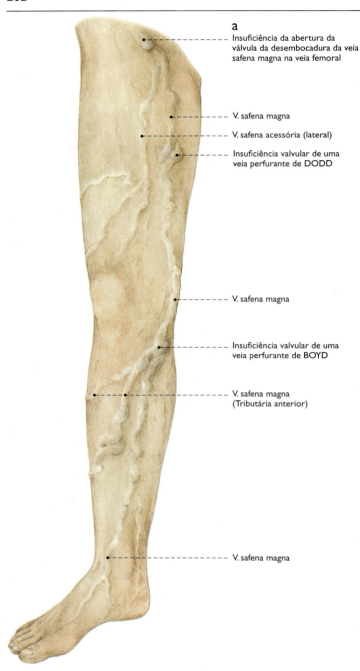

a
- Insuficiência da abertura da válvula da desembocadura da veia safena magna na veia femoral
- V. safena magna
- V. safena acessória (lateral)
- Insuficiência valvular de uma veia perfurante de DODD
- V. safena magna
- Insuficiência valvular de uma veia perfurante de BOYD
- V. safena magna (Tributária anterior)
- V. safena magna

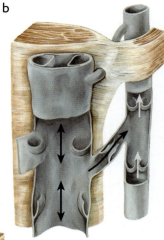

b

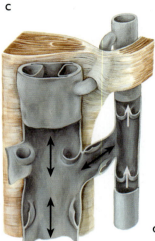

c

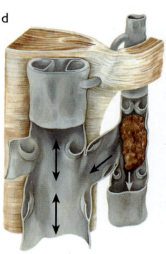

d

262 Veias do membro direito inferior

- a Varicose envolvendo troncos e raízes da veia safena magna na coxa e na perna do membro inferior direito
- b-d Representação das três principais causas de varicose (cf. fig. 260b)
- b A fraqueza do tecido conectivo devido à predisposição genética resulta em dilatação e insuficiência valvular das **veias superficiais**. As veias perfurantes e profundas não são afetadas
- c A insuficiência valvular das **veias perfurantes** leva a uma carga adicional de volume e, desse modo, a uma dilatação das veias superficiais
- d A **trombose da veia profunda** força uma circulação colateral e, assim, resulta na dilatação e insuficiência valvular das veias perfurantes e superficiais

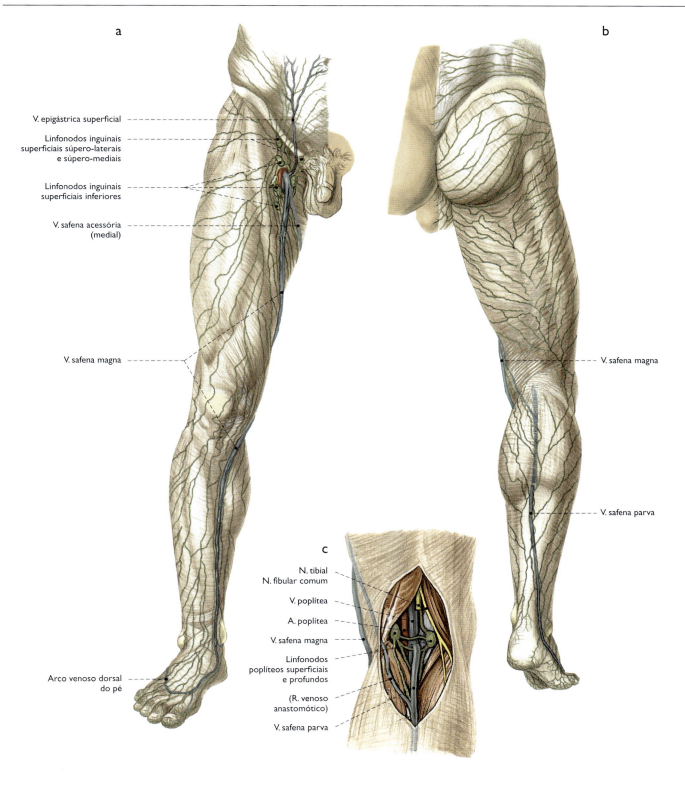

263 Vasos linfáticos e linfonodos do membro inferior direito

a Vista ventral (20%)
b Vista dorsal (20%)
c Vasos linfáticos na fossa poplítea (30%), vista dorsal

264 Membro Inferior

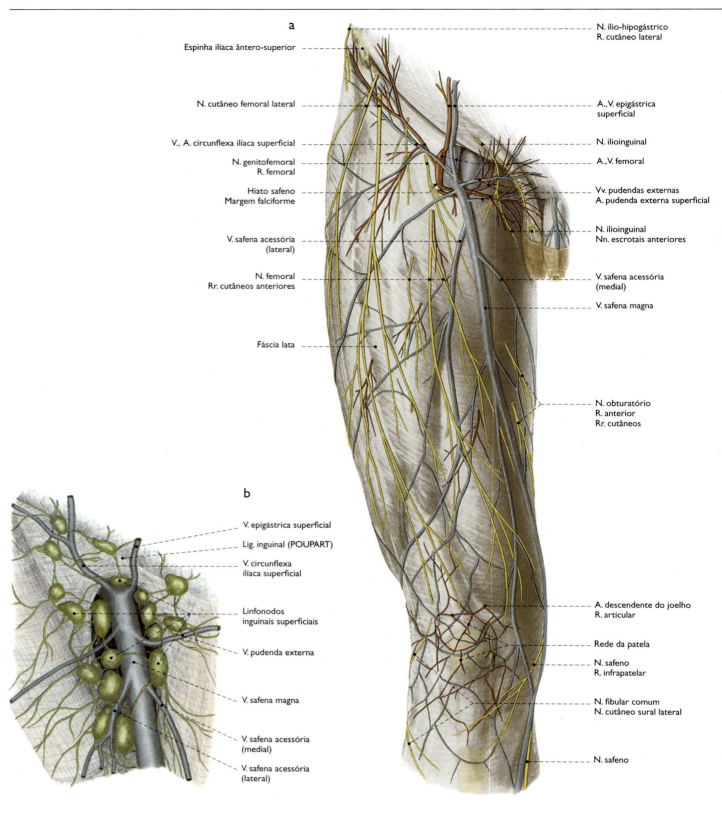

264 Vasos sangüíneos subcutâneos, nervos e linfonodos da coxa direita
a Vista ventral (30%)
b Arranjo venoso e linfonodos no e ao redor do hiato safeno (70%)

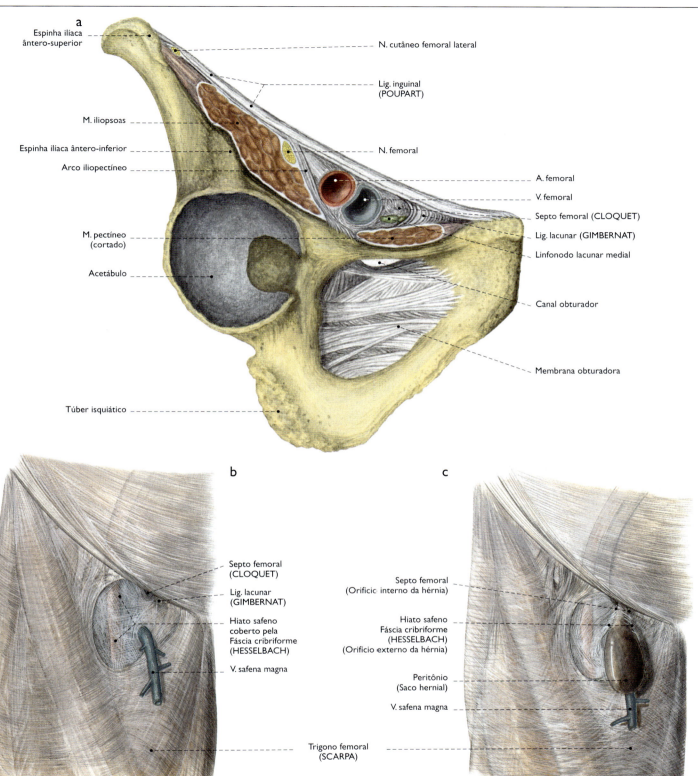

265 Região inguinal e trígono femoral

a Estruturas passando atrás do ligamento inguinal (60%) (segundo von LANZ e WACHSMUTH, 1972). Vista caudal
b, c Trígono femoral, hiato safeno e hérnia femoral (30%). Vista ventral

Membro Inferior

a

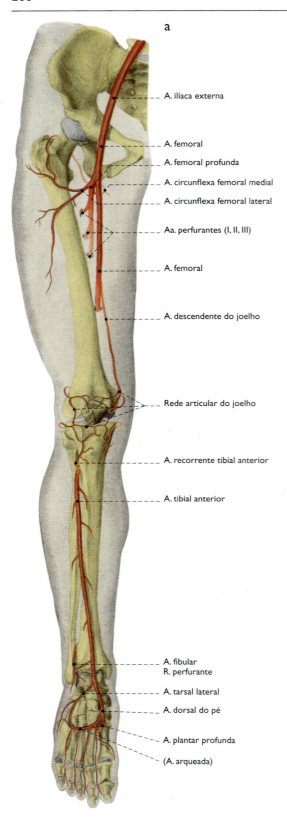

- A. ilíaca externa
- A. femoral
- A. femoral profunda
- A. circunflexa femoral medial
- A. circunflexa femoral lateral
- Aa. perfurantes (I, II, III)
- A. femoral
- A. descendente do joelho
- Rede articular do joelho
- A. recorrente tibial anterior
- A. tibial anterior
- A. fibular R. perfurante
- A. tarsal lateral
- A. dorsal do pé
- A. plantar profunda
- (A. arqueada)

b

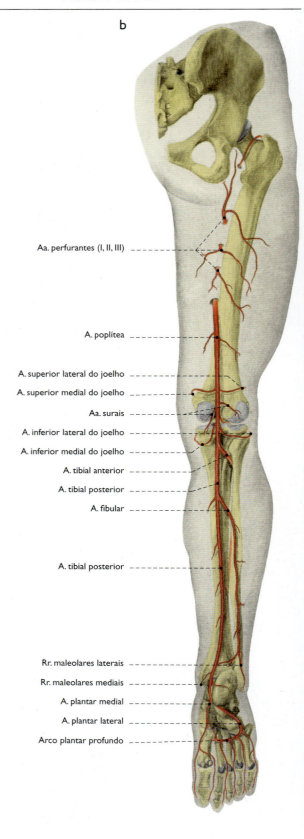

- Aa. perfurantes (I, II, III)
- A. poplítea
- A. superior lateral do joelho
- A. superior medial do joelho
- Aa. surais
- A. inferior lateral do joelho
- A. inferior medial do joelho
- A. tibial anterior
- A. tibial posterior
- A. fibular
- A. tibial posterior
- Rr. maleolares laterais
- Rr. maleolares mediais
- A. plantar medial
- A. plantar lateral
- Arco plantar profundo

266 Artérias do membro inferior direito (20%)
Representação esquemática
a Vista ventral
b Vista dorsal

Membro Inferior

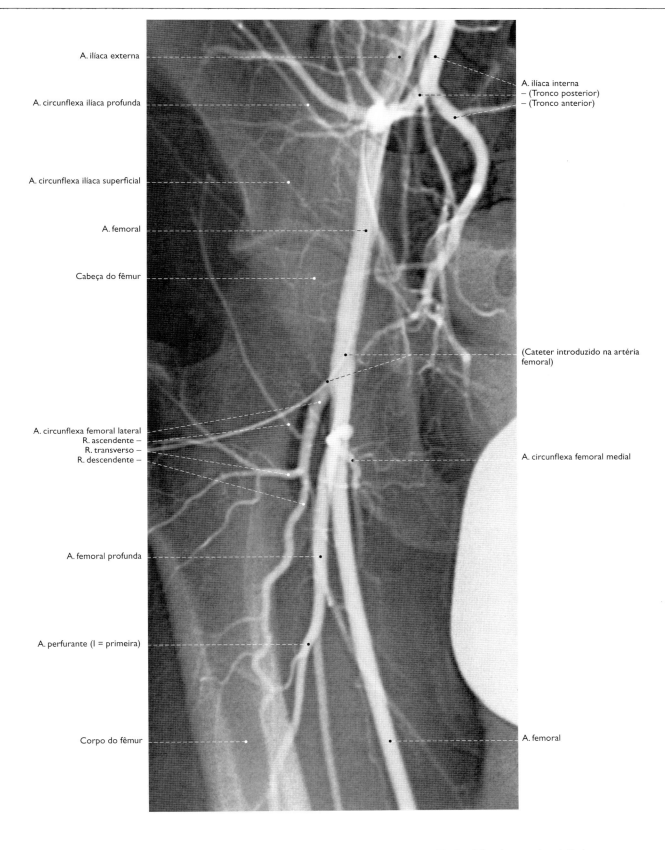

267 Artérias do membro inferior direito (80%)

Angiograma ântero-posterior das artérias da pelve e da coxa

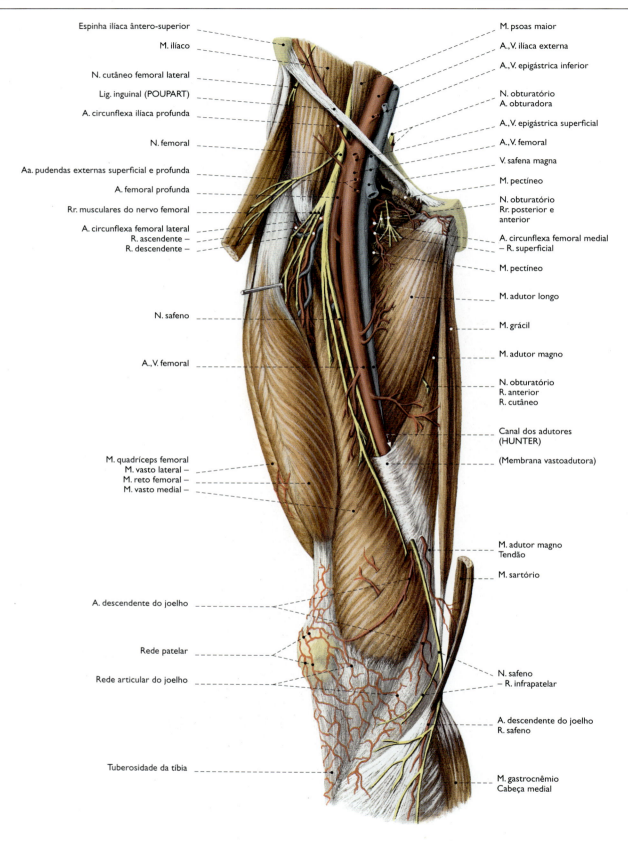

268 Vasos sangüíneos e nervos da perna e joelho direitos (30%)

Os Mm. sartório e pectíneo foram parcialmente removidos. Vista ventral

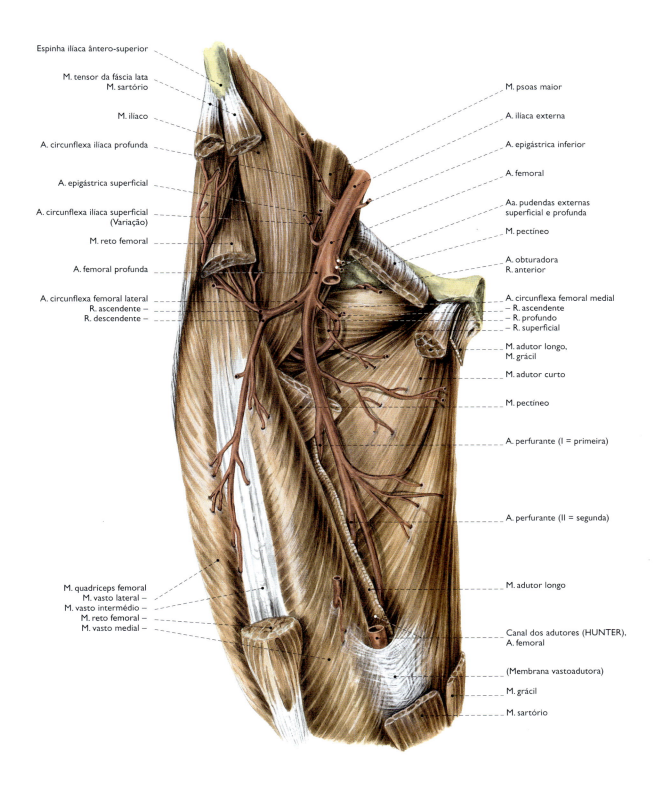

269 Artéria profunda da coxa e seus ramos na coxa direita (40%)

Os músculos superficiais foram, na sua maior parte, removidos. Vista ventral

270   Membro Inferior

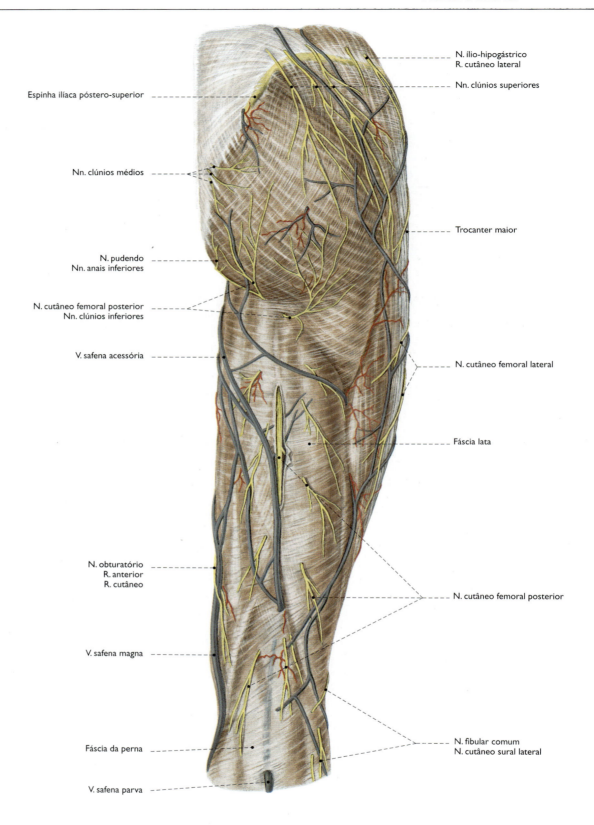

270 Vasos sangüíneos subcutâneos e nervos das nádegas, coxa e fossa poplítea do lado direito do corpo (30%)

Vista dorsal

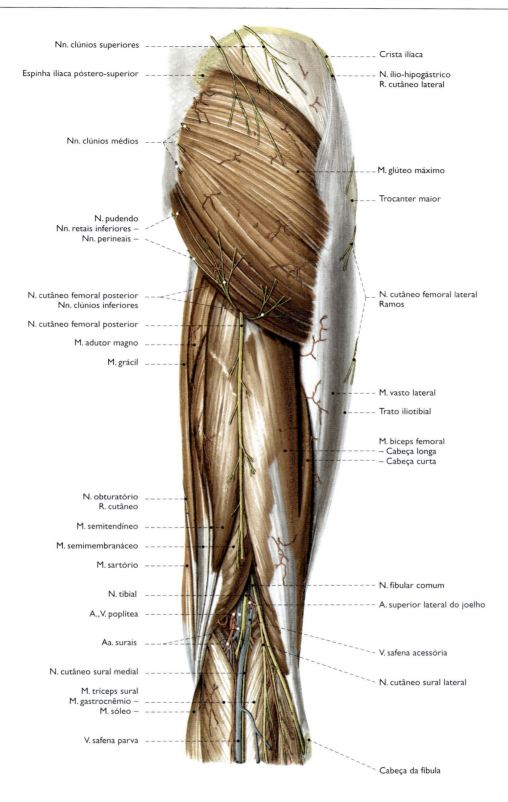

271 Vasos sangüíneos e nervos das nádegas, coxa e fossa poplítea do lado direito do corpo (30%)

As fáscias lata e da perna foram removidas

272   Membro Inferior

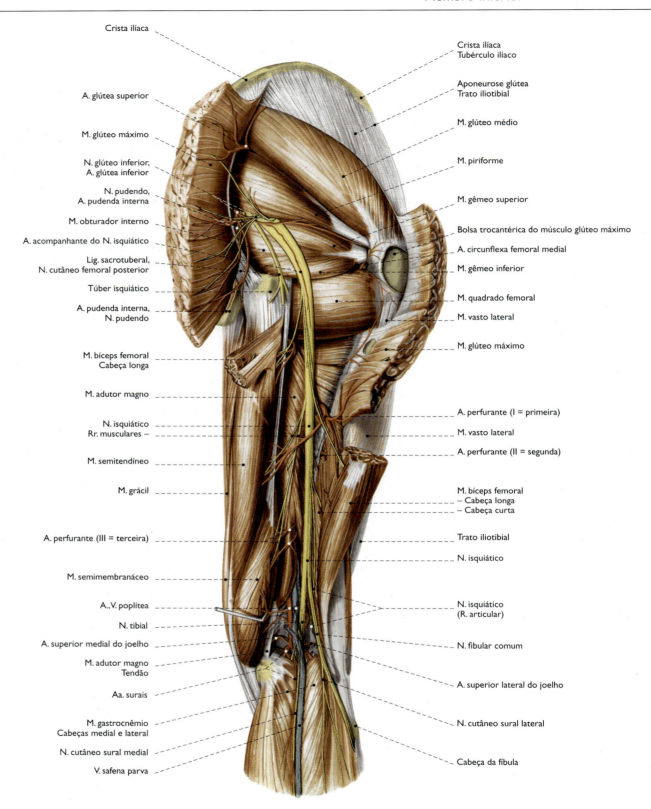

272 Vasos sangüíneos e nervos das nádegas, coxa e fossa poplítea do lado direito do corpo (30%)

O M. glúteo máximo e a cabeça longa do M. bíceps femoral foram transeccionados. Vista dorsal

273 | Membro Inferior

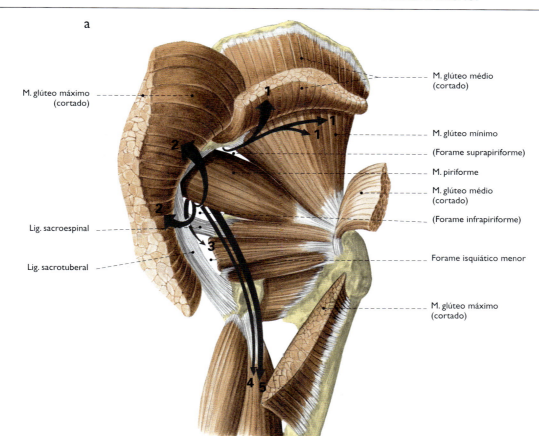

a

M. glúteo máximo (cortado)
Lig. sacroespinal
Lig. sacrotuberal

M. glúteo médio (cortado)
M. glúteo mínimo
(Forame suprapiriforme)
M. piriforme
M. glúteo médio (cortado)
(Forame infrapiriforme)
Forame isquiático menor
M. glúteo máximo (cortado)

1 A., V. glútea superior, N. glúteo superior
2 A., V. glútea inferior, N. glúteo inferior
3 A., V. pudenda interna, N. pudendo
4 N. cutâneo femoral posterior
5 N. isquiático

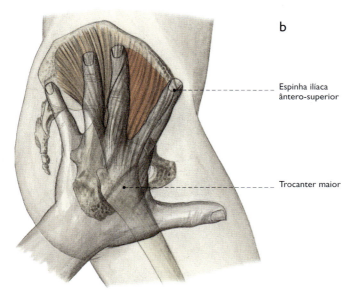

b

Espinha ilíaca ântero-superior
Trocanter maior

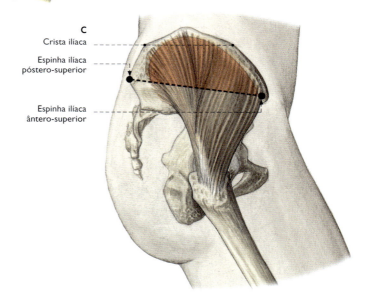

c

Crista ilíaca
Espinha ilíaca póstero-superior
Espinha ilíaca ântero-superior

273 Região glútea e injeção intraglútea

a Os Mm. glúteos máximo e médio foram transeccionados e rebatidos. As artérias e nervos, que passam através dos forames infrapiriforme e suprapiriforme, estão representados por setas (35%) (segundo von LANZ e WACHSMUTH, 1972). Vista dorsal

b, c A injeção intraglútea segundo von HOCHSTETTER (b) e von LANZ & WACHSMUTH (c)
Os campos de injeção estão marcados com a cor vermelha (20%).
Vista lateral

Membro Inferior

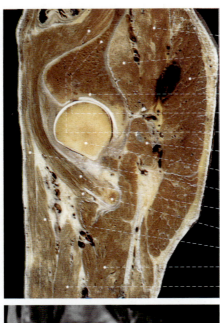

a
- M. glúteo médio
- M. glúteo mínimo
- M. glúteo máximo
- Acetábulo
- Ílio
- M. ilíaco
- M. piriforme
- Cabeça do fêmur
- M. sartório
- M. iliopsoas
- Trocanter menor
- M. reto femoral
- M. adutor magno
- M. vasto medial

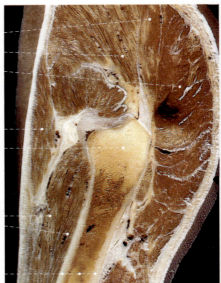

b
- M. glúteo médio
- M. glúteo mínimo
- M. glúteo máximo
- M. sartório
- Trocanter maior
- M. quadríceps femoral
- M. reto femoral –
- M. vasto intermédio –
- Corpo do fêmur

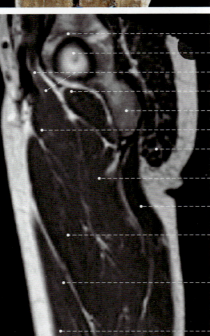

c
- Acetábulo
- Cabeça do fêmur
- M. iliopsoas
- M. obturador externo
- Túber isquiático
- M. pectíneo
- M. glúteo máximo
- M. adutor magno
- M. semitendíneo
- M. adutor longo
- M. sartório
- M. reto femoral
- M. semitendíneo
- M. semimembranáceo
- M. sartório
- M. vasto medial

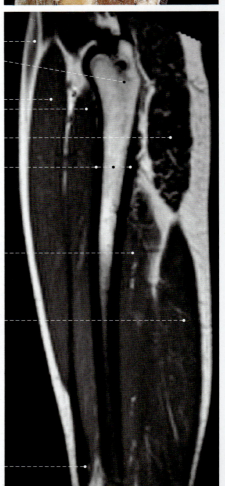

d
- M. sartório
- Trocanter maior
- M. quadríceps femoral
- M. reto femoral –
- M. vasto intermédio –
- M. glúteo máximo
- Corpo do fêmur
- M. adutor magno
- M. bíceps femoral, Cabeça longa
- M. quadríceps femoral, Tendão –

274 Coxa (30%)

a–d Cortes sagitais através da cabeça do fêmur (a, c), bem como um pouco mais lateral através do trocanter maior e corpo do fêmur (b, d)
a, b Corte anatômico
c, d Imagem de ressonância magnética (IRM, T_1-pesado)

Membro Inferior

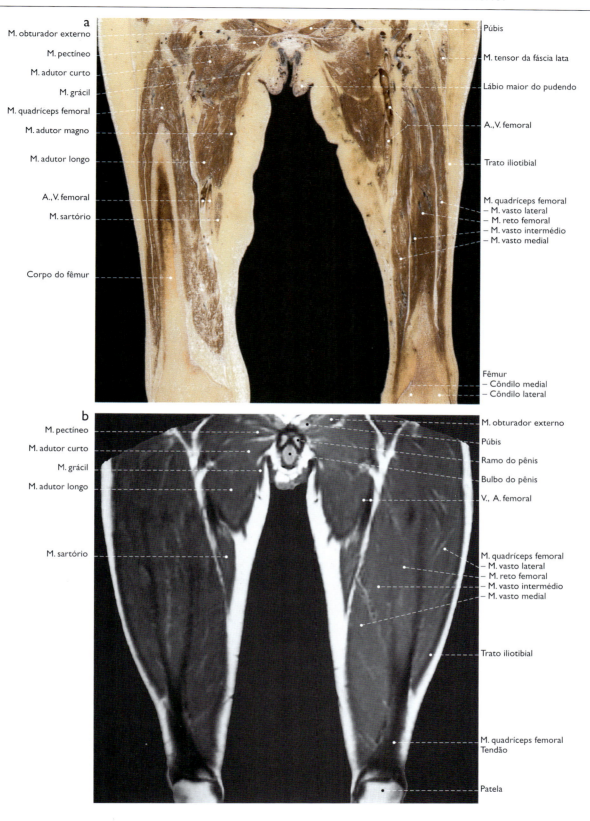

275 Coxa (20%)

a, b Cortes coronais através da parte ventral da coxa, vista ventral
a Corte anatômico de uma mulher
b Imagem de ressonância magnética (IRM, T_1-pesado) de um homem

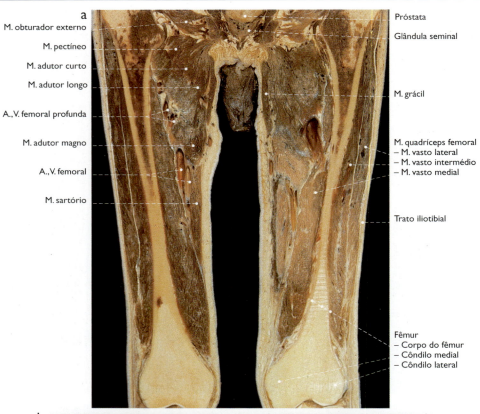

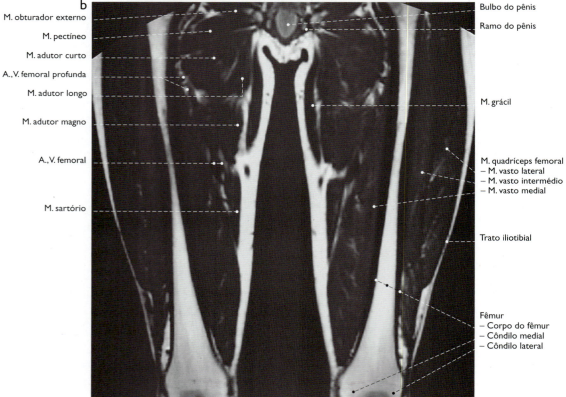

276 Coxa (20%)

a, b Cortes coronais através da parte média da coxa de um homem, vista ventral
a Corte anatômico
b Imagem de ressonância magnética (IRM, T_1-pesado)

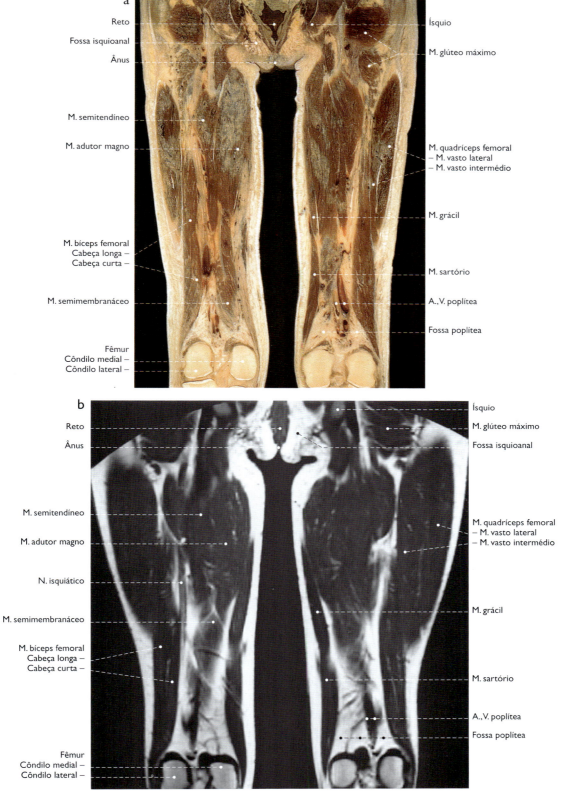

277 Coxa (20%)

a, b Cortes coronais através da parte dorsal da coxa de um homem, vista ventral
a Corte anatômico
b Imagem de ressonância magnética (IRM, T_1-pesado)

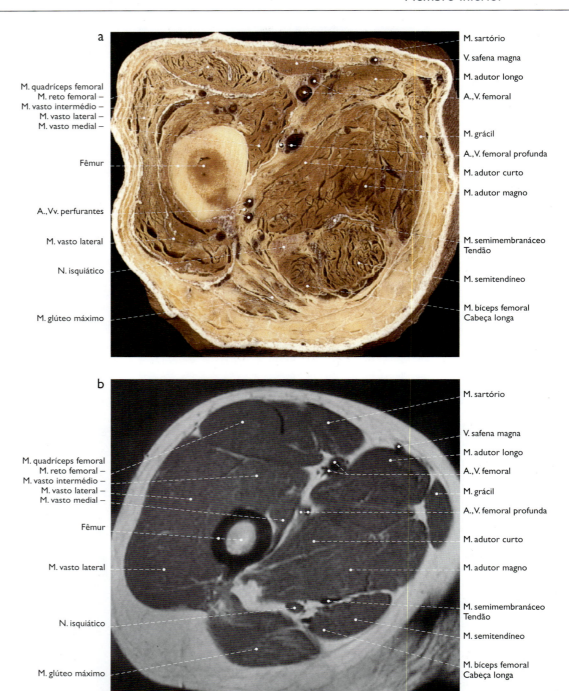

278 Coxa direita (50%)

Cortes axiais (transversais) através da parte proximal da coxa na transição entre a nádega e a coxa, vista caudal (distal)
a Corte anatômico
b Imagem de ressonância magnética (IRM, T_1-pesado)

Membro Inferior

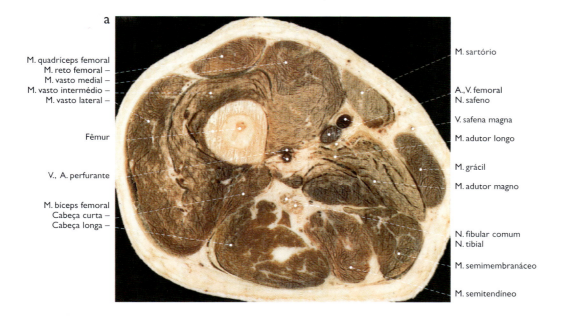

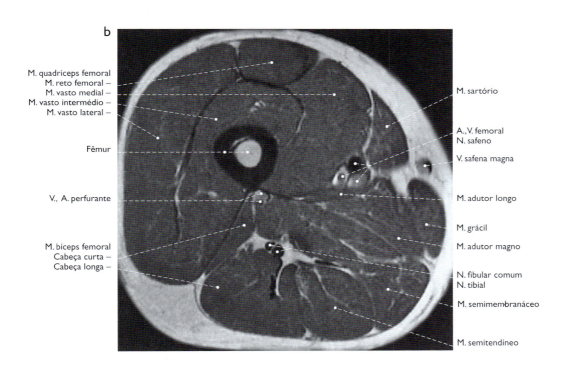

279 Coxa direita (60%)

Cortes axiais (transversais) através do terço proximal da coxa, vista caudal (distal)
a Corte anatômico
b Imagem de ressonância magnética (IRM, T_1-pesado)

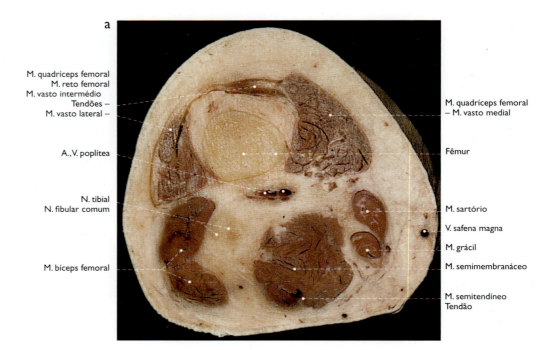
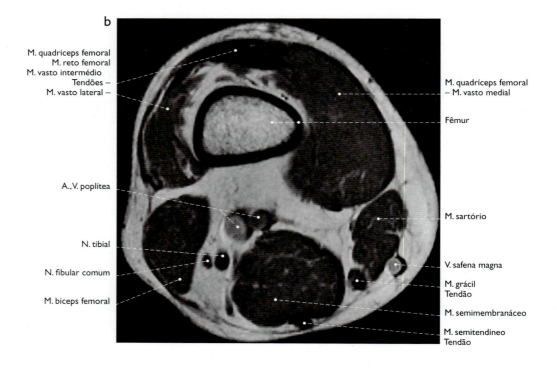

280 Coxa direita (60%)

Cortes axiais (transversais) através do terço distal da coxa, vista caudal (distal)
a Corte anatômico
b Imagem de ressonância magnética (IRM, T$_1$-pesado)

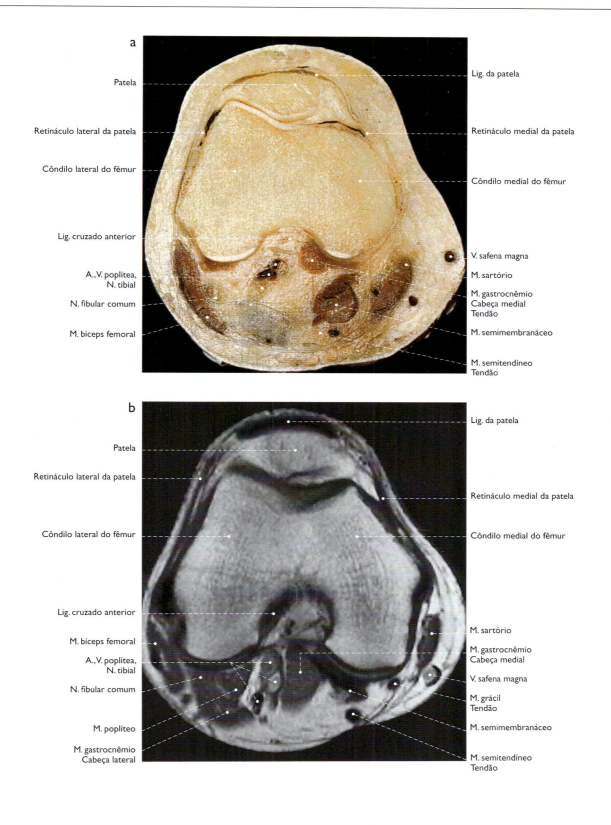

281 Coxa direita (60%)

Cortes axiais (transversais) através da parte proximal da articulação do joelho, vista caudal (distal)
a Corte anatômico
b Imagem de ressonância magnética (IRM, T_1-pesado)

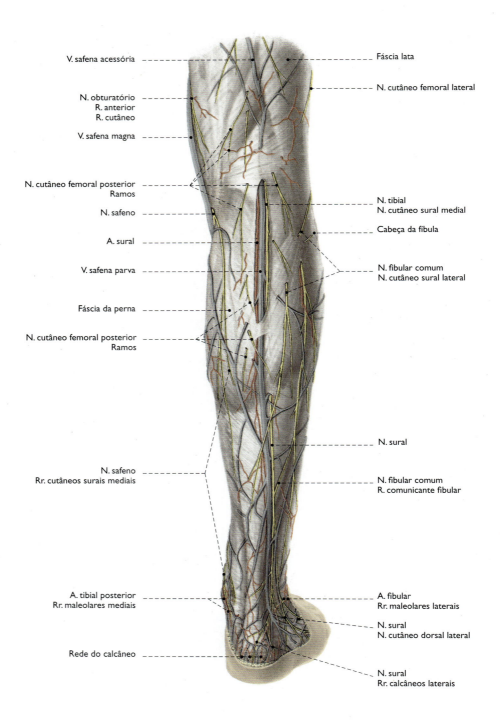

282 Vasos sangüíneos subcutâneos e nervos da fossa poplítea e perna do lado direito do corpo (30%)
Vista dorsal

Membro Inferior

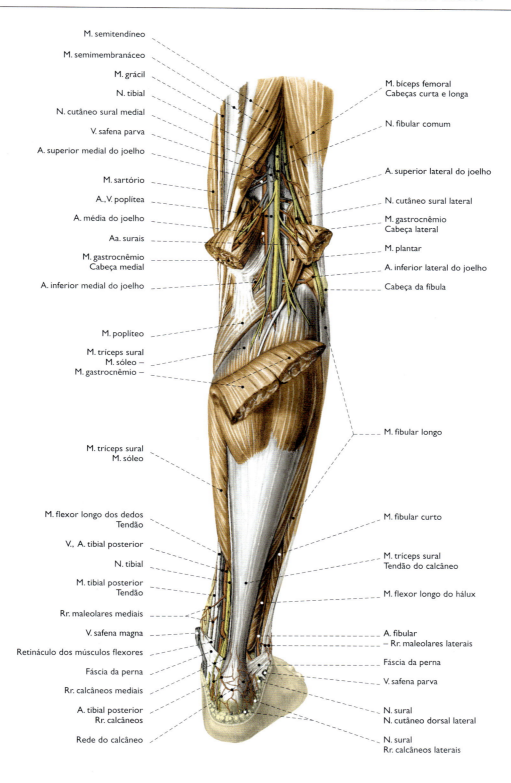

283 Vasos sangüíneos e nervos da fossa poplítea e perna do lado direito do corpo (30%)

O M. gastrocnêmio foi transeccionado.
Vista dorsal

284 Membro Inferior

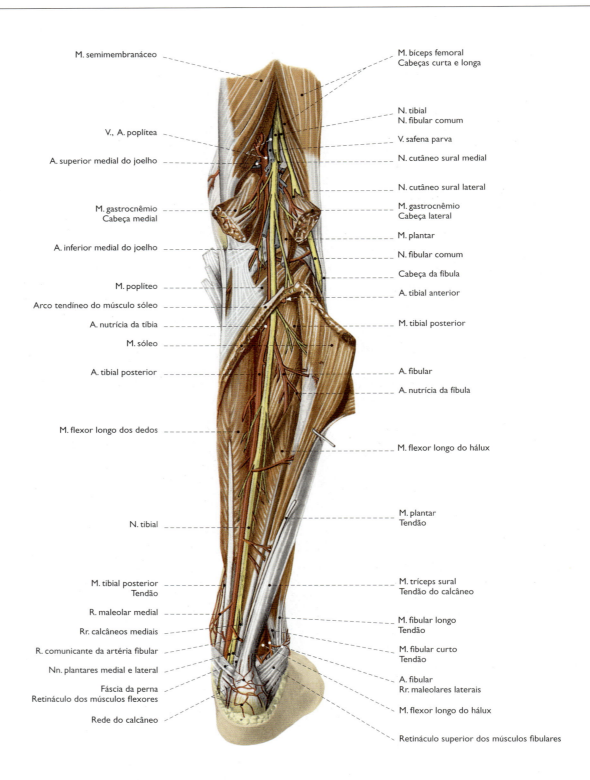

284 Vasos sangüíneos e nervos da fossa poplítea e perna do lado direito do corpo (30%)

Os Mm. gastrocnêmio e sóleo foram transeccionados; as veias profundas da perna foram removidas.
Vista dorsal

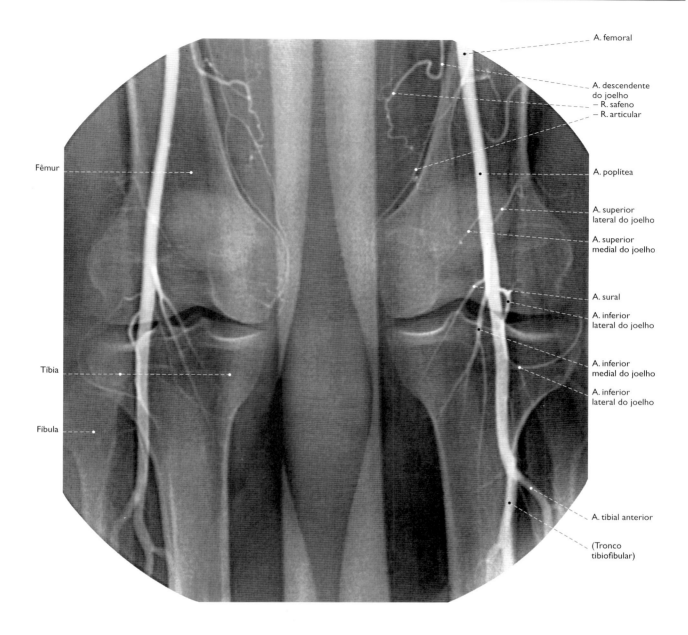

285 Artérias do membro inferior (60%)

Arteriograma ântero-posterior das artérias da perna (Aa. femoral, poplítea e tibial)

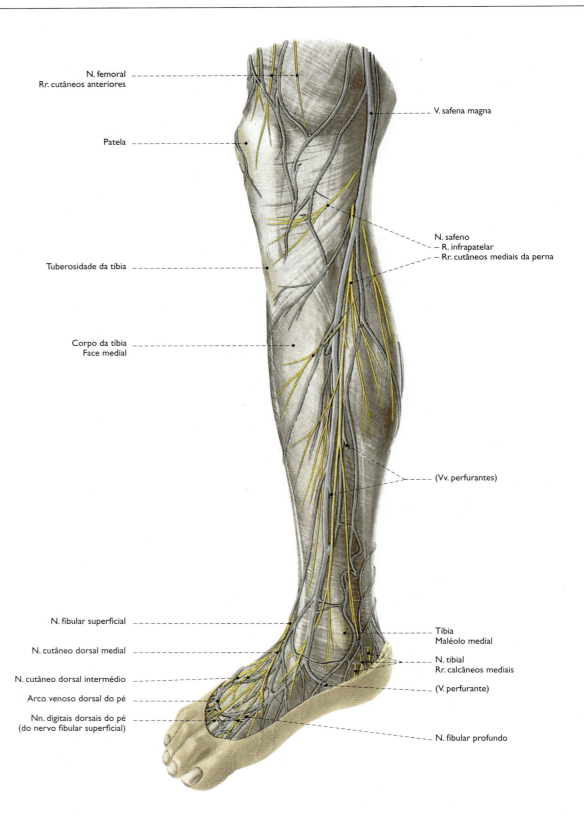

286 Veias subcutâneas e nervos da perna e pé direitos (30%)
Vista ventro-medial

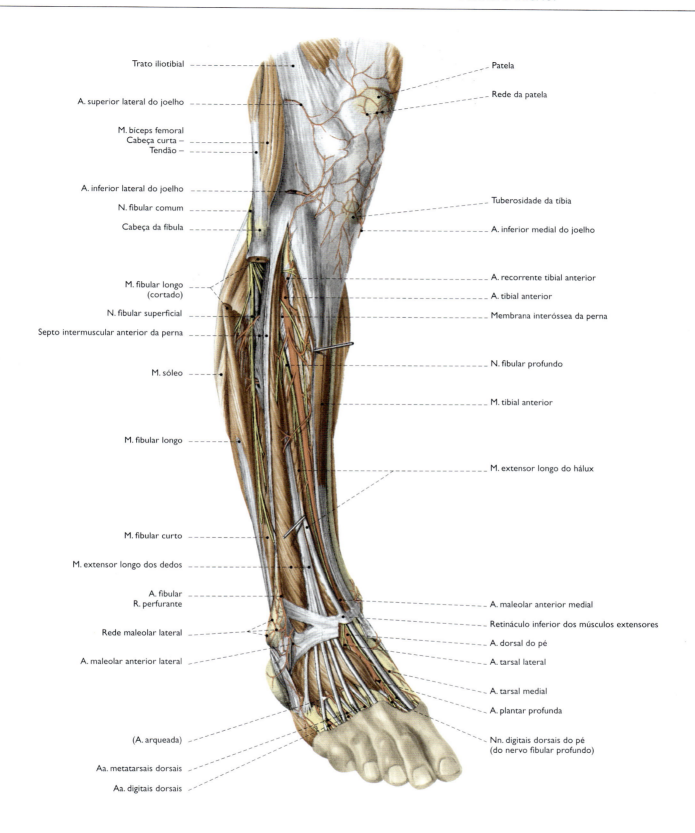

287 Artérias e nervos da perna e pé direitos (30%)
As veias profundas foram removidas.
Vista ventro-lateral

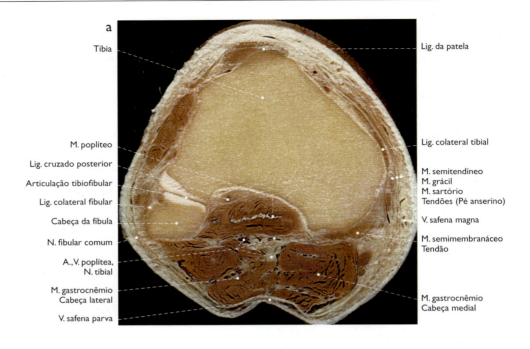
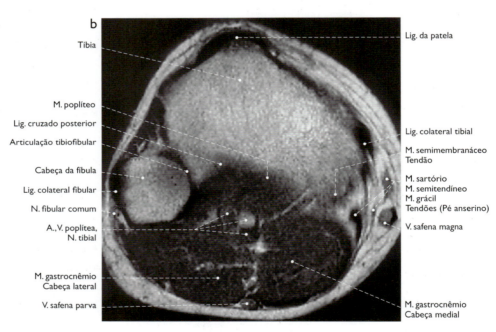

288 Perna direita (70%)

Cortes axiais (transversais) através da parte proximal da perna ao nível da articulação tibiofibular superior, vista caudal (distal)
a Corte anatômico
b Imagem de ressonância magnética (IRM, T_1-pesado)

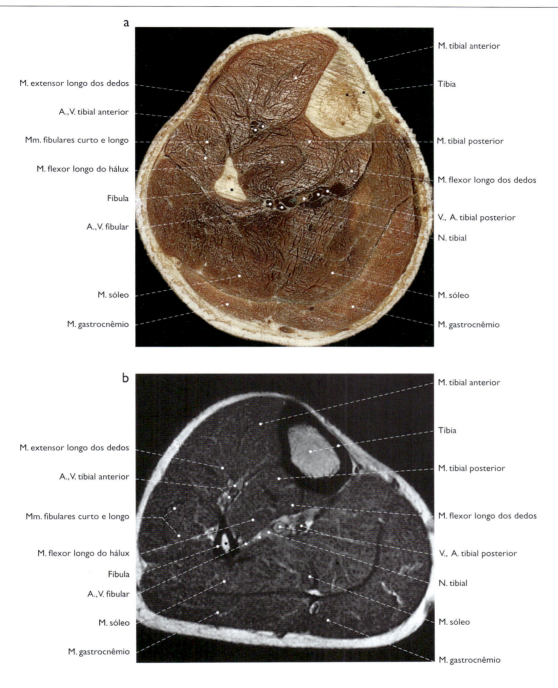

289 Perna direita (70%)

Cortes axiais (transversais) através do terço proximal da perna, vista caudal (distal)
a Corte anatômico
b Imagem de ressonância magnética (IRM, T_1-pesado)

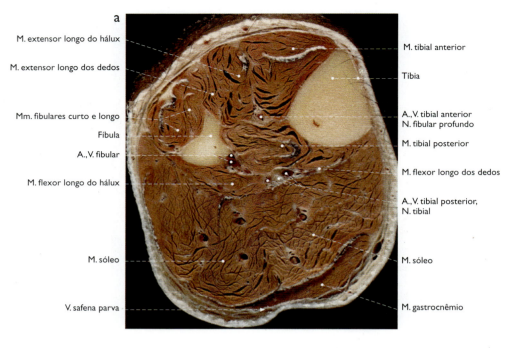
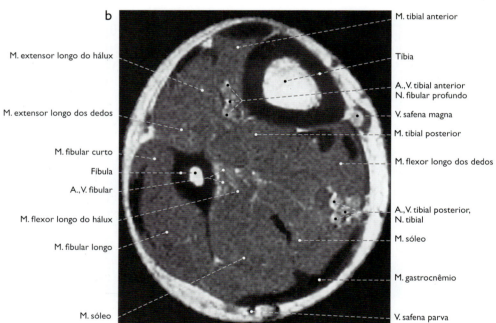

290 Perna direita (75%)

Cortes axiais (transversais) através do terço médio da perna, vista caudal (distal)
a Corte anatômico
b Imagem de ressonância magnética (IRM, T_1-pesado)

Membro Inferior

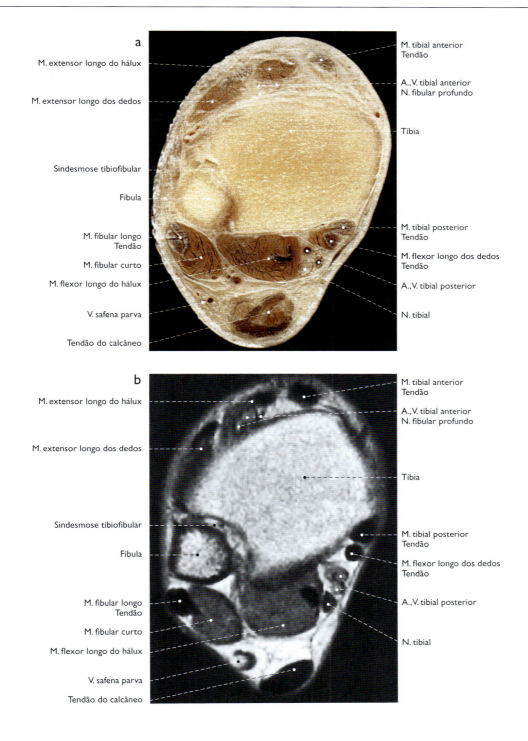

291 Perna direita (75%)

Cortes axiais (transversais) através da parte distal da perna ao nível da sindesmose tibiofibular, vista caudal (distal)
a Corte anatômico
b Imagem de ressonância magnética (IRM, T_1-pesado)

Membro Inferior

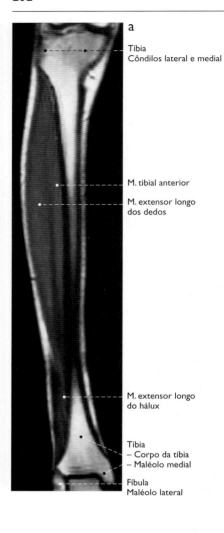

a
- Tíbia
  Côndilos lateral e medial
- M. tibial anterior
- M. extensor longo dos dedos
- M. extensor longo do hálux
- Tíbia
  – Corpo da tíbia
  – Maléolo medial
- Fíbula
  Maléolo lateral

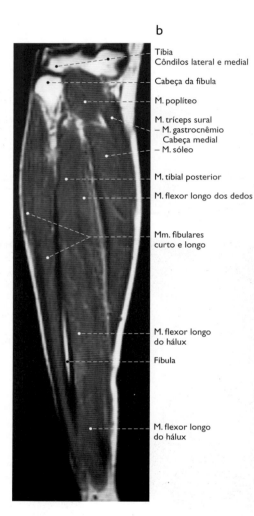

b
- Tíbia
  Côndilos lateral e medial
- Cabeça da fíbula
- M. poplíteo
- M. tríceps sural
  – M. gastrocnêmio
    Cabeça medial
  – M. sóleo
- M. tibial posterior
- M. flexor longo dos dedos
- Mm. fibulares curto e longo
- M. flexor longo do hálux
- Fíbula
- M. flexor longo do hálux

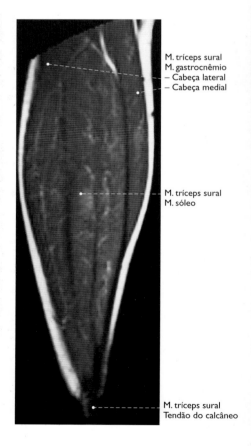

- M. tríceps sural
  M. gastrocnêmio
  – Cabeça lateral
  – Cabeça medial
- M. tríceps sural
  M. sóleo
- M. tríceps sural
  Tendão do calcâneo

292 Perna direita (30%)

a–c Imagem de ressonância magnética coronal (IRM, T_1-pesado) através da
 a parte ventral
 b parte média
 c parte dorsal
   da perna, vista ventral

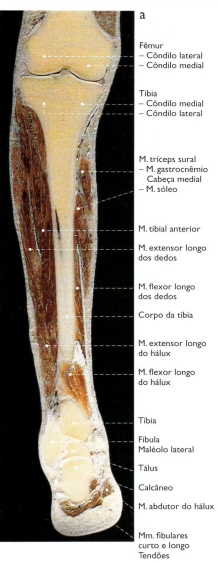
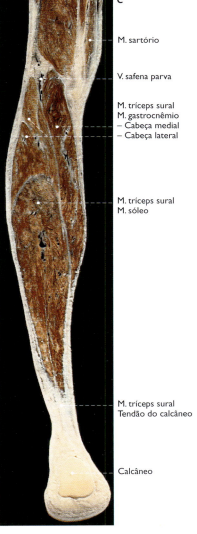

293 Perna direita (30%)

a-c Corte anatômico coronal através da
a parte ventral
b parte média
c parte dorsal
da perna, vista ventral

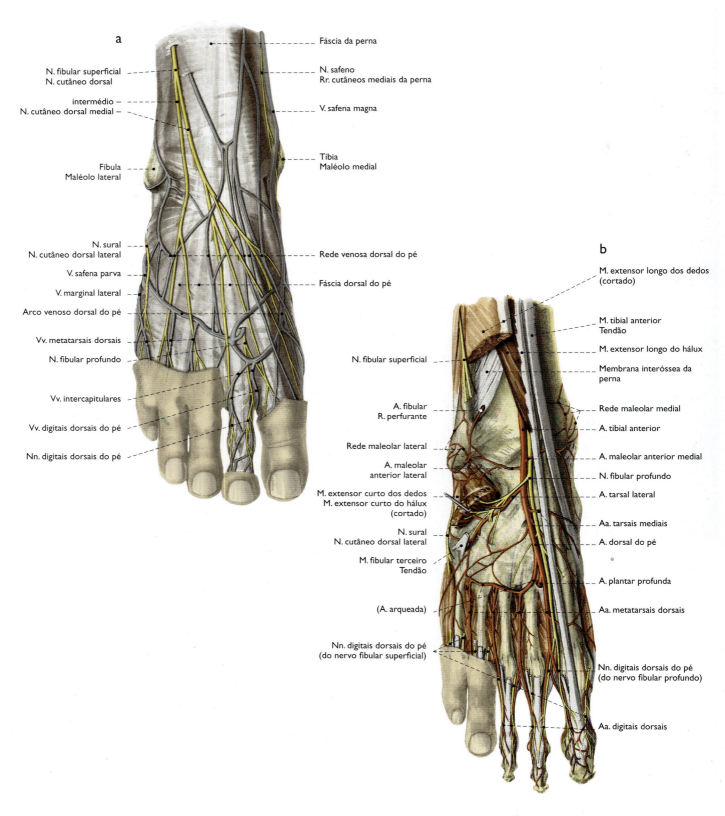

294 Vasos sangüíneos e nervos do dorso do pé direito (50%)

Vista ventral
a Veias subcutâneas e nervos
b Artérias e nervos após a remoção da fáscia dorsal

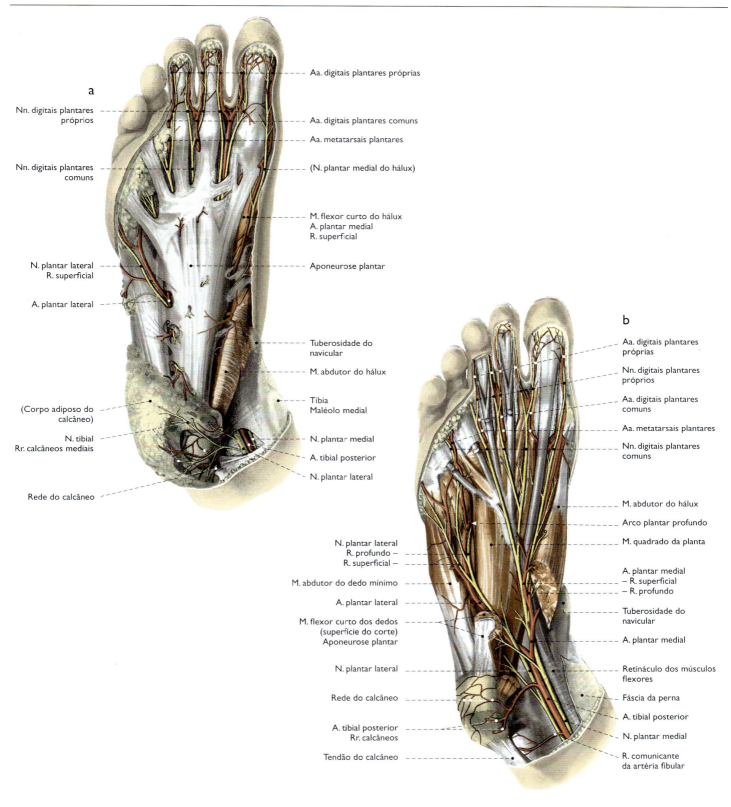

295 Artéria e nervos da planta do pé direito (50%)

Vista plantar
a Camada superficial
b Os Mm. abdutor do hálux e flexor curto dos dedos foram parcialmente removidos

Membro Inferior

296 Membro Inferior

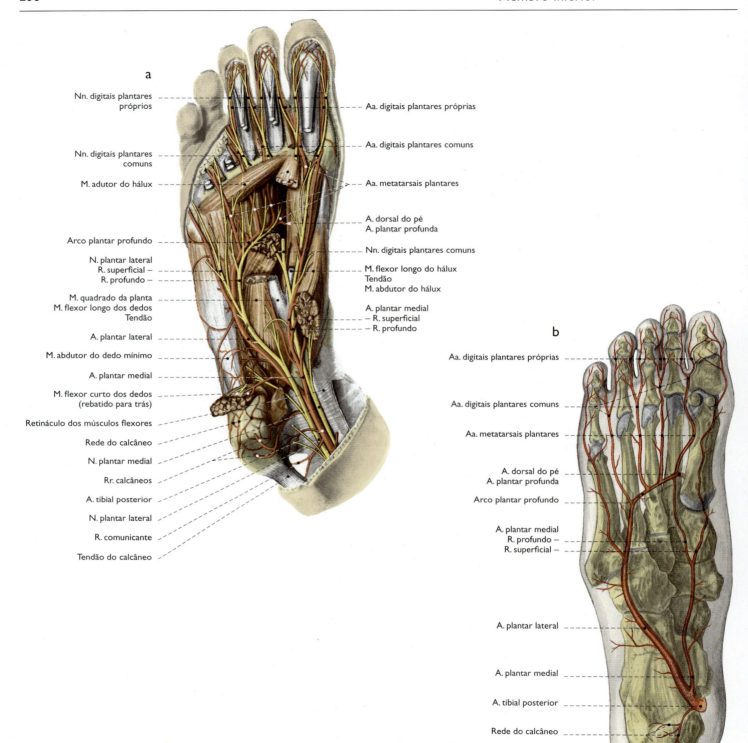

296 Artérias e nervos da planta do pé direito (50%)

Vista plantar
a A cabeça oblíqua do M. abdutor do hálux e o M. flexor curto dos dedos foram parcialmente removidos
b Artérias da planta do pé direito, representação esquemática

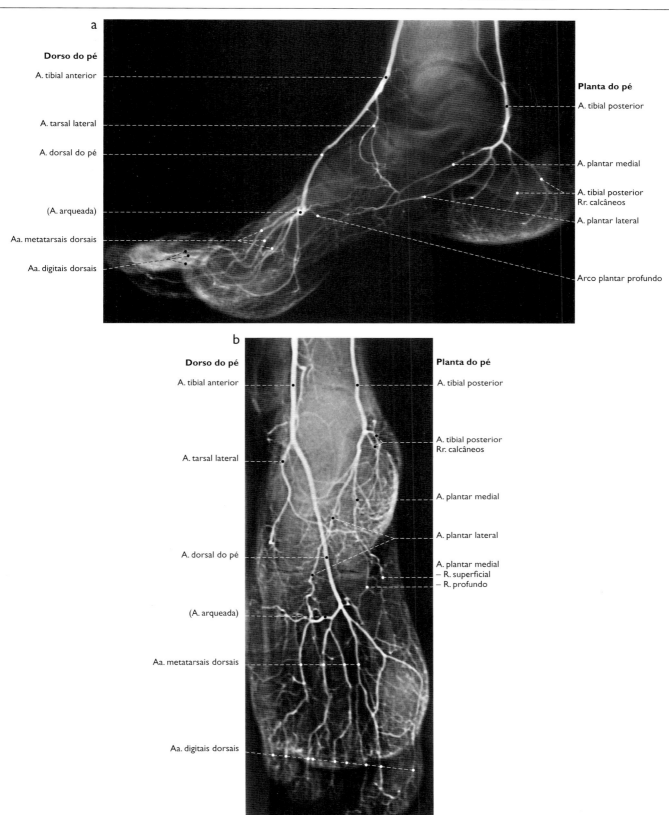

297 Artérias do pé direito (45%)
a Arteriograma látero-medial
b Arteriograma dorso-plantar (ântero-posterior) das artérias do pé direito

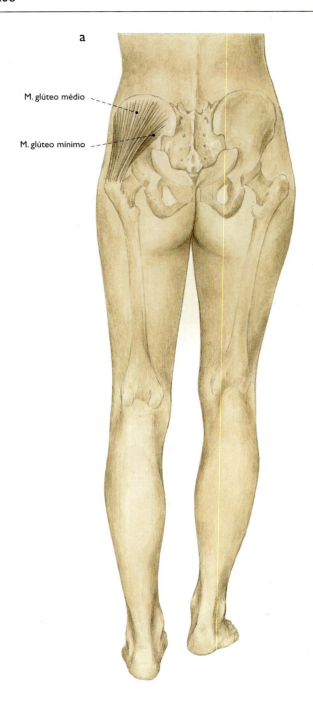
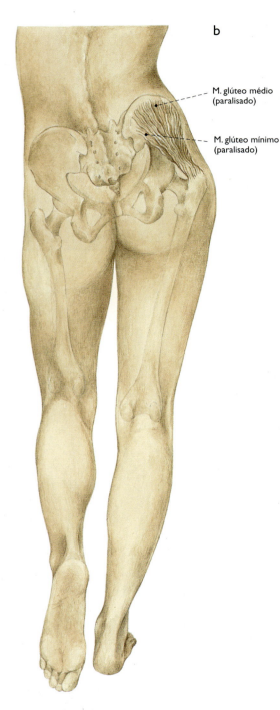

298 Paralisia dos nervos do membro inferior (20%)

Vista dorsal
a Função normal do membro inferior na marcha
b Paralisia do **nervo glúteo superior** direito e conseqüentes defeitos dos músculos abdutores da articulação do quadril direito (músculos glúteos médio e mínimo). Ao caminhar, a pelve inclina-se para baixo no lado contralateral, lado sem apoio (sinal de TRENDELENBURG positivo)

Membro Inferior

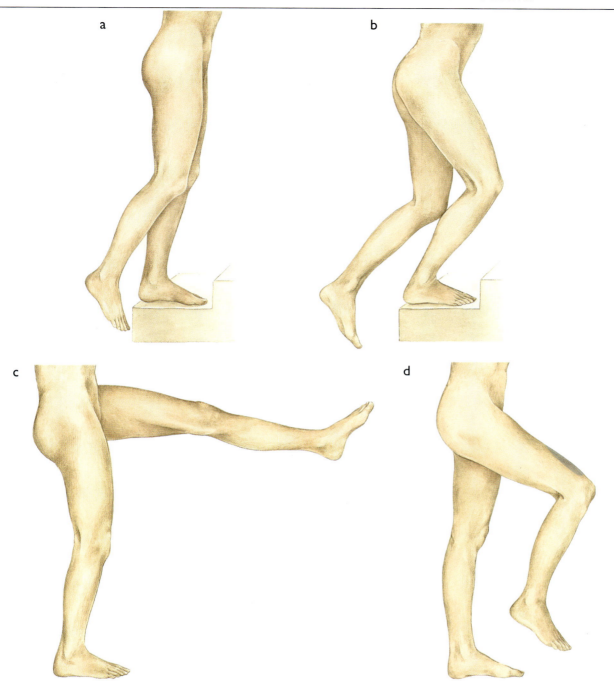

299 Paralisia dos nervos do membro inferior (10%)
Vista lateral direita
a Função normal do membro inferior esquerdo ao subir degraus
b Paralisia do **nervo glúteo inferior** direito e conseqüente defeito do músculo glúteo máximo no lado direito. Como resultado, dificuldade para subir escadas, especialmente em manter o corpo sobre a perna de apoio
c Função normal do membro inferior esquerdo em relação à flexão total da articulação do quadril e à extensão total da articulação do joelho
d Paralisia do **nervo femoral** direito e defeitos resultantes dos músculos iliopsoas, sartório e quadríceps femoral. A área da pele marcada em azul indica a área autonômica do nervo femoral

a

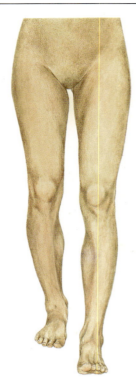

b

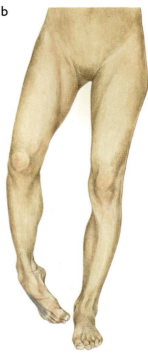

c

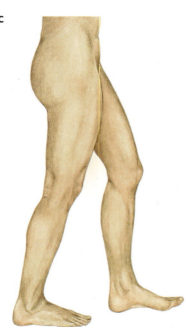

d

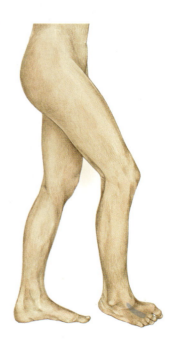

300 Paralisia dos nervos do membro inferior (10%)

a, c Função normal do membro inferior esquerdo na marcha
b, d Paralisia do **nervo fibular comum** direito e defeitos resultantes dos grupos musculares lateral e anterior na perna direita ("pé caído", "marcha *steppage*"). A região da pele marcada em azul indica a área autonômica do nervo fibular comum que é igual à área autonômica do nervo fibular superficial
a, b Vista ventral
c, d Vista lateral direita

Membro Inferior

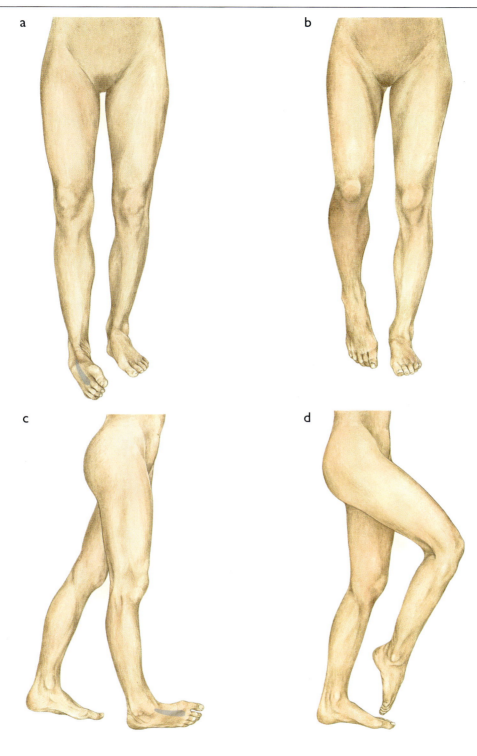

301 Paralisia dos nervos do membro inferior (10%)

a, c Paralisia do **nervo fibular superficial** direito e não-funcionamento do grupo muscular lateral da perna direita. A região da pele marcada em azul indica a área autonômica do nervo fibular superficial

b, d Paralisia do **nervo fibular profundo** direito e não-funcionamento do grupo muscular anterior da perna direita ("pé caído", "marcha *steppage*")

a, b Vista ventral
c, d Vista lateral direita

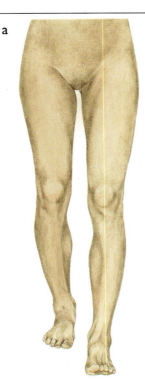
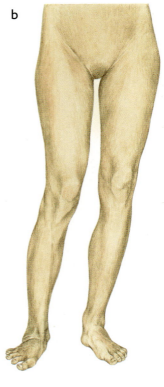
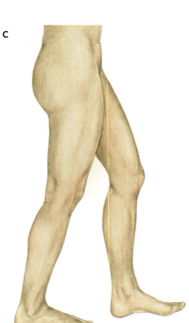
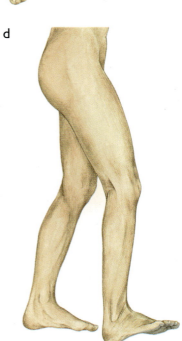

302 Paralisia dos nervos do membro inferior (10%)

a, c   Função normal do membro inferior esquerdo na marcha

b, d   Paralisia do **nervo tibial** direito e defeitos resultantes dos músculos dos grupos musculares superficial e posterior profundo da perna direita. Os músculos da panturrilha estão atrofiados. Ao caminhar, é impossível produzir flexão plantar e fazer o empuxo com o pé. A região da pele marcada em azul indica a área autonômica do nervo tibial

a, b   Vista ventral

c, d   Vista lateral direita

Índice de Epônimos

Índice Alfabético de Epônimos Comumente Usados

Epônimos são termos compostos por nomes de pessoas que, normalmente, primeiro descreveram as estruturas em questão. Freqüentemente, os epônimos são utilizados na linguagem clínica e, geralmente, são preferidos em relação aos termos anatômicos. Por essa razão, os nomes usados nos epônimos mais comuns foram colocados, no decorrer deste atlas, entre parênteses, após os termos anatômicos. São descritos, a seguir, os epônimos e os termos anatômicos correspondentes, além de serem listados também alguns dados biográficos das pessoas mencionadas nos epônimos. Apenas são considerados os epônimos citados com grande freqüência na literatura.

Epônimo em Inglês	Termo Anatômico	Nome e Dados Relacionados
ACHILLES (AQUILES), Tendão de	Tendão do calcâneo	Denominado por causa de Aquiles (homem legendário grego, herói da Ilíada de Homero). Ele foi morto por Páris que atingiu seu calcanhar, o único ponto vulnerável de seu corpo.
ADAM (ADÃO), Pomo de	Proeminência laríngea da cartilagem tireóidea	Denominado por causa de Adão (Adão, segundo a Bíblia = o primeiro homem do Velho Testamento que tremeu ao chamado de Deus, ficando então a fruta da árvore proibida presa em sua garganta; em idioma árabe, adam = vir = homem)
ALCOCK, Canal de	Canal do pudendo	ALCOCK, Benjamim, 1801-?, Professor de Anatomia, Fisiologia e Patologia em Dublin, posteriormente Professor de Anatomia em Cork, Irlanda, emigrou para a América em 1855
AMMON, Corno de	Hipocampo propriamente dito	Denominado por causa de Ammon (deus-sol egípcio que era adorado freqüentemente na figura da cabeça de um carneiro que se assemelha à forma dos próprios hipocampos com o diencéfalo e tronco encefálico)
ARANTIUS, Ducto de	Ducto venoso	ARANTIUS (ARANZIO), Giulio Cesare, 1530-1589, Professor de Medicina, Cirurgia e Anatomia em Bolonha, aluno de Vesalius, Médico do Papa Gregório XIII
ARANTIUS, Ligamento de	Ligamento venoso	ARANTIUS, Giulio Cesare, ver o precedente
ARANTIUS, Nódulos de, Corpo de ARANTIUS	Nódulos das cúspides semilunares	ARANTIUS, Giulio Cesare, ver o precedente
ARNOLD, Trato de	Fibras frontopontinas	ARNOLD, Friedrich, 1803-1890, Professor de Anatomia em Zurique, Freiburg, Tübingen e Heidelberg
ASCHOFF-TAWARA, Nodo de, Nodo de TAWARA	Nó atrioventricular	ASCHOFF, Karl Albert Ludwig, 1866-1942, Professor de Patologia em Marburg, Freiburg e Berlim; TAWARA, Sunao, ver em Tawara
BARTHOLIN, Ducto de	Ducto sublingual principal	BARTHOLIN, Caspar Secundus, 1655-1738, Professor de Filosofia e, posteriormente, Professor de Medicina, Anatomia e Física em Copenhague
BARTHOLIN, Glândula de	Glândula vestibular maior	BARTHOLIN, Caspar Secundus, ver o precedente
BAUHIN, Valva de	Óstio ileal	BAUHIN, Caspar, 1560-1624, Professor de grego, Medicina, Anatomia e Botânica na Basiléia
BELL, Nervo de	Nervo torácico longo	BELL, Sir Charles, 1774-1842, Professor de Anatomia e Cirurgia em Londres, mais tarde Professor de Cirurgia em Edimburgo
BERTIN, Colunas de	Colunas renais	BERTIN, Exupère Joseph, 1712-1781, Anatomista em Paris
BICHAT, Corpo adiposo de	Corpo adiposo da bochecha	BICHAT, Marie François Xavier, 1771-1802, Professor de Anatomia em Paris
BOCHDALEK, Triângulo de	Trígono lombocostal	BOCHDALEK, Victor (júnior), 1835-1868, Anatomista em Praga
BOTALLO, Ducto de	Ducto arterial	BOTALLO (BOTAL), Leonardo, 1530-?, Anatomista italiano e Cirurgião do Exército na França, Médico dos Reis Carlos IX e Henrique III da França
BOTALLO, Ligamento de	Ligamento arterial	BOTALLO, Leonardo, ver o precedente
BOYD, Veias de	Veias perfurantes (abaixo da articulação do joelho)	BOYD, Alexander Michael, 1905-1973, Anatomista e Professor de Cirurgia (especificamente Cirurgia Vascular) em Manchester
BROCA, Faixa diagonal de	Estria diagonal	BROCA, Pierre Paul, 1824-1880, Anatomista e Antropólogo, Professor de Cirurgia Clínica e Diretor dos Laboratórios Antropológicos em Paris
BUCK, Fáscia de	Fáscia do pênis (profunda)	BUCK, Gurdon, 1807-1877, Cirurgião em Nova York
BURDACH, Trato de	Fascículo cuneiforme	BURDACH, Karl Friedrich, 1776-1847, Professor de Anatomia e Fisiologia em Dorpat e Königsberg
CARABELLI, Tubérculo de, Cúspide de CARABELLI	Tubérculo anômalo do dente molar	CARABELLI, Gregor, Edler von Lunkaszprie, 1787-1842, Professor de Cirurgia Dentária em Viena
CHASSAIGNAC, Tubérculo de	Tubérculo carótico	CHASSAIGNAC, Charles Marie Edouard, 1805-1879, Professor de Anatomia e Cirurgia em Paris
CHOPART, Linha de	(Linha de amputação pela articulação tarsal transversal)	CHOPART, François, 1743-1795, Professor de Cirurgia em Paris

Índice de Epônimos

Epônimo em Inglês	Termo Anatômico	Nome e Dados Relacionados
CLOQUET, Glândula de, Nódulo de CLOQUET, Linfonodo de ROSENMÜLLER-CLOQUET	Linfonodo proximal inguinal profundo	CLOQUET, Barão de, Jules Germain, 1790-1883, Professor de Patologia e Cirurgia em Paris, Cirurgião de Napoleão III; ROSENMÜLLER, Johann Christian, ver em Rosenmüller
CLOQUET, Septo de	Septo femoral	CLOQUET, Barão de, Jules Germain, ver o precedente
COCKETT, Veias de	Veias perfurantes (na parte distal da perna)	COCKETT, Frank Bernard, nascido em 1916, Cirurgião (principalmente Cirurgião Vascular) em Londres
COLLES, Ligamento de	Ligamento reflexo (lig. inguinal)	COLLES, Abraham, 1773-1843, Professor de Anatomia e Cirurgia em Dublin
COOPER, Fáscia de	Fáscia cremastérica	COOPER, Sir Astley Paston, 1768-1841, Professor de Anatomia e Cirurgia em Londres, Cirurgião e Médico dos Reis George IV e William IV e da Rainha Victória da Inglaterra
COOPER, Ligamento (inguinal)	Ligamento pectíneo (inguinal)	COOPER, Sir Astley Paston, ver o precedente
COOPER, Ligamentos de (mama)	Ligamentos suspensores da mama	COOPER, Sir Astley Paston, ver o precedente
CORTI, Gânglio de	Gânglio espiral da cóclea	CORTI, Marchese de, Alfonso, 1822-1888, italiano, Anatomista em Viena, Würzburg, Utrecht e Turim
CORTI, Órgão de	Órgão espiral	CORTI, Marchese de, Alfonso, ver o precedente
COWPER, Glândula de	Glândula bulbouretral	COWPER, William, 1666-1709, Professor de Anatomia e Cirurgia em Londres
DARWIN, Tubérculo de	Tubérculo auricular	DARWIN, Charles Robert, 1809-1882, Naturalista inglês, fundador da Teoria da Evolução
DODD, Veias de	Veias perfurantes (ao nível do canal dos adutores)	DODD, Harold, 1899-1987, Cirurgião em Liverpool e Londres
DOUGLAS, Prega de	Prega retouterina	DOUGLAS, James, 1675-1742, escocês, Anatomista e Ginecologista em Londres
DOUGLAS, Linha de, Linha semicircular de DOUGLAS, Arco de DOUGLAS	Linha arqueada (abdome)	DOUGLAS, James, ver o precedente
DOUGLAS, Fundo-de-saco de	Escavação retouterina	DOUGLAS, James, ver o precedente
ERB, Ponto de	Ponto nervoso	ERB, Wilhelm Heinrich, 1840-1921, Professor de Medicina e Neurologia em Leipzig e Heidelberg
EUSTACHIO, Trompa de	Tuba auditiva	EUSTACHI (EUSTACHIO), Bartolomeo, aproximadamente 1515-1574, Professor de Anatomia em Roma, Médico do Papa
EUSTACHIO, Valva de	Valva da veia cava inferior	EUSTACHIO, Bartolomeo, ver o precedente
FALLOPIAN (FALLÓPIO), Canal de	Canal do nervo facial	FALLÓPIO (FALLOPIA, FALLOPPIUS), Gabriele, 1523-1563, Professor de Anatomia, Cirurgia e Botânica em Pádua, foi aluno de Vesalius
FALLOPIAN (FALLÓPIO), Trompa de	Tuba uterina	FALLÓPIO, Gabriele, ver o precedente
FLACK, Nó de, Nó de KEITH-FLACK	Nó sinoatrial	FLACK, Martin William, 1882-1931, Fisiologista em Londres; KEITH, Sir Arthur, ver em Keith
FLECHSIG, Trato de	Trato espinocerebelar posterior	FLECHSIG, Paul Emil, 1847-1929, Professor de Psiquiatria em Leipzig
FOLLI, Processo de	Processo anterior do martelo	FOLLI (FOLIUS), Cecilio, 1615-1660, Professor de Anatomia em Veneza
FONTANA, Espaços de	Espaços do ângulo iridocorneal	FONTANA, Abbada Felice, 1720-1805, Professor de Filosofia em Pisa e Professor de Anatomia em Florença, fundador do Museu de História Natural em Florença
FRANKENHÄUSER, Gânglio de	Plexo uterovaginal	FRANKENHÄUSER, Ferdinand, 1832-1894, Professor de Ginecologia em Jena e Zurique
GALEN (GALENO), Veia de	Veia cerebral magna	GALENO (GALENOS), Claudius (Clarissimus), aproximadamente 130-aproximadamente 200, importante médico grego da antiguidade clássica, sua influência persistindo durante 15 séculos até o Renascimento; Médico dos imperadores romanos Marco Aurélio, Commodus e Sétimo Severo
GASSER, Gânglio de	Gânglio trigeminal	GASSER, Johann Lorenz (Laurentius), aproximadamente 1723-aproximadamente 1765, Professor de Anatomia em Viena
GEROTA, Fáscia de, Cápsula de GEROTA	Fáscia renal	GEROTA, Dumitru, 1867-1939, Professor de Cirurgia e Cirurgia Experimental em Bucarest

Epônimo em Inglês	Termo Anatômico	Nome e Dados Relacionados
GIACOMINI, Faixa de, Limbo de GIACOMINI	(Continuação ventral do giro dentado na superfície do unco)	GIACOMINI, Carlo, 1840-1898, Professor de Anatomia em Turim
GIMBERNAT, Ligamento de	Ligamento lacunar	GIMBERNAT, Don de, Manuel Louise Antonio, 1734-1816, Professor de Anatomia em Barcelona e Professor de Cirurgia em Madri, Cirurgião do Rei Carlos III da Espanha
GLASER, Fissura de	Fissura petrotimpânica	GLASER, Johann Heinrich, 1629-1675, Professor de grego, Anatomia e Botânica na Basiléia
GLISSON, Cápsula de	Cápsula fibrosa perivascular (fígado)	GLISSON, Francis, 1597-1677, Professor de Anatomia em Cambridge e Médico em Londres
GOLL, Trato de	Fascículo grácil	GOLL, Friedrich, 1829-1903, Neurologista e Professor de Anatomia e Farmacologia em Zurique
GOWER, Trato de	Trato espinocerebelar anterior	GOWERS, Sir William Richard, 1845-1915, Neurologista e Professor de Clínica Médica em Londres
GRAAF, Folículos de de	Folículos ováricos vesiculares	GRAAF, Regnier de, 1641-1673, Anatomista e Médico em Leyden, Delft e Paris
GRATIOLET, Radiação de	Radiação óptica	GRATIOLET, Louis Pierre, 1815-1865, Anatomista e Professor de Zoologia em Paris
GUDDEN, Trato de	Fascículo mamilotegmentar	GUDDEN, von, Johann Bernhard Aloys, 1824-1886, Professor de Psiquiatria em Zurique e Munique, pesquisador psiquiátrico do Rei Luís II da Baviera, foi afogado com o Rei Luís II no Lago Starnberg
GUYON, Loja de	Túnel ulnar	GUYON, Jean Casimir Félix, 1831-1920, Professor de Cirurgia e Patologia em Paris
HALLER, Arcos de	Ligamentos arqueados lateral e medial do diafragma	HALLER, von, Albrecht, 1708-1777, suíço, conhecido poeta (Os Alpes, 1729), Professor de Anatomia, Fisiologia, Cirurgia e Botânica em Göttingen
HALLER, Artéria de	Artéria pancreática dorsal	HALLER, von, Albrecht, ver o precedente
HALLER, Trípode de	Tronco celíaco	HALLER, von, Albrecht, ver o precedente
HASNER, Valva de	Prega lacrimal	HASNER, Joseph, Ritter von Artha, 1819-1892, Anatomista e Professor de Oftalmologia em Praga
HEAD, Zonas de	(Zonas de hiperalgesia de órgãos internos na superfície do corpo)	HEAD, Sir Henry, 1861-1940, Neurologista em Londres
HEISTER, Valva de	Prega espiral (vesícula biliar)	HEISTER, Lorenz (Laurentius), 1683-1758, Professor de Anatomia, Cirurgia e Botânica em Altdorf, perto de Nuremberg, e mais tarde em Helmstedt
HEROPHILUS (HERÓFILO), Torcular de	Confluência dos seios da dura-máter	HEROPHILUS (HEROPHILOS), 335-280 a.C., Médico grego na Alexandria sob o governo de Ptolomeu I Soter
HESCHL, Giro transverso de	Giros temporais transversos	HESCHL, Richard, 1824-1881, Professor de Anatomia em Olmütz, depois Professor de Patologia em Krakau e de Clínica Médica em Graz e Viena
HESSELBACH, Fáscia de	Fáscia cribriforme (hiato safeno)	HESSELBACH, Franz Kaspar, 1759-1816, Anatomista e Professor de Cirurgia em Würzburg
HESSELBACH, Ligamento de	Ligamento interfoveolar	HESSELBACH, Franz Kaspar, ver o precedente
HESSELBACH, Triângulo de	Trígono inguinal	HESSELBACH, Franz Kaspar, ver o precedente
HIGHMORE, Cavidade de, Antro de HIGHMORE	Seio maxilar	HIGHMORE, Nathaniel, ver o precedente
HIGHMORE, Corpo de	Mediastino do testículo	HIGHMORE, Nathaniel, 1613-1685, Médico em Sherborne, Dorsetshire, Inglaterra
HIS, Ângulo de	Incisura cárdica	HIS, Wilhelm (sênior), 1831-1904, Professor de Anatomia e Fisiologia na Basiléia e em Leipzig
HIS, Feixe de	Fascículo atrioventricular	HIS, Wilhelm (júnior), 1863-1934, Professor de Anatomia e Medicina em Leipzig, Basiléia, Göttingen e Berlim
HOLZKNECHT, Espaço de	Espaço retrocárdico	HOLZKNECHT, Guido, 1872-1931, Radiologista em Viena

Índice de Epônimos

Epônimo em Inglês	Termo Anatômico	Nome e Dados Relacionados
HORNER, Músculo de	Parte profunda da parte palpebral do músculo orbicular do olho	HORNER, William Edmonds, 1793-1853, Professor de Anatomia na Filadélfia
HOUSTON, Valva de, Prega de HOUSTON-KOHLRAUSCH	Prega transversa do reto (média)	HOUSTON, John, 1802-1845, Cirurgião em Dublin; KOHLRAUSCH, Otto Ludwig Bernhard, ver em Kohlrausch
HUNTER, Canal de	Canal dos adutores	HUNTER, John, 1728-1793, escocês, Professor de Cirurgia em Londres, Cirurgião do Rei George III da Inglaterra
JACOBSON, Nervo de	Nervo timpânico	JACOBSON, Ludwig Levin, 1783-1843, dinamarquês, Anatomista em Copenhague, e durante um período Médico Militar no Exército francês
JACOBSON, Plexo de	Plexo timpânico	JACOBSON, Ludwig Levin, ver o precedente
KEITH-FLACK, Nó de, Nódulo de FLACK	Nó sinoatrial	KEITH, Sir Arthur, 1866-1955, Professor de Anatomia em Londres, posteriormente Reitor da Universidade de Aberdeen; FLACK, Martin William, ver em Flack
KERCKRING, Valvas de	Pregas circulares do intestino delgado	KERCKRING, Theodor, 1640-1693, alemão, Anatomista e Médico em Amsterdã, depois em Hamburgo
KIESSELBACH, Área de	(Área rica em vasos sanguíneos da parte anterior do septo nasal, fonte freqüente de hemorragia nasal)	KIESSELBACH, Wilhelm, 1839-1902, Professor de Otorrinolaringologia em Erlangen
KOHLRAUSCH, Prega de, Prega de HOUSTON-KOHLRAUSCH	Prega transversa (média) do reto	KOHLRAUSCH, Otto Ludwig Bernhard, 1811-1854, Médico em Hannover; HOUSTON, John, ver em Houston
KRISTELLER, Tampão de	(Tampão mucoso no canal cervical)	KRISTELLER, Samuel, 1820-1900, Ginecologista em Berlim
LAIMER, Triângulo de	(Triângulo fraco na transição da faringe para o esôfago)	LAIMER, Eduard, aproximadamente 1860-?, Anatomista em Graz
LANGER, Linhas de	Linhas de tensão, Linhas de clivagem	LANGER, Karl, Ritter von Edenberg, 1819-1887, Professor de Zoologia em Budapeste, posteriormente Professor de Anatomia em Viena
LANGERHANS, Ilhotas de	Ilhotas pancreáticas	LANGERHANS, Paul, 1847-1888, Anatomista e Professor de Anatomia Patológica em Freiburg, mais tarde Médico em Madeira
LARREY, Fissura de	Trígono esternocostal	LARREY, Barão de, Dominique Jean, 1766-1842, Cirurgião em Paris, Médico Militar famoso e Médico de Napoleão I
LISFRANC, Linha de	(Linha de amputação passando pelas articulações tarsometatarsais)	LISFRANC de ST. MARTIN, Jacques, 1790-1847, Cirurgião Militar, posteriormente Professor de Cirurgia em Paris
LISTER, Tubérculo de	Tubérculo dorsal do rádio	LISTER, Lord Joseph, 1827-1912, Professor de Cirurgia em Glasgow, Edimburgo e Londres, Cirurgião do Rei Eduardo VII da Inglaterra
LITTRÉ, Glândulas de	Glândulas uretrais da uretra masculina	LITTRÉ, Alexis, 1658-1726, Anatomista e Cirurgião em Paris
LOUIS, Ângulo de, Ângulo de LUDOVICUS	Ângulo do esterno	LOUIS (LUDOVICUS), Pierre Charles Alexandre, 1787-1872, Patologista e Pulmonologista em Paris
LUSCHKA, Forame de	Abertura lateral do quarto ventrículo	LUSCHKA, von, Hubert, 1820-1875, Professor de Anatomia em Tübingen
LUYS, Núcleo de, Corpo de LUYSI	Núcleo subtalâmico	LUYS, Jules Bernard, 1828-1897, Professor de Neurologia em Paris
MAGENDIE, Forame de	Abertura mediana do quarto ventrículo	MAGENDIE, François, 1783-1855, Professor de Fisiologia e Patologia em Paris
MARSHALL, Veia de	Veia oblíqua do átrio esquerdo	MARSHALL, John, 1818-1891, Professor de Fisiologia, Anatomia e Cirurgia em Londres
MECKEL, Cavo de	Cavidade trigeminal	MECKEL, Johann Friedrich (sênior), 1714-1774, Professor de Anatomia, Botânica e Ginecologia em Berlim
MEIBOM, Glândulas de	Glândulas tarsais	MEIBOM (MEIBOMIUS), Heinrich, 1638-1700, Professor de Medicina, História e Poesia em Helmstedt
MÉNARD-SHENTON, Linha de, Linha de SHENTON	(Linha radiológica de orientação no cíngulo do membro inferior infantil e fêmur)	MÉNARD, Maxime, 1872-1929, Médico Forense em Paris; SHENTON, Edward Warren Hine, ver em Shenton
MOHRENHEIM, Fossa de	Trígono clavipeitoral, Trígono deltopeitoral	MOHRENHEIM, Freiherr von, Joseph Jakob, 1759-1799, Cirurgião, Obstetra e Oftalmologista em Viena, posteriormente Professor de Cirurgia e Obstetrícia em St. Petersburg

Índice de Epônimos

Epônimo em Inglês	Termo Anatômico	Nome e Dados Relacionados
MOLL, Glândulas de	Glândulas ciliares	MOLL, Jakob Anton, 1832-1914, Oftalmologista em Utrecht e Den Haag
MONRO, Forame de	Forame interventricular	MONRO, Alexander (júnior), 1733-1817, Professor de Anatomia em Edimburgo
MORGAGNI, Colunas de	Colunas anais	MORGAGNI, Giovanni Battista, 1682-1771, Professor de Anatomia em Pádua, aluno de Valsalva, fundador da anatomia mórbida
MORGAGNI, Ventrículo de	Ventrículo laríngeo	MORGAGNI, Giovanni Battista, ver o precedente
MORISON, Bolsa de	Recesso hepatorrenal	MORISON, James Rutherford, 1853-1939, Cirurgião na Inglaterra
MÜLLER, Músculo de	Músculo tarsal superior	MÜLLER, Heinrich, 1820-1864, Professor de Anatomia em Würzburg
PACCHIONI, Granulações de	Granulações aracnóideas	PACCHIONI, Antônio, 1665-1726, Médico em Tivoli e Professor de Anatomia em Roma
PECQUET, Cisterna de	Cisterna do quilo	PECQUET, Jean, 1622-1674, Médico em Fouquet, Montpellier e Paris
PETIT, Triângulo de	Trígono lombar inferior	PETIT, Jean Louis, 1664-1750, Anatomista e Professor de Cirurgia em Paris
POUPART, Ligamento de	Ligamento inguinal	POUPART, François, 1616-1708, Naturalista, Anatomista e Cirurgião em Reims e Paris
PURKINJE, Fibras de	Ramos subendocárdicos do fascículo atrioventricular	PURKYNE (PURKINJE), Johannes (Jan) Evangelista, 1787-1869, Professor de Fisiologia em Breslau, depois em Praga
REISSNER, Membrana de	Membrana vestibular do ducto coclear	REISSNER, Ernst, 1824-1878, Professor de Anatomia em Dorpat, depois em Breslau
RETZIUS, Espaço de	Espaço retropúbico	RETZIUS, Anders Adolf, 1796-1860, Antropólogo e Professor de Anatomia e Fisiologia em Estocolmo
RIOLAN, Arco de	(Anastomose entre as artérias e veias cólicas média e esquerda)	RIOLAN, Jean (júnior), 1577-1657, Professor de Anatomia, Botânica e Farmacologia em Paris, Médico dos Reis Henrique IV e Luís XIII da França
ROLANDO, Fissura de, Sulco de ROLANDO	Sulco central do cérebro	ROLANDO, Luigi, 1773-1831, Professor de Medicina em Sassari, Sardenha, Professor de Anatomia em Turim, Médico de Victor Emanuel da Sardenha
ROSENMÜLLER, Fossa de	Recesso faríngeo	ROSENMÜLLER, Johann Christian, 1771-1820, Professor de Anatomia e Cirurgia em Leipzig
ROSENMÜLLER, Glândula de, Nodo de ROSENMÜLLER, Linfonodo de ROSENMÜLLER-CLOQUET	Linfonodo inguinal profundo proximal	ROSENMÜLLER, Johann Christian, ver o precedente; CLOQUET, Barão de, Jules Germain, ver o precedente em Cloquet
SANTORINI, Cartilagem de	Cartilagem corniculada	SANTORINI, Giovanni Domenico (Giandomenico), 1681-1737, Professor de Anatomia e Medicina em Veneza
SANTORINI, Ducto de	Ducto pancreático acessório	SANTORINI, Giovanni Domenico, ver o precedente
SCARPA, Gânglio de	Gânglio vestibular	SCARPA, Antonio, 1747-1832, Professor de Cirurgia em Modena e de Anatomia em Pavia, Cirurgião de Napoleão I
SCARPA, Nervo de	Nervo nasopalatino	SCARPA, Antonio, ver o precedente
SCARPA, Triângulo de	Trígono femoral	SCARPA, Antonio, ver o precedente
SCHLEMM, Canal de	Seio venoso da esclera	SCHLEMM, Friedrich, 1795-1858, Professor de Anatomia em Berlim
SCHULTZE, Trato em vírgula de	Fascículo interfascicular	SCHULTZE, Maximilian Johann Sigismund, 1825-1874, Professor de Anatomia em Halle, depois em Bonn
SHENTON, Linha de, Linha de MÉNARD-SHENTON	(Linha radiológica de orientação no cíngulo do membro inferior infantil e fêmur)	SHENTON, Edward Warren Hine, 1872-1955, Radiologista em Londres; MÉNARD, Maxime, ver em Ménard
SHRAPNELL, Membrana de	Parte flácida da membrana timpânica	SHRAPNELL, Henry Jones, 1761-1834, Cirurgião Militar Inglês, mais tarde Anatomista e Cirurgião em Londres
SPIEGEL, Linha de, Linha de SPIGHEL	Linha semilunar	SPIEGEL (SPIGHEL, van den, SPIEGHEL, SPIGELIUS), Adriaan, 1578-1625, nativo de Flandres, Professor de Anatomia em Veneza, depois em Pádua
SPIEGEL, Lóbulo de	Lóbulo caudado do fígado	SPIEGEL, Adriaan, ver o precedente
STENSEN, Canal de, Canal de STENON	Canal incisivo	STENSEN (STENO, STENONIUS), Niels, 1638-1686, Geólogo e Professor de Anatomia em Copenhague, aluno de Bartholin e Sylvius, mais tarde Teólogo e Bispo católico

Índice de Epônimos

Epônimo em Inglês	Termo Anatômico	Nome e Dados Relacionados
STENSEN, Ducto de, Ducto de STENON	Ducto parotídeo	STENSEN, Niels, ver o precedente
STILLING, Decussação de	(Decussação em forma de tesoura, de fibras cerebelorrubrais no mesencéfalo)	STILLING, Benedikt, 1810-1879, Anatomista e Cirurgião em Kassel e Viena
SYLVIUS, Aqueduto de	Aqueduto do mesencéfalo	SYLVIUS, Franciscus (originalmente De La BOË, François), 1614-1672, Médico em Amsterdã e Professor de Medicina Prática em Leyden
SYLVIUS, Sulco de	Sulco lateral do cérebro	SYLVIUS, Franciscus, ver o precedente
TAWARA, Nodo de, Nodo de ASCHOFF-TAWARA	Nó atrioventricular	TAWARA, Sunao, 1873-1952, Professor de Patologia em Fukuoka, Japão, antes assistente de Aschoff em Marburg; ASCHOFF, Karl Albert Ludwig, ver em Aschoff
TENON, Cápsula de	Bainha do bulbo do olho	TENON, Jacques René, 1724-1816, Cirurgião, Oftalmologista e Professor de Patologia em Paris
THEBESIAN (TEBÉSIO), Válvula de	Válvula do seio coronário	THEBESIUS, Adam Christian, 1686-1732, natural da Silésia, Anatomista e Patologista em Leyden, mais tarde Médico em Hirschberg, Silésia
TRENDELENBURG, Sinal de	(Marcha com inclinação no caso de defeitos do abdutores do quadril)	TRENDELENBURG, Wilhelm, 1844-1924, Professor de Cirurgia em Rostock, Bonn, e depois em Leipzig
VALSALVA, Seio de	Seio da aorta	VALSALVA, Antônio Maria, 1666-1723, Professor de Anatomia em Bolonha, professor de Morgagni
VATER, Papila de	Papila maior do duodeno	VATER, Abraham, 1684-1751, Professor de Anatomia e Botânica em Wittenberg, posteriormente Professor de Patologia e Terapêutica na mesma Universidade
VICQ D'AZYR, Feixe de	Fascículo mamilotalâmico	VICQ D'AZYR, Félix, 1748-1794, Anatomista e Médico em Paris, Médico da Rainha Maria Antonieta da França
VIDIAN, Artéria de	Artéria do canal pterigóide	VIDIUS, Vidus (originalmente GUIDI, Guido), 1500-aproximadamente 1567, italiano, Professor de Medicina em Paris, posteriormente Professor de Filosofia e Medicina em Pisa, Médico do Rei Francis I da França, professor de Vesalius
VIDIAN, Canal de	Canal pterigóide	VIDIUS, Vidus, ver o precedente
VIDIAN, Nervo de	Nervo do canal pterigóide	VIDIUS, Vidus, ver o precedente
WALDEYER, Anel de	Anel linfático da faringe	WALDEYER-HARTZ, von, Heinrich Wilhelm Gottfried, 1836-1921, Professor de Anatomia Patológica em Breslau, posteriormente Professor de Anatomia em Estrasburgo e Berlim
WARD, Triângulo de	(Triângulo deficiente no osso esponjoso do colo do fêmur)	WARD, Frederick Oldfried, 1818-1877, Médico em Londres
WHARTON, Ducto de	Ducto submandibular	WHARTON, Thomas, aproximadamente 1616-1673, Médico em Londres
WILLIS, Círculo de	Círculo arterial do cérebro	WILLIS, Thomas, 1621-1675, Professor de Filosofia Natural em Oxford e Médico em Londres, Médico do Rei James II da Inglaterra
WINSLOW, Forame de	Forame omental	WINSLOW, Jacob Benignus, 1669-1760, dinamarquês, Professor de Anatomia, Medicina e Cirurgia em Paris
WIRSUNG, Ducto de	Ducto pancreático	WIRSUNG, Johann Georg, 1600-1643, natural da Alemanha, Professor de Anatomia em Pádua
WRISBERG, Ligamento de	Ligamento meniscofemoral posterior	WRISBERG, Heinrich August, 1739-1808, Professor de Anatomia em Göttingen
ZEIS, Glândulas de	Glândulas sebáceas da pálpebra	ZEIS, Eduard, 1807-1868, Médico em Dresden e Professor de Cirurgia em Marburg
ZENKER, Divertículo de	(Divertículo pulsátil na transição da faringe para o esôfago)	ZENKER, von, Friedrich Albert, 1825-1898, Professor de Patologia em Dresden e Erlangen
ZINN, Anel de	Anel tendíneo comum dos músculos extra-oculares	ZINN, Johann Gottfried, 1727-1759, Professor de Anatomia e Medicina e também Diretor dos Jardins Botânicos em Göttingen
ZINN, Zônula de	Zônula ciliar	ZINN, Johann Gottfried, ver o precedente

Parte 2

Cabeça e Pescoço, 1

Vísceras Torácicas, 119

Vísceras Abdominais e Pélvicas, 187

Assoalho Pélvico e Órgãos Genitais Externos, 289

Parte Central do Sistema Nervoso, 309

Órgãos Visuais e Cavidade da Órbita, 395

Órgão Vestibulococlear, 421

Índice de Epônimos, 443

Cabeça e Pescoço

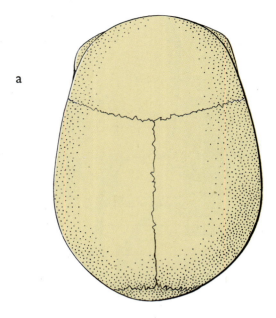
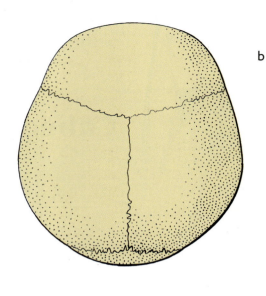
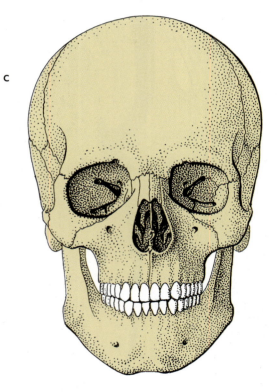
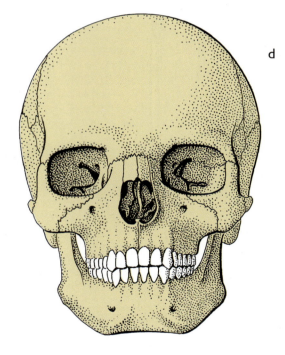

2 Diferenças na forma do crânio
a, b Crânio, Norma vertical (visto por cima)
c, d Crânio, Norma frontal (visto pela frente)
a Crânio longo (dolicocéfalo)
b Crânio largo (braquicéfalo)
c Crânio longo (dolicocéfalo) com face estreita (leptoprosopia)
d Crânio largo (braquicéfalo) com face larga (euriprosopia)

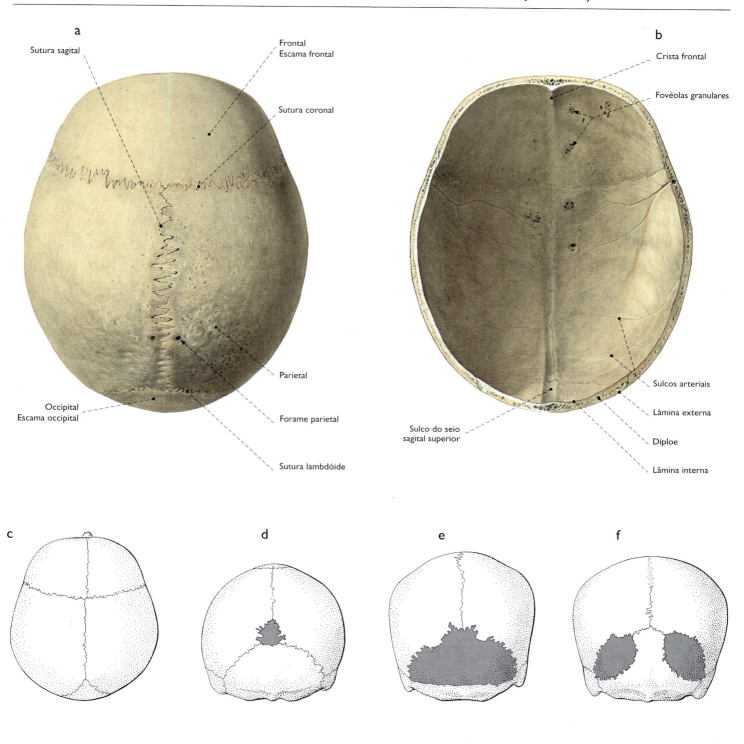

3 Calvária e ossos suturais

a Norma vertical (50%)
b Vista interna (50%)
c Sutura frontal persistente
d Osso sutural (cinza) na sutura sagital
e Osso incaico (osso interparietal) (cinza)
f Osso sutural (cinza) na sutura lambdóide

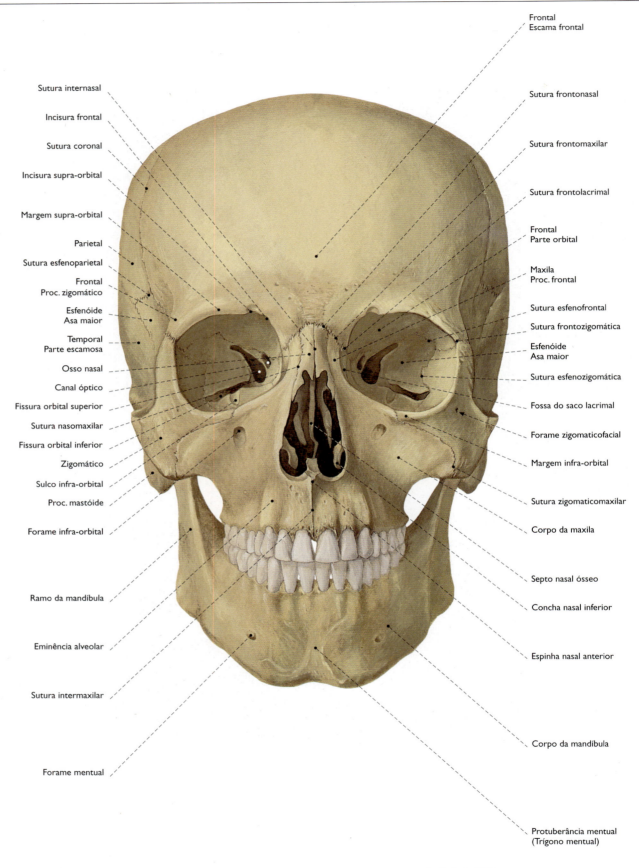

4 Crânio (75%)
Norma frontal (vista anterior)

Cabeça e Pescoço

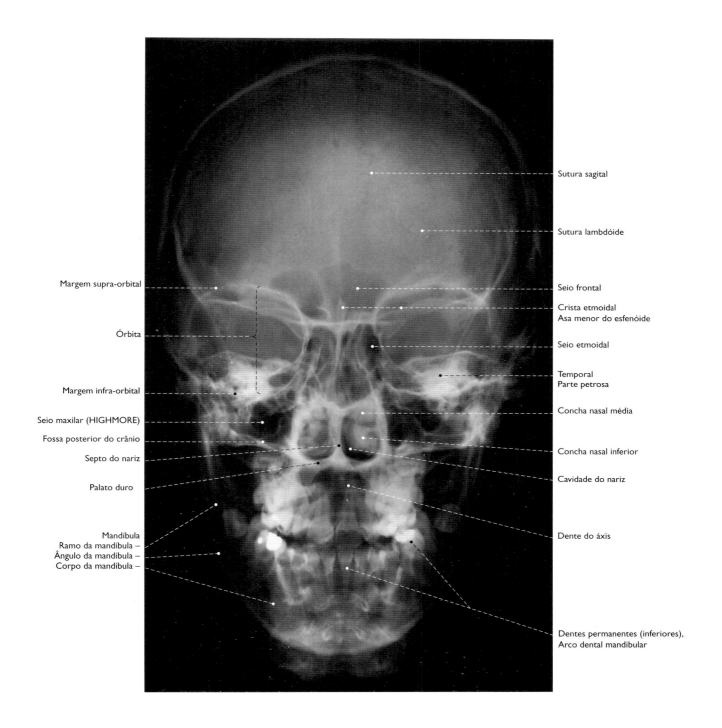

5 Crânio (75%)
Radiografia póstero-anterior do crânio de uma mulher jovem

Cabeça e Pescoço

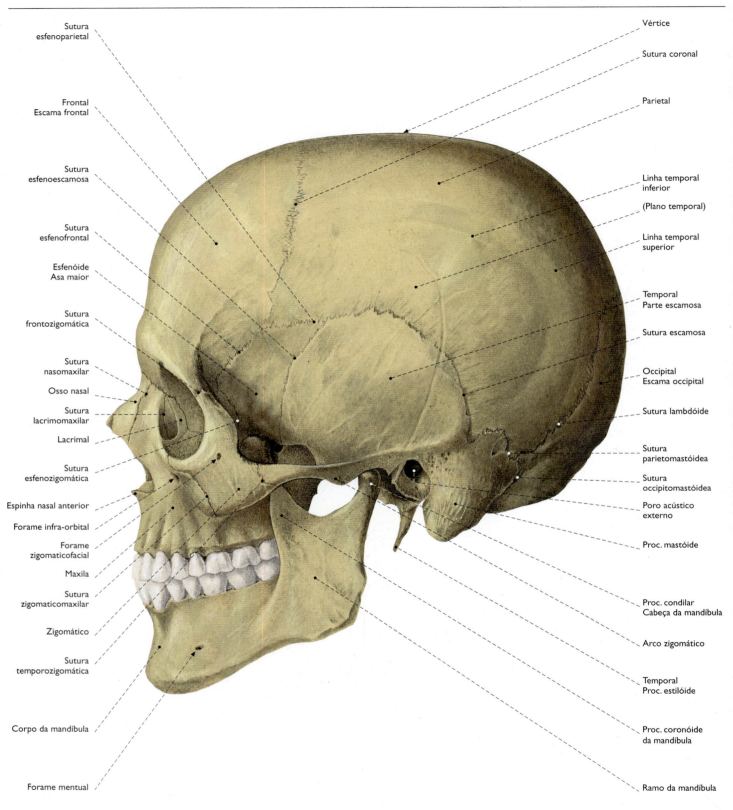

6 Crânio (75%)
Norma lateral esquerda (vista lateral esquerda)

Cabeça e Pescoço

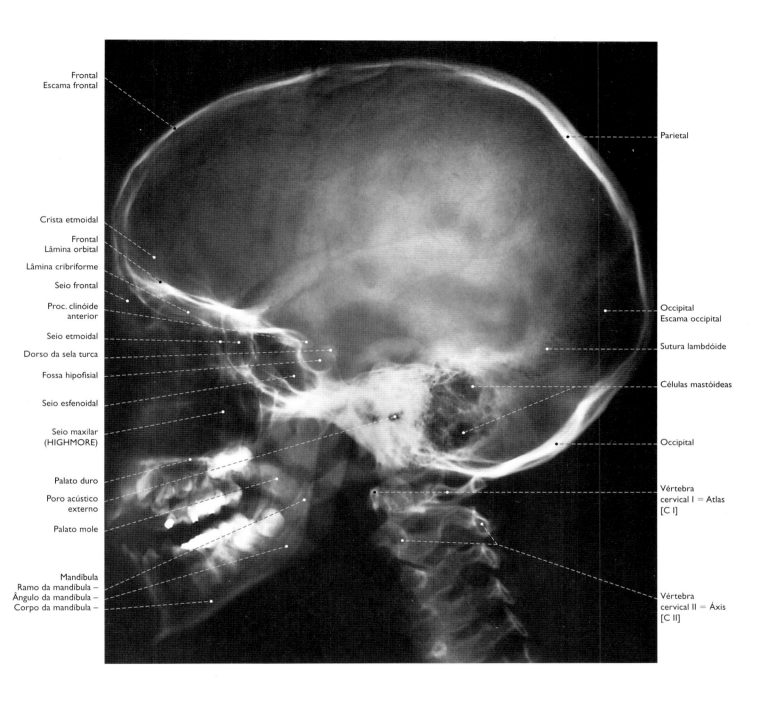

7 Crânio (75%)
Radiografia lateral do crânio de uma mulher jovem

Cabeça e Pescoço

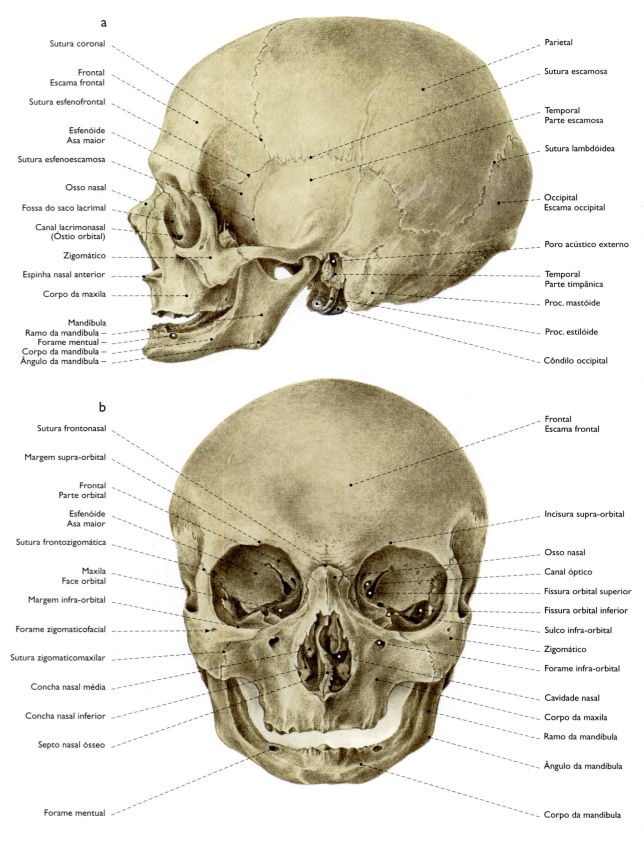

8 Crânio (60%)
Crânio de um homem idoso, desdentado
a Vista lateral esquerda
b Norma frontal (vista anterior)

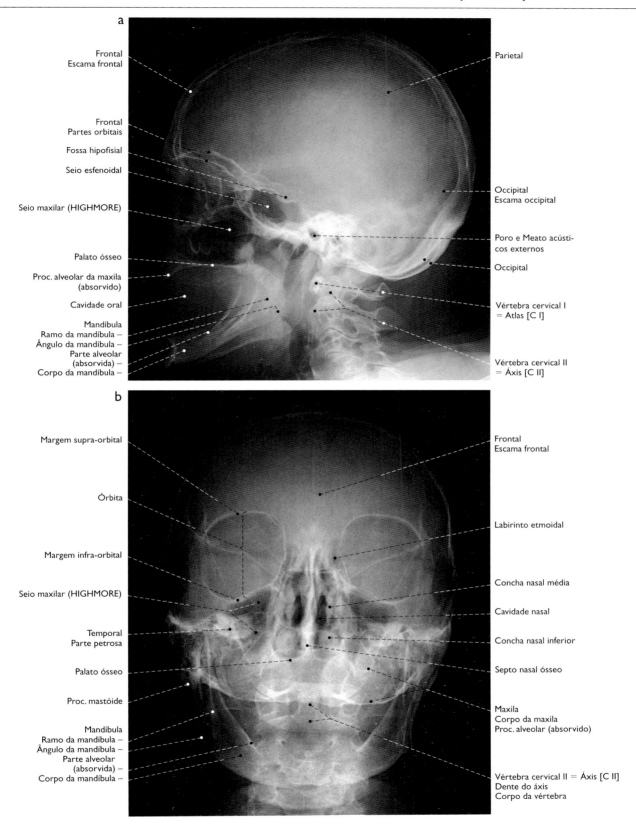

9 Crânio

Radiografias do crânio de uma mulher adulta sem dentes com a boca aberta
a Radiografia lateral (50%)
b Radiografia póstero-anterior (60%)

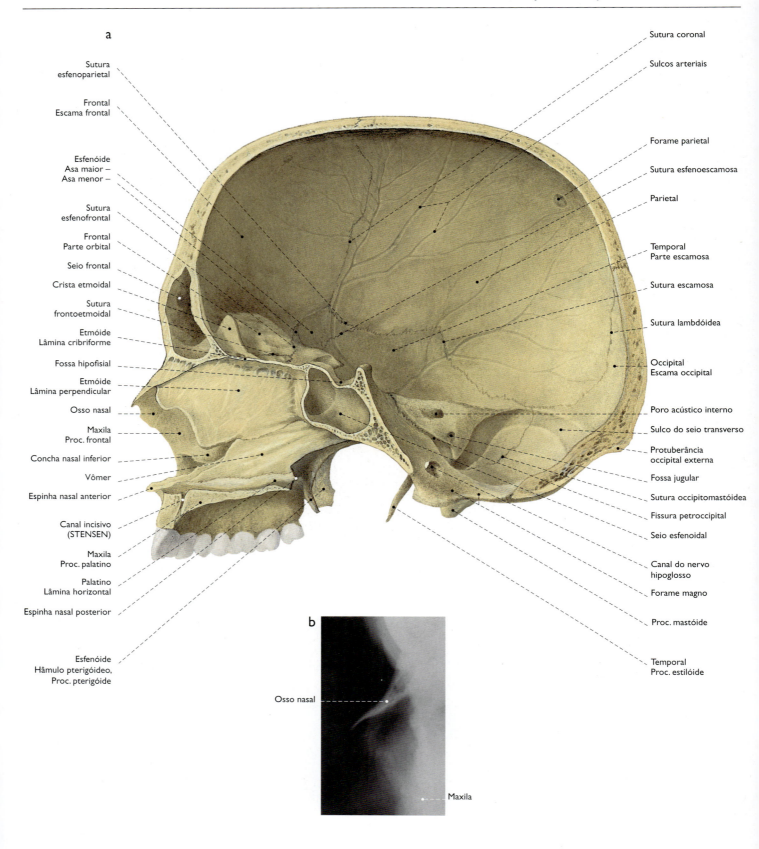

10 Crânio (75%)
a Corte sagital ligeiramente à esquerda do plano mediano, vista medial
b Radiografia lateral do osso nasal

Cabeça e Pescoço

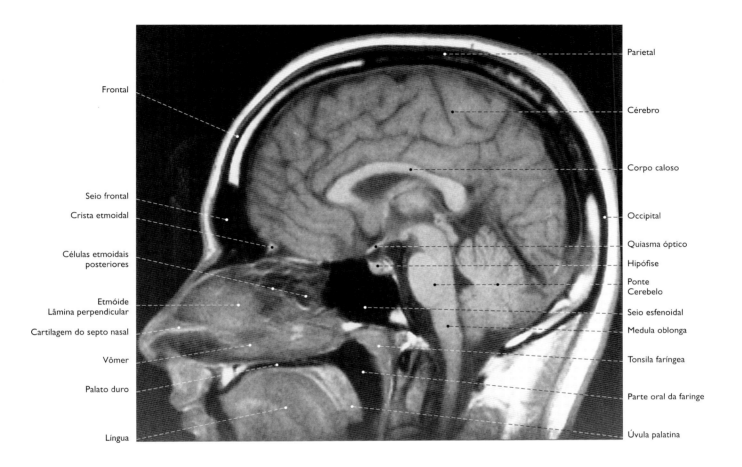

11 **Cabeça** (55%)
Imagem de ressonância magnética (IRM, T$_1$-pesado), sagital paramediana

Cabeça e Pescoço

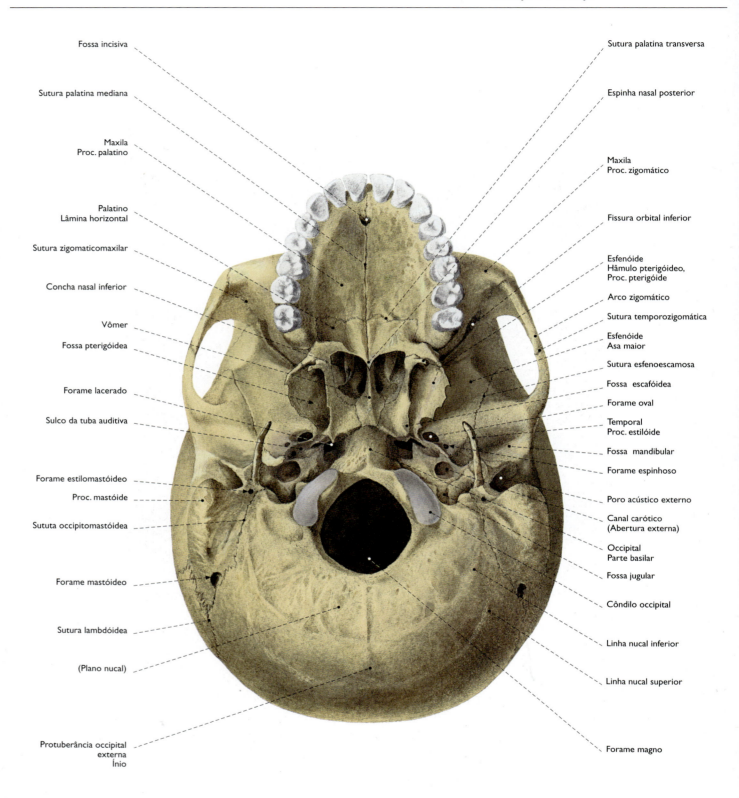

12 Base externa do crânio (75%)
Norma basilar (vista por baixo)

Cabeça e Pescoço

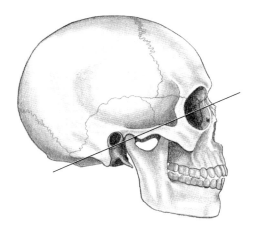

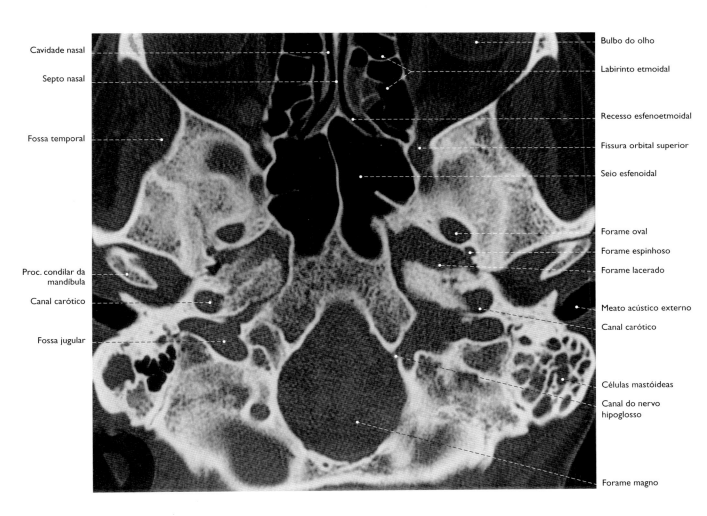

13 Base externa do crânio (100%)
Tomografia computadorizada (TC)
transversal, janela óssea, plano como no desenho acima

Cabeça e Pescoço

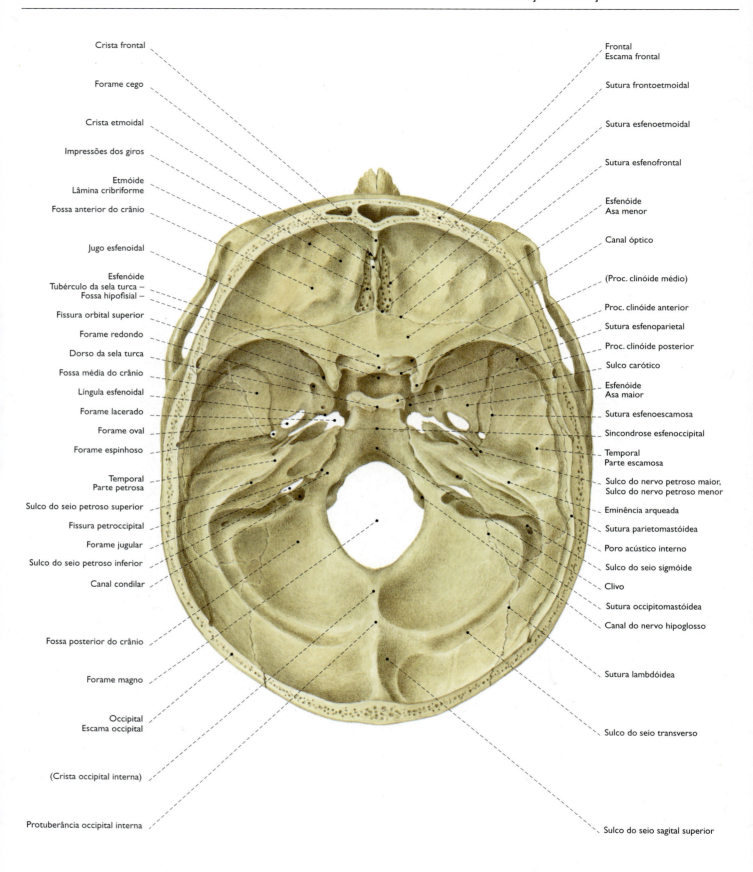

14 Base interna do crânio (75%)
Norma vertical (vista por cima)

Cabeça e Pescoço

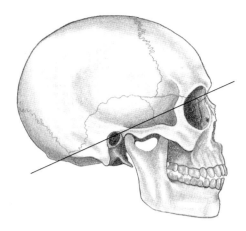

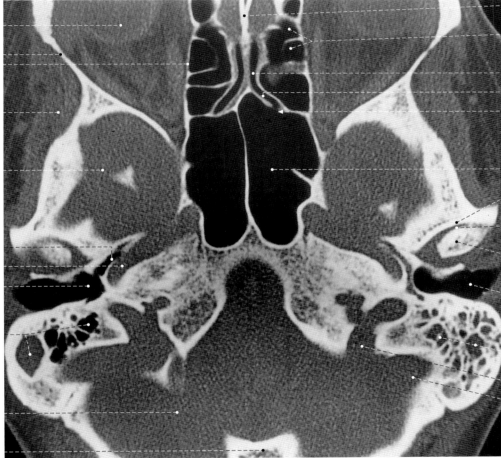

Bulbo do olho
Órbita
Parede lateral –
Parede medial –

Fossa temporal

Fossa média do crânio

Canal musculotubário
Canal carótico
Cavidade timpânica

Células mastóideas

Fossa posterior do crânio

Protuberância
occipital interna

Septo nasal
Labirinto etmoidal

Cavidade nasal
Recesso esfenoetmoidal
Abertura do seio esfenoidal

Seio esfenoidal

Temporal
Fossa mandibular
Articulação
temporomandibular
Cabeça da mandíbula

Meato acústico externo

Células mastóideas

Fossa jugular
Sulco do seio sigmóide

15 Base interna do crânio (100%)
Tomografia computadorizada (TC) axial (transversal),
janela óssea, plano como no desenho acima

Cabeça e Pescoço

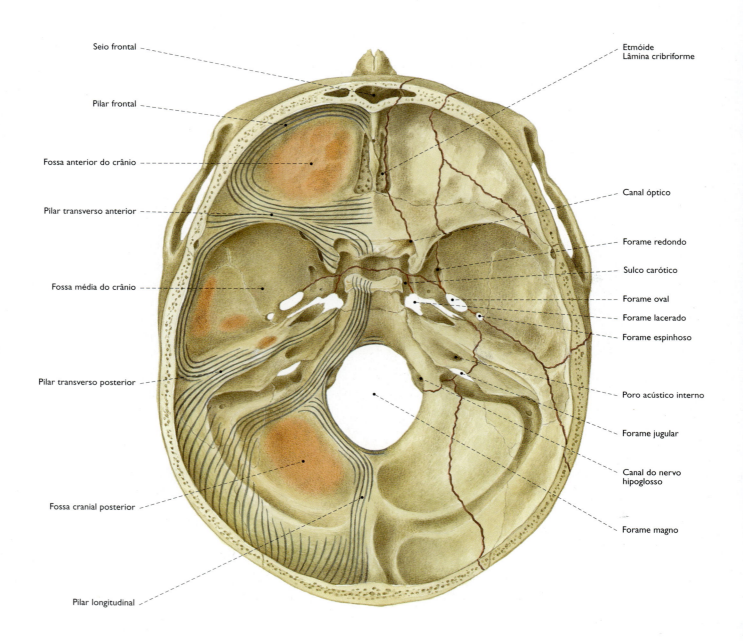

16 Base interna do crânio (75%)

Metade esquerda do crânio, pilares de material ósseo espesso (= trajetórias) da base do crânio (feixes de linhas cinza) e áreas de substância óssea muito fina (planos em laranja); metade direita do crânio, linhas típicas de fratura da base do crânio (linhas violeta).
Norma vertical (vista por cima)

Cabeça e Pescoço

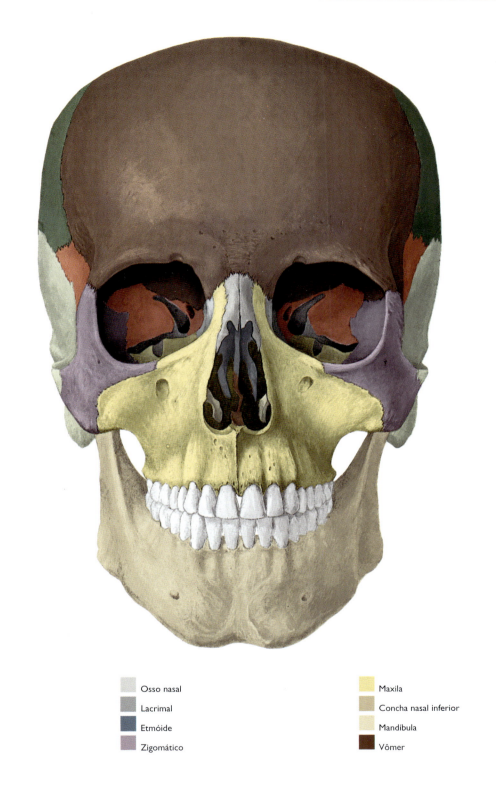

■ Frontal
■ Parietal
■ Esfenóide
■ Temporal

■ Osso nasal
■ Lacrimal
■ Etmóide
■ Zigomático

■ Maxila
■ Concha nasal inferior
■ Mandíbula
■ Vômer

17 Crânio (90%)
Os ossos do crânio estão marcados com cores diferentes.
Norma frontal (vista anterior)

Cabeça e Pescoço

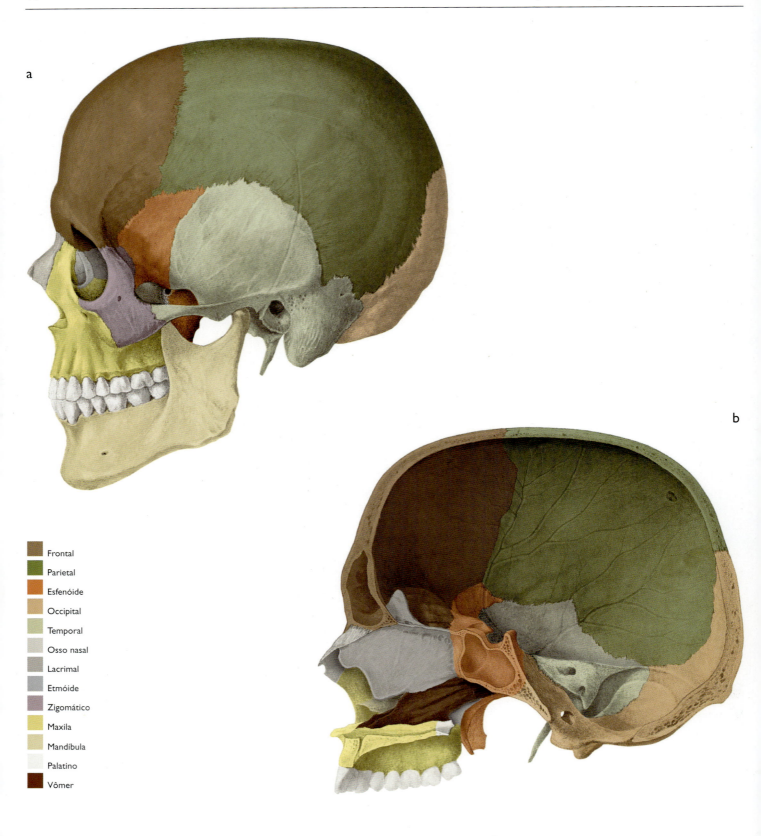

18 **Crânio** (75%)
Os ossos do crânio estão marcados com cores diferentes
a Norma lateral esquerda
b Vista medial da metade direita do crânio

Cabeça e Pescoço

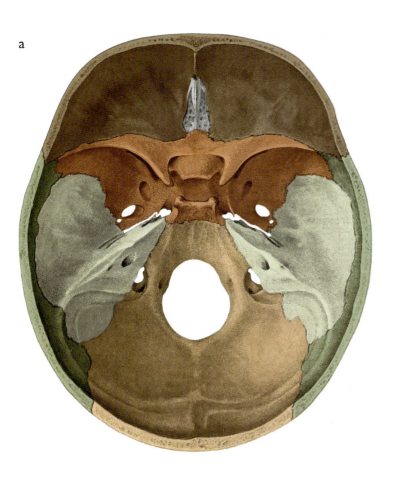

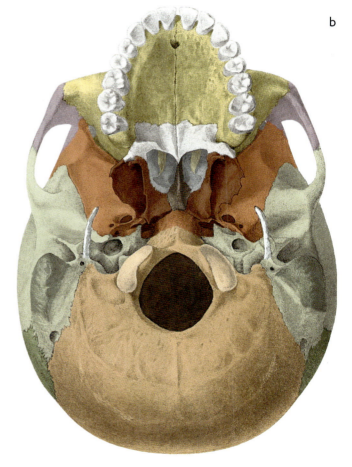

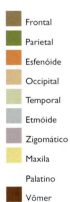

Frontal
Parietal
Esfenóide
Occipital
Temporal
Etmóide
Zigomático
Maxila
Palatino
Vômer

19 Crânio (75%)
Os ossos do crânio estão marcados com cores diferentes
a Norma vertical, face interna, vista superior
b Face externa, norma basilar, vista por baixo

Cabeça e Pescoço

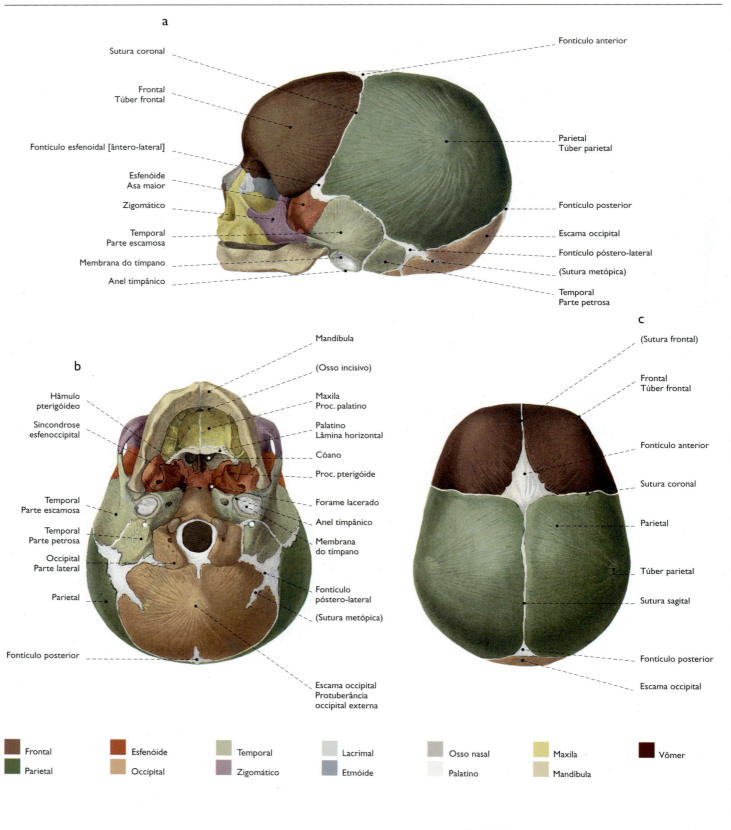

20 Crânio de um recém-nascido (80%)
Os ossos do crânio estão marcados com cores diferentes
a Norma lateral esquerda
b Norma basilar, vista por baixo
c Calvária, norma vertical, vista por cima

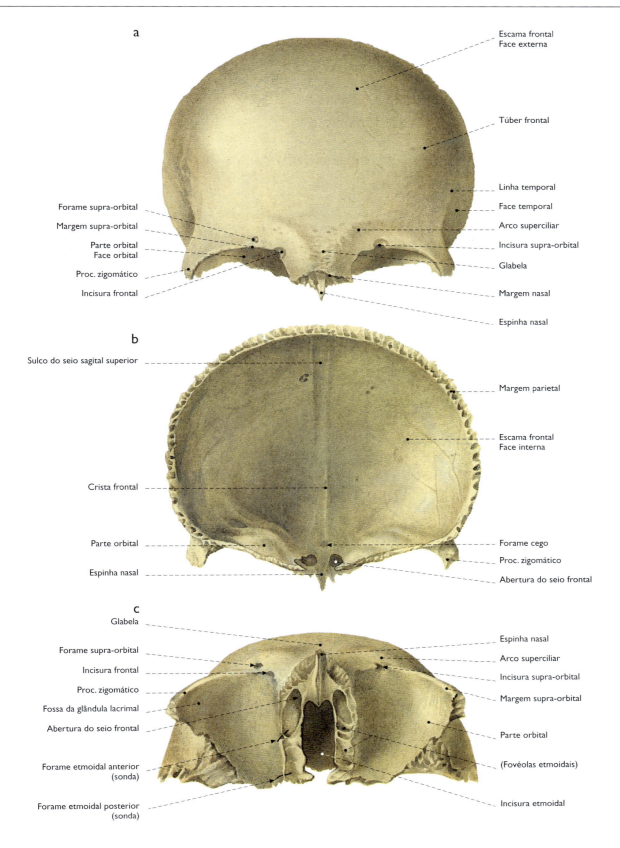

21 **Frontal** (90%)
a Face externa, vista frontal
b Face interna, vista occipital
c Parte orbital, vista inferior

Cabeça e Pescoço

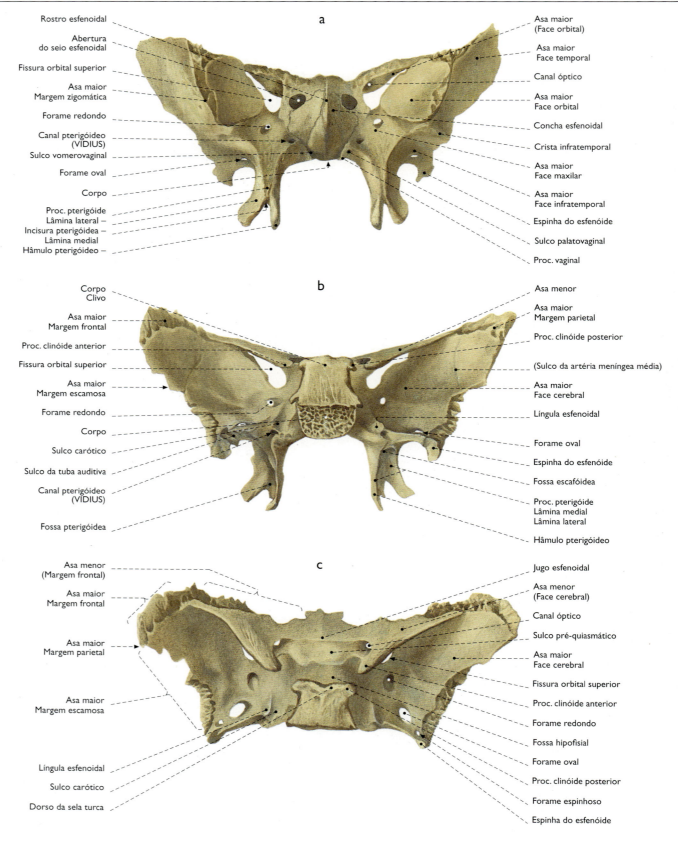

22 Esfenóide (70%)
a Vista frontal (anterior)
b Vista occipital (posterior)
c Vista parietal (superior)

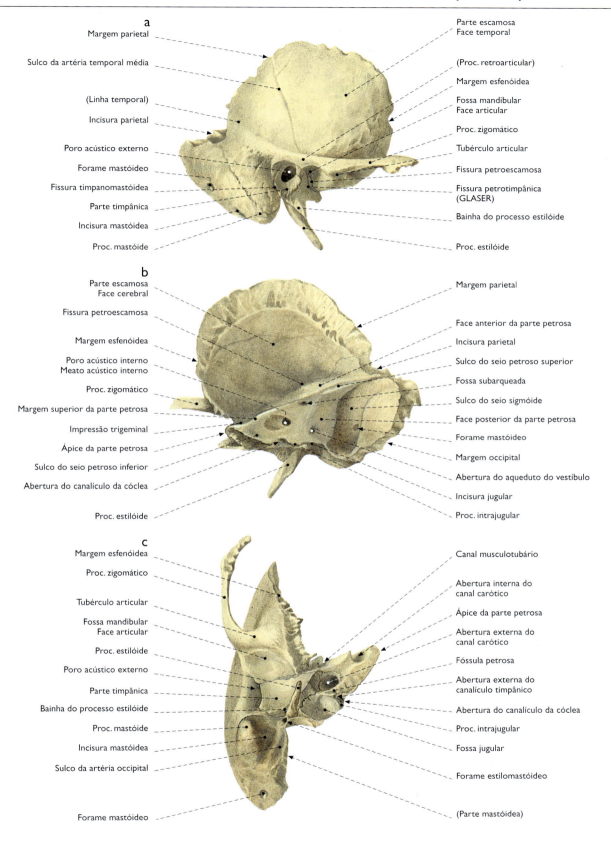

23 Temporal direito (70%)
a Vista lateral direita
b Vista medial
c Vista por baixo

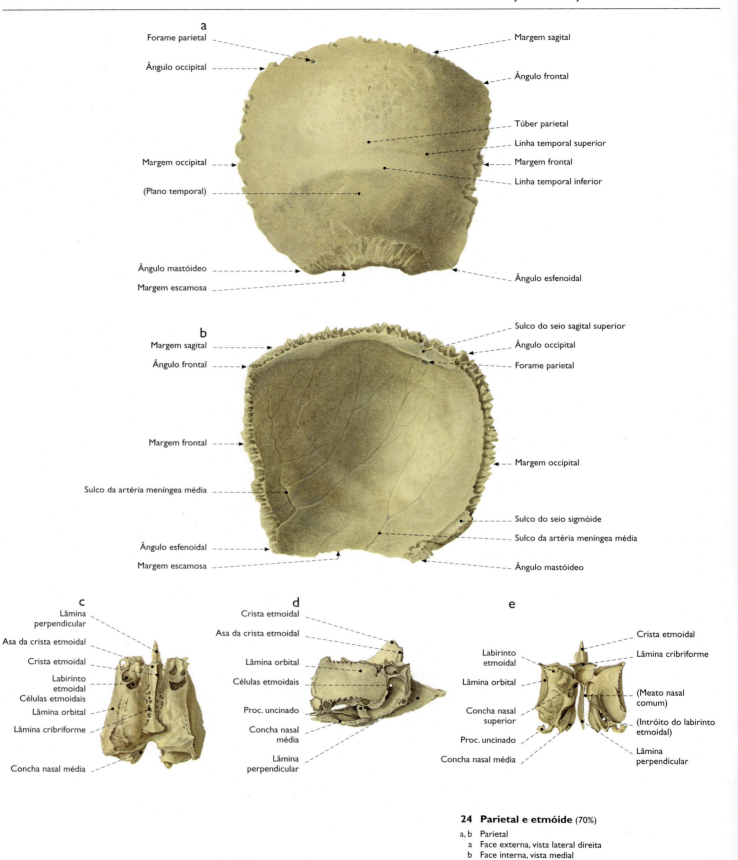

24 Parietal e etmóide (70%)
a, b Parietal
  a Face externa, vista lateral direita
  b Face interna, vista medial
c-e Etmóide
  c Vista parietal, vista por cima
  d Vista lateral direita
  e Vista occipital, vista por trás

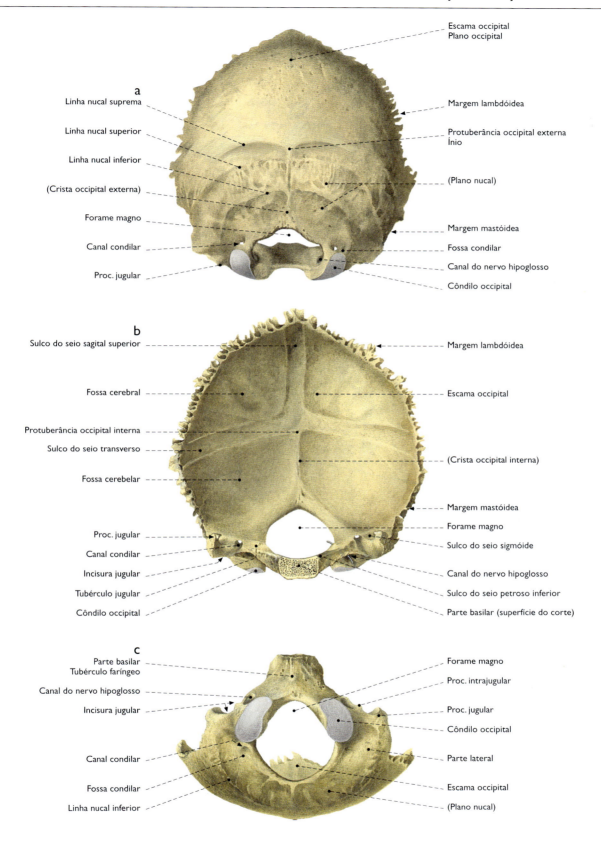

25 **Occipital** (70%)
a Face externa, vista occipital
b Face interna, vista frontal
c Face externa, vista basilar

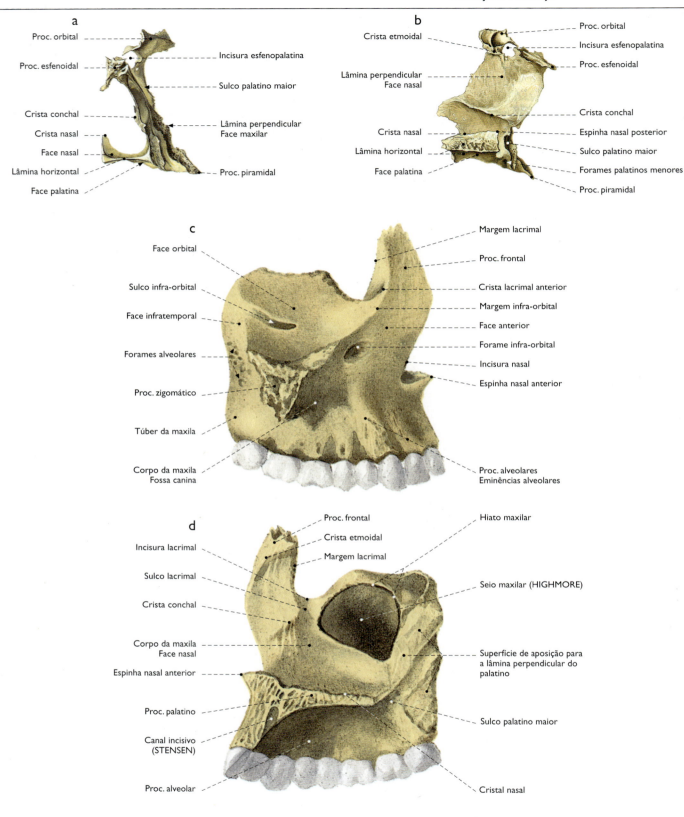

26 Palatino e maxila
a, b Palatino direito (90%)
a Vista por trás
b Vista medial
c, d Maxila direita (100%)
c Vista lateral direita
d Vista medial

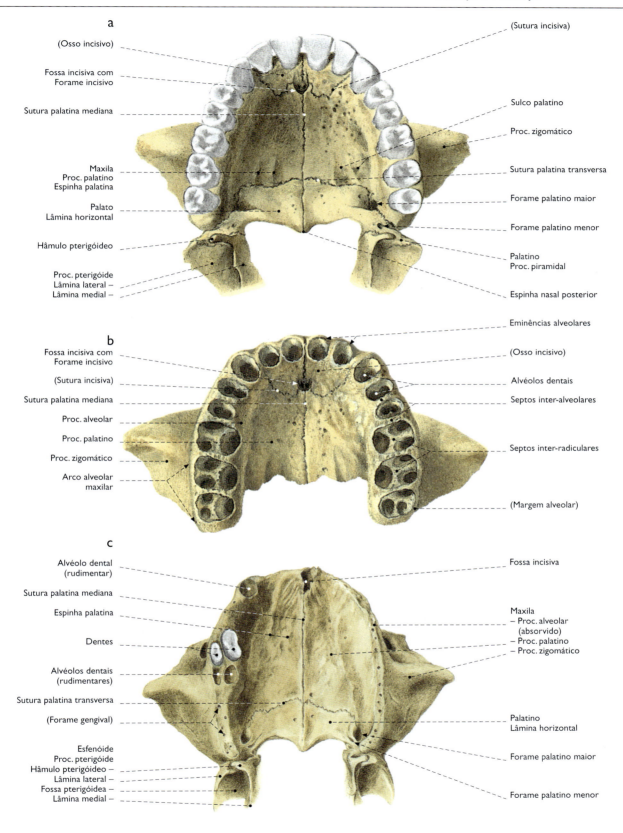

27 Maxila (100%)

a-c Vista inferior
a Arco alveolar com dentes
b Arco alveolar após a extração dos dentes
c Arco alveolar de um idoso, sem os dentes

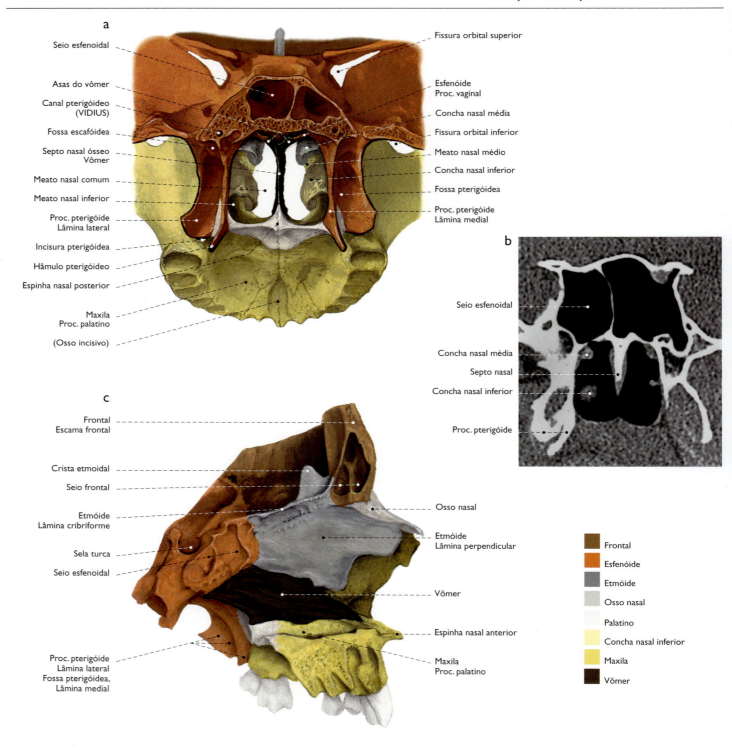

28 Esqueleto do nariz (100%)

a, c Os vários ossos estão coloridos com cores diferentes
a Aberturas posteriores do nariz (cóanos), vista posterior
b Tomografia computadorizada (TC) coronal através dos cóanos e seios esfenoidais
c Septo nasal ósseo. Vista medial da metade esquerda do crânio, corte sagital ligeiramente à direita do plano mediano

Cabeça e Pescoço

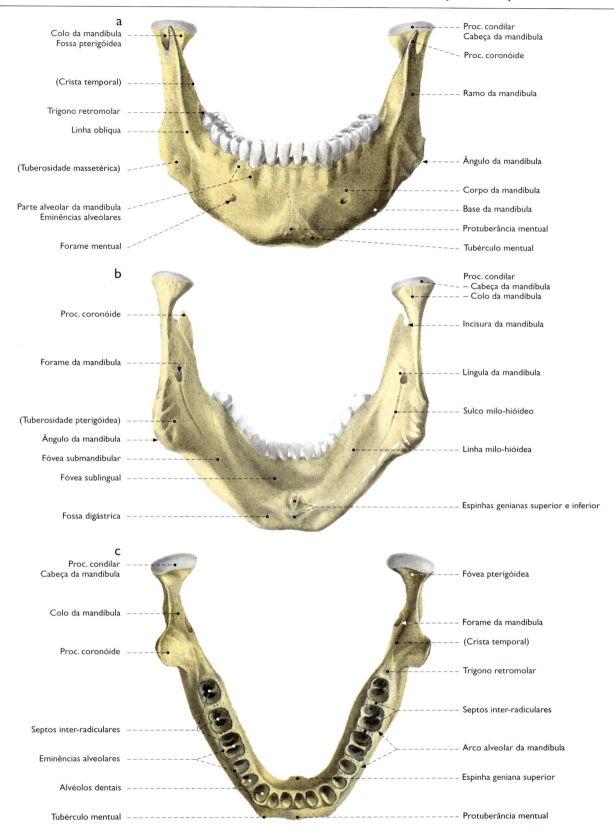

29 Mandíbula (75%)
a Vista anterior
b Vista por trás
c Arco alveolar após a extração dos dentes, vista por cima

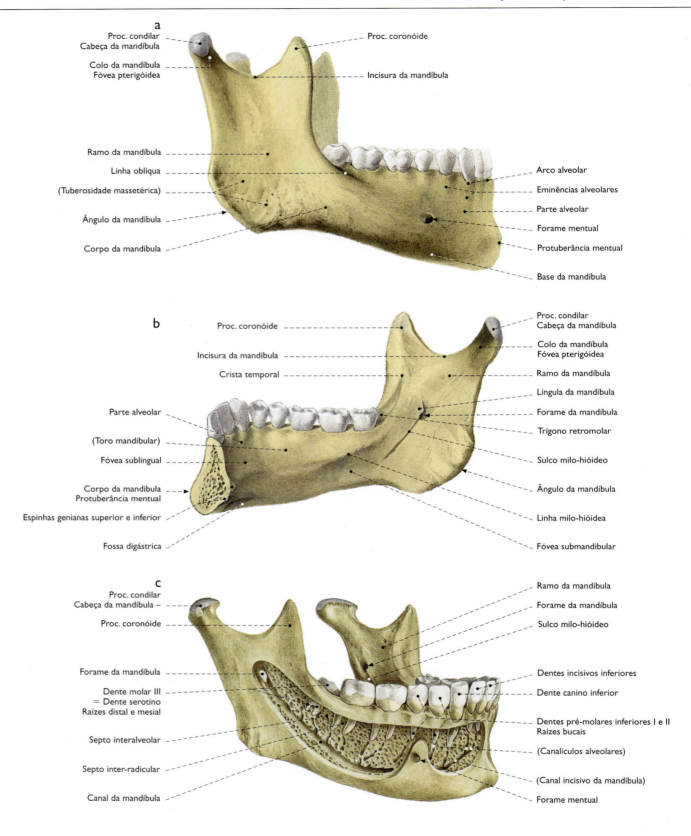

30 Mandíbula (75%)
a Vista lateral direita
b Vista medial da metade direita da mandíbula
c Mandíbula com o canal da mandíbula aberto, vista lateral direita

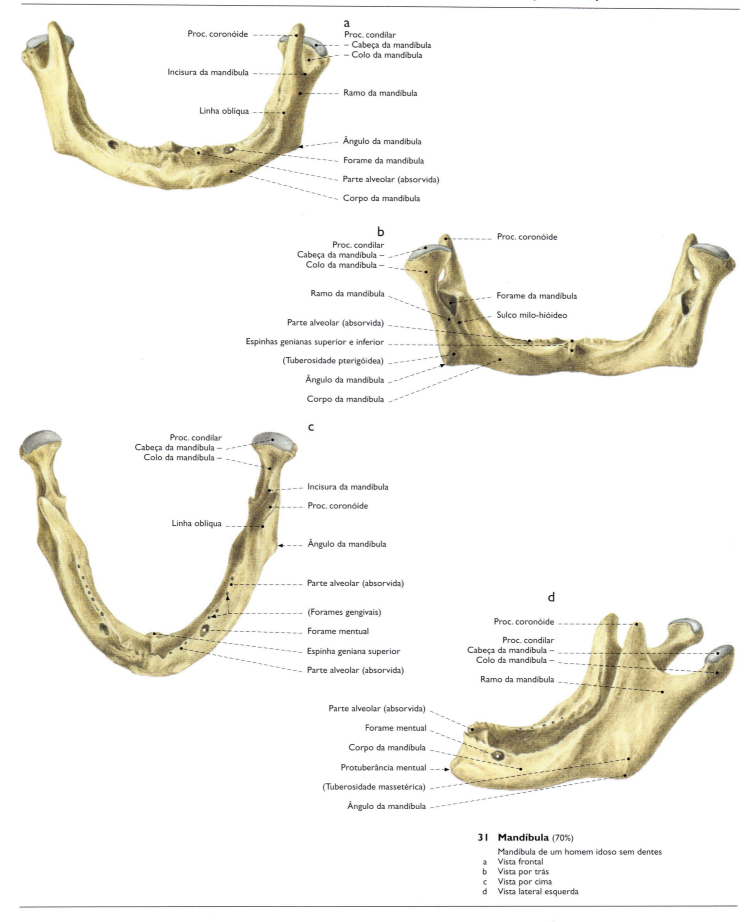

31 **Mandíbula** (70%)
Mandíbula de um homem idoso sem dentes
a Vista frontal
b Vista por trás
c Vista por cima
d Vista lateral esquerda

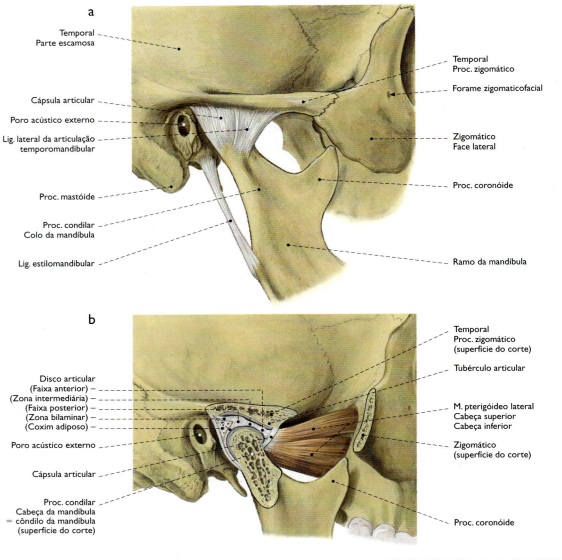
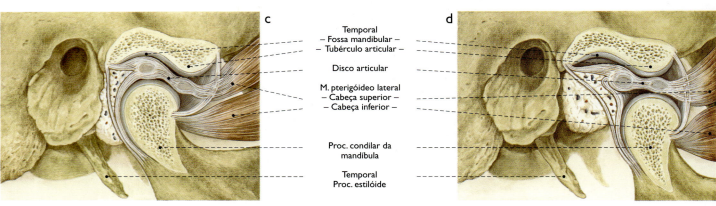

32 Articulação temporomandibular

Vista lateral direita
a Cápsula e ligamentos da articulação temporomandibular (80%)
b Corte sagital através da articulação temporomandibular; M. pterigóideo lateral esquerdo *in situ* (80%)
c, d Corte sagital (120%)
c quando a boca está fechada
d quando a boca está aberta

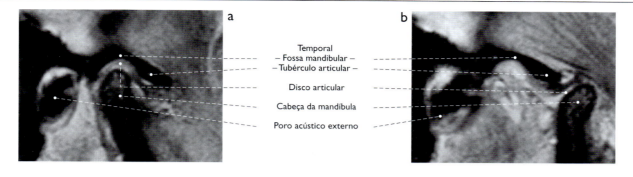

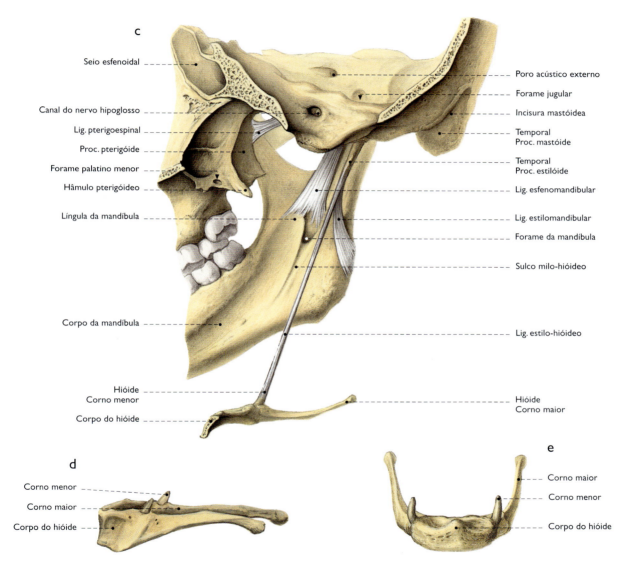

33 Articulação temporomandibular e hióide

a, b Imagem de ressonância magnética (IRM, T_2-pesado) através da articulação temporomandibular
a quando a boca está fechada
b quando a boca está aberta
c Ligamentos da articulação temporomandibular direita (80%), vista medial
d, e Hióide (80%)
d Vista lateral esquerda
e Vista anterior

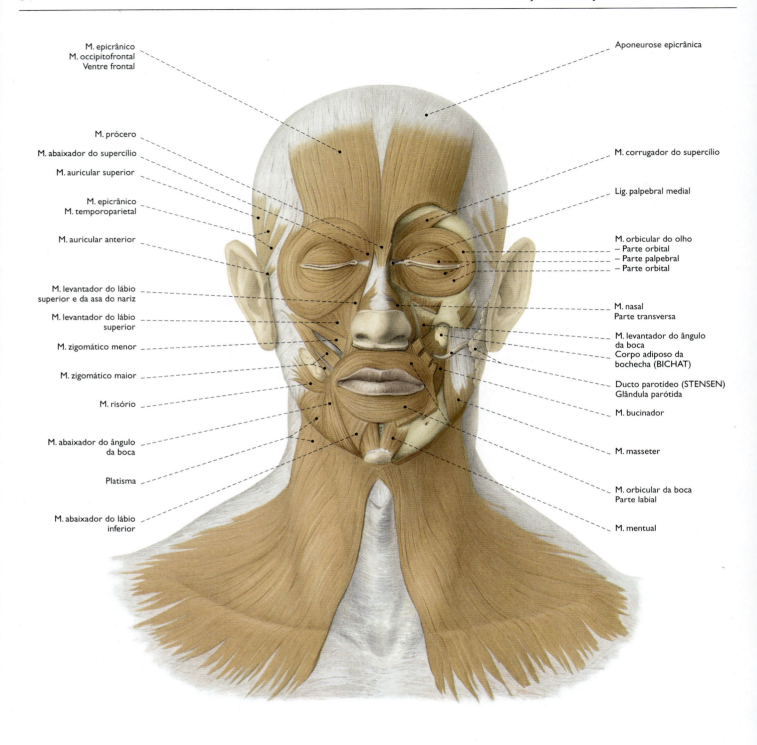

34 Músculos do escalpo e da face (50%)
No lado direito da face está mostrada a camada superficial da musculatura facial; a camada profunda e o músculo masseter são mostrados no lado esquerdo.
Vista anterior

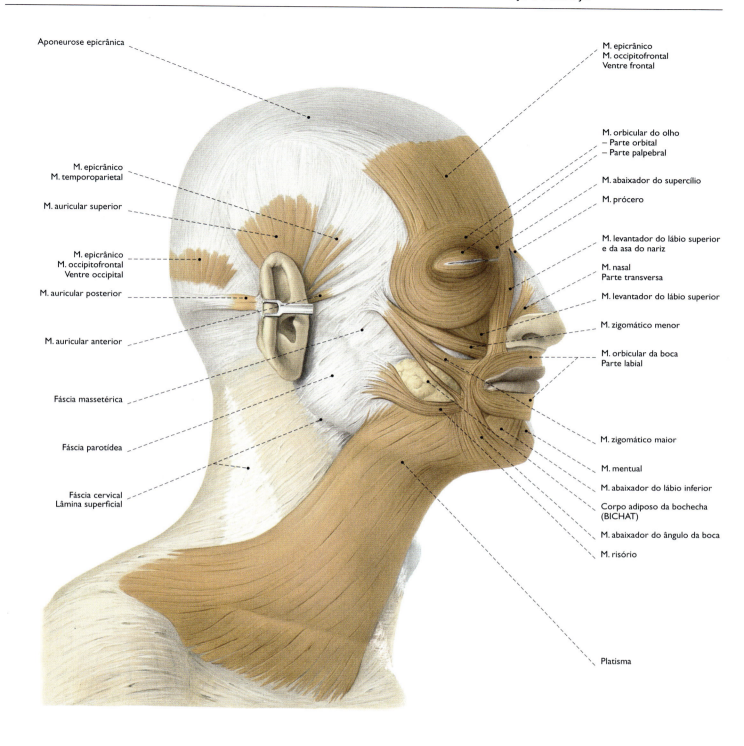

35 Músculos do escalpo e da face (50%)
Camada superficial, vista lateral direita

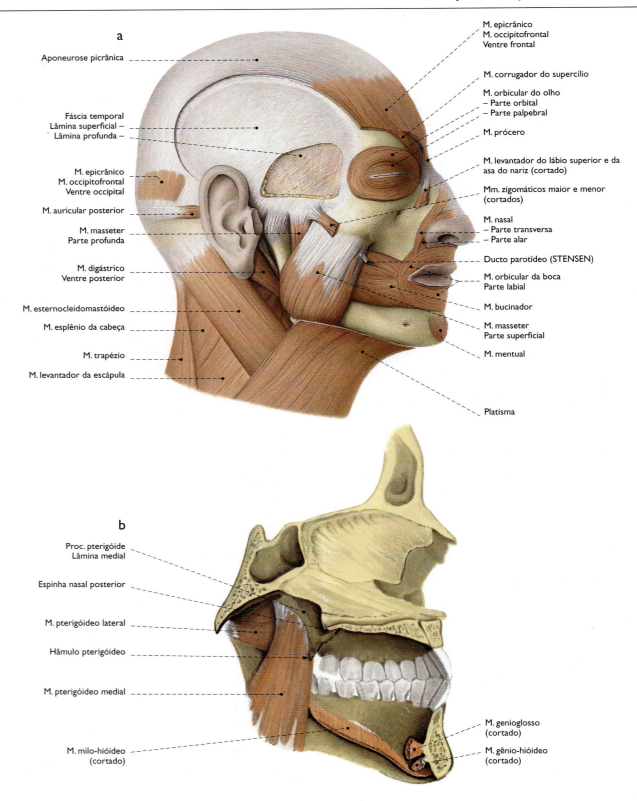

36 Músculos profundos da face, M. masseter e Mm. pterigóideos (50%)

a Os músculos profundos da face e o M. masseter após a remoção da glândula parótida e dos músculos faciais superficiais, vista lateral direita
b Músculos pterigóideos, vista medial da metade esquerda da cabeça

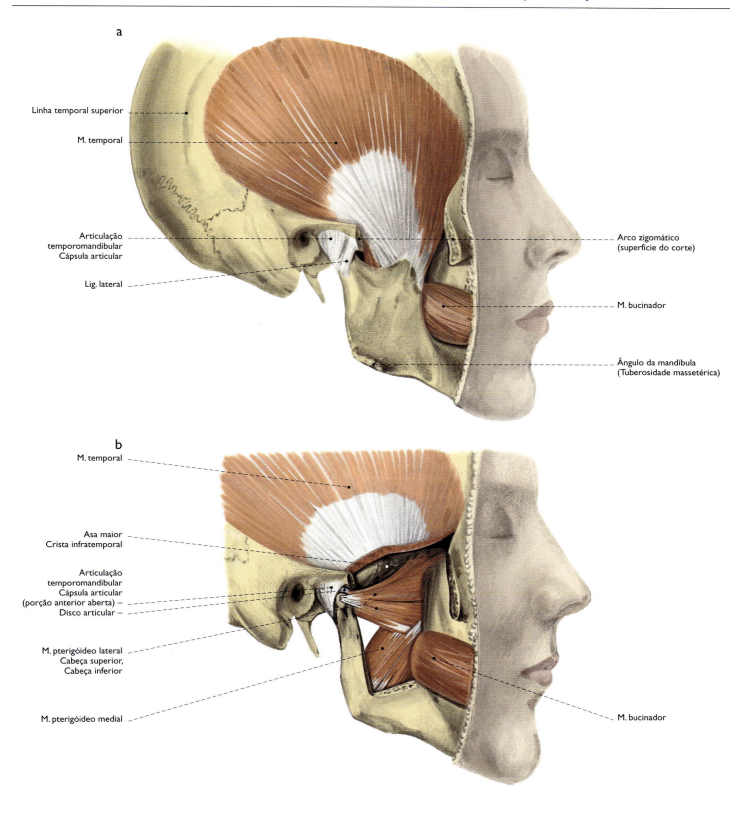

37 Músculos bucinador, temporal e pterigóideos (60%)

Vista lateral direita
a O arco zigomático e o M. masseter foram removidos
b O arco da mandíbula e o M. temporal foram, adicionalmente, parcialmente cortados

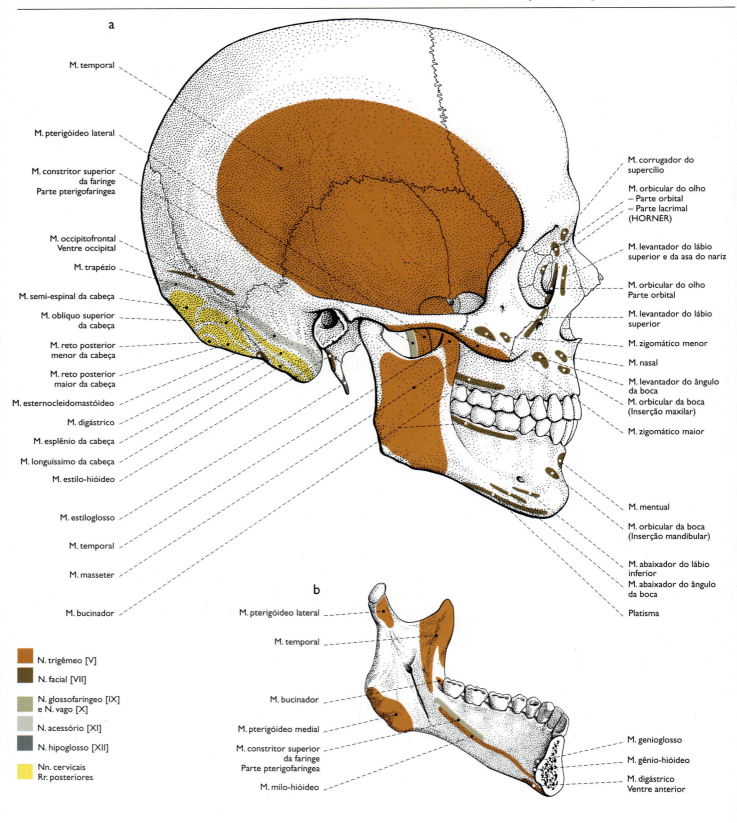

38 Inserções musculares no crânio
Inserções
a no lado direito do crânio
b na face interna da mandíbula

Cabeça e Pescoço

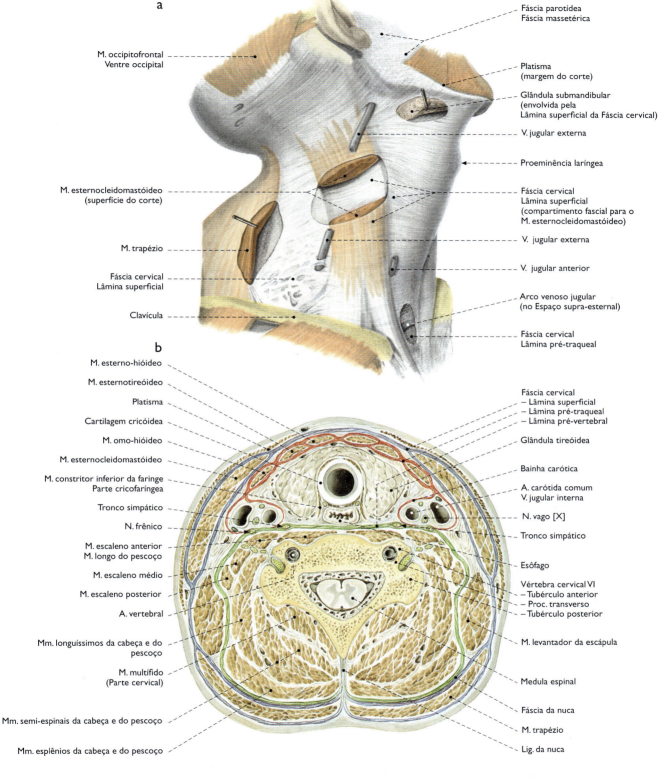

39 Fáscia cervical
a Lâmina superficial da fáscia cervical (45%), vista lateral. Vários compartimentos fasciais foram abertos
b Corte transversal através do pescoço ao nível da sexta vértebra cervical [C VI] (70%), representação esquemática da camada profunda da fáscia cervical. As várias lâminas da fáscia cervical estão representadas em cores diferentes

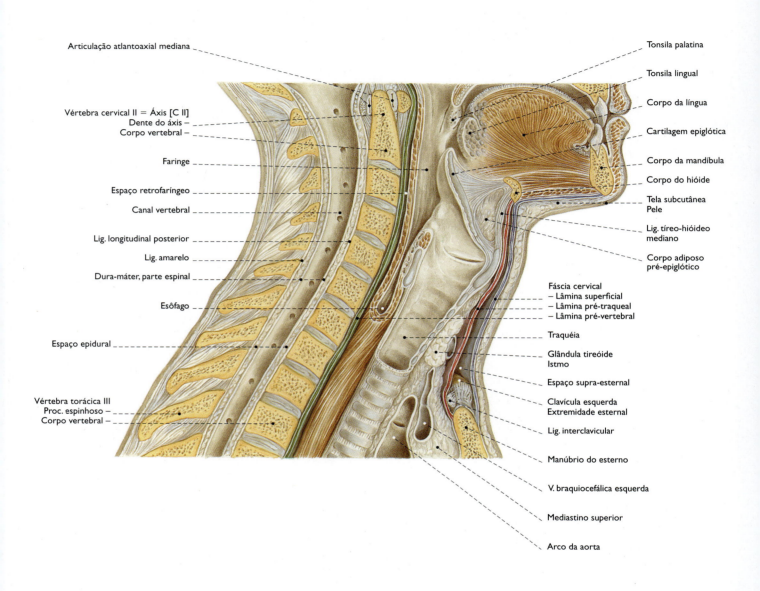

40 Fáscia cervical (70%)

Corte sagital mediano através do pescoço, representação esquemática da fáscia cervical em um corte longitudinal. As diversas lâminas da fáscia estão indicadas em cores diferentes

Cabeça e Pescoço

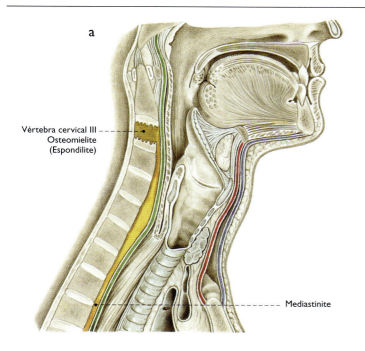
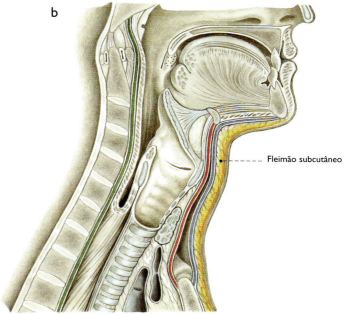
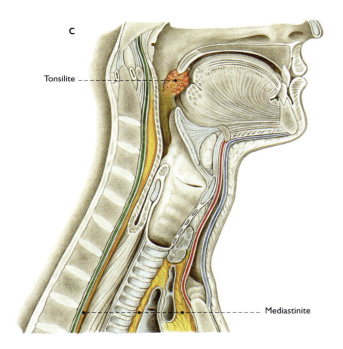
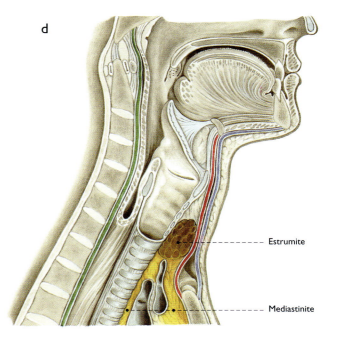

41 Fáscia cervical (45%)

Corte sagital mediano através do pescoço (de acordo com von LANZ e WACHSMUTH, 1955)
a Inflamação purulenta de uma vértebra cervical, descida da infecção para o mediastino posterior (mediastinite)
b Inflamação purulenta do tecido subcutâneo, formação de um fleimão subcutâneo
c Inflamação purulenta da tonsila palatina, disseminação da infecção para o espaço perifaríngeo e descida para os mediastinos posterior e anterior (mediastinite)
d Inflamação purulenta da glândula tireóide, descida da infecção para o mediastino anterior (mediastinite)

Cabeça e Pescoço

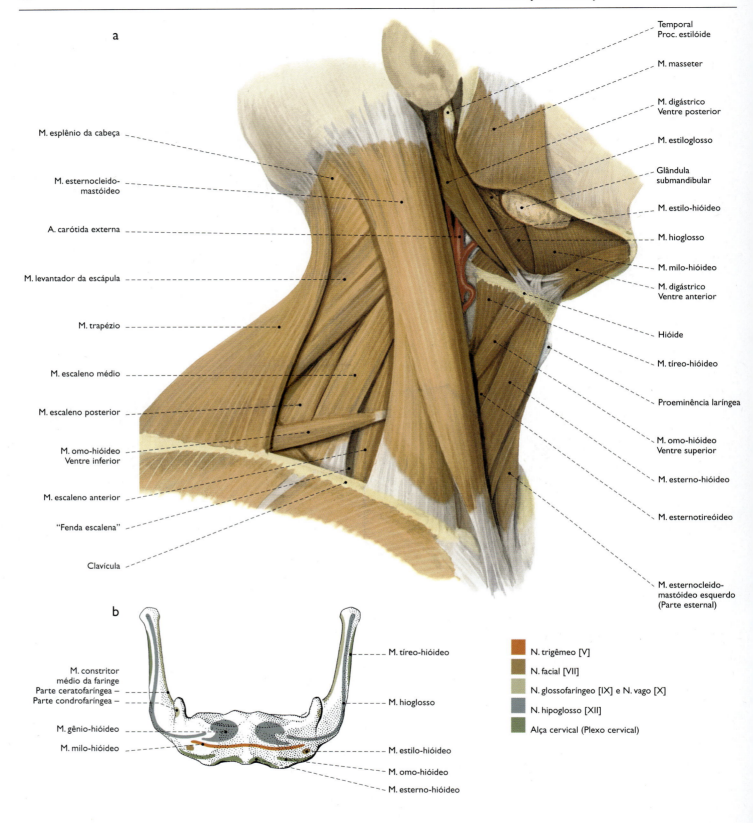

42 Músculos do pescoço
a O platisma e as fáscias cervicais foram removidos (60%). Vista lateral direita
b Inserções musculares nas faces ventral e superior do hióide

Cabeça e Pescoço

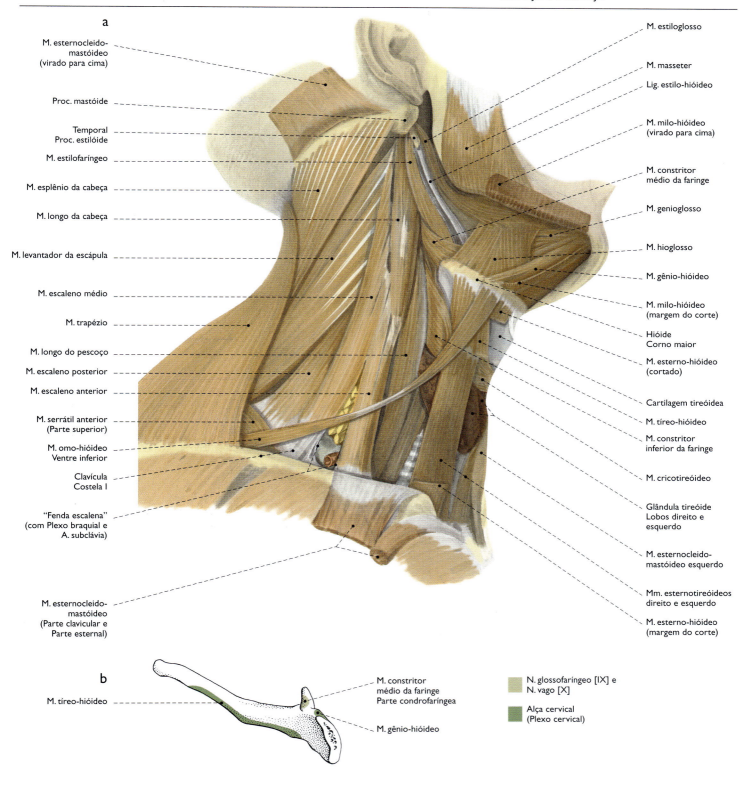

43 Músculos do pescoço
a Além do platisma e da fáscia cervical, o M. esternocleidomastóideo foi parcialmente removido (a extremidade do músculo rebatida para cima) (60%). Vista lateral direita
b Inserções musculares na face interna do osso hióide

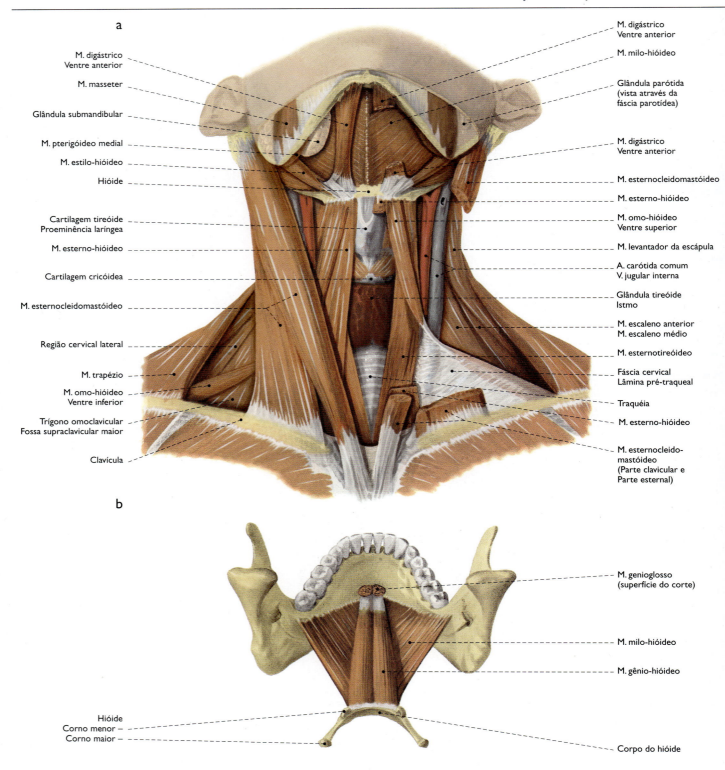

44 Pescoço e músculos supra-hióideos (60%)

a À direita o platisma foi removido. À esquerda os Mm. esternocleidomastóideo e esternotireóideo foram parcialmente removidos. Vista ventral
b Músculos do assoalho da cavidade da boca, vista occipital

Cabeça e Pescoço

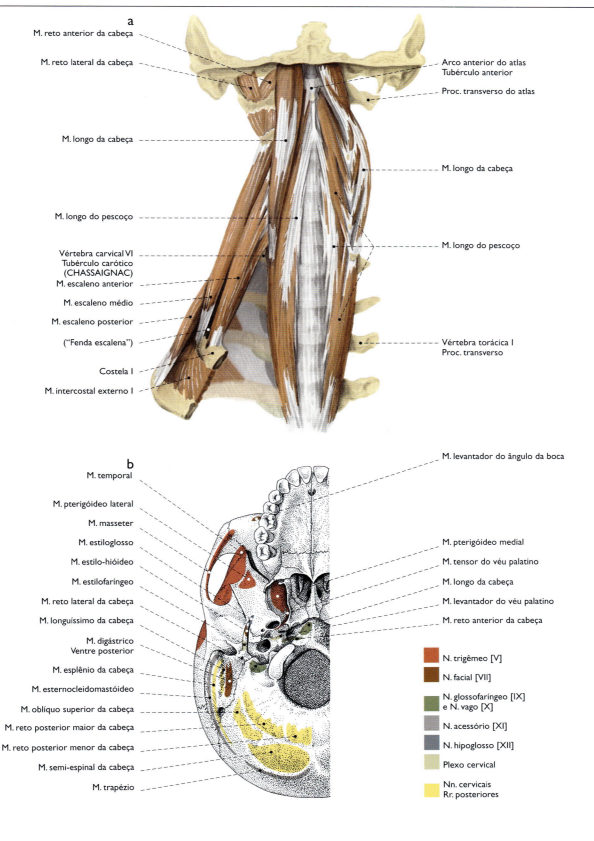

45 Músculos do pescoço, cabeça e dorso
a Músculos profundos do pescoço (55%), vista ventral
b Inserções musculares na superfície externa da base do crânio

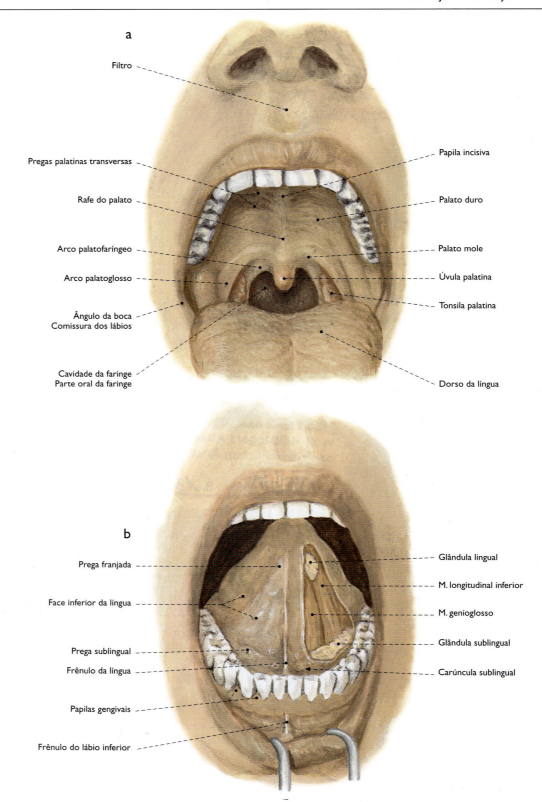

46 Cavidade da boca (100%)
Vista ventral
a Rima da boca amplamente aberta, língua estendida para fora
b A ponta da língua virada para o palato. No lado esquerdo, em uma janela da mucosa, estão expostos os músculos da língua e as glândulas

Cabeça e Pescoço

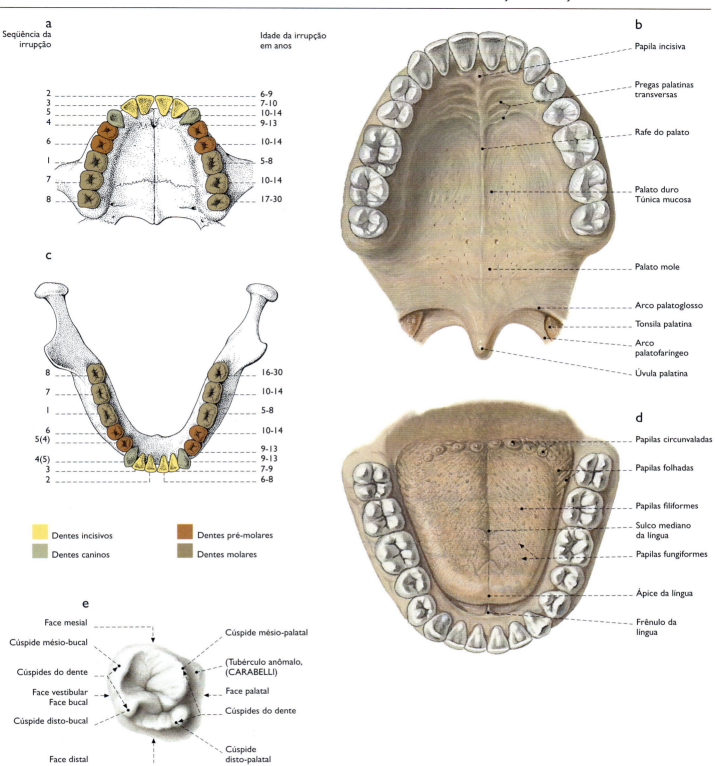

47 Dentição definitiva e cavidade própria da boca

a, c Dentição definitiva
a Mandíbula, vista por baixo
c Mandíbula, vista por cima
b, d Cavidade da boca (100%)
b Cavidade da boca, vista por baixo
d Cavidade da boca, vista por cima
e Face oclusal do primeiro molar superior (400%)

Cabeça e Pescoço

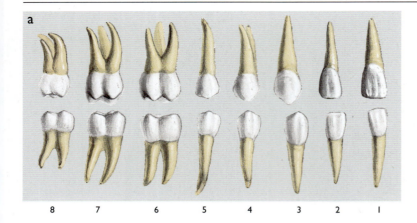

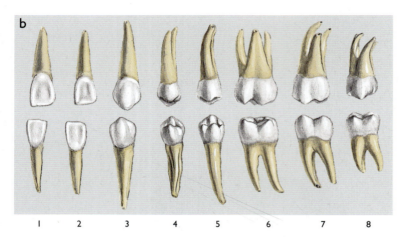

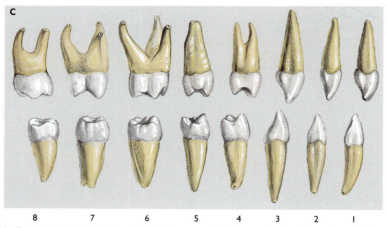

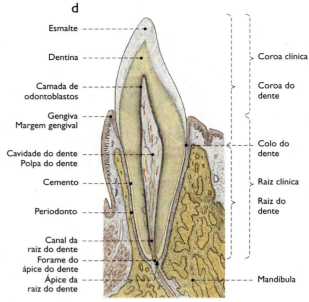

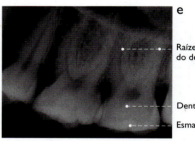

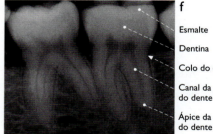

1 Dentes incisivos mediais superior e inferior
2 Dentes incisivos laterais superior e inferior
3 Dentes caninos superior e inferior
4 Dentes pré-molares I superior e inferior
5 Dentes pré-molares II superior e inferior
6 Dentes molares I superior e inferior
7 Dentes molares II superior e inferior
8 Dentes serotinos (molares III) superior e inferior

48 Dentes definitivos
a–c Dentes da maxila e da mandíbula (90%)
a Face vestibular (faces bucal e labial)
b Faces lingual e palatal
c Face distal
d Dente incisivo inferior *in situ* (400%), vista lateral, corte sagital esquemático
e, f Radiografias laterais dos dois primeiros molares (140%)
e na maxila
f na mandíbula

Cabeça e Pescoço

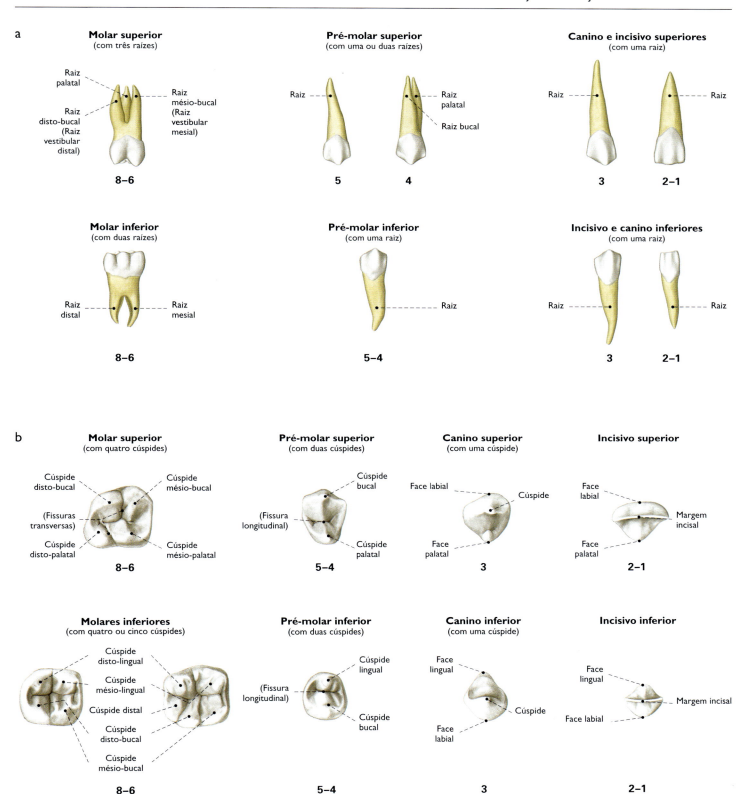

49 Dentes permanentes
a Morfologia e número de raízes dos dentes superiores e inferiores direitos, face vestibular (faces bucal e labial) (100%)
b Cúspides e fissuras das coroas dos dentes superiores e inferiores direitos, face oclusal (150%)

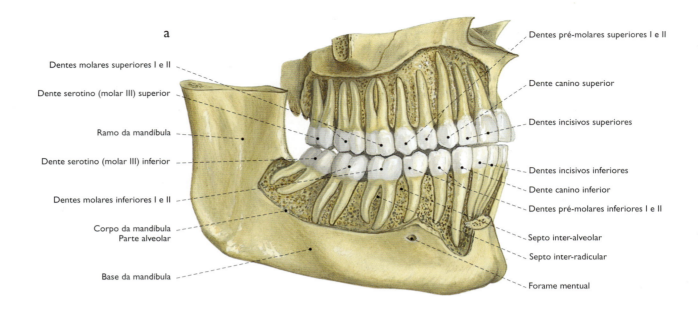
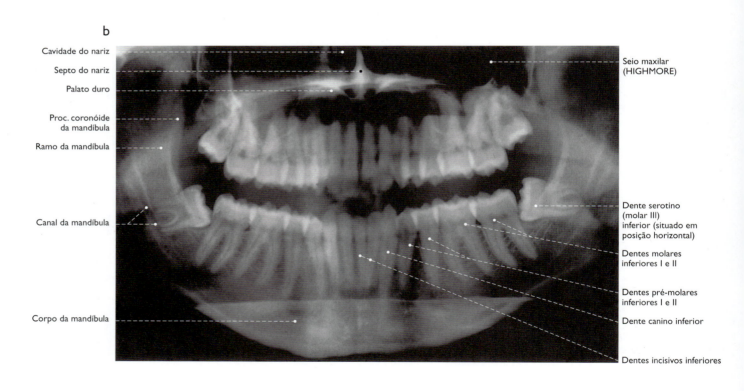

50 Dentes permanentes (90%)

a Dentes da maxila e da mandíbula, vista lateral direita. As raízes vestibulares foram expostas por meio do cinzelamento das paredes alveolares externas

b Radiografia panorâmica de toda dentição da maxila e mandíbula de um adulto. Um dos dentes incisivos inferiores está ausente (variação)

Cabeça e Pescoço

a

b

c

1.º quadrante:
Maxila direita

2.º quadrante:
Maxila esquerda

4.º quadrante:
Metade direita da
mandíbula

3.º quadrante:
Metade esquerda
da mandíbula

51 Dentes permanentes (90%)

a Oclusão cêntrica dos dentes permanentes e
trajeto das trabéculas na maxila
e na mandíbula. As setas indicam a posição dos
eixos dos dentes. O osso
cortical vestibular superficial ao redor das
raízes dos dentes foi removido a fim de mostrar
as trabéculas de osso esponjoso correndo
verticalmente
(1) e horizontalmente **(2)**. Vista lateral direita
b Pontos de contato dos dentes permanentes
superiores e inferiores direitos
c Fórmula dental da dentição permanente e sua
divisão em quadrantes

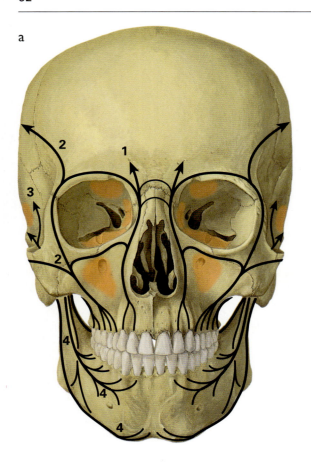

1 Pilar canino
2 Pilar zigomático (divisões anterior e posterior)
3 Pilar pterigóideo
4 Trajetórias mandibulares

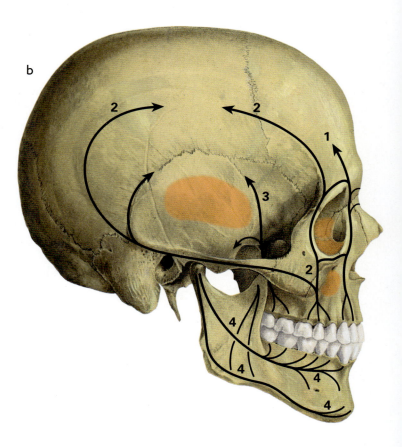

52 Viscerocrânio (Esqueleto facial) (50%)
Os pilares de material ósseo espessado (= trajetórias) do esqueleto facial (setas e linhas pretas) e áreas muito finas de substância óssea (áreas alaranjadas)
a Vista anterior
b Vista lateral direita

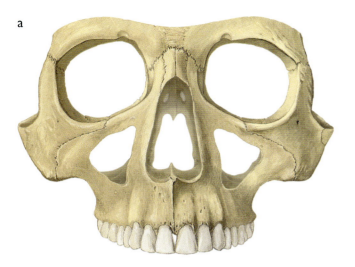
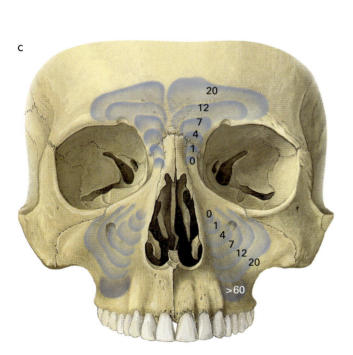
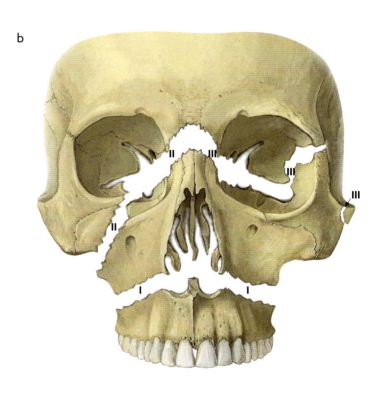

53 Viscerocrânio (Esqueleto facial) (50%)
a Arcabouço do esqueleto facial médio após a remoção das lâminas de osso fino. Foram deixados os pilares ósseos fortificados por trajetórias
b Fissuras de fraturas típicas da parte média da face
I = Fratura Le Fort I
II = Fratura Le Fort II
III = Fratura Le Fort III
c Desenvolvimento e crescimento dos seios frontais e maxilares durante a vida. Os números indicam as idades aproximadas em anos

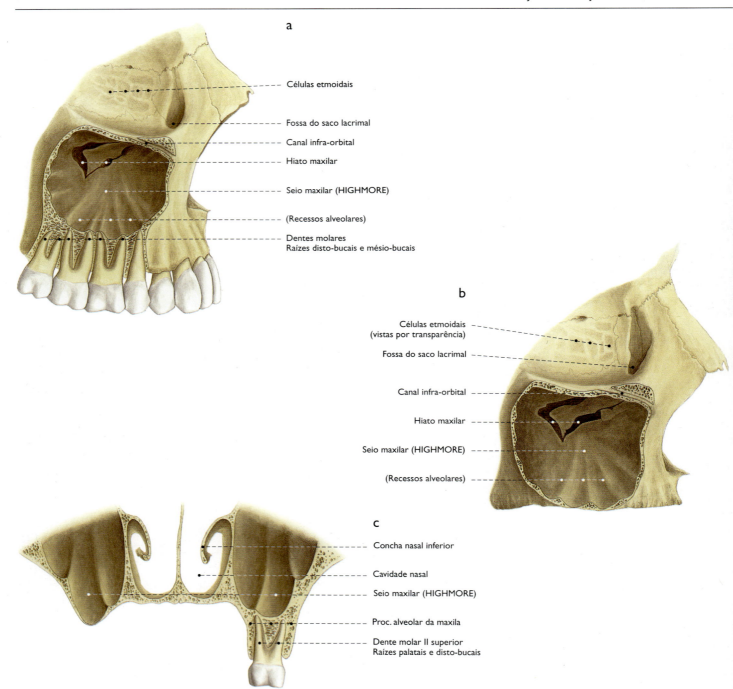

54 Dentes superiores e seio maxilar

a Relação espacial das raízes dos dentes superiores com o seio maxilar em uma maxila com todos os dentes. A parede lateral do seio maxilar foi removida (90%). Vista lateral direita
b Seio maxilar aberto lateralmente em uma maxila desdentada de uma pessoa idosa. Os processos alveolares foram amplamente absorvidos; o seio maxilar foi expandido caudalmente (90%). Vista lateral direita
c Corte coronal através de uma maxila com dente à esquerda e uma desdentada à direita do corpo no plano do segundo molar superior esquerdo (100%). Após a perda dos dentes os processos alveolares atrofiaram-se e o seio maxilar se expandiu caudalmente. Vista anterior

Cabeça e Pescoço

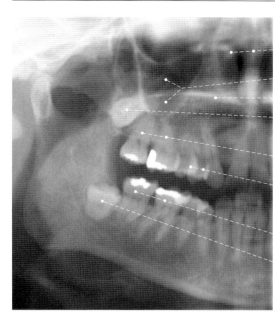

a
- Cavidade nasal
- Septo nasal
- Seio maxilar (HIGHMORE)
- Palato duro
- Dente serotino superior
- Dentes molares superiores II e I
- Dentes pré-molares superiores II e I
- Dentes molares inferiores II e I
- Dente serotino inferior

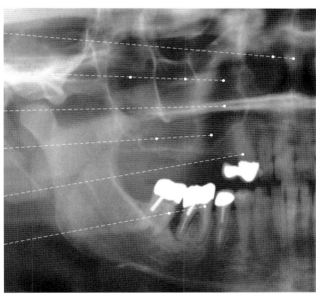

b
- Cavidade nasal
- Septo nasal
- Seio maxilar (HIGHMORE) (Recessos alveolares)
- Palato duro
- Seio maxilar (expandido para dentro de um processo alveolar sem dente)
- Dente canino
- Dentes molares inferiores II e I
- Raízes

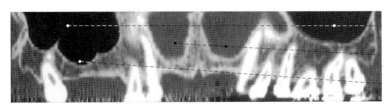

c
- Seios maxilares (HIGHMORE)
- Cavidades nasais
- Seio maxilar (expandido caudalmente)

55 Dentes superiores e seio maxilar

a Radiografia panorâmica de uma maxila e uma mandíbula direitas com dentes de um adulto
b Radiografia panorâmica da maxila e mandíbula direitas sem os molares da maxila. Observe a expansão do seio maxilar na parte desdentada do processo alveolar da maxila
c Tomografia computadorizada (TC dental) da maxila de um adulto, com dentes (lado direito da figura) e parcialmente desdentada (lado esquerdo da figura). Na região desdentada o seio maxilar se expandiu caudalmente

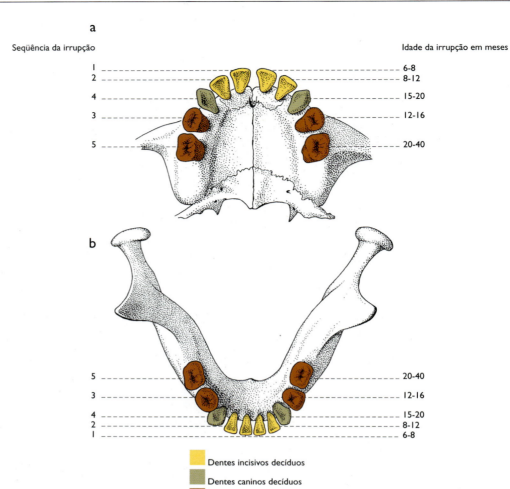

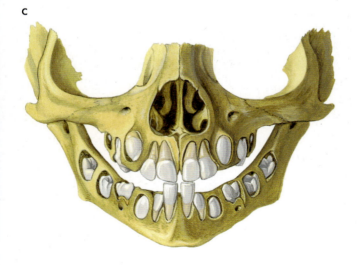
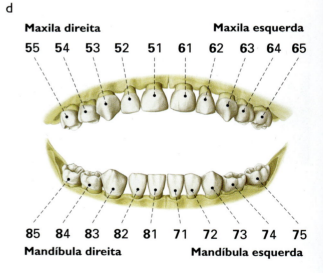

56 Dentição decídua
a Maxila, vista por baixo
b Mandíbula, vista por cima
c Dentição decídua parcialmente irrompida de uma criança de 1 ano de idade (100%), vista frontal
d Fórmula dental da dentição decídua

Cabeça e Pescoço

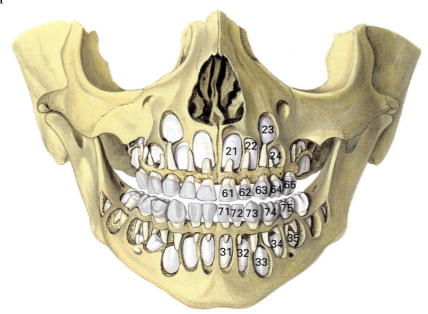

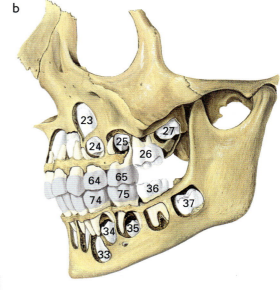

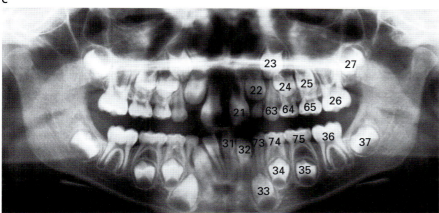

57 Dentição decídua e precursores dos dentes permanentes de dois meninos

a, b Menino de 5 anos e meio de idade. O primeiro molar (molar dos 6 anos) já irrompeu na mandíbula e está irrompendo na maxila (85%)
 a Vista frontal
 b Vista lateral esquerda
c Radiografia panorâmica de um menino de 6 anos e meio de idade. O primeiro dente molar e o primeiro dente incisivo na maxila e na mandíbula já irromperam (75%)

A designação dos dentes esquerdos de acordo com a fórmula dental mostrada nas Figs. 51 e 56

58   Cabeça e Pescoço

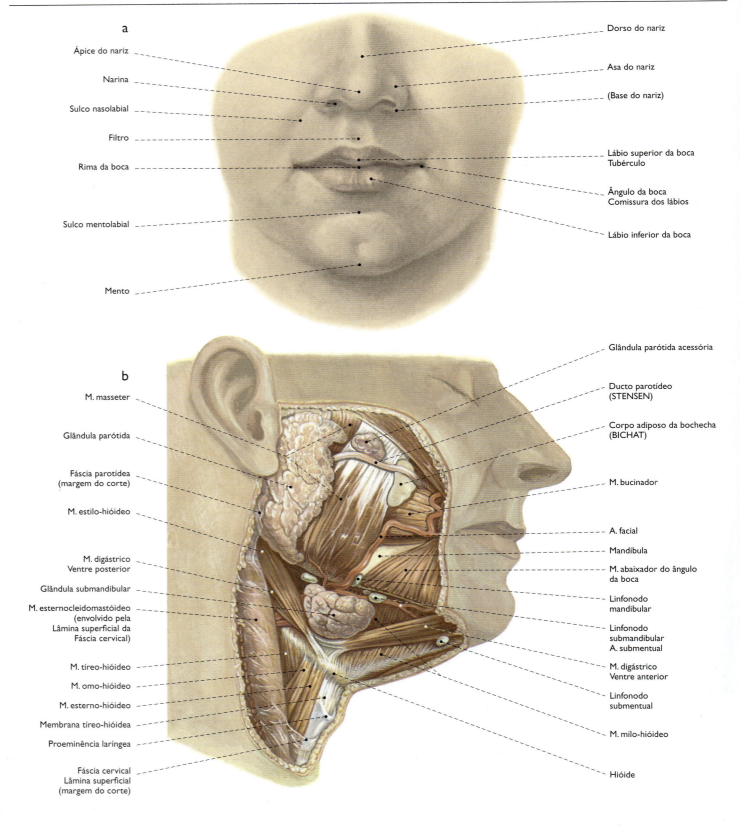

58 Parte inferior da face e glândulas parótida e submandibular (70%)
 a Região inferior da face, vista frontal
 b Glândulas parótida e submandibular, vista lateral direita

Cabeça e Pescoço

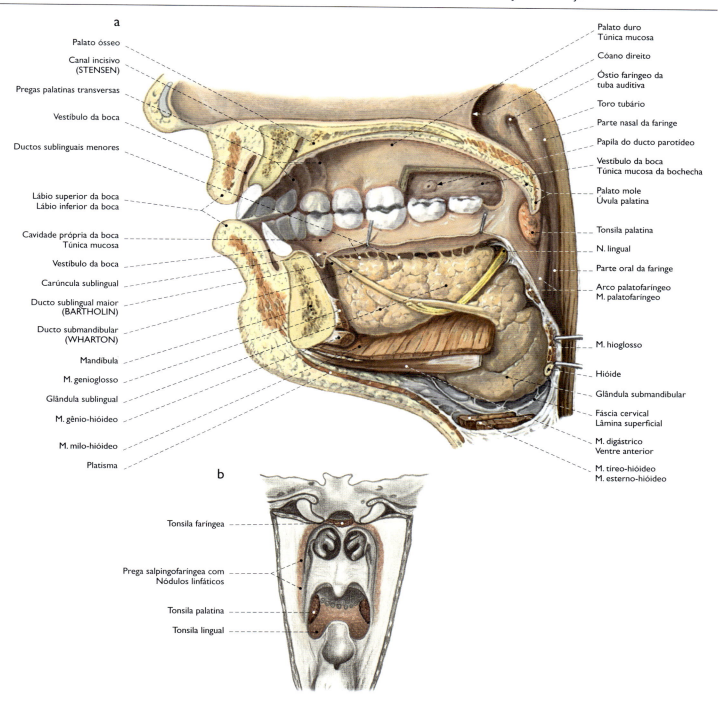

59 Glândulas parótida, submandibular e sublingual

a Vista medial da metade direita da cabeça, cortada no plano mediano (100%). Janela foi cortada na parte posterior da parede lateral do palato para expor a papila parotídea.
A parede ventro-lateral da faringe junto com a parte posterior do hióide foi puxada por ganchos, dorso-medialmente, para expor as glândulas submandibular e sublingual

b Anel linfático da faringe (de WALDEYER) constituído pelas tonsilas lingual, palatina e faríngea e pequenos conjuntos de linfonodos, vista dorsal

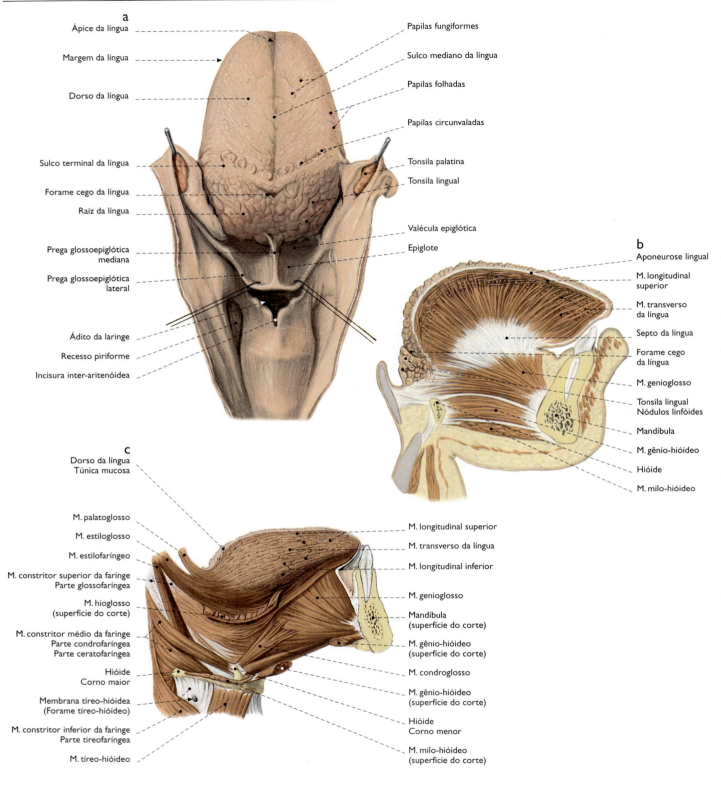

60 Dorso e músculos da língua (70%)
a Vista dorsal da língua e parede ventral da faringe. A faringe foi aberta na linha mediana dorsal
b Vista medial da língua cortada no plano sagital
c Vista lateral da língua após a remoção da túnica mucosa e da aponeurose da língua

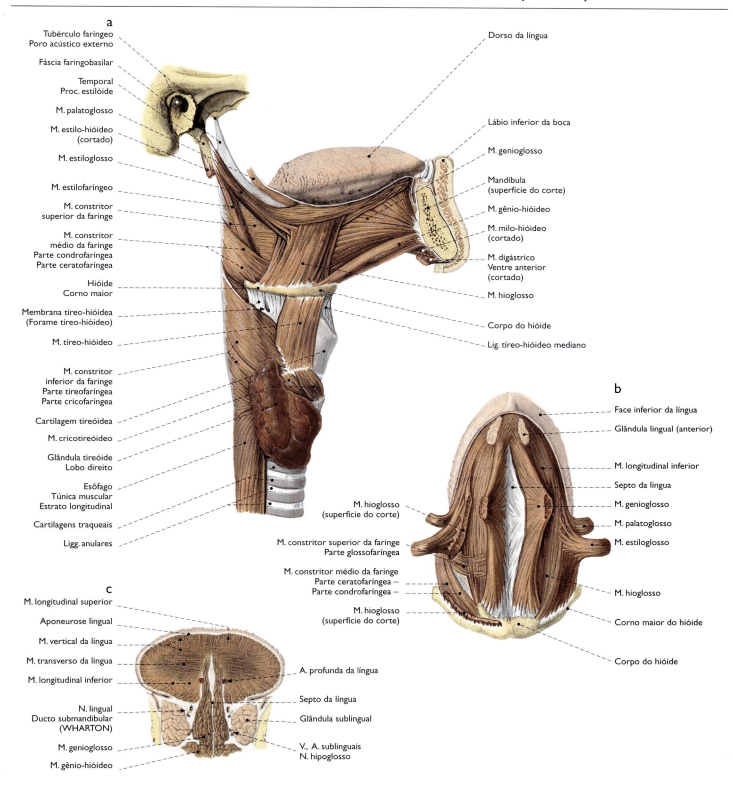

61 **Músculos da língua, faringe e laringe** (70%)

a Língua, assoalho da boca e pescoço, vista lateral
b Língua fixada ao hióide, vista inferior
c Língua e região sublingual, corte coronal

Cabeça e Pescoço

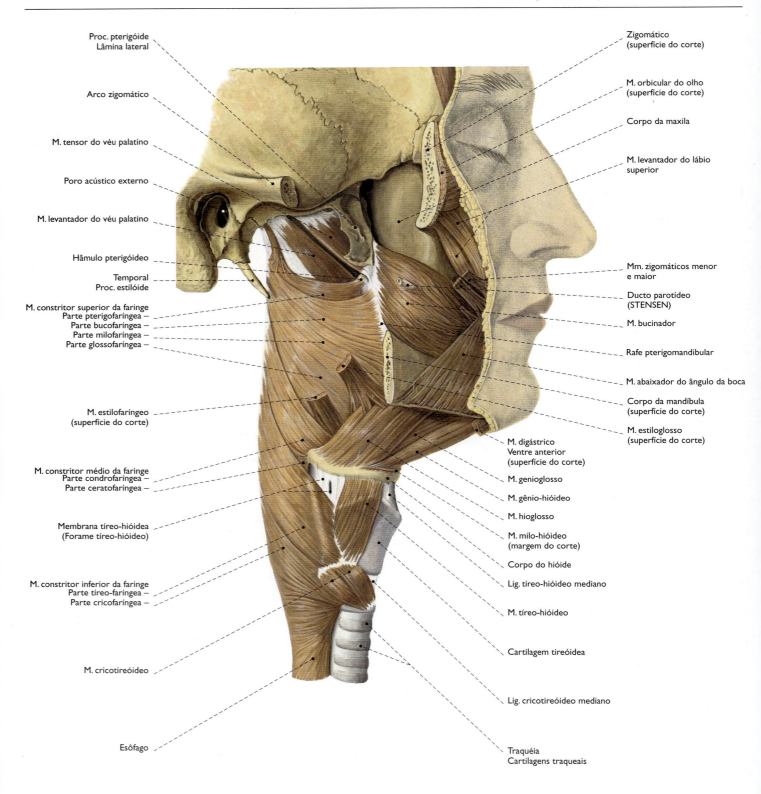

62 Parede muscular da faringe (75%)
Vista lateral direita

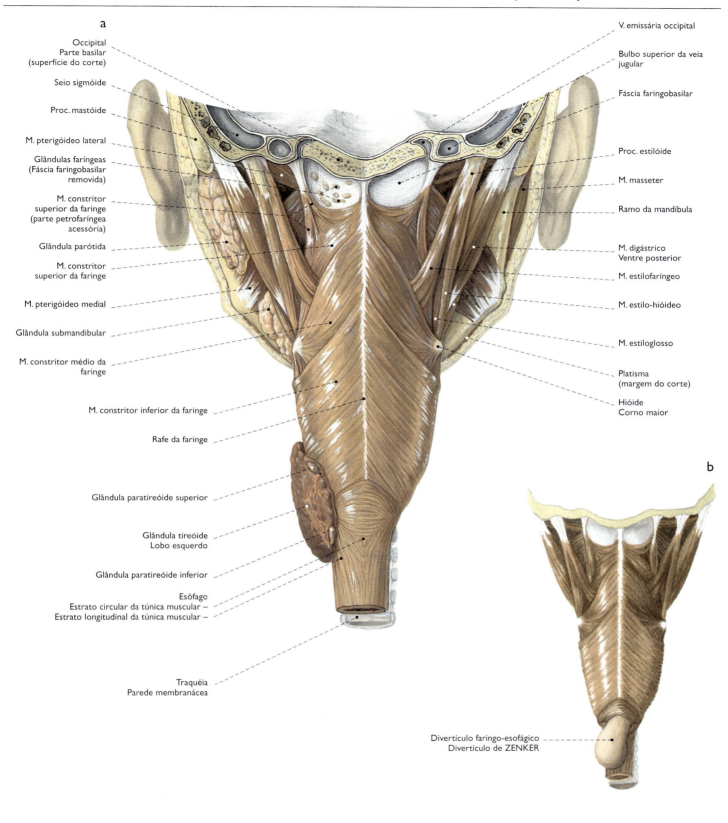

63 Parede muscular da faringe
a Vista dorsal (70%)
b Representação de um divertículo da faringe no trígono de LAIMER na transição da faringe para o esôfago, vista dorsal

64   Cabeça e Pescoço

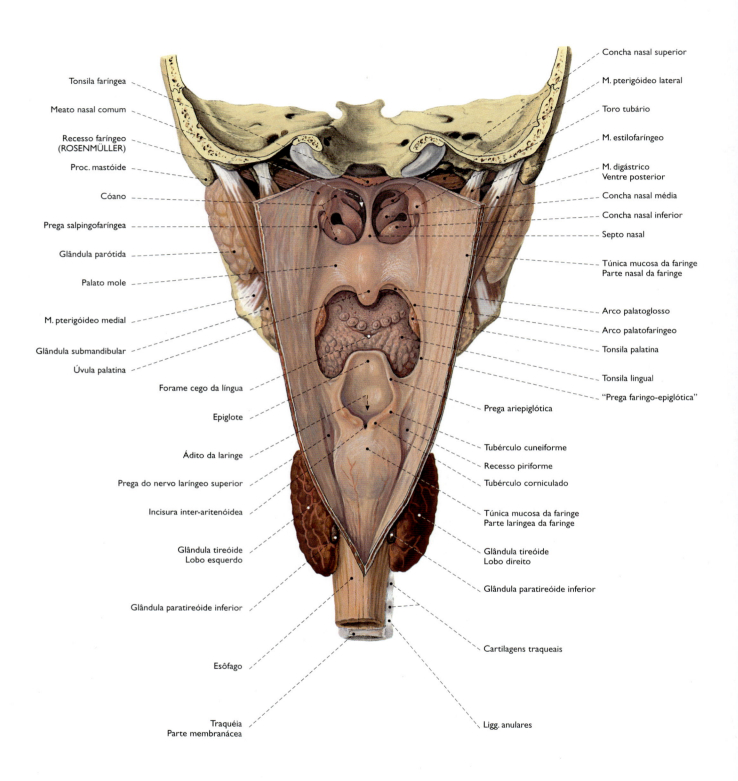

64 Cavidade da faringe (70%)
A parede dorsal da faringe foi cortada ao longo da linha médio-dorsal e aberta. Vista dorsal

Cabeça e Pescoço

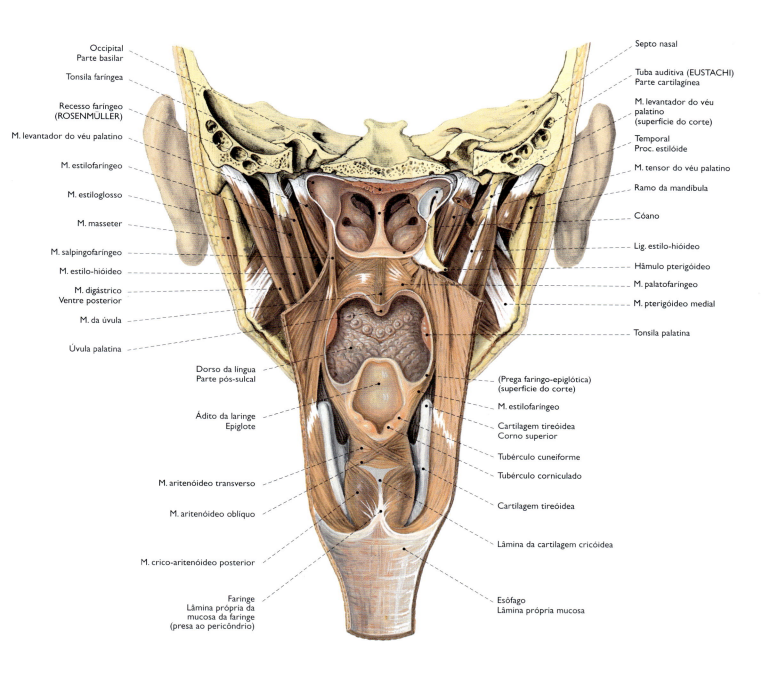

65 Cavidade da faringe (70%)
A parede dorsal da faringe foi cortada ao longo da linha médio-dorsal e aberta. A túnica mucosa e o músculo constritor superior foram parcialmente removidos para expor os diferentes músculos.
Vista dorsal

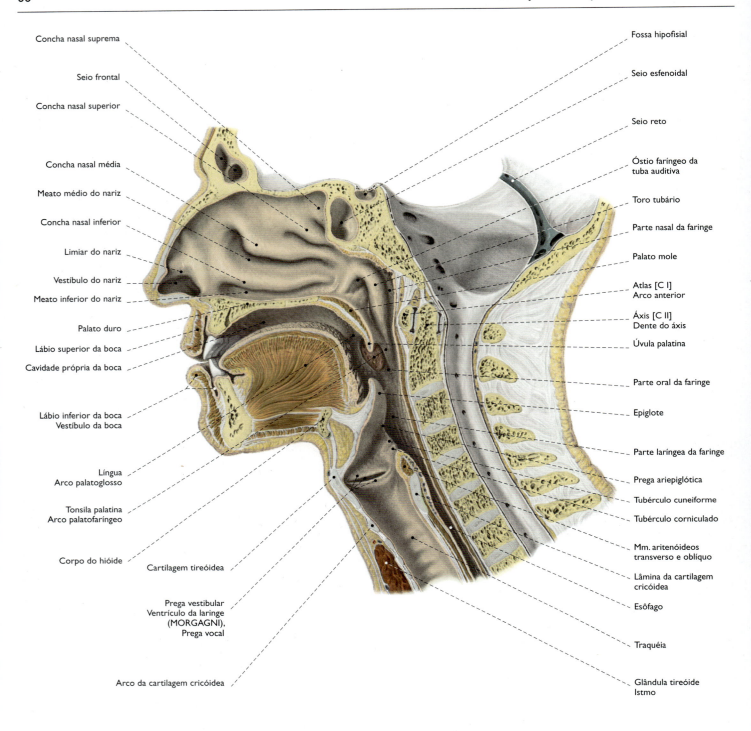

66 Sistemas respiratório e digestório na cabeça e no pescoço (70%)
Corte sagital mediano através da cabeça e do pescoço, vista medial da metade direita

Cabeça e Pescoço

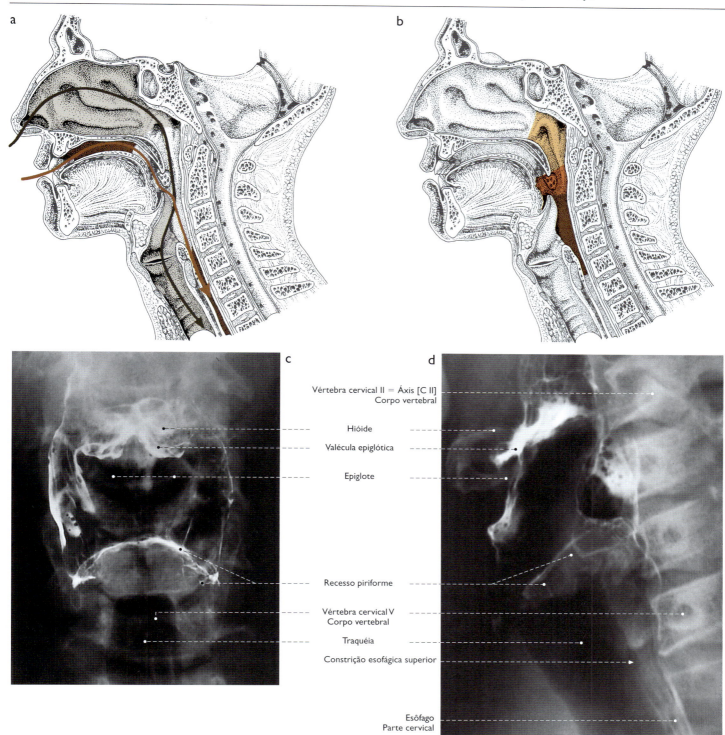

67 Sistemas respiratório e digestório na cabeça e no pescoço

a, b Corte sagital mediano através da cabeça e do pescoço
a Cruzamento dos tratos respiratório e digestório na faringe
b Partes nasal, oral e laríngea da faringe (Epi-, Meso- e Hipofaringe) representadas em cores diferentes
c, d Radiografias da faringe após aplicação de contraste oral
c Radiografia póstero-anterior
d Radiografia lateral

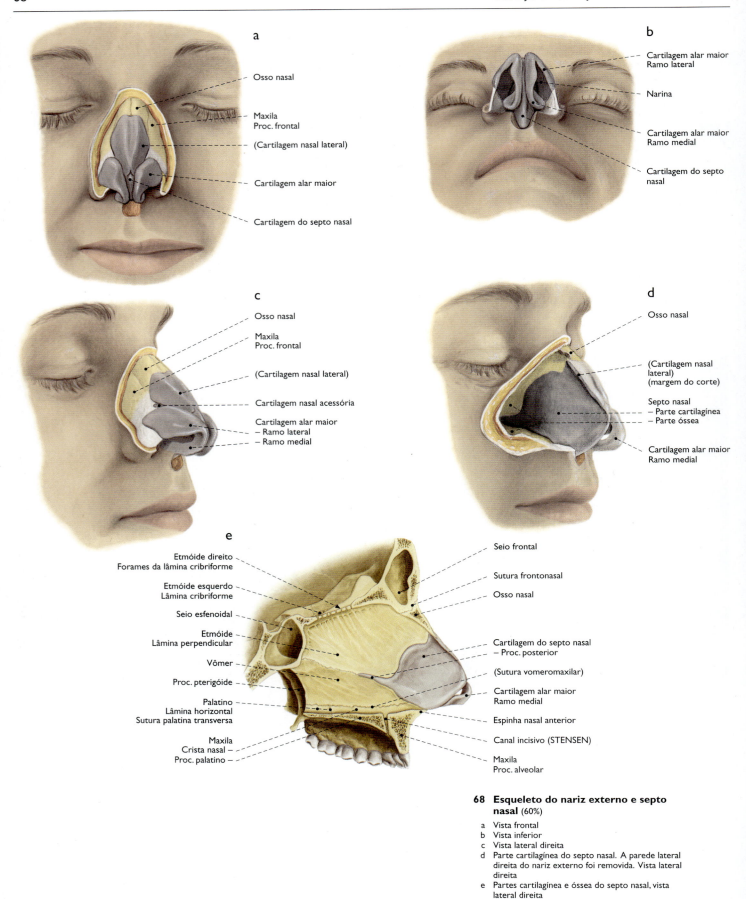

68 Esqueleto do nariz externo e septo nasal (60%)

a Vista frontal
b Vista inferior
c Vista lateral direita
d Parte cartilagínea do septo nasal. A parede lateral direita do nariz externo foi removida. Vista lateral direita
e Partes cartilagínea e óssea do septo nasal, vista lateral direita

Cabeça e Pescoço

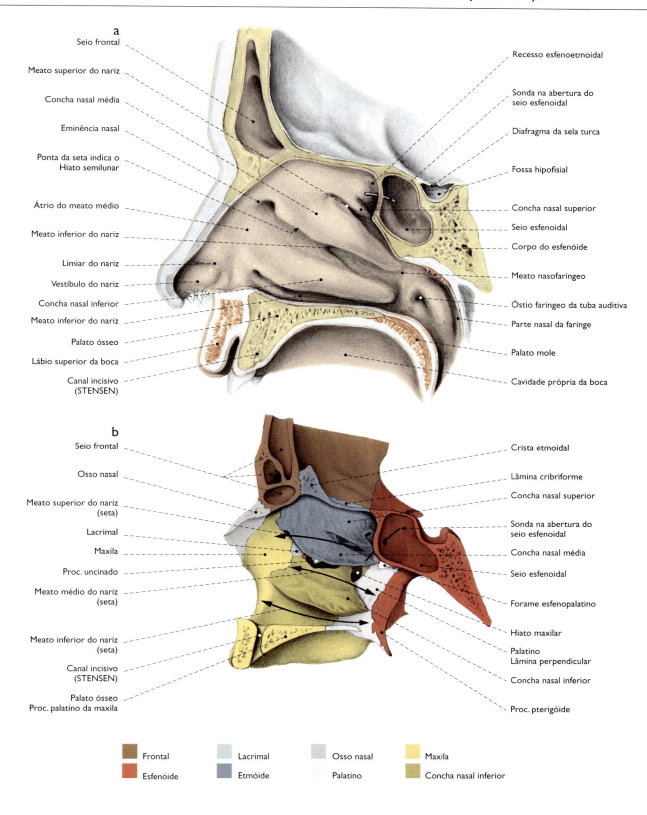

69 Parede lateral da cavidade do nariz (75%)
Corte paramediano à direita do septo nasal, vista medial
a Vestíbulo nasal e mucosa da cavidade nasal
b Parede lateral óssea do nariz. Os ossos individuais estão representados em cores diferentes

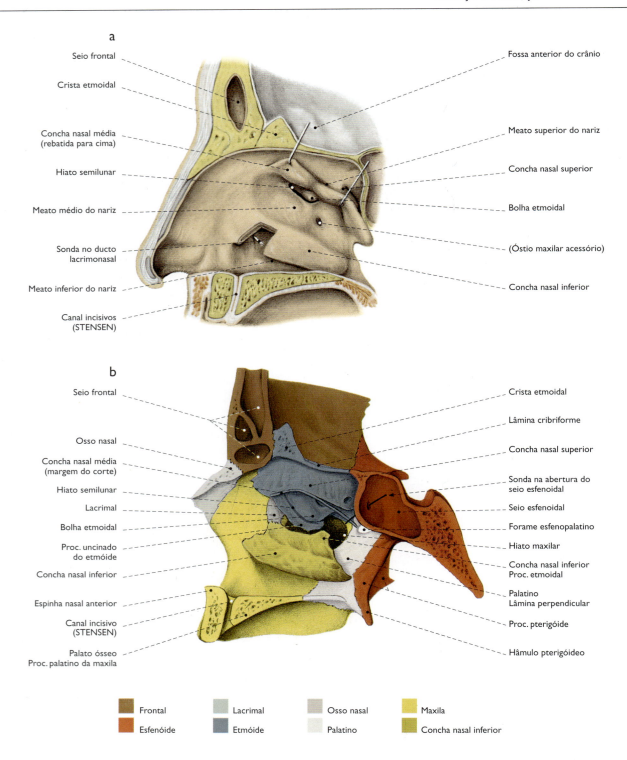

70 Parede lateral da cavidade nasal (75%)

Corte paramediano à direita do septo nasal, vista medial
a Vestíbulo do nariz e túnica mucosa do nariz. Uma área quadrangular foi removida da parte anterior da concha nasal inferior; a concha nasal média foi rebatida, para cima, por dois ganchos
b A parede óssea lateral do nariz. A concha nasal média foi removida, o canal incisivo foi aberto com cinzel. Os ossos individuais estão representados em cores diferentes

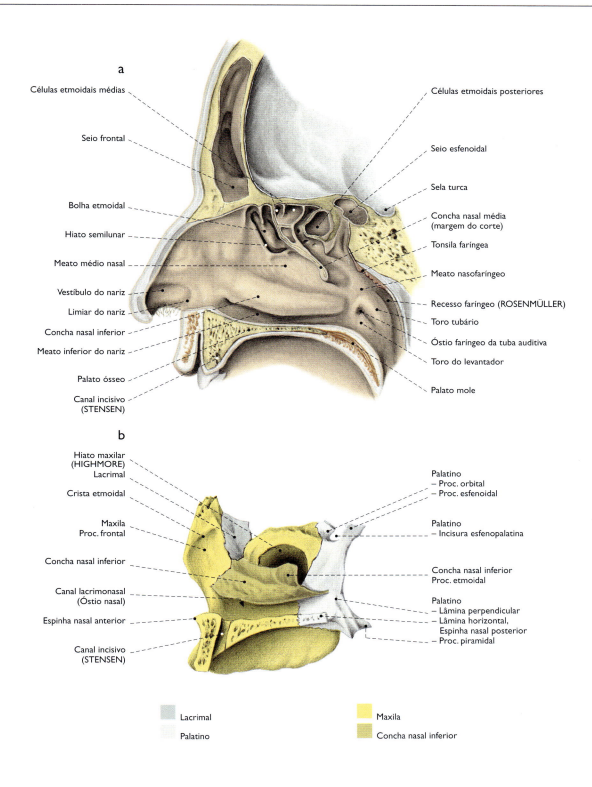

71 Parede lateral do nariz (75%)

Corte paramediano à direita do septo nasal, vista medial
a Vestíbulo nasal e túnica mucosa. A concha nasal média foi parcialmente removida, as células etmoidais posteriores foram abertas
b Parede óssea lateral do nariz. Os ossos nasal frontal, etmóide e esfenóide foram removidos. Os ossos individuais estão representados em cores diferentes

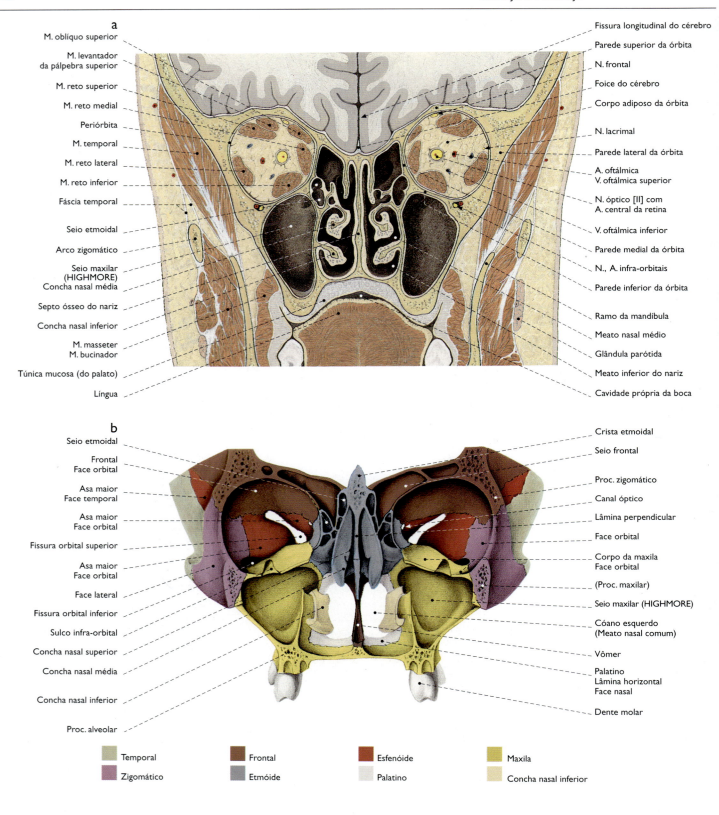

72 Cavidades do nariz e da órbita (75%)

Corte frontal, bloco posterior do corte, vista ventral
a Corte através da cabeça de um homem adulto atrás da crista etmoidal
b Corte através do viscerocrânio na região da crista etmoidal. Os ossos individuais estão representados em cores diferentes

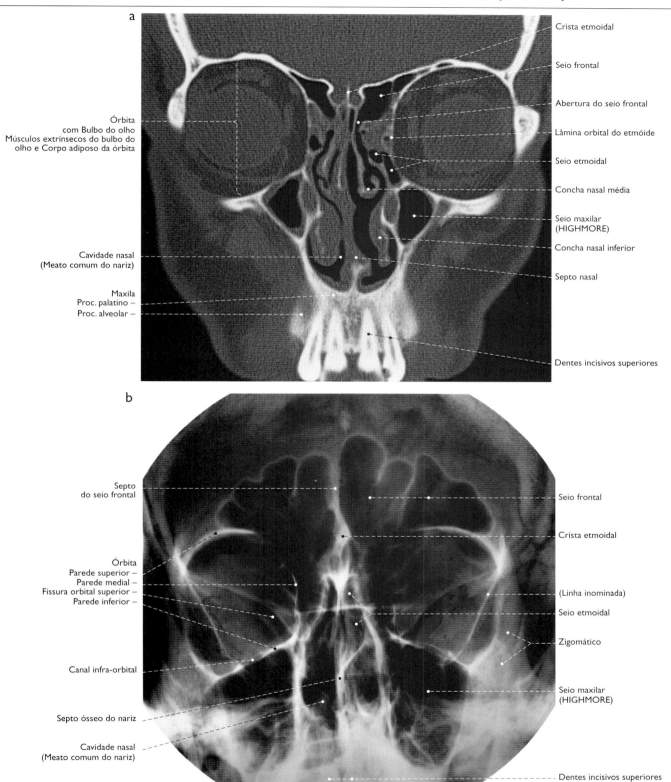

73 Cavidade nasal e seios paranasais (90%)
a Tomografia computadorizada (TC) coronal através do viscerocrânio
b Radiografia ântero-posterior do crânio através do viscerocrânio

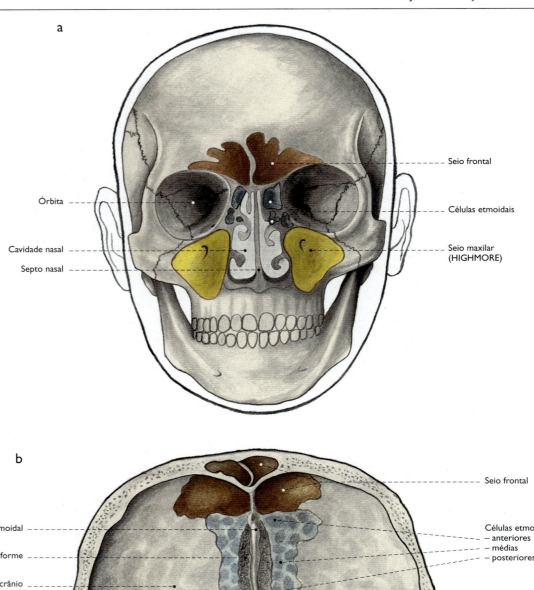
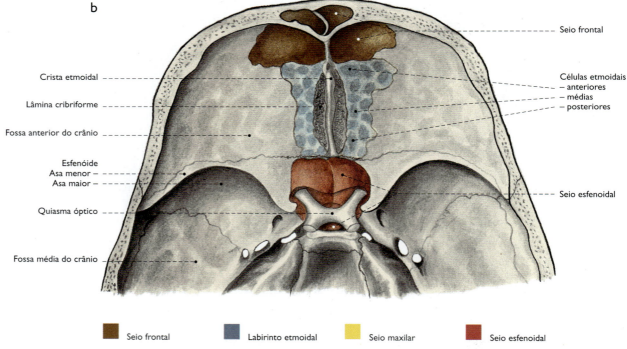

74 Cavidade nasal e seios paranasais
Projeções dos seios paranasais
a na face
b na fossa anterior do crânio

Cabeça e Pescoço

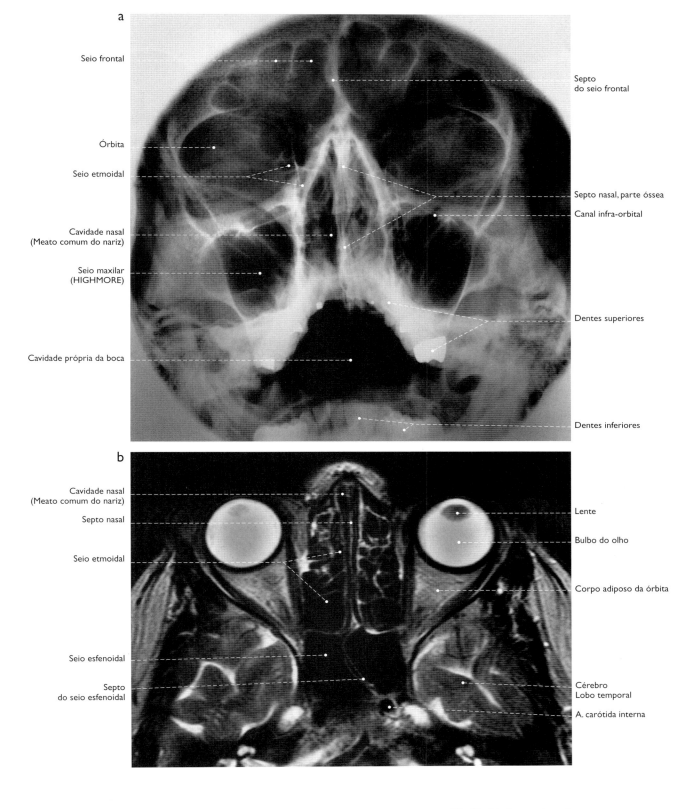

75 Cavidade nasal e seios paranasais (90%)
a Radiografia occipito-mentual do crânio com a boca amplamente aberta
b Imagem de ressonância magnética (IRM, T_2-pesado) horizontal, através das órbitas bem como dos seios etmoidal e esfenoidal, vista caudal

Cabeça e Pescoço

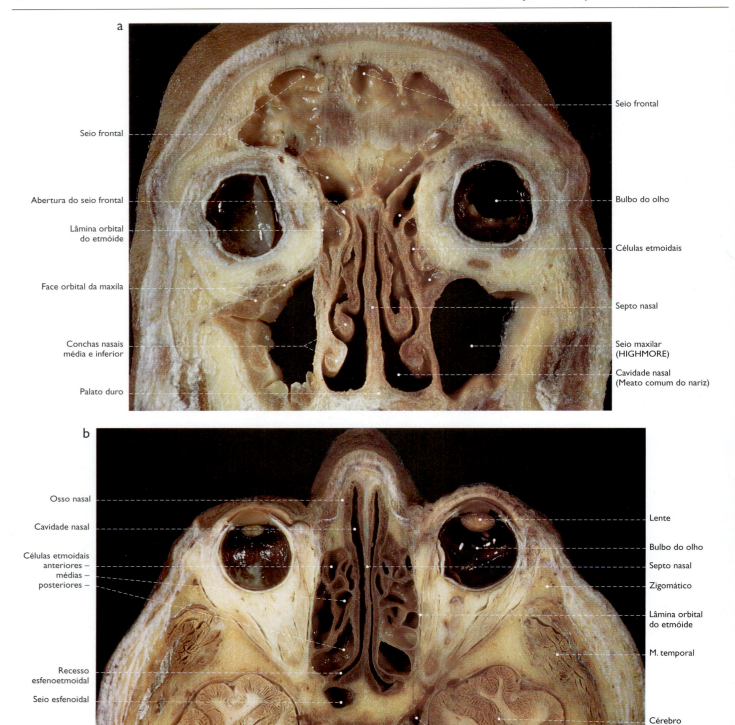

76 Cavidade nasal e seios paranasais (100%)

Corte anatômico
a Corte frontal através de ambos os bulbos dos olhos bem como dos seios frontal, etmoidal e maxilar, vista ventral
b Corte horizontal através de ambos os bulbos dos olhos bem como dos seios etmoidal e esfenoidal, vista superior

Cabeça e Pescoço

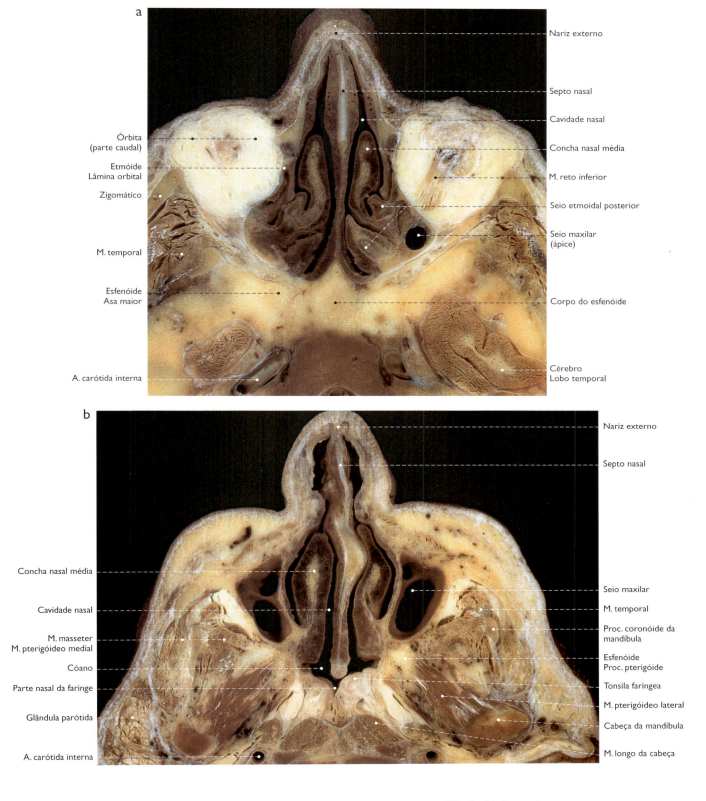

77 Cavidade nasal e seios paranasais (100%)

Corte anatômico horizontal
a através da parte caudal da órbita e ponta cranial do seio maxilar
b através da região média da cavidade nasal e seios maxilares
a, b Vista superior

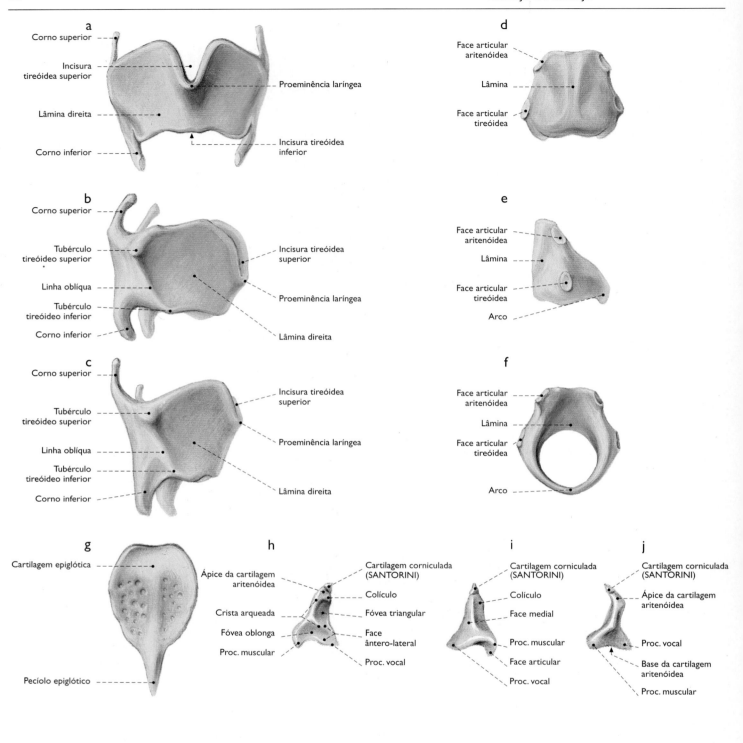

78 Cartilagens tireóidea, cricóidea, epiglótica e aritenóidea (90%)

- a-c Cartilagem tireóidea
- a Laringe masculina, vista ventral
- b Laringe masculina, vista lateral direita
- c Laringe feminina, vista lateral direita
- d-f Cartilagem cricóidea
- d Vista dorsal
- e Vista lateral direita
- f Vista superior
- g Cartilagem epiglótica, vista posterior
- h-j Cartilagem aritenóidea direita
- h Vista ântero-lateral
- i Vista dorso-medial
- j Vista lateral direita

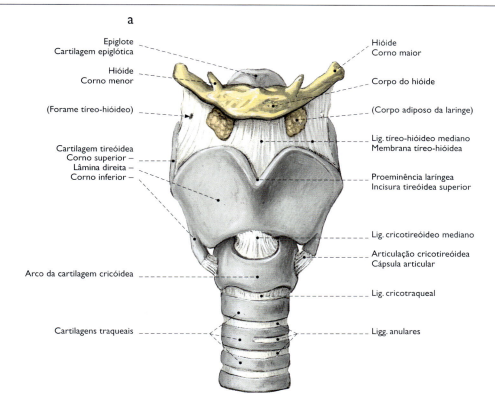
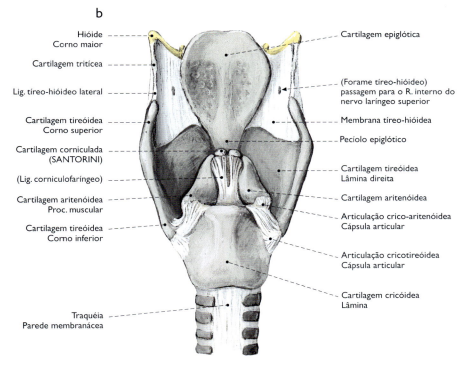

79 Cartilagens da laringe e suas conexões (100%)
a Vista ventral
b Vista dorsal

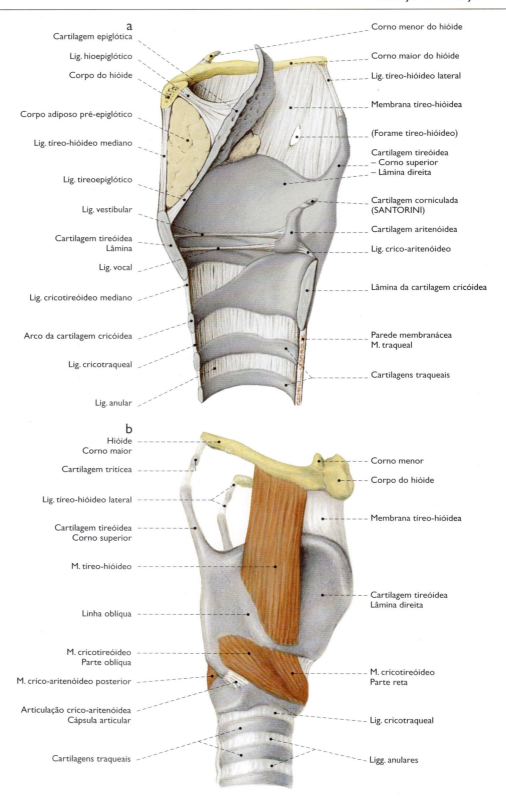

80 **Ligamentos e músculos da laringe** (100%)

a Corte mediano através do hióide e esqueleto da laringe, vista medial da metade direita
b Músculos tíreo-hióideo e cricotireóideo, vista lateral direita

Cabeça e Pescoço

a

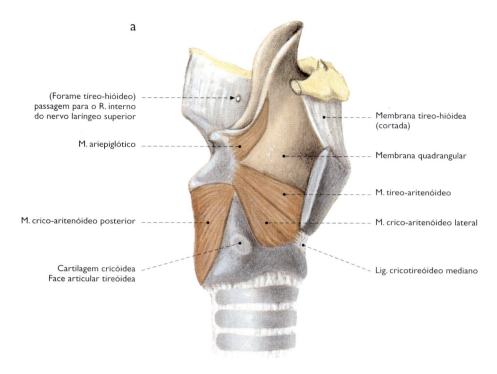

(Forame tíreo-hióideo) passagem para o R. interno do nervo laríngeo superior
M. ariepiglótico
M. crico-aritenóideo posterior
Cartilagem cricóidea Face articular tireóidea

Membrana tíreo-hióidea (cortada)
Membrana quadrangular
M. tíreo-aritenóideo
M. crico-aritenóideo lateral
Lig. cricotireóideo mediano

b

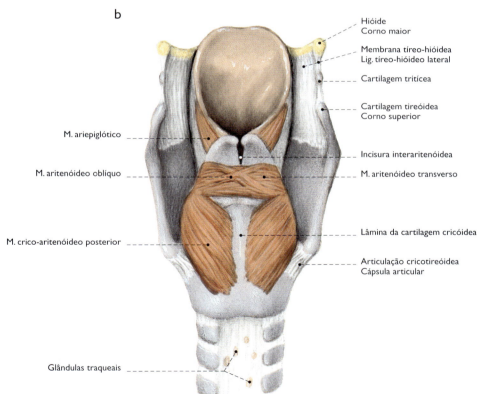

M. ariepiglótico
M. aritenóideo oblíquo
M. crico-aritenóideo posterior
Glândulas traqueais

Hióide Corno maior
Membrana tíreo-hióidea Lig. tíreo-hióideo lateral
Cartilagem tritícea
Cartilagem tireóidea Corno superior
Incisura interaritenóidea
M. aritenóideo transverso
Lâmina da cartilagem cricóidea
Articulação cricotireóidea Cápsula articular

81 Músculos internos da laringe (100%)
a A lâmina direita da cartilagem tireóidea foi parcialmente removida; os músculos aritenóideos oblíquo e transverso foram omitidos. Vista lateral direita
b A túnica mucosa da faringe foi completamente removida. Vista dorsal

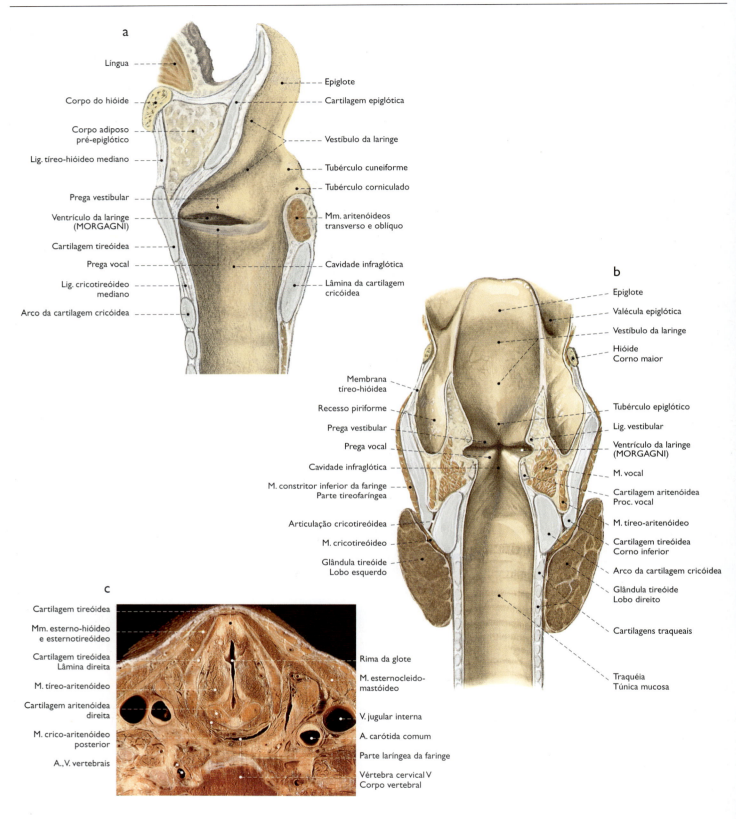

82 Laringe

a Corte mediano através da laringe (100%). Vista medial da metade direita
b Bloco mais anterior de um corte frontal através da laringe (100%), vista dorsal
c Corte anatômico horizontal através da glote (75%), vista inferior

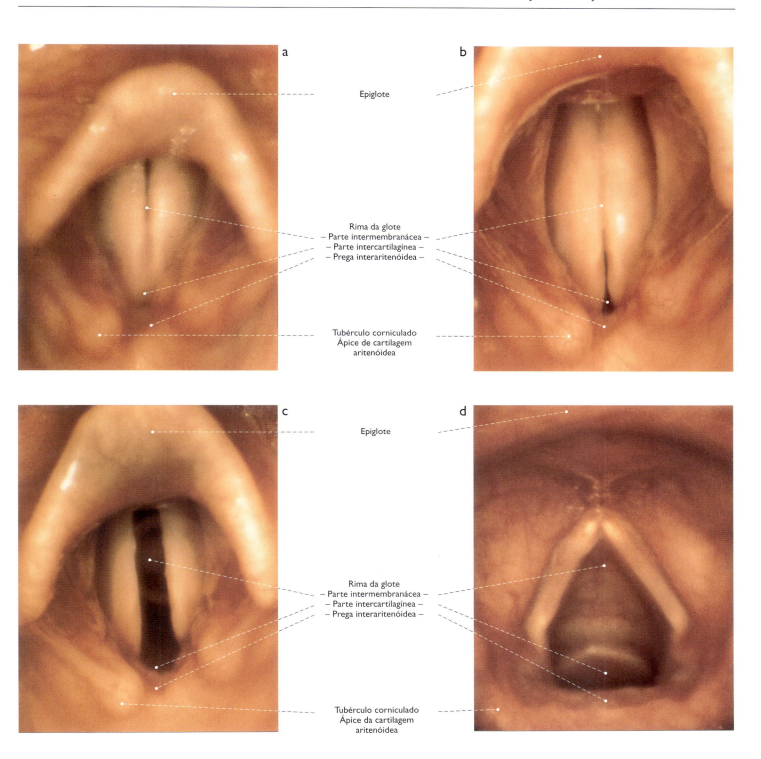

83 **Vista laringoscópica da laringe em um adulto vivo** (100%)

a Posição durante fonação alta
b Posição durante fonação baixa (sussurro)
c Posição durante respiração calma
d Posição durante inspiração forçada

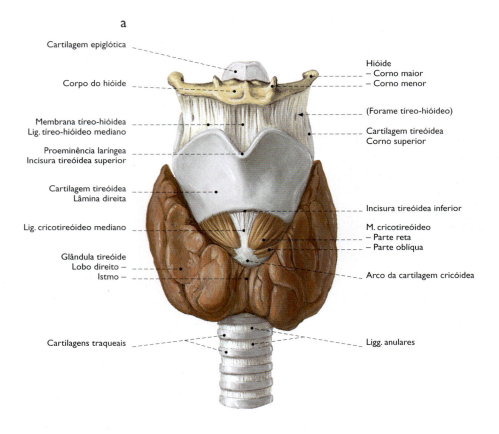
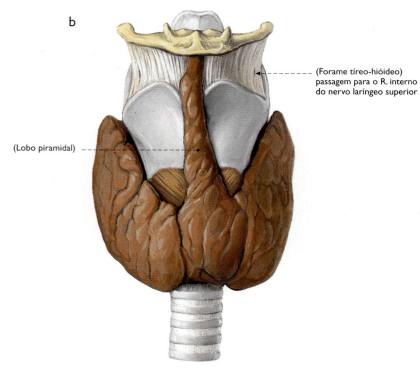

84 Glândula tireóide e laringe (80%)
Vista ventral
a Situação normal
b Lobo piramidal (variação)

Cabeça e Pescoço

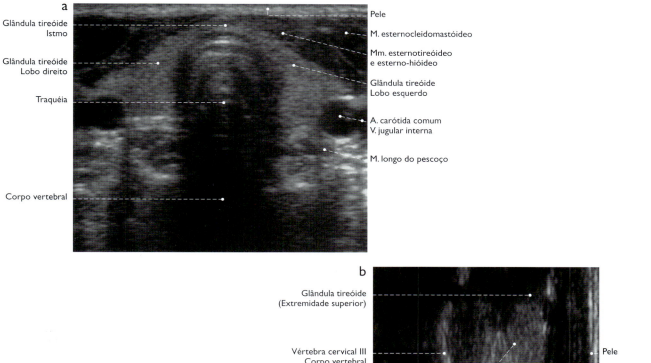

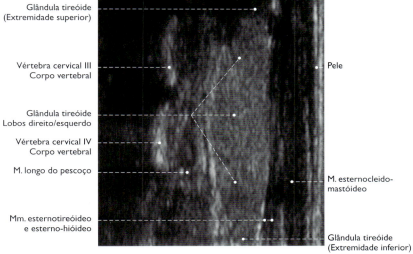

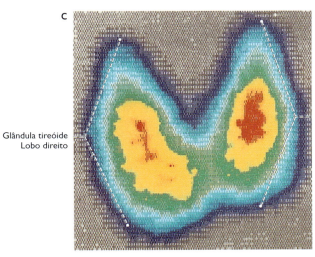

85 Glândula tireóide (100%)
a Ultra-sonografia horizontal
b Ultra-sonografia longitudinal através de um dos dois lobos da glândula tireóide
c Cintilograma de uma glândula tireóide com função normal após aplicação de ^{99m}Tc

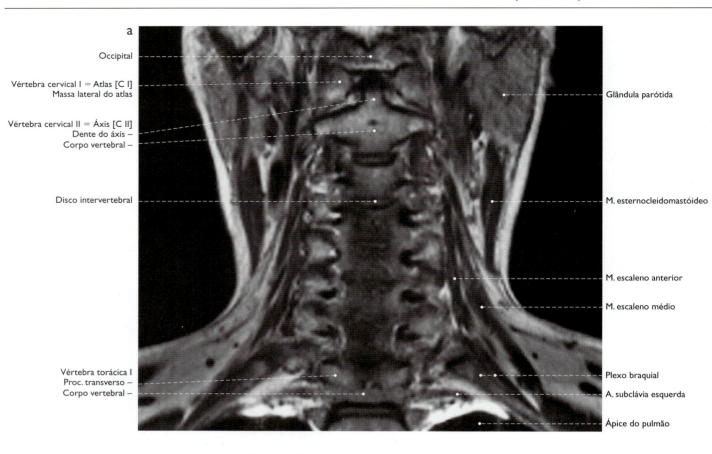
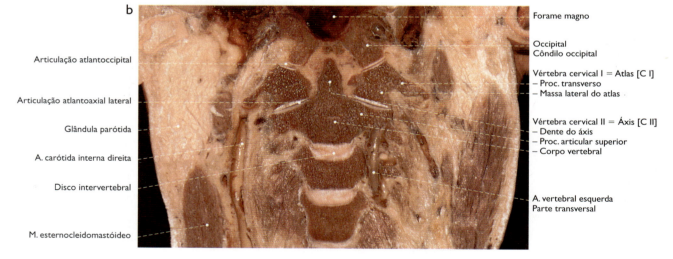

86 Pescoço (80%)

Corte frontal através do pescoço no plano dos corpos vertebrais
a Imagem de ressonância magnética (IRM, T₁-pesado)
b Corte anatômico, vista ventral

Cabeça e Pescoço

a

Faringe — M. longo da cabeça — M. reto anterior da cabeça — Glândula parótida — A. carótida externa — Vértebra cervical II = Áxis [C II] Dente do áxis — Vértebra cervical I = Atlas [C I] Massa lateral do atlas — Espaço subaracnóideo — Espaço extradural — M. esternocleidomastóideo — M. esplênio da cabeça — M. semi-espinal da cabeça

Palato duro — M. masseter — Ramo da mandíbula — M. pterigóideo lateral — M. pterigóideo medial — A. carótida interna — V. jugular interna — A. vertebral Parte atlântica — Medula espinal — Aracnóide-máter, parte espinal — Dura-máter, parte espinal — M. oblíquo superior da cabeça — M. reto posterior menor da cabeça M. reto posterior maior da cabeça — Lig. nucal

b

Seio maxilar — Assoalho da cavidade nasal — Parte nasal da faringe — M. longo da cabeça — Glândula parótida — A. carótida interna — V. jugular interna — Vértebra cervical I = Atlas [C I] Massa lateral do atlas — M. longuíssimo da cabeça — Medula espinal — Espaço subaracnóideo — Aracnóide-máter, parte espinal Dura-máter, parte espinal — M. esternocleidomastóideo — M. esplênio da cabeça — M. semi-espinal da cabeça — M. trapézio

M. temporal Proc. coronóide da mandíbula — M. pterigóideo medial — Ramo da mandíbula — M. tensor do véu palatino — M. pterigóideo lateral — M. levantador do véu palatino — Vértebra cervical II = [C II] Dente do áxis — Proc. mastóide — A. vertebral Parte atlântica — V. vertebral — M. oblíquo superior da cabeça — M. reto posterior maior da cabeça — M. reto posterior menor da cabeça — Lig. nucal

87 Pescoço (90%)

Corte transversal através do pescoço na altura da primeira vértebra cervical (CI, Atlas)
a Imagem de ressonância magnética (IRM, T₁-pesado), vista caudal
b Corte anatômico, vista superior

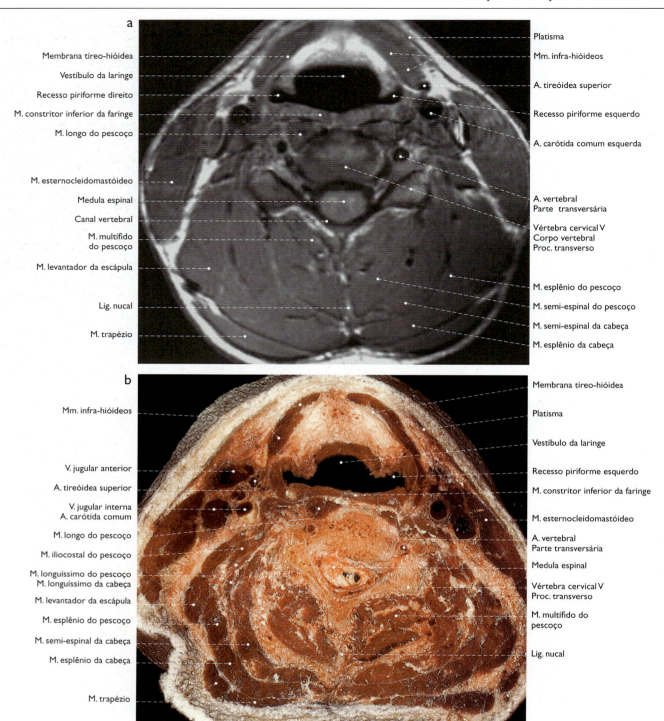

88 Pescoço (90%)

Corte transversal através do pescoço ao nível da quinta vértebra cervical (C V), vista caudal
a Imagem de ressonância magnética (IRM, T_1-pesado)
b Corte anatômico

Cabeça e Pescoço

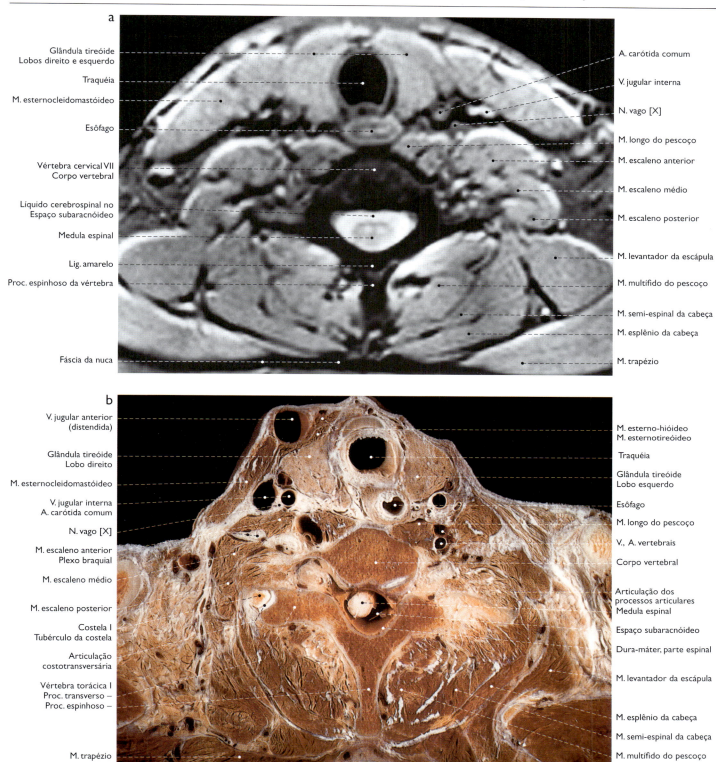

89 Pescoço (90%)

Cortes transversais através do pescoço ao nível
da sétima vértebra cervical (C VII, a)
e primeira vértebra torácica
(T I, b), vista caudal
a   Imagem de ressonância magnética (IRM, T$_2$-pesado)
b   Corte anatômico

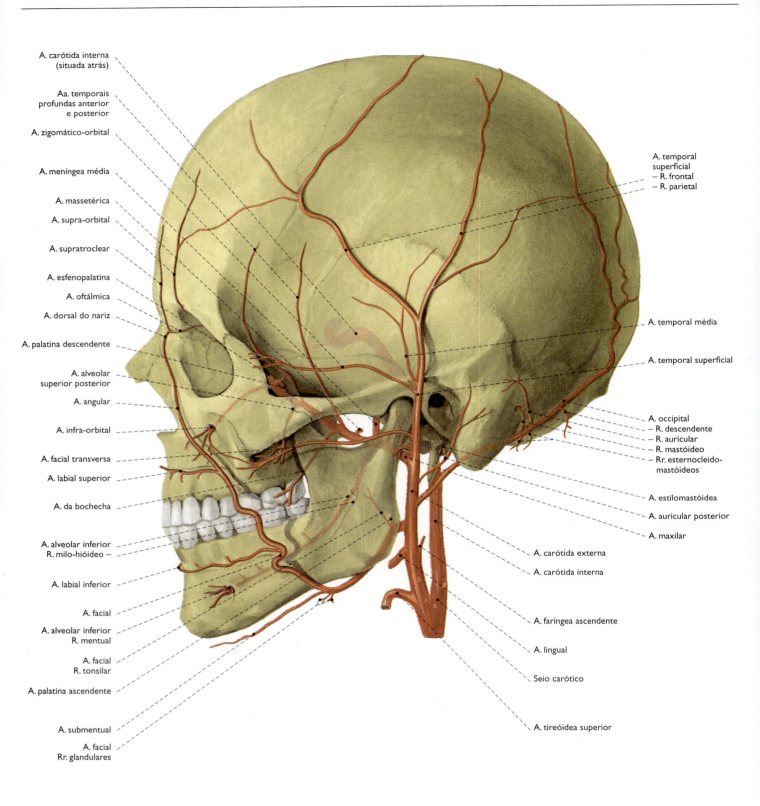

90 Artérias da cabeça (75%)
Representação esquemática, vista lateral esquerda

Cabeça e Pescoço

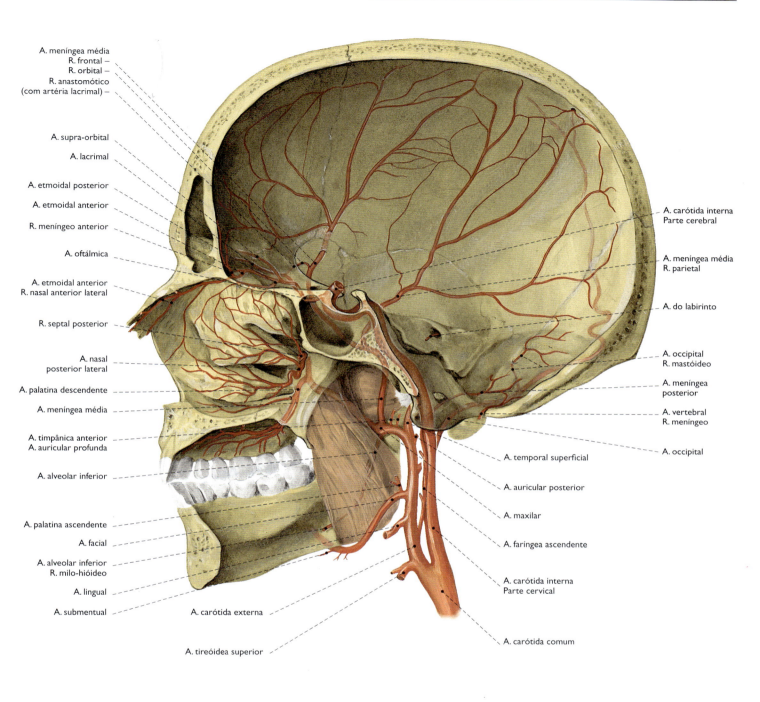

91 Artérias da cabeça (75%)
Representação esquemática, vista medial da metade direita do crânio

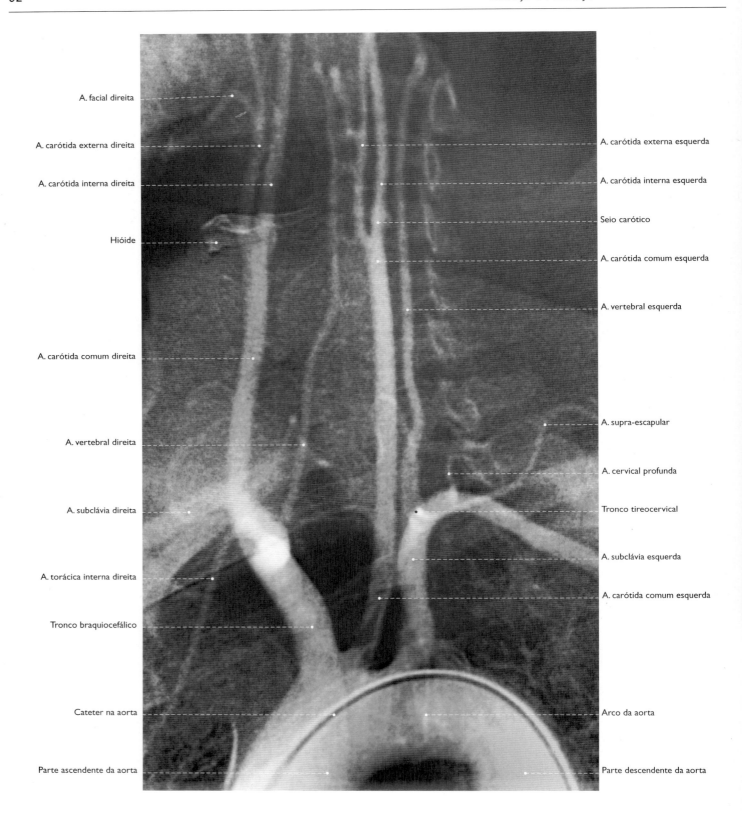

92 Artérias da cabeça e do pescoço (90%)
Arteriograma, projeção oblíqua anterior esquerda (Projeção OAE)

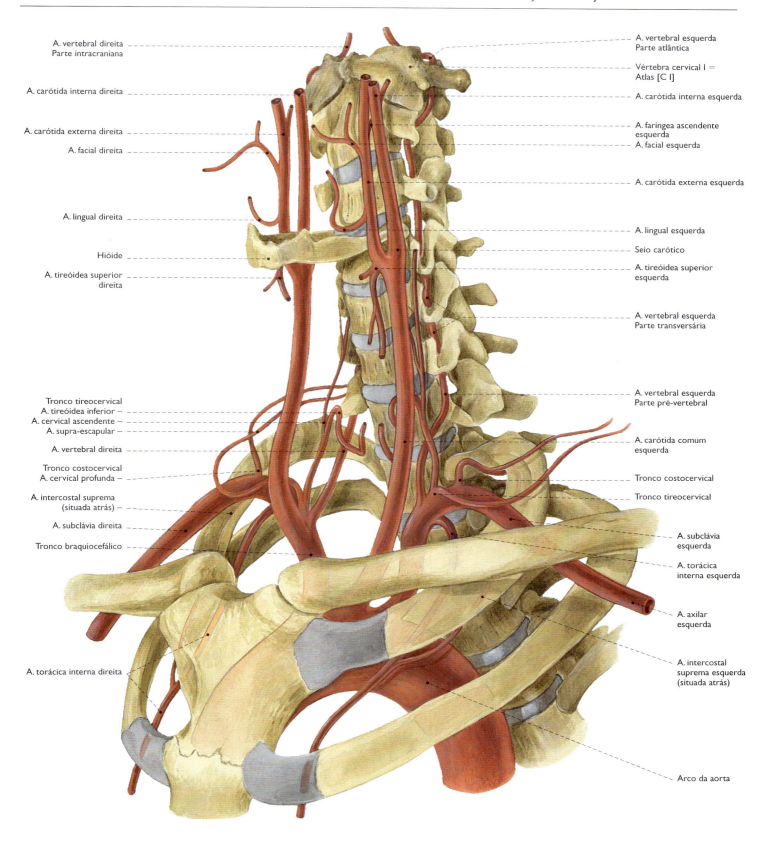

93 Artérias da cabeça e do pescoço (90%)
Projeção oblíqua anterior esquerda (Projeção OAE)

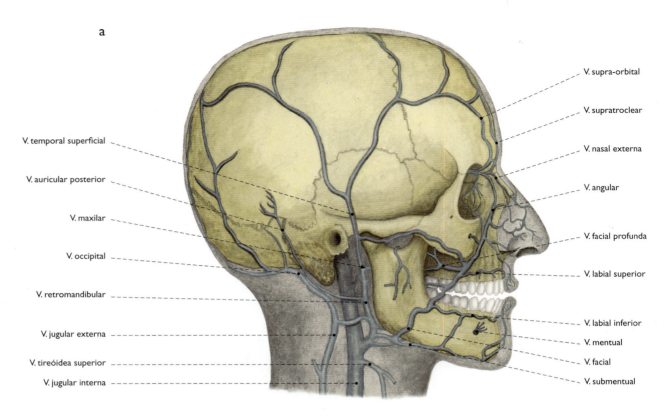
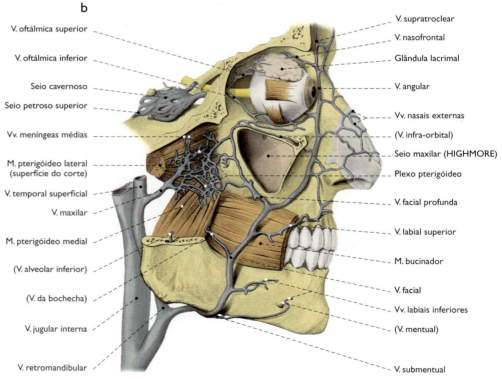

94 Veias da face
Vista lateral direita
a Veias superficiais (50%)
b Veias profundas (65%)

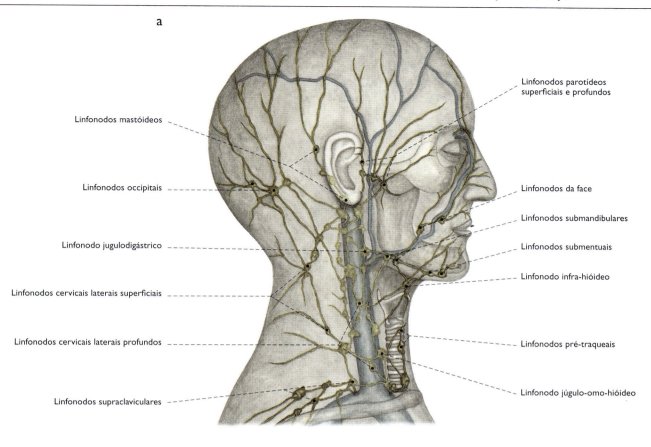

a

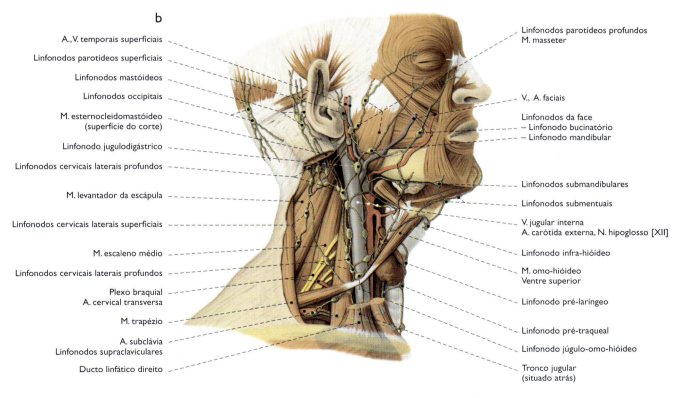

b

95 Vasos linfáticos e linfonodos da cabeça e do pescoço (40%)
Representação esquemática, vista lateral direita

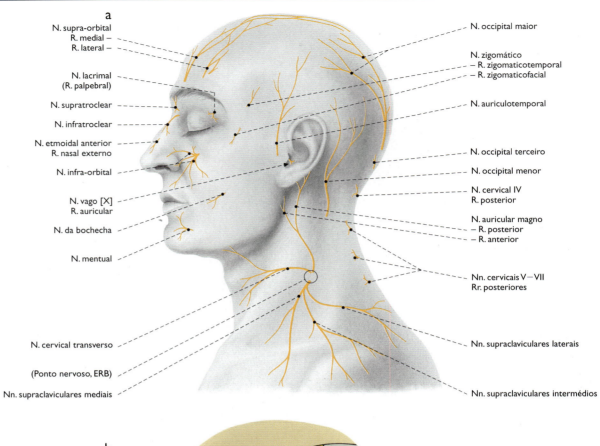
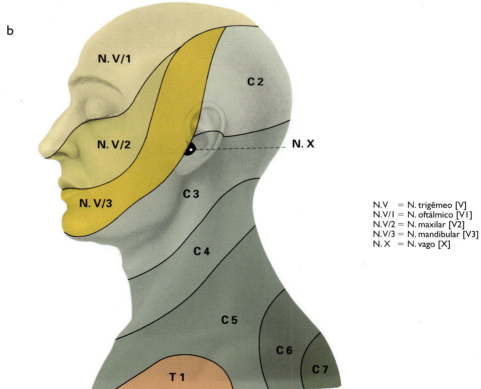

96 Nervos cutâneos e inervação segmentar da cabeça e do pescoço (30%)

Representação esquemática, vista lateral esquerda
a Nervos cutâneos
b Inervação segmentar

Cabeça e Pescoço

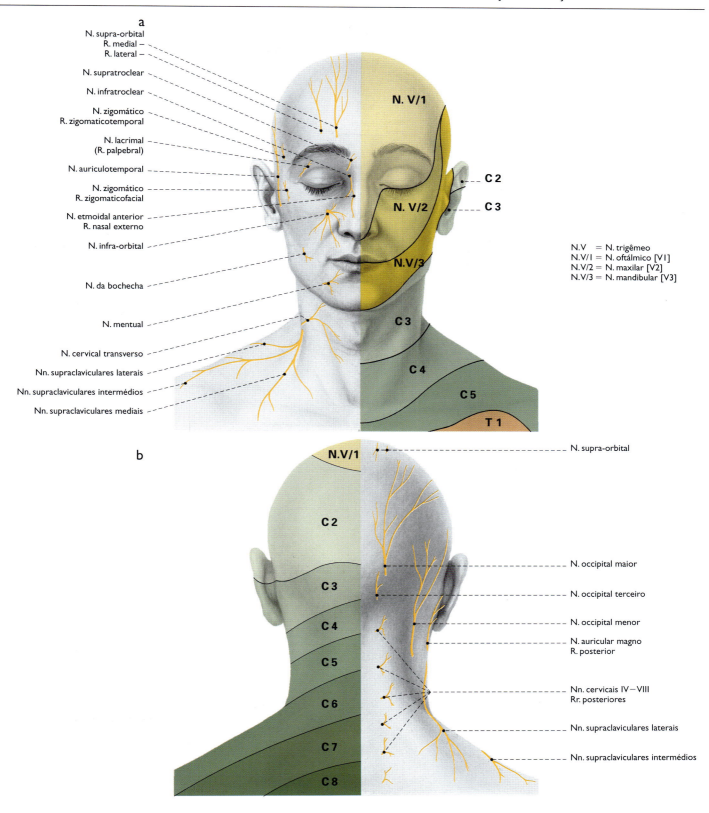

97 Nervos cutâneos e inervação segmentar da cabeça e do pescoço (30%)
Representação esquemática
a Vista frontal
b Vista dorsal

Cabeça e Pescoço

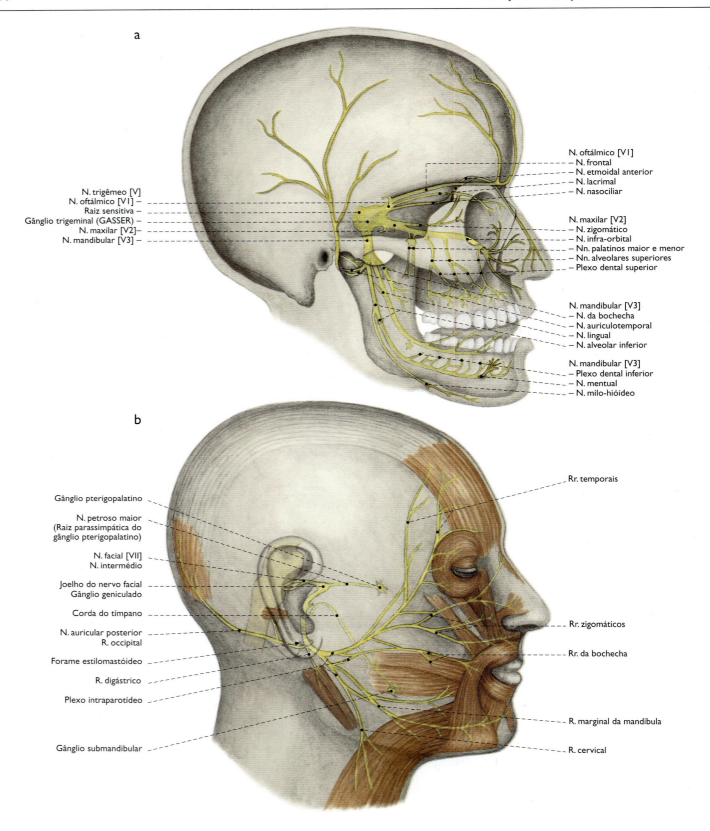

98 Nervos da cabeça (50%)
Representação esquemática, vista lateral direita
a Ramificação no N. trigêmeo [N.V], na região profunda da face
b Ramificação do N. facial [N.VII] na região superficial da face

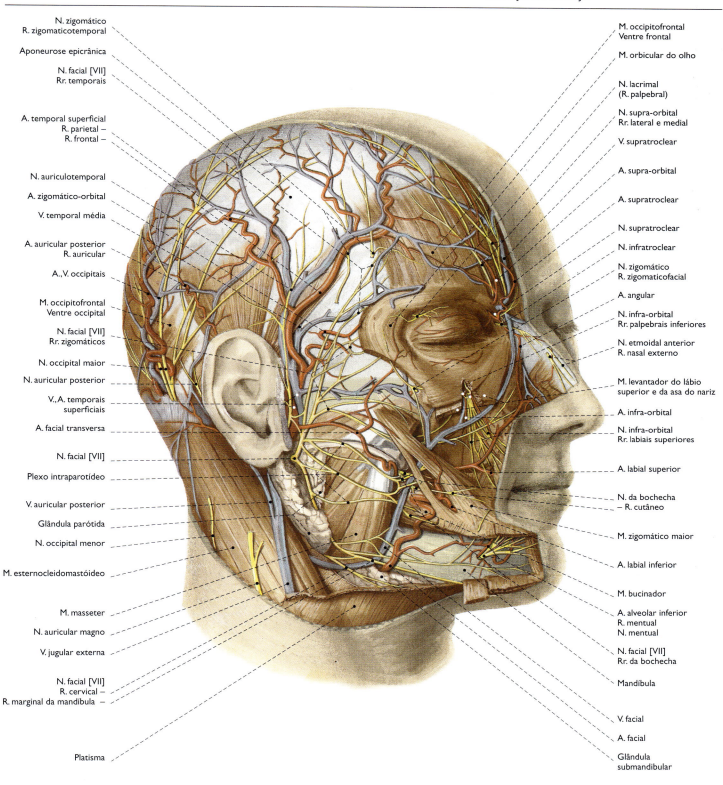

99 Vasos sangüíneos superficiais e nervos da cabeça (60%)
Vista lateral direita

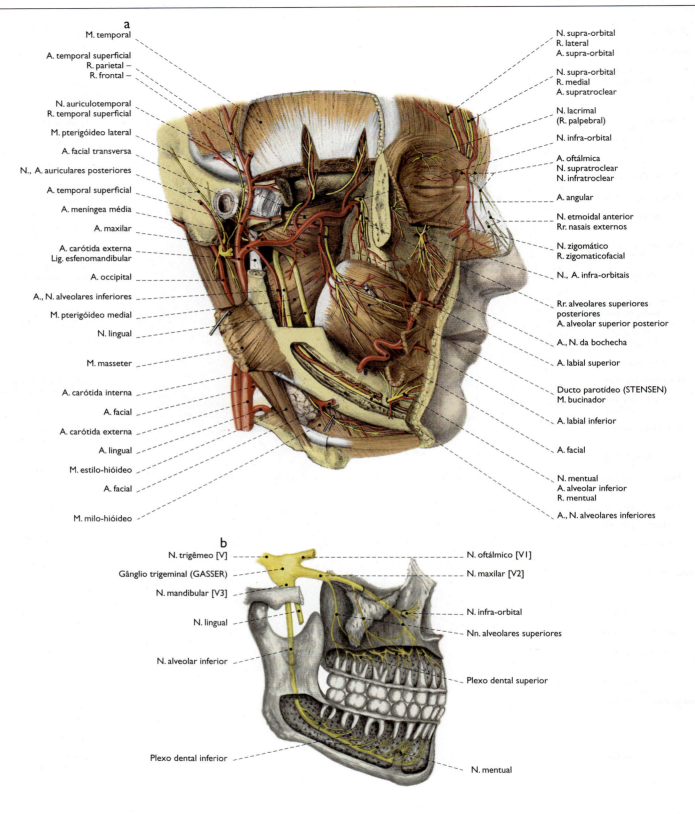

100 Artérias e nervos da região lateral profunda da face (65%)

Vista lateral direita
a O arco zigomático e o ramo da mandíbula foram removidos; o canal da mandíbula foi aberto
b Inervação dos dentes maxilares e mandibulares pelos ramos do N. trigêmeo [N.V], representação esquemática

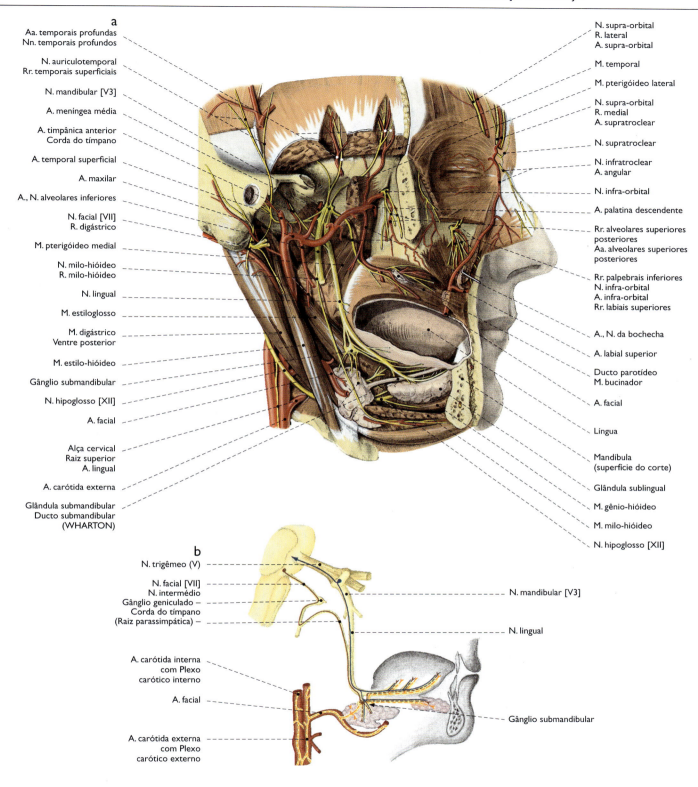

101 Artérias e nervos da região lateral profunda da face

Vista lateral direita
a O arco zigomático, a metade direita da mandíbula e parte da inserção proximal do M. pterigóideo lateral foram removidos (65%)
b O gânglio submandibular e a inervação das glândulas submandibular e sublingual (50%), representação esquemática

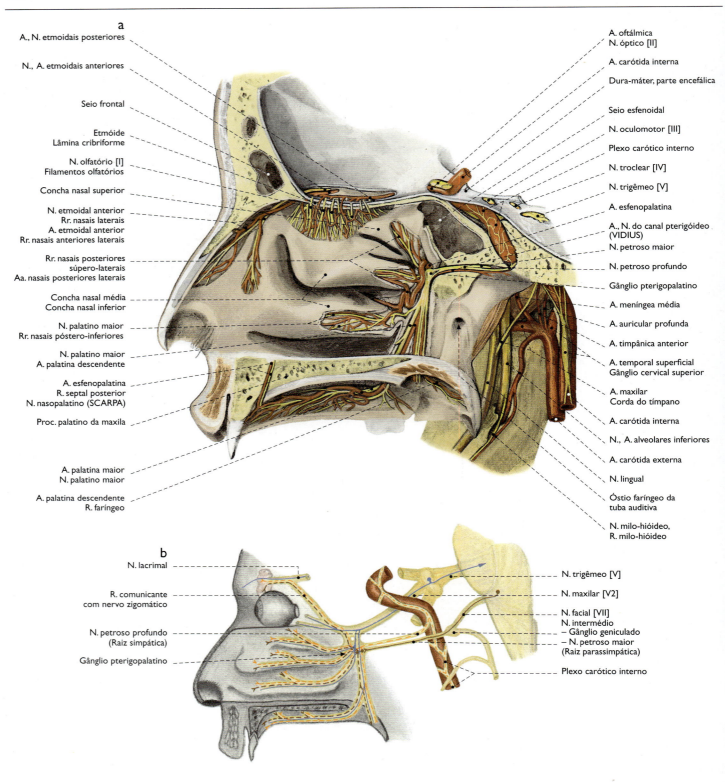

102 Artérias e nervos da região medial profunda da face

Vista medial
a A parede lateral da cavidade do nariz, o palato e as fossas infratemporal e pterigopalatina (90%)
b O gânglio pterigopalatino e a inervação da glândula lacrimal bem como da mucosa do nariz e do palato (50%), representação esquemática

Cabeça e Pescoço

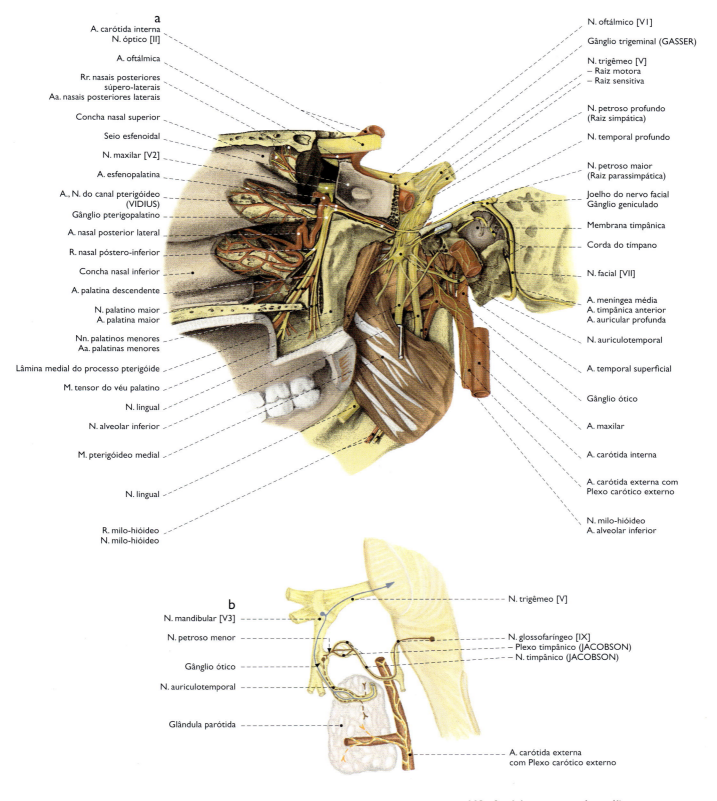

103 Artérias e nervos da região medial profunda da face

Vista medial
a A parede lateral da cavidade nasal e as fossas infratemporal e pterigopalatina. O canal facial está aberto (90%)
b O gânglio ótico e a inervação da glândula parótida (50%); representação esquemática

Cabeça e Pescoço

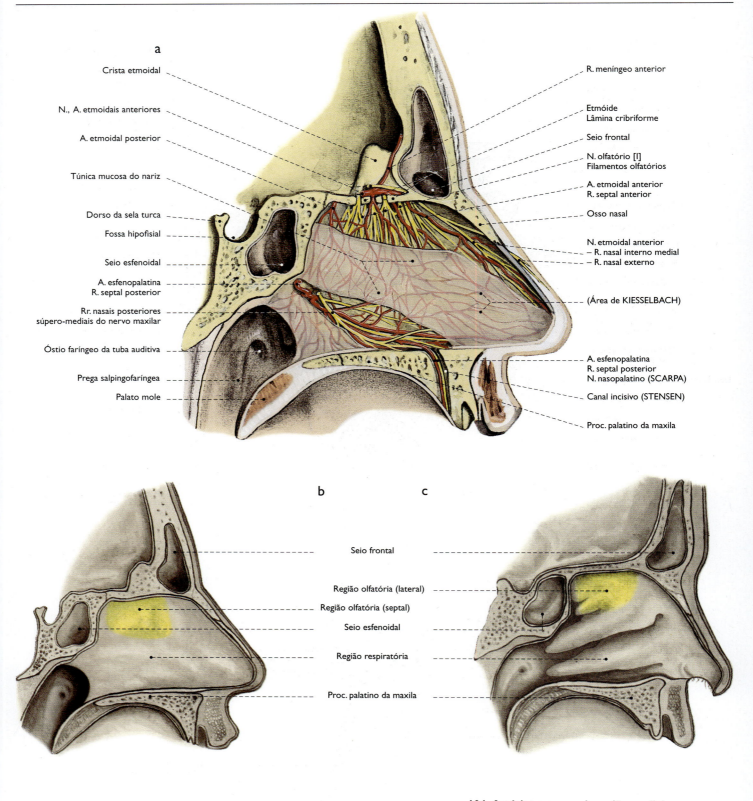

104 Artérias e nervos da região medial profunda da face

Vista medial
a Septo nasal, corte sagital um pouco à direita do plano mediano. A túnica mucosa do nariz foi parcialmente removida (90%)
b, c Regiões olfatórias (50%) realçadas com a cor amarela
b no septo nasal
c na parede lateral da cavidade nasal

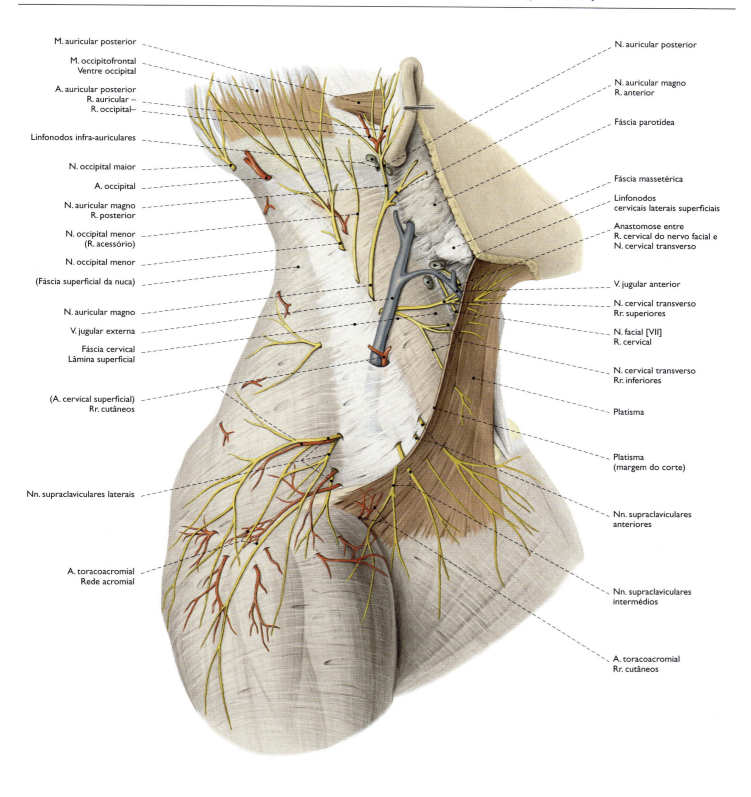

105 Vasos sangüíneos e nervos da região do pescoço (50%)
Vista lateral direita

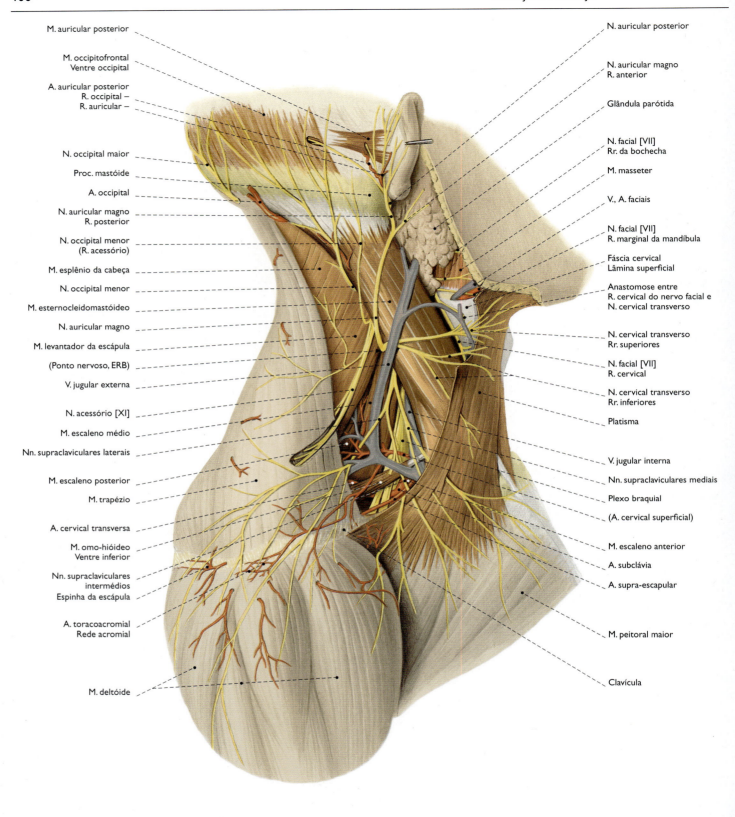

106 Vasos sangüíneos superficiais e nervos na região do pescoço (50%)
Vista lateral direita

Cabeça e Pescoço

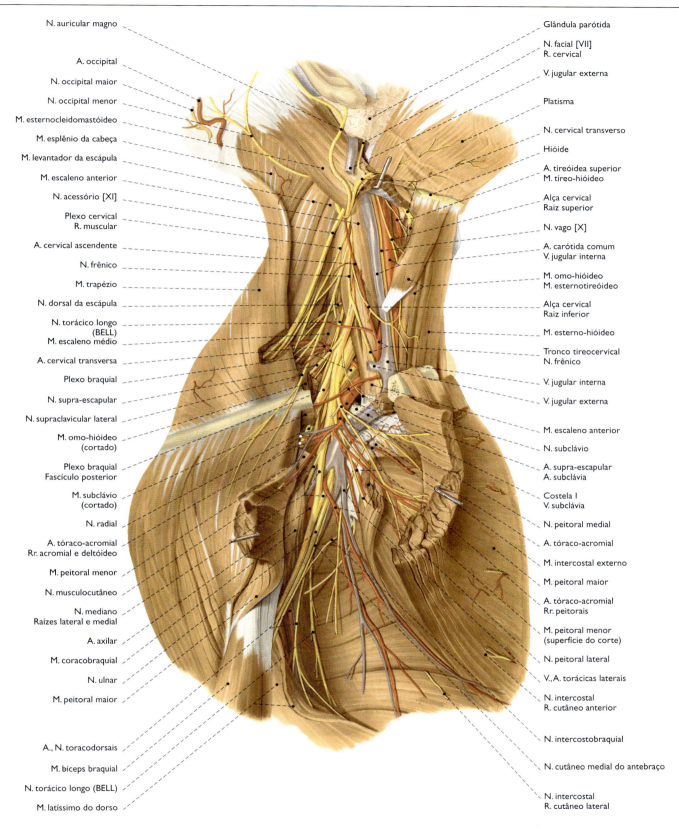

107 Vasos sangüíneos e nervos do pescoço, fossa axilar e parede do tórax (50%)

Os músculos platisma e esternocleidomastóideo foram removidos. Vista lateral direita

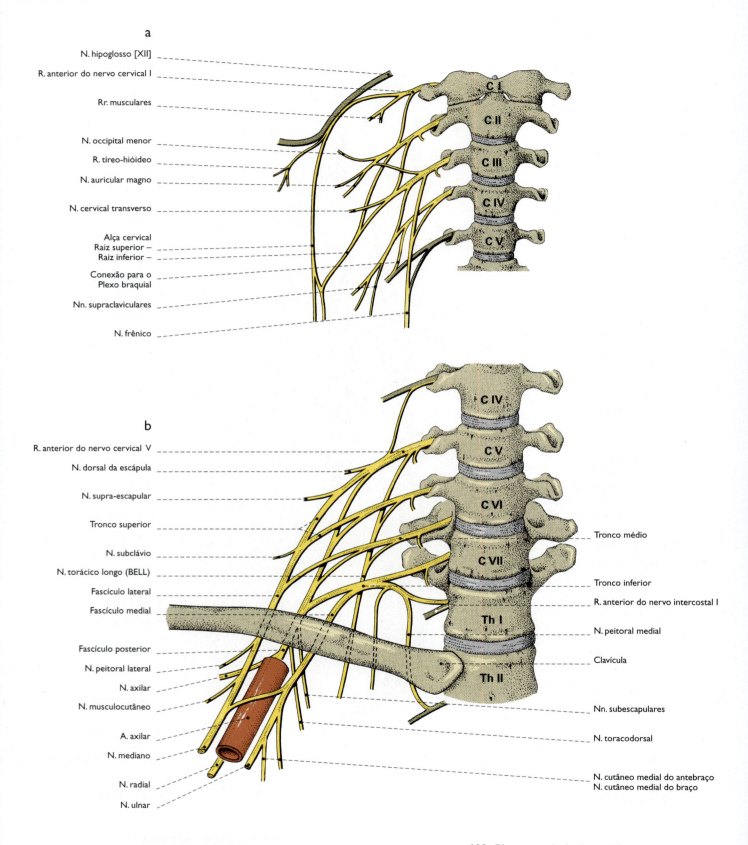

108 Plexos cervical e braquial
Representação esquemática, vista ventral
a Plexo cervical
b Plexo braquial

Cabeça e Pescoço

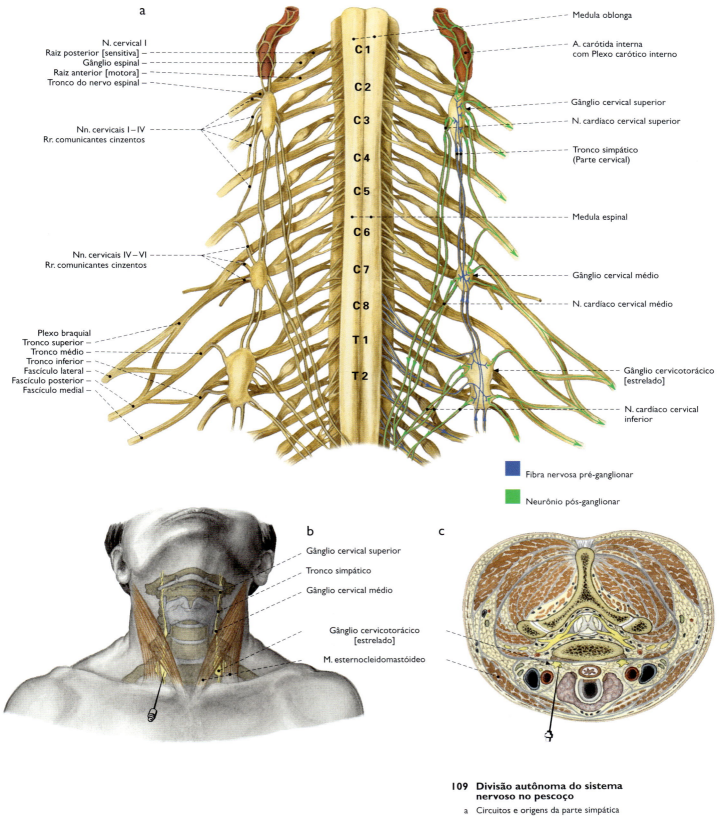

109 **Divisão autônoma do sistema nervoso no pescoço**
  a Circuitos e origens da parte simpática no pescoço e na região superior do tórax (60%), representação esquemática, vista ventral
  b, c Punção do gânglio cervicotorácico (estrelado)
  b Vista ventral (25%)
  c Corte horizontal no nível da primeira vértebra torácica (T1) (50%), vista superior

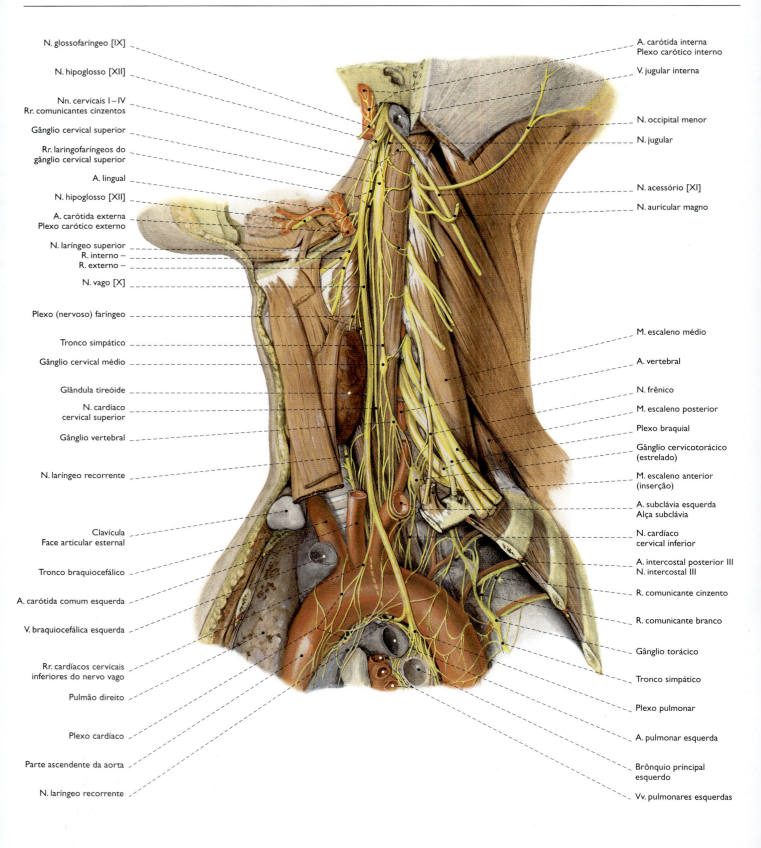

110 **Divisão autônoma do sistema nervoso no pescoço e na região superior do tórax** (60%)
Vista lateral esquerda

Cabeça e Pescoço

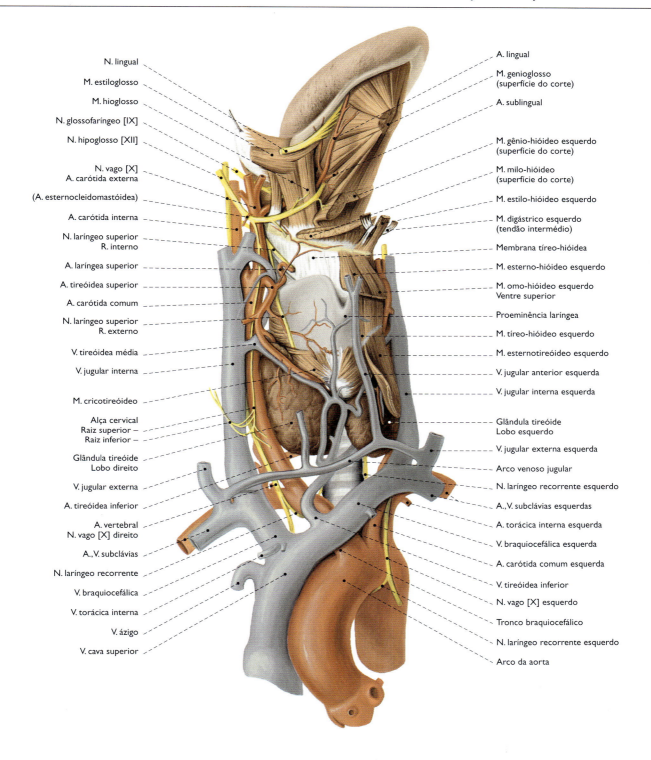

111 **Vasos sangüíneos e nervos das vísceras cervicais e língua** (70%)
Vista ventro-lateral direita

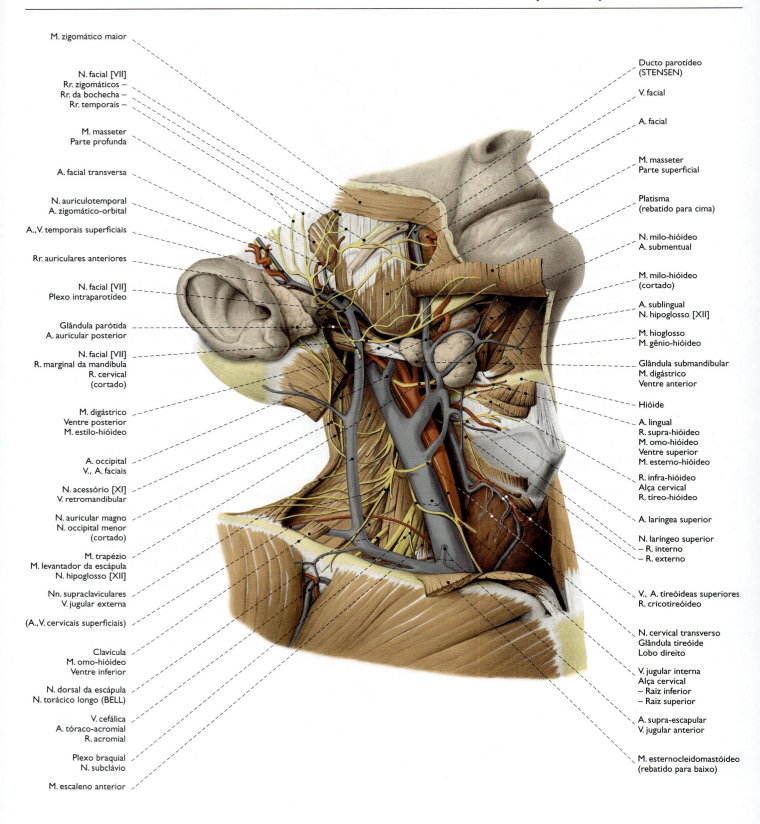

112 **Vasos sangüíneos e nervos do pescoço** (60%)

A glândula parótida, o M. esternocleidomastóideo bem como os músculos supra- e infra-hióideos foram parcialmente removidos. Vista ventro-lateral direita

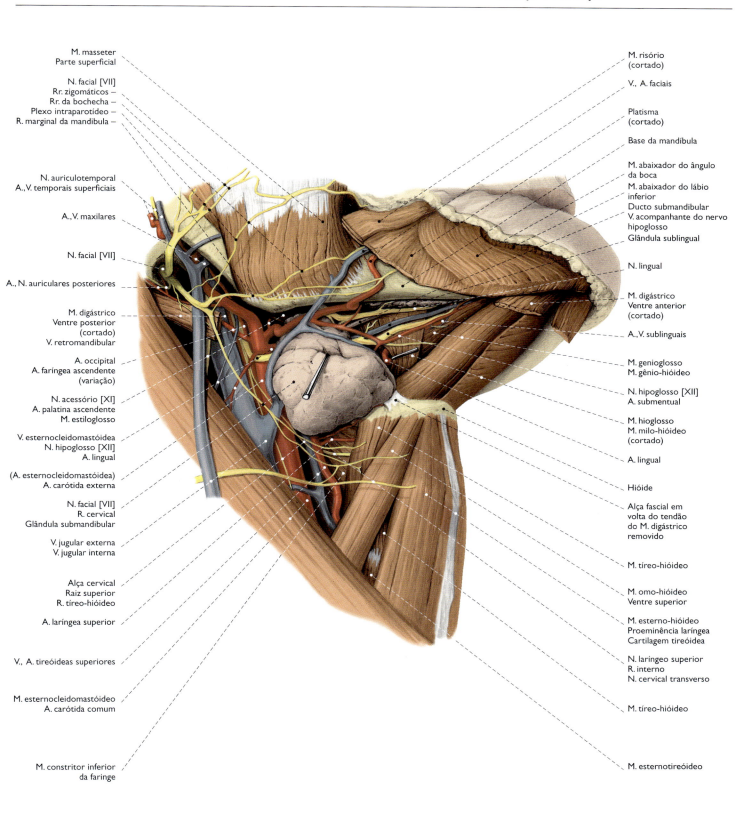

113 Vasos sangüíneos e nervos do trígono anterior do pescoço (100%)

A glândula parótida bem como parte do M. milo-hióideo e o platisma foram removidos. Vista lateral direita

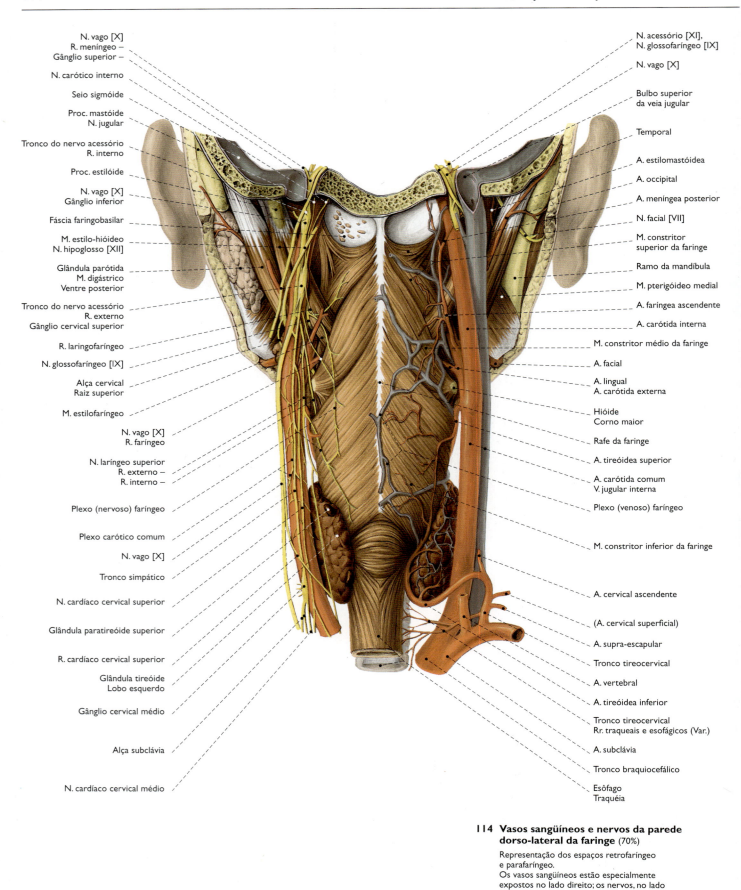

114 Vasos sangüíneos e nervos da parede dorso-lateral da faringe (70%)

Representação dos espaços retrofaríngeo e parafaríngeo.
Os vasos sangüíneos estão especialmente expostos no lado direito; os nervos, no lado esquerdo. Vista dorsal

Cabeça e Pescoço

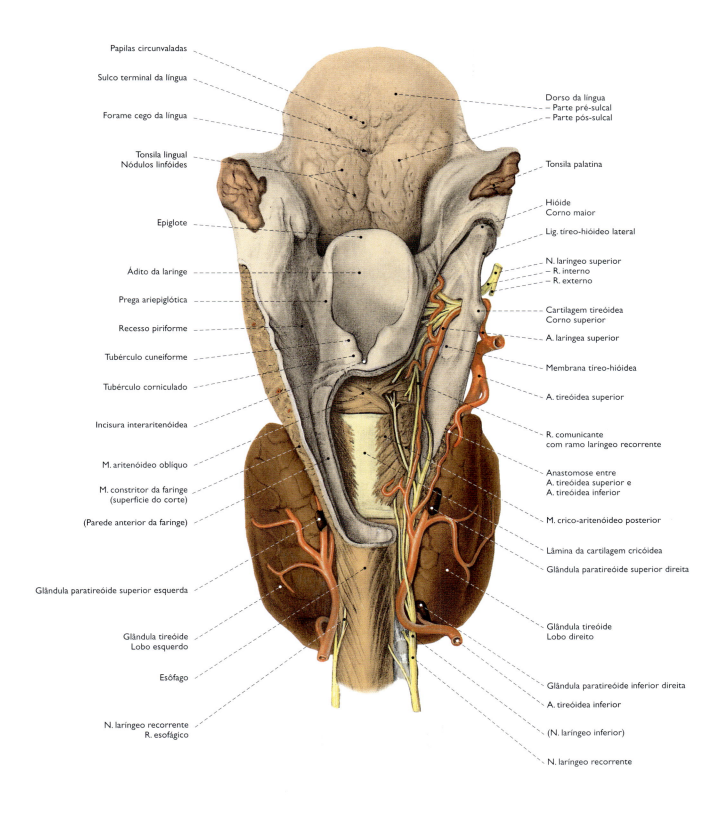

115 Artérias e nervos da laringe e glândula tireóide (100%)

A parede posterior da faringe foi completamente removida, a parede anterior o foi parcialmente. Vista dorsal

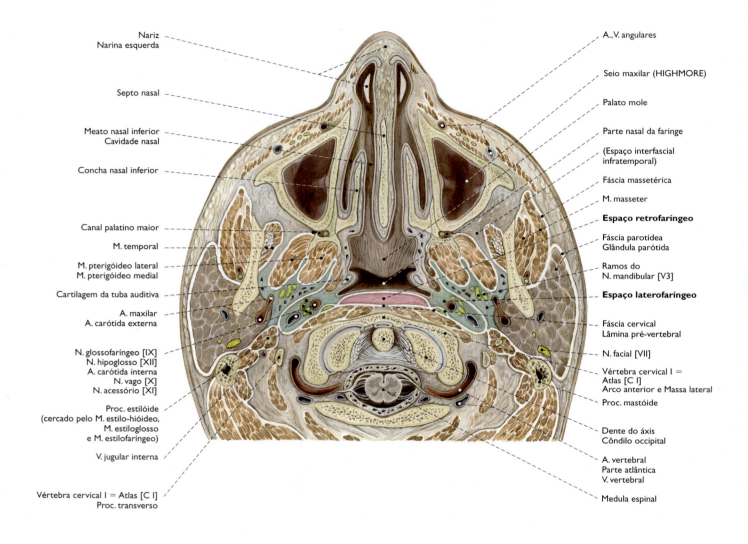

116 Espaços laterofaríngeo e retrofaríngeo (80%)

Corte transversal (axial) através da cabeça ao nível da parte inferior da cavidade nasal, a parte nasal da faringe e o espaço perifaríngeo adjacente de tecido conjuntivo (espaço laterofaríngeo em verde; espaço retrofaríngeo em rosa). Vista superior

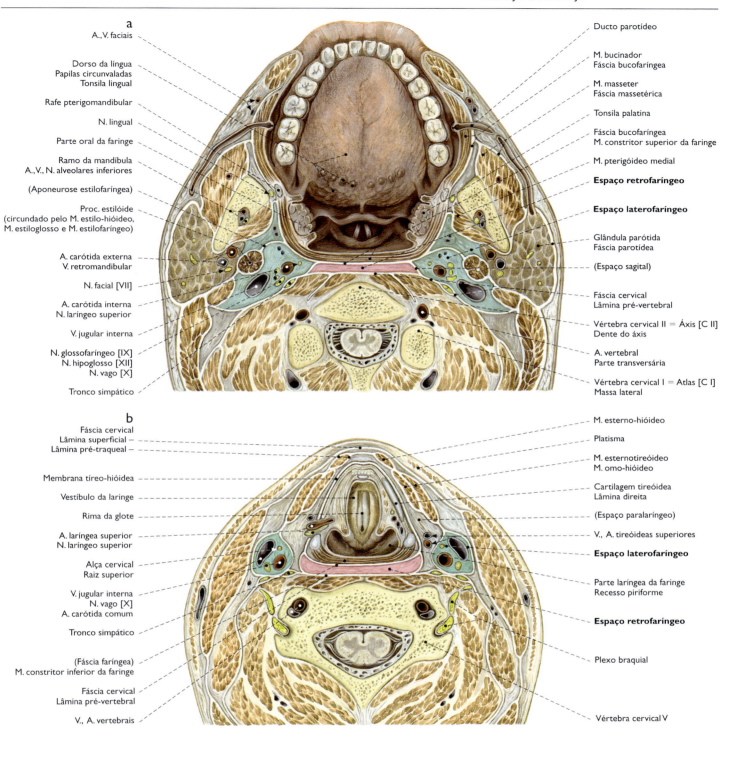

117 Espaços laterofaríngeo e retrofaríngeo (80%)

Cortes transversais (axiais) através da cabeça e do pescoço ao nível
a da cavidade oral e parte oral da faringe
b do vestíbulo da laringe e da parte laríngea da faringe, bem como dos espaços perifaríngeos adjacentes de tecido conjuntivo (espaço laterofaríngeo em verde; espaço retrofaríngeo em rosa).
Vista superior

Vísceras Torácicas

Vísceras Torácicas

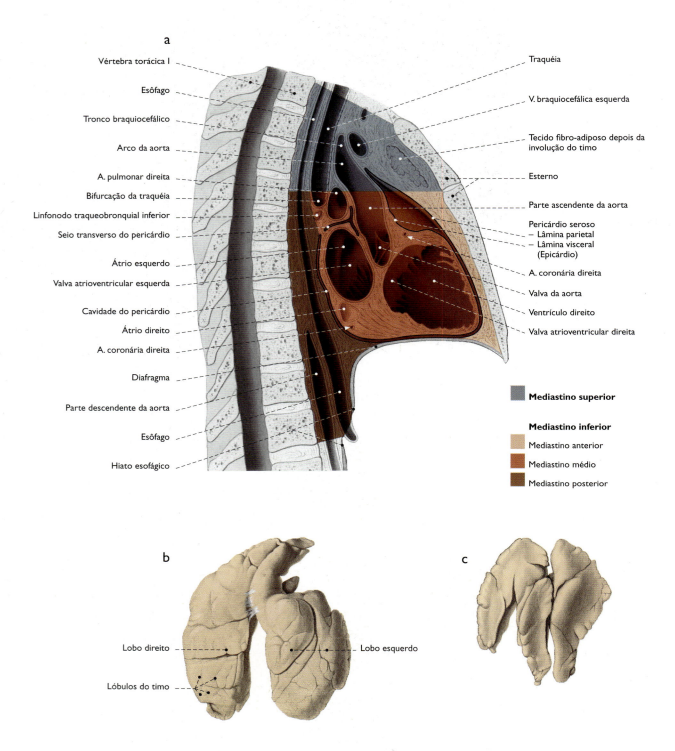

120 Mediastino e timo

a Subdivisão do mediastino, corte mediano (40%), vista medial da metade esquerda
b Timo de uma criança de 3 anos de idade (75%), vista ventral
c Timo de um recém-nascido (75%), vista ventral

121 Vísceras Torácicas

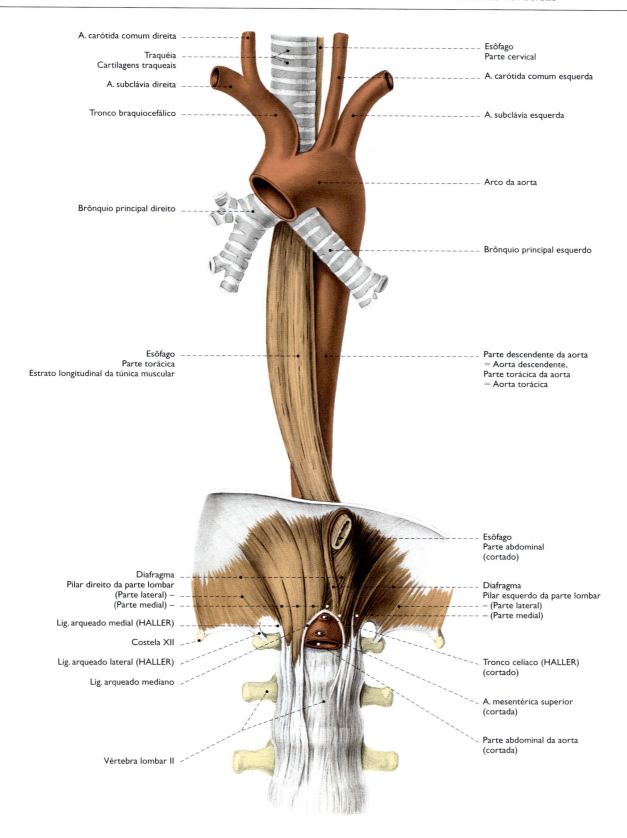

121 Esôfago e órgãos vizinhos (50%)
Vista ventral

Vísceras Torácicas

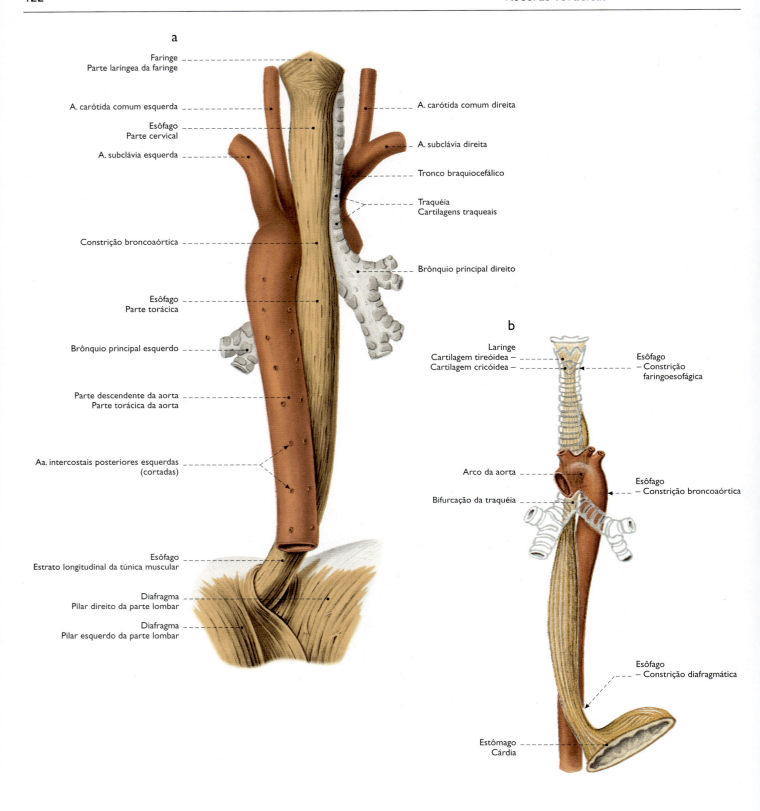

122 Esôfago e órgãos vizinhos
a Vista dorsal (50%)
b Constrições típicas do esôfago (35%), representação esquemática, vista ventral

Vísceras Torácicas

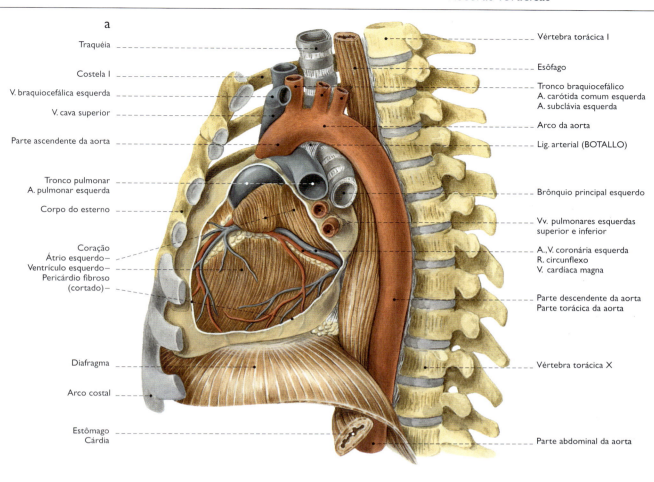

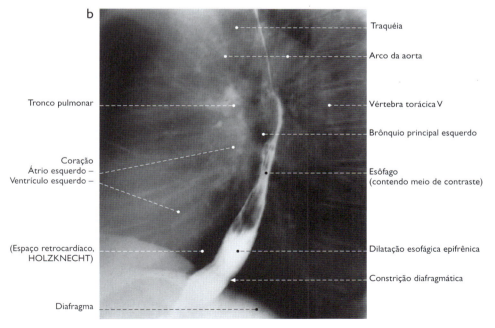

123 Esôfago e órgãos vizinhos (35%)

a Vista lateral esquerda do mediastino. O pericárdio foi parcialmente removido
b Radiografia lateral. O esôfago contém meio de contraste

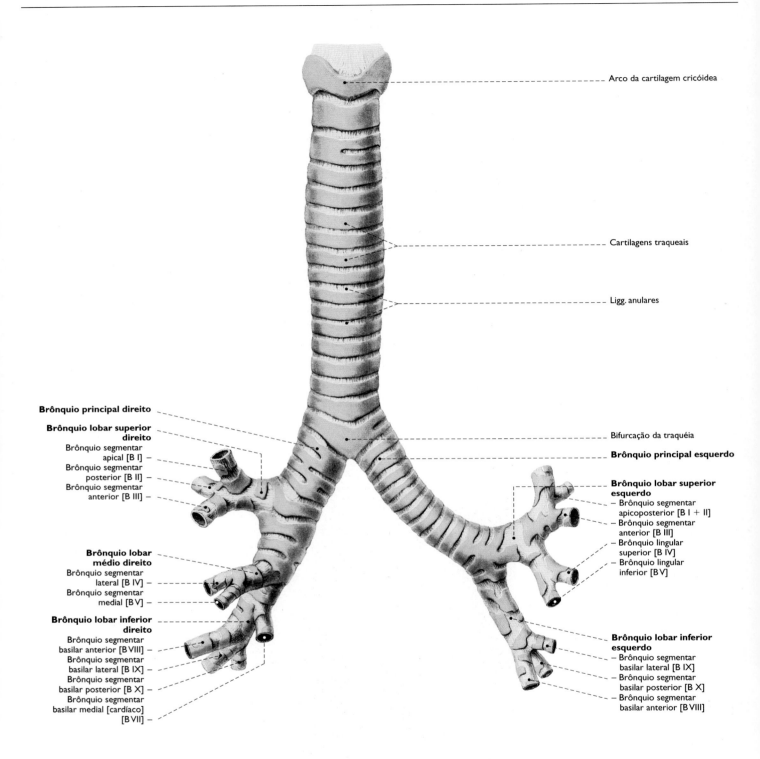

124 Traquéia e brônquios (90%)
Vista ventral

Vísceras Torácicas

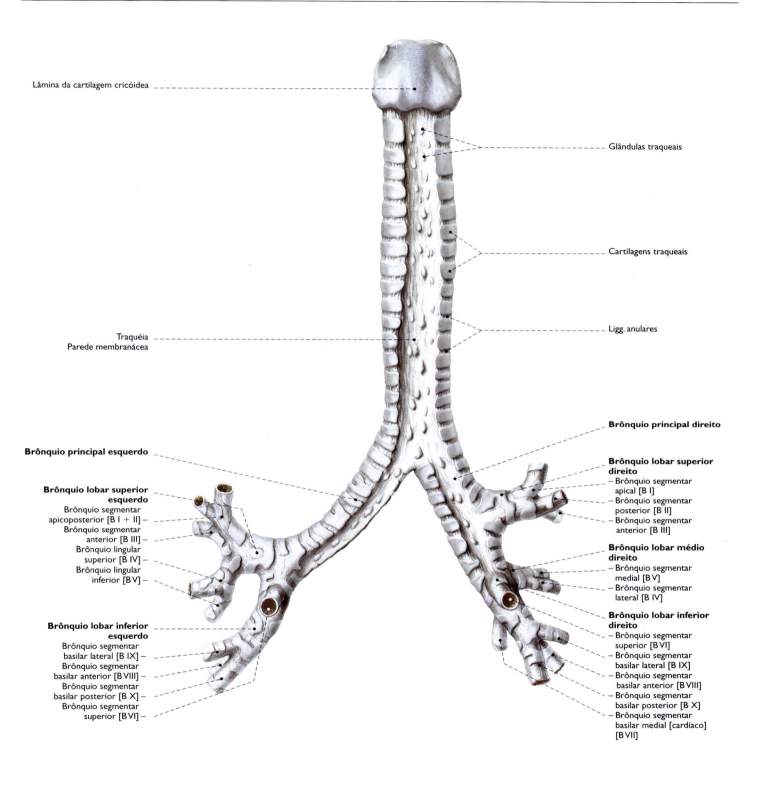

125 **Traquéia e brônquios** (90%)
Vista dorsal

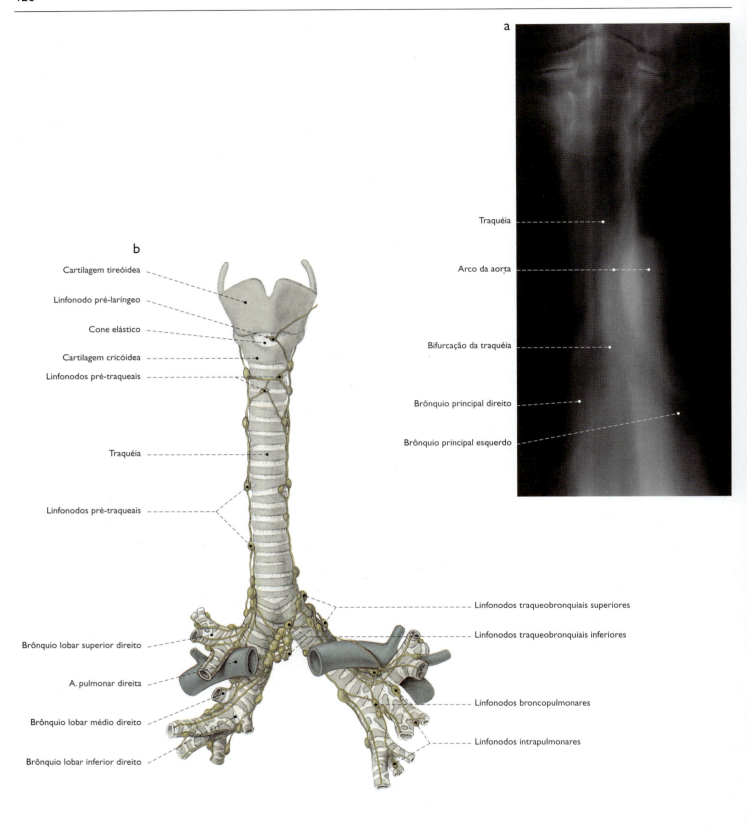

126 Traquéia e brônquios

a Tomograma póstero-anterior da traquéia (50%)
b Vasos linfáticos e linfonodos na região das vias aeríferas inferiores (70%), vista ventral

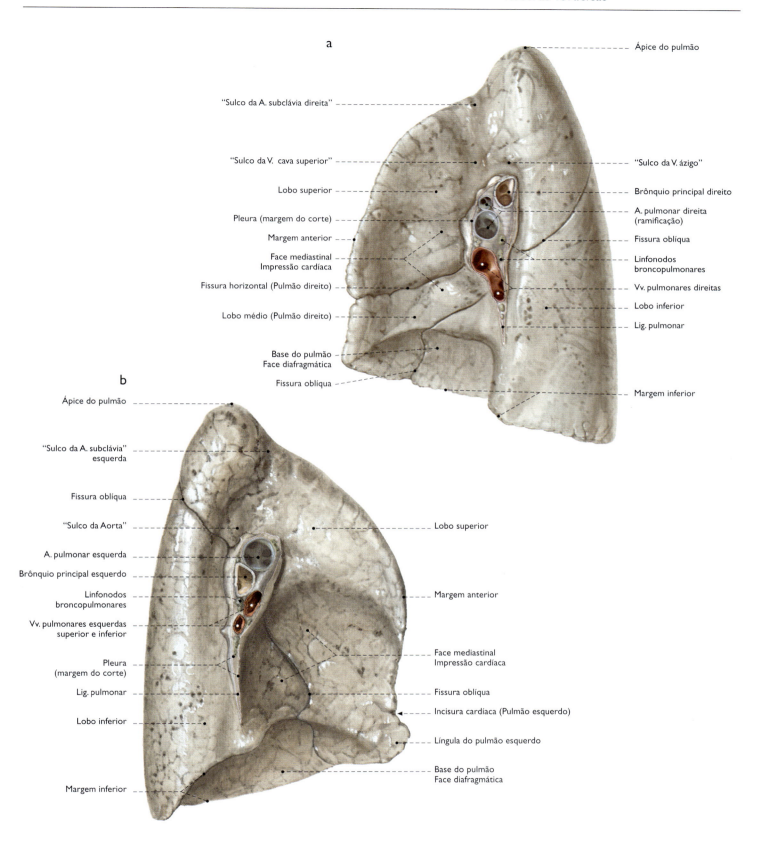

127 Pulmões direito e esquerdo (50%)

a Pulmão direito, vista mediastinal
b Pulmão esquerdo, vista mediastinal

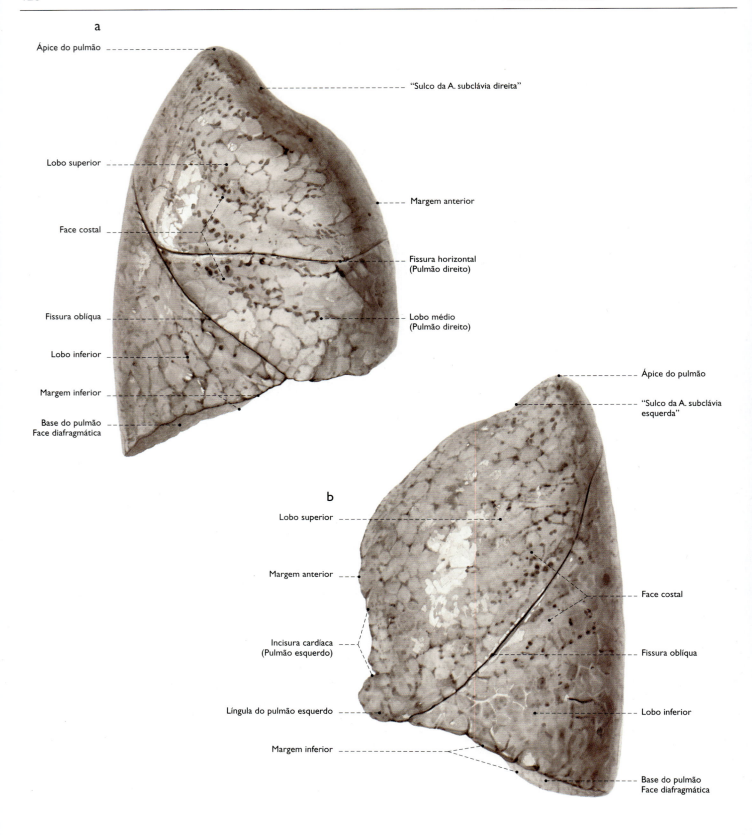

128 Pulmões direito e esquerdo (50%)
a Pulmão direito, vista lateral
b Pulmão esquerdo, vista lateral

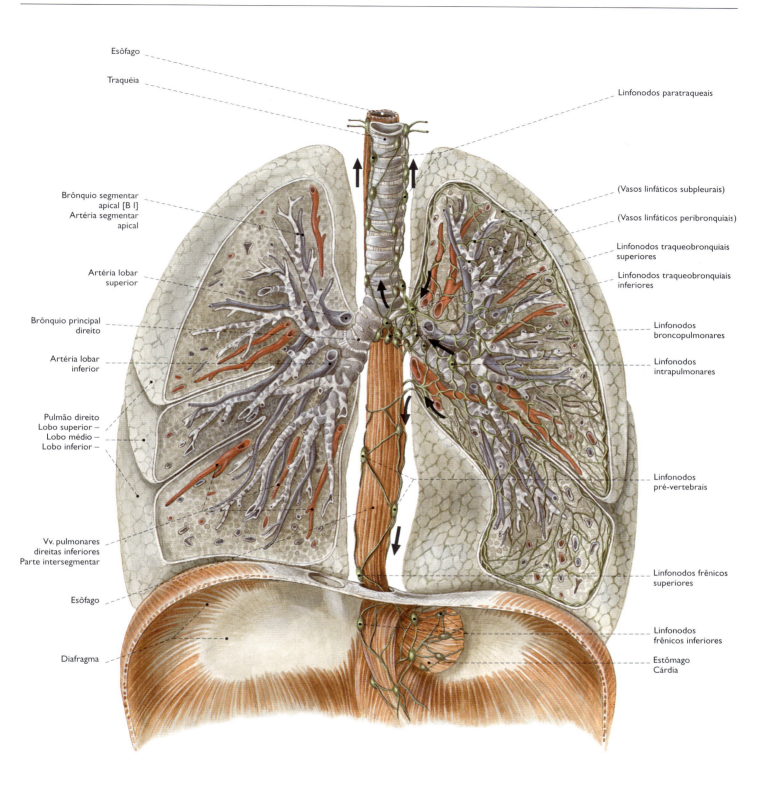

129 Pulmões direito e esquerdo (80%)

Vasos linfáticos, linfonodos e drenagem linfática do pulmão esquerdo, vista ventral

130   Vísceras Torácicas

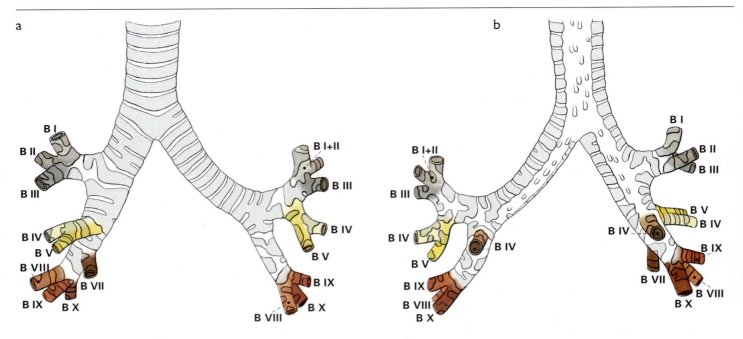

Ramos dos dois brônquios principais

Brônquio principal direito

Brônquio lobar superior direito
B I   Brônquio segmentar apical
B II Brônquio segmentar posterior
B III Brônquio segmentar anterior
Brônquio lobar médio direito
B IV Brônquio segmentar lateral
B V   Brônquio segmentar medial

Brônquio lobar inferior direito
B VI   Brônquio segmentar superior
B VII Brônquio segmentar basilar medial [cardíaco]
B VIII Brônquio segmentar basilar anterior
B IX   Brônquio segmentar basilar lateral
B X   Brônquio segmentar basilar posterior

Brônquio principal esquerdo

Brônquio lobar superior esquerdo
B I + II Brônquio segmentar apicoposterior
B III   Brônquio segmentar anterior
B IV   Brônquio lingular superior
B V   Brônquio lingular inferior

Brônquio lobar inferior esquerdo
B VI   Brônquio segmentar superior
B VIII Brônquio segmentar basilar anterior
B IX   Brônquio segmentar basilar lateral
B X   Brônquio segmentar basilar posterior

130 Árvore bronquial

Representação esquemática
a Árvore bronquial (70%), vista ventral
b Árvore bronquial (70%), vista dorsal
c Subdivisão da árvore bronquial nos pulmões direito e esquerdo (50%), vista ventral

Vísceras Torácicas

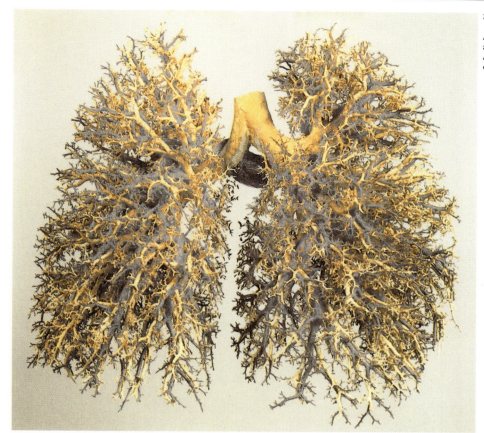

a
Amarelo: Traquéia e árvore bronquial
Azul: Tronco pulmonar e suas ramificações

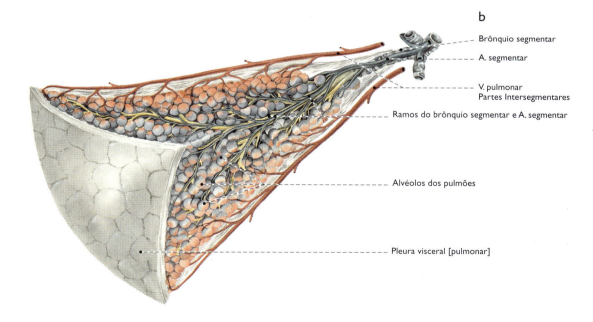

b
- Brônquio segmentar
- A. segmentar
- V. pulmonar Partes Intersegmentares
- Ramos do brônquio segmentar e A. segmentar
- Alvéolos dos pulmões
- Pleura visceral [pulmonar]

131 **Árvore bronquial e segmentos broncopulmonares**

a Árvore bronquial e distribuição do tronco pulmonar, preparado por corrosão (70%), vista dorsal (Coleção Anatômica, Basiléia)
b Segmento pulmonar, representação esquemática

132   Vísceras Torácicas

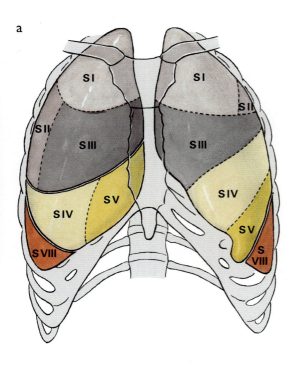

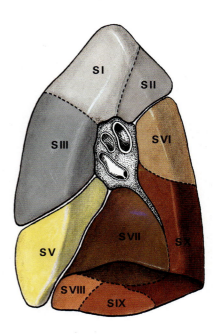

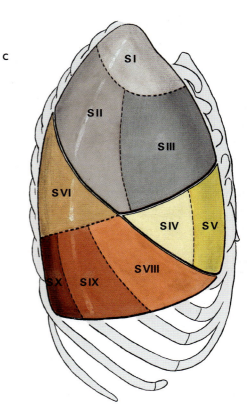

Pulmão direito

Lobo superior
S I   Segmento apical
S II   Segmento posterior
S III   Segmento anterior

Lobo médio
S IV   Segmento lateral
S V   Segmento medial

Lobo inferior
S VI   Segmento superior
S VII   Segmento basilar medial [cardíaco]
S VIII   Segmento basilar anterior
S IX   Segmento basilar lateral
S X   Segmento basilar posterior

Margens segmentares representadas como linhas tracejadas, margens lobares como linhas sólidas

132 Segmentos broncopulmonares (25%)

Representação esquemática. Os vários segmentos estão representados com cores diferentes
a   Pulmões direito e esquerdo, vista ventral
b   Pulmão direito, vista mediastinal
c   Pulmão direito, vista lateral

Vísceras Torácicas

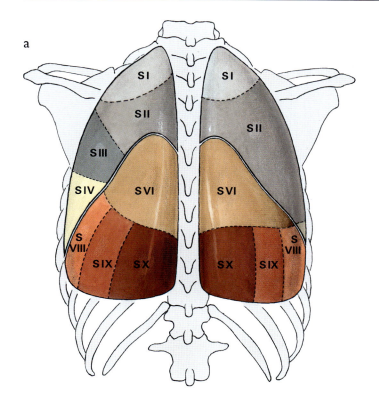

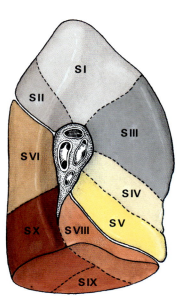

Pulmão esquerdo

Lobo superior
S I + II   Segmento apicoposterior
S III   Segmento anterior
S IV   Segmento lingular superior
S V   Segmento lingular inferior

Lobo inferior
S VI   Segmento superior
S VIII   Segmento basilar anterior
S IX   Segmento basilar lateral
S X   Segmento basilar posterior

Margens segmentares representadas como linhas tracejadas, margens lobares como linhas sólidas

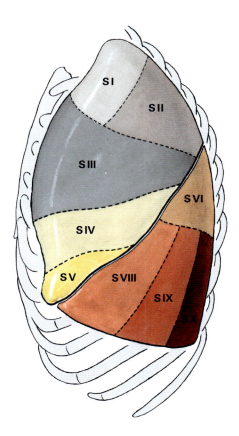

133 Segmentos broncopulmonares (25%)

Representação esquemática. Os vários segmentos estão representados com cores diferentes
a Pulmões direito e esquerdo, vista dorsal
b Pulmão esquerdo, vista mediastinal
c Pulmão esquerdo, vista lateral

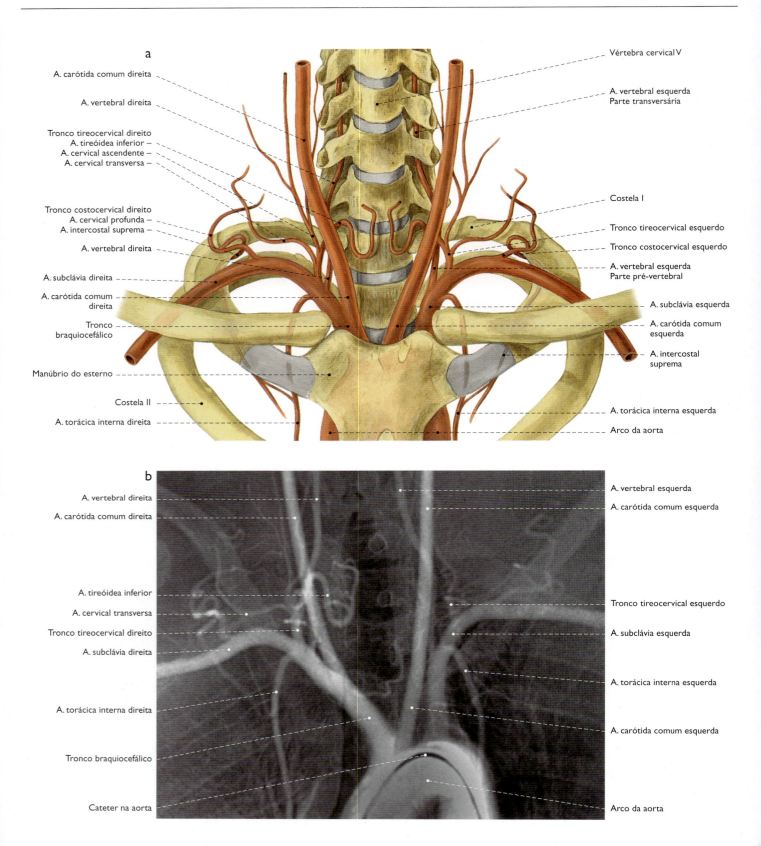

134 Artérias da parte superior do tórax e região inferior do pescoço (65%)
a Representação esquemática, vista ventral
b Aortograma ântero-posterior

Vísceras Torácicas

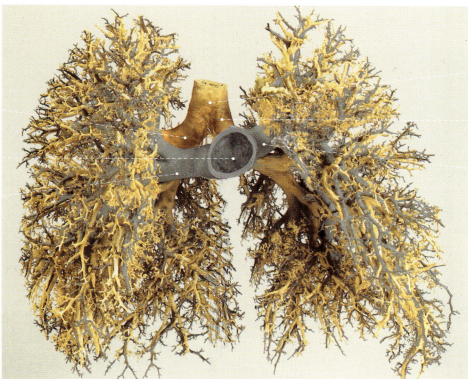

Brônquio principal direito
Tronco pulmonar
A. pulmonar direita

Traquéia
Brônquio principal esquerdo
A. pulmonar esquerda

Amarelo: Traquéia e árvore bronquial
Azul: Tronco pulmonar e suas ramificações

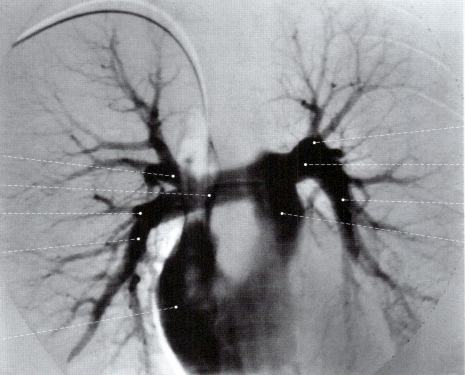

A. lobar superior
A. pulmonar direita
A. lobar média
A. lobar inferior
Ventrículo direito

A. lobar superior
A. pulmonar esquerda
A. lobar inferior
Tronco pulmonar

135 Árvore bronquial e artérias pulmonares
(70%)

a Árvore bronquial, tronco pulmonar e distribuição das artérias pulmonares, preparado por corrosão. Vista ventral
b Representação radiológica, com meio de contraste, do ventrículo direito do coração (dextrocardiograma) bem como das artérias pulmonares. Vista ventral

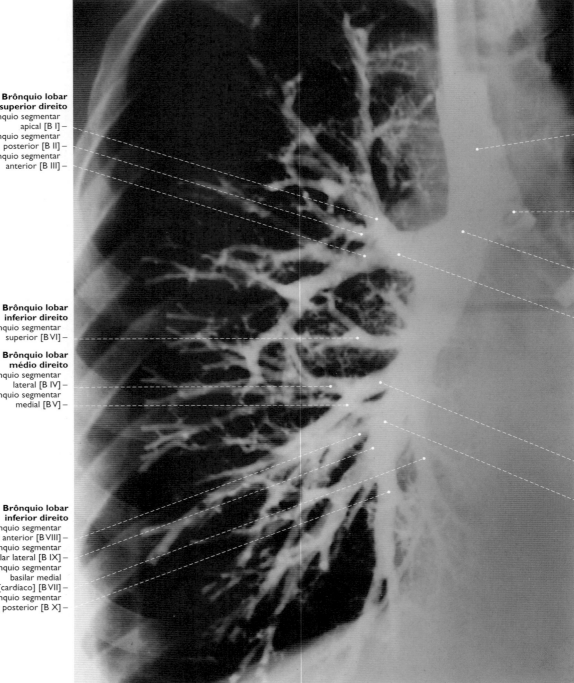

136 Árvore bronquial direita (75%)
Broncografia, radiografia ântero-posterior

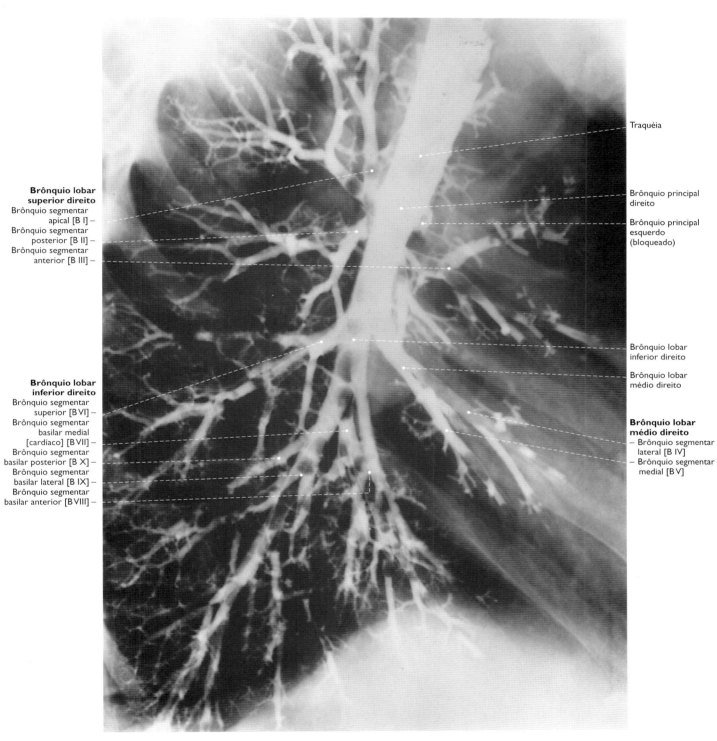

137 Árvore bronquial direita (70%)

Broncografia, radiografia lateral

Vísceras Torácicas

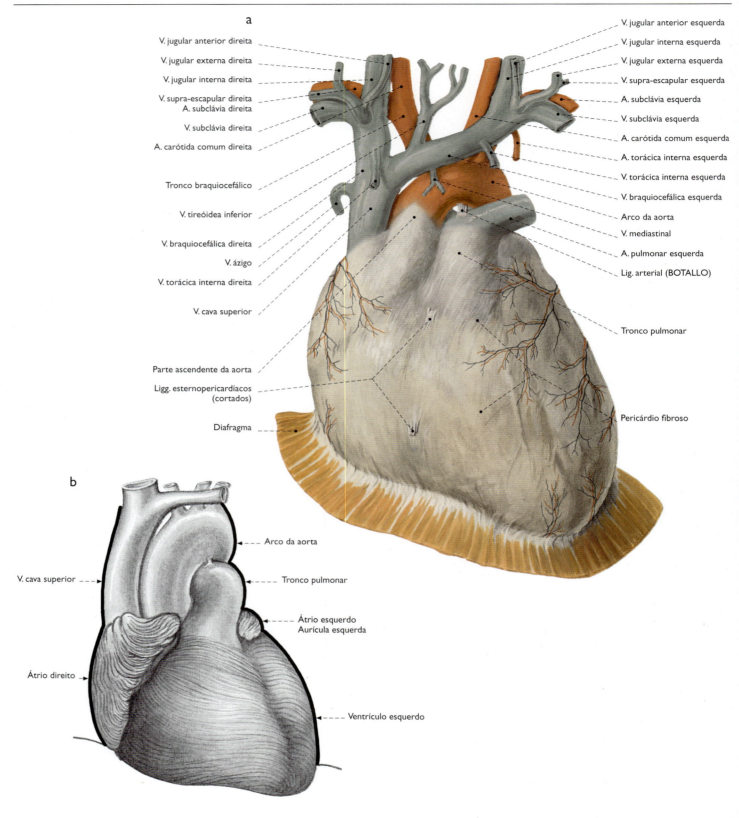

138 Saco pericárdico e silhueta cardíaca

Vista ventral
a Saco pericárdico e grandes vasos próximos do coração (75%)
b Silhueta cardíaca, e os grandes vasos realçados pela linha marginal preta (50%), representação esquemática

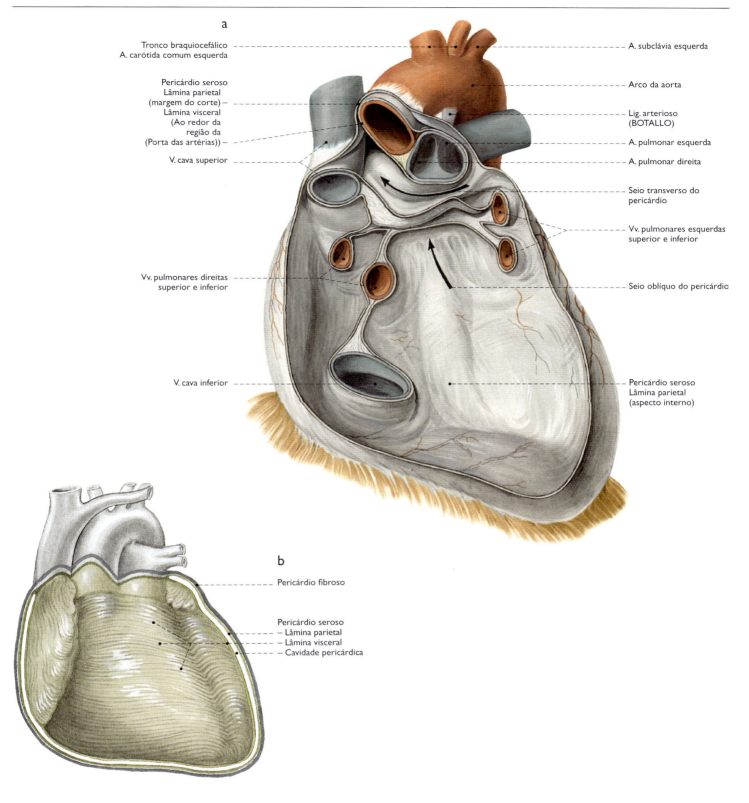

139 Saco pericárdico

Vista ventral
a Parede posterior do saco pericárdico (75%)
b Construção dos pericárdios seroso e fibroso (50%), representação esquemática

Vísceras Torácicas

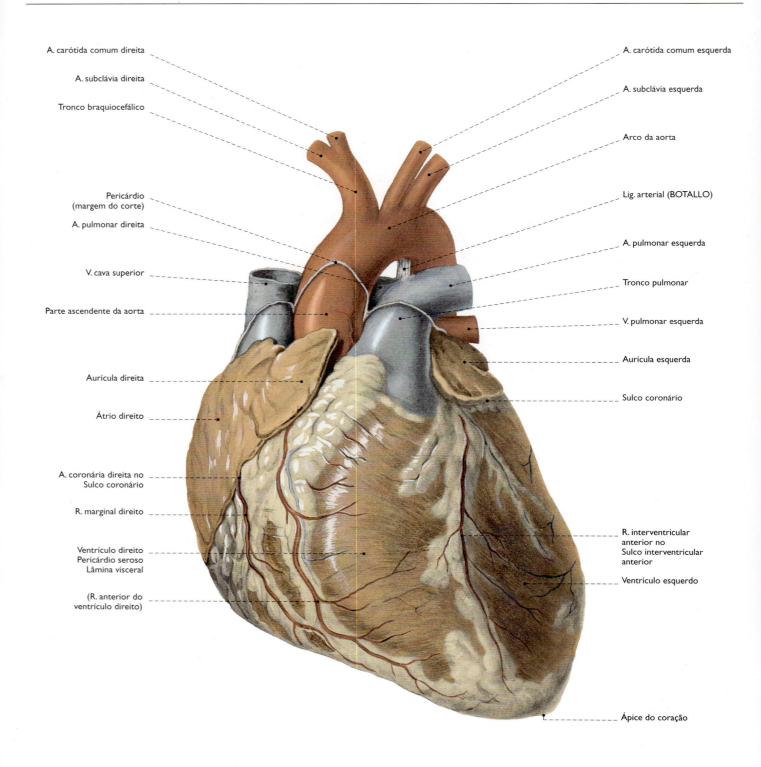

140 Coração e vasos próximos (100%)
O pericárdio fibroso e a lâmina parietal do pericárdio seroso foram removidos. Vista ventral

Vísceras Torácicas

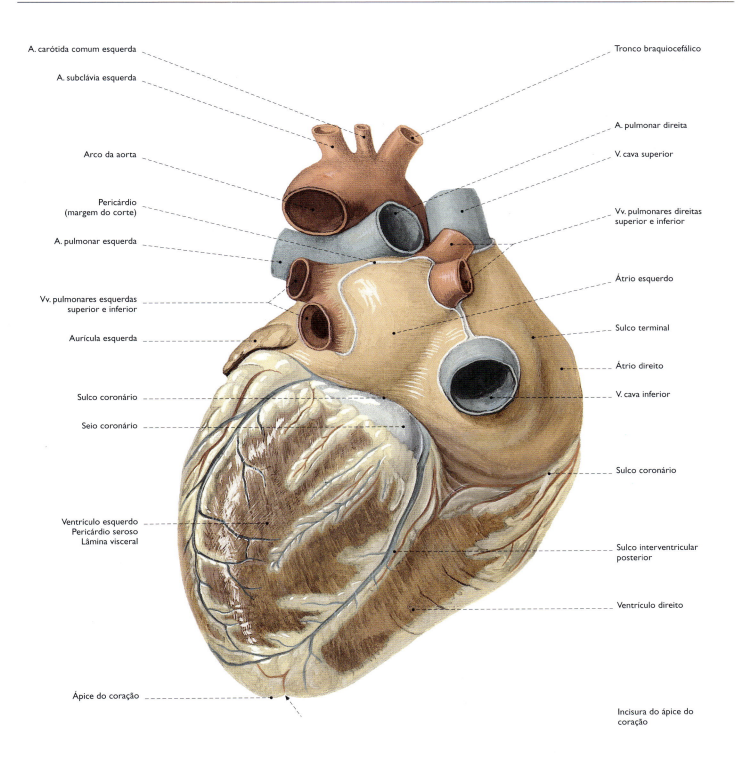

141 **Coração e vasos próximos** (100%)
O pericárdio fibroso e a lâmina parietal do pericárdio seroso foram removidos. Vista dorsal

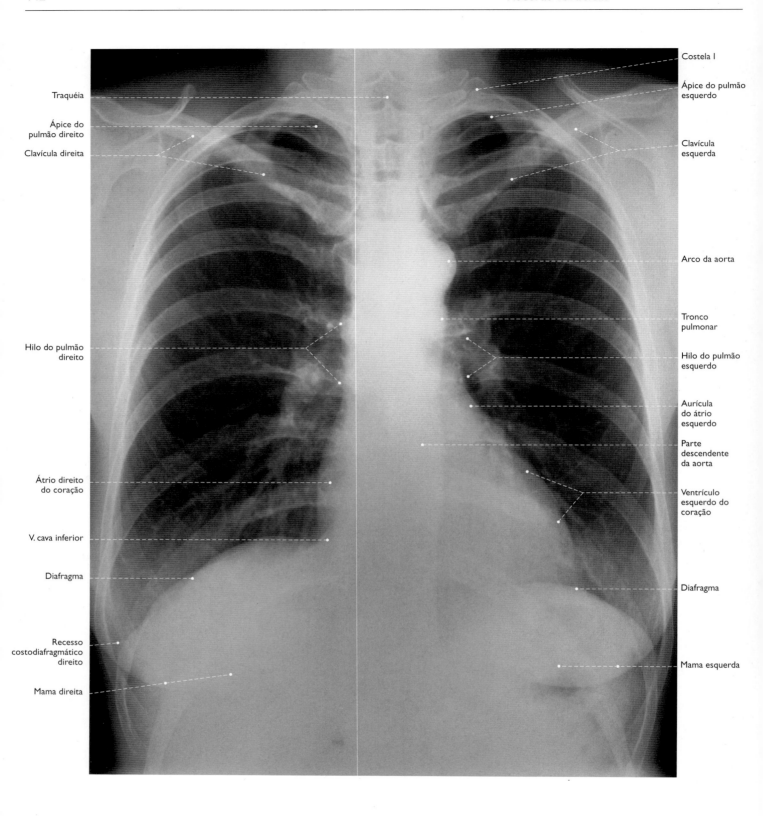

142 Os órgãos torácicos (55%)

Radiografia póstero-anterior

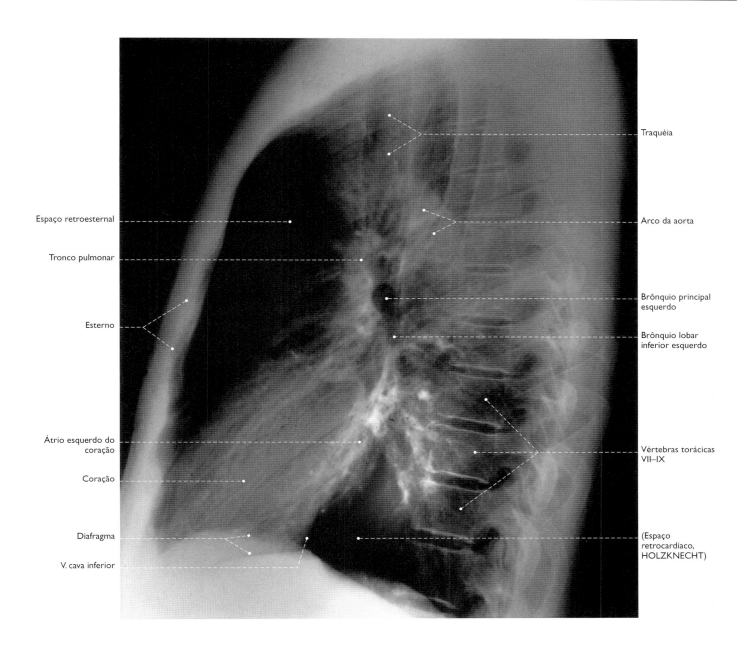

143 Os órgãos torácicos (55%)
Radiografia lateral

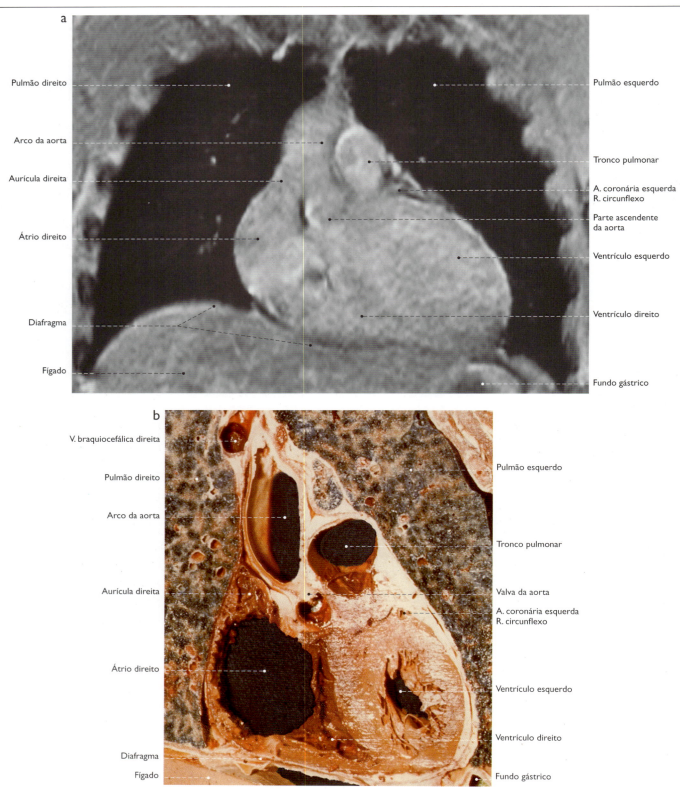

144 Coração e vasos próximos (55%)

Corte frontal através do tórax na área do segmento ventral do coração, vista ventral
a Imagem de ressonância magnética (IRM, T$_2$-pesado)
b Corte anatômico

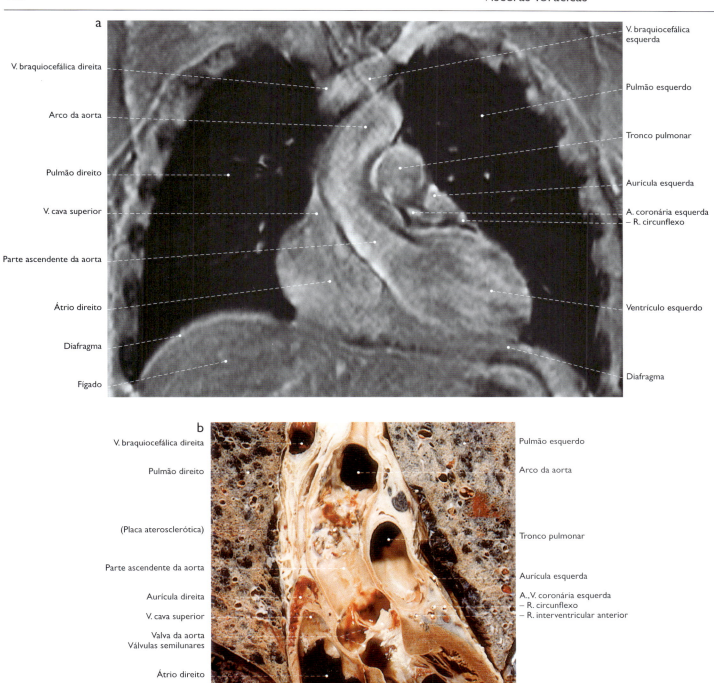

145 Coração e vasos próximos (55%)

Corte frontal através do tórax e do coração um pouco mais dorsal do que na Fig. 144, vista ventral
a Imagem de ressonância magnética (IRM, T$_2$-pesado)
b Corte anatômico

146 Vísceras Torácicas

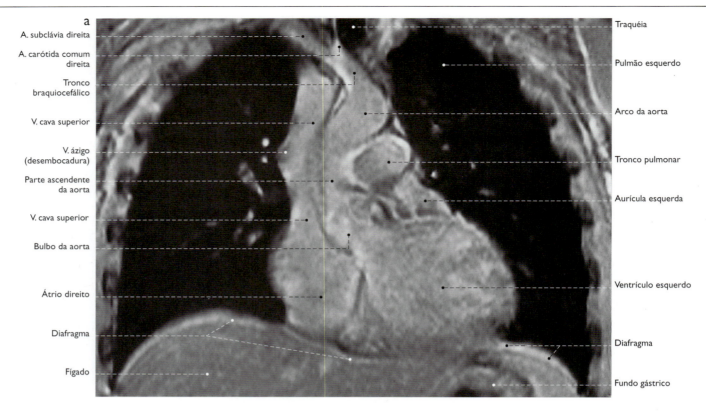

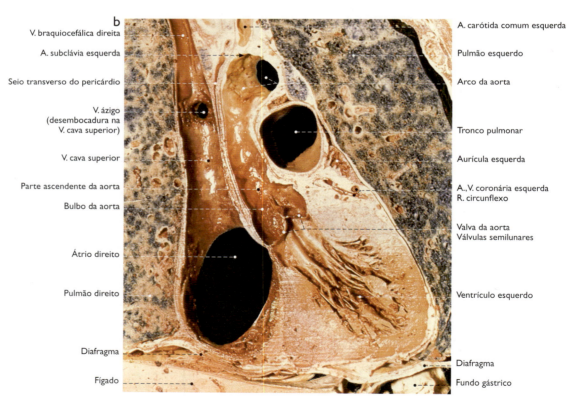

146 Coração e vasos próximos (55%)

Corte frontal através do tórax e do coração um pouco mais dorsal do que na Fig. 145, vista ventral
a Imagem de ressonância magnética (IRM, T$_2$-pesado)
b Corte anatômico

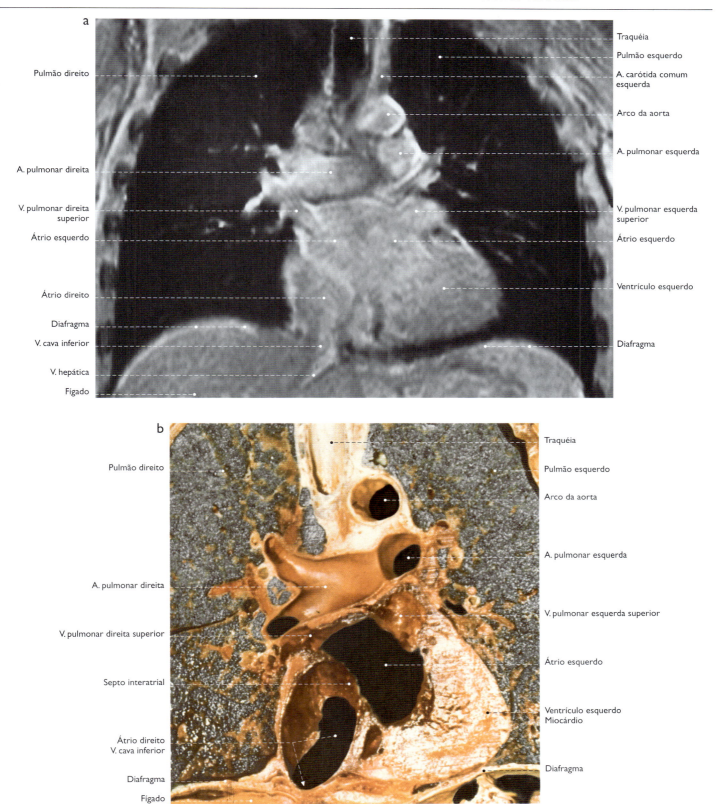

147 Coração e vasos próximos (55%)

Corte frontal através do tórax na área do segmento dorsal do coração, vista ventral
a Imagem de ressonância magnética (IRM, T$_2$-pesado)
b Corte anatômico

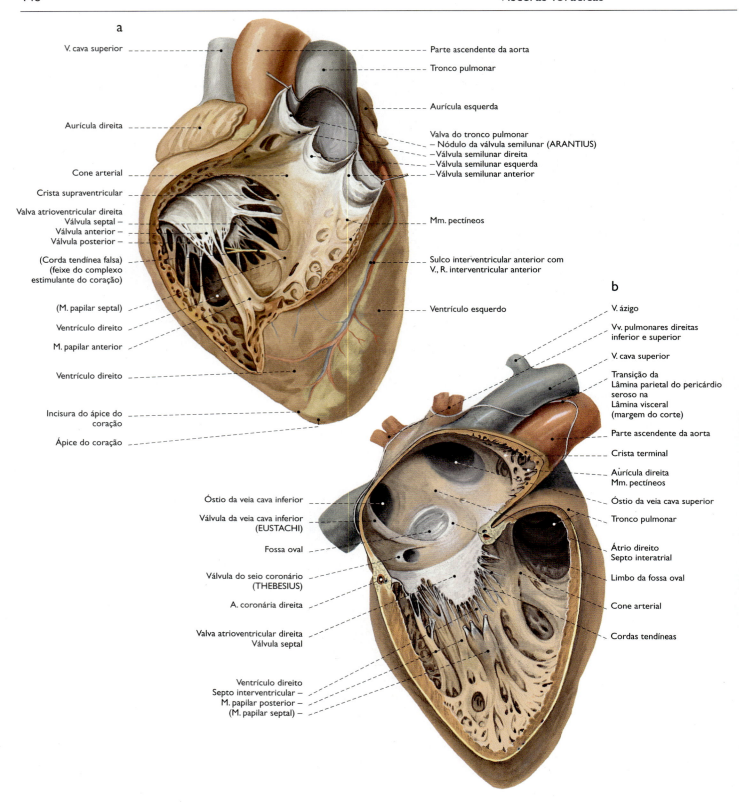

148 Coração (70%)

a Ventrículo direito e óstio do tronco pulmonar após a abertura de uma janela nas paredes ventrais do ventrículo direito e do óstio do tronco pulmonar, vista ventral

b Átrio e ventrículo direitos do coração após a remoção das paredes laterais do átrio e ventrículo direitos. Vista lateral

Vísceras Torácicas

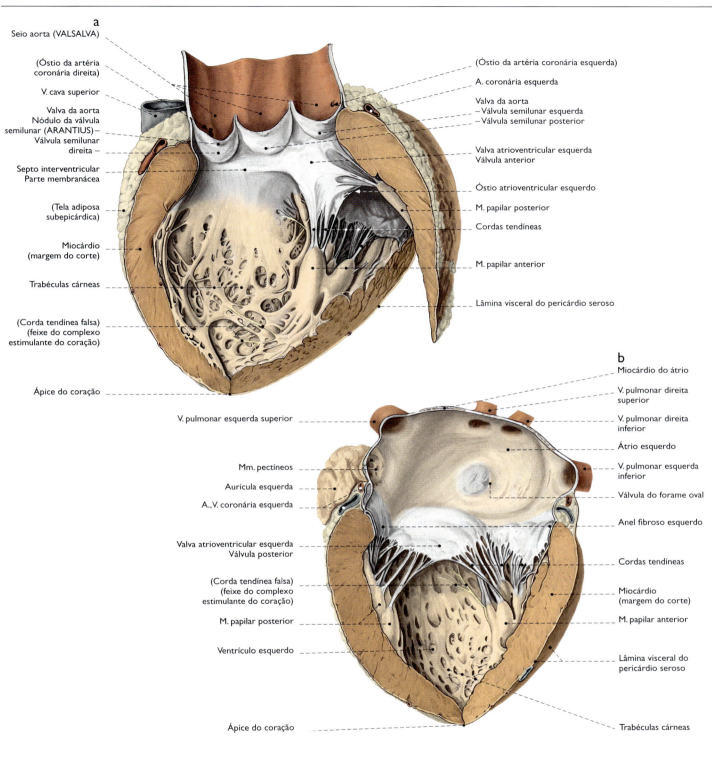

149 Coração (70%)

a Vista interna do ventrículo esquerdo e da parte ascendente da aorta (via de efluxo sangüíneo). Corte longitudinal do ápice do coração no limite entre as válvulas semilunares direita e esquerda da valva da aorta. Um segundo corte longitudinal expôs a via do influxo sangüíneo no ventrículo esquerdo

b Vista interna do átrio esquerdo e a via de influxo sangüíneo no ventrículo esquerdo. Corte longitudinal ao longo da "margem romba" (esquerda) do coração

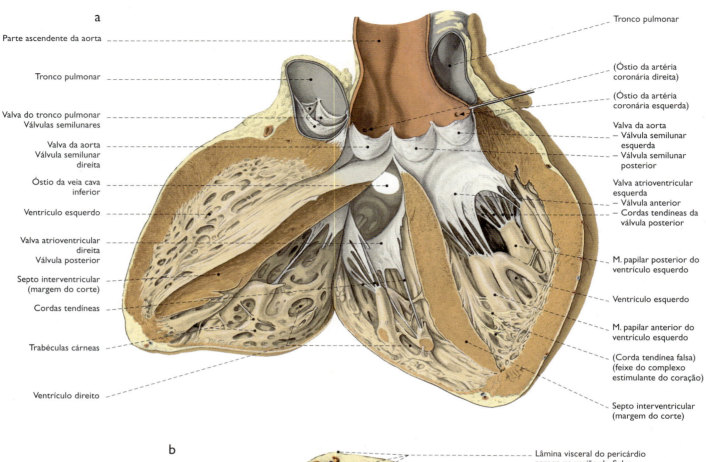
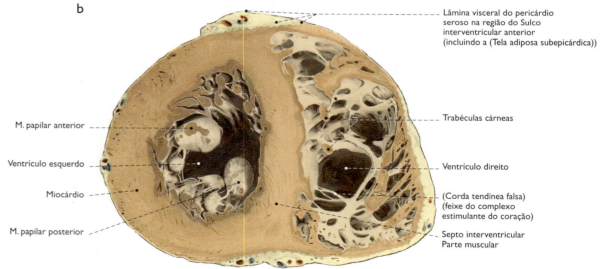

150 Coração

a Vista interna de ambos os ventrículos do coração e da via de efluxo sangüíneo no ventrículo esquerdo. Corte longitudinal perpendicular ao plano do septo interventricular (70%)
b Vista superior de ambos os ventrículos abertos através de um corte transversal (80%)

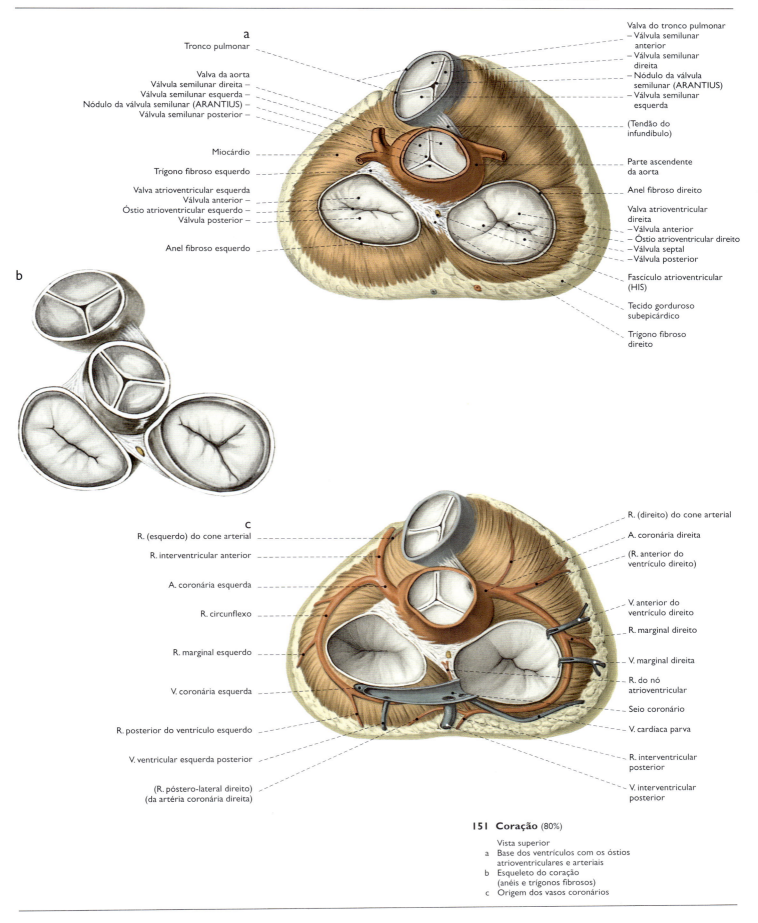

151 **Coração** (80%)

Vista superior
a Base dos ventrículos com os óstios atrioventriculares e arteriais
b Esqueleto do coração (anéis e trígonos fibrosos)
c Origem dos vasos coronários

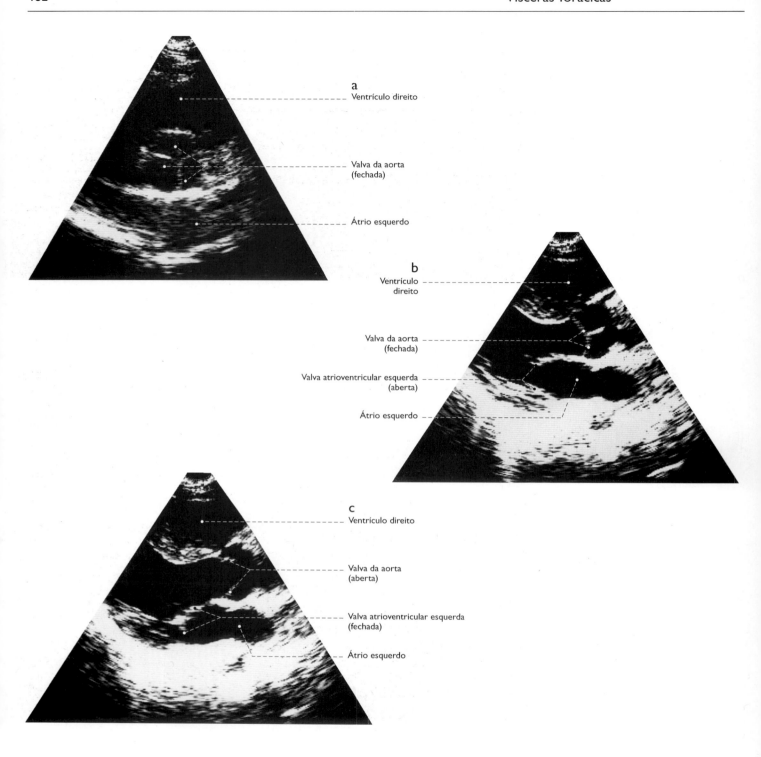

152 Coração

Imagens de ultra-som (ecocardiogramas)
a   Corte transversal através da valva da aorta ao longo do eixo menor. A valva da aorta está fechada. Vista caudal
b, c Corte longitudinal do coração ao longo do eixo paraesternal longo do ventrículo esquerdo
b   durante a fase de enchimento da diástole ventricular quando a valva da aorta está fechada e a valva atrioventricular esquerda (mitral) está aberta
c   durante a fase de ejeção da sístole ventricular quando a valva da aorta está aberta e a valva atrioventricular esquerda (mitral) está fechada

Vísceras Torácicas

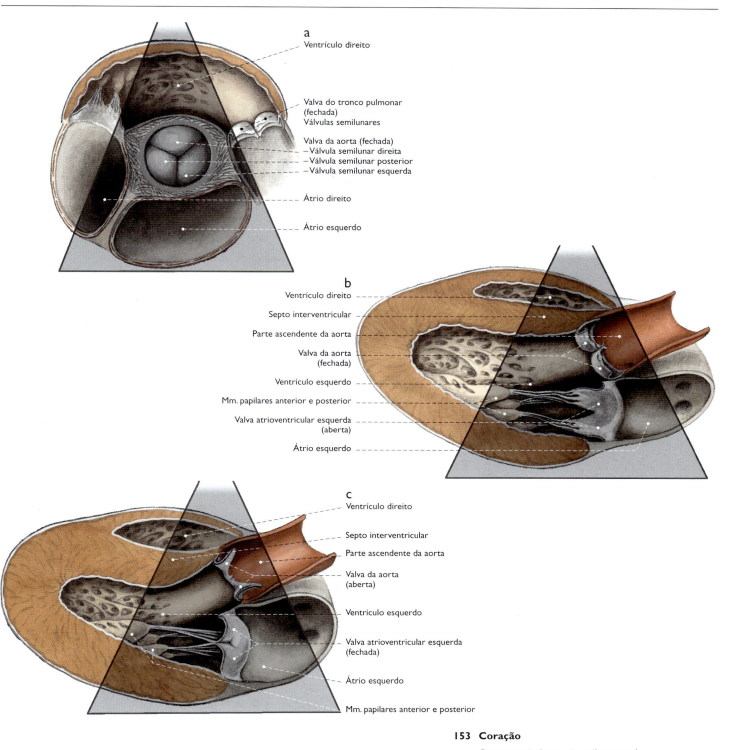

153 Coração

Cortes através do coração análogos aos do ecocardiograma da Fig. 152. Os cortes representados nestes ecocardiogramas estão marcados por linhas

- a Corte transversal do coração ao nível da valva da aorta com as válvulas semilunares fechadas, vista caudal
- b, c Corte longitudinal através do ventrículo esquerdo
- b com a valva da aorta fechada e a valva atrioventricular esquerda (mitral) aberta durante a fase de enchimento da diástole ventricular
- c com a valva da aorta aberta e a valva atrioventricular esquerda (mitral) fechada durante a fase de ejeção da sístole ventricular

Vísceras Torácicas

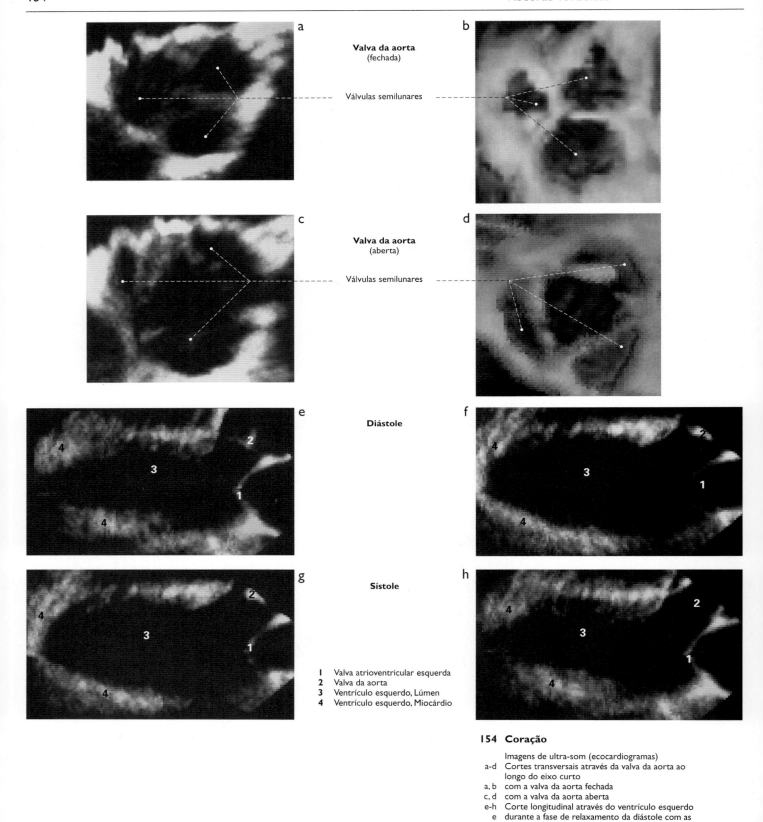

154 Coração

Imagens de ultra-som (ecocardiogramas)
a-d Cortes transversais através da valva da aorta ao longo do eixo curto
a, b com a valva da aorta fechada
c, d com a valva da aorta aberta
e-h Corte longitudinal através do ventrículo esquerdo
e durante a fase de relaxamento da diástole com as valvas atrioventricular esquerda (mitral) e da aorta fechadas
f durante a fase de enchimento da diástole com a valva atrioventricular esquerda (mitral) aberta
g durante a fase de contração da sístole com as valvas atrioventricular esquerda (mitral) e da aorta fechadas
h durante a fase de ejeção da sístole com a valva da aorta aberta

1 Valva atrioventricular esquerda
2 Valva da aorta
3 Ventrículo esquerdo, Lúmen
4 Ventrículo esquerdo, Miocárdio

Vísceras Torácicas

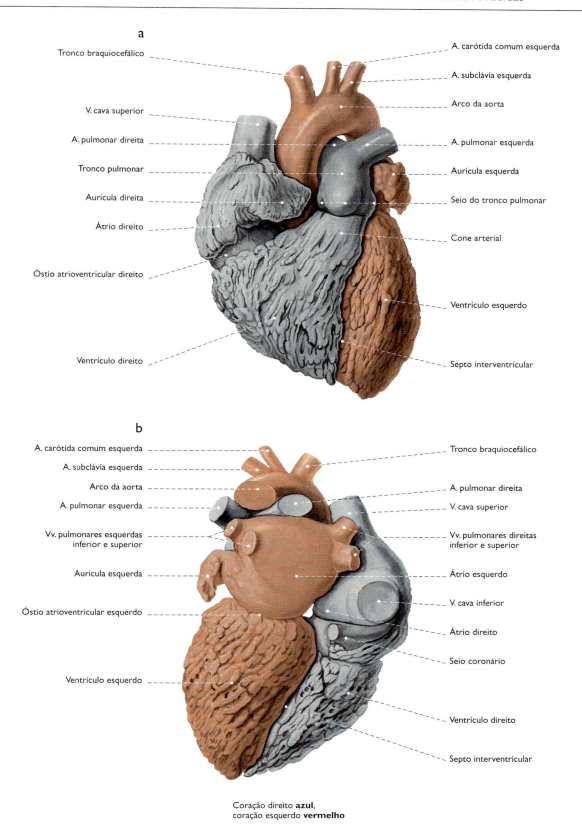

Coração direito **azul**, coração esquerdo **vermelho**

155 Moldes das cavidades do coração (80%)
a Vista ventral
b Vista dorsal

156 Vísceras Torácicas

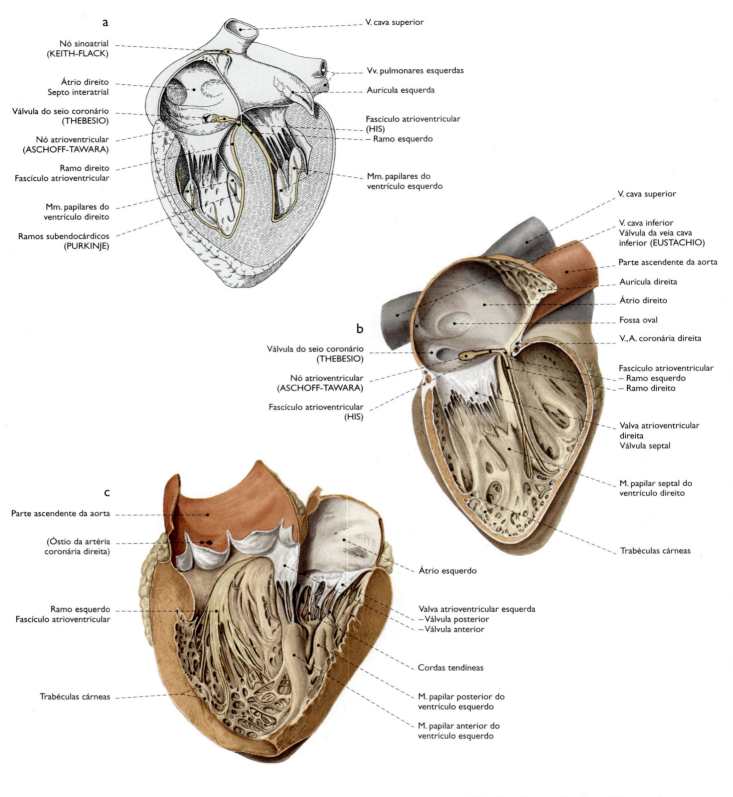

156 Complexo estimulante (sistema de condução) do coração (40%)

a Átrio direito e ambos os ventrículos foram abertos através de um corte longitudinal perpendicular ao septo interventricular. Vista ventral, representação esquemática
b Vista da direita do septo interventricular
c Vista da esquerda do septo interventricular

Vísceras Torácicas

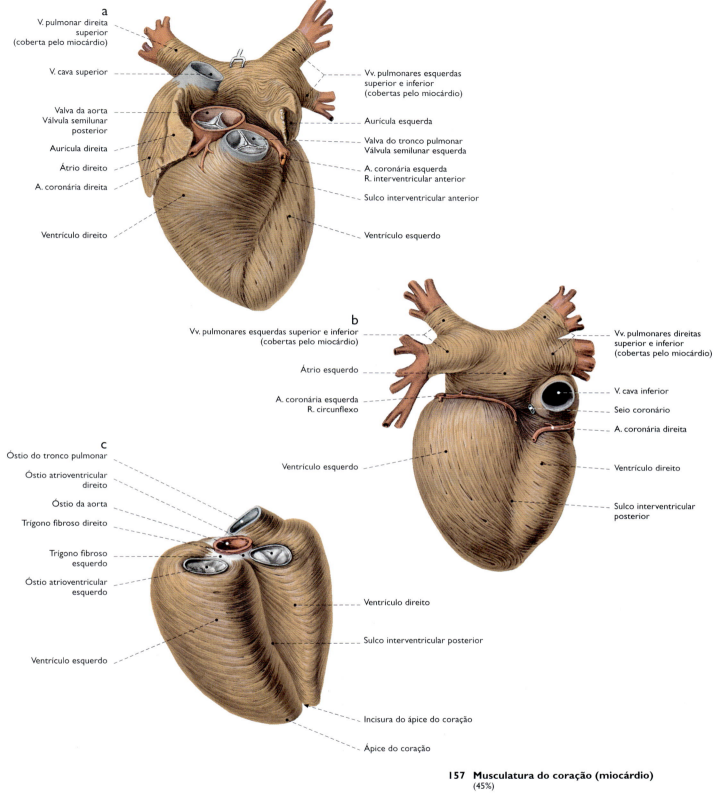

157 Musculatura do coração (miocárdio)
(45%)

a, b Camada superficial da musculatura do coração após a remoção da lâmina visceral do pericárdio seroso e da gordura e tecido conectivo subepicárdicos
a Vista ventral
b Vista dorsal
c Camada média (circular) da musculatura do ventrículo, vista dorsal

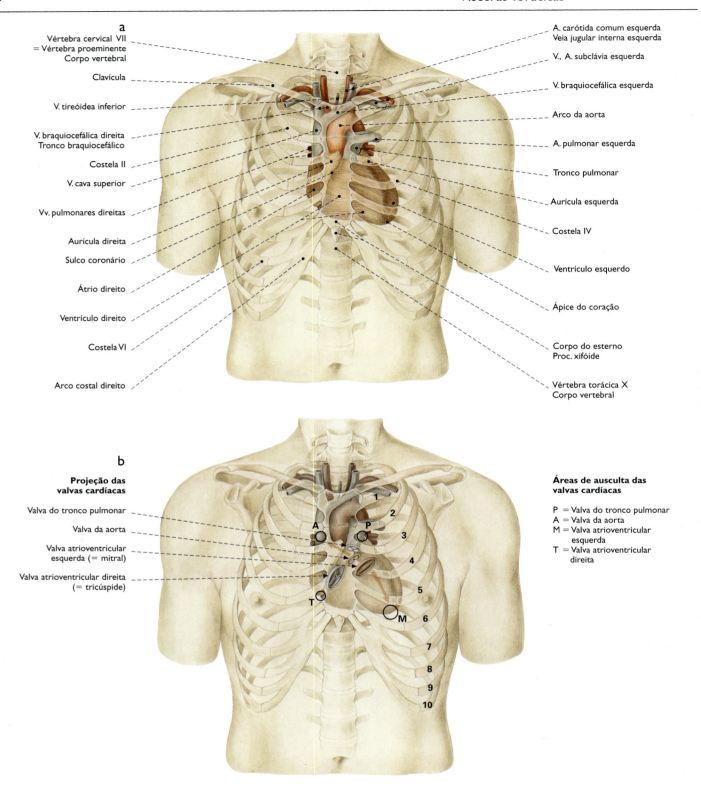

158 **Coração** (25%)

Vista ventral
a Projeção do coração, de suas cavidades e dos grandes vasos sobre a parede anterior do tórax
b Projeção das valvas do coração sobre a parede anterior do tórax e áreas de ausculta das valvas (círculos pretos). As setas denotam a direção do fluxo sangüíneo

Vísceras Torácicas

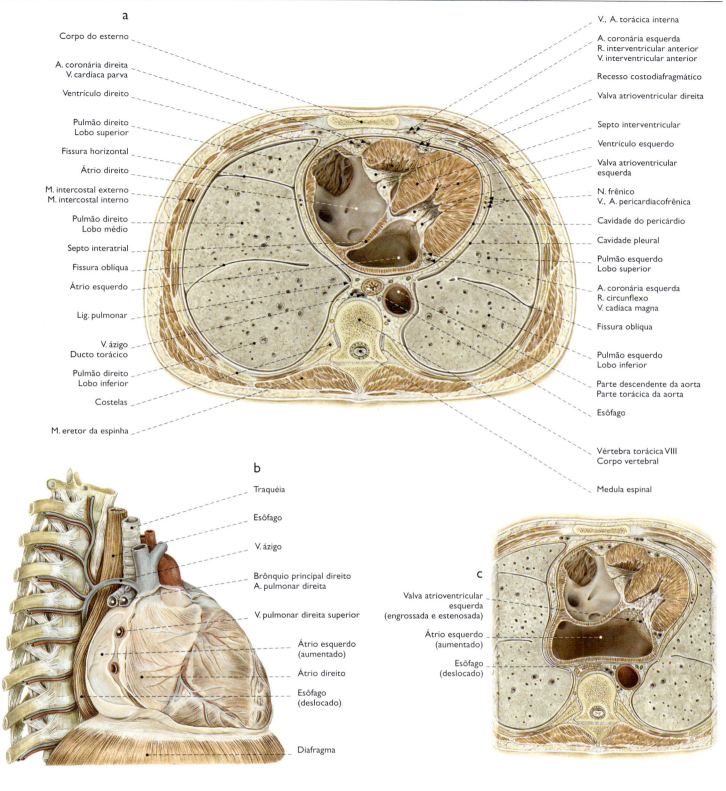

159 Coração

a Pintura de corte anatômico transversal (axial) através do tórax no nível do corpo vertebral da oitava vértebra torácica (T VIII) (40%), vista inferior
b, c Átrio esquerdo do coração patologicamente aumentado por causa da estenose mitral (30%)
b Aspecto lateral direito do mediastino
c Corte anatômico axial através do coração no mesmo nível como na fig. a, vista inferior

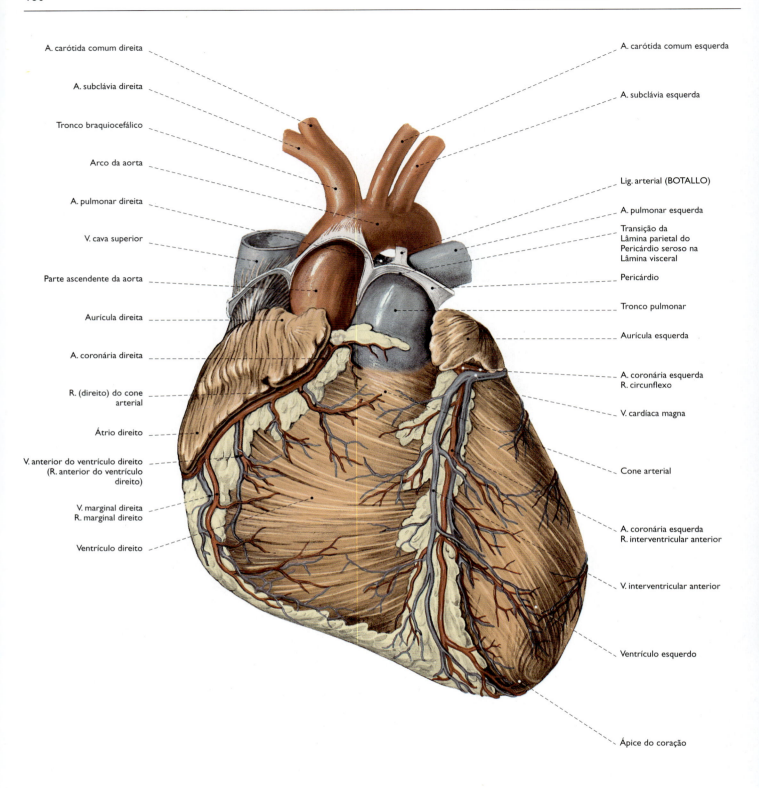

160 Artérias e veias do coração (100%)

O epicárdio foi retirado.
Face esternocostal (= anterior) do coração, vista ventral

Vísceras Torácicas

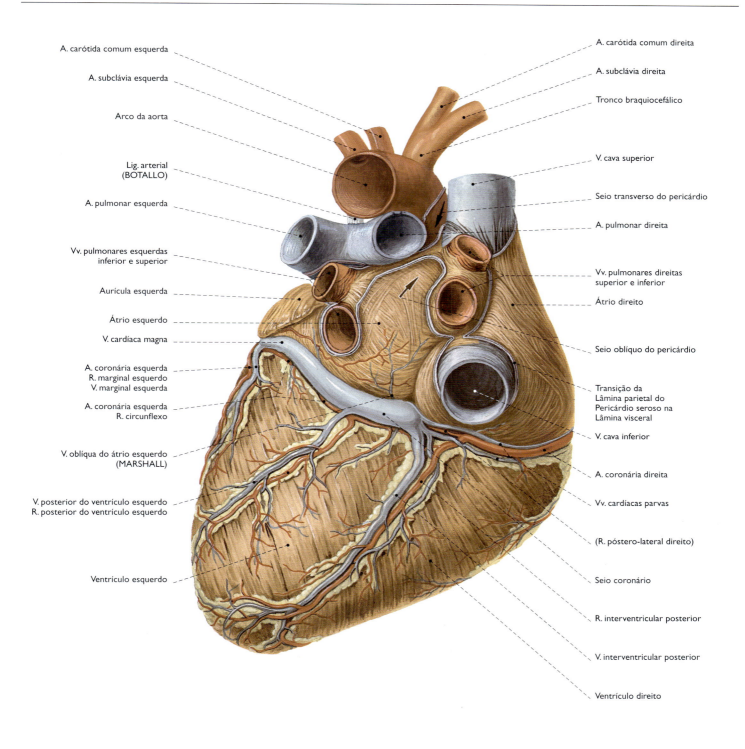

161 Artérias e veias do coração (100%)

O epicárdio foi retirado. Base do coração e face diafragmática (= inferior), vista dorsal

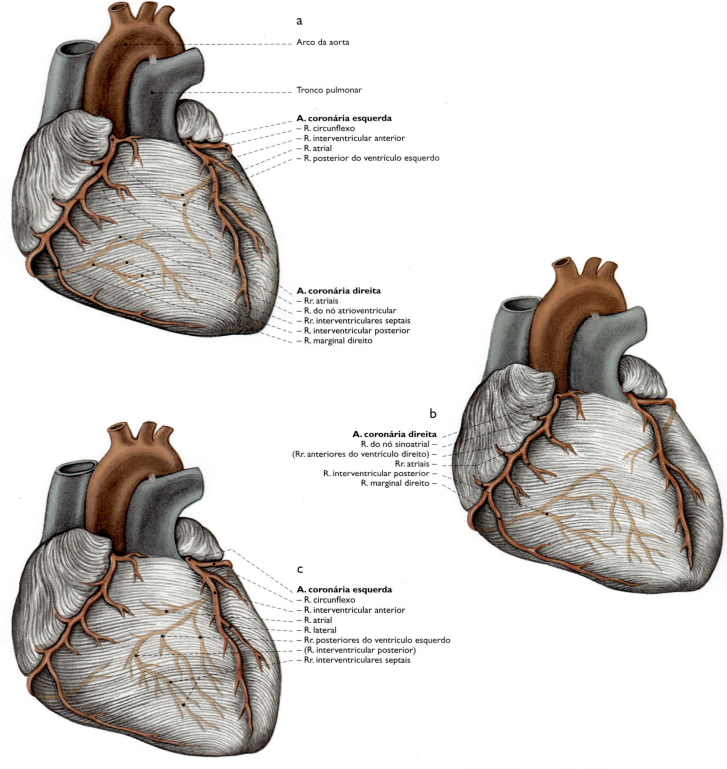

162 Artérias coronárias (70%)

Representação esquemática, vista ventral
a Tipo normal de suprimento
(tipo de suprimento balanceado)
b Suprimento de dominância direita. A artéria coronária direita supre as paredes posteriores de ambos os ventrículos
c Suprimento de dominância esquerda. A artéria coronária esquerda supre as paredes posteriores de ambos os ventrículos

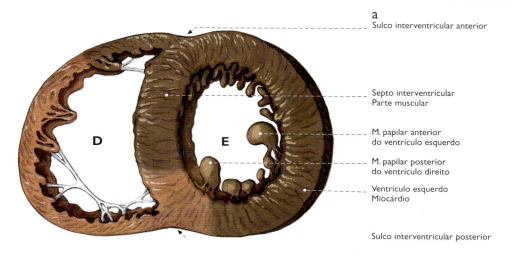
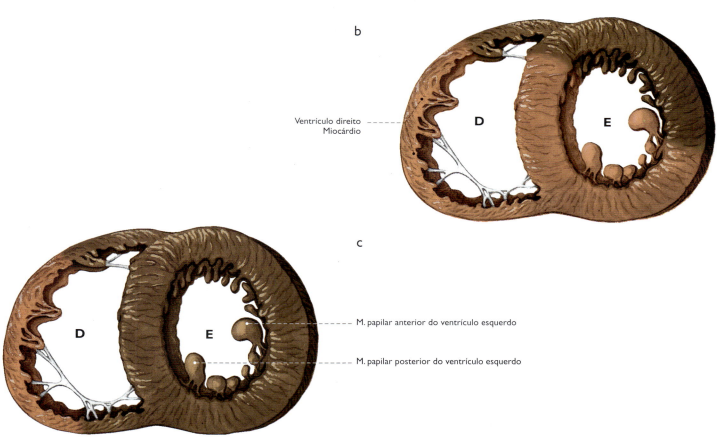

163 Artérias coronárias (80%)

Áreas de suprimento de ambas as artérias coronárias correspondente à Fig. 162, corte transversal através de ambos os ventrículos perpendicular ao eixo do coração, representação esquemática, vista caudal a partir do ápice do coração (segundo BARGMANN, 1963, e TÖNDURY, 1970)
a Tipo de suprimento normal (tipo de suprimento balanceado)
b Tipo de suprimento com dominância direita
c Tipo de suprimento com dominância esquerda
As áreas de suprimento da artéria coronária direita estão representadas em **vermelho**; as da artéria coronária esquerda, em **marrom**.

Vísceras Torácicas

a
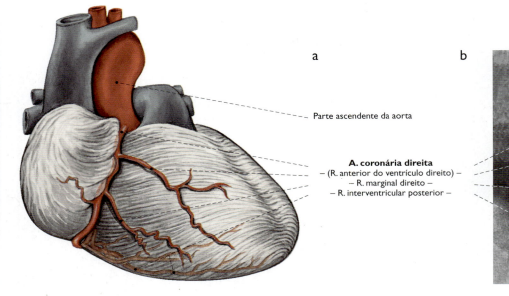
Parte ascendente da aorta

A. coronária direita
– (R. anterior do ventrículo direito) –
– R. marginal direito –
– R. interventricular posterior –

b
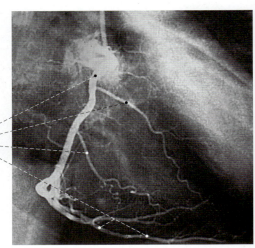

c
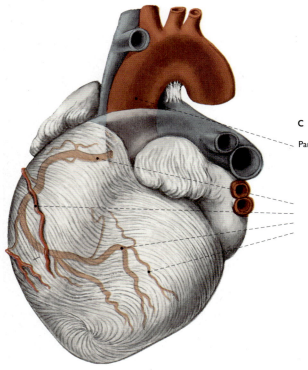
Parte ascendente da aorta

A. coronária direita
– R. marginal direito –
– R. interventricular posterior –
– (R. póstero-lateral direito) –

d
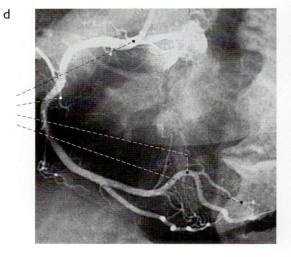

164 Artérias coronárias (50%)

Artéria coronária **direita**
a, b Vista anterior oblíqua direita (projeção AOD)
c, d Vista anterior oblíqua esquerda (projeção AOE)
a, c Representações esquemáticas
b, d Angiocoronariograma seletivo

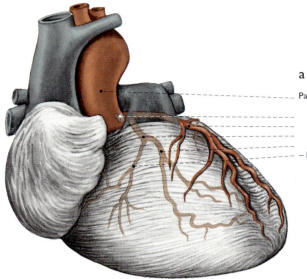

a
Parte ascendente da aorta
A. coronária esquerda
– R. interventricular anterior –
– R. circunflexo –
– R. marginal esquerdo –
– R. posterior do ventrículo esquerdo –

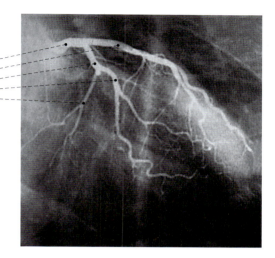

b

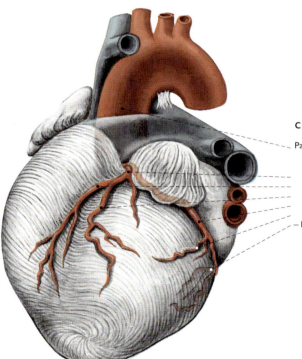

c
Parte ascendente da aorta
A. coronária esquerda
– R. interventricular anterior –
– R. lateral –
– R. circunflexo –
– R. marginal esquerdo –
– R. posterior do ventrículo esquerdo –

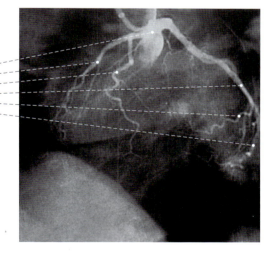

d

165 Artérias coronárias (50%)

Artéria coronária **esquerda**
a, b   Vista anterior oblíqua direita (projeção AOD)
c, d   Vista anterior oblíqua esquerda (projeção AOE)
a, c   Representações esquemáticas
b, d   Angiocoronariograma seletivo

Vísceras Torácicas

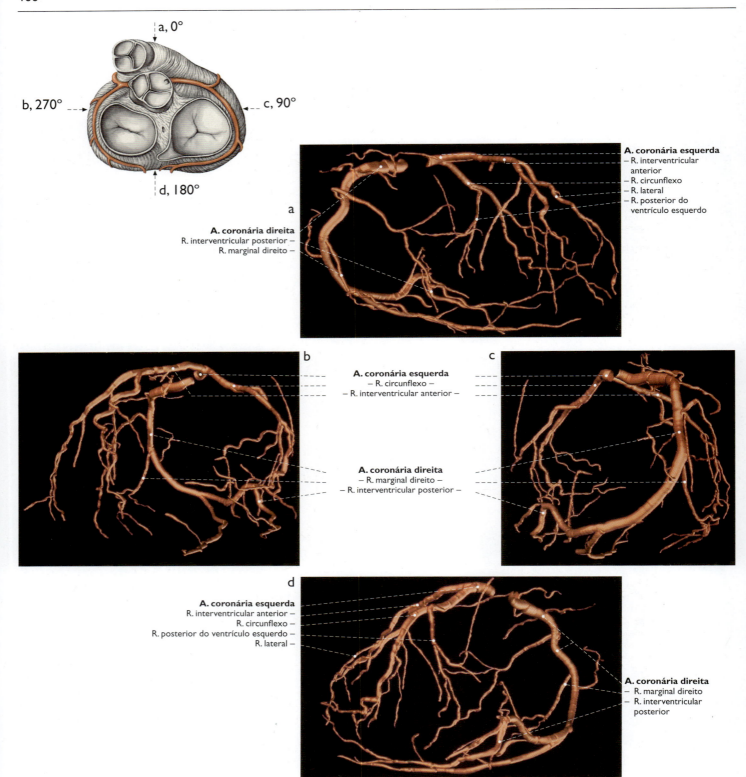

166 Artérias coronárias (50%)

Reconstrução tridimensional do trajeto das artérias coronárias **direita** e **esquerda**
a   Vista pela frente (0°)
b   Vista do lado lateral esquerdo (270°)
c   Vista do lado lateral direito (90°)
d   Vista do lado dorsal (180°)
como representado no esboço acima

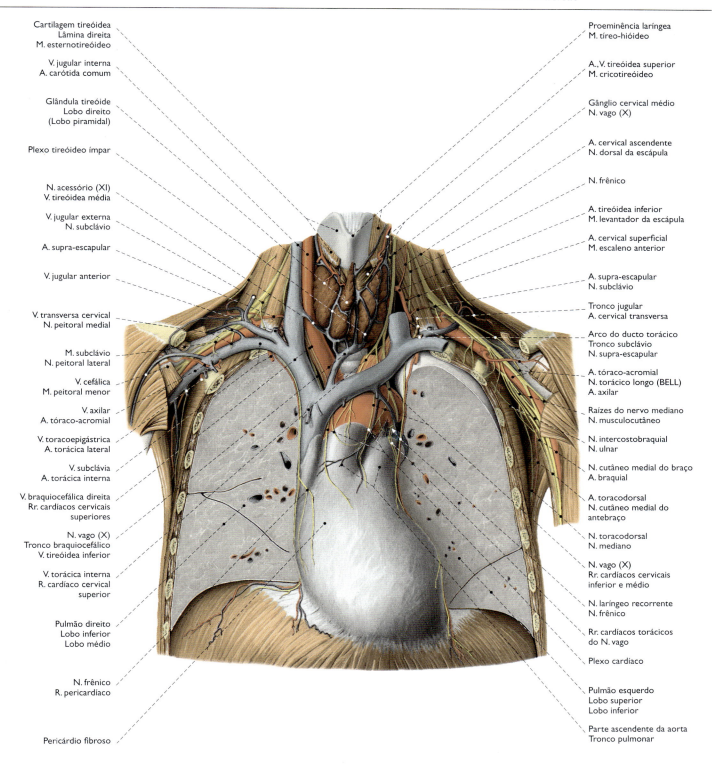

167 Vasos sangüíneos e nervos nas regiões do pescoço, mediastino e fossa axilar (40%)

O M. esternocleidomastóideo e os músculos infra-hióideos foram removidos, a parede anterior do tórax e a parte anterior dos pulmões foram retiradas. Vista ventral

Vísceras Torácicas

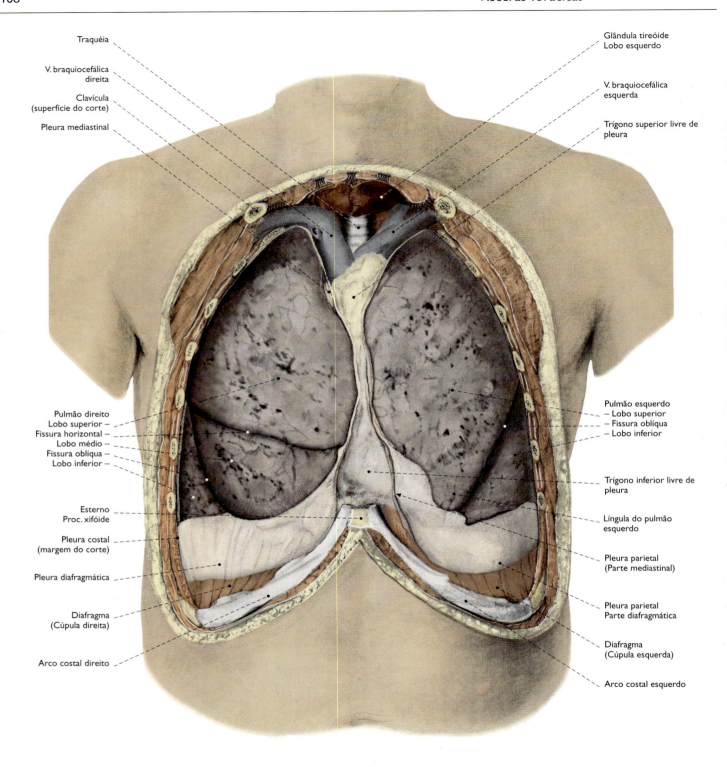

168 Órgãos torácicos *in situ* (40%)
A parede anterior do tórax foi removida.
Vista ventral

Vísceras Torácicas

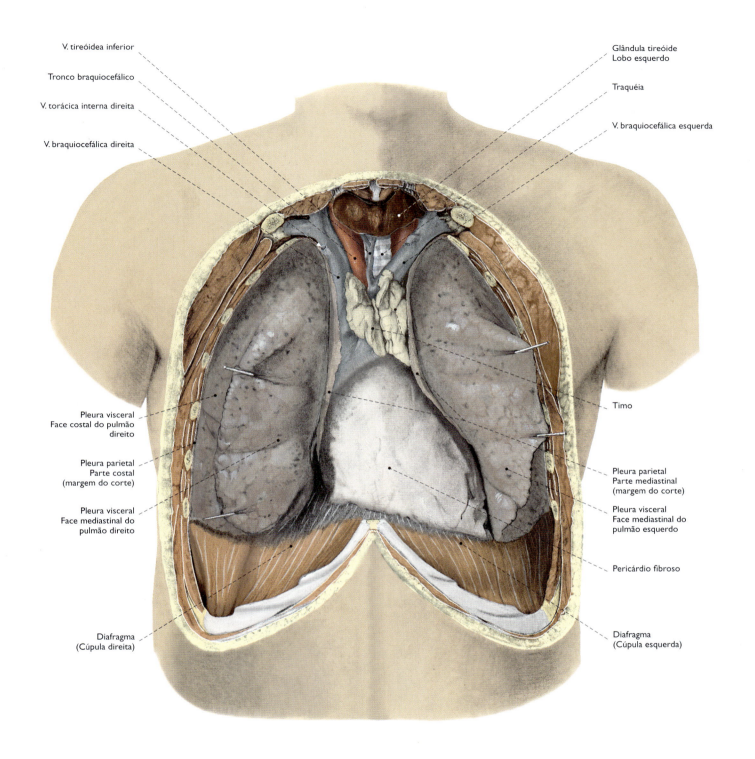

169 Órgãos torácicos (40%)

Mesma preparação como na Fig. 168 após a remoção da pleura parietal, parte diafragmática. Ambos os pulmões foram puxados lateralmente, de modo que suas faces mediastinais e a face ventral do saco pericárdico estão visíveis. O timo e os grandes vasos no trígono superior livre de pleura estão expostos. Vista ventral

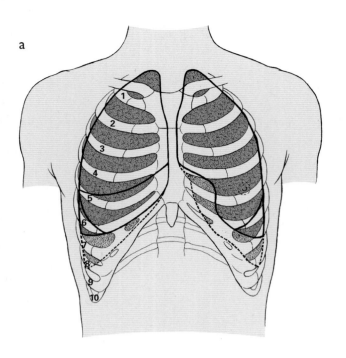
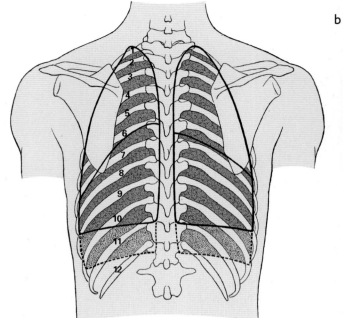
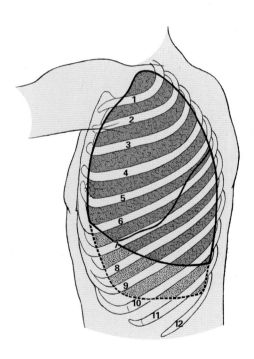

..... Margens pleurais
— Margens dos pulmões e lobos pulmonares

170 Limites típicos das pleuras e pulmões

Representação esquemática. Os limites das pleuras estão representados com linhas tracejadas, os limites pulmonares com linhas inteiras
a Vista ventral
b Vista dorsal
c Vista lateral direita
d Vista lateral esquerda

Vísceras Torácicas

a

Cúpula da pleura

Ápice do pulmão

Costela I

Mediastino superior

Margem esquerda do coração como vista radiograficamente

Diafragma

Margem inferior do pulmão

Recesso costodiafragmático

b

L   **A**   **P**

L   **A**   **P**

171 Cavidades pleural e torácica

Representação esquemática
a Contorno da pleura parietal (tracejado) marcada na fase de expiração com azul-escuro e, na fase de inspiração, com azul-claro. O plano de projeção do pulmão direito está representado, durante a fase de expiração, em azul-escuro, e o aumento na inspiração, em azul-claro; corte frontal do tórax
b Formas do tórax de indivíduos leptossômico (L), atlético (A) e pícnico (P), contornos esquemáticos, vistas lateral e caudal

172 — Vísceras Torácicas

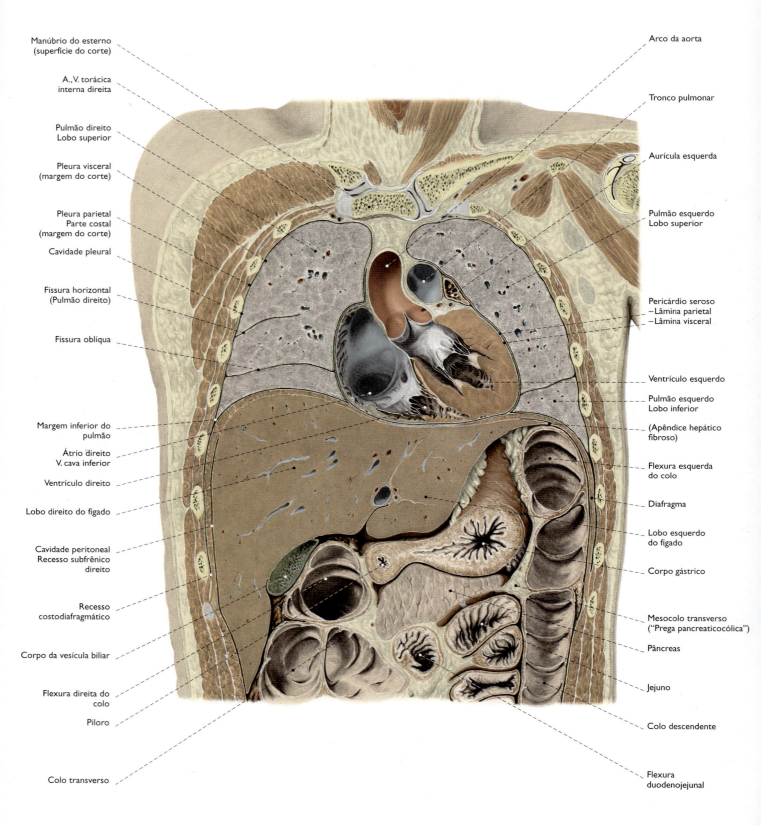

172 Parte superior do tronco (40%)

Corte frontal através do tronco na região da articulação esternoclavicular medial, desenho de um corte anatômico, vista ventral

Vísceras Torácicas

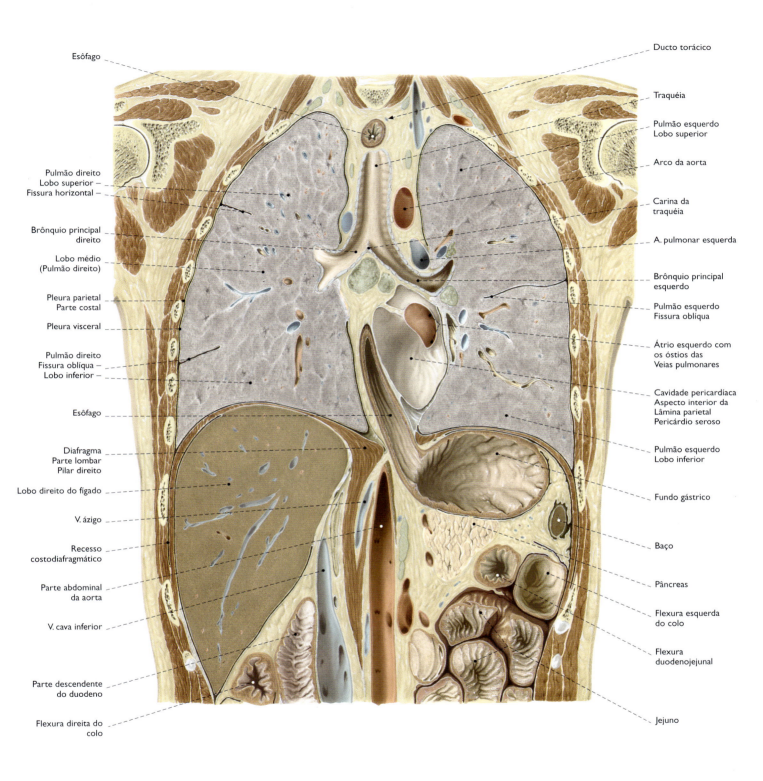

173 Parte superior do tronco (40%)

Corte frontal através do tronco na região da bifurcação da traquéia e do hiato esofágico, desenho de um corte anatômico, vista ventral

Vísceras Torácicas

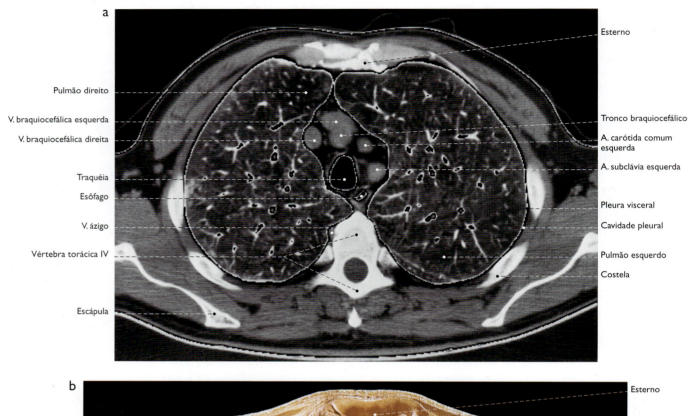

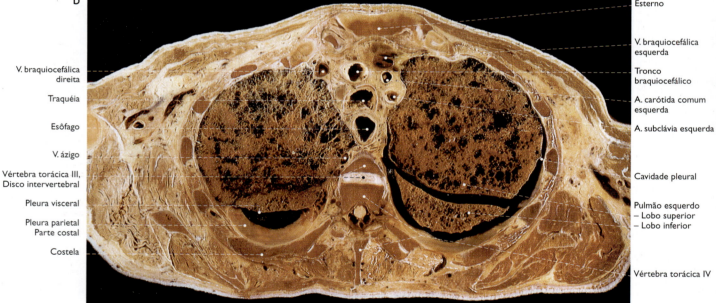

174 Tórax (50%)

Corte horizontal através dos pulmões e do mediastino superior no nível dos corpos da quarta (a, T IV) bem como da terceira/quarta (b, T III/IV) vértebras torácicas, respectivamente, vista caudal
a Tomografia computadorizada (TC) após injeção de meio de contraste (posicionamento de janelas combinadas mediastinal e pulmonar)
b Corte anatômico transversal

Vísceras Torácicas

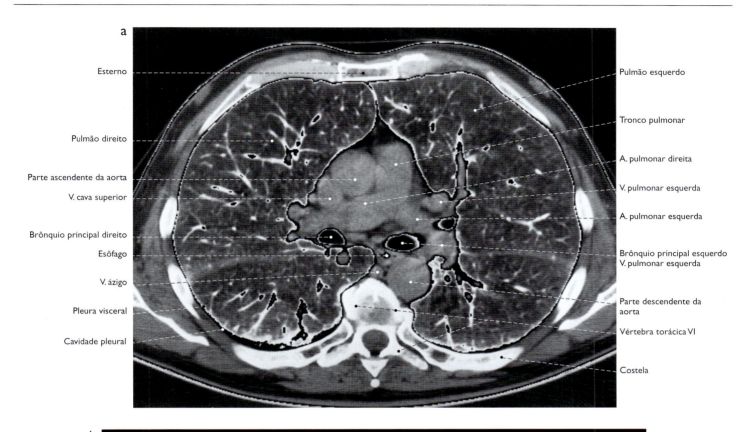

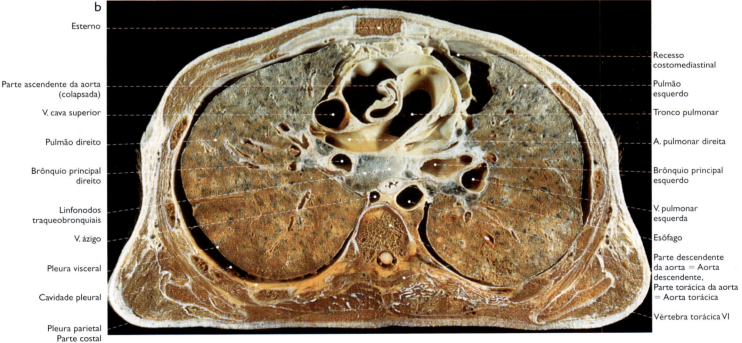

175 Tórax (50%)
Corte horizontal através dos pulmões e do mediastino ao nível do corpo da sexta vértebra torácica (T VI), vista caudal
a Tomografia computadorizada (TC) após injeção de meio de contraste (posicionamento de janelas combinadas mediastinal e pulmonar)
b Corte anatômico transversal

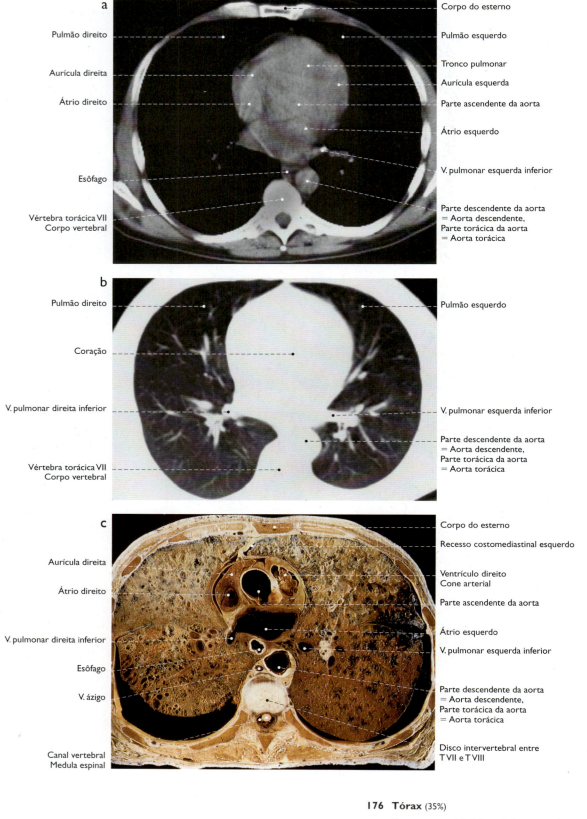

176 Tórax (35%)

Corte transversal (axial) no nível do corpo da sétima vértebra torácica (T VII), vista caudal
a, b   Tomografias computadorizadas (TC)
a   Posicionamento de janela mediastinal
b   Posicionamento de janela pulmonar
c   Corte anatômico

Vísceras Torácicas

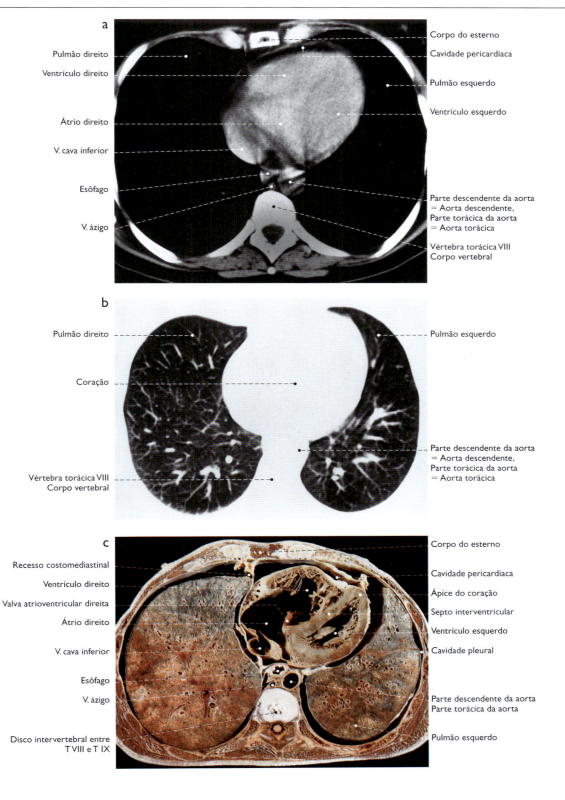

177 Tórax (35%)

Corte transversal (axial) no nível do corpo da oitava vértebra torácica (T VIII), vista caudal
a, b Tomografias computadorizadas (TC)
a Posicionamento de janela mediastinal
b Posicionamento de janela pulmonar
c Corte anatômico

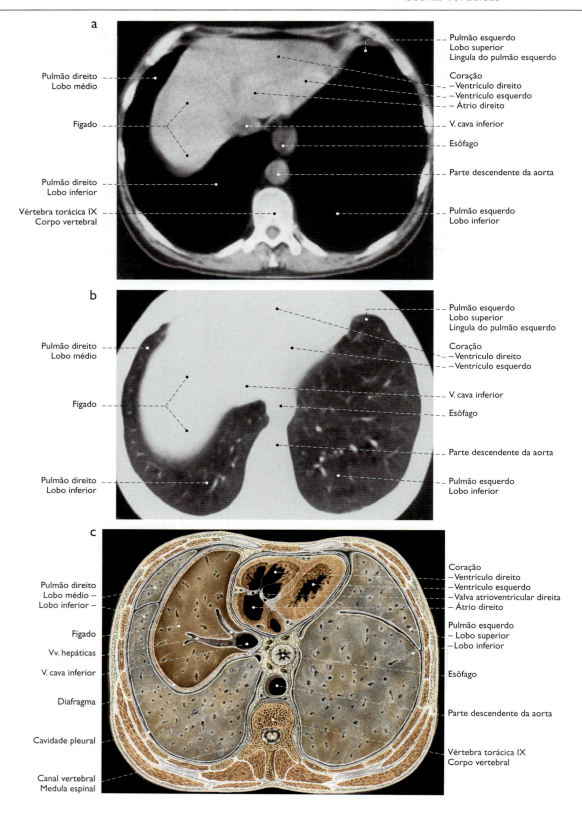

178 Tórax (35%)

Corte transversal (axial) no nível do corpo da nona vértebra torácica (T IX), vista caudal
a, b Tomografias computadorizadas (TC)
a Posicionamento de janela mediastinal
b Posicionamento de janela pulmonar
c Corte anatômico (salientado)

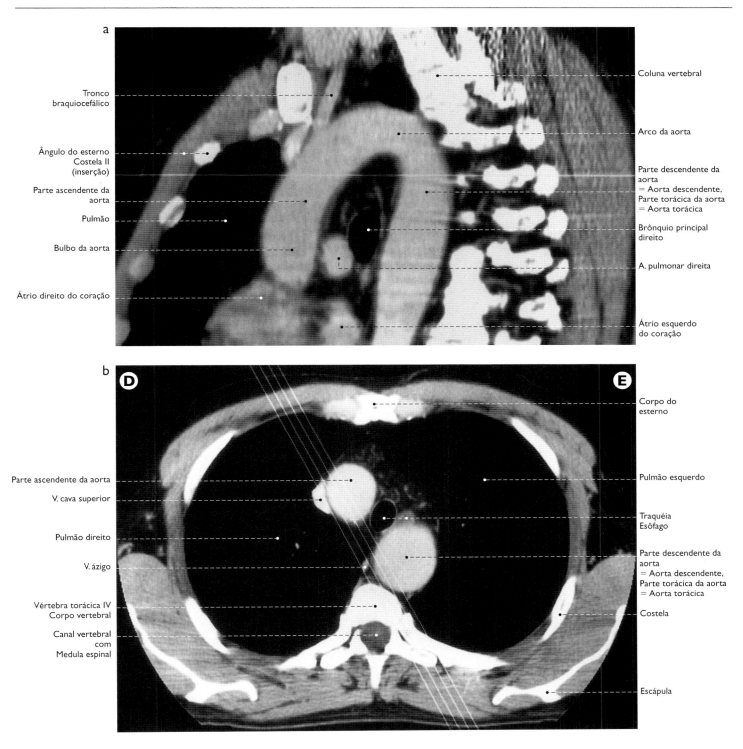

179 Tórax (50%)

Tomografias computadorizadas (TC) para visualização da aorta
a Corte oblíquo através do arco da aorta, da direita anterior para a esquerda posterior, como em **b** (reconstrução sagital)
b Corte horizontal ao nível do ângulo do esterno e do corpo da quarta vértebra torácica (T IV), como mostrado em **a**

Vísceras Torácicas

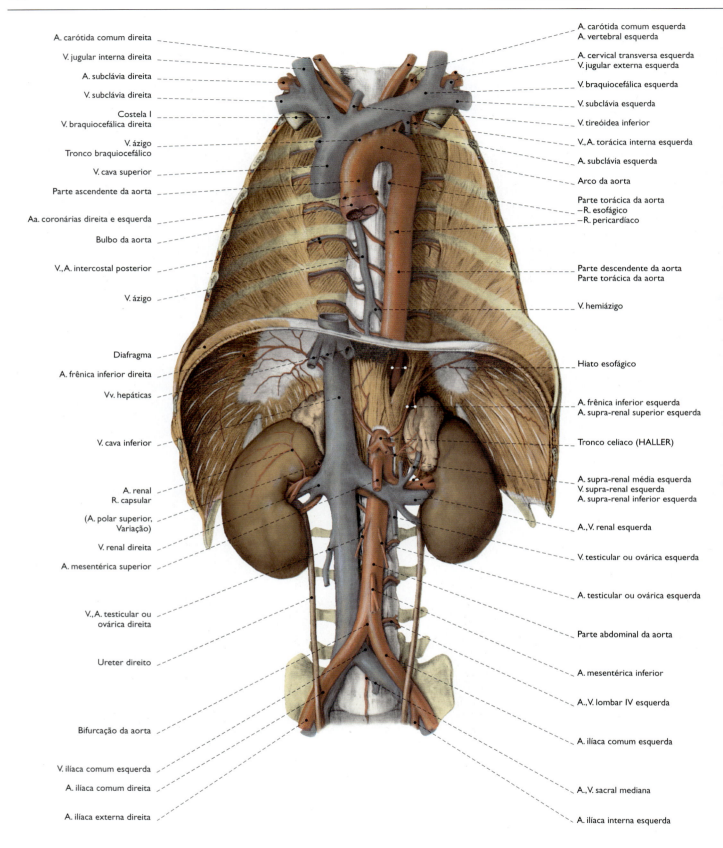

180 Vasos sangüíneos da parte anterior da parede dorsal do tronco

Vista ventral (40%)

Vísceras Torácicas

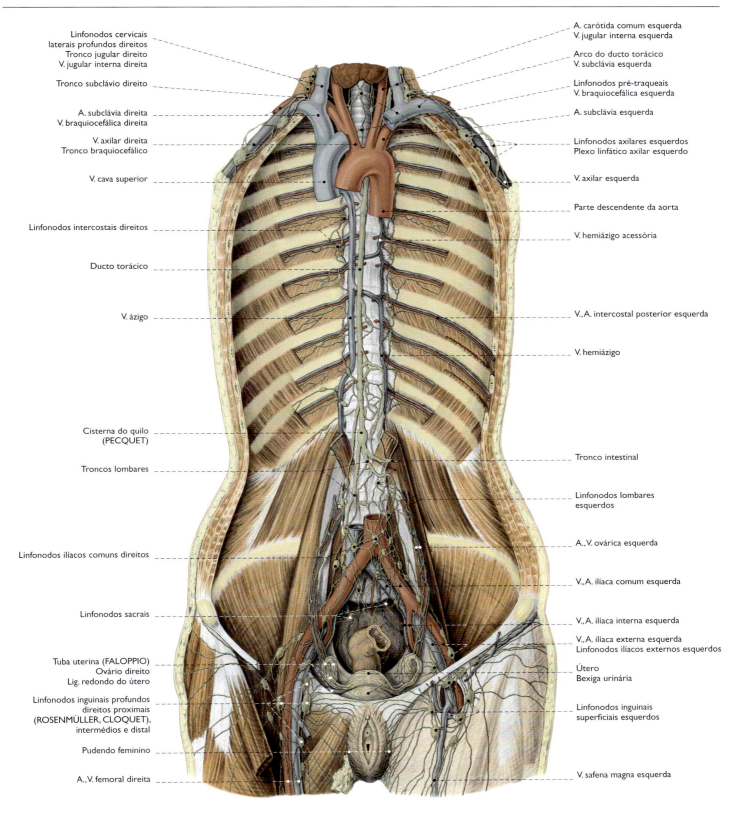

181 Linfáticos do tórax, abdome e pelve de uma mulher (30%)

Vasos linfáticos e linfonodos na face anterior da parede dorsal do tronco, na pelve e região inguinal, vista ventral

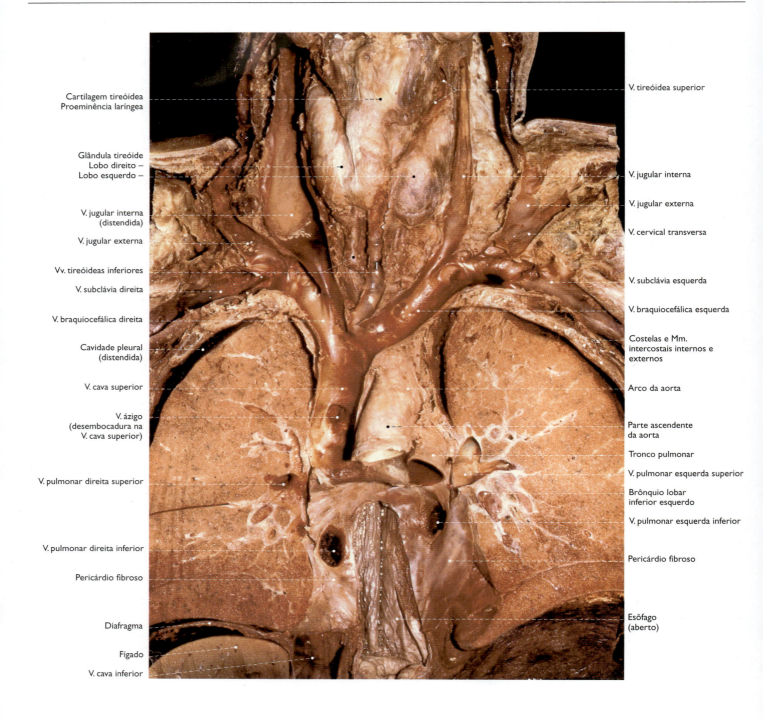

182 Mediastino e grandes troncos venosos (55%)

Corte frontal através do tórax e região inferior do pescoço no plano da veia cava superior e da veia jugular interna, corte anatômico, vista ventral

Vísceras Torácicas

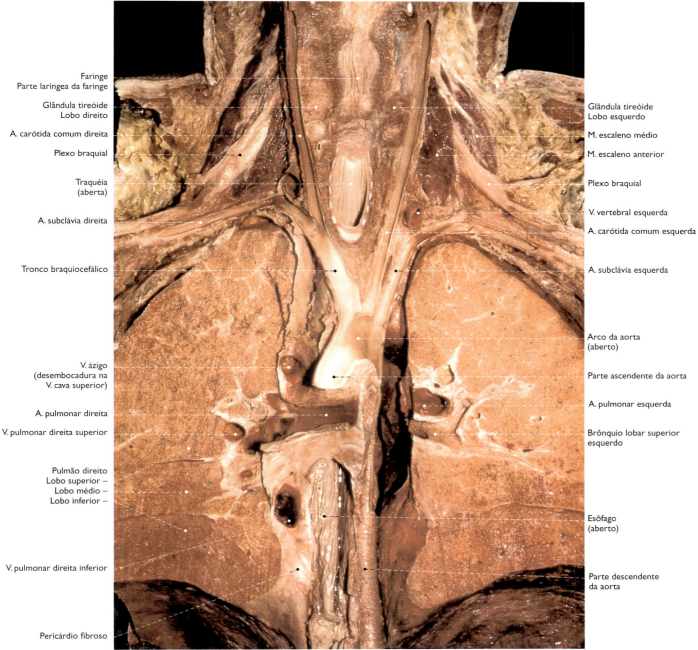

183 Mediastino e grandes troncos venosos (55%)

Corte frontal através do tórax e região inferior do pescoço no plano do arco da aorta e das artérias carótidas comuns, corte anatômico, vista ventral

184 Vísceras Torácicas

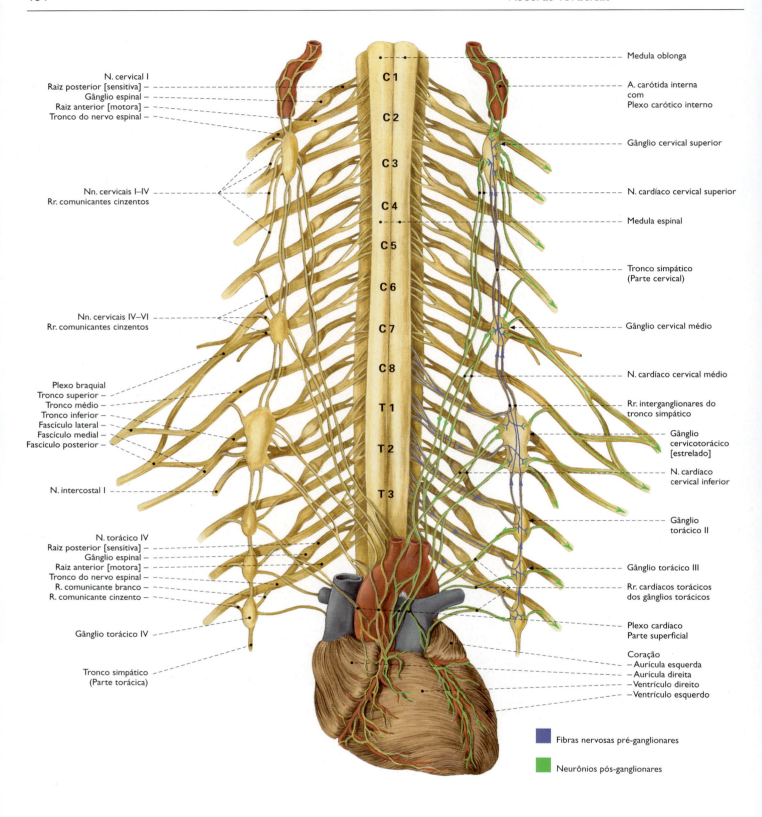

184 Parte simpática do sistema nervoso no pescoço e parte superior do tórax

Representação esquemática, vista ventral
À direita, os neurônios pré-ganglionares da parte simpática eferente do sistema nervoso estão marcados com linhas azuis, os neurônios pós-ganglionares estão marcados com linhas verdes

185   Vísceras Torácicas

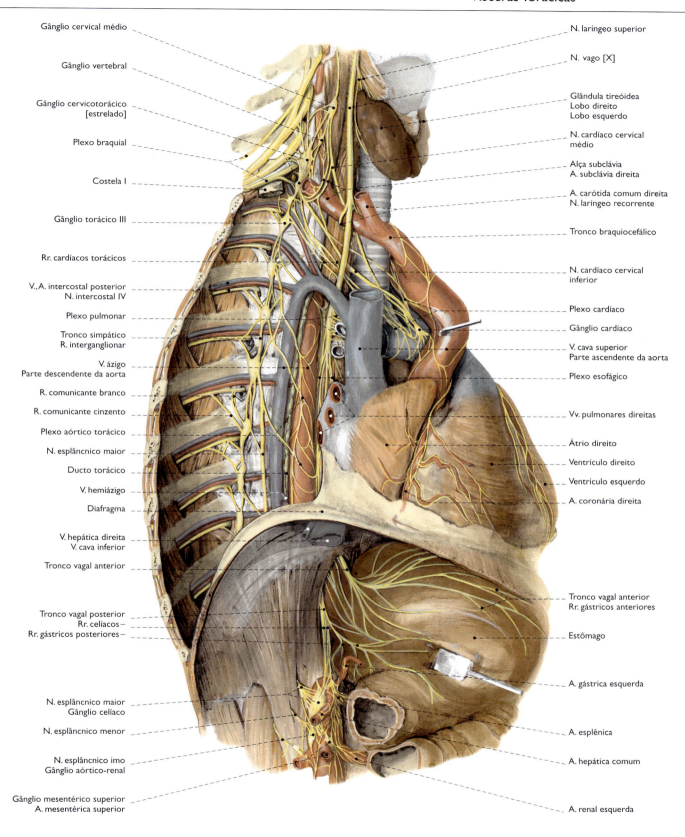

185 Divisão autônoma do sistema nervoso no tórax e na parte superior do abdome (50%)

Vista ventro-lateral

Vísceras Abdominais e Pélvicas

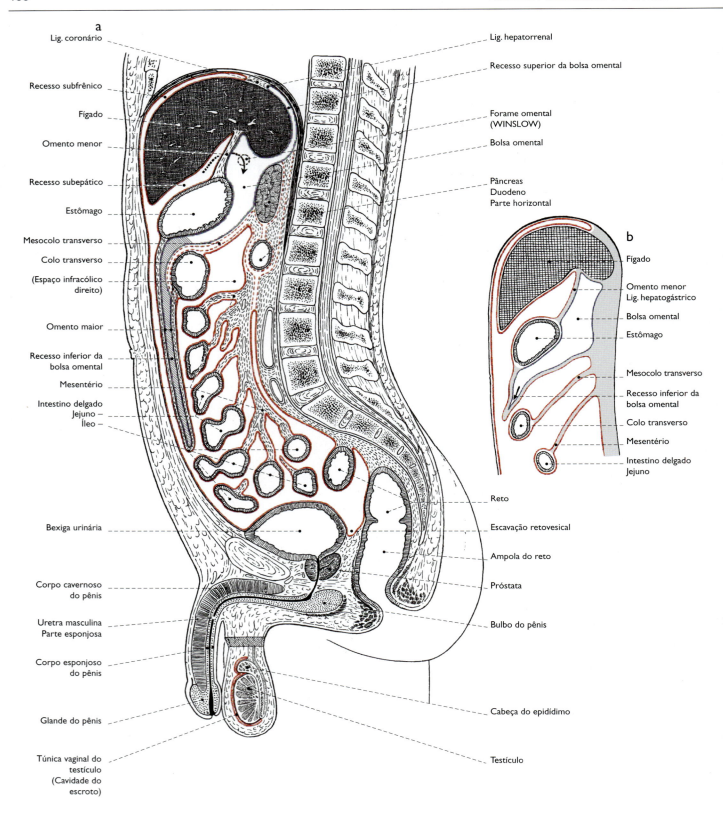

188 Cavidade peritoneal

Corte mediano esquemático
a Estágio adulto de um homem. Corte escalonado na região do escroto para expor a cavidade direita do escroto
b Estágio fetal

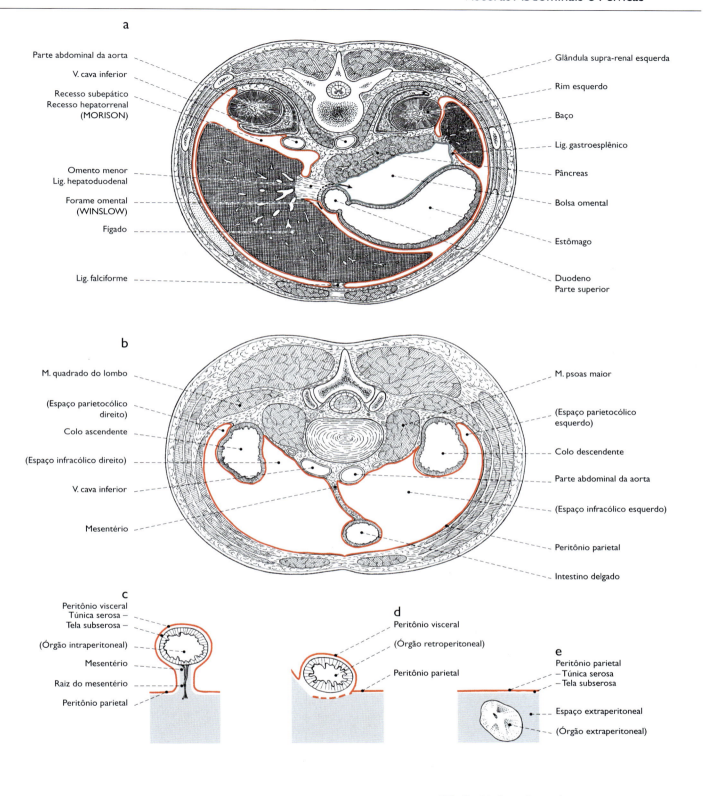

189 Cavidade peritoneal

a, b Vista cranial esquematizada de cortes transversais ao nível
a da região supramesocólica do abdome (ao nível do limite superior do forame omental)
b da região inframesocólica
c-e Representação esquemática da
c posição intraperitoneal
d posição retroperitoneal (secundária)
e posição extraperitoneal

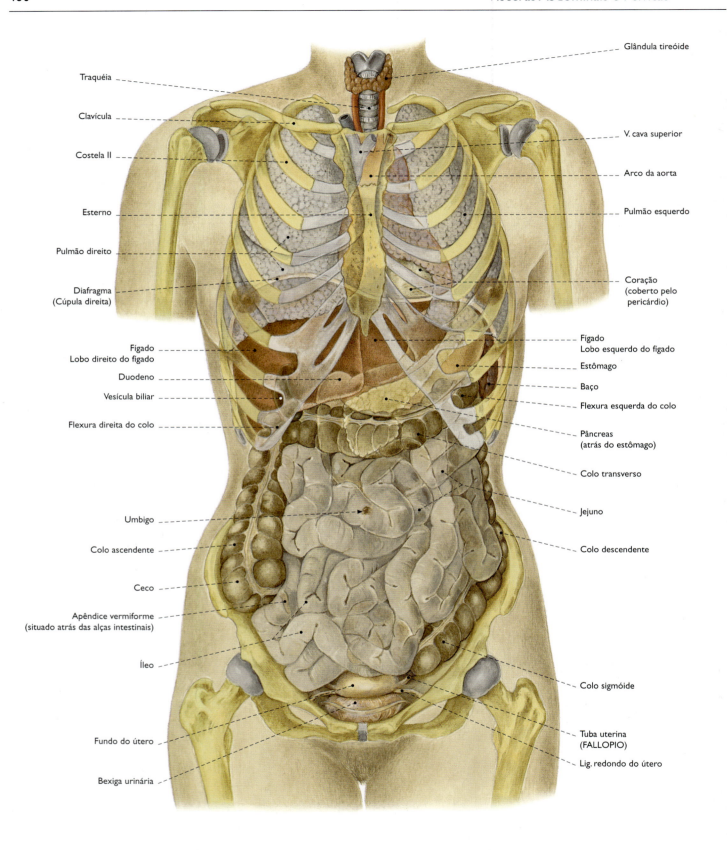

190 Órgãos torácicos e abdominais (30%)
Projeção na parede anterior do corpo, vista ventral

Vísceras Abdominais e Pélvicas

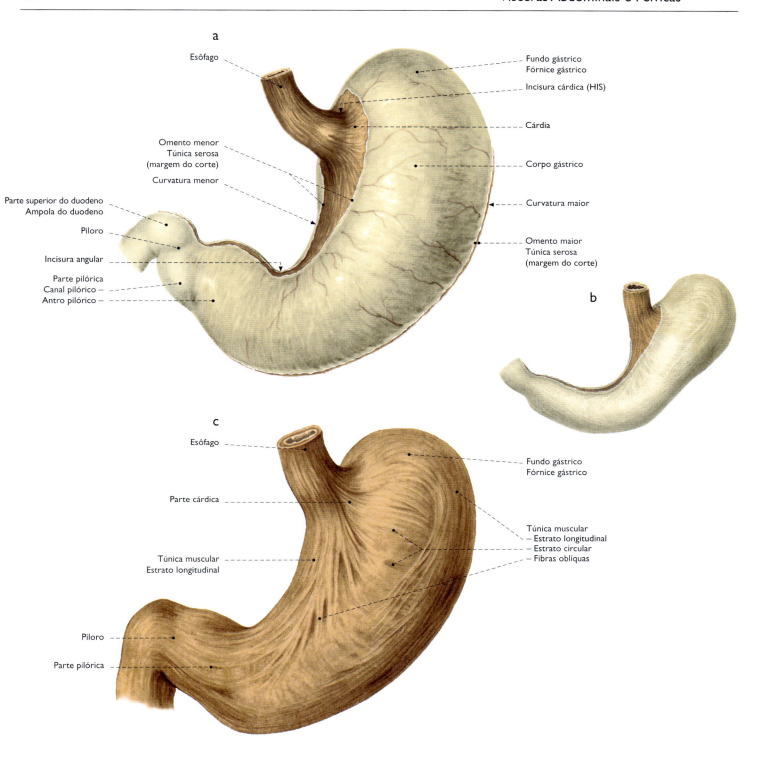

191 **Estômago** (55%)
Vista ventral
a Aspecto externo de um estômago completamente cheio com as paredes distendidas
b Estômago vazio com as paredes extremamente contraídas
c Disposição da musculatura na parede anterior do estômago após a remoção da túnica serosa e tela subserosa

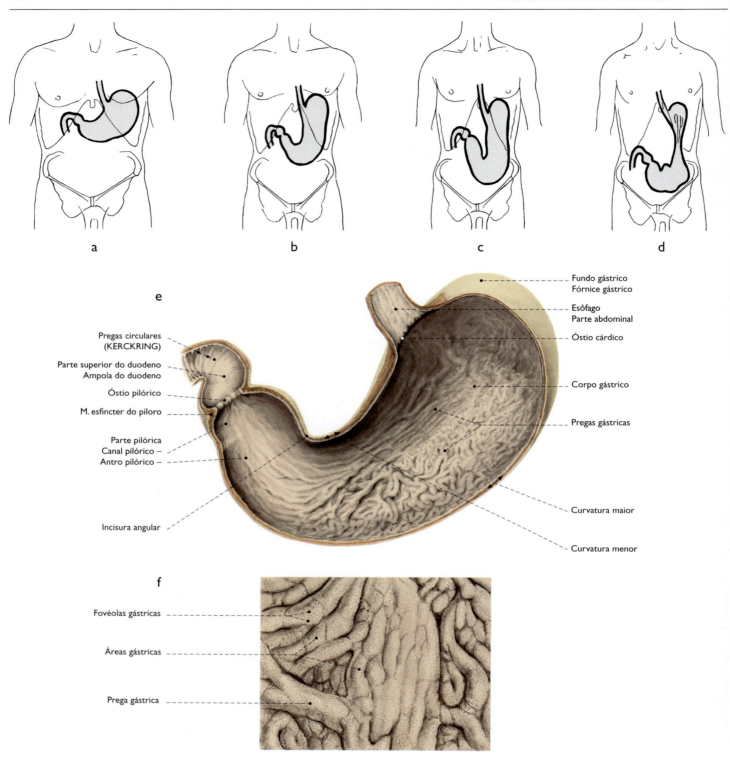

192 Estômago

a-d Representação esquemática de algumas importantes formas funcionais do estômago
a Estômago hipertônico
b Estômago ortotônico
c Estômago hipotônico
d Estômago atônico
e, f Aspecto interno do estômago
e Aspecto interno da parede posterior após a remoção da parede ventral (50%)
f Túnica mucosa da região do corpo do estômago (300%)

Vísceras Abdominais e Pélvicas

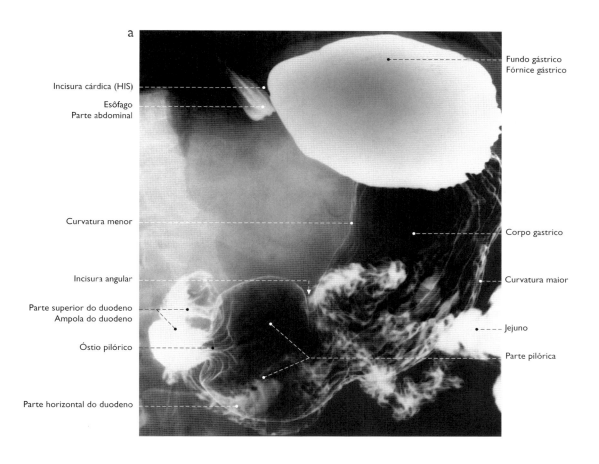

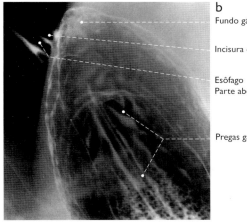

193 Estômago (50%)

Radiografia de duplo contraste após a ingestão de refeição de bário e distensão com ar
a Radiografia póstero-anterior do estômago e ampola do duodeno
b Radiografia localizada (spot film) do fundo gástrico
c Radiografia obliqua anterior direita (projeção OAD) da parte pilórica do estômago e ampola do duodeno

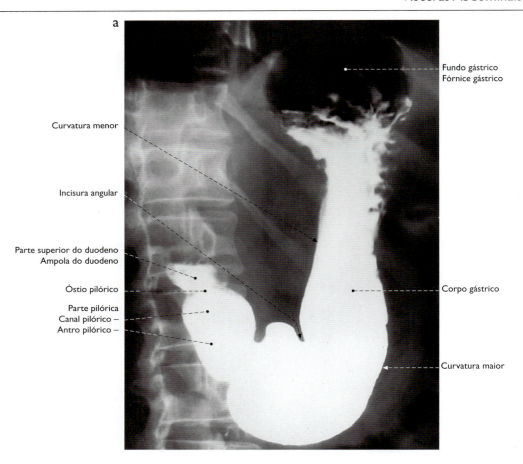

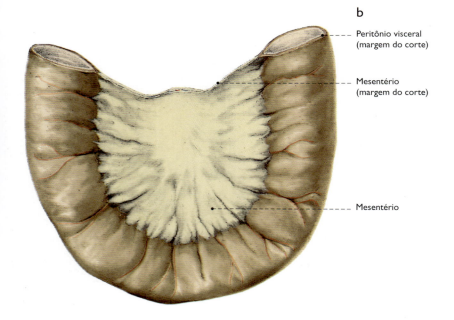

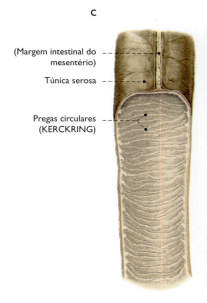

194 Estômago e intestino delgado (50%)
a Radiografia póstero-anterior do estômago e da ampola do duodeno após ingestão de refeição de bário
b Alça jejunal com mesentério, aspecto externo
c Jejuno parcialmente aberto

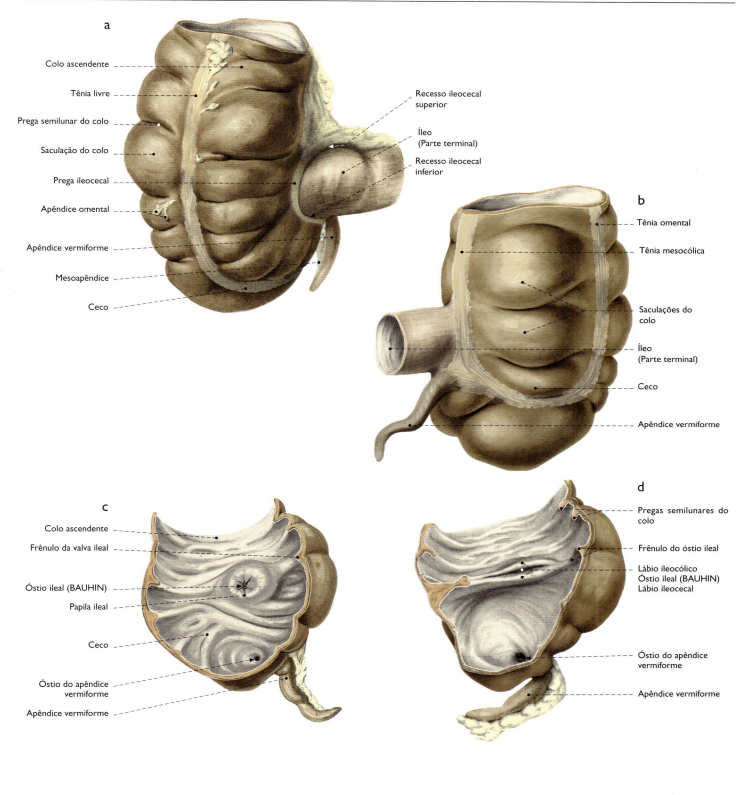

195 Ceco e apêndice vermiforme
(70%)
a Vista ventral
b Vista dorsal
c, d Papila ileal e óstio do apêndice vermiforme após remoção da parede ventro-lateral do intestino grosso
c Vista em vida
d Aspecto do intestino relaxado após a morte

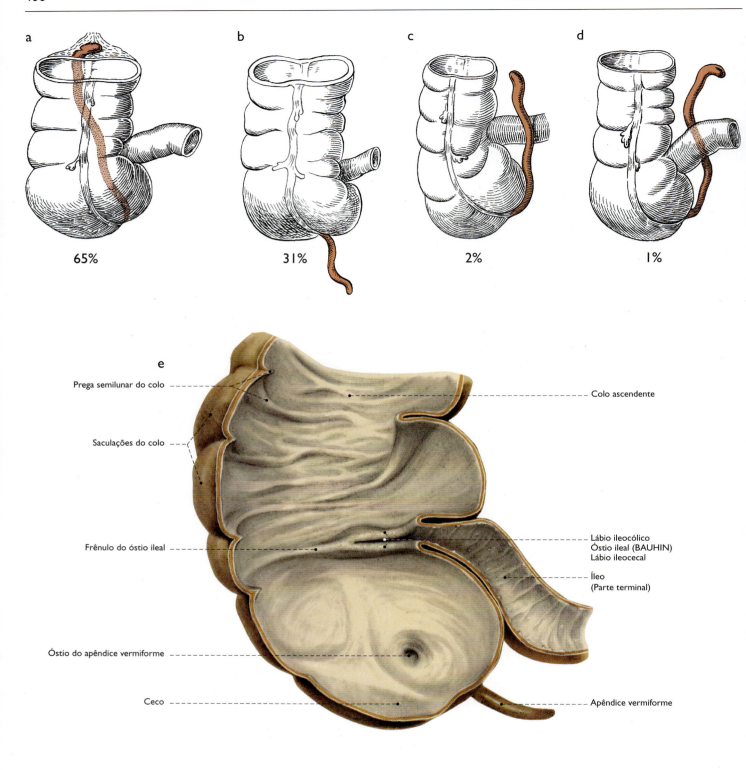

196 Ceco e apêndice vermiforme

a-d Quatro possíveis posições do apêndice vermiforme. As porcentagens abaixo das figuras indicam as freqüências aproximadas
- a Posição retrocecal e retrocólica
- b Posição pendurada dentro da pequena bacia
- c Posição pré-ileal
- d Posição retroileal
- e Aspecto interno da parede posterior do ceco após a remoção da parede ventral do intestino (80%)

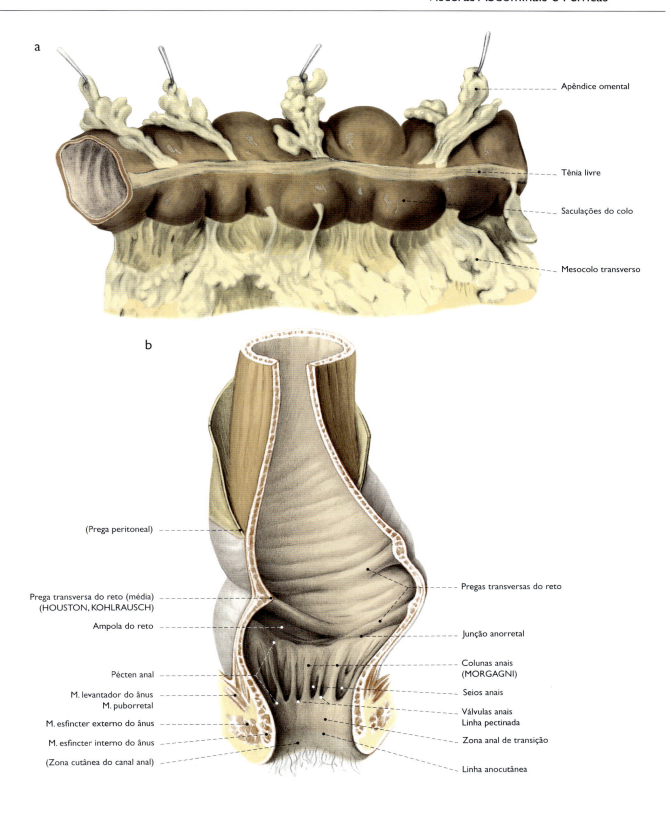

197 Colo transverso e reto (70%)
a Vista dorsal do terço médio do colo transverso
b Vista interna através do reto aberto por corte medioventral

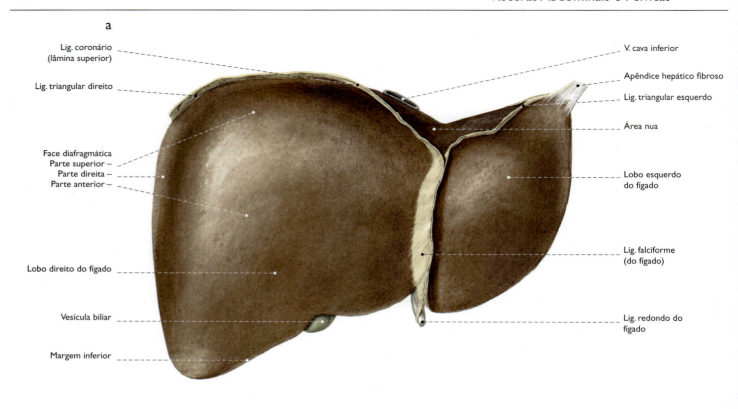

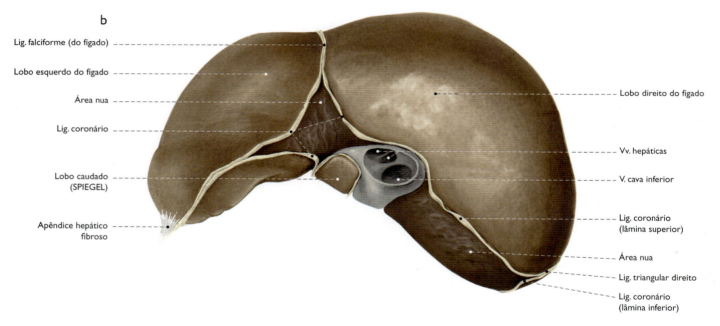

198 Fígado (45%)
Face diafragmática
a Vista ventral
b Vista cranial

Vísceras Abdominais e Pélvicas

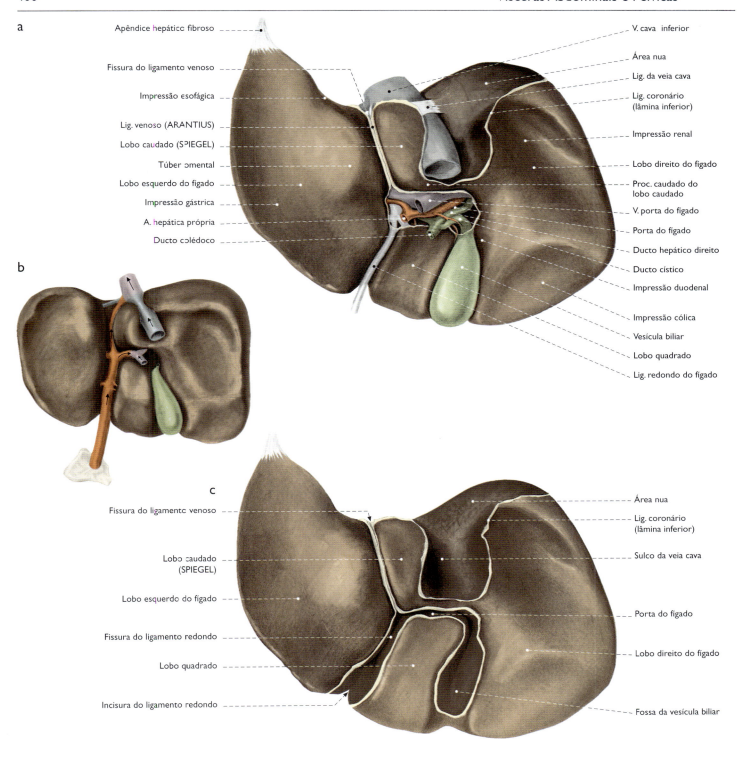

199 Fígado (45%)
Face visceral, vista dorsal
a Fígado de um adulto
b Fígado de um recém-nascido
c Fígado de um adulto após remoção da vesícula biliar, da veia cava inferior, da veia porta e dos restos ligamentosos dos vasos embrionários

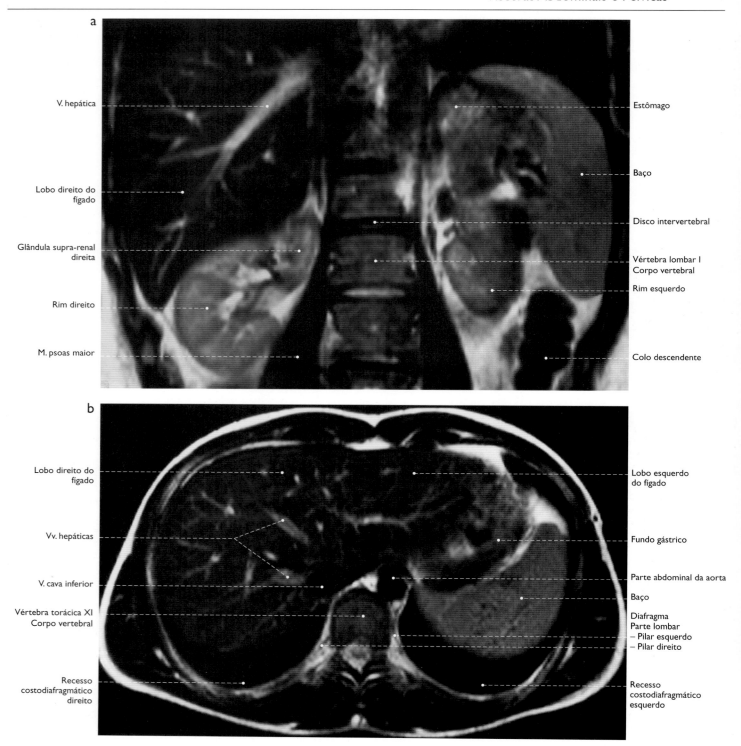

200 Fígado e órgãos vizinhos (50%)

Imagens de ressonância magnética (IRM, T_2-pesado)
a Corte frontal através da cavidade do abdome no plano dos corpos das vértebras lombares, vista ventral
b Corte horizontal através da parte superior da cavidade do abdome ao nível do corpo da 11ª. vértebra torácica, vista caudal

Vísceras Abdominais e Pélvicas

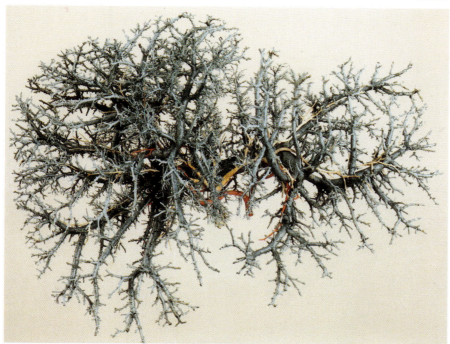

a

Amarelo: Ductos bilíferos intra-hepáticos e ductos hepáticos direito e esquerdo
Vermelho: Artéria hepática própria com ramos
Azul: Veia porta com ramificações

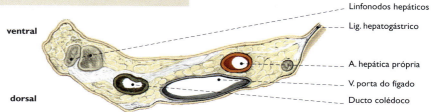

b

ventral
dorsal

- Linfonodos hepáticos
- Lig. hepatogástrico
- A. hepática própria
- V. porta do fígado
- Ducto colédoco

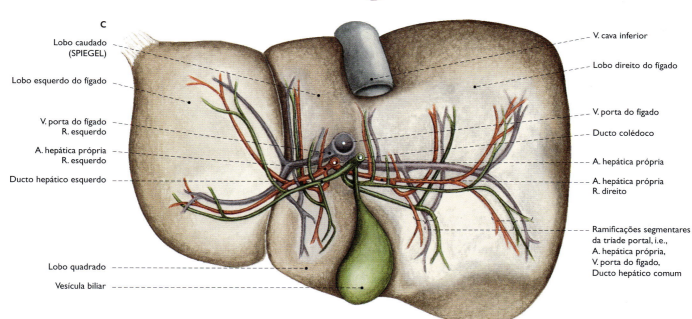

c

- Lobo caudado (SPIEGEL)
- Lobo esquerdo do fígado
- V. porta do fígado R. esquerdo
- A. hepática própria R. esquerdo
- Ducto hepático esquerdo
- Lobo quadrado
- Vesícula biliar

- V. cava inferior
- Lobo direito do fígado
- V. porta do fígado
- Ducto colédoco
- A. hepática própria
- A. hepática própria R. direito
- Ramificações segmentares da tríade portal, i.e., A. hepática própria, V. porta do fígado, Ducto hepático comum

201 Vasos sangüíneos do fígado e sistema bilífero intra-hepático
a Preparado por corrosão (50%), vista ventral
b Ligamento hepatoduodenal (150%), corte horizontal, vista caudal
c Padrão de ramificação dos vasos sangüíneos e ductos bilíferos no fígado (50%), representação esquemática, vista dorsal

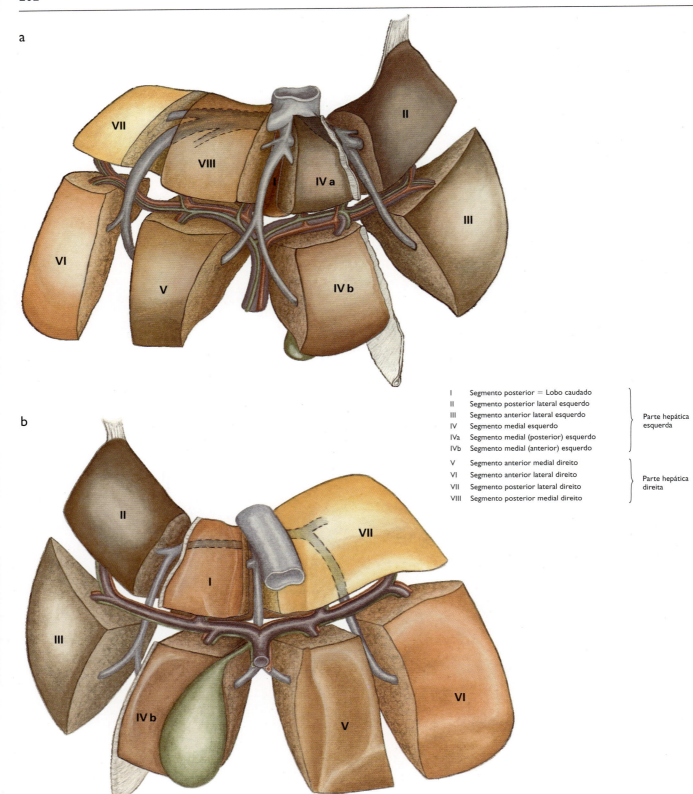

I	Segmento posterior = Lobo caudado
II	Segmento posterior lateral esquerdo
III	Segmento anterior lateral esquerdo
IV	Segmento medial esquerdo
IVa	Segmento medial (posterior) esquerdo
IVb	Segmento medial (anterior) esquerdo

Parte hepática esquerda

V	Segmento anterior medial direito
VI	Segmento anterior lateral direito
VII	Segmento posterior lateral direito
VIII	Segmento posterior medial direito

Parte hepática direita

202 Divisão segmentar do fígado (50%)

Representação esquemática (segundo HEBERER, KÖLE e TSCHERNE, 1986)
a Face diafragmática, vista ventral
b Face visceral, vista dorsal

Vísceras Abdominais e Pélvicas

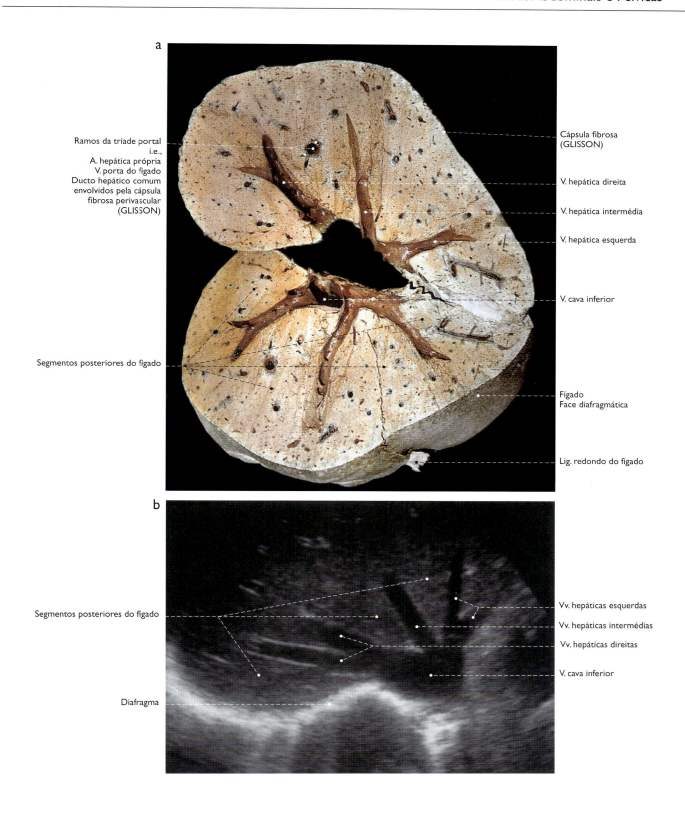

203 Fígado
a Corte através da parte superior de um fígado humano. Os quatro segmentos hepáticos craniais foram abertos, a parte ventral do fígado está rebatida para cima (30%). Vista ventral
b Imagem de ultra-som das veias hepáticas (40%), corte oblíquo subcostal

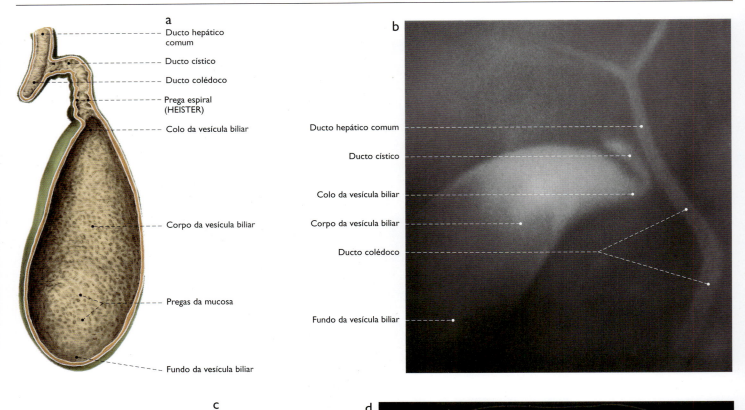
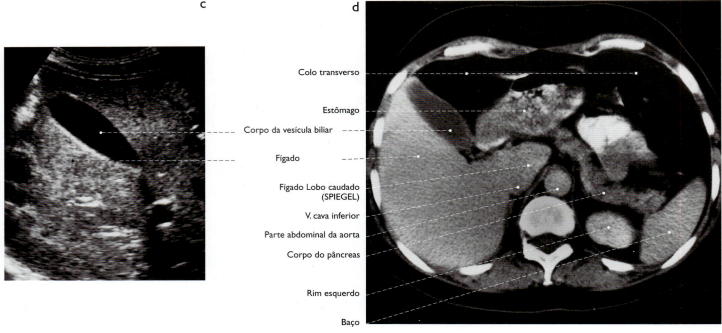

204 Vesícula biliar e ductos bilíferos extra-hepáticos

a Vesícula biliar e vasos bilíferos após remoção de suas paredes dorsais (90%), vista dorsal
b Colecistocolangiografia após injeção intravenosa de meio de contraste (100%), radiografia póstero-anterior
c Imagem de ultra-som da vesícula biliar (50%), corte oblíquo subcostal
d Tomografia computadorizada (TC) horizontal (axial)
na altura do corpo da 12ª vértebra torácica (35%), vista caudal

205　　　　　　　　　　　　　　　　　　　　　　　　　　　　　　　　　Vísceras Abdominais e Pélvicas

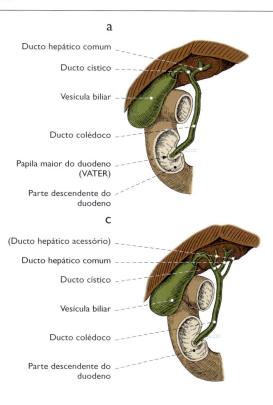

a
- Ducto hepático comum
- Ducto cístico
- Vesícula biliar
- Ducto colédoco
- Papila maior do duodeno (VATER)
- Parte descendente do duodeno

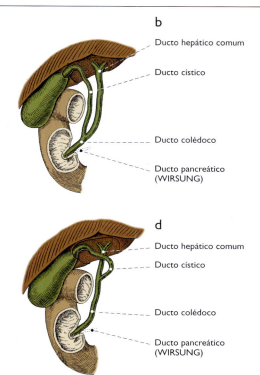

b
- Ducto hepático comum
- Ducto cístico
- Ducto colédoco
- Ducto pancreático (WIRSUNG)

c
- (Ducto hepático acessório)
- Ducto hepático comum
- Ducto cístico
- Vesícula biliar
- Ducto colédoco
- Parte descendente do duodeno

d
- Ducto hepático comum
- Ducto cístico
- Ducto colédoco
- Ducto pancreático (WIRSUNG)

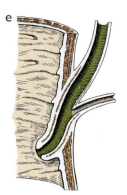
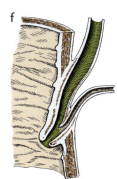
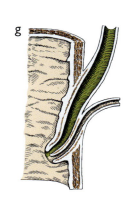
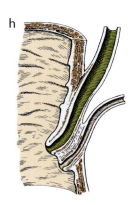

205 Vasos bilíferos extra-hepáticos

a-d Variações dos ductos hepático e cístico, representação esquemática
- a Junção alta dos ductos hepático e cístico próximo do fígado
- b Junção baixa dos ductos hepático e cístico longe do fígado
- c Ducto hepático acessório unindo-se mais alto com os ductos hepático e cístico
- d O ducto cístico, antes de unir-se ao ducto hepático comum, enrola-se ao seu redor ventro-dorsalmente

e-h Variações da desembocadura dos ductos colédoco e pancreático, representação esquemática
- e Desembocadura do ducto pancreático no ducto colédoco antes da parede do intestino
- f Desembocadura comum do ducto colédoco e ducto pancreático juntando-se na parede do duodeno
- g Desembocadura comum de ambos os ductos cujos lumens ficam separados até a ponta da papila maior do duodeno (papila de VATER)
- h Desembocadura separada do ducto colédoco e ducto pancreático, formando uma papila bipartida

Vísceras Abdominais e Pélvicas

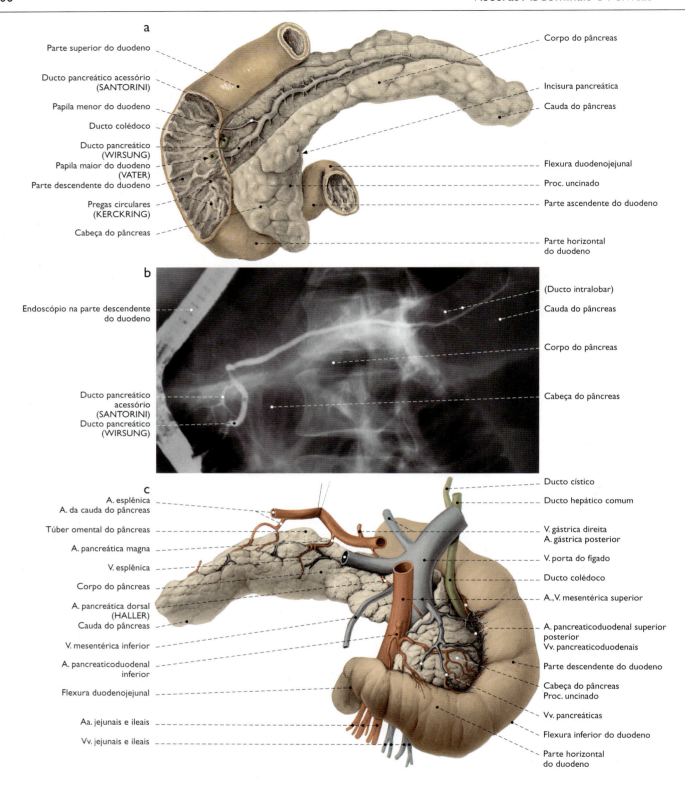

206 Pâncreas e duodeno (60%)

a A parede anterior da parte descendente do duodeno foi removida; os ductos pancreático e pancreático acessório foram dissecados. Vista ventral
b Colangiopancreatografia endoscópica retrógrada (CPER), com demonstração do ducto pancreático. Radiografia póstero-anterior
c Pâncreas, duodeno, ducto colédoco e vasos sangüíneos vizinhos, vista dorsal

Vísceras Abdominais e Pélvicas

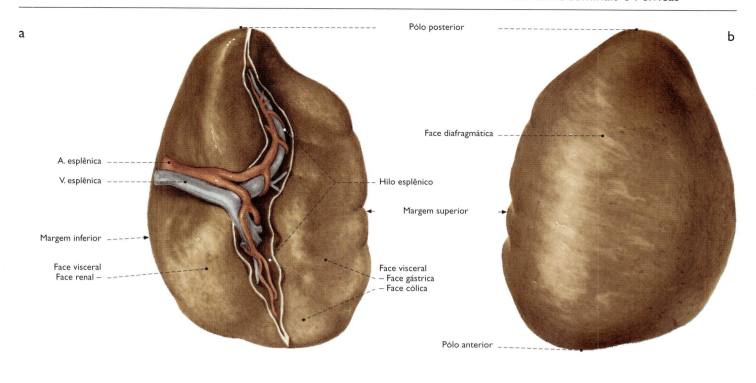

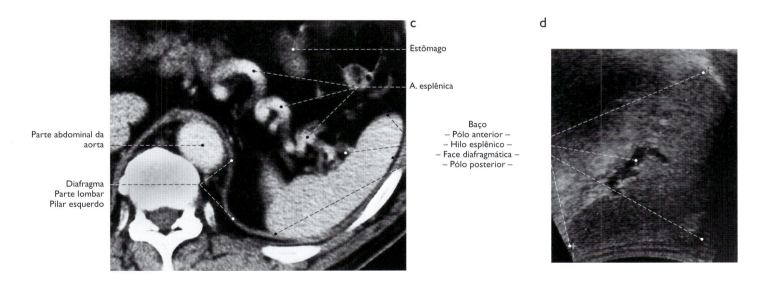

207 Baço
a Face visceral
b Face diafragmática
c Tomografia computadorizada (TC) horizontal após injeção de meio de contraste (50%), vista caudal
d Ultra-sonografia do baço (60%), corte oblíquo subcostal

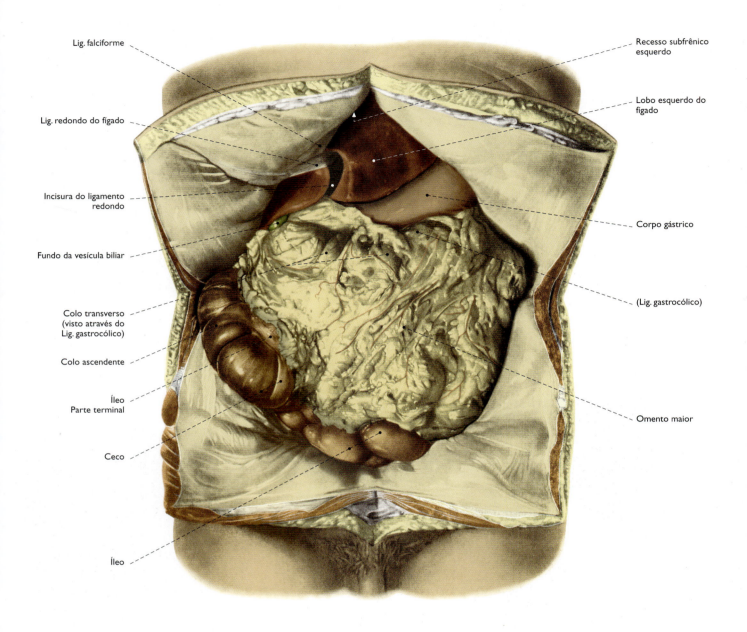

208 Vísceras abdominais superficiais superiores (30%)
A parede abdominal foi aberta por um corte em cruz e rebatida para trás. Vista ventral

Vísceras Abdominais e Pélvicas

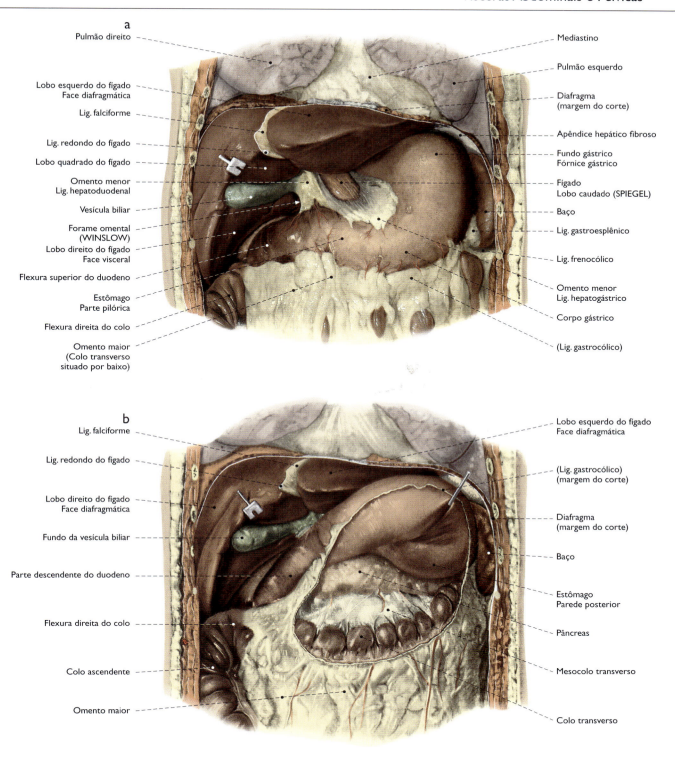

209 Órgãos da região superior do abdome (35%)

A parede anterior do corpo foi removida, o fígado puxado para cima com gancho
a Vista ventral
b O (ligamento gastrocólico) foi adicionalmente cortado tranversalmente e o estômago puxado para cima. Desta maneira, a parede dorsal da bolsa omental tornou-se evidente. Vista ventral

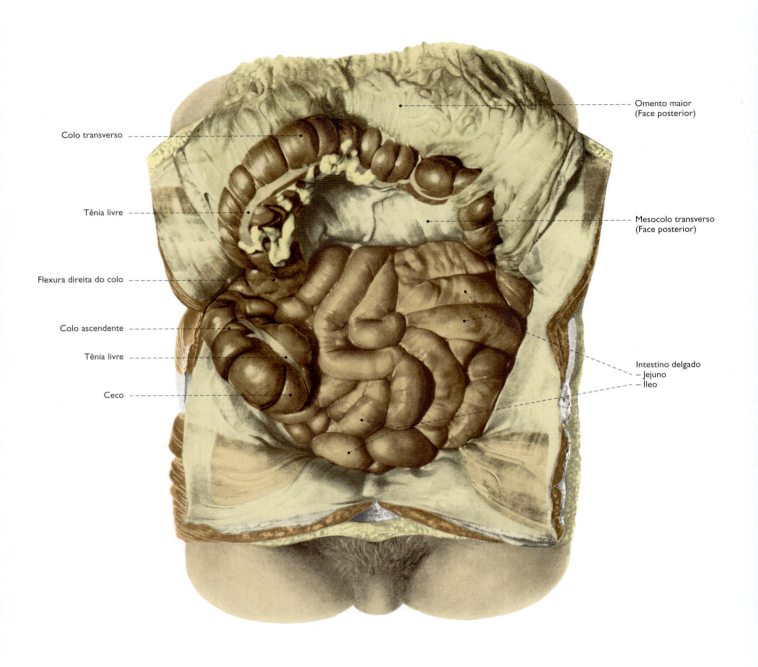

210 Órgãos intraperitoneais da região inferior do abdome (30%)
O omento maior e o colo transverso foram rebatidos para cima. Vista ventral

Vísceras Abdominais e Pélvicas

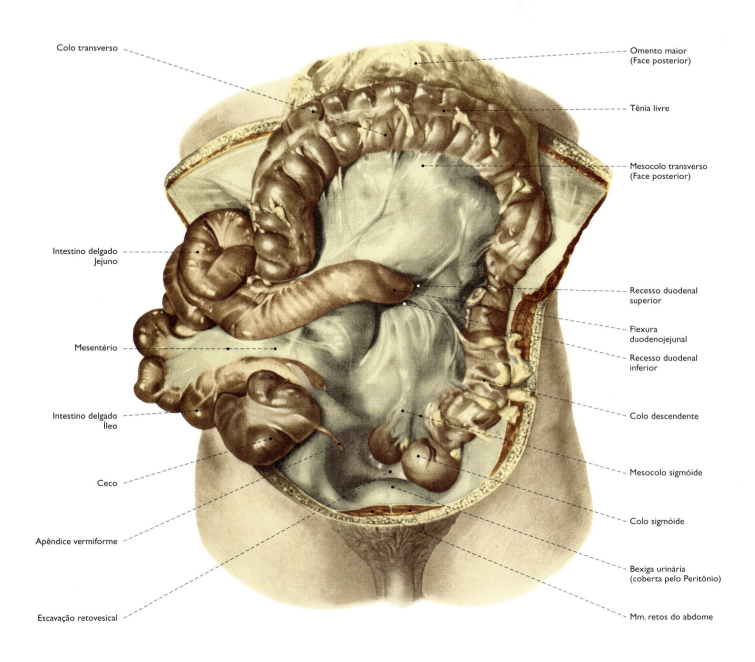

211 Órgãos intraperitoneais da região inferior do abdome (30%)

O colo transverso e o omento maior foram rebatidos para cima; o íleo e o jejuno foram deslocados para a direita. Vista ventral

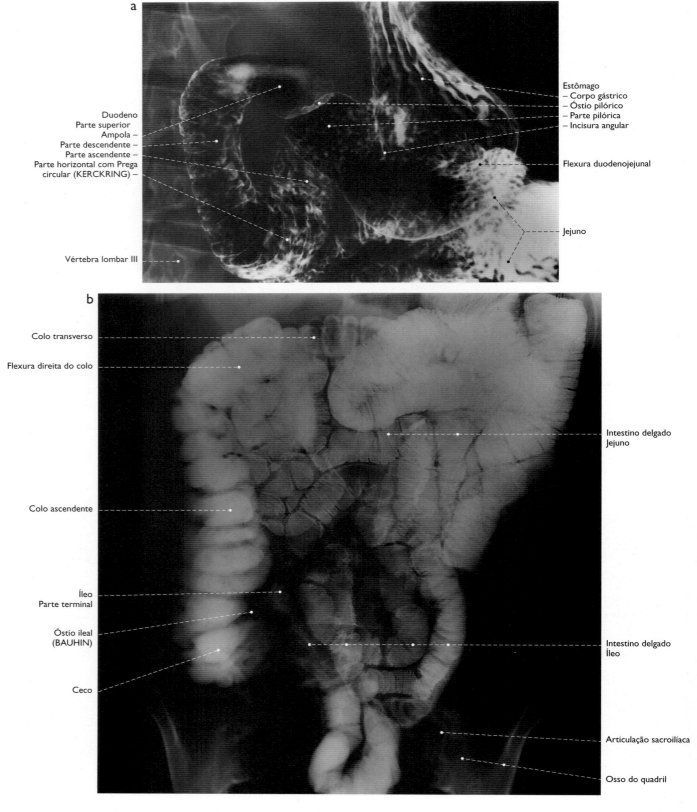

212 Estômago e duodeno (50%)

a Radiografia do estômago e duodeno em representação de duplo contraste, projeção oblíqua anterior direita (OAD)
b Radiografia póstero-anterior do intestino delgado e colo ascendente após ingestão de refeição de bário

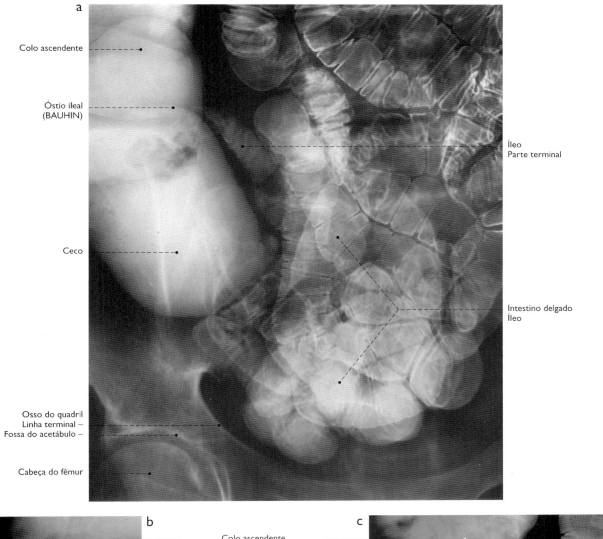

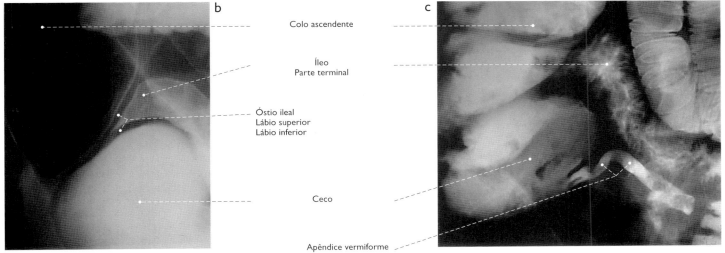

213 Intestino delgado e ceco (50%)

Radiografia póstero-anterior da parte terminal do intestino delgado e parte inicial do intestino grosso após ingestão de refeição de bário e inflação com ar (radiografia de duplo contraste)
a Íleo, ceco e colo ascendente
b Óstio ileal
c Íleo terminal, ceco e apêndice vermiforme

Vísceras Abdominais e Pélvicas

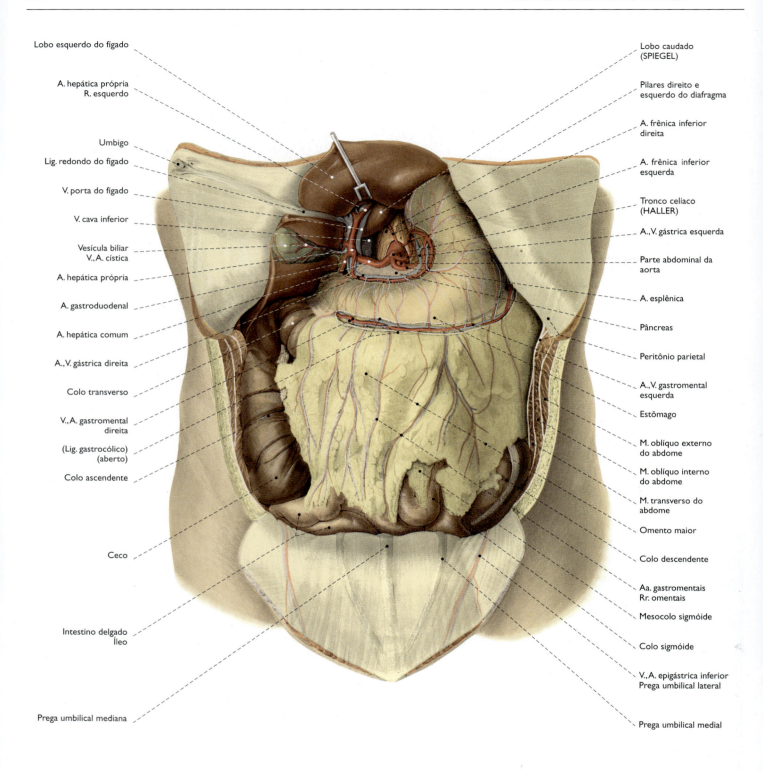

214 Tronco celíaco e seus ramos (30%)
O omento menor foi removido, o fígado foi puxado para cima. Vista ventral

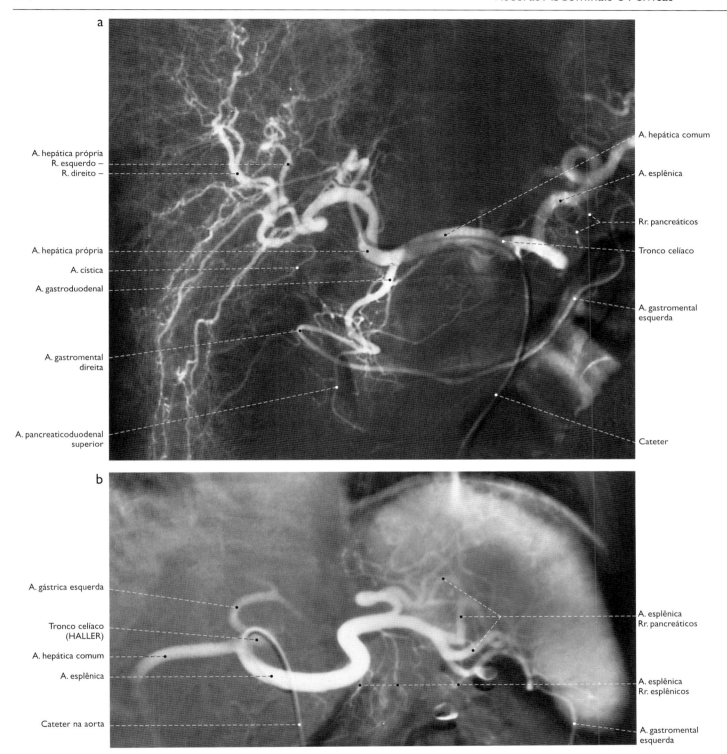

215 Tronco celíaco e seus ramos

Radiografia ântero-posterior
a Arteriograma seletivo do tronco celíaco (70%)
b Esplenografia, arteriograma seletivo da artéria esplênica (90%)

216 Vísceras Abdominais e Pélvicas

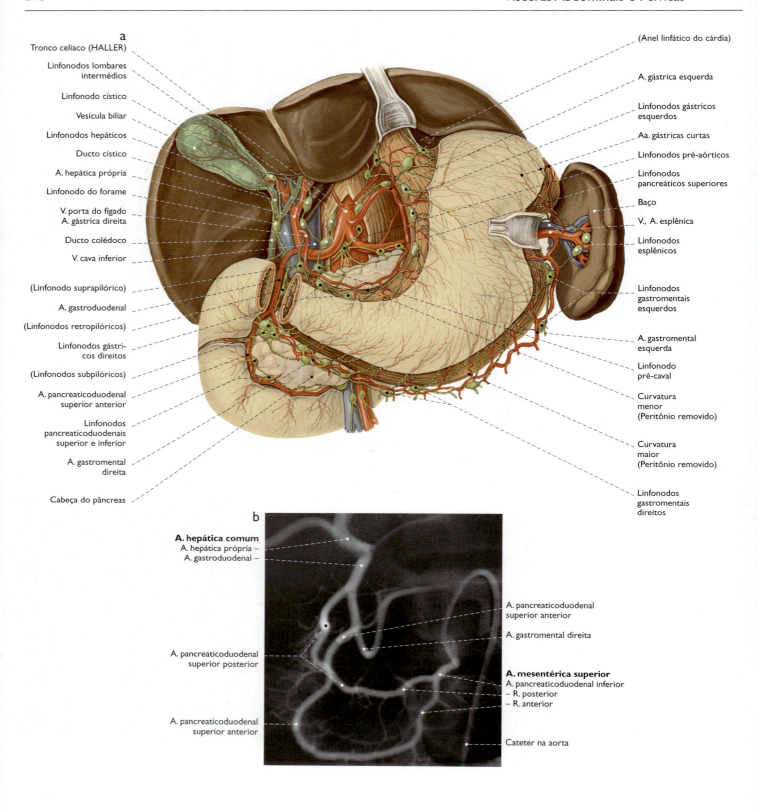

216 **Artérias, vasos linfáticos e linfonodos na região superior do abdome** (40%)
a Vista ventral
b Arteriograma da artéria hepática comum e artéria mesentérica superior para mostrar o suprimento arterial da cabeça do pâncreas

Vísceras Abdominais e Pélvicas

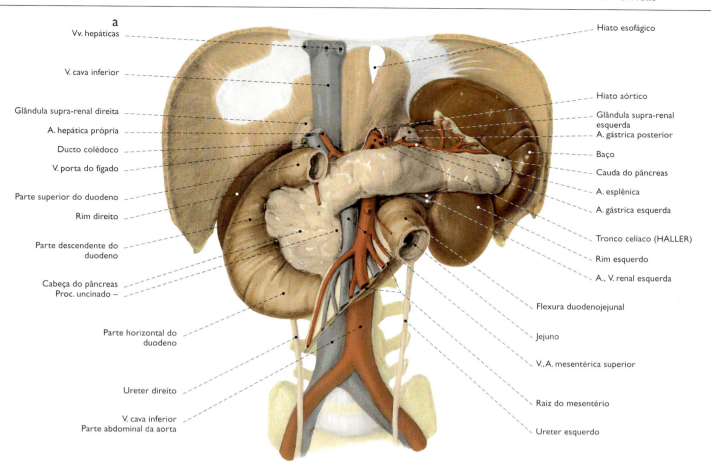

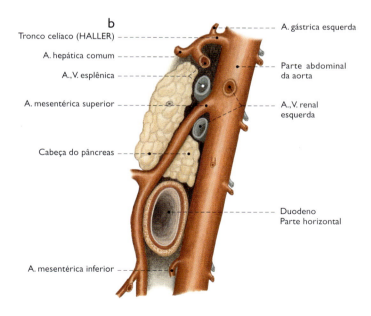

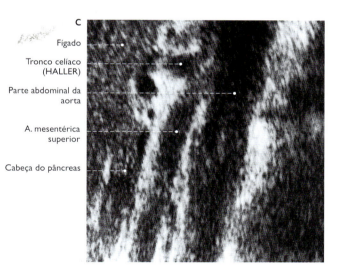

217 Órgãos retroperitoneais na região superior do abdome e o baço
a Vista ventral (60%)
b Arranjo em forma de tesoura da parte abdominal da aorta e artéria mesentérica superior sobre o duodeno (70%). Vista medial da metade direita
c Ultra-sonograma da parte abdominal da aorta e artéria mesentérica superior (70%). Corte longitudinal mediano da região superior do abdome

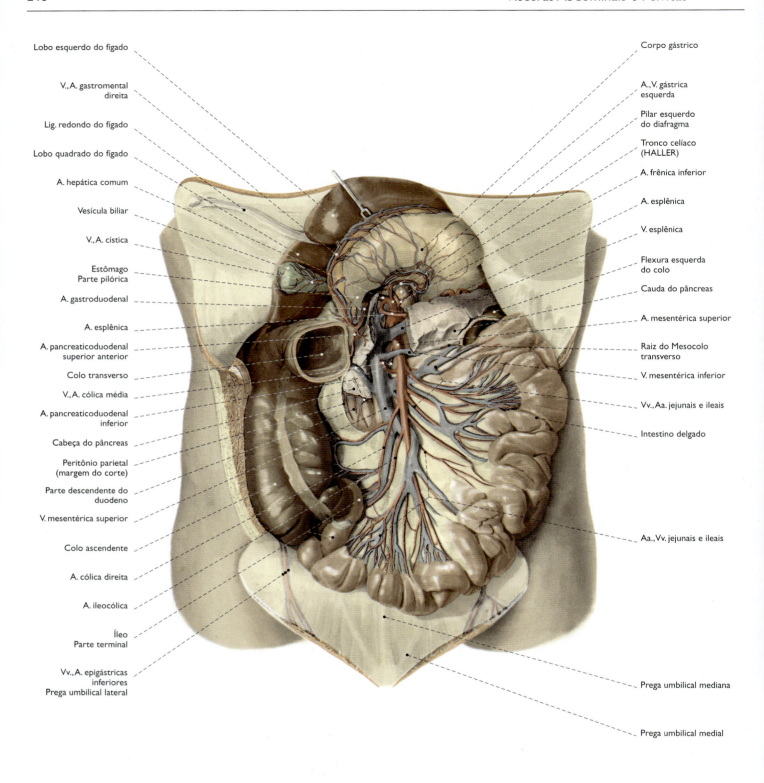

218 Tronco celíaco e vasos mesentéricos superiores com seus ramos (30%)

O omento maior e o colo transverso foram removidos, o estômago rebatido para cima e o intestino delgado, repuxado para a esquerda. Vista ventral

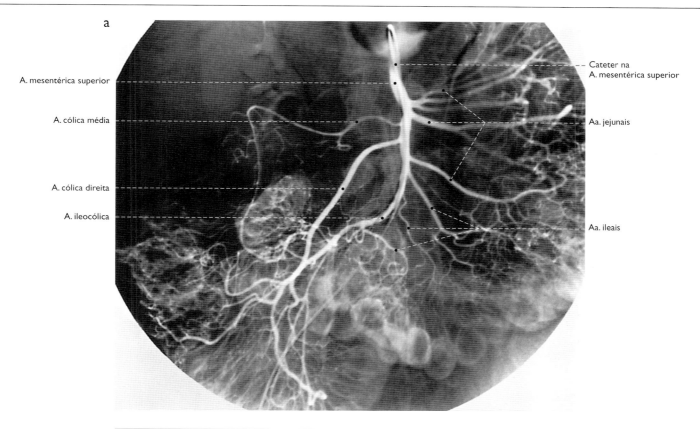
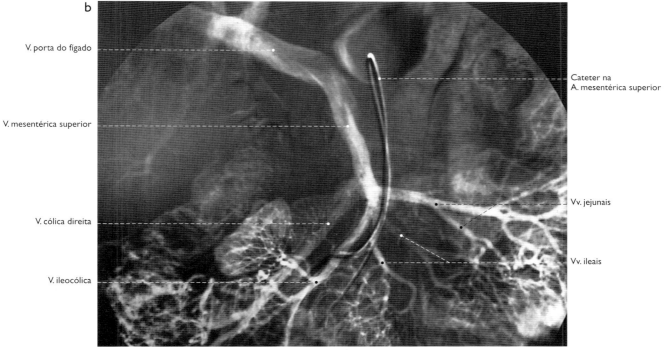

219 Vasos mesentéricos superiores e veia porta do fígado (60%)

Radiografias póstero-anteriores
a Arteriograma seletivo da artéria mesentérica superior
b Fase venosa do arteriograma dos vasos mesentéricos superiores para mostrar a veia mesentérica superior e a veia porta do fígado

220　Vísceras Abdominais e Pélvicas

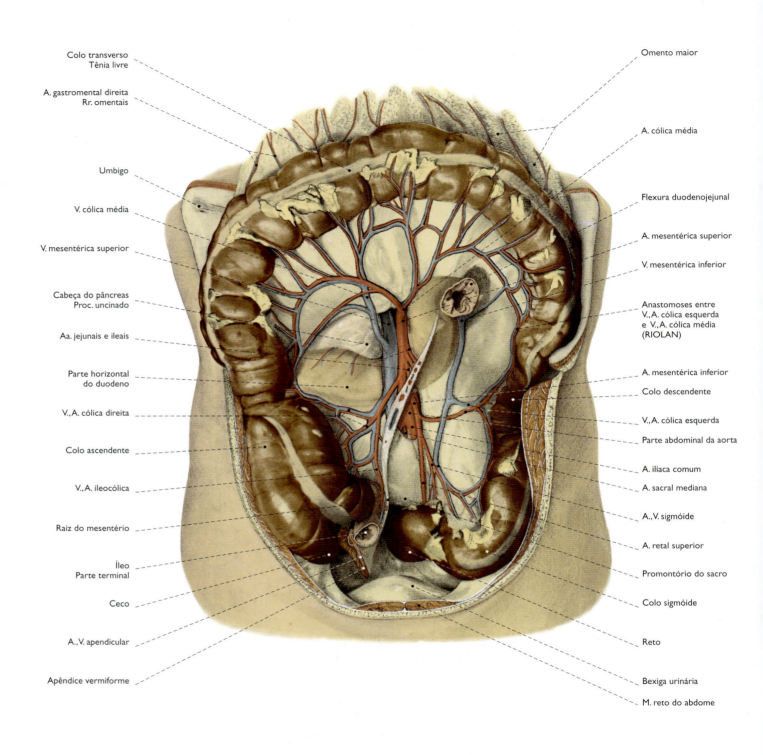

220 Suprimento sangüíneo do intestino grosso (30%)

O omento maior e o colo transverso foram puxados para cima. O intestino delgado foi cortado na flexura duodenojejunal e na papila ileal e removido, juntamente com o mesentério, na raiz do mesentério.
Vista ventral

221 Vísceras Abdominais e Pélvicas

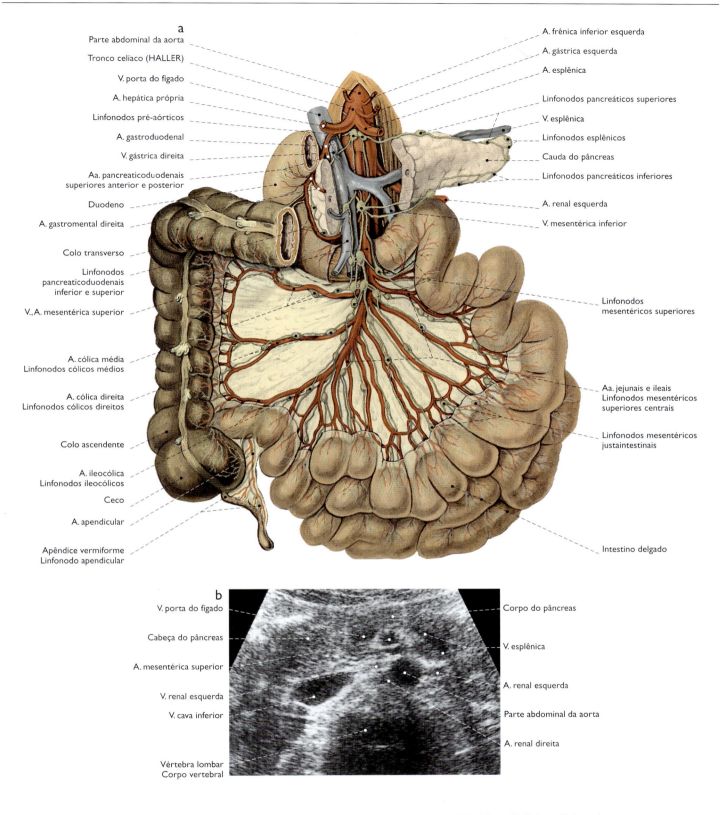

221 Vasos linfáticos, linfonodos e vasos sangüíneos da região do mesentério e dos órgãos retroperitoneais da região superior do abdome
a Vista ventral (40%)
b Ultra-sonografia (60%), corte transversal através da região superior do abdome, vista inferior

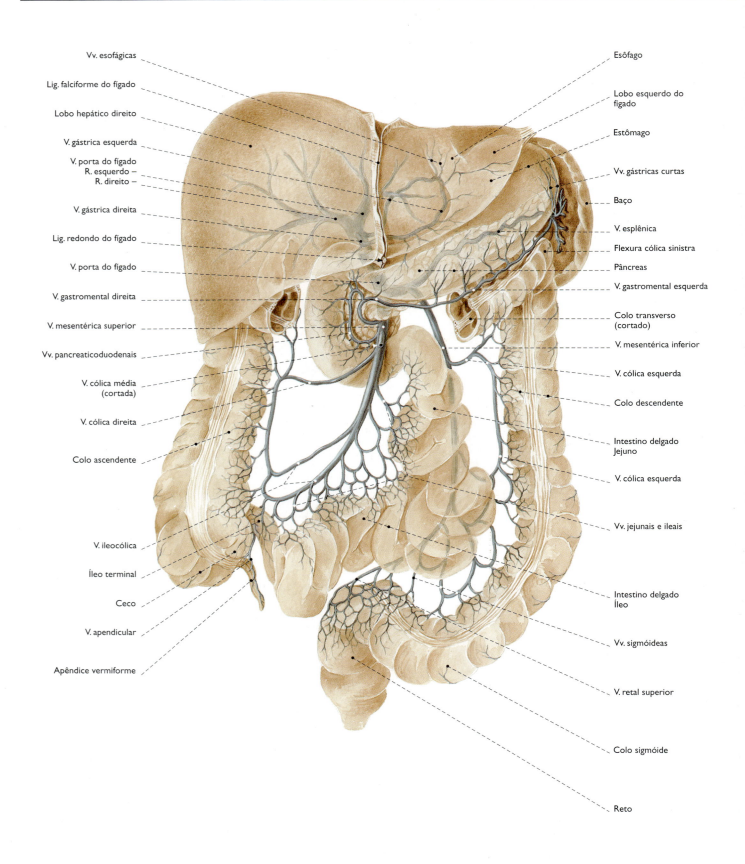

222 Veia porta do fígado (30%)
Veia porta do fígado e tributárias, vista ventral

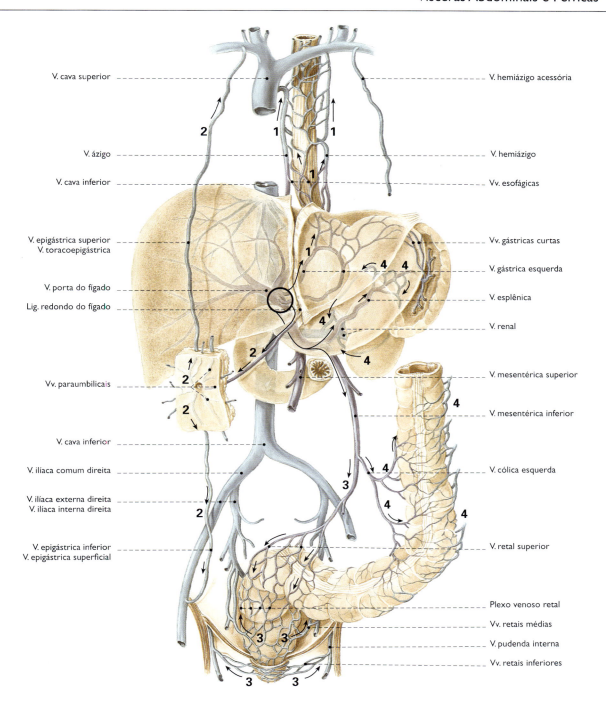

223 Veia porta do fígado e anastomoses porto-cavas (20%)

Representação esquemática, vista ventral
1. Anastomoses, por intermédio da veia gástrica esquerda e veias esofágicas, com a veia cava superior
2. Anastomoses, por intermédio das veias paraumbilicais e veias da parede anterior do abdome com as veias cavas superior e inferior
3. Anastomoses, por intermédio das veias retais média e inferior e a veia ilíaca interna com a veia cava inferior
4. Anastomose entre as veias dos órgãos secundariamente retroperitoneais, isto é, o colo ascendente, o colo descendente, ou o pâncreas, com as veias renais ou lombares. Efluxo na veia cava inferior ou superior

224　　　　　　　　　　　　　　　　　　　　　　　　　　　Vísceras Abdominais e Pélvicas

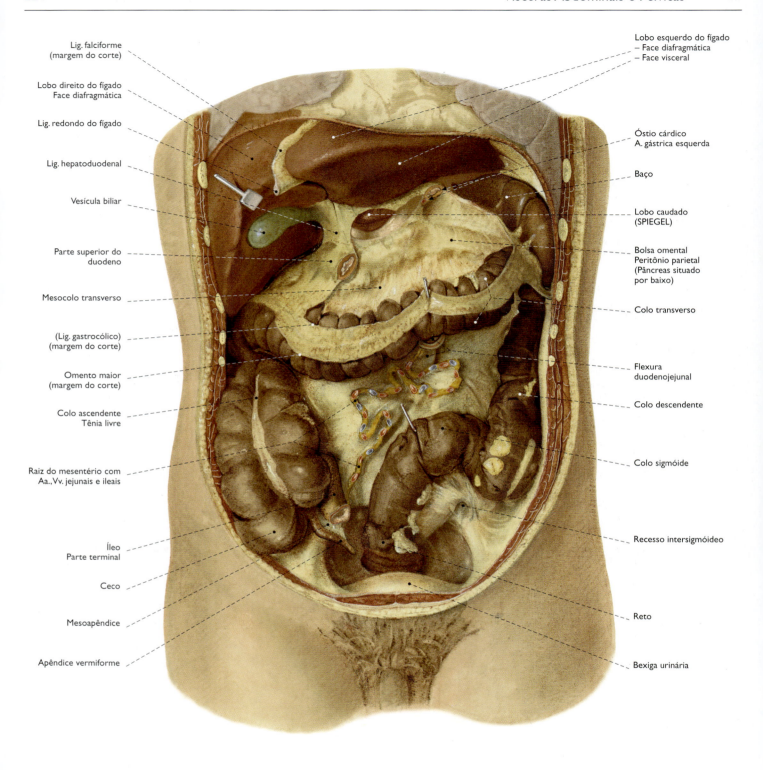

224　Intestino grosso e mesentério (30%)

A parede anterior do tronco foi removida. O estômago foi retirado após o corte dos ligamentos hepatogástrico, gastroesplênico e (gastrocólico). O omento maior, o jejuno e o íleo, com exceção do íleo terminal, foram também removidos com o mesentério. Vista ventral

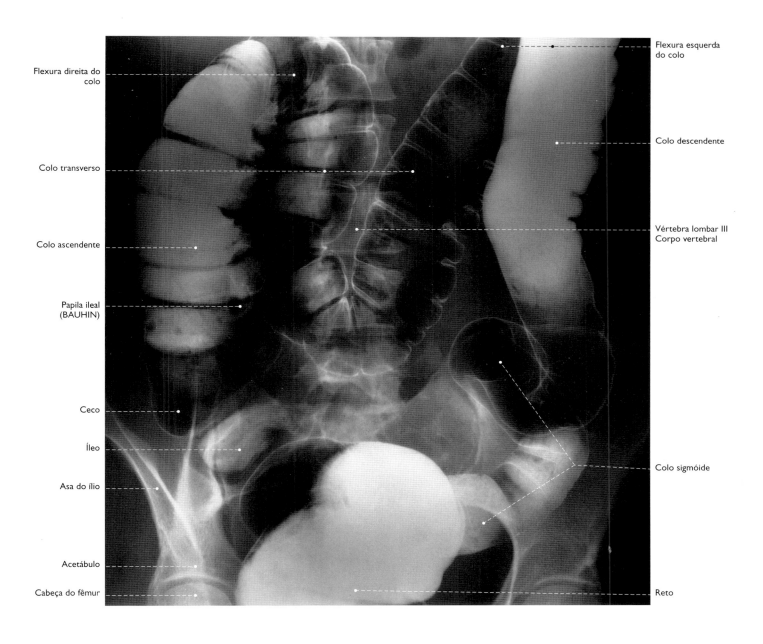

225 Intestino grosso (50%)
Radiografia do intestino grosso com um colo transverso pendente, em forma de V, em representação de duplo contraste após enema de bário, projeção póstero-anterior

Vísceras Abdominais e Pélvicas

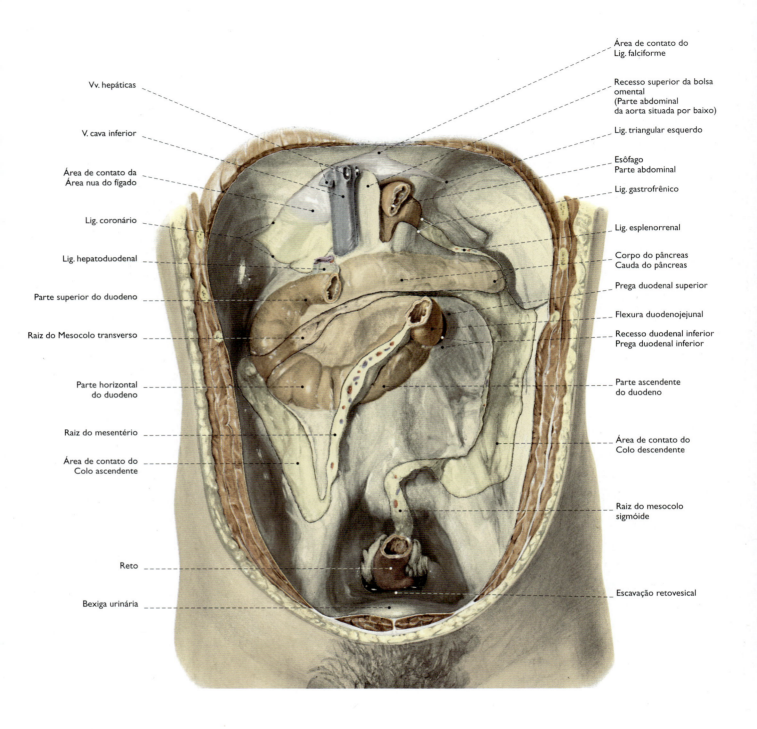

226 Parede posterior do abdome (30%)
O duodeno e o pâncreas foram deixados no lugar. As áreas de contato das partes retroperitoneais dos colos, as superfícies de aderência do fígado e a raiz do mesentério são expostas. Vista ventral

Vísceras Abdominais e Pélvicas

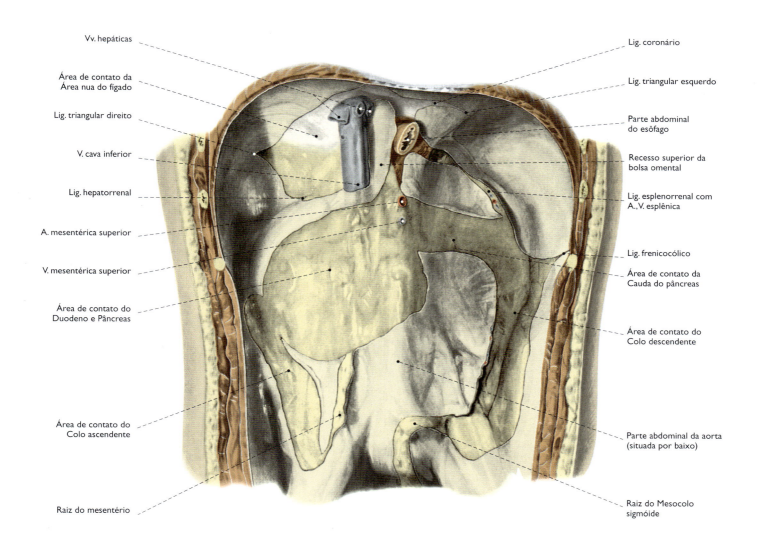

227 Parede posterior do abdome (30%)

As áreas de reflexão do peritônio após a remoção dos órgãos intraperitoneais e das áreas de contato dos órgãos retroperitoneais. O duodeno e o pâncreas foram removidos. Vista ventral

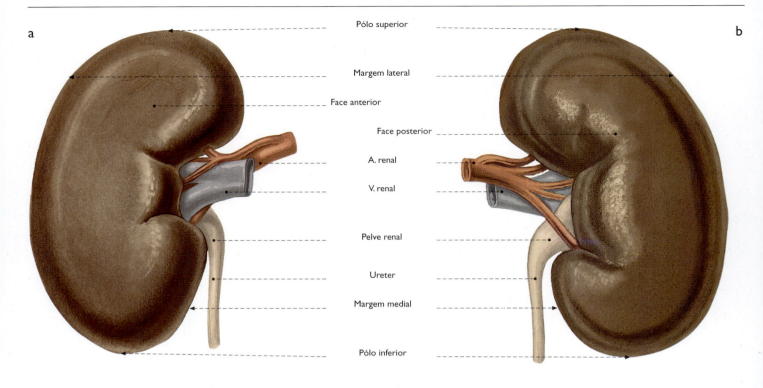

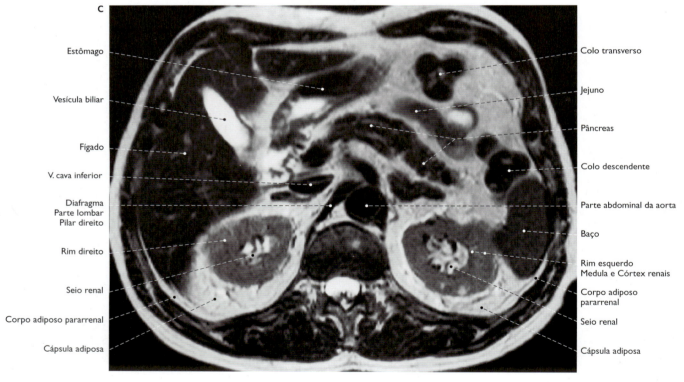

228 Rim de um adulto

- a, b As estruturas contidas no hilo do rim direito foram dissecadas (90%)
- a Vista ventral
- b Vista dorsal
- c Imagem de ressonância magnética horizontal (IRM, T_2-pesado) através da região superior do abdome no nível do corpo da primeira vértebra lombar (LI) para mostrar ambos os rins e suas cápsulas adiposas (40%), vista caudal

Vísceras Abdominais e Pélvicas

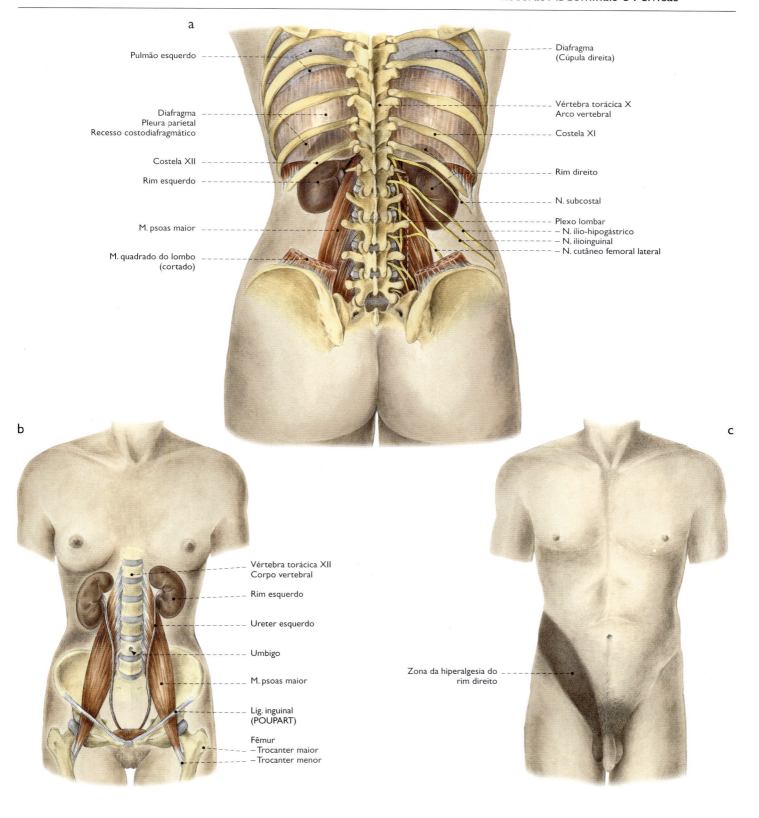

229 Rins
a Projeção dos rins e das estruturas adjacentes na parede posterior do abdome (25%), vista dorsal
b Projeção dos rins e dos músculos psoas maiores na parede anterior do abdome (15%), vista ventral
c Área de projeção da dor do rim direito (15%), vista ventral

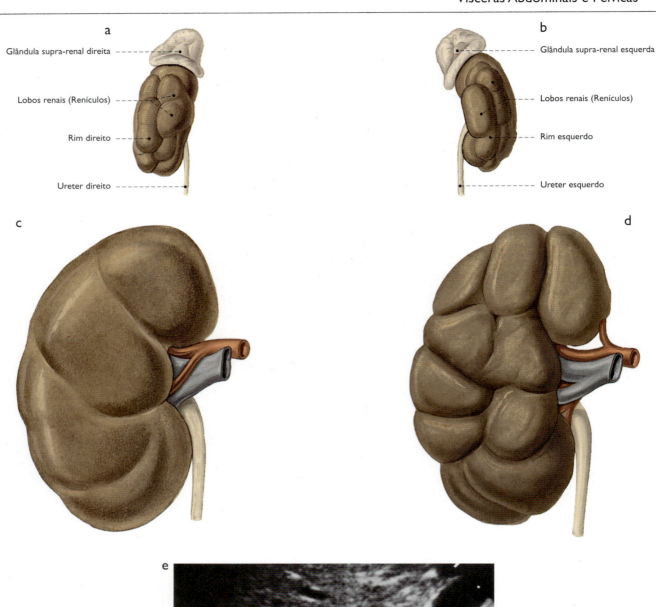

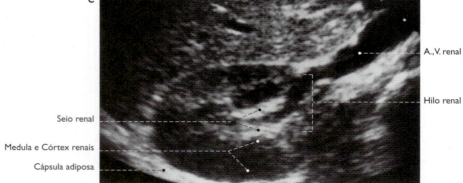

230 Rins fetal e lobulado

a, b Rins e glândulas supra-renais de um feto humano, no sétimo mês de gravidez (100%), vista ventral
c, d Rim direito, vista ventral (80%)
c Débil marcação da disposição lobular fetal na superfície renal em um adulto
d Evidente conservação da disposição lobular fetal na superfície renal de um adulto
e Imagem de ultra-som do rim direito (80%), corte horizontal (axial)

231 Vísceras Abdominais e Pélvicas

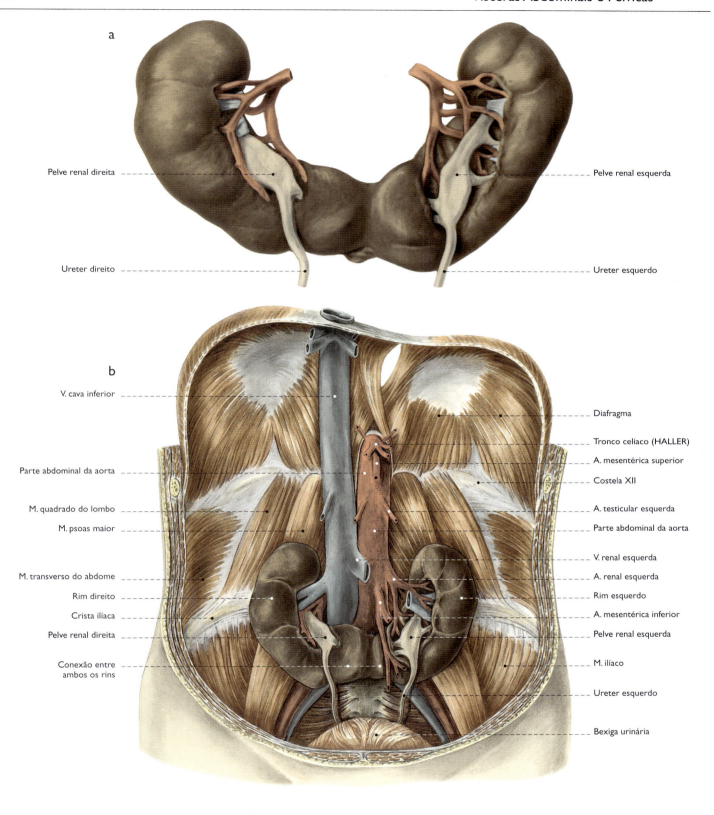

231 Rim em ferradura
a Rim em ferradura isolado (60%), vista ventral
b Rim em ferradura *in situ* (30%), vista ventral

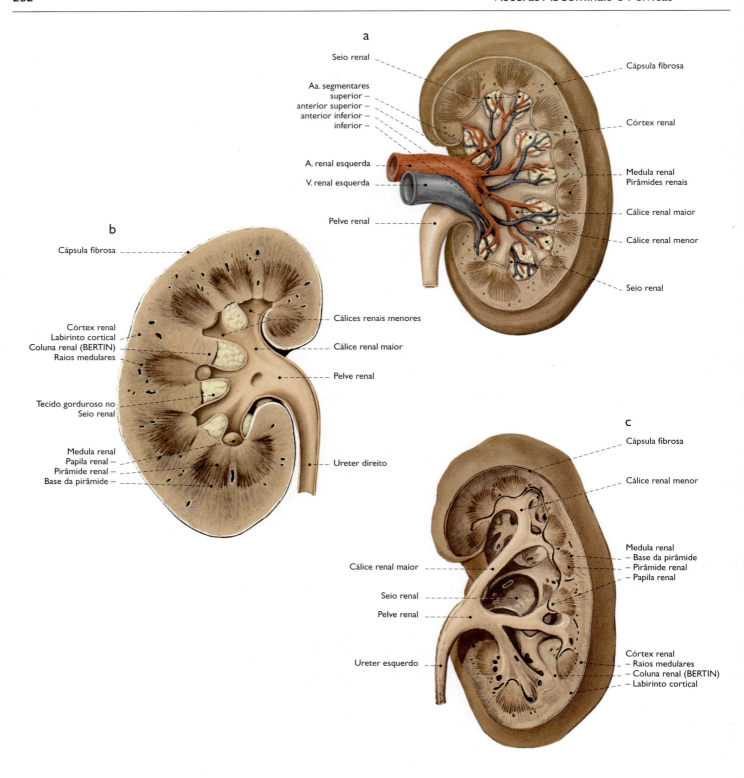

232 Rim (80%)
Vista ventral
a Seio renal esquerdo com a pelve e vasos sangüíneos renais. O tecido renal da parte anterior do órgão foi removido
b Corte longitudinal através do rim direito, superfície do corte da metade posterior
c Seio renal esquerdo com a pelve renal e cálices renais. O tecido adiposo e a ramificação vascular no seio renal foram retirados

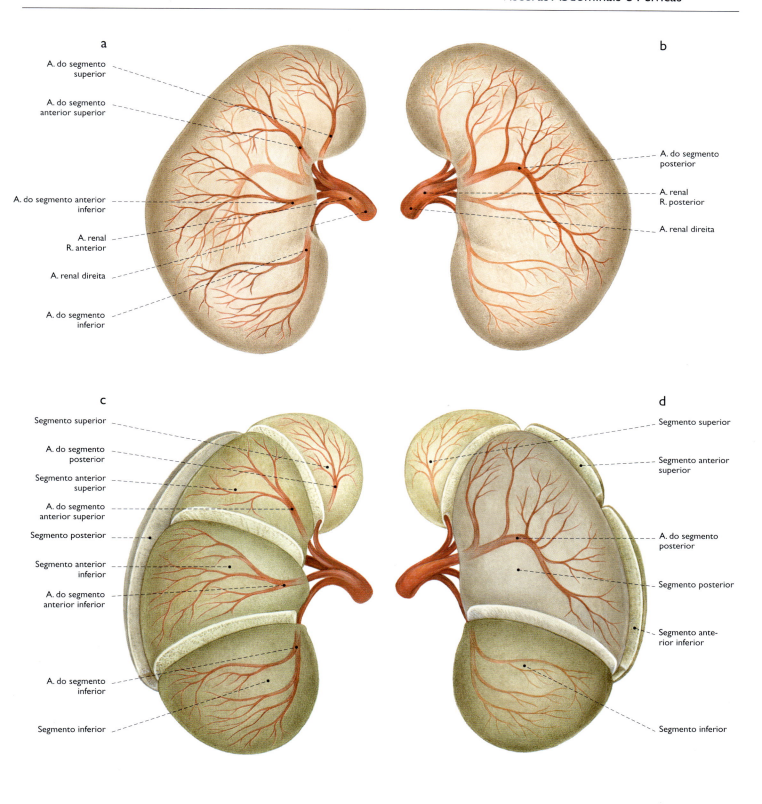

233 Artérias renais e segmentos renais
(90%)

a, b Ramificação da artéria renal direita como vista pela frente (a) ou por trás (b).
c, d Segmentação do rim direito vista pela frente (c) ou por trás (d)

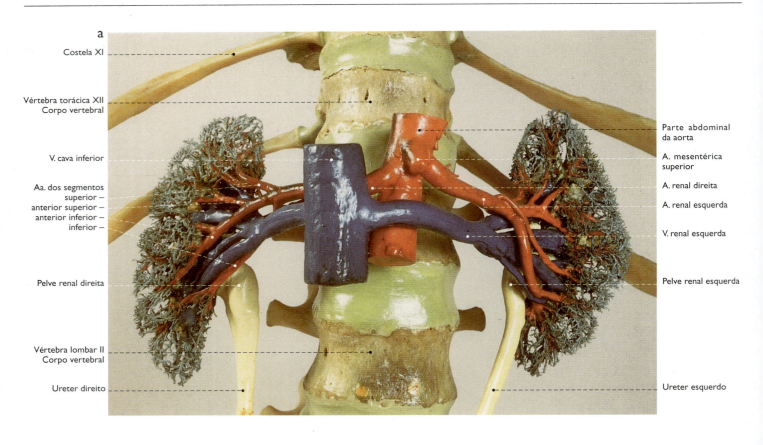
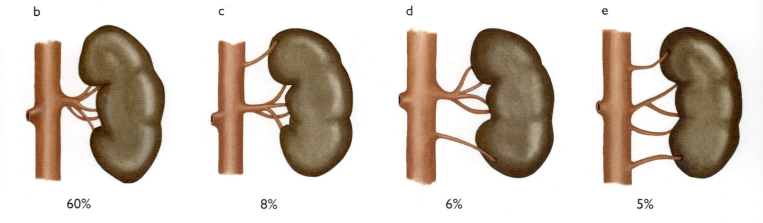

234 Rins e vasos renais

Vista ventral
a Preparado por corrosão dos vasos renais e ureteres de ambos os rins de uma jovem de 15 anos de idade (60%) (Coleção Anatômica, Basiléia)
b-e Variações das artérias renais. As porcentagens debaixo das figuras indicam a freqüência aproximada
b "Padrão normal" com só uma artéria renal originada da aorta no lado esquerdo do corpo
c Adicional "artéria polar superior" originada da aorta
d Adicional "artéria polar inferior" originada da aorta
e Muitas (mais de duas) artérias renais originadas da aorta

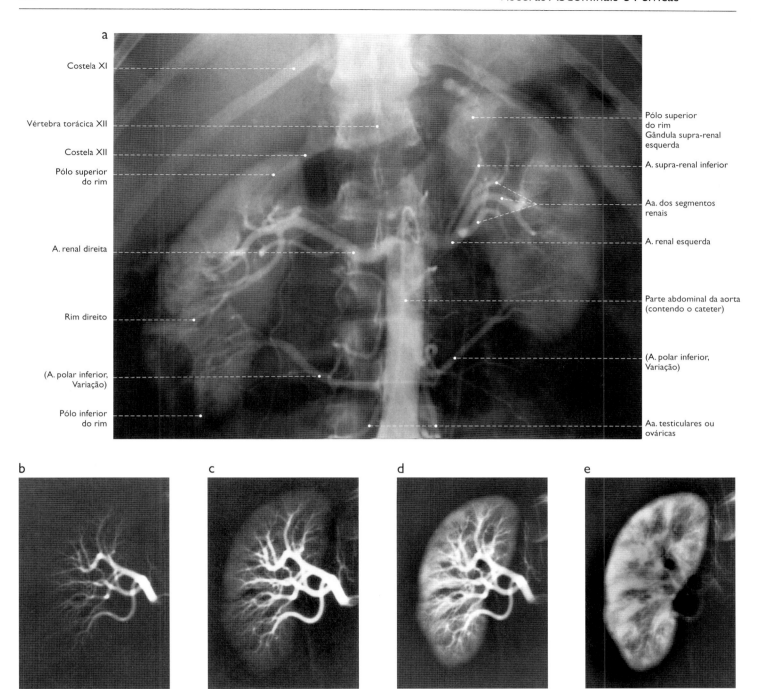

235 Rins e artérias renais

Vista ventral
a Arteriograma renal de ambas as artérias renais, artérias "polares inferiores" em ambos os lados (60%), radiografia póstero-anterior
b-e Arteriograma renal seletivo das artérias do rim direito. Estágio de progressivo enriquecimento do meio de contraste no parênquima renal (30%)

Vísceras Abdominais e Pélvicas

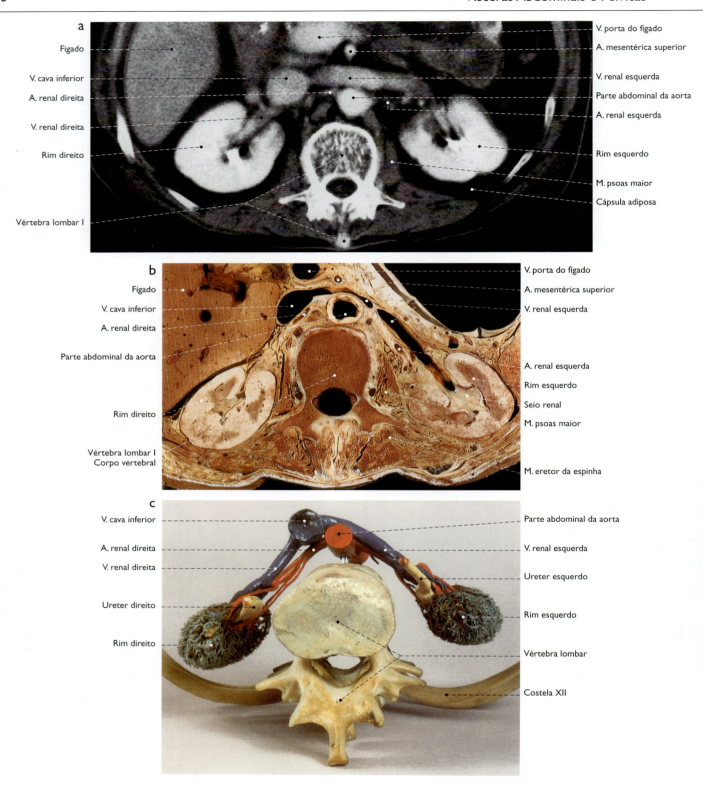

236 Rins e vasos renais (40%)

Vista caudal
a Tomografia computadorizada (TC) horizontal na altura do corpo da primeira vértebra lombar (L I)
b Corte anatômico transversal no mesmo nível como na Fig. a
c Preparado por corrosão dos vasos renais e dos ureteres de ambos os rins de uma jovem de 15 anos de idade (Coleção Anatômica, Basiléia)

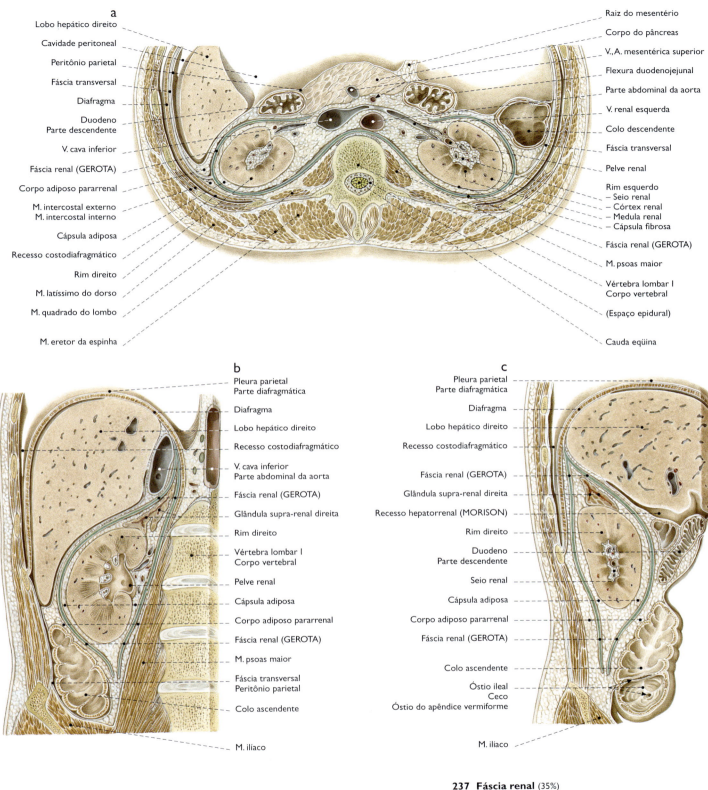

237 Fáscia renal (35%)

Representações esquemáticas. A fáscia renal está mostrada em verde.
a Corte transversal (axial) através do espaço retroperitoneal ao nível da primeira vértebra lombar (L I), vista inferior
b Corte frontal (coronal) através do epigástrio e "mesogástrio" direitos, vista frontal
c Corte sagital através do epigástrio e "mesogástrio" direitos, vista lateral direita

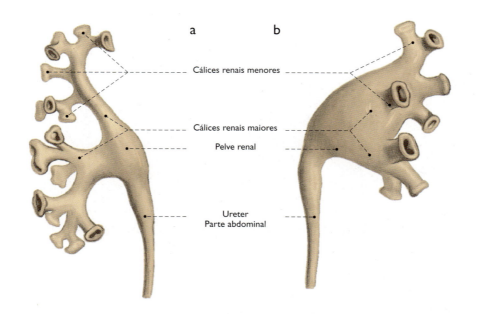

Cálices renais menores
Cálices renais maiores
Pelve renal
Ureter
Parte abdominal

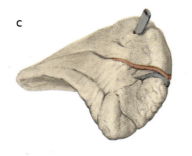
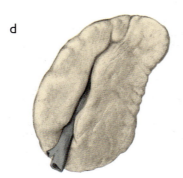
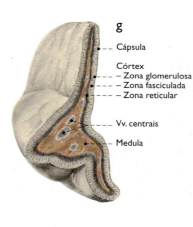

Cápsula
Córtex
— Zona glomerulosa
— Zona fasciculada
— Zona reticular
Vv. centrais
Medula

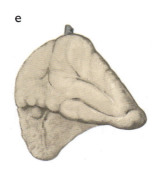
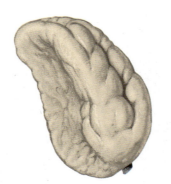

238 Pelve renal e glândula supra-renal

a, b Pelve renal (100%), vista ventral
a   Pelve renal direita, tipo dendrítico
b   Pelve renal esquerda, tipo ampular
c-g Glândula supra-renal
c, e Glândula supra-renal direita (80%)
d, f Glândula supra-renal esquerda (80%)
c, d Face anterior
e, f Face posterior
g   Corte longitudinal através de uma glândula supra-renal (200%)

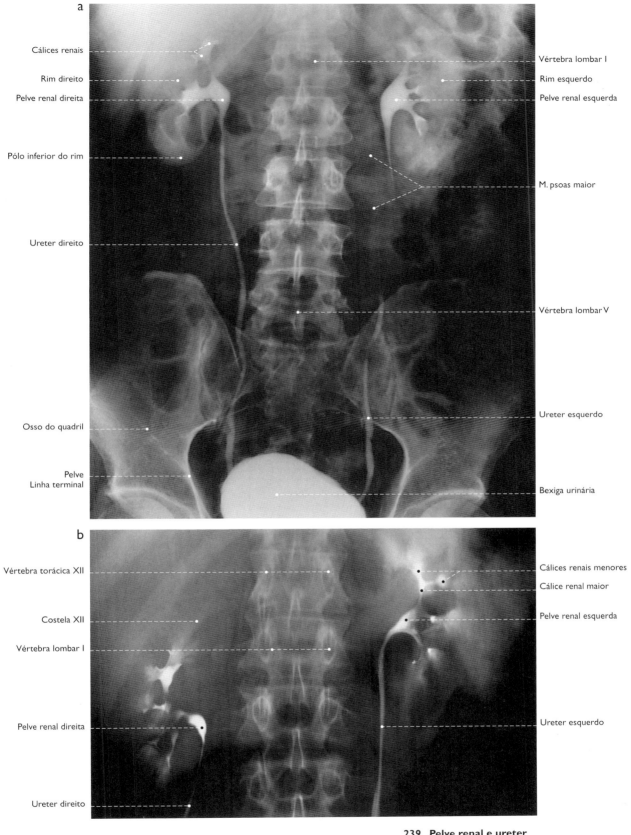

239 Pelve renal e ureter

Urograma intravenoso de excreção
a Radiografia ântero-posterior (30%)
b Tomografia ântero-posterior da pelve renal e cálices renais (40%)

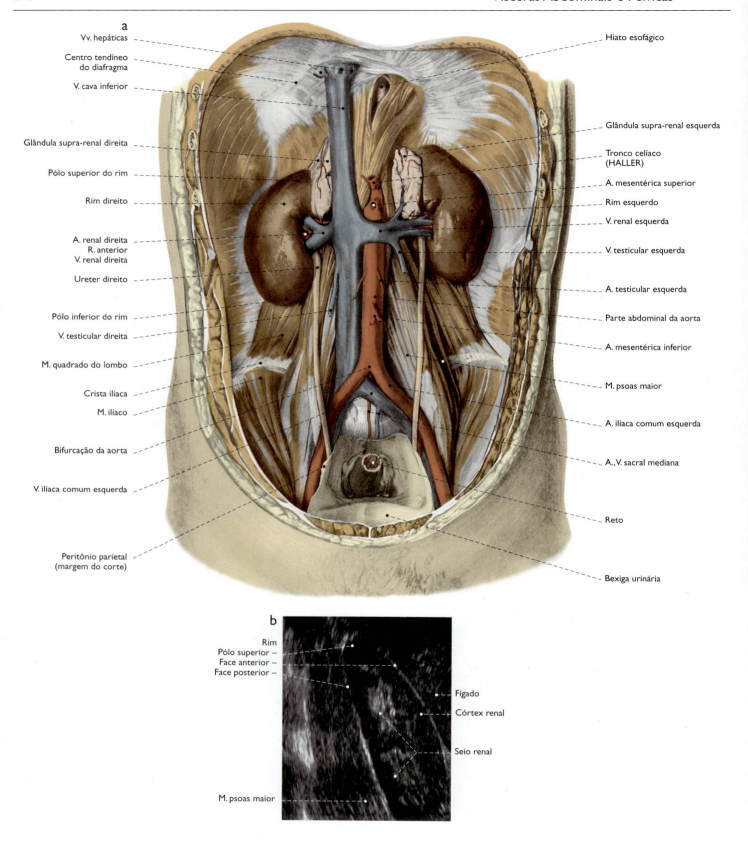

240 Órgãos urinários e grandes vasos do abdome
a Vista ventral (30%)
b Ultra-sonograma do rim (50%), corte longitudinal subcostal

Vísceras Abdominais e Pélvicas

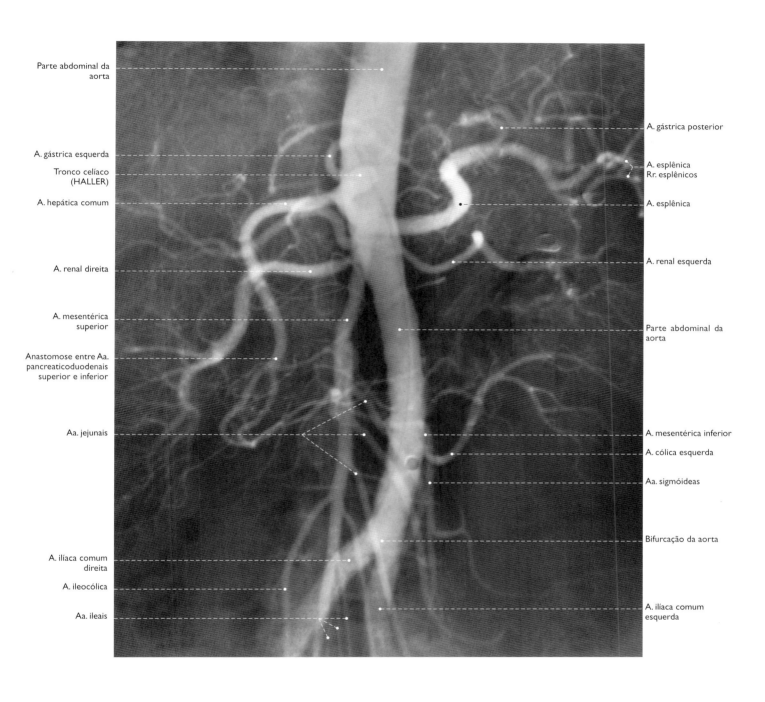

241 Grandes artérias do abdome (80%)
Aortograma da parte abdominal da aorta, radiografia póstero-anterior. A parte abdominal da aorta está ligeiramente deslocada para a esquerda

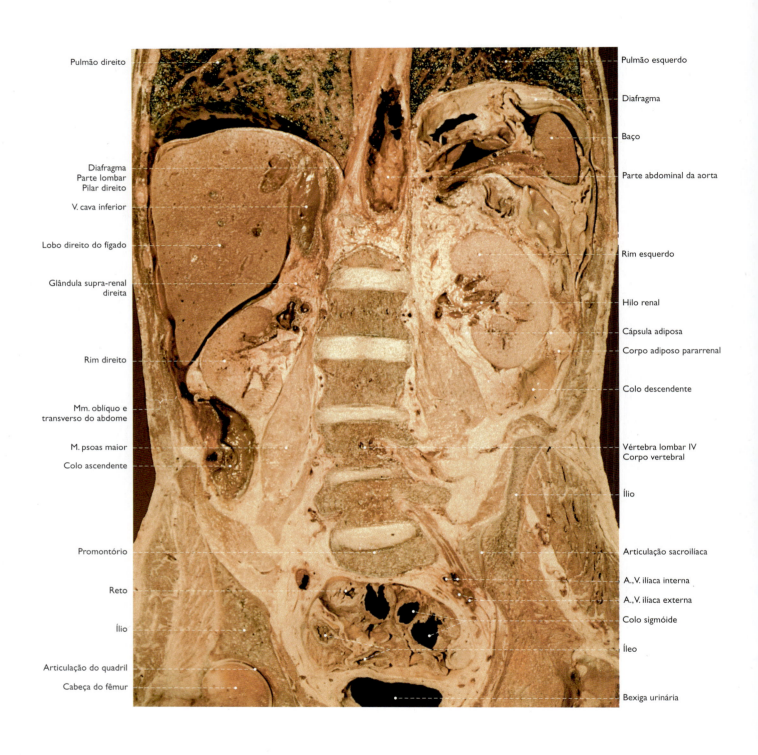

242 Abdome (30%)
Corte anatômico frontal através da cavidade abdominal no plano dos corpos das vértebras lombares, vista ventral

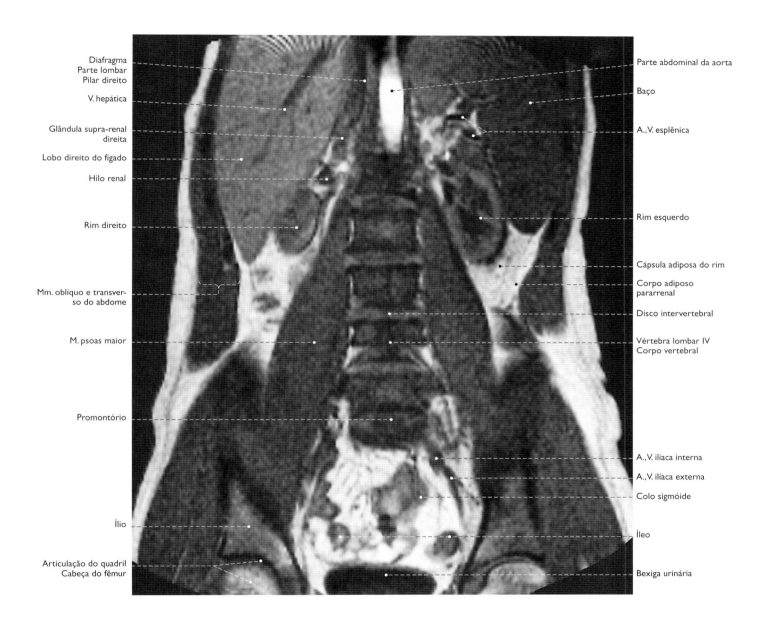

243 Abdome (30%)
Imagem de ressonância magnética frontal (IRM, T$_1$-pesado) através da cavidade abdominal no plano dos corpos das vértebras lombares e cabeça do fêmur, vista ventral

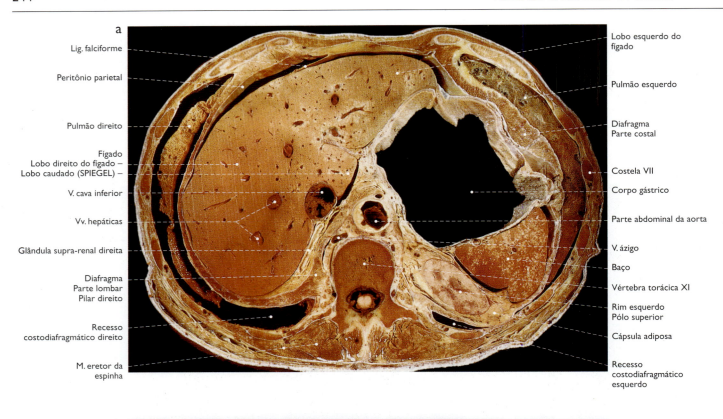

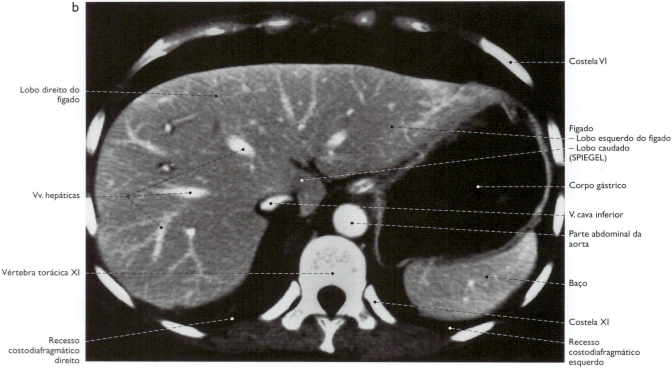

244 Abdome (40%)

Corte horizontal (axial) através da região superior do abdome ao nível do corpo da décima primeira vértebra torácica (T XI), vista caudal
a Corte anatômico
b Tomografia computadorizada (TC) após injeção de meio de contraste

Vísceras Abdominais e Pélvicas

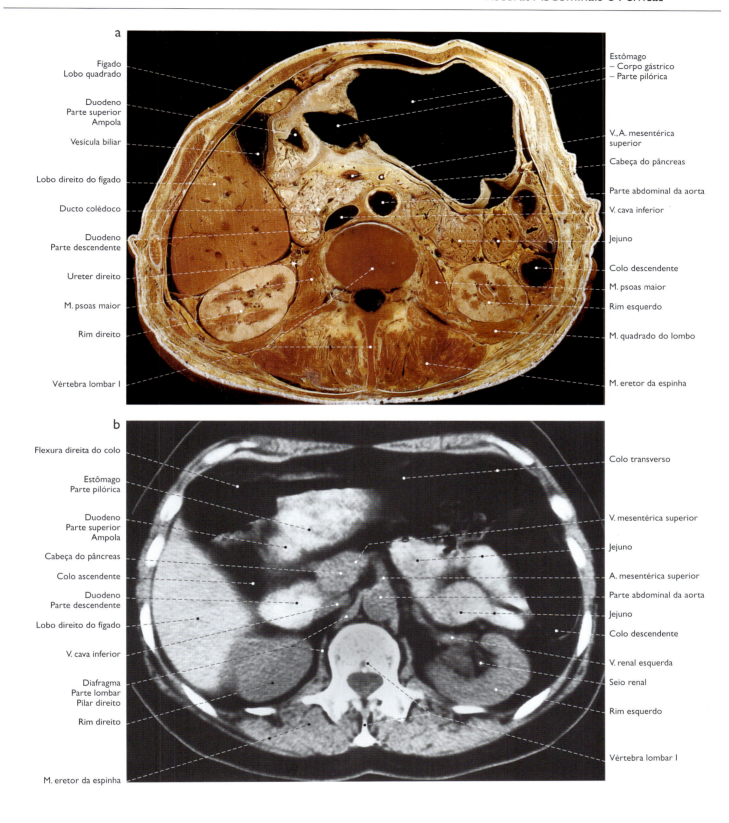

245 Abdome (40%)

Corte horizontal (axial) através da região superior do abdome no nível do corpo da primeira vértebra lombar (L I), vista caudal
a Corte anatômico
b Tomografia computadorizada (TC)

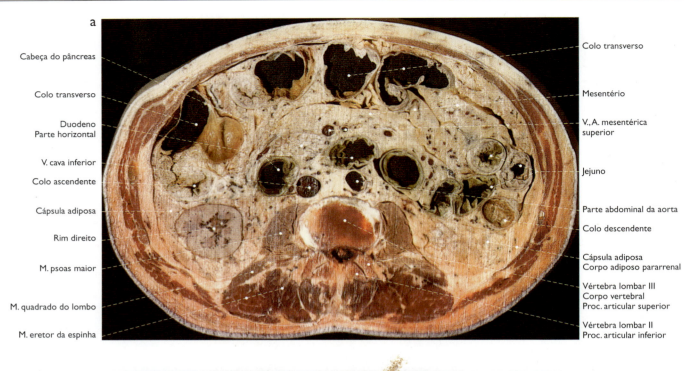

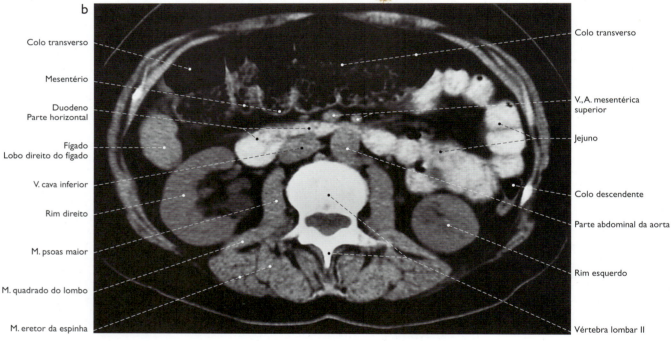

246 Abdome (40%)

Corte horizontal (axial) através do abdome no nível dos corpos da segunda (L II, b) bem como da terceira (L III, a) vértebras lombares. Vistas caudais
a Corte anatômico
b Tomografia computadorizada (TC)

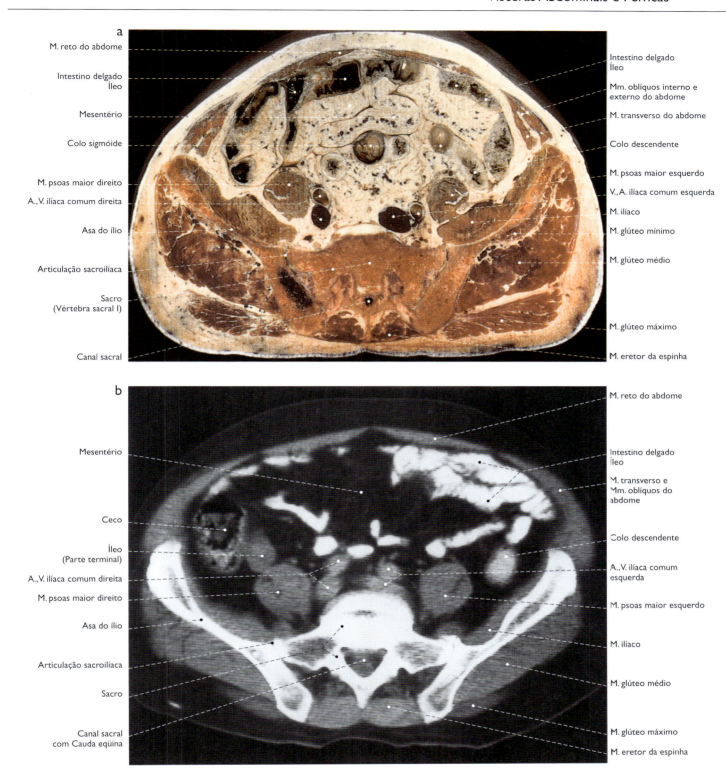

247 Abdome (40%)

Corte horizontal (axial) através do abdome no nível da primeira vértebra sacral (S I) e das articulações sacrolíacas, vista caudal
a Corte anatômico
b Tomografia computadorizada (TC)

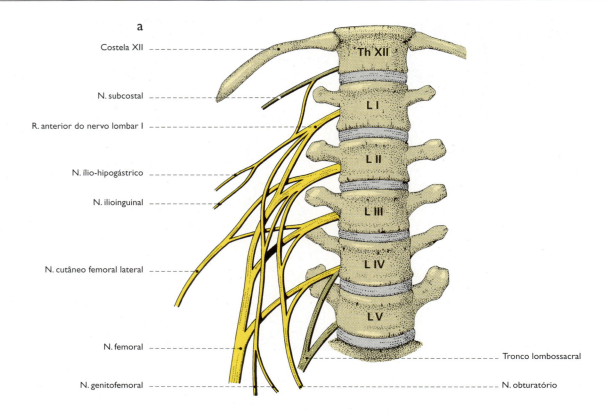
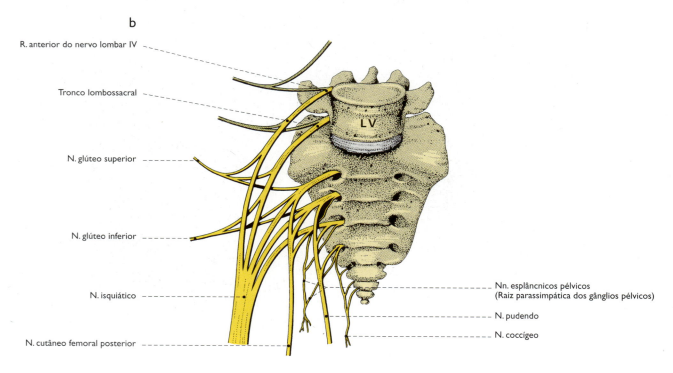

248 Plexos lombar e sacral
Representação esquemática, vista ventral
a Plexo lombar
b Plexo sacral

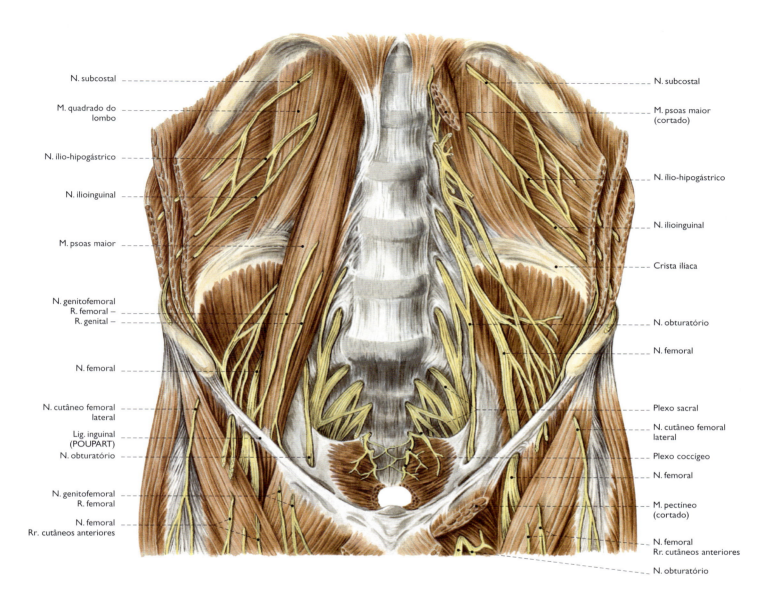

249 Plexo lombossacral (40%)
À esquerda, o M. psoas maior foi removido; o M. pectíneo, cortado perto de sua origem. Vista ventral

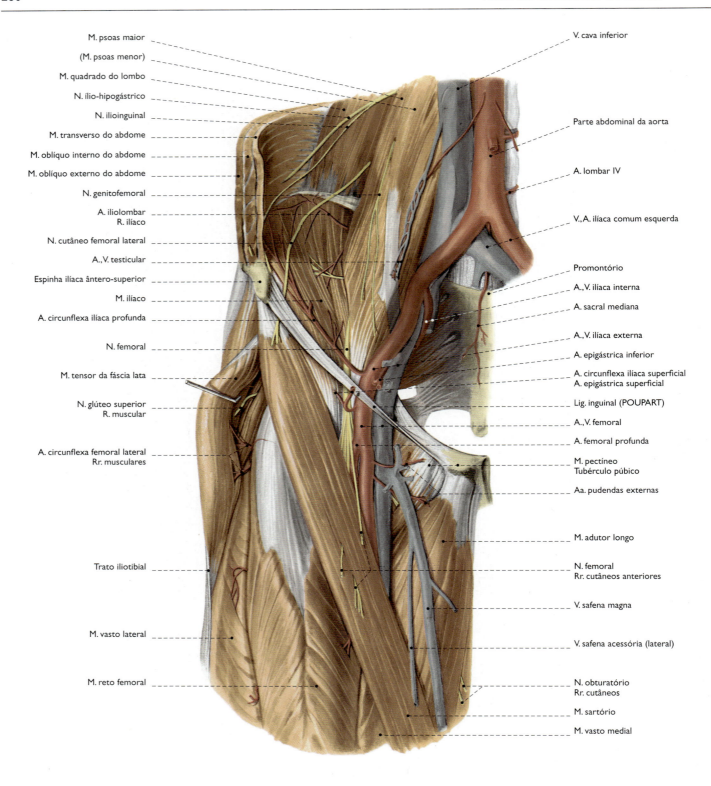

250 Vasos sangüíneos e nervos da parede posterior do abdome e da coxa de um homem (50%)

Vista ventral

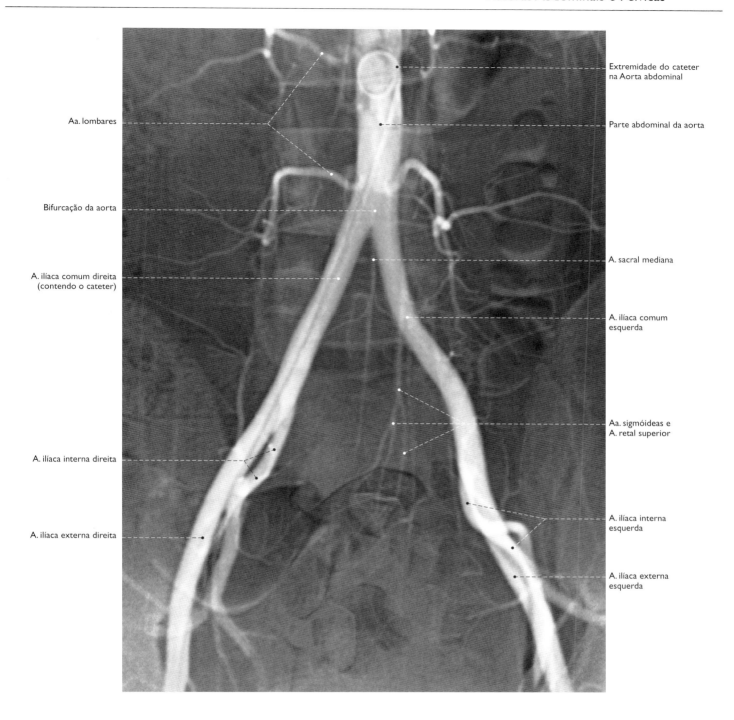

251 Grandes artérias do abdome (80%)
Arteriograma da parte inferior da parte abdominal da aorta, da bifurcação da aorta e das artérias ilíacas. Radiografia póstero-anterior

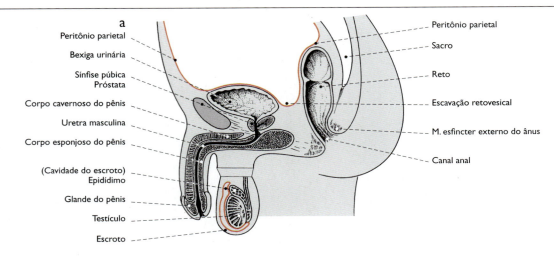
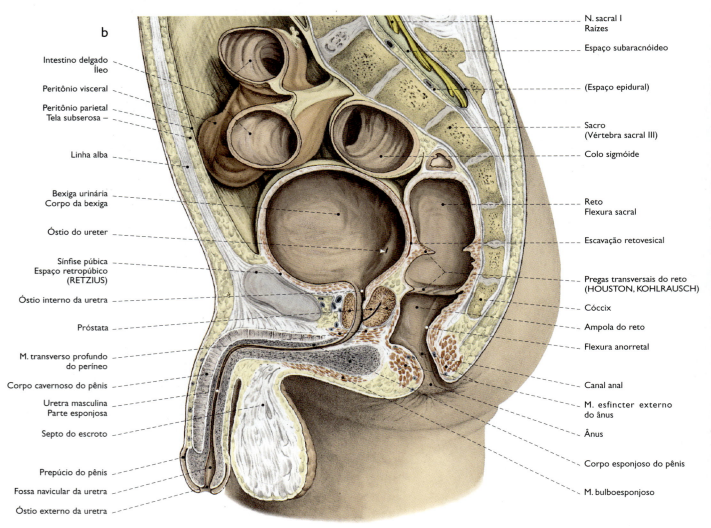

252 Pelve masculina com órgãos urinários e genitais

a Pelve masculina, corte mediano esquemático, vista medial
b Órgãos pélvicos de um jovem de 18 anos de idade, corte mediano (55%), vista medial da metade direita (Coleção Anatômica, Basiléia)

Vísceras Abdominais e Pélvicas

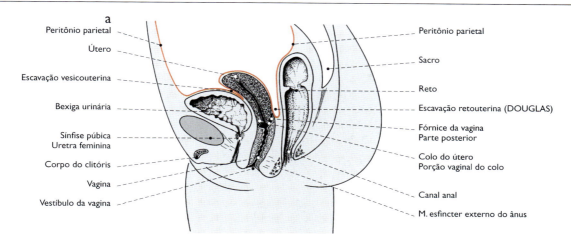

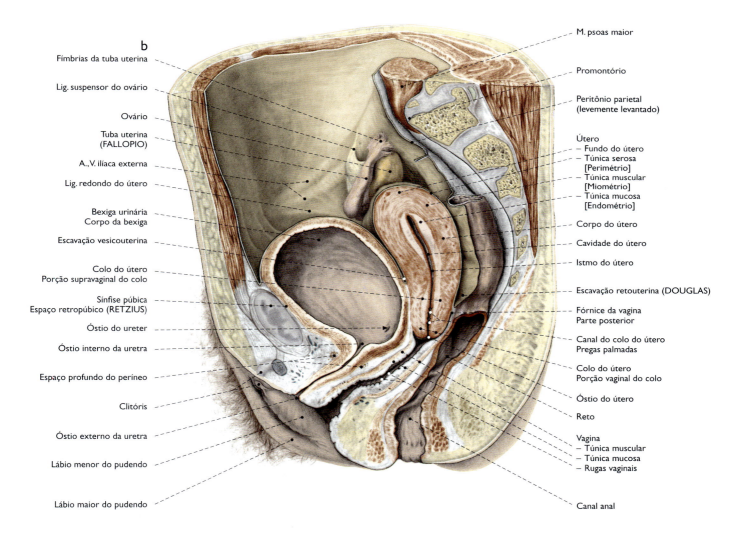

253 Pelve feminina com órgãos urinários e genitais
 a Pelve feminina, corte mediano esquematizado, vista medial
 b Órgãos pélvicos de uma mulher de 23 anos de idade, corte mediano (55%), vista medial da metade direita (Coleção Anatômica, Basiléia)

Vísceras Abdominais e Pélvicas

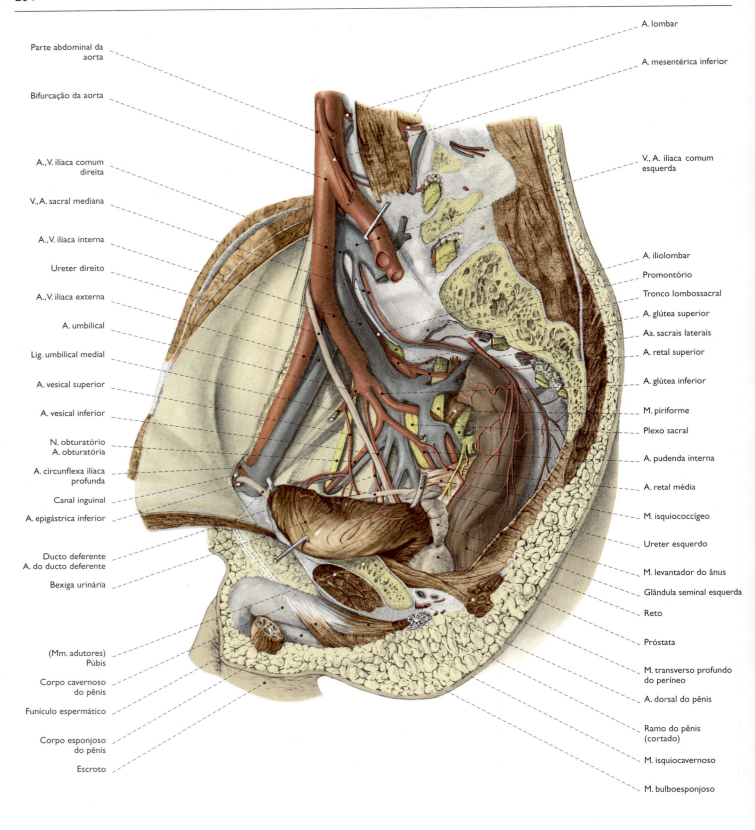

254 Vasos sangüíneos e nervos da pelve masculina (70%)
Corte sagital à esquerda do plano mediano, vista medial da metade direita

Vísceras Abdominais e Pélvicas

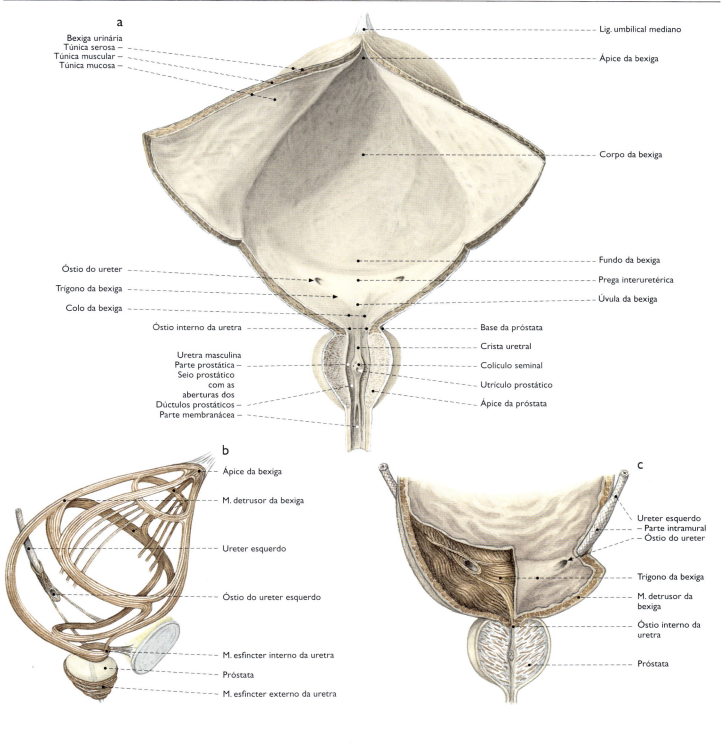

255 Bexiga urinária
a Bexiga e uretra de um homem. A bexiga e a próstata estão partidas na linha mediana e abertas (80%). Vista ventral
b Arranjo da musculatura na parede da bexiga (segundo FERNER, 1975) (60%), representação esquemática, vista lateral direita
c Óstios dos ureteres e trígono da bexiga (segundo FERNER, 1975 e LEONHARDT, 1987). À esquerda, corte escalonado através da parede da bexiga para demonstrar o segmento intramural do ureter; à direita, remoção da mucosa do assoalho da bexiga para mostrar o arranjo muscular no trígono da bexiga (80%); vista ventral

Vísceras Abdominais e Pélvicas

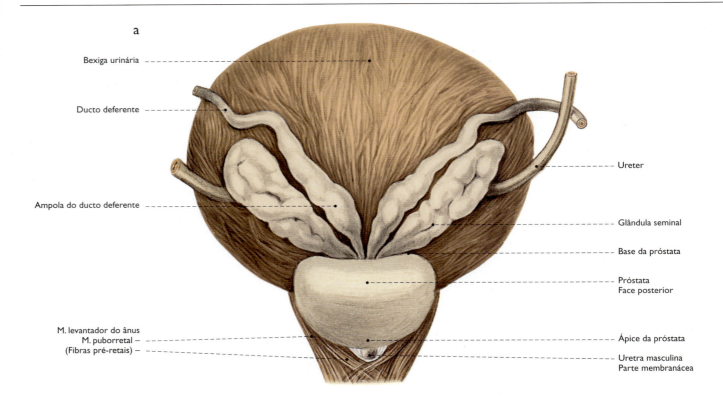

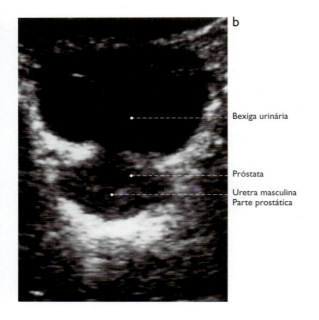

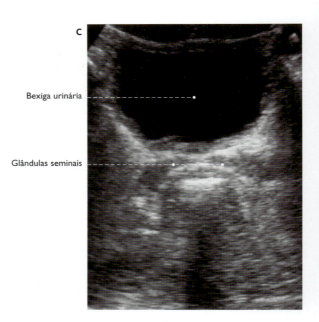

256 Bexiga urinária, ducto deferente, glândula seminal e próstata
- a Vista dorsal (100%)
- b, c Ultra-sonografia (80%), corte transversal (axial) acima da sínfise através
- b da bexiga urinária cheia e próstata
- c da bexiga urinária cheia e glândulas seminais

Vísceras Abdominais e Pélvicas

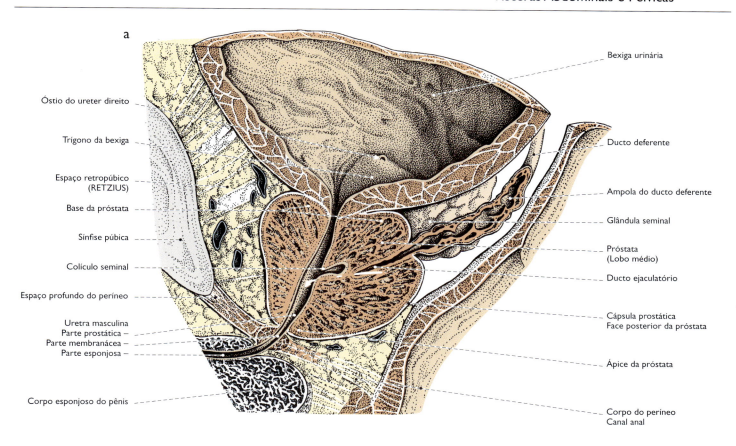

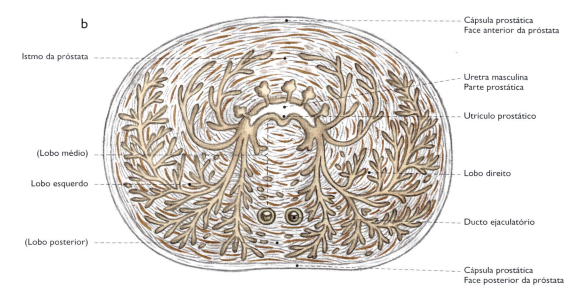

257 Bexiga urinária, ducto deferente, glândulas seminais e próstata
a Corte mediano, vista medial da metade direita (120%)
b Corte transversal (axial) através da próstata (250%), representação esquemática, vista superior

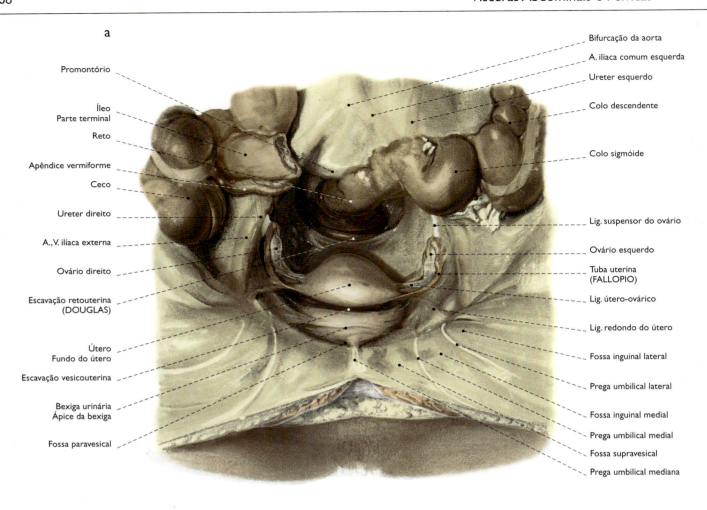

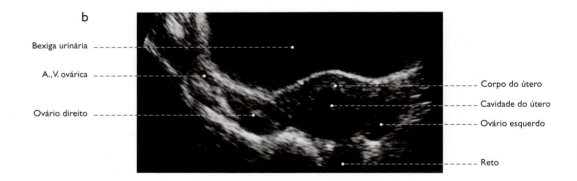

258 Órgãos pélvicos e parede anterior do abdome

a Órgãos pélvicos de uma mulher, *in situ*. A parede anterior do abdome foi aberta através de um corte mediano e o intestino delgado quase completamente removido (45%), vista cranioventral
b Ultra-sonografia do útero e ovários (60%), corte transversal (axial) acima da sínfise

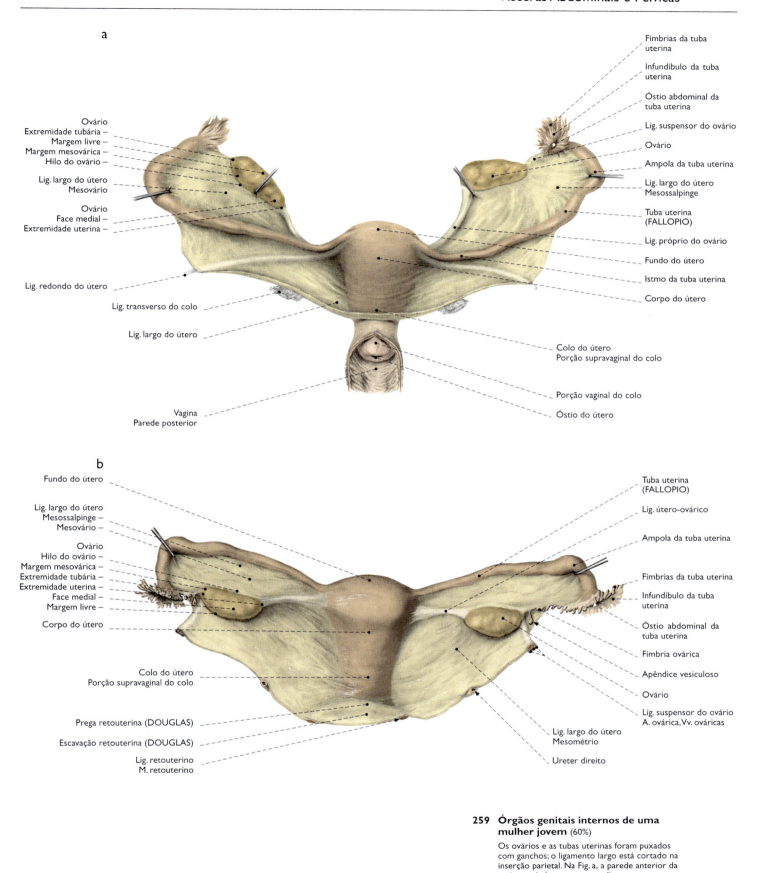

259 Órgãos genitais internos de uma mulher jovem (60%)

Os ovários e as tubas uterinas foram puxados com ganchos; o ligamento largo está cortado na inserção parietal. Na Fig. a, a parede anterior da vagina está aberta ventromedianamente.
a Vista ventral
b Vista dorsal

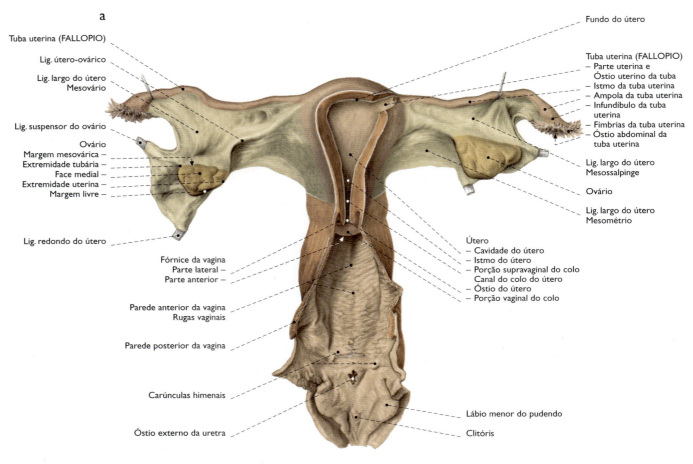

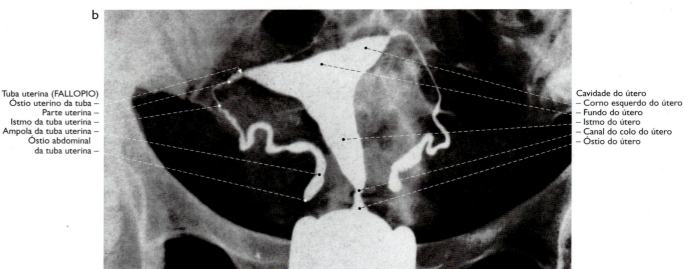

260 Órgãos genitais femininos internos

a Corte de uma janela triangular na parede posterior do útero. A parede posterior da vagina foi cortada no plano mediano e aberta (60%), vista dorsal
b Radiografia do útero e das tubas uterinas após preenchimento com meio de contraste (histerossalpingografia). Ligeiro deslocamento dos órgãos internos femininos para a direita (70%), vista ventral

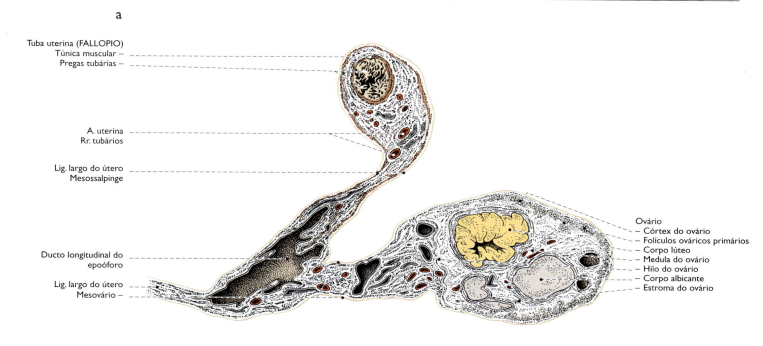

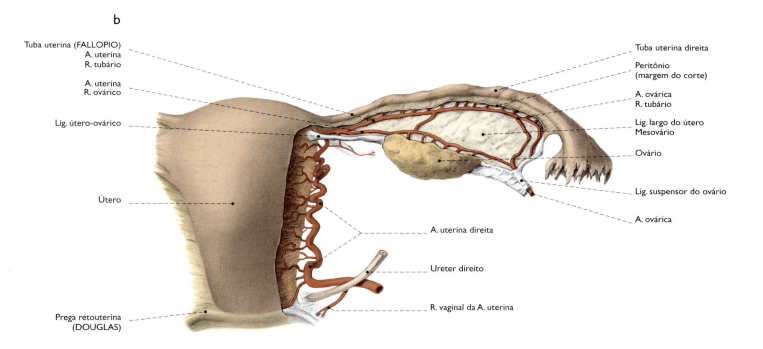

261 Órgãos genitais femininos internos
a Corte sagital através do ovário e da tuba uterina (230%)
b Artérias do útero, da tuba uterina e do ovário (70%), vista dorsal

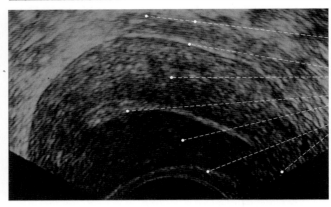

a
- Alças intestinais
- Útero
  - Face posterior
  - Corpo do útero
    Túnica muscular [Miométrio]
  - Cavidade do útero e Túnica mucosa [Endométrio]
  - Corpo do útero
    Túnica muscular [Miométrio]
  - Face anterior
  - Colo do útero

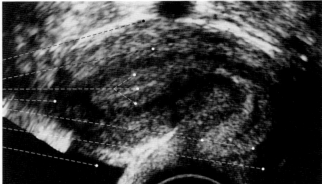

b
- Útero
  Face posterior
  Corpo do útero
  Túnica muscular [Miométrio]
  Cavidade do útero e Túnica mucosa [Endométrio]
  Fundo do útero
  Colo do útero
- Escavação retouterina (DOUGLAS)
- Bexiga urinária

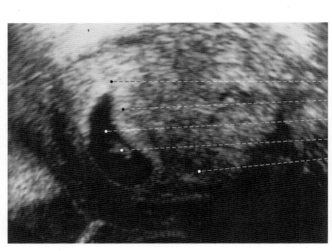

c
- Fundo do útero
- Cório frondoso
- Cavidade amniótica
- Embrião
- Corpo do útero
  Túnica muscular [Miométrio]

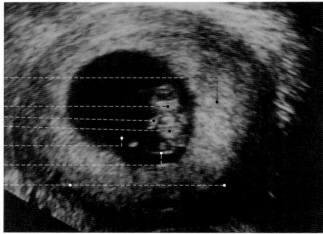

d
- Cório frondoso
- Embrião
  Cabeça
  Membro superior
  Tronco
- Cavidade amniótica
- Funículo umbilical
- Corpo do útero
  Túnica muscular [Miométrio]

262 **Órgãos genitais femininos internos**
Ultra-sonografia do útero
a Corte longitudinal através do corpo do útero durante a fase proliferativa inicial (100%)
b Corte longitudinal do corpo e do colo do útero durante a fase secretória (70%)
c, d Cortes através do útero durante a gravidez inicial (100%)
c na sétima semana de gravidez (quinta semana após a fecundação)
d na nona semana de gravidez (sétima semana após a fecundação)

Vísceras Abdominais e Pélvicas

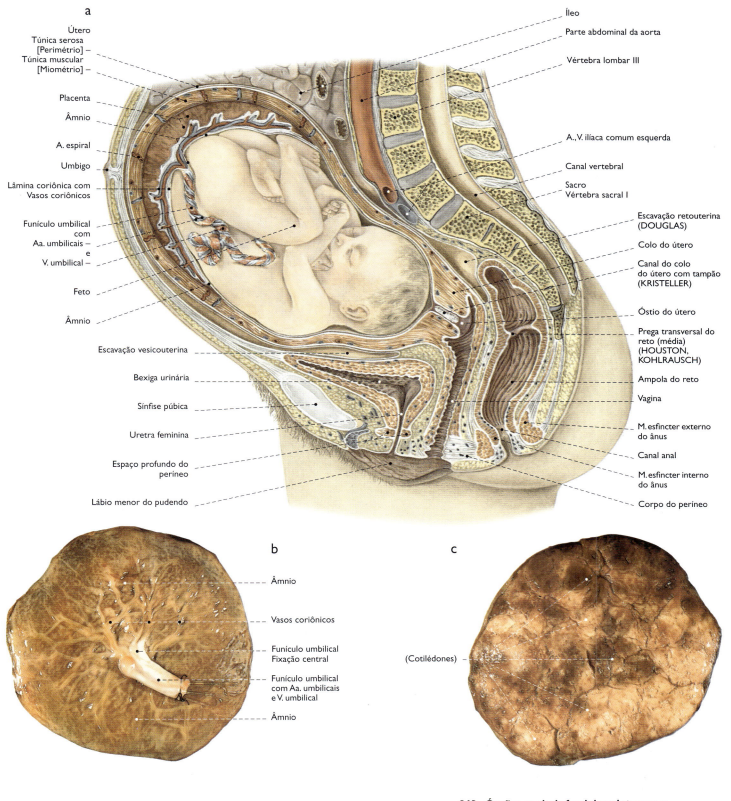

263 Órgãos genitais femininos internos e placenta (40%)

a Pelve feminina com útero em avançada gravidez, vista medial de um corte sagital mediano (o feto e o cordão umbilical são mostrados intactos)
b, c Placenta recentemente expulsa
b Lado fetal com cordão umbilical
c Lado maternal (uterino)

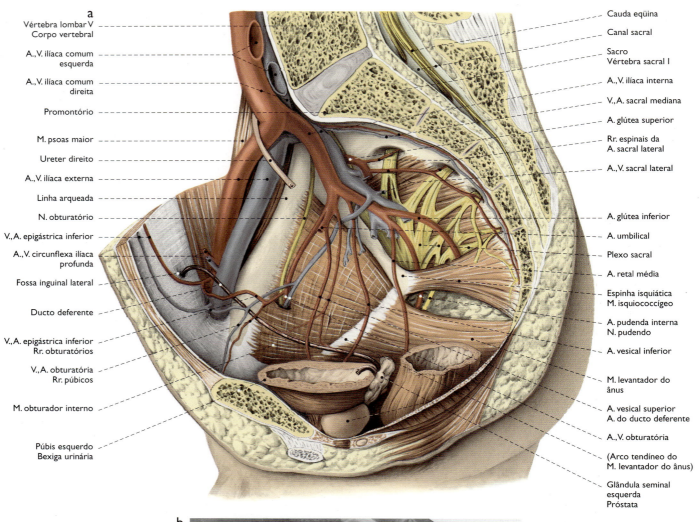
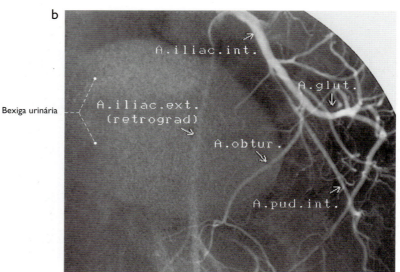

264 Órgãos, artérias e nervos da pelve masculina (70%)

a Corte sagital um pouco à esquerda do plano mediano através da pelve masculina, vista medial da metade direita
b Arteriograma da artéria ilíaca interna direita e seus ramos em um homem, vista medial

Vísceras Abdominais e Pélvicas

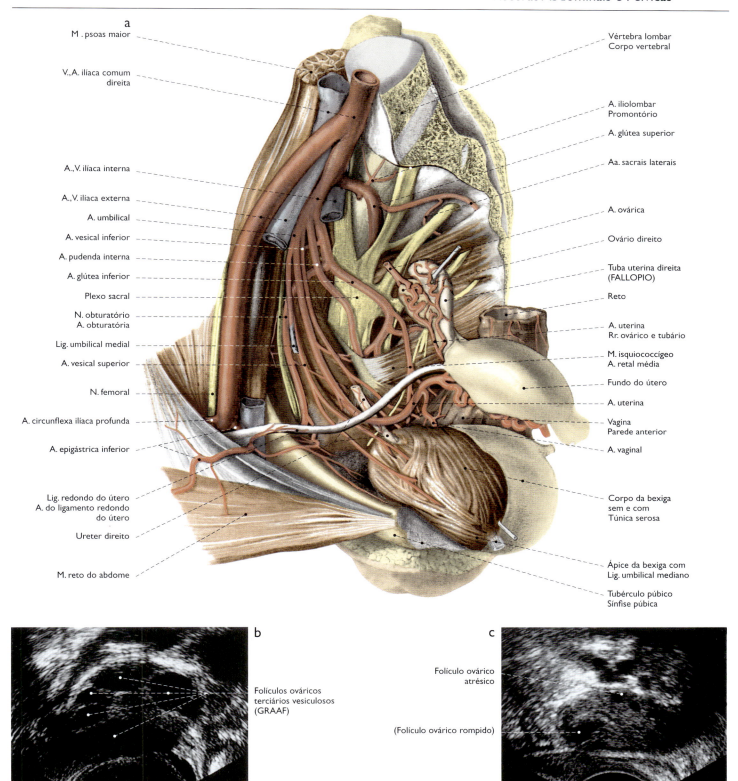

265 Órgãos, artérias e nervos da pelve feminina

a Corte medial. Os órgãos pélvicos ímpares não foram cortados (70%). Vista oblíqua da esquerda, de cima e pela frente
b, c Ultra-sonografia dos ovários de uma mulher em maturidade sexual (100%)

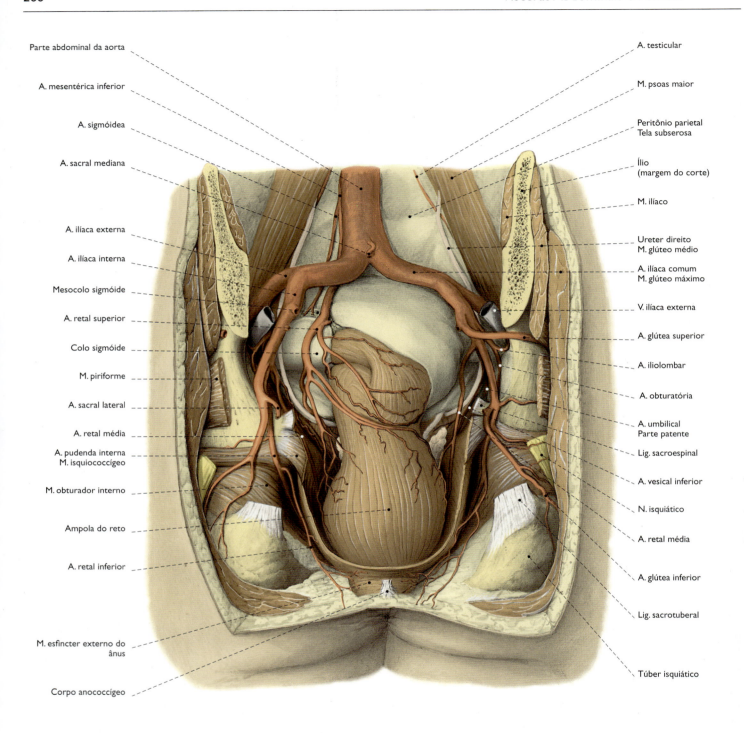

266 Suprimento arterial do reto de um homem (60%)

O sacro foi removido, o M. isquiococcígeo, os músculos glúteos e os ligamentos sacroespinal e sacrotuberal foram cortados e parcialmente retirados. Vista dorsal

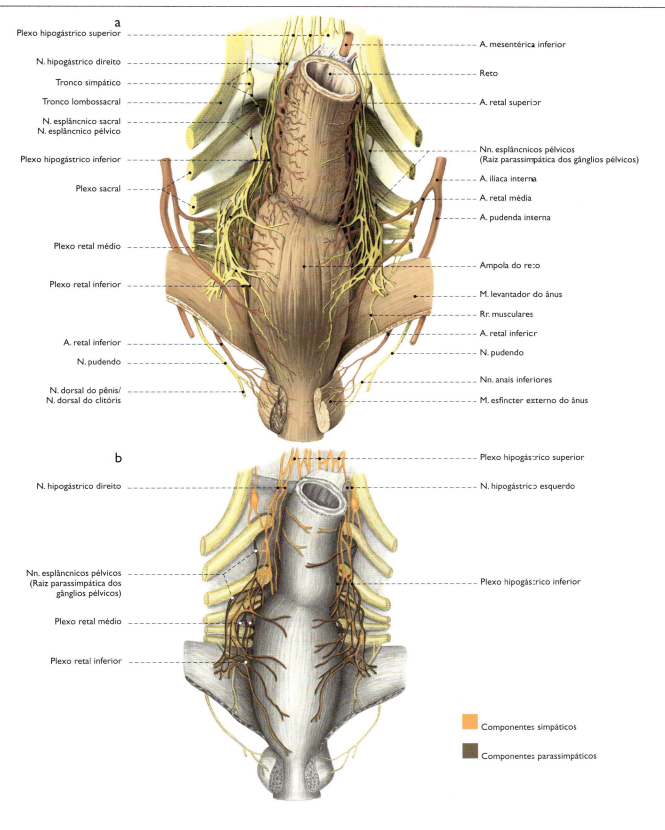

267 Reto (45%)
Vista ventral
a Artérias e nervos do reto
b Desenho explanatório para a Fig. a. Os feixes simpáticos estão representados em **laranja**; os parassimpáticos, em **marrom**.

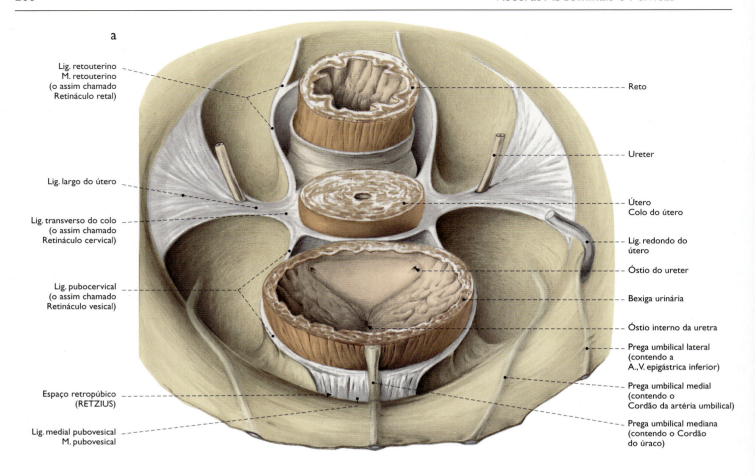

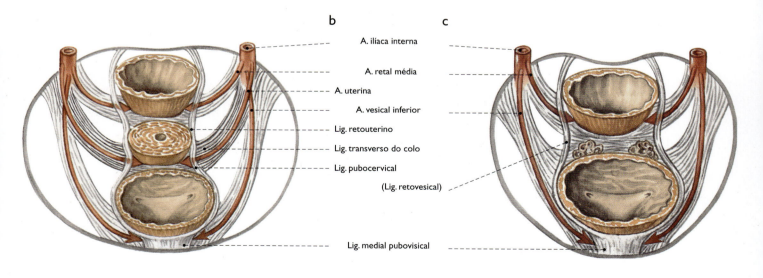

268 Órgãos e tecido conectivo da pelve menor

Representação esquemática, vista cranioventral
a Tecido conectivo na pelve menor de uma mulher (70%)
b, c Cortes sagital e frontal das faixas de tecido conectivo (segundo LIERSE, 1984) (40%)
b na pelve menor feminina
c na pelve menor masculina
As setas indicam os trajetos das principais vias dos vasos e nervos

Vísceras Abdominais e Pélvicas

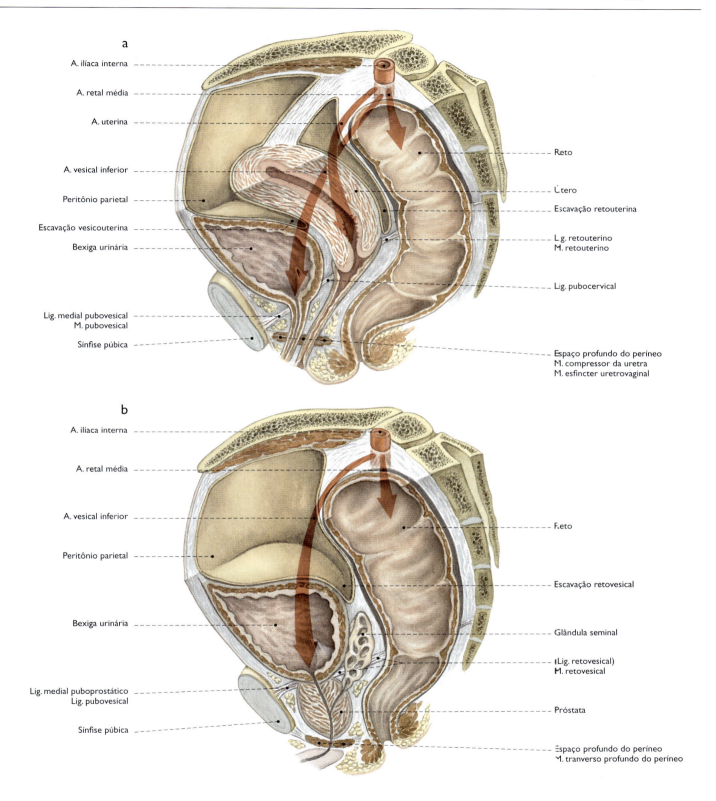

269 Órgãos e tecido conectivo da pelve menor (50%)

Representação esquemática (segundo LIERSE, 1984), cortes sagitais medianos, vista medial das metades direitas
a Pelve menor feminina
b Pelve menor masculina
As setas indicam os trajetos das principais vias dos vasos e nervos

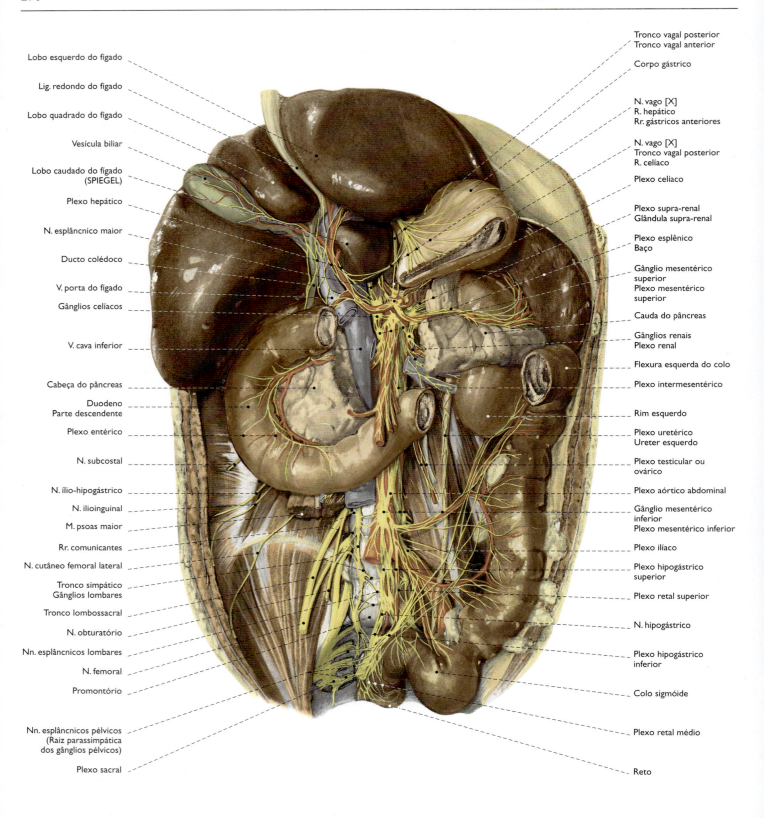

270 Divisão autônoma do sistema nervoso no espaço retroperitoneal (40%)
Vista ventral

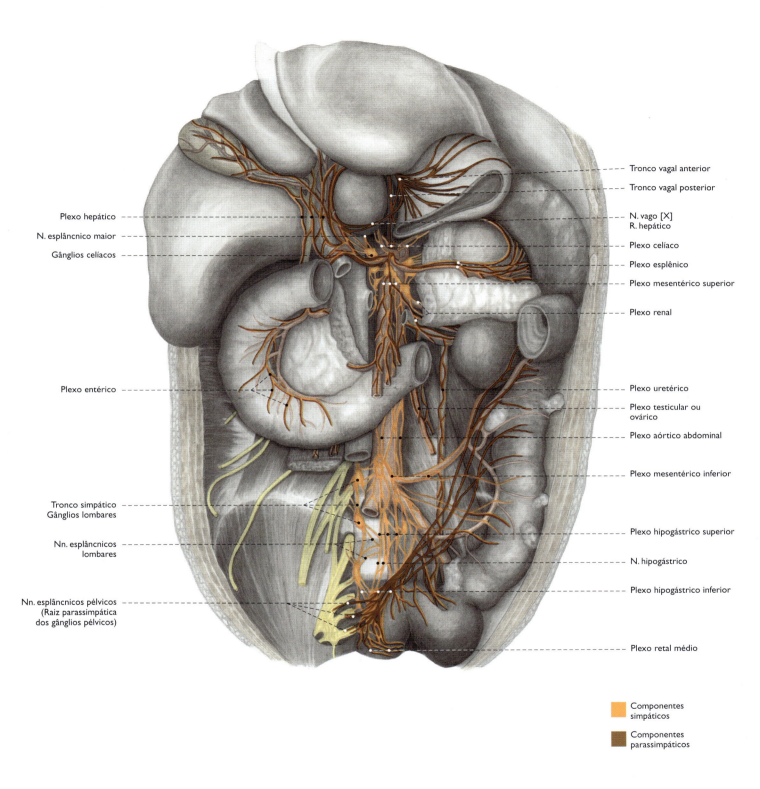

271 Divisão autônoma do sistema nervoso no espaço retroperitoneal (40%)

Desenho explanatório para a Fig. 270. As fibras simpáticas estão representadas em **laranja**, as parassimpáticas, em **marrom**.
Vista ventral

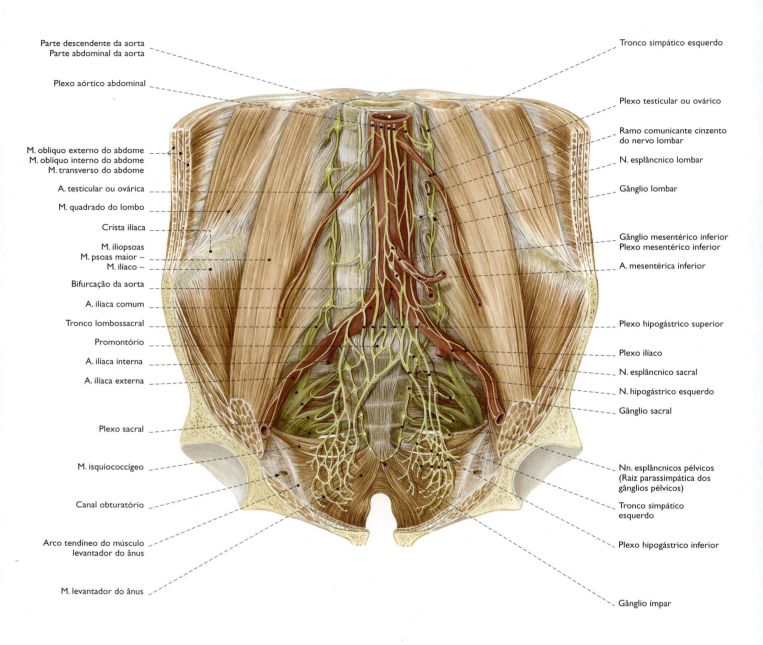

272 Divisão autônoma do sistema nervoso nas pelves maior e menor (60%)
Vista ventral

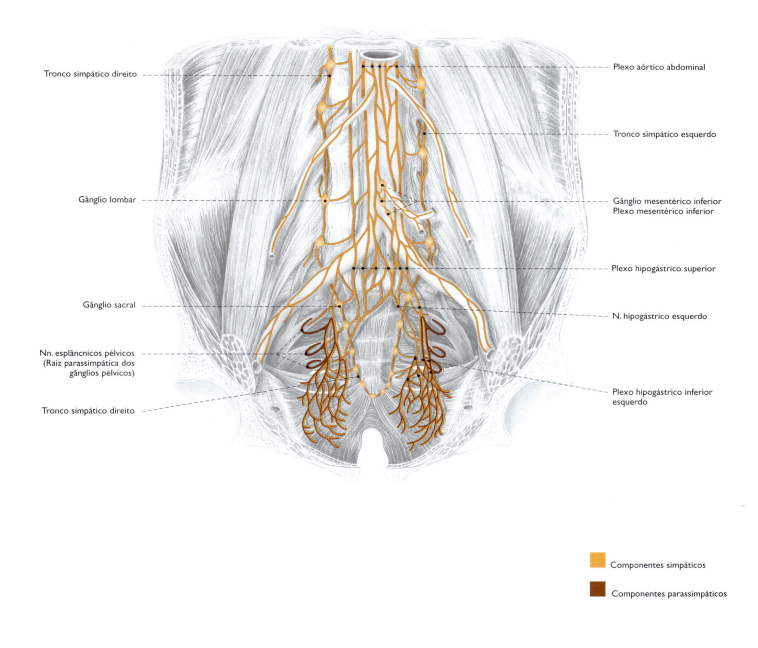

273 Divisão autônoma do sistema nervoso nas pelves maior e menor (60%)

Desenho explicativo para a Fig. 272. As fibras simpáticas são mostradas em **laranja**, as parassimpáticas, em **marrom**. Vista ventral

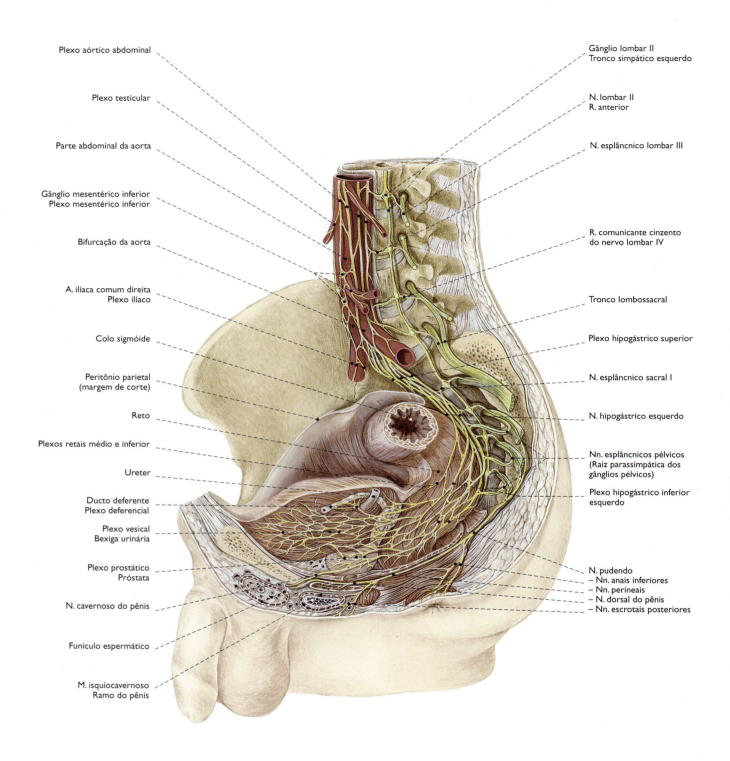

274 Divisão autônoma do sistema nervoso na pelve masculina (70%)
Corte sagital à esquerda do plano mediano, vista medial da metade direita

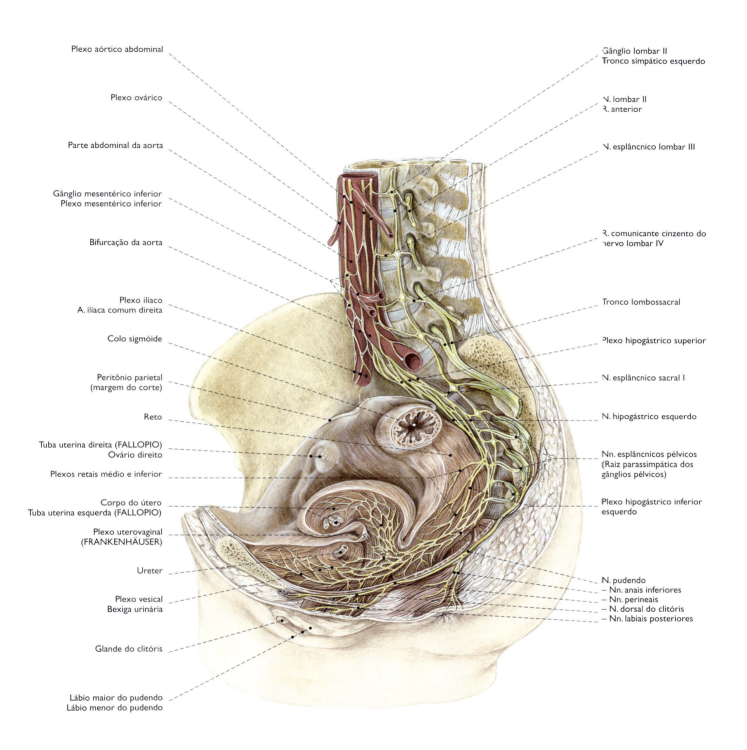

275 Divisão autônoma do sistema nervoso na pelve feminina (70%)
Corte sagital à esquerda do plano mediano, vista medial da metade direita

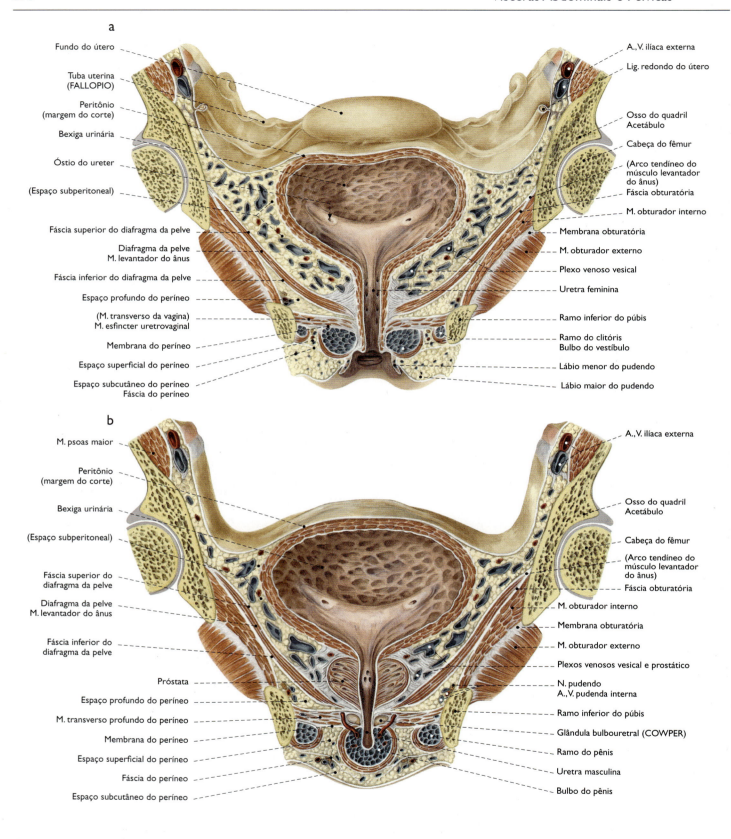

276 Pelves feminina e masculina (60%)
Vista ventral
Corte frontal através da pelve menor no plano da uretra e bexiga urinária
a de uma mulher
b de um homem

277   Vísceras Abdominais e Pélvicas

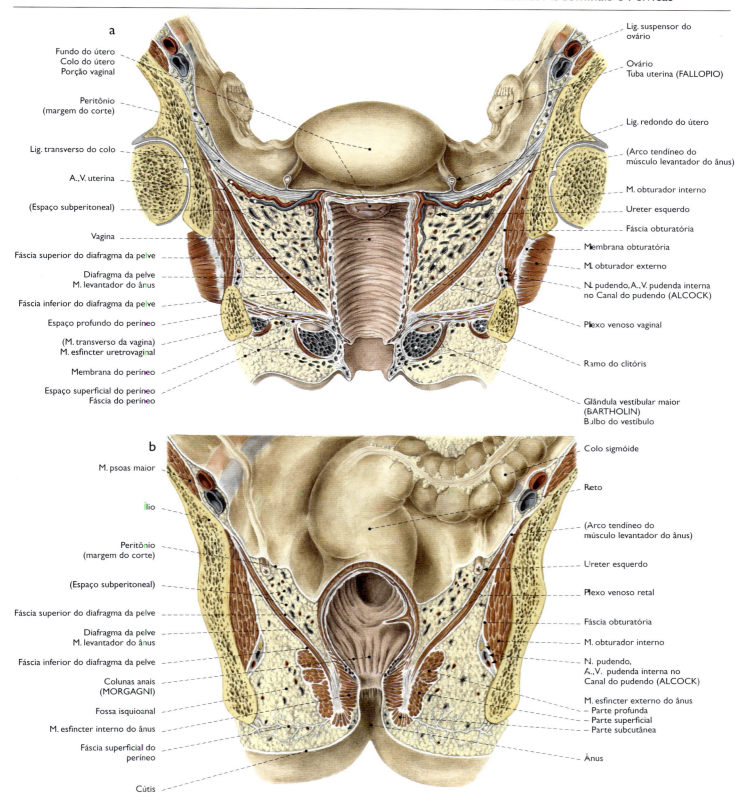

277 Pelves menor feminina e masculina
Vista ventral
Cortes frontais através da pelve menor
a no plano da vagina de uma mulher (60%)
b no plano do canal anal de um homem ou de uma mulher (50%)

Vísceras Abdominais e Pélvicas

a

V.,A. ilíaca comum
Asa do ílio
M. psoas maior
M. ilíaco
A.,V. ilíaca externa
M. glúteo mínimo
M. glúteo médio
Acetábulo
Cabeça do fêmur
A.,V. obturatória
M. obturador interno
M. obturador externo
M. pectíneo
M. quadríceps femoral
(Mm. femorais mediais)

Colo sigmóide
Mesentério
Íleo
Cavidade peritoneal
Cavidade do útero
Corpo do útero
Bexiga urinária
Espaço retropúbico
Púbis
Sínfise púbica
Lábio menor do pudendo
Lábio maior do pudendo

b

V.,A. ilíaca comum
M. glúteo mínimo
M. glúteo médio
A.,V. ilíaca externa
Cavidade do útero
Corpo do útero
M. obturador interno
M. obturador externo
Púbis
M. quadríceps femoral
Mm. femorais mediais

Colo sigmóide
Íleo
Ovário
Tuba uterina
(FALLOPIO)
Bexiga urinária
Espaço retropúbico
(RETZIUS)
Clitóris
Lábio maior do
pudendo

278 Pelve menor de uma mulher (40%)

Corte frontal (coronal) através da parte ventral da
pelve menor de uma mulher um pouco atrás da
sínfise, vista ventral
a Corte anatômico
b Imagem de ressonância magnética (IRM, T_2-pesado)

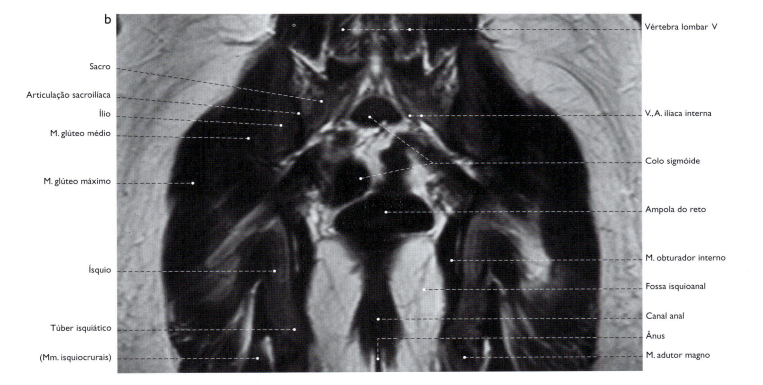

279 Pelve menor feminina (40%)

Corte frontal através da parte dorsal da pelve menor de uma mulher no plano do canal anal, vista ventral
a Corte anatômico
b Imagem de ressonância magnética (IRM, T$_2$-pesado)

Vísceras Abdominais e Pélvicas

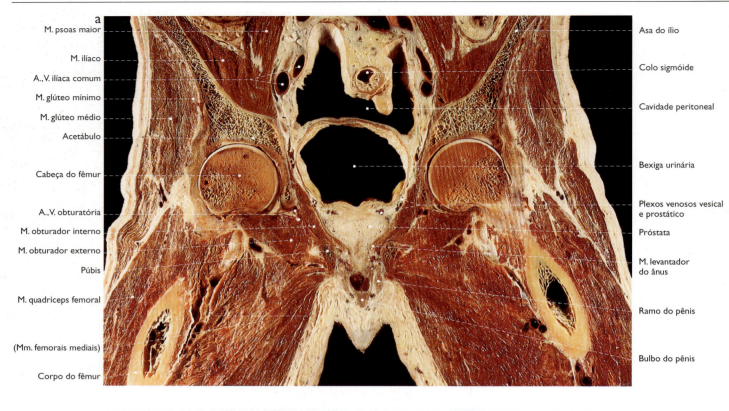

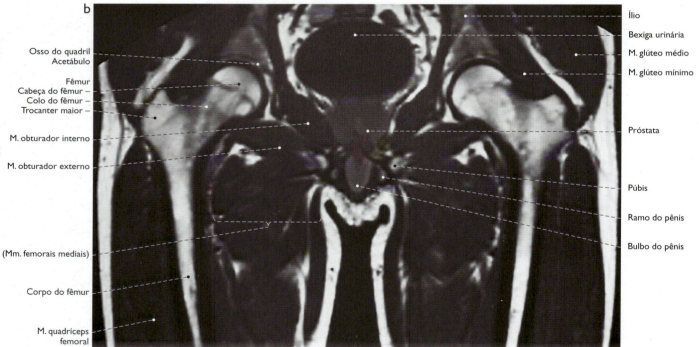

280 Pelve menor masculina (40%)

Corte frontal através da parte ventral da pelve menor de um homem, logo atrás da sínfise, vista ventral
a Corte anatômico
b Imagem de ressonância magnética (IRM, T_1-pesado)

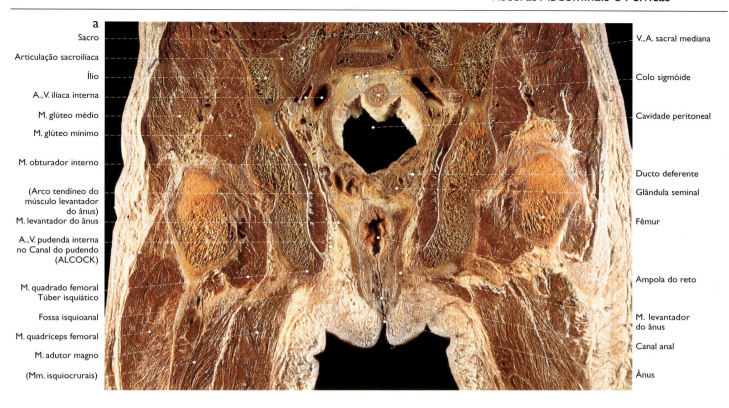

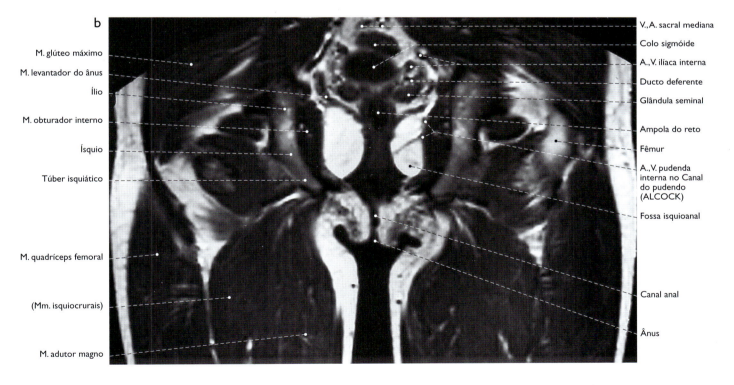

281 Pelve menor masculina (40%)

Corte frontal através da parte dorsal da pelve menor de um homem, no plano do canal anal, vista ventral
a Corte anatômico
b Imagem de ressonância magnética (IRM, T_1-pesado)

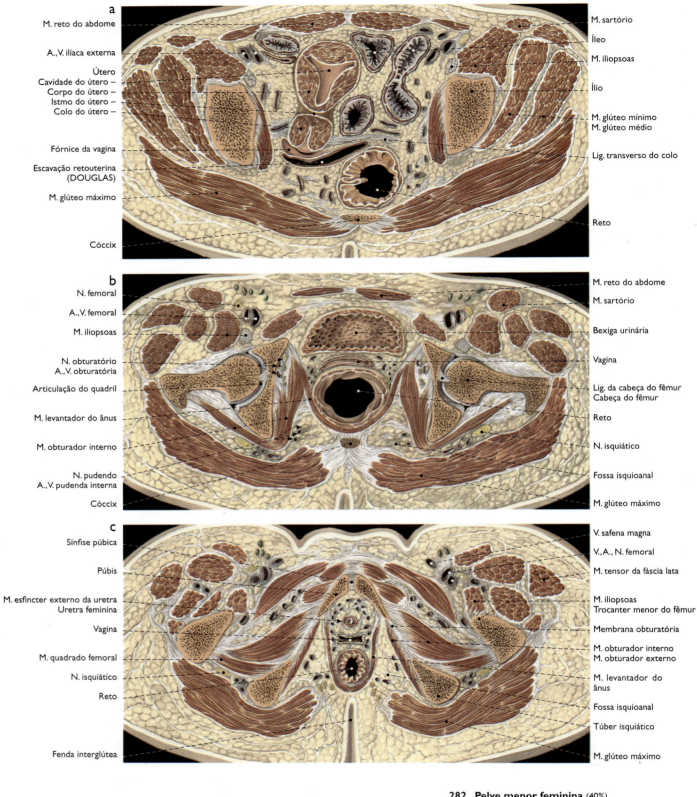

282 Pelve menor feminina (40%)

Vista caudal
Corte anatômico transversal (axial) (marcado) através dos planos horizontais
a cranial
b médio
c caudal
da pelve menor de uma mulher. Ligeiro deslocamento do útero para a direita na Fig. a

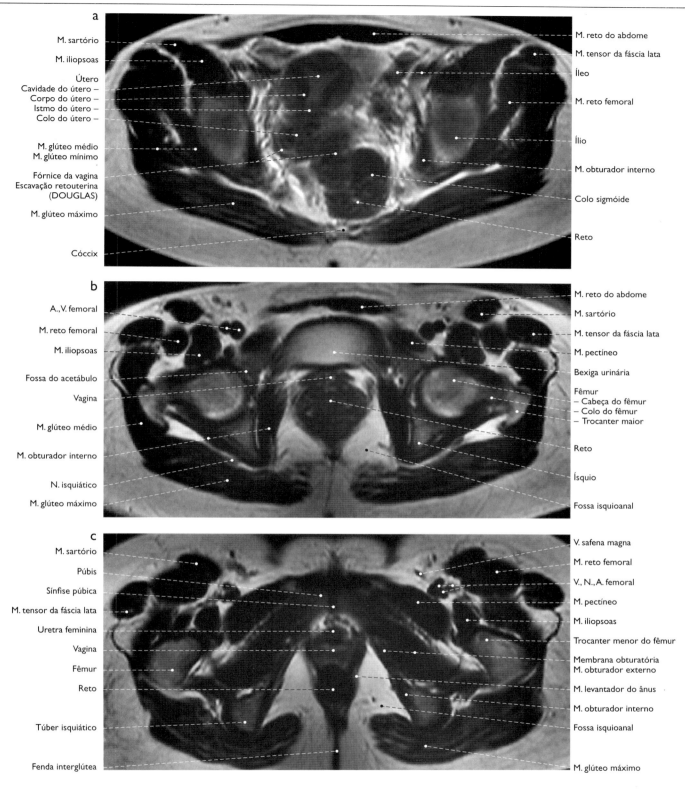

283 Pelve menor feminina (40%)

Vista caudal
Imagem de ressonância magnética (IRM, T_2-pesado)
horizontal (axial) através dos planos horizontais
a cranial
b médio
c caudal
da pelve menor de uma mulher. Ligeiro
deslocamento do útero para a direita na Fig. a

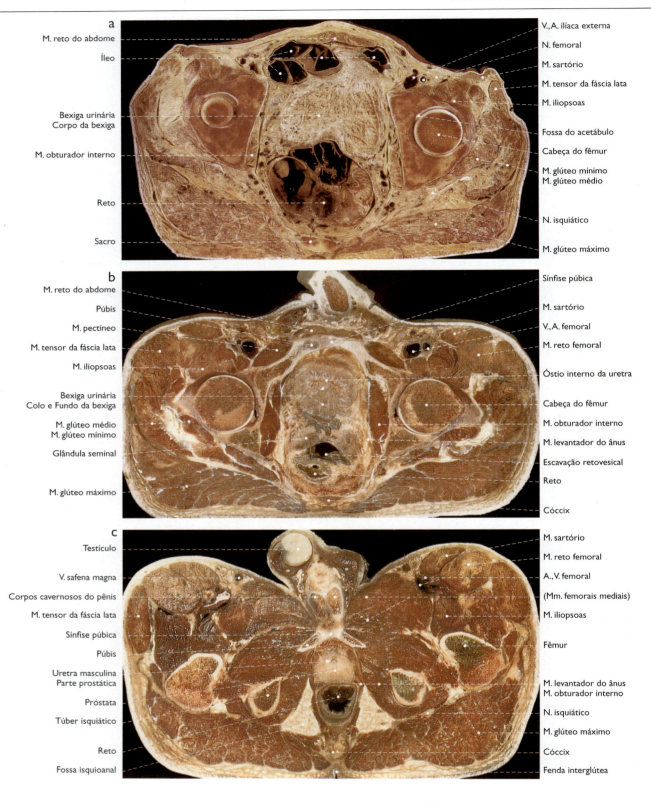

284 Pelve menor masculina (40%)

Cortes transversais (axiais) anatômicos através dos planos horizontais
a cranial
b médio
c caudal
da pelve menor de um homem
a, c Vista inferior
b Vista superior

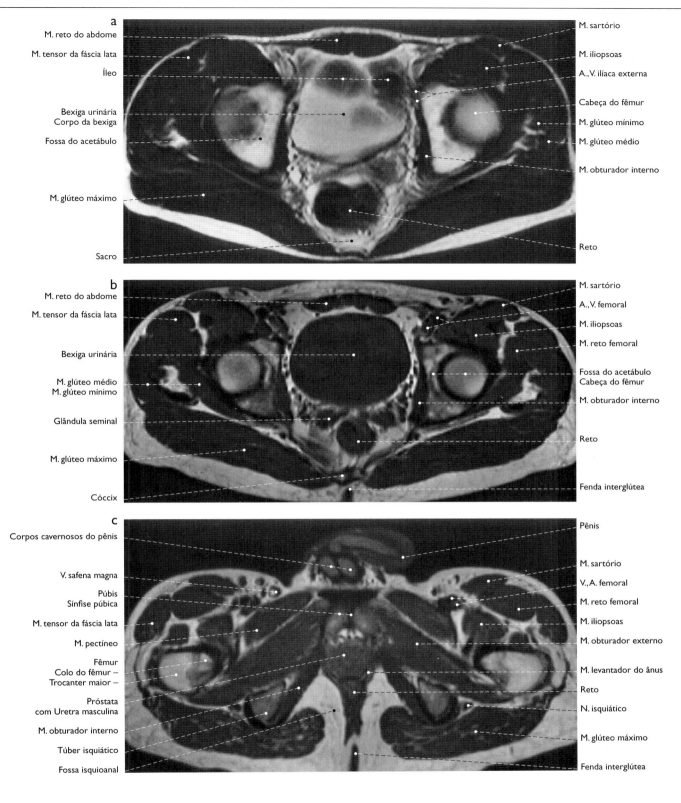

285 Pelve menor masculina (40%)
Vista inferior
Imagens de ressonância magnética (IRM, T_2- e T_1-pesado) horizontais através dos planos horizontais
a cranial
b médio
c caudal
da pelve menor de um homem

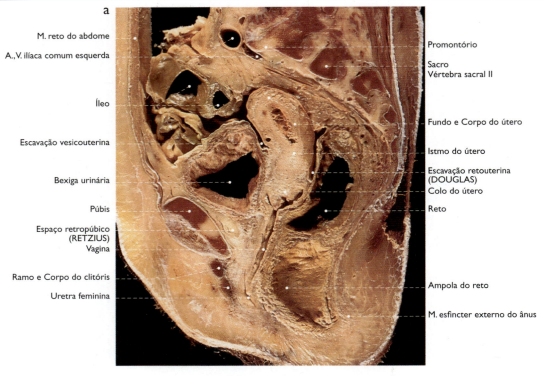
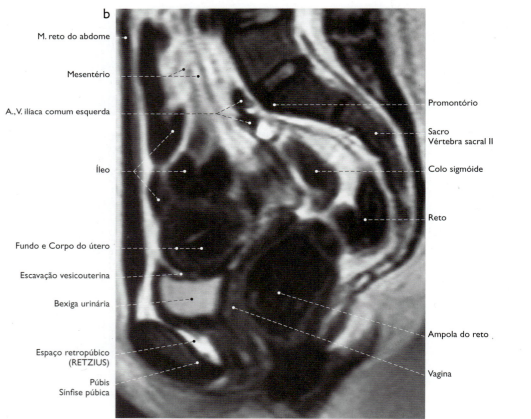

286 Pelve menor feminina (45%)

Corte sagital mediano
a Corte anatômico, vista medial da metade direita do corpo
b Imagem de ressonância magnética (IRM, T_2-pesado)

Vísceras Abdominais e Pélvicas

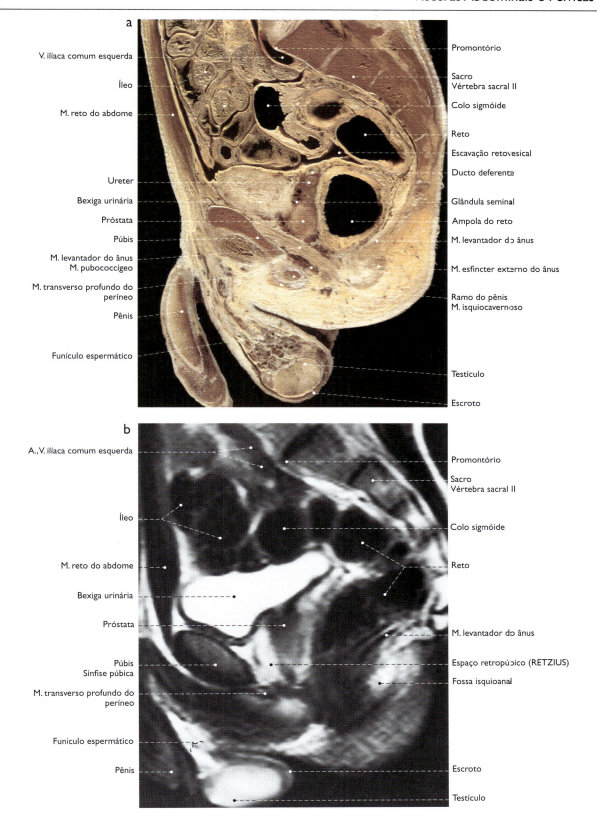

287 Pelve menor masculina (45%)

Corte sagital mediano
a Corte anatômico, vista medial da metade direita do corpo
b Imagem de ressonância magnética (IRM, T$_2$-pesado)

Assoalho Pélvico
e Órgãos Genitais Externos

Assoalho Pélvico e Órgãos Genitais Externos

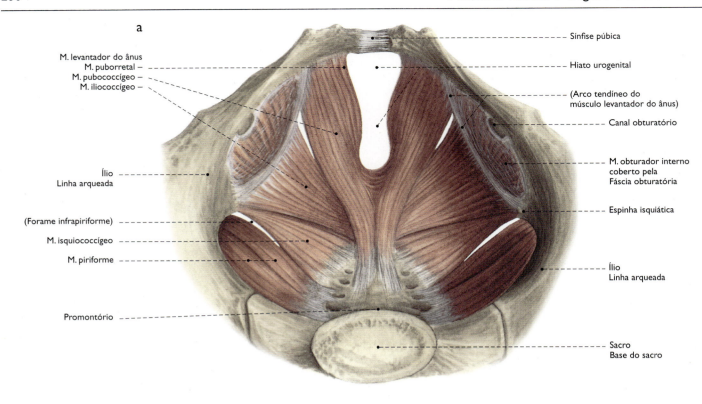

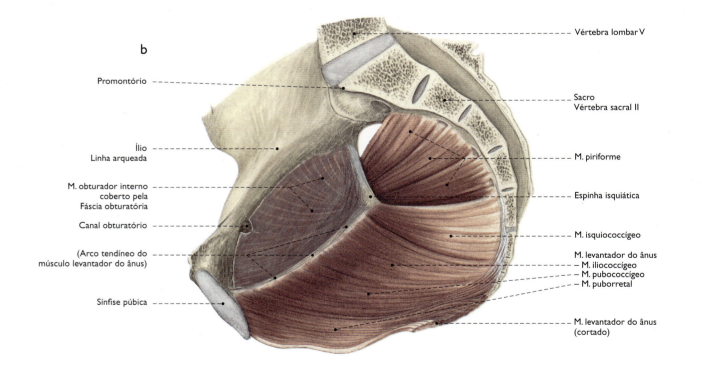

290 Assoalho da pelve (60%)

Musculatura do assoalho da pelve (diafragma da pelve)
a Vista superior
b Vista medial da metade direita da pelve

Assoalho Pélvico e Órgãos Genitais Externos

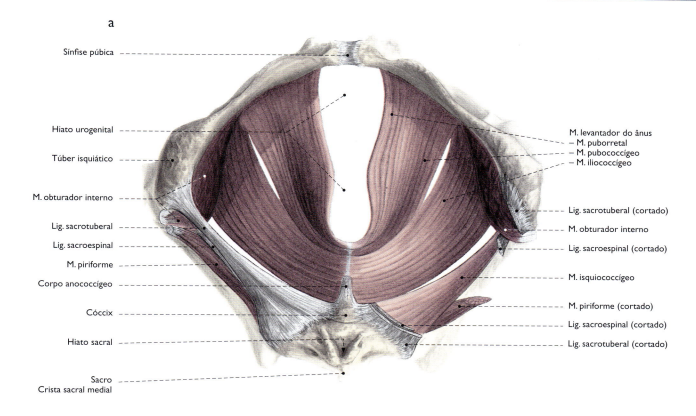

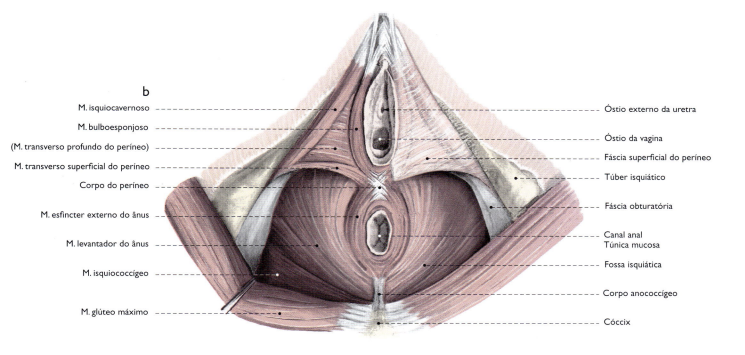

291 Assoalho da bacia e períneo de uma mulher (60%)

Vista inferior
a Musculatura do assoalho da pelve (diafragma da pelve)
b Musculatura do assoalho da pelve e do períneo

292 — Assoalho Pélvico e Órgãos Genitais Externos

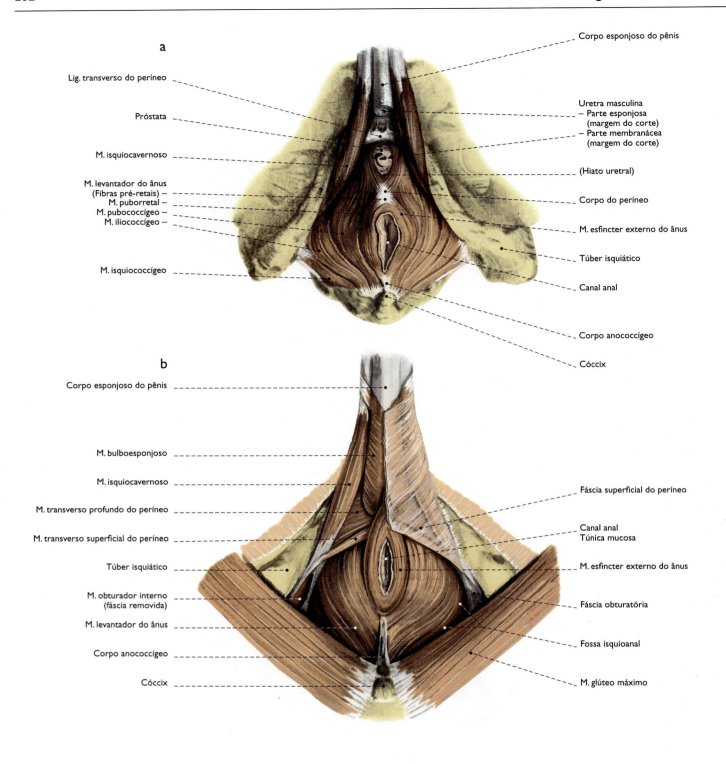

292 Assoalho da pelve e períneo de um homem (60%)

Vista inferior
a Musculatura do assoalho da pelve (diafragma da pelve)
b Musculatura do assoalho da pelve e do períneo

Assoalho Pélvico e Órgãos Genitais Externos

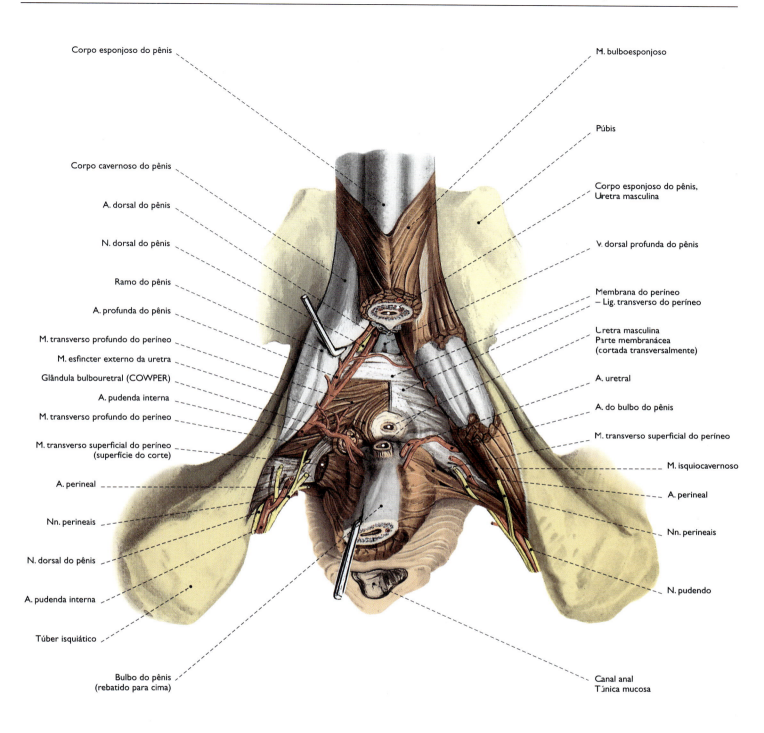

293 Pênis e diafragma urogenital (90%)

Vista inferior
O corpo esponjoso do pênis foi cortado transversalmente e o bulbo do pênis rebatido para cima

Assoalho Pélvico e Órgãos Genitais Externos

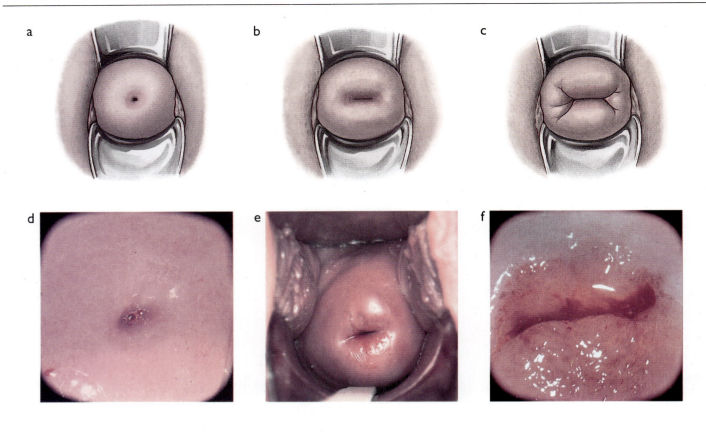

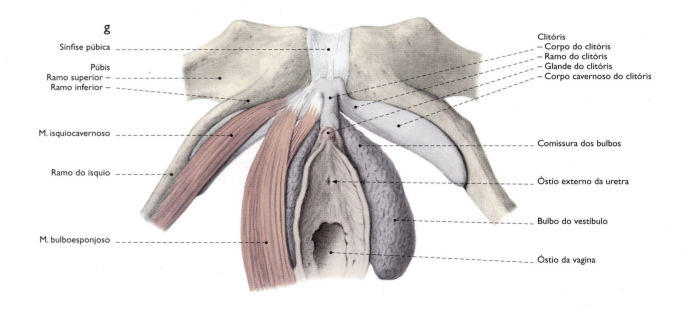

294 Porção vaginal do colo do útero e clitóris

- a-f Vista vaginal do óstio externo do útero de uma
- a, b, d, e nulípara (a, b, e: 100%; d: 200%)
- c, f multípara (c: 100%; f: 200%)
- d-f Fotografias
- g Corpo cavernoso do clitóris (100%), vista inferior

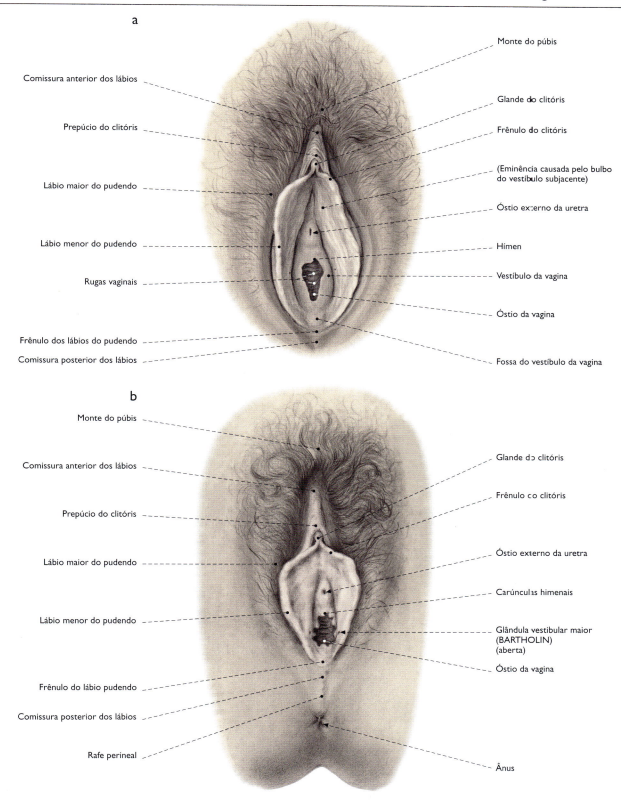

295 Órgãos genitais femininos externos de uma mulher (80%)

Vista inferior
a Órgãos genitais externos de uma virgem
b Órgãos genitais externos após defloramento

Assoalho Pélvico e Órgãos Genitais Externos

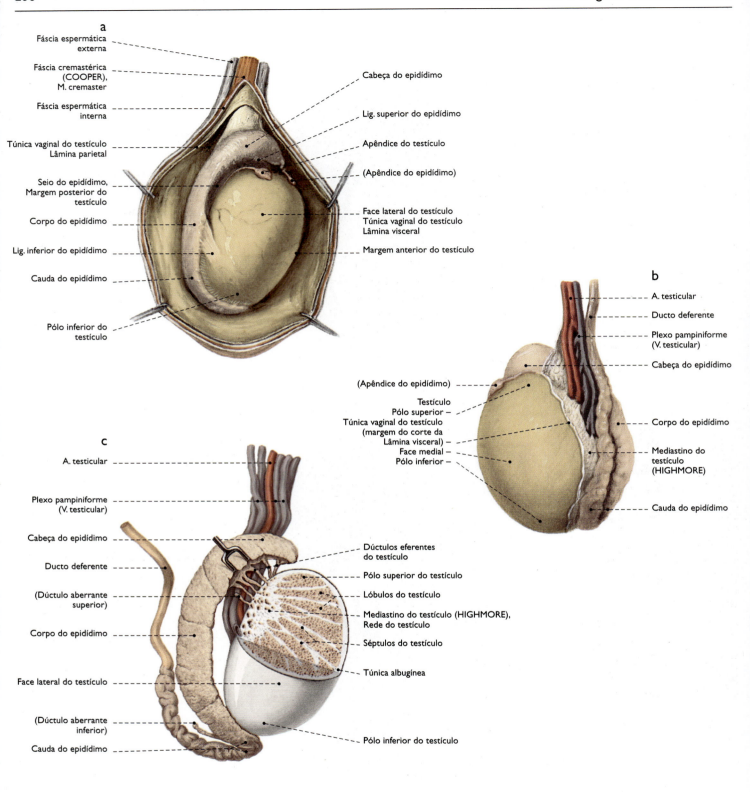

296 Testículo e epidídimo (100%)

a, b Os envoltórios do testículo direito foram abertos (a) e retirados (b)
a Vista lateral direita
b Vista medial
c O quadrante superior lateral do testículo direito foi removido. Vista lateral direita

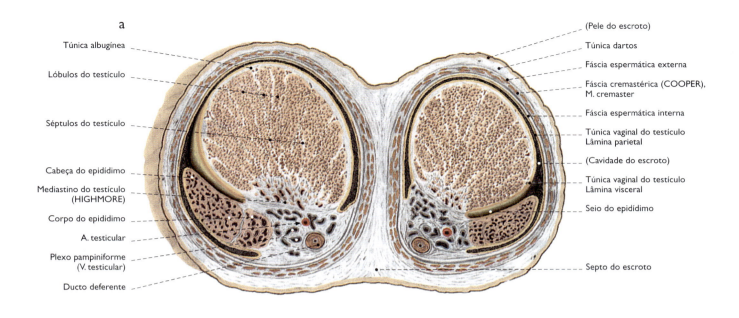

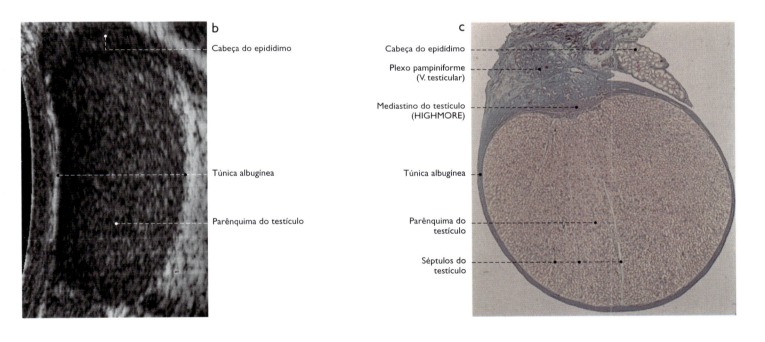

297 Escroto e testículos
a Corte transversal (axial) horizontal através do escroto e seus conteúdos (150%)
b Ultra-sonografia do testículo em corte longitudinal (150%)
c Imagem histológica do testículo e da cabeça do epidídimo em corte transversal (260%)

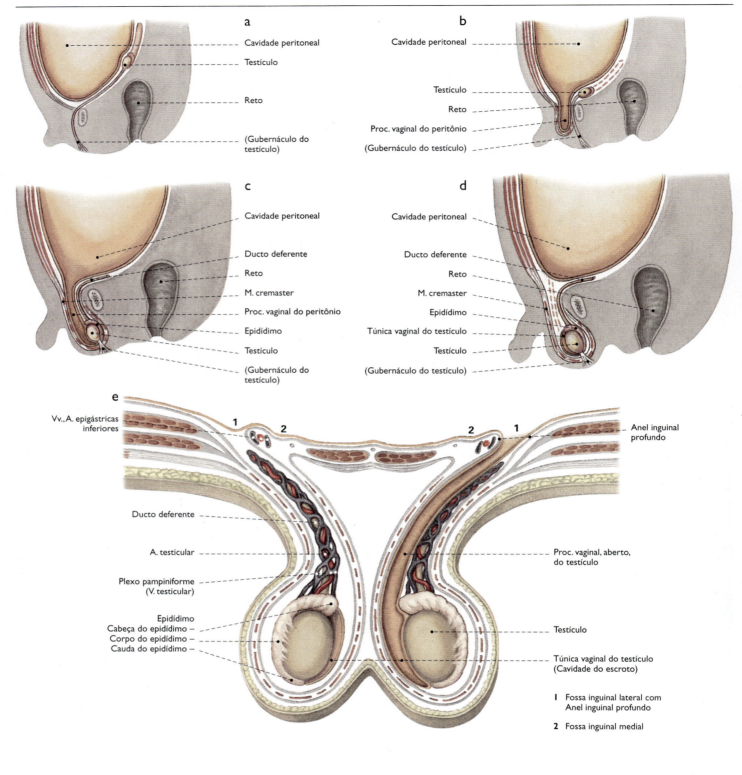

298 Descida pré-natal do testículo e região inguinal após o nascimento

a-d Vários estágios da descida pré-natal do testículo. Vista medial das metades direita de um corte sagital paramediano

e Região inguinal de um homem. À direita, situação normal; à esquerda, processo vaginal aberto persistente. Corte transversal esquemático através da parede anterior do abdome no nível do canal inguinal e através do escroto (segundo BENNINGHOFF, 1985), vista ventral

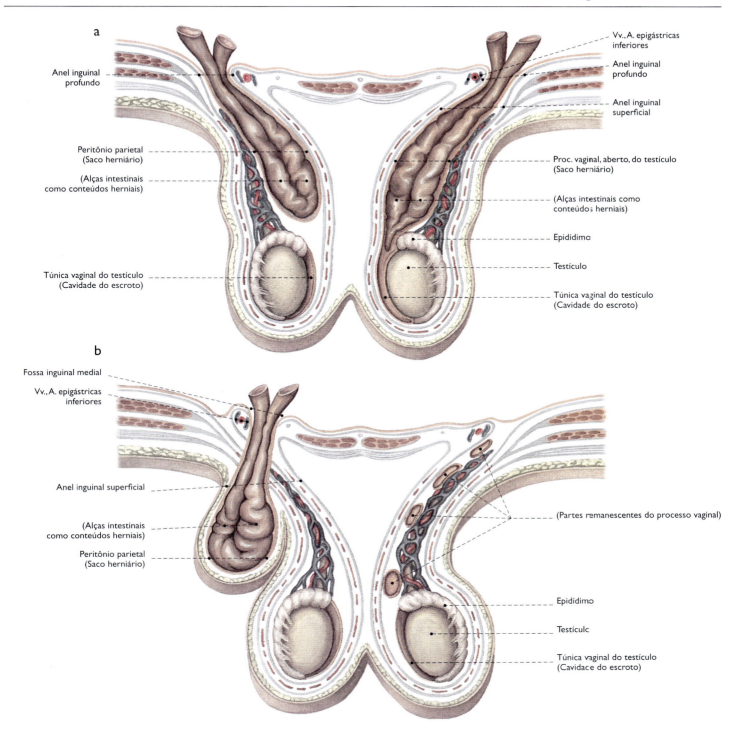

299 Região inguinal de um homem

Corte transversal esquemático através da parede anterior do abdome no nível do canal inguinal e através do escroto, vista ventral
a Hérnia inguinal lateral indireta descendo através do canal inguinal em ambos os lados. O orifício herniário interno é o anel inguinal profundo. À esquerda do corpo: processo vaginal persistente aberto com uma hérnia inguinal indireta congênita
b À direita do corpo: hérnia inguinal direta medial. O orifício herniário interno é a fossa inguinal medial. À esquerda do corpo: cistos persistentes no funículo espermático como restos do processo vaginal

300 Assoalho Pélvico e Órgãos Genitais Externos

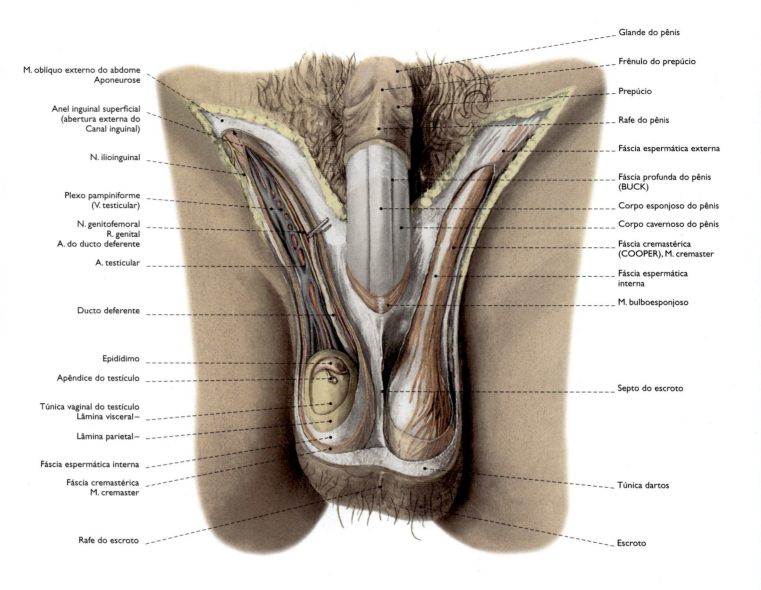

300 Órgãos genitais externos de um homem (70%)

O pênis foi rebatido para cima. A pele e a fáscia profunda do pênis foram amplamente removidas da face inferior do pênis. A pele da parede anterior do escroto e do funículo espermático foi retirada. À direita está mostrado o conteúdo do funículo espermático após a cisão das fáscias espermática externa, cremastérica e espermática interna; à esquerda, está mostrado o M. cremaster após a retirada das fáscias espermática externa e cremastérica. Vista ventral

Assoalho Pélvico e Órgãos Genitais Externos

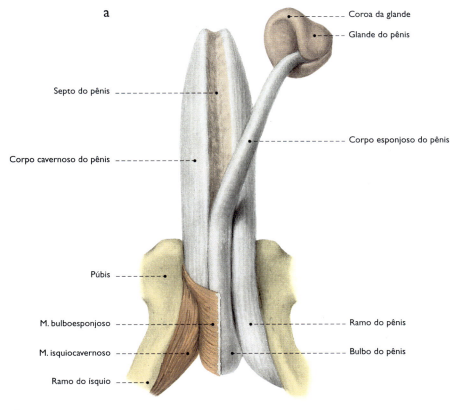

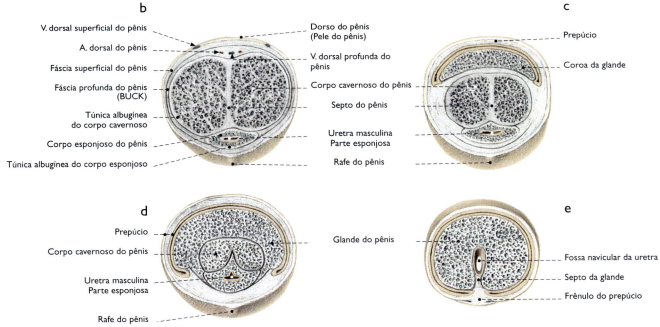

301 Pênis (80%)
- a Corpos cavernosos do pênis. A glande do pênis e a parte distal do corpo esponjoso foram isoladas e deslocadas para a esquerda. Vista inferior
- b-e Vista distal do corte transversal
- b através do corpo do pênis
- c no nível do colo da glande
- d através da parte proximal (posterior) da glande do pênis
- e através da parte distal (anterior) da glande do pênis

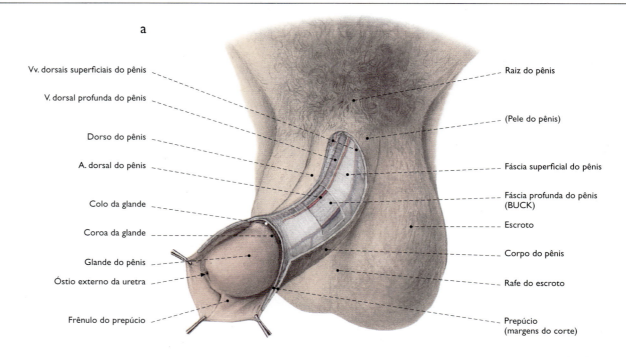

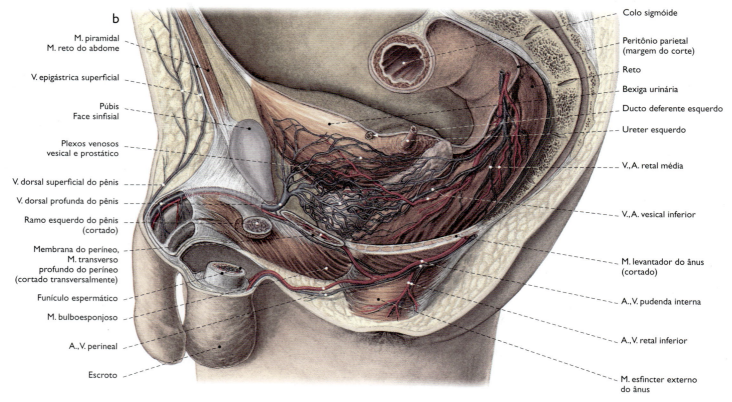

302 Órgãos genitais externos de um homem

a No lado esquerdo da face superior do corpo do pênis e do prepúcio, uma faixa longitudinal da pele e um pequeno pedaço quadrangular da fáscia superficial do pênis foram retirados (80%). Vista ventral

b Drenagem das veias dorsais superficial e profunda do pênis (60%). Corte paramediano esquerdo através da pelve menor, vista medial da metade direita

Assoalho Pélvico e Órgãos Genitais Externos

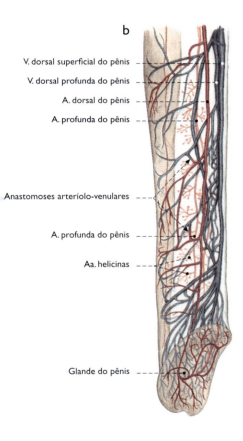
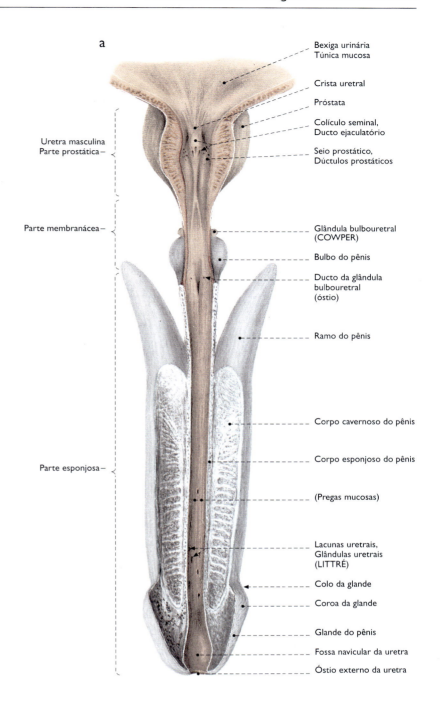

303 Uretra masculina e artérias do pênis (80%)
a A uretra foi aberta através de um corte longitudinal do óstio interno até o óstio externo da uretra, as faces do corte foram separadas e voltadas para fora. Vista ventral
b Artérias do pênis, inclusive as artérias helicinas (segundo FERNER, 1975, e LIERSE, 1984), representação esquemática, vista lateral direita

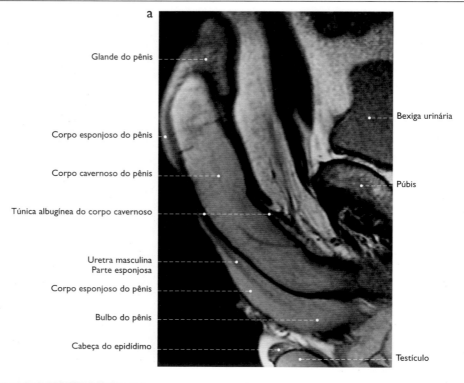
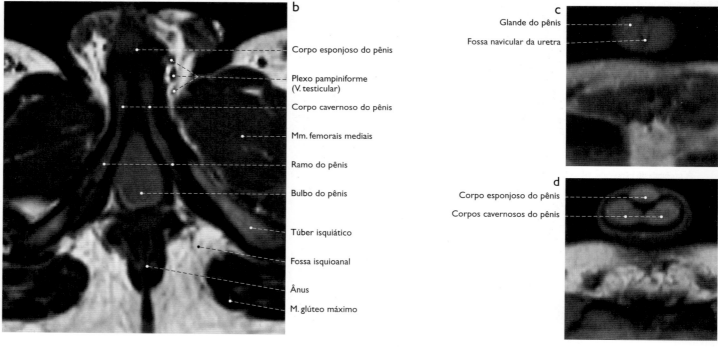

304 Pênis e uretra masculina

a Imagem de ressonância magnética (IRM, T_2-pesado) sagital de um pênis ereto repousando sobre a parede anterior do abdome (80%), vista medial da metade direita
b-d Imagem de ressonância magnética (IRM, T_1-pesado) horizontal, vista caudal
b através da raiz do pênis, do ânus e dos ramos inferiores do púbis (50%)
c, d através do pênis repousado sobre a parede abdominal anterior (90%)
c distalmente através da glande do pênis
d proximalmente através do corpo do pênis

Assoalho Pélvico e Órgãos Genitais Externos

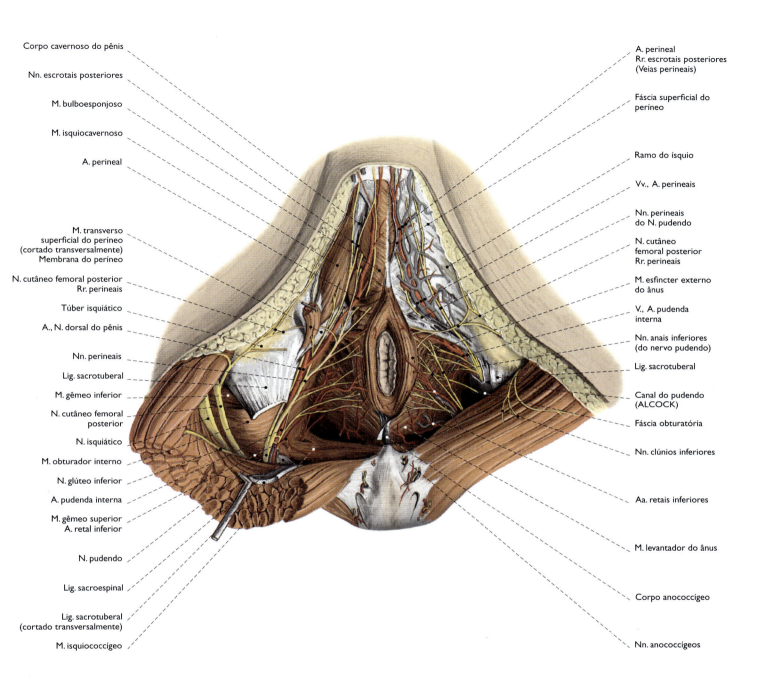

305 Vasos sangüíneos e nervos da região do períneo de um homem (70%)

Vista caudal

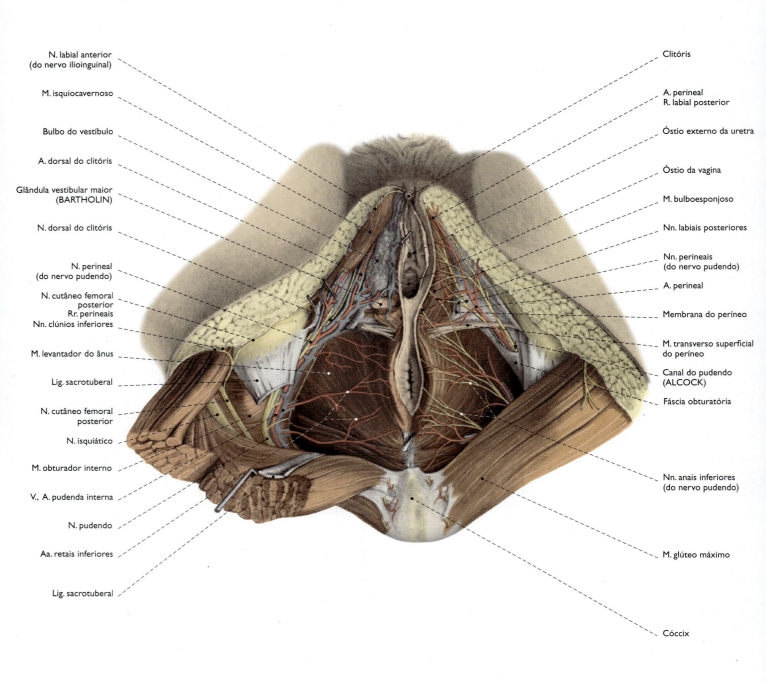

306 Vasos sangüíneos e nervos da região do períneo de uma mulher (70%)

Vista caudal

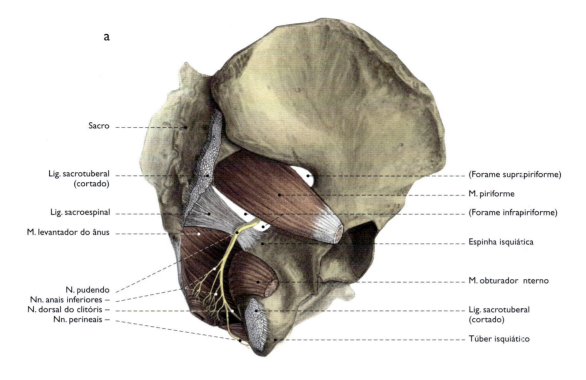

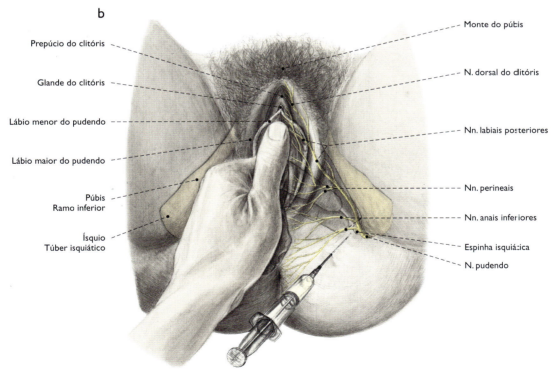

307 Nervos na região do períneo de uma mulher (40%)

a Trajeto do nervo pudendo direito, vista dorso-lateral direita
b Anestesia pudenda no lado esquerdo, representação esquemática, vista inferior

Parte Central do Sistema Nervoso

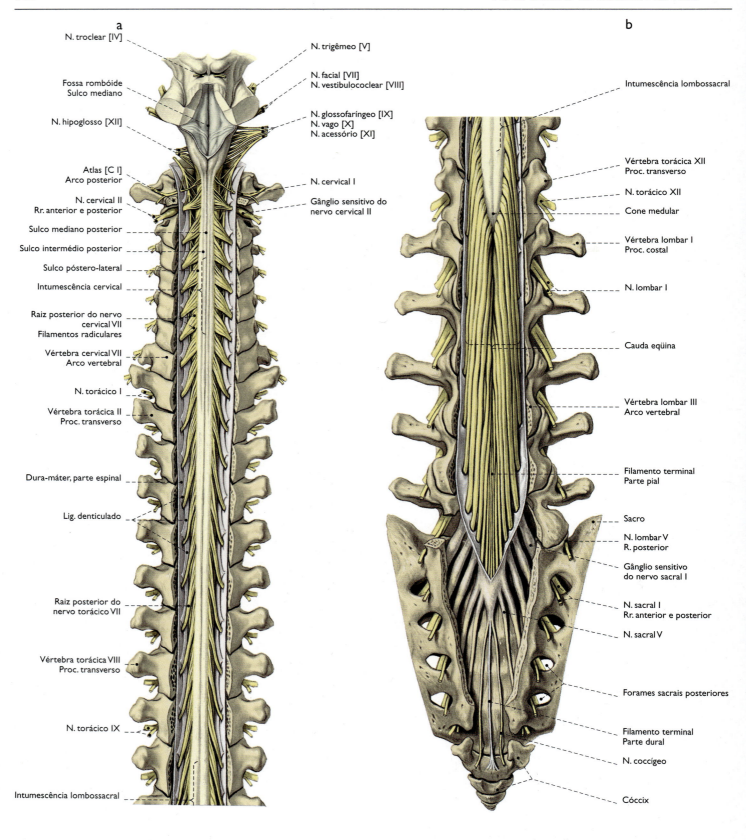

310 Medula espinal e dura-máter, parte espinal no canal vertebral (50%)

O canal vertebral está aberto por trás. Vista dorsal
a Medula espinal
b Cauda eqüina

Parte Central do Sistema Nervoso

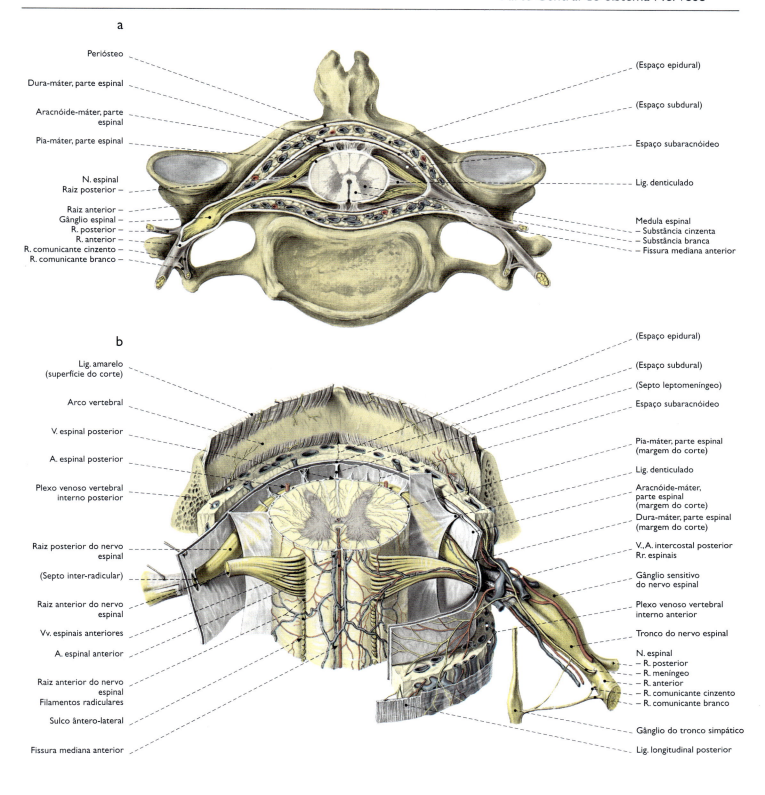

311 Medula espinal, meninges e raízes dos nervos espinais

Corte transversal através da medula espinal e raízes dos nervos espinais
a Corte através do canal vertebral da coluna vertebral, parte cervical (230%), vista superior
b Representação esquemática tridimensional após a remoção dos corpos vertebrais e dos processos transversos (400%), vista ventrocranial

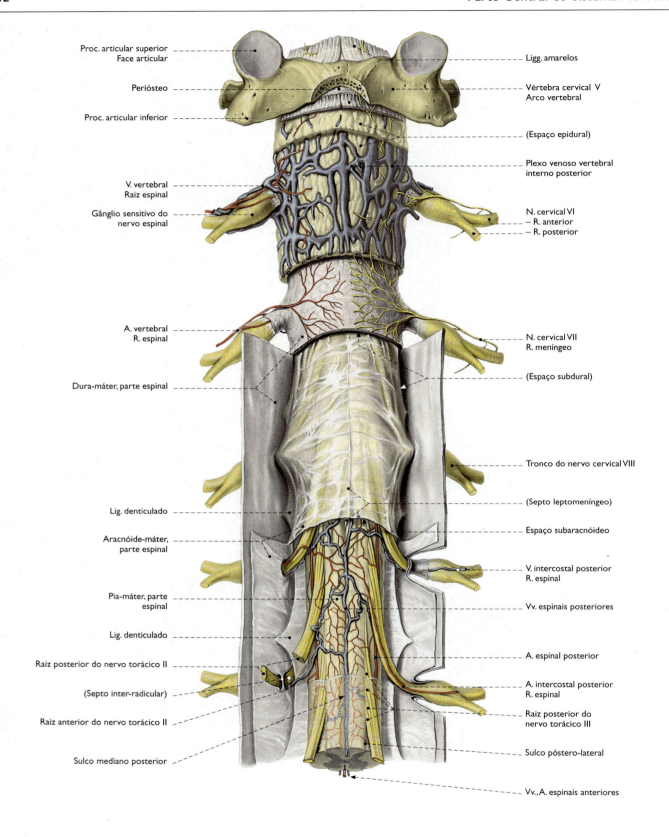

312 Medula espinal, meninges e nervos espinais

Os envoltórios da medula espinal e os vasos sangüíneos estão expostos estratigraficamente (150%). Vista dorsal

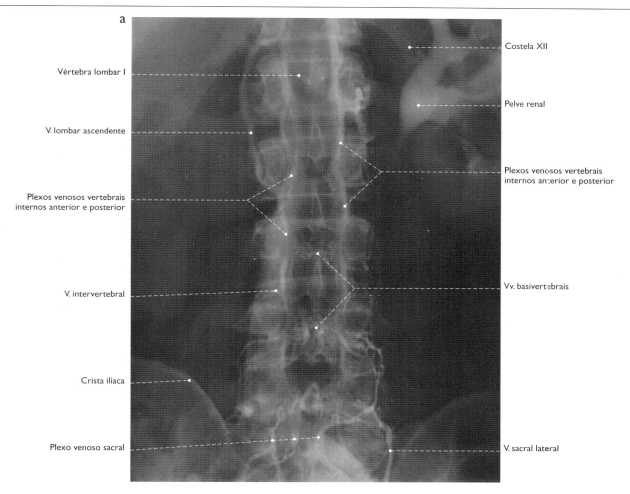
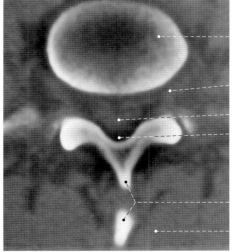
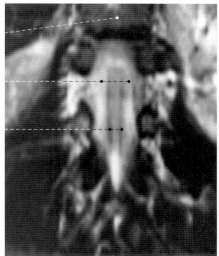

313 Veias da coluna vertebral e cauda eqüina

a Venograma das veias lombares ascendentes e enchimento do plexo venoso vertebral interno. Radiografia póstero-anterior (60%)
b Tomografia computadorizada (TC) horizontal através da quinta vértebra lombar e da cauda eqüina (80%), vista caudal
c Imagem de ressonância magnética frontal (IRM, T_2-pesado) através da coluna vertebral lombar (60%)

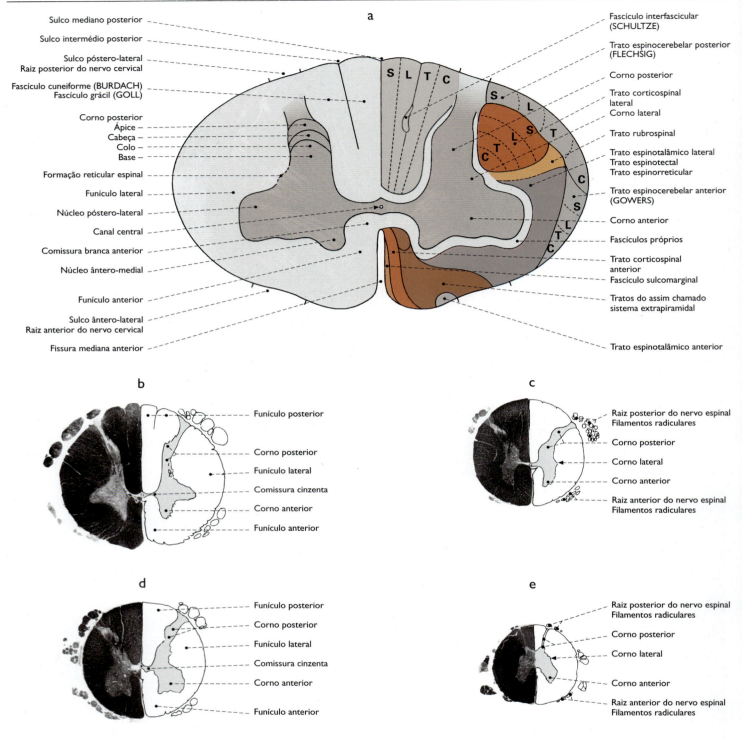

314 Medula espinal

a Corte transversal esquemático da medula espinal, parte cervical caudal. No lado esquerdo da figura estão representados os grupos celulares nervosos; à direita, os sistemas de fibras. Tratos descendentes estão coloridos em marrom e vermelho, tratos ascendentes em azul e as fibras intersegmentares em branco (100%)

b-e Cortes transversais da medula espinal (400%) no nível da
b parte cervical
c parte torácica
d parte lombar
e parte sacral

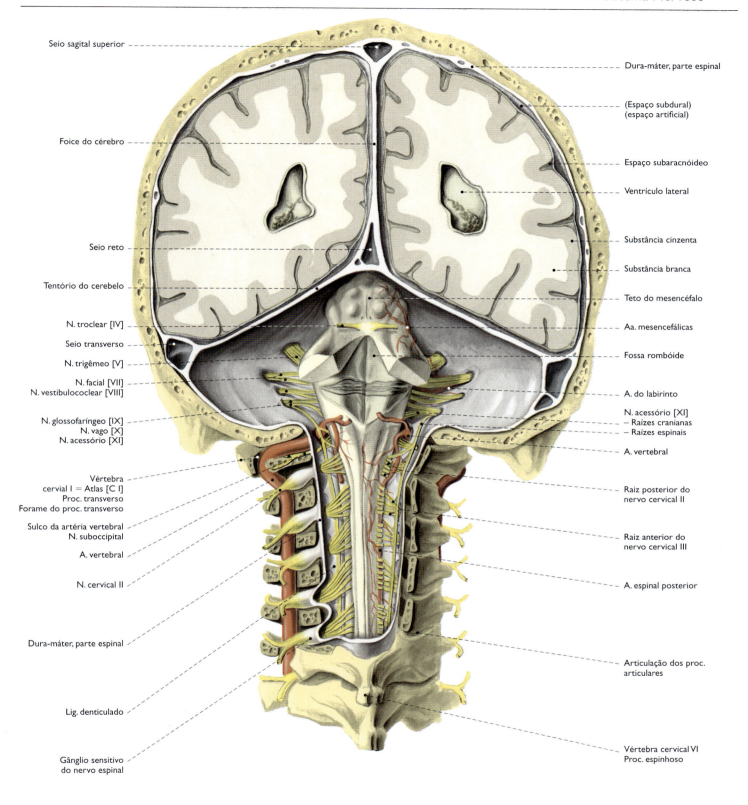

315 Tronco encefálico e dura-máter (75%)

Corte frontal através da cabeça e pescoço.
O canal vertebral está aberto por trás. Vista dorsal

Parte Central do Sistema Nervoso

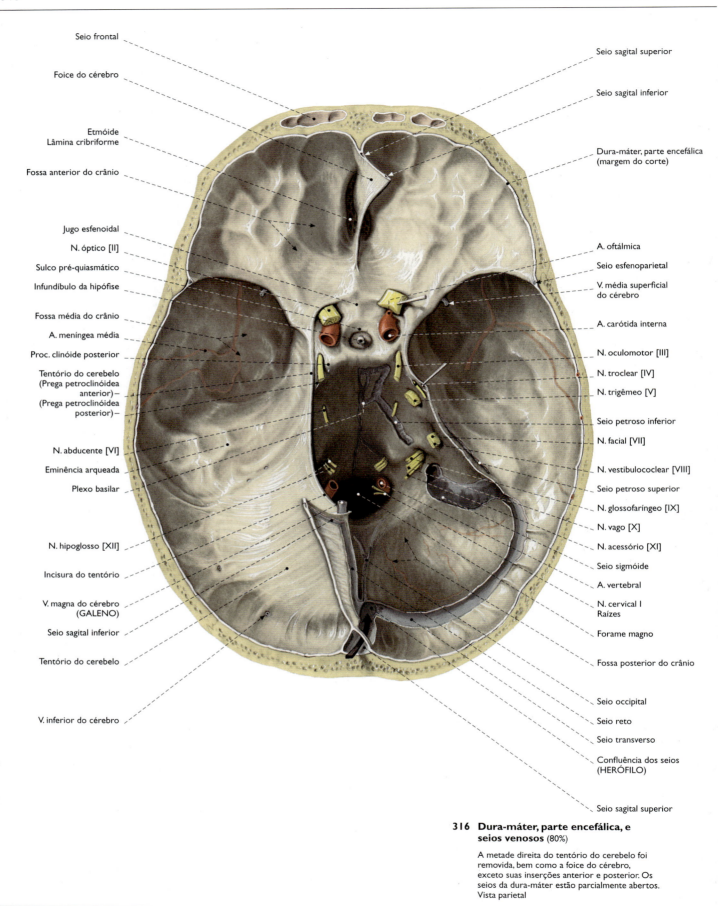

316 Dura-máter, parte encefálica, e seios venosos (80%)

A metade direita do tentório do cerebelo foi removida, bem como a foice do cérebro, exceto suas inserções anterior e posterior. Os seios da dura-máter estão parcialmente abertos. Vista parietal

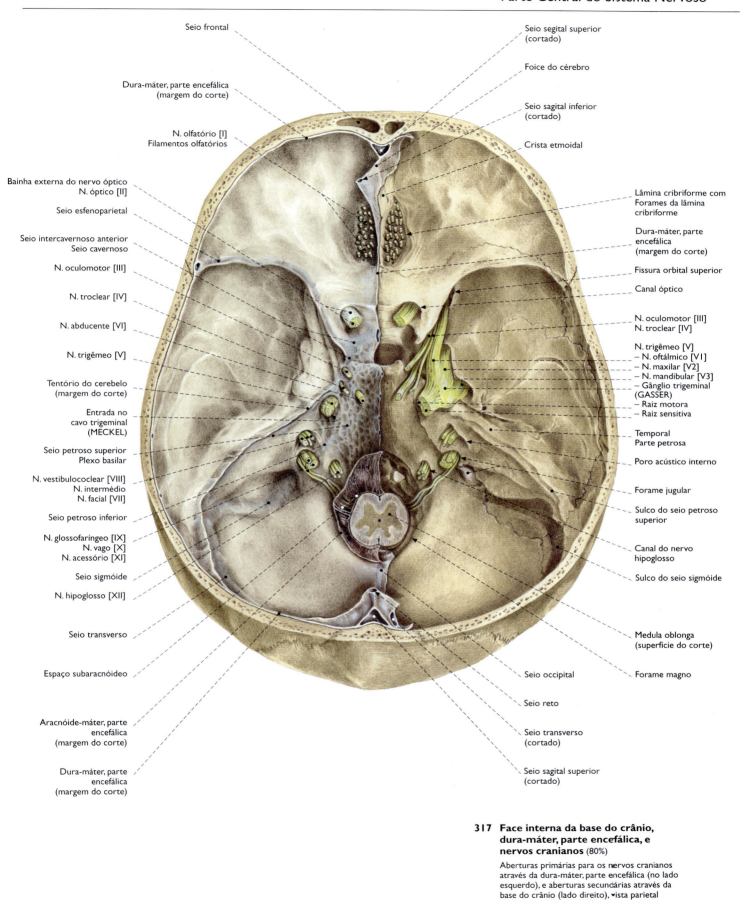

317 Face interna da base do crânio, dura-máter, parte encefálica, e nervos cranianos (80%)

Aberturas primárias para os nervos cranianos através da dura-máter, parte encefálica (no lado esquerdo), e aberturas secundárias através da base do crânio (lado direito), vista parietal

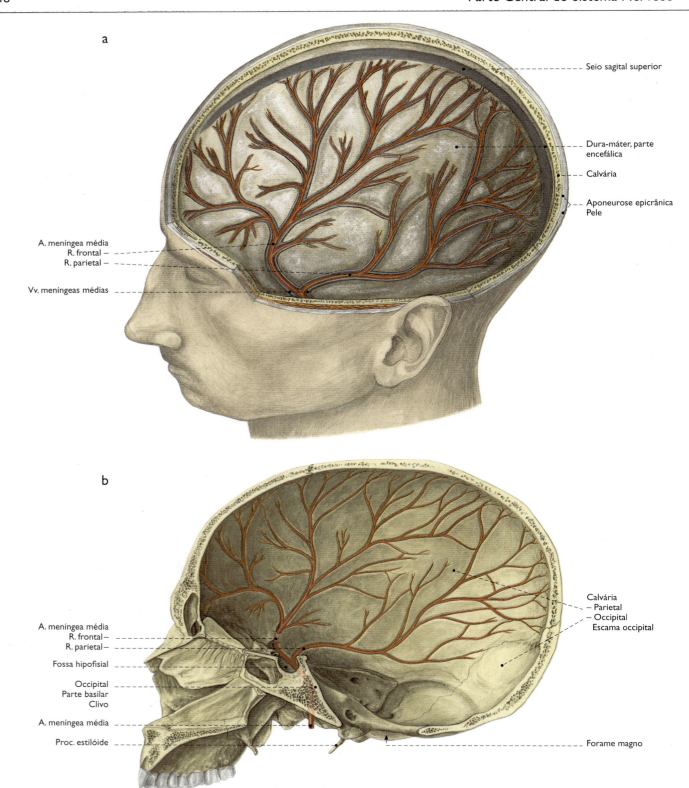

318 Artérias meníngeas (50%)

a Artérias e veias meníngeas situadas externamente à dura-máter. Os ossos cranianos laterais foram removidos. Vista do lado esquerdo e de cima

b Artérias meníngeas correndo nos sulcos ósseos da face lateral do crânio, vista medial da metade direita do crânio

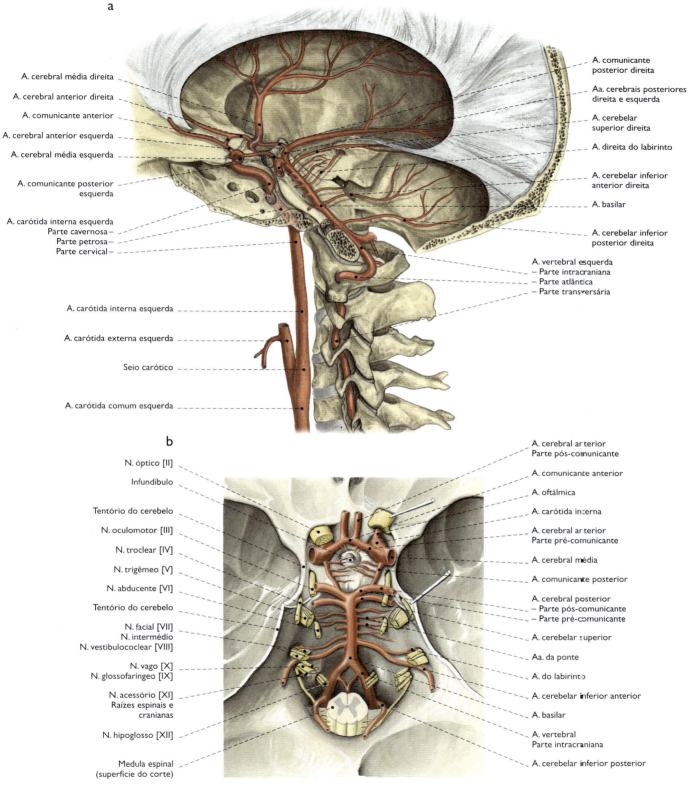

319 Dura-máter e círculo arterial do cérebro (círculo de WILLIS)

a   Artérias carótida interna, vertebral e círculo arterial do cérebro (60%), corte sagital à esquerda do plano mediano, vista parieto-medial da metade direita
b   Círculo arterial do cérebro (90%), vista parietal

320　Parte Central do Sistema Nervoso

a

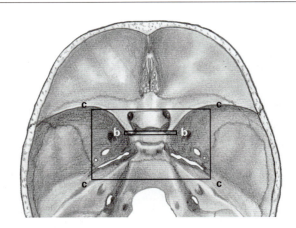

b

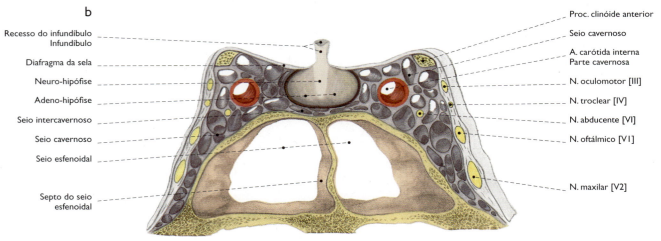

- Recesso do infundíbulo
- Infundíbulo
- Diafragma da sela
- Neuro-hipófise
- Adeno-hipófise
- Seio intercavernoso
- Seio cavernoso
- Seio esfenoidal
- Septo do seio esfenoidal

- Proc. clinóide anterior
- Seio cavernoso
- A. carótida interna Parte cavernosa
- N. oculomotor [III]
- N. troclear [IV]
- N. abducente [VI]
- N. oftálmico [V1]
- N. maxilar [V2]

c

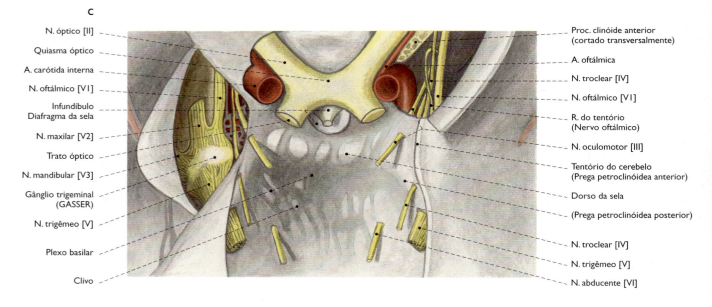

- N. óptico [II]
- Quiasma óptico
- A. carótida interna
- N. oftálmico [V1]
- Infundíbulo
- Diafragma da sela
- N. maxilar [V2]
- Trato óptico
- N. mandibular [V3]
- Gânglio trigeminal (GASSER)
- N. trigêmeo [V]
- Plexo basilar
- Clivo

- Proc. clinóide anterior (cortado transversalmente)
- A. oftálmica
- N. troclear [IV]
- N. oftálmico [V1]
- R. do tentório (Nervo oftálmico)
- N. oculomotor [III]
- Tentório do cerebelo (Prega petroclinóidea anterior)
- Dorso da sela
- (Prega petroclinóidea posterior)
- N. troclear [IV]
- N. trigêmeo [V]
- N. abducente [VI]

320 Seio cavernoso

a　Base interna do crânio com indicação do plano de corte das Figs. b e c
b　Corte frontal através do seio cavernoso, da hipófise e do seio esfenoidal (300%)
c　Vista da região central da base do crânio; à esquerda a dura-máter foi puxada para cima, o seio cavernoso aberto e o gânglio trigeminal dissecado (200%). Vista parietal

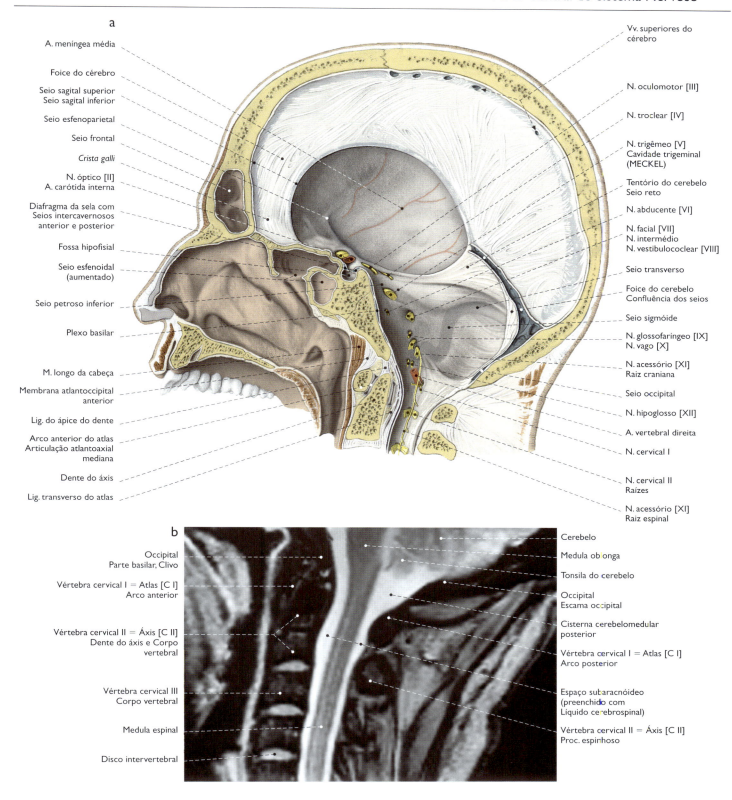

321 Cavidade do crânio e meninges

a Corte paramediano através da cavidade do crânio um pouco à esquerda do plano mediano. O septo nasal foi retirado (50%). Vista medial da metade direita

b Imagem de ressonância magnética (IRM, T_2-pesado) sagital através do tronco encefálico, da cisterna cerebelobulbar e estruturas vizinhas (70%)

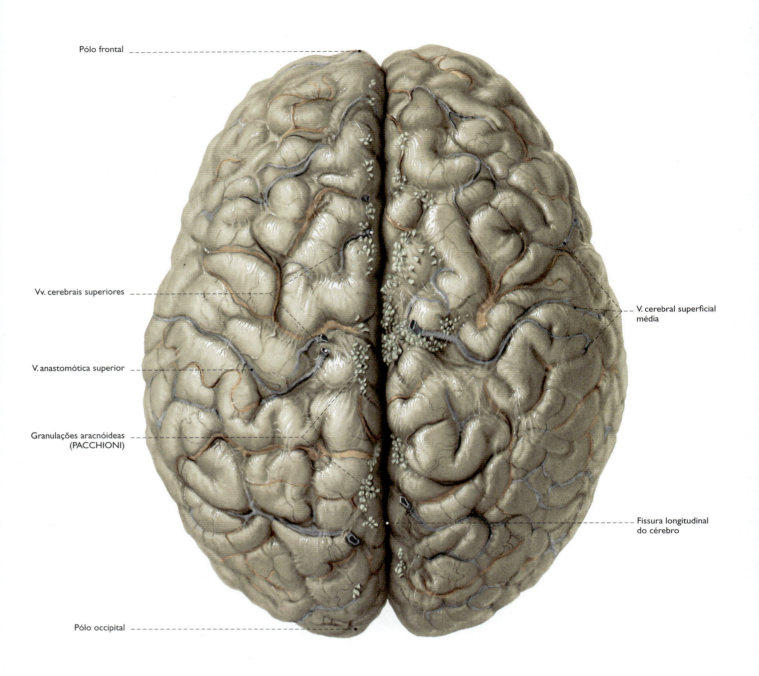

322 Cérebro com leptomeninges (100%)
Vista superior

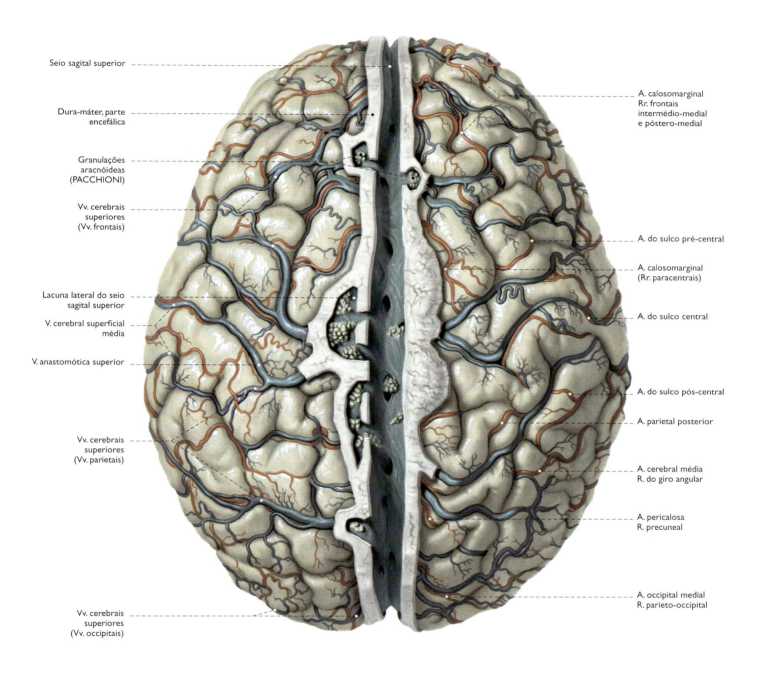

323 Artérias e veias superficiais do cérebro (100%)

A aracnóide-máter, parte encefálica, foi removida (cf. Fig. 322).
Vista superior

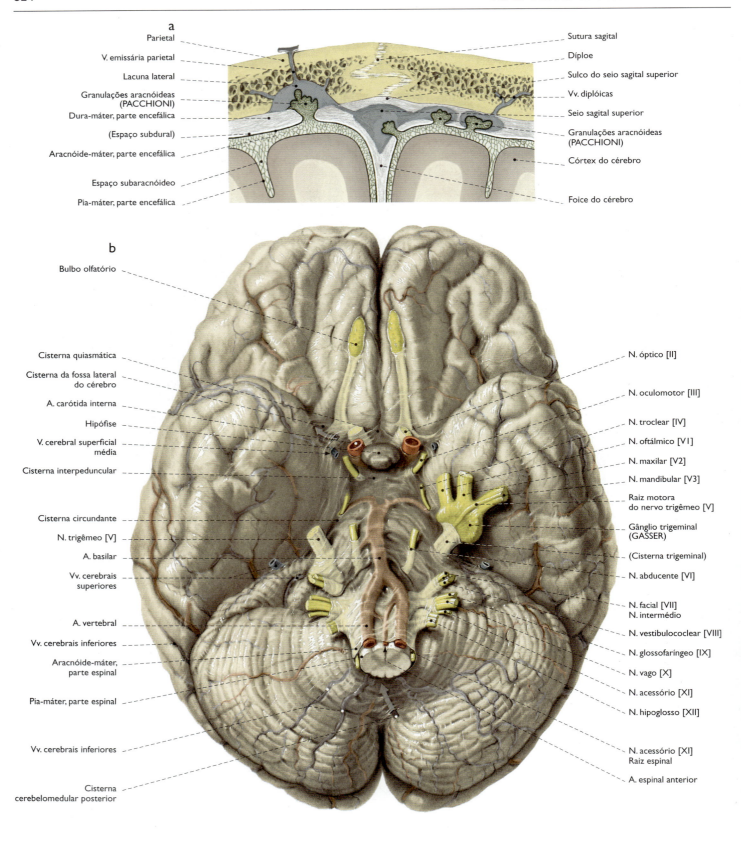

324 **Cérebro e meninges** (100%)

a Meninges na calvária, corte frontal esquemático
b Cérebro com leptomeninges (100%), vista inferior

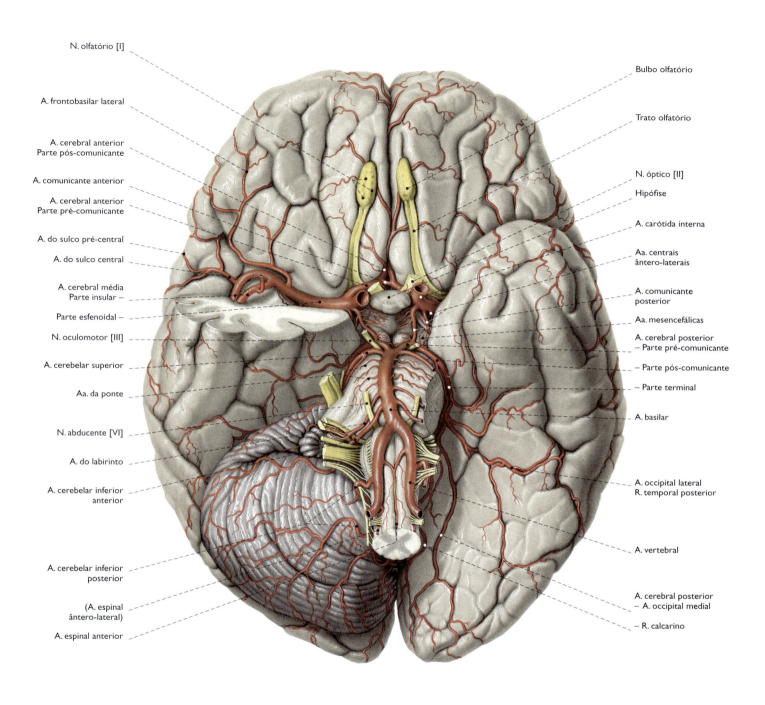

325 Artérias do cérebro (100%)

A aracnóide-máter, parte encefálica, foi removida (cf. Fig. 324) bem como o hemisfério esquerdo do cerebelo e a parte ventral do lobo temporal direito. Vista inferior

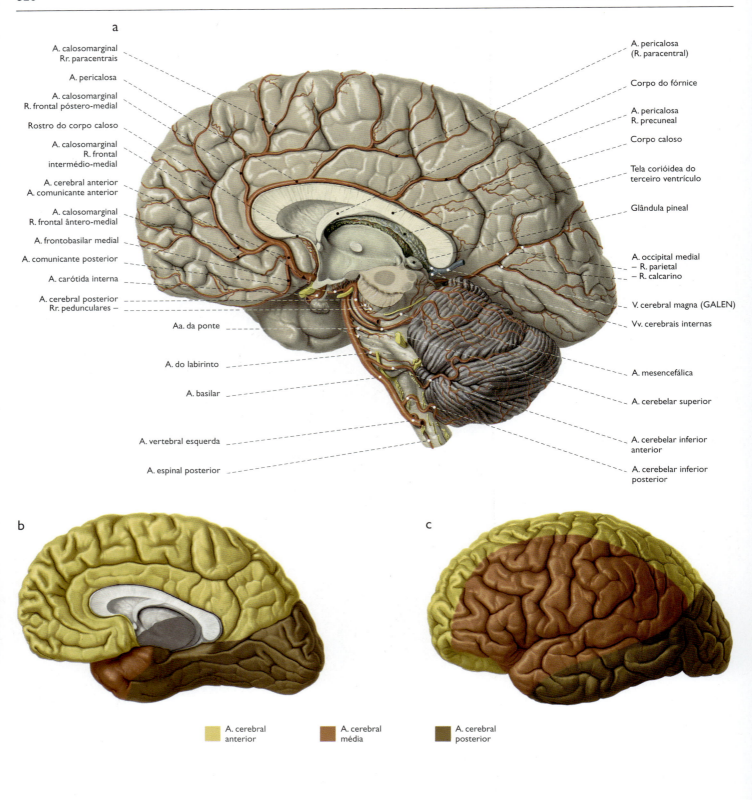

326 **Artérias do cérebro**

a Vista medial do hemisfério direito do cérebro e vista lateral do hemisfério esquerdo do cerebelo (80%)
b, c Áreas de suprimento das artérias cerebrais anterior (**amarelo**), média (**vermelho**) e posterior (**marrom**) no córtex do cérebro (50%)
b Vista medial
c Vista lateral

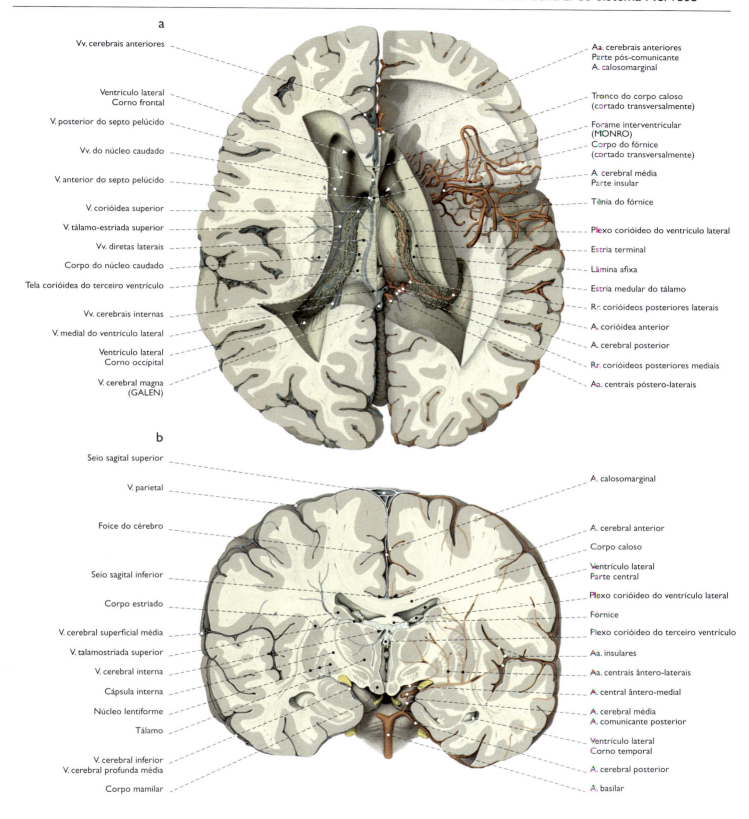

327 Vasos sangüíneos do cérebro (70%)

a Corte horizontal com preparação da parte cranial do ventrículo lateral. O corpo caloso, os pilares do fórnice e parte dos hemisférios foram removidos. Vista superior

b Corte frontal no nível dos corpos mamilares, vista frontal

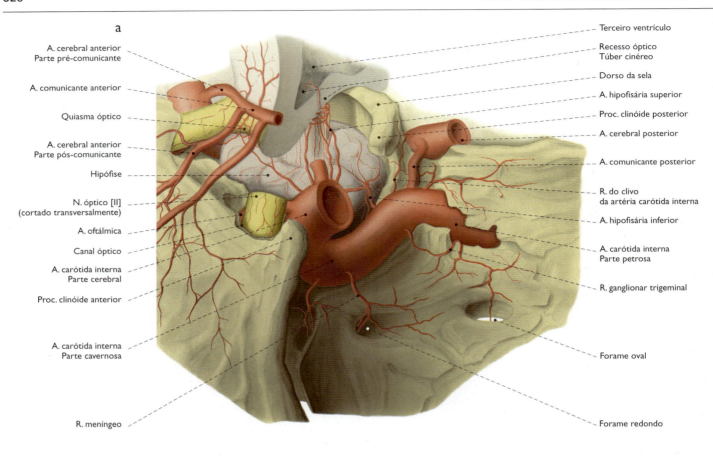

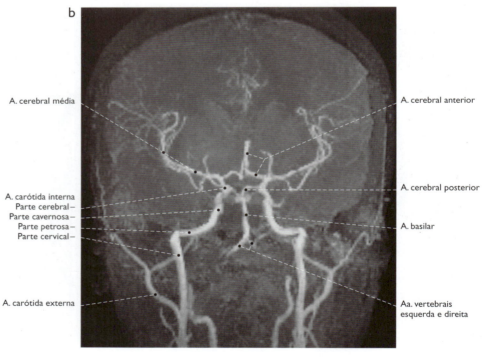

328 Artérias do cérebro

a Artérias da hipófise (300%), vista superior esquerda
b Angiograma de ressonância magnética frontal (ARM) das artérias do cérebro (50%), vista frontal

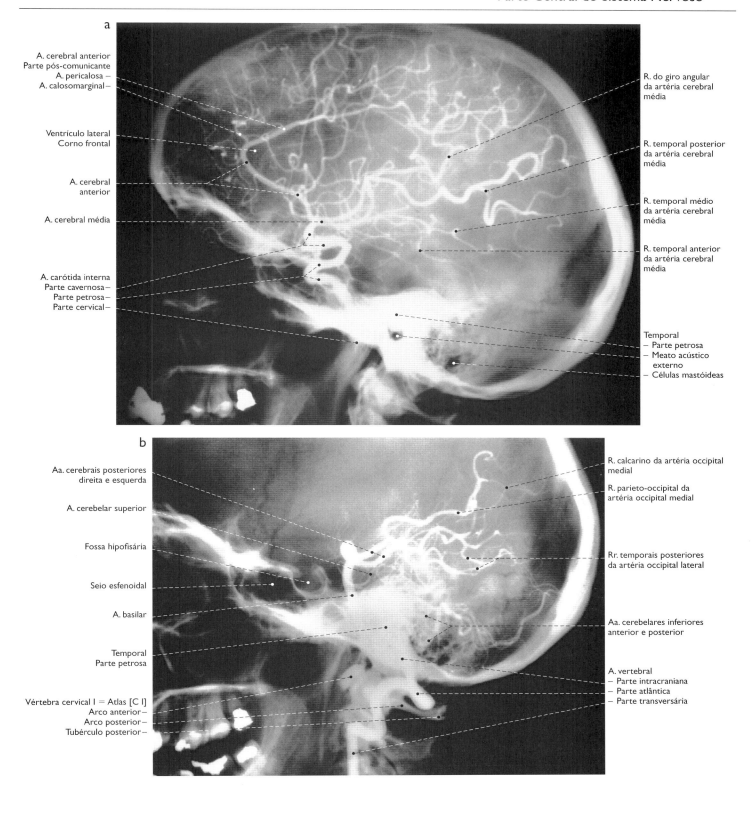

329 Artérias do cérebro (75%)

Radiografias laterais
a Arteriograma seletivo da artéria carótida interna
b Arteriograma seletivo da artéria vertebral

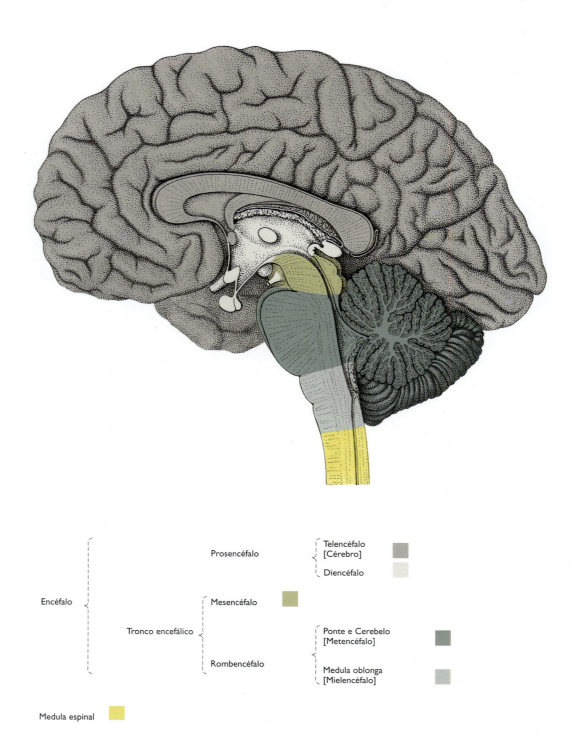

330 Divisão da parte central do sistema nervoso

Representação esquemática do hemisfério direito, vista medial de um corte mediano

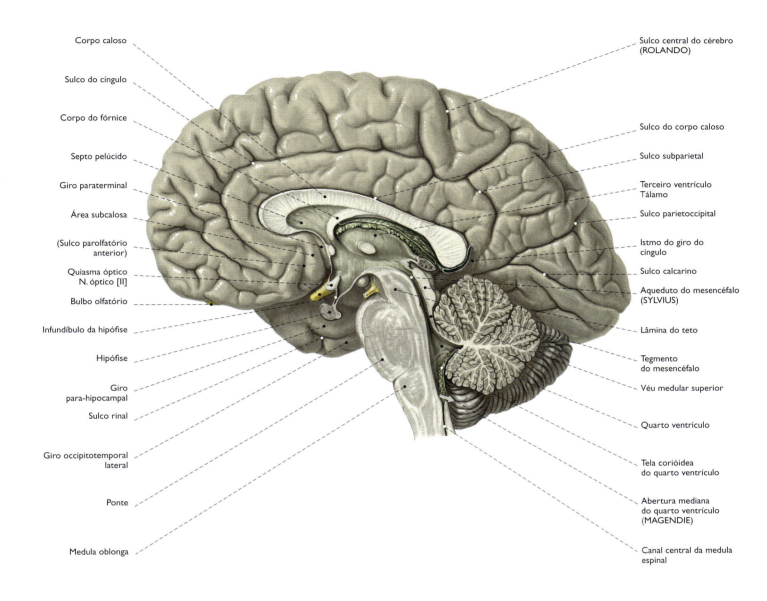

331 Cérebro (80%)
Corte mediano, vista medial do hemisfério direito

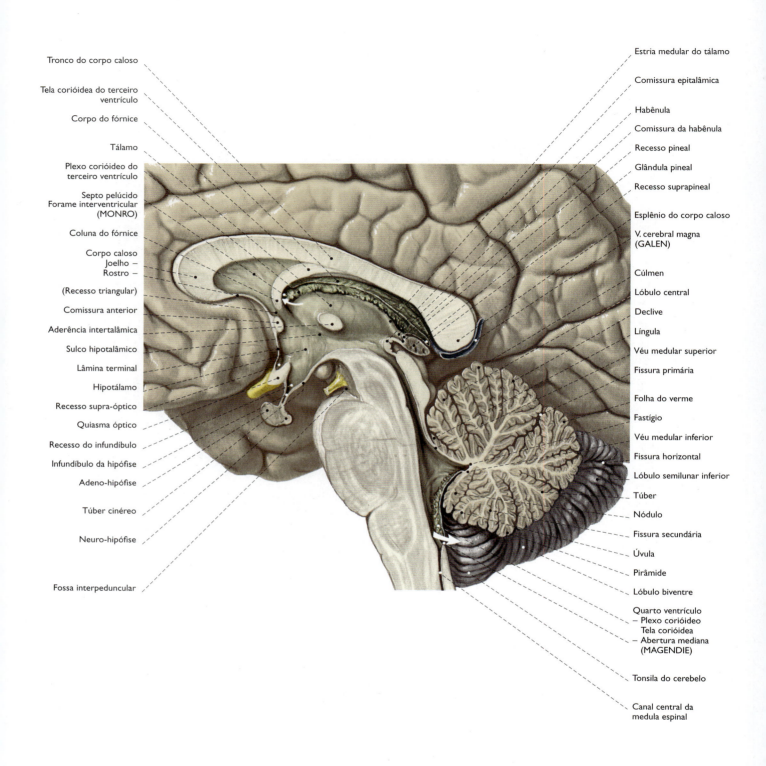

332 Tronco do encéfalo, hipófise, terceiro e quarto ventrículos (110%)

Corte mediano, vista medial do hemisfério direito

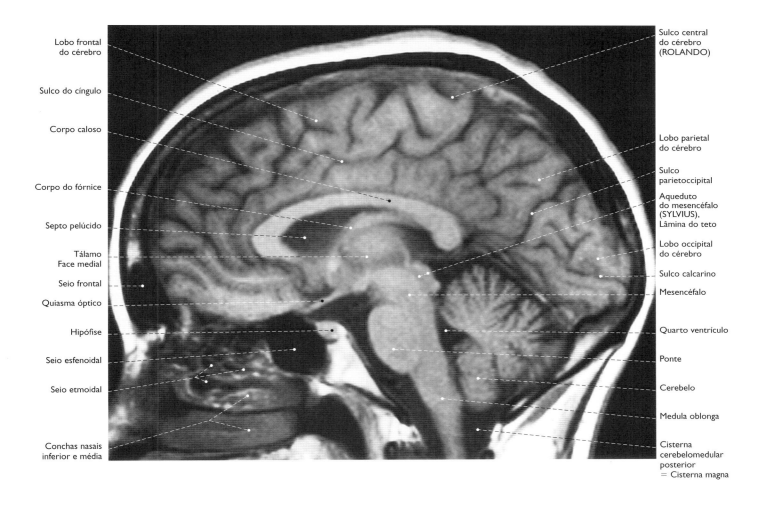

333 **Cérebro** (80%)

Imagem de ressonância magnética sagital paramediana (IRM, T₁-pesado)

334 Parte Central do Sistema Nervoso

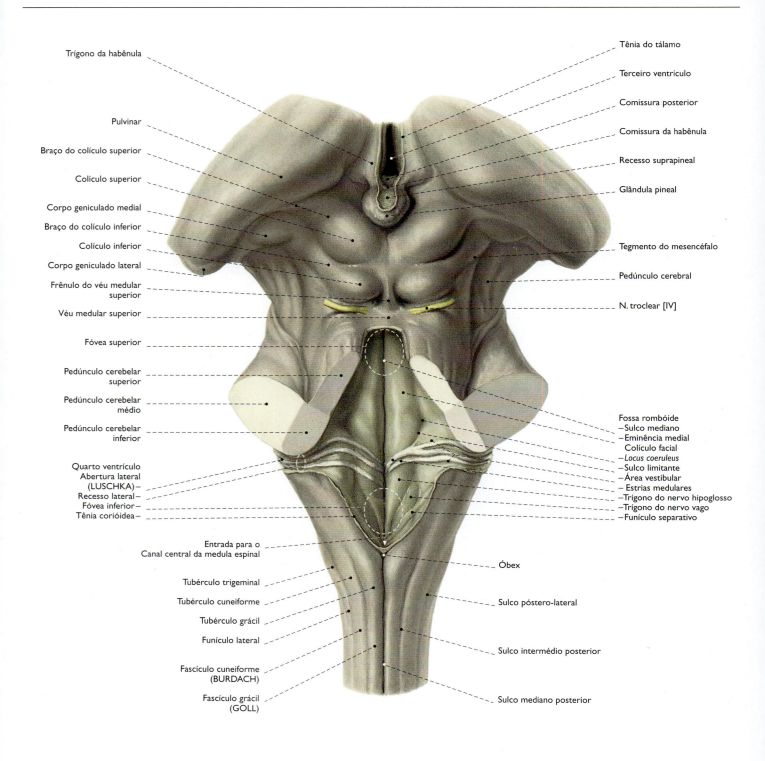

334 Tronco encefálico e quarto ventrículo (180%)

Vista dorsal

Parte Central do Sistema Nervoso

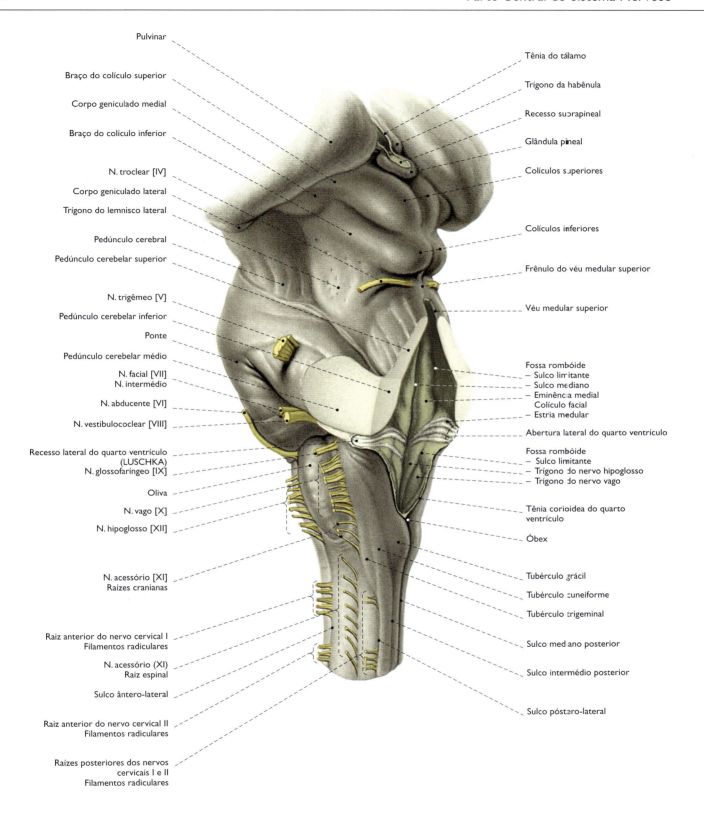

335 Tronco encefálico e quarto ventrículo
(180%)

Vista dorso-lateral esquerda

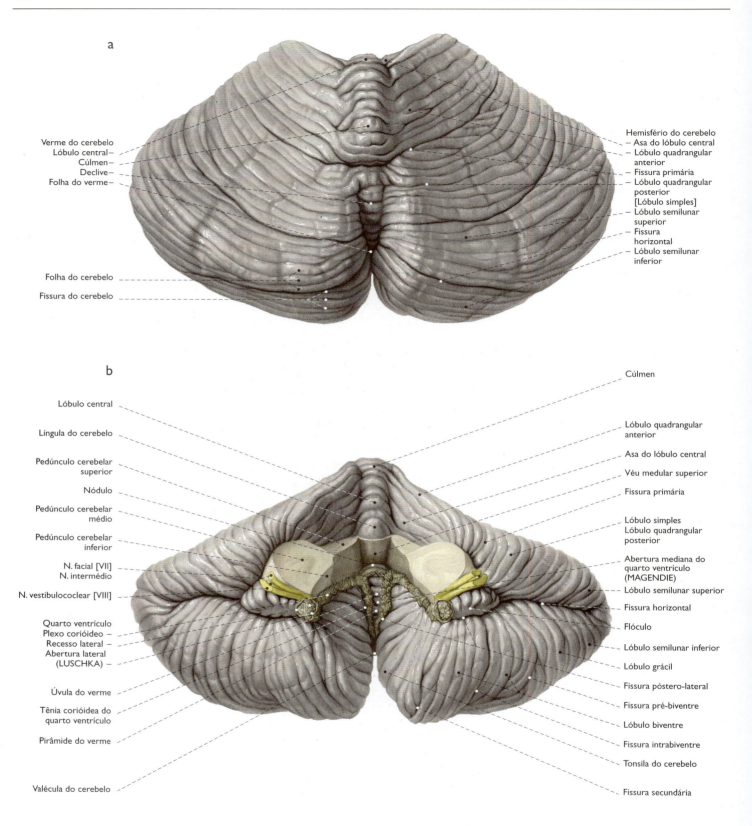

336 **Cerebelo** (120%)

a Vista occipitoparietal
b Os pedúnculos cerebelares foram cortados transversalmente. Vista ventral

Parte Central do Sistema Nervoso

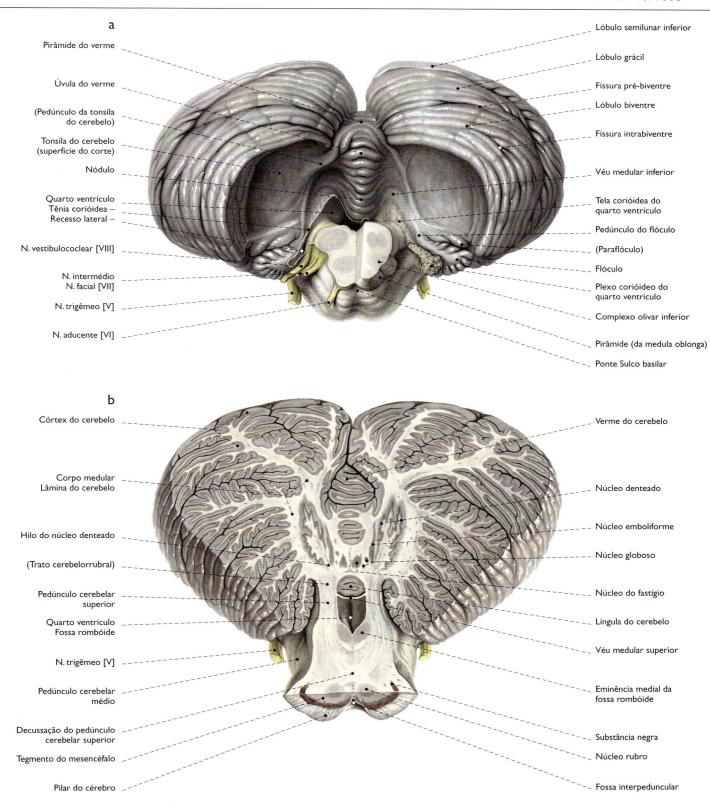

337 Cerebelo (100%)
a As tonsilas do cerebelo foram removidas, vista inferior
b Corte através do cerebelo e mesencéfalo, vista superior

338　Parte Central do Sistema Nervoso

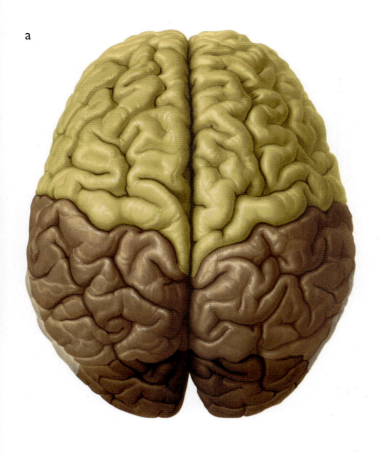

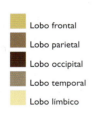

- Lobo frontal
- Lobo parietal
- Lobo occipital
- Lobo temporal
- Lobo límbico

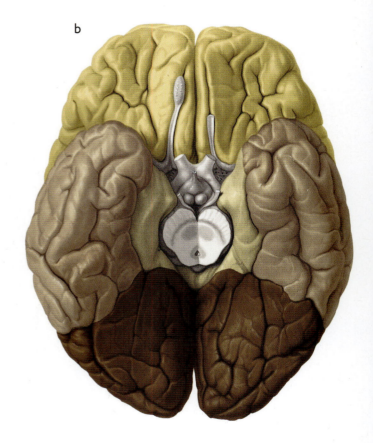

338　Lobos do cérebro (70%)

Os vários lobos do cérebro estão marcados com cores diferentes
a　Vista parietal
b　Vista basilar

339   Parte Central do Sistema Nervoso

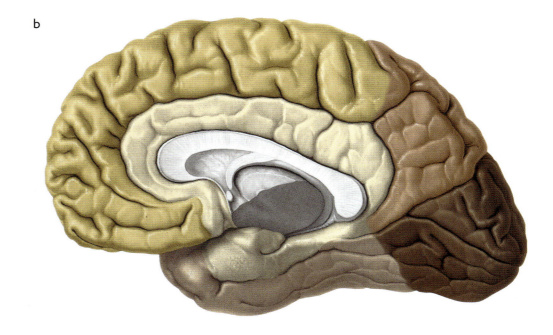

- Lobo frontal
- Lobo parietal
- Lobo occipital
- Lobo temporal
- Lobo límbico

339 Lobos do cérebro (80%)

Os vários lobos do cérebro estão marcados com cores diferentes
a   Vista lateral esquerda do hemisfério esquerdo
b   Vista medial do hemisféric direito

340 Parte Central do Sistema Nervoso

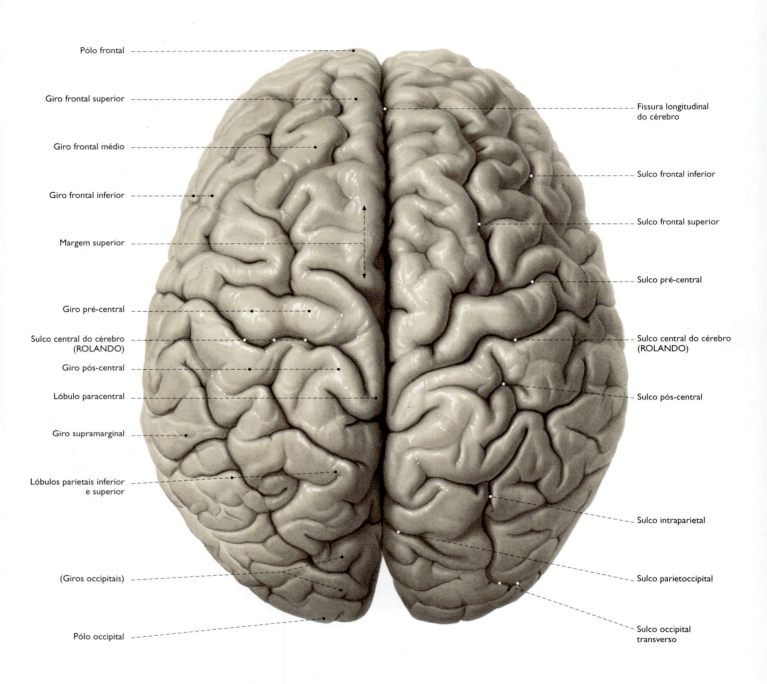

340 Hemisfério cerebral (100%)
Vista parietal

Parte Central do Sistema Nervoso

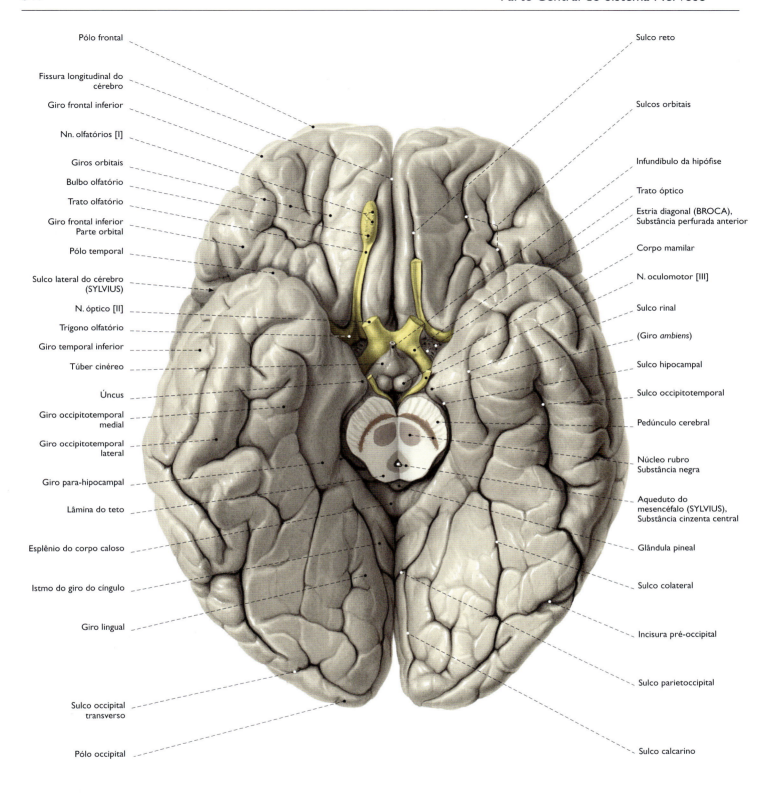

341 Hemisférios cerebrais (100%)
O mesencéfalo foi removido.
Vista basilar

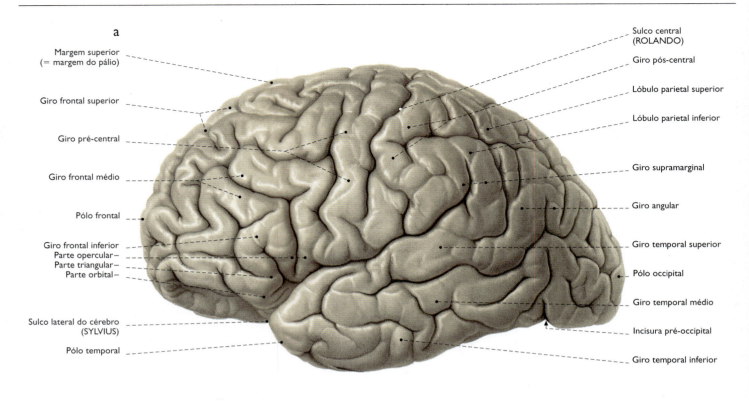
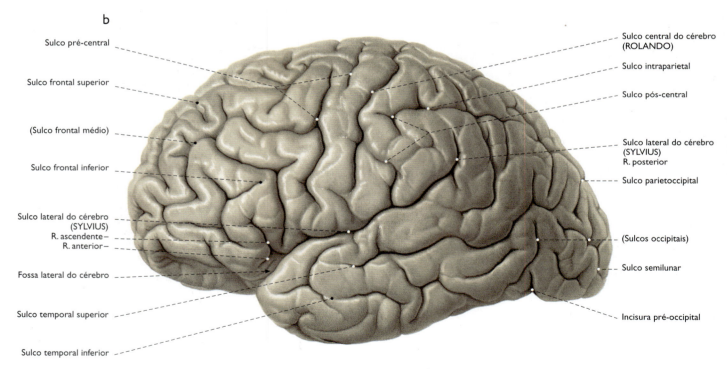

342 Hemisfério cerebral esquerdo (80%)
Vista lateral esquerda
Rotulação
a dos giros
b dos sulcos

Parte Central do Sistema Nervoso

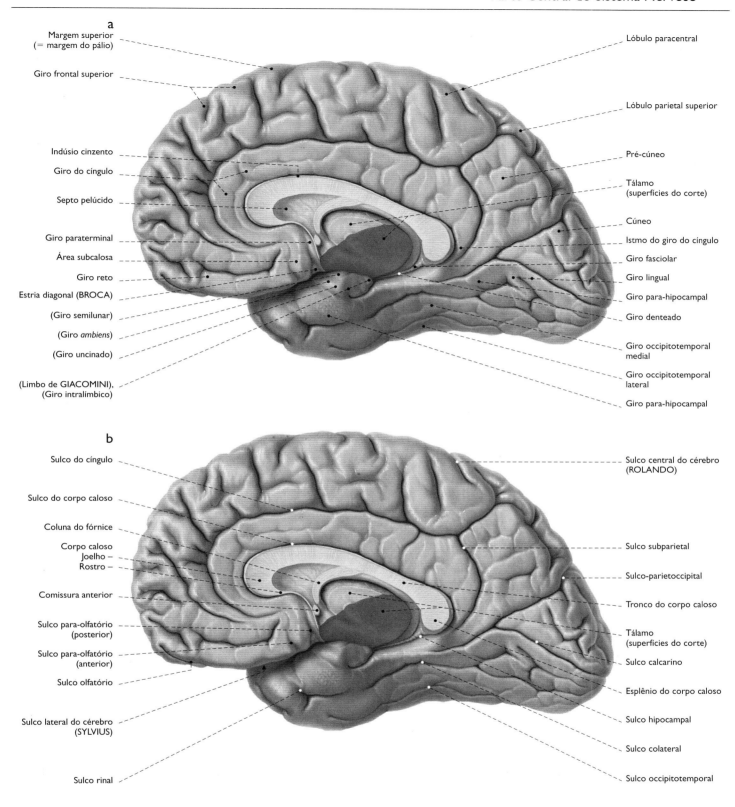

343 Hemisfério cerebral direito (80%)

Vista medial de um corte mediano. O corpo caloso e o diencéfalo foram cortados transversalmente.
Rotulação
a dos giros
b dos sulcos

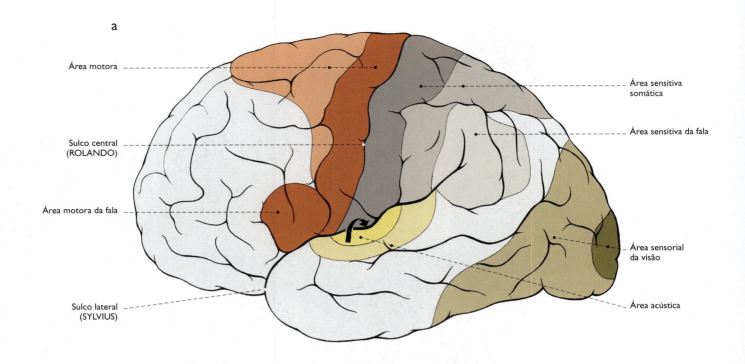
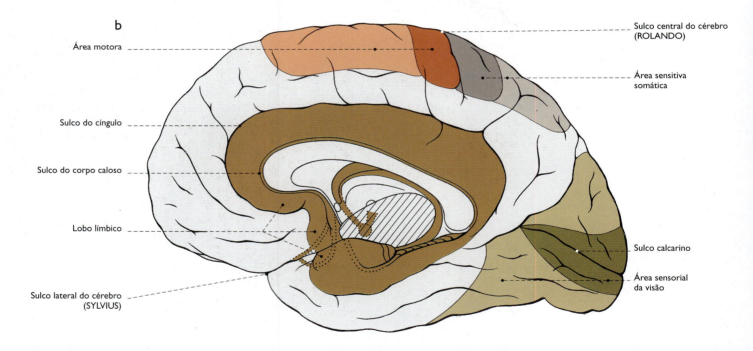

344 Córtex do cérebro (80%)

Áreas corticais funcionais primárias (escuras) e secundárias (claras)
a Hemisfério esquerdo, vista lateral esquerda
b Hemisfério direito, vista medial

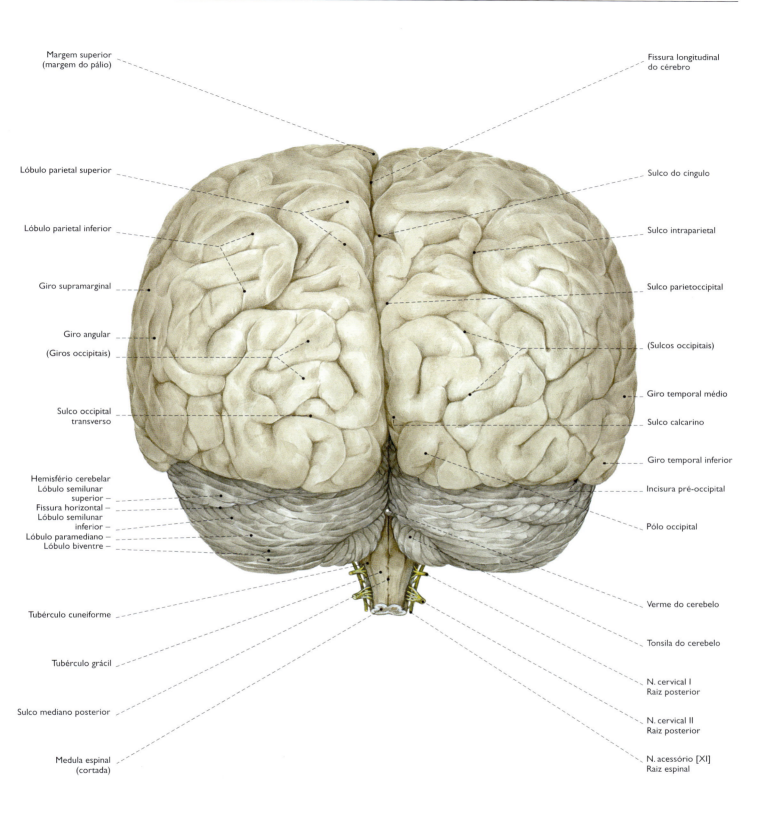

345 Cérebro (100%)
Vista occipital

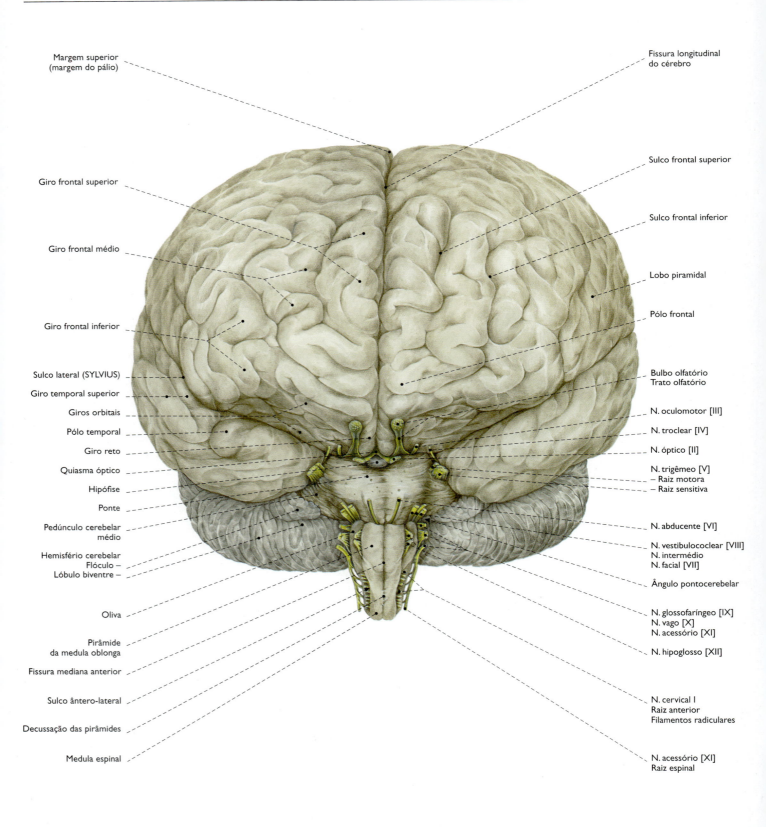

346 Cérebro e nervos cranianos (100%)
Vista ventral

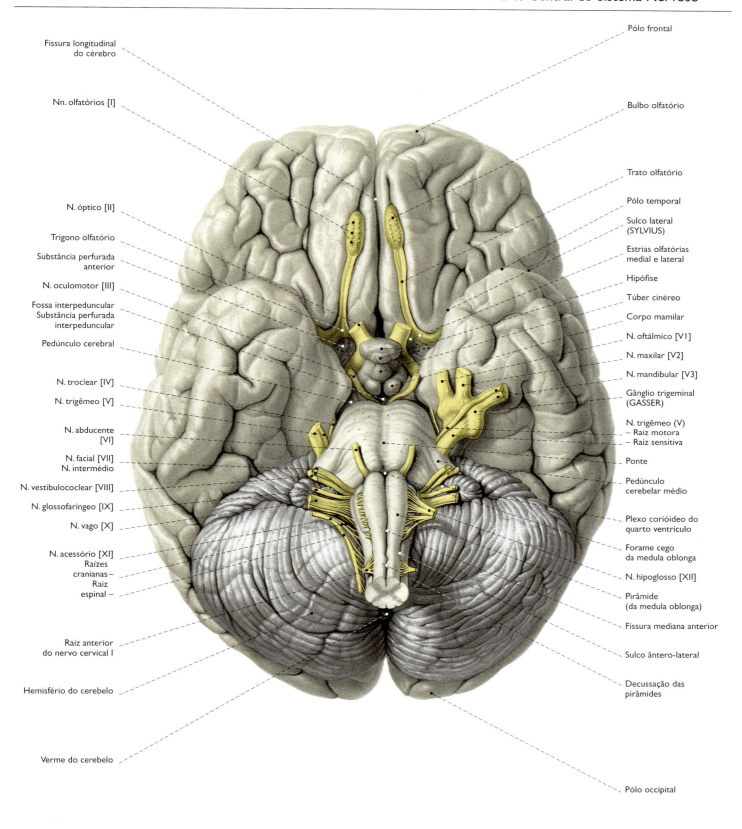

347 Cérebro e nervos cranianos (100%)
Vista basilar

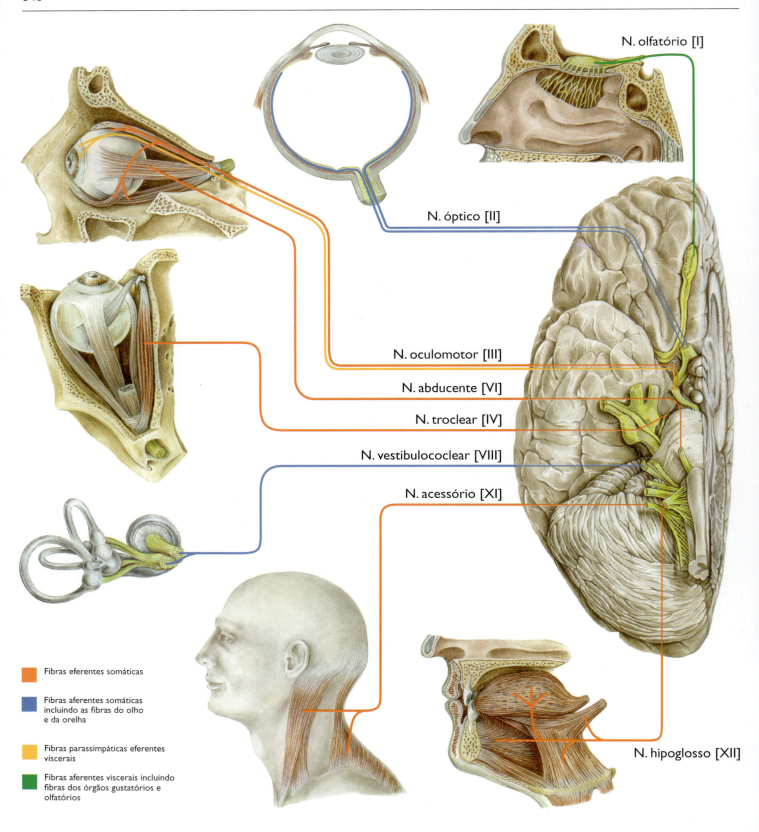

348 Nervos cranianos
Distribuição e inervação dos nervos cranianos I, II, III, IV, VI, VIII, XI e XII, representação esquemática

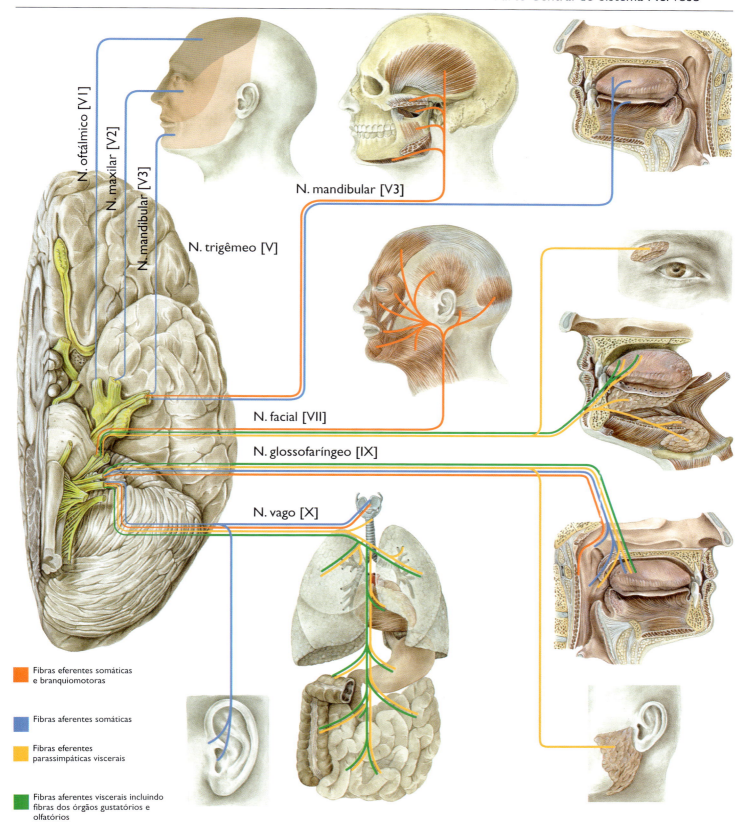

349 Nervos cranianos
Distribuição e inervação dos nervos cranianos (branquiais) V, VII, IX e X, representação esquemática

350 Parte Central do Sistema Nervoso

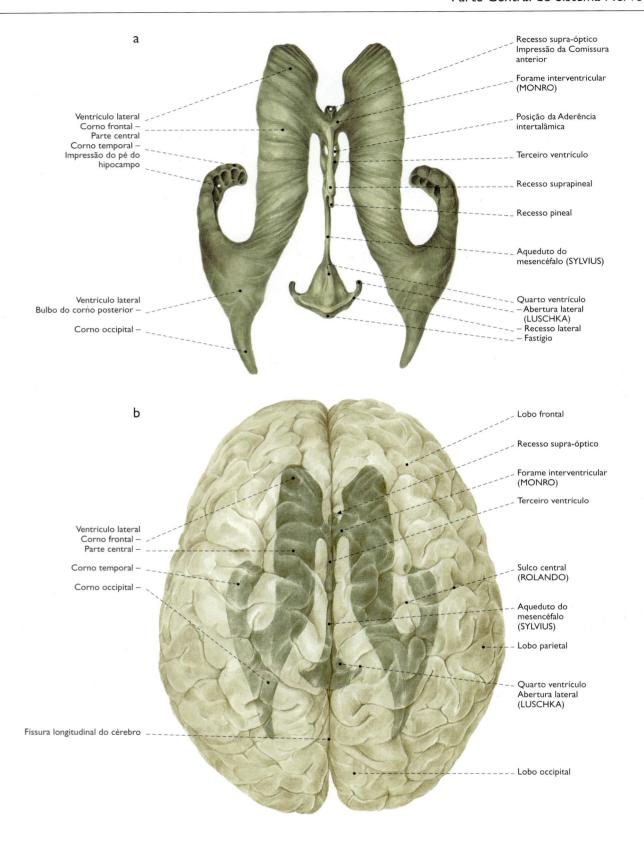

350 Ventrículos do cérebro
Vista parietal (Vista superior)
a Molde do sistema ventricular (90%)
b Projeção do sistema ventricular no cérebro (75%)

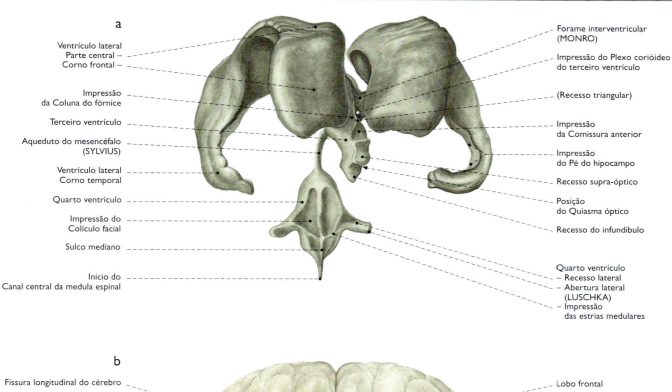

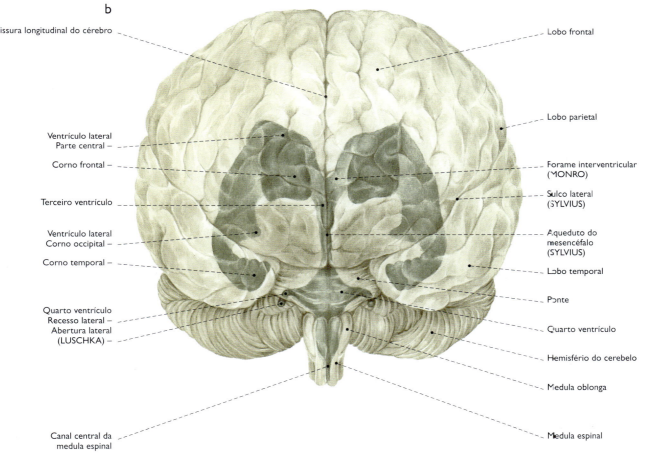

351 Ventrículos do cérebro
Vista frontal
a Molde do sistema ventricular (100%)
b Projeção do sistema ventricular no cérebro (75%)

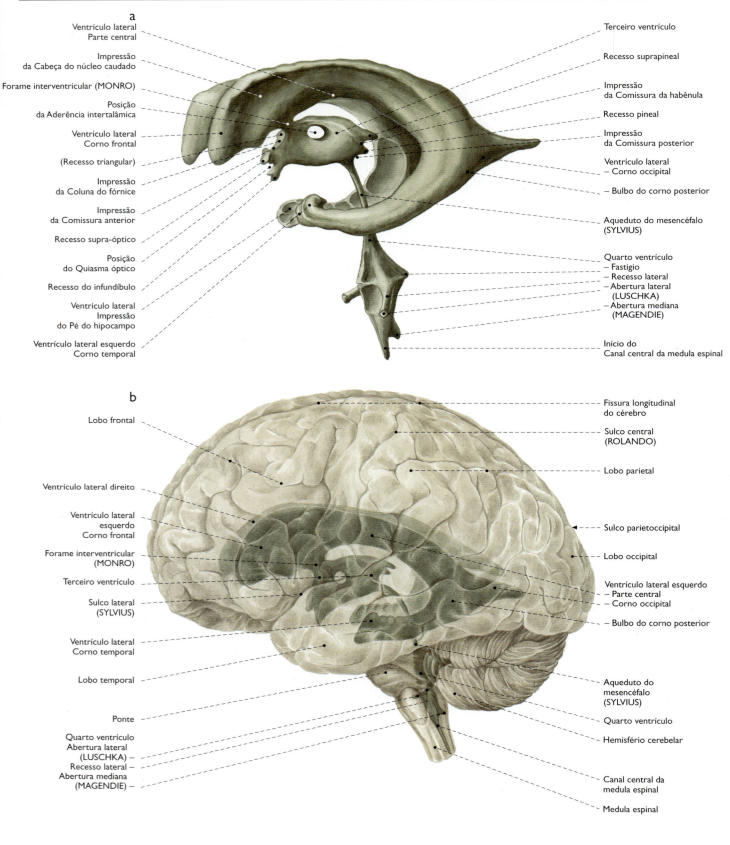

352 Ventrículos do cérebro
Vista lateral esquerda
a Molde do sistema ventricular (90%)
b Projeção do sistema ventricular no cérebro (75%)

Parte Central do Sistema Nervoso

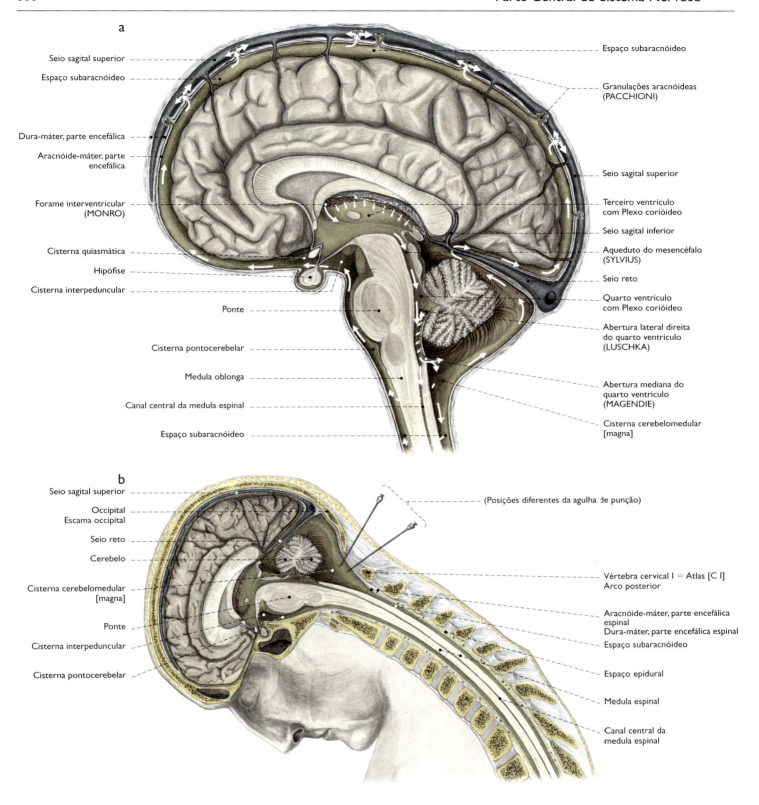

353 **Espaço subaracnóideo, cisternas subaracnóideas e líquido cerebrospinal**

a Circulação do líquido cerebrospinal (60%)
b Punção da cisterna cerebelomedular (punção suboccipital) (35%)

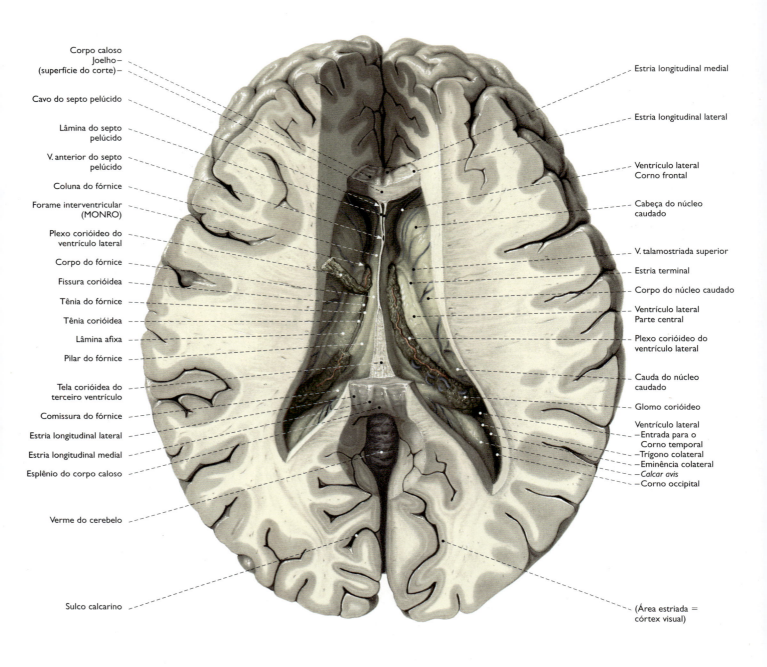

354 Ventrículos laterais do cérebro
(100%)

Os ventrículos laterais foram abertos por cima, o corpo do corpo caloso foi removido. Vista superior de um corte horizontal

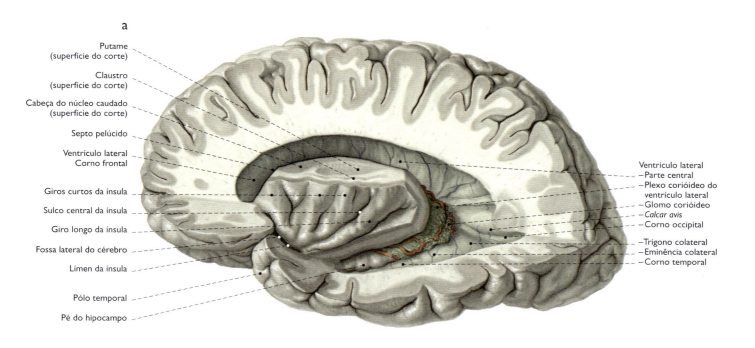

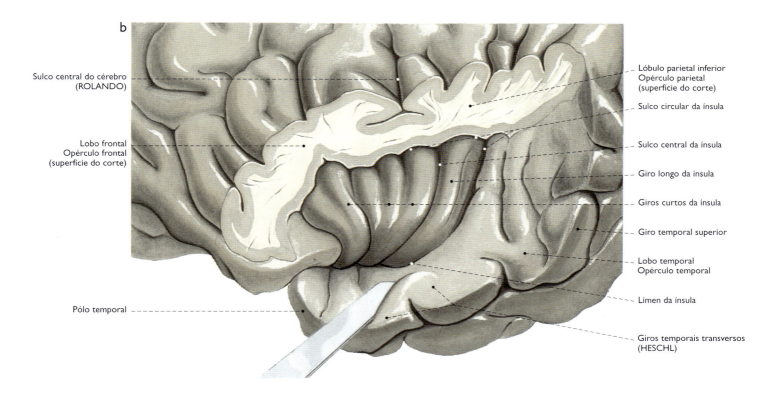

355 Ventrículo lateral e ínsula

a O ventrículo lateral do hemisfério esquerdo foi aberto (80%). Vista lateral esquerda
b Partes dos lobos frontal, parietal e temporal do hemisfério esquerdo foram removidas (100%). Vista lateral esquerda

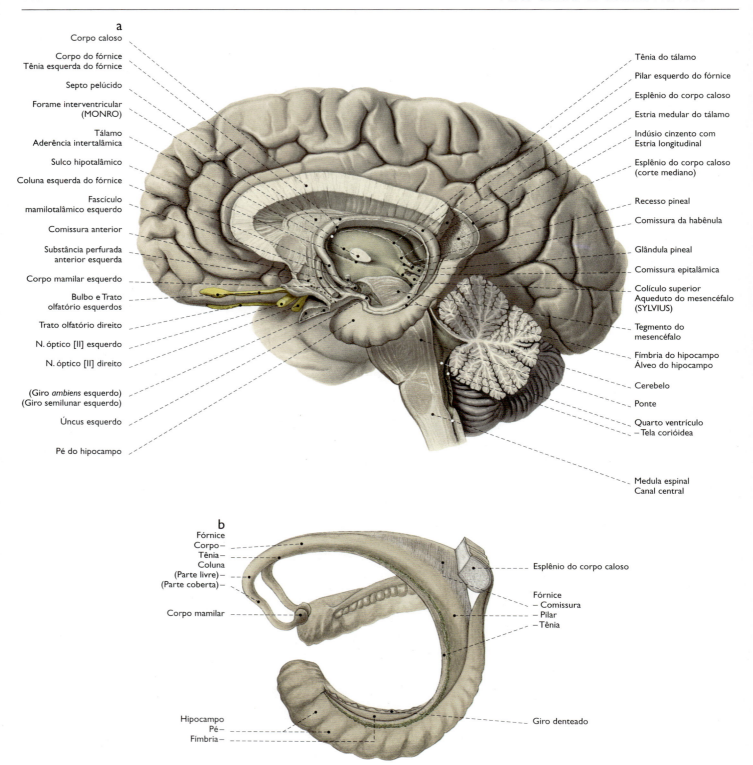

356 Fórnice e hipocampo

a Preparação do lado esquerdo. O hemisfério direito está intacto, o tronco encefálico foi cortado na linha mediana (80%). Vista lateral esquerda
b Fórnices e hipocampos de ambos os lados (120%); representação espacial esquemática, vista do lado lateral esquerdo e por cima (vista parietolateral esquerda)

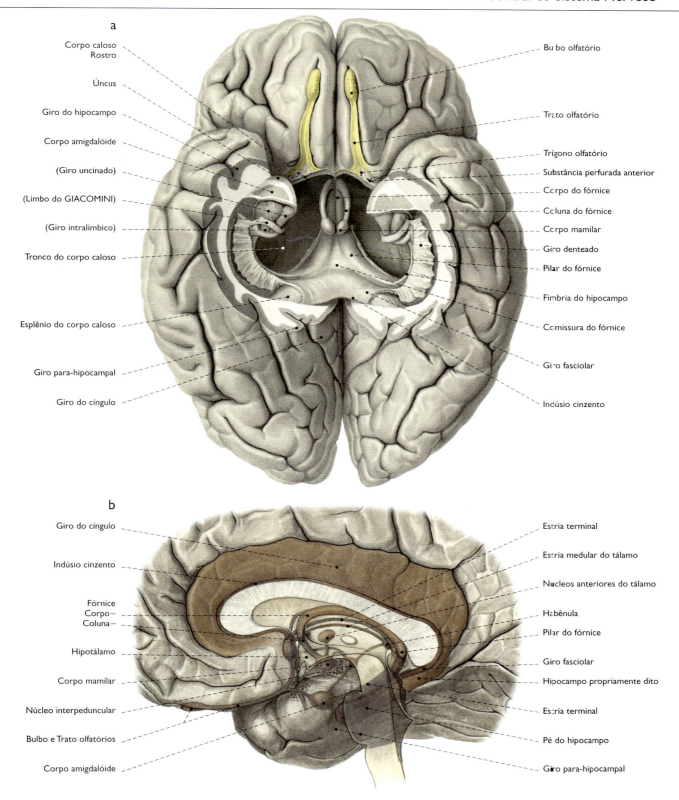

357 Fórnice e sistema límbico

a A face inferior do cérebro foi parcialmente cortada; o fórnice e algumas partes do sistema límbico são expostas (80%). Vista basilar (inferior)
b As estruturas do sistema límbico estão realçadas em cor marrom (100%). Vista medial do hemisfério direito

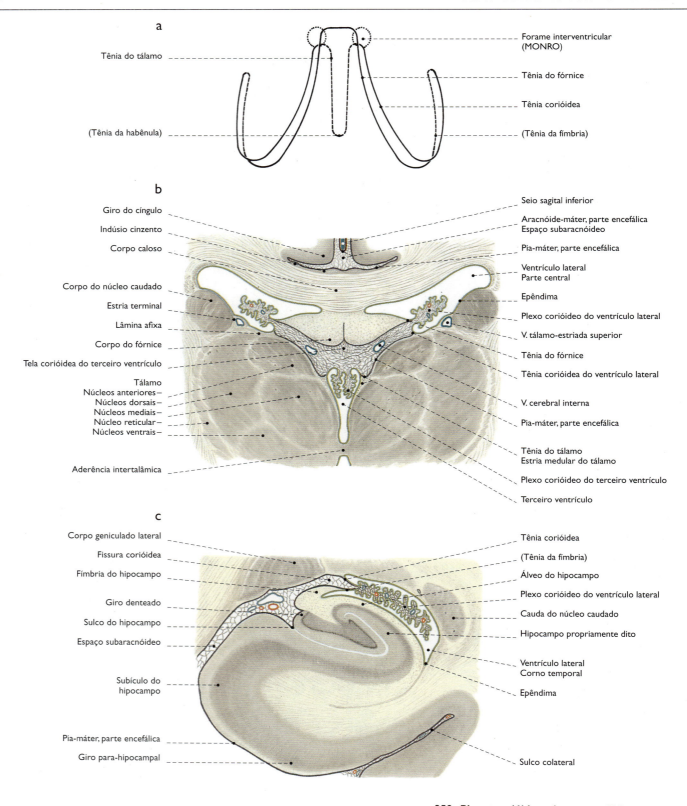

358 Plexos corióideos do prosencéfalo

Representação esquemática
a Linha de rompimento do plexo corióideo em ambos os lados, vista parietal
b, c Vista occipital de cortes frontais através
b da parte central do ventrículo lateral e do terceiro ventrículo (200%)
c do corno temporal do ventrículo lateral direito (300%)

Parte Central do Sistema Nervoso

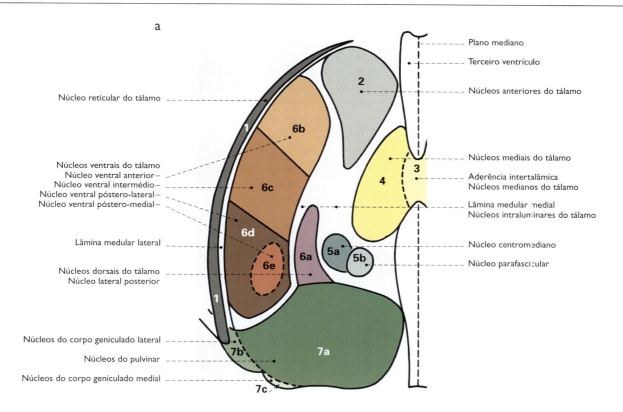

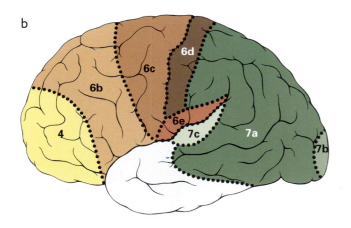

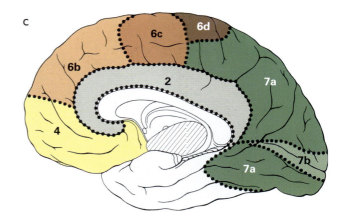

359 Tálamo

Projeção dos núcleos talâmicos no córtex do cérebro. Os números indicam a correspondência entre os núcleos e as áreas funcionais do cérebro. Para os núcleos 1, 3 e 6a, até agora, não são conhecidas áreas específicas de projeção

a Massa nuclear principal do tálamo esquerdo, representação esquemática, vista superior de um corte horizontal
b Campos de projeção dos núcleos talâmicos no córtex da face súpero-lateral do hemisfério esquerdo do cérebro, vista lateral
c Campos de projeção dos núcleos talâmicos no córtex da face medial do hemisfério direito do cérebro, vista medial

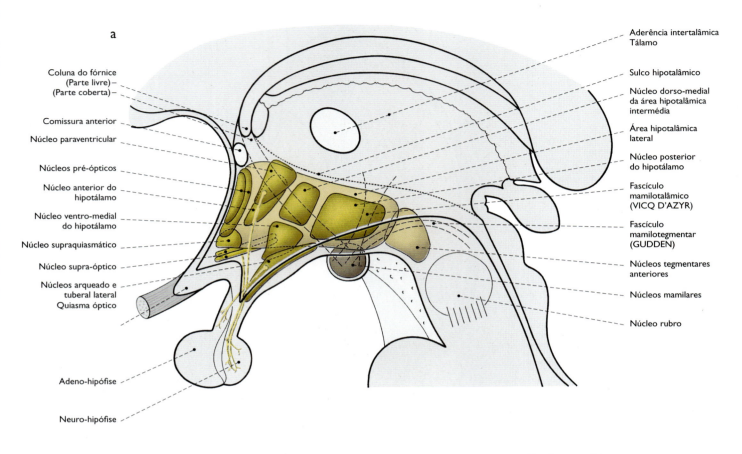
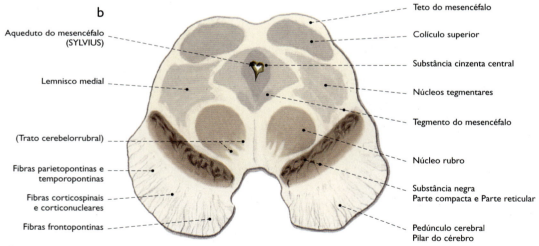

360 Hipotálamo e mesencéfalo (250%)

a Núcleos do hipotálamo, representação esquemática, vista medial
b Corte oblíquo através do mesencéfalo no nível dos colículos superiores

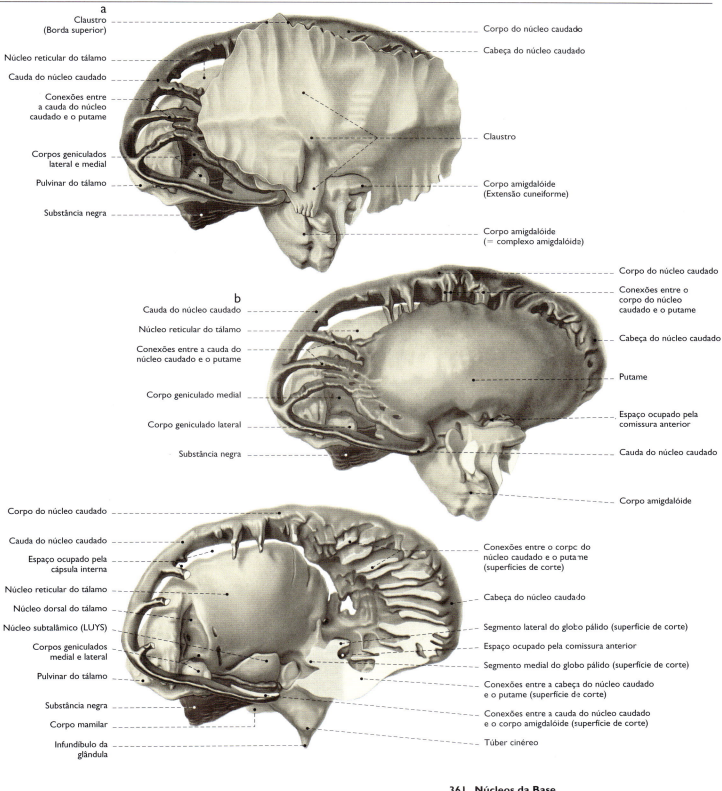

361 Núcleos da Base

Modelo de reconstrução dos núcleos da base do hemisfério direito do cérebro (Anatomical Collection, Basel) (150%), vista lateral direita
a Claustro e núcleo caudado
b Putame e núcleo caudado após a remoção do claustro
c Tálamo e núcleo caudado após a remoção do claustro, núcleo lentiforme e corpo amigdalóide

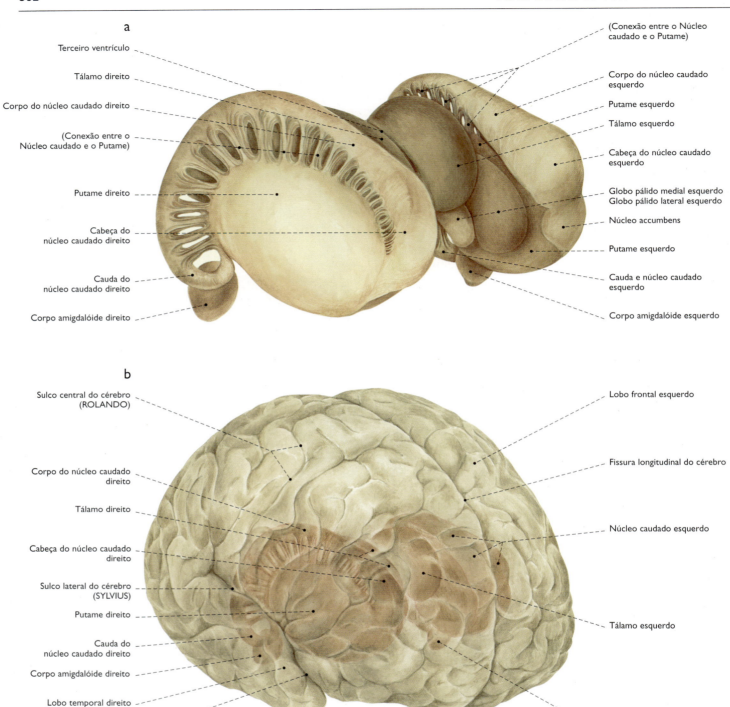

362 Núcleos da base

Vista lateral direita **anterior** superior
(Vista **fronto**parietal lateral direita)
a Tálamo, núcleos da base, isto é o estriado (núcleo caudado e putame) e núcleo lentiforme (= putame e globo pálido), bem como o corpo amigdalóide (150%)
b Tálamo, núcleos da base e corpo amigdalóide no interior de dois hemisférios cerebrais (75%)

Parte Central do Sistema Nervoso

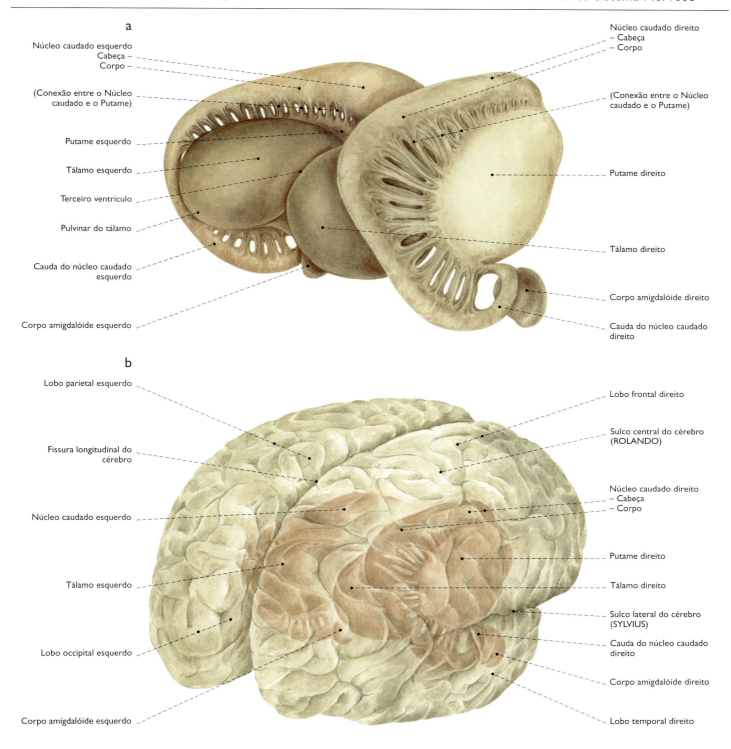

363 Núcleos da base

Vista lateral direita **posterior** superior
(vista lateral direita **occipito**parietal)
a Tálamo, núcleos da base, isto é, o estriado
(= núcleo caudado e putame) e núcleo
lentiforme (putame e globo pálido), bem como o
corpo amigdalóide (150%)
b Tálamo, núcleos da base e corpo amigdalóide no
interior de dois hemisférios cerebrais (75%)

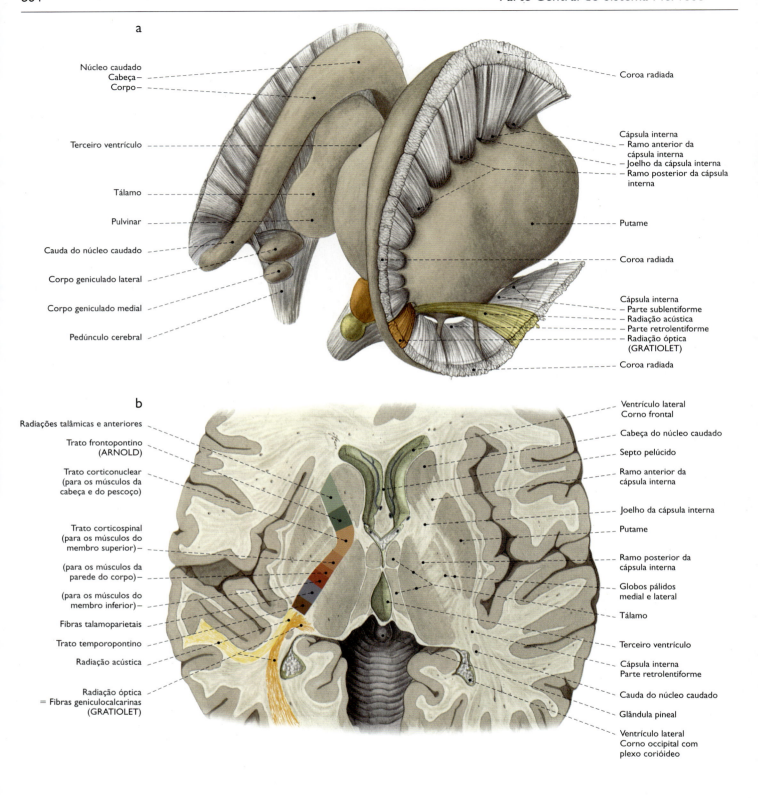

364 Núcleos da base e cápsula interna

a O tálamo, o corpo estriado (= núcleo caudado e putame) e o núcleo lentiforme (= putame e globos pálidos) com a cápsula interna e a coroa radiada (250%), vista occipitolateral direita
b Corte horizontal através da cápsula interna e núcleos vizinhos. À esquerda estão marcados, com cores diferentes, os principais componentes da cápsula interna (90%). Vista parietal

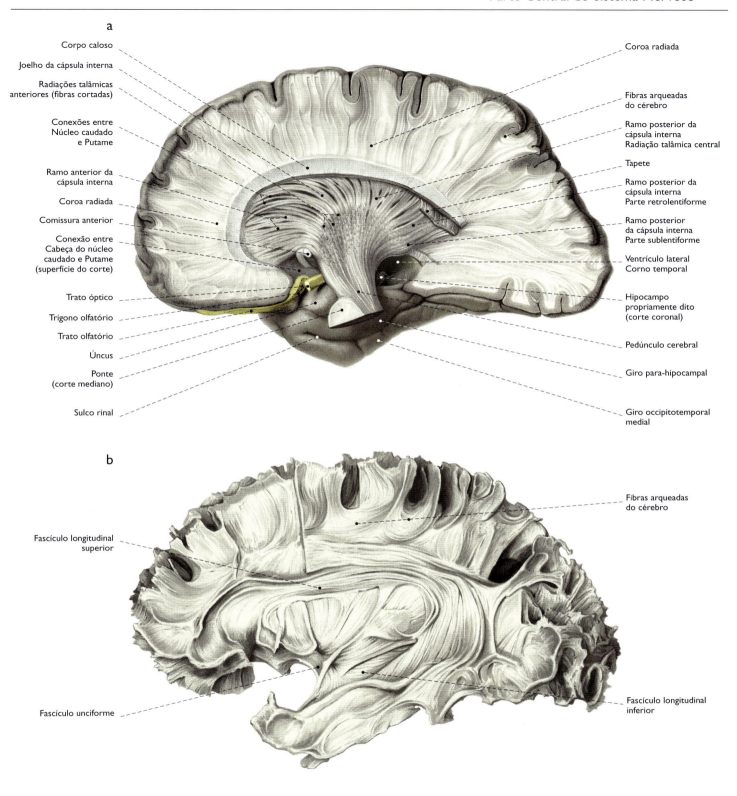

365 Sistemas de fascículos do cérebro (80%)

a Cápsula interna com a coroa radiada do hemisfério direito. O núcleo caudado e o tálamo foram removidos. Vista medial da metade direita
b Fibras de associação do hemisfério esquerdo. Vista lateral esquerda

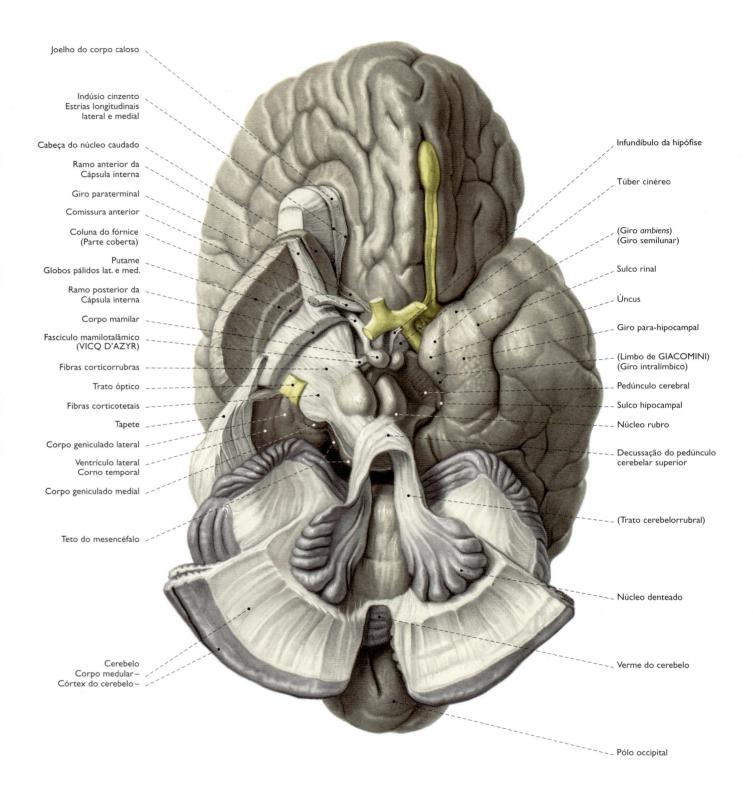

366 Conexões cerebelorrubrais (100%)

Dissecação das fibras de conexão denteado-rubral (decussação de STILLING) e vários sistemas de fibras do mesencéfalo e diencéfalo, vista basilar (inferior)

Parte Central do Sistema Nervoso

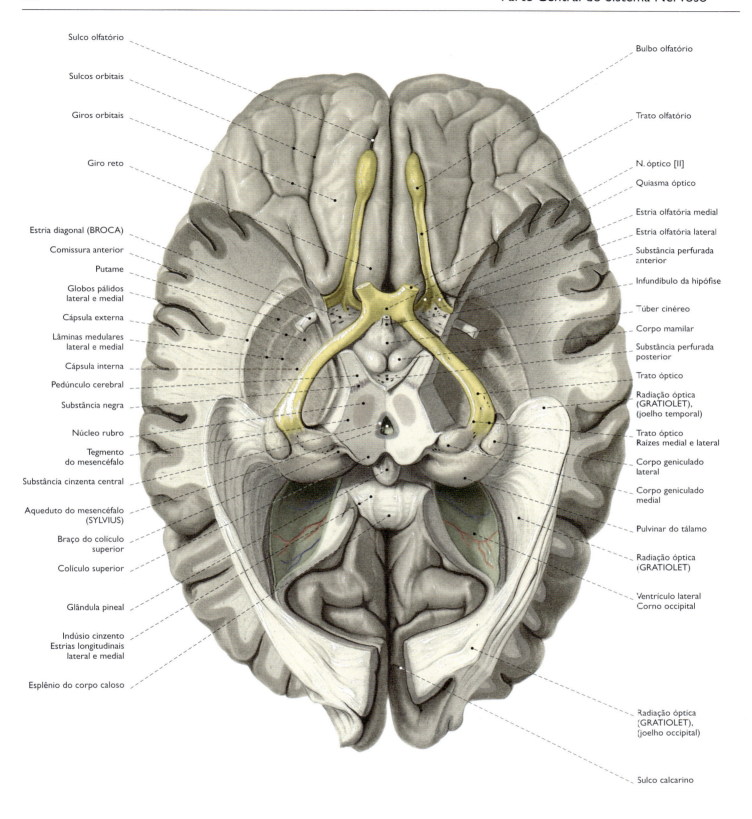

367 Via da visão (100%)

Dissecação das fibras da via da visão do quiasma óptico até a área da visão no córtex. Vista basilar (inferior)

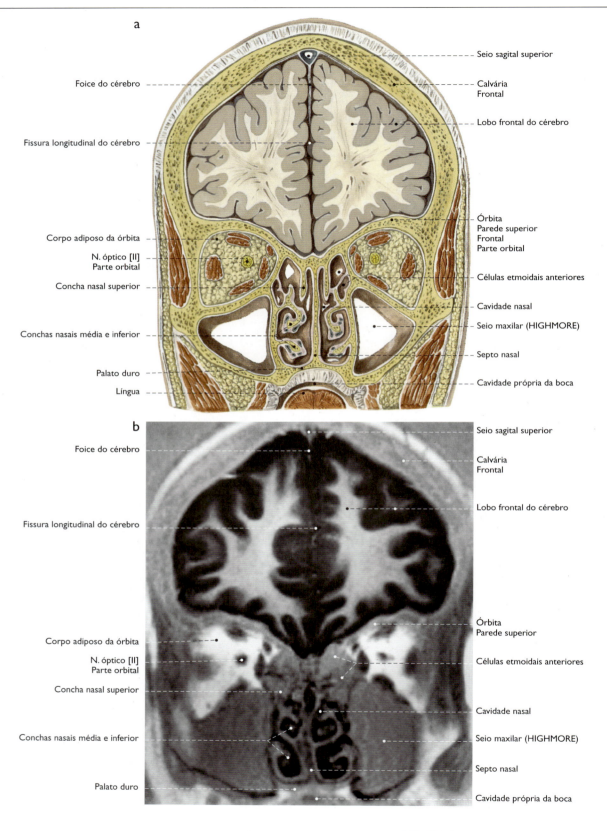

368 Cérebro (75%)

Corte frontal através do lobo frontal do cérebro, dos ossos cranianos circunvizinhos bem como das cavidades da órbita e do nariz, vista frontal
a Corte anatômico (pintado)
b Imagem de ressonância magnética (IRM, T_1-pesado)

Parte Central do Sistema Nervoso

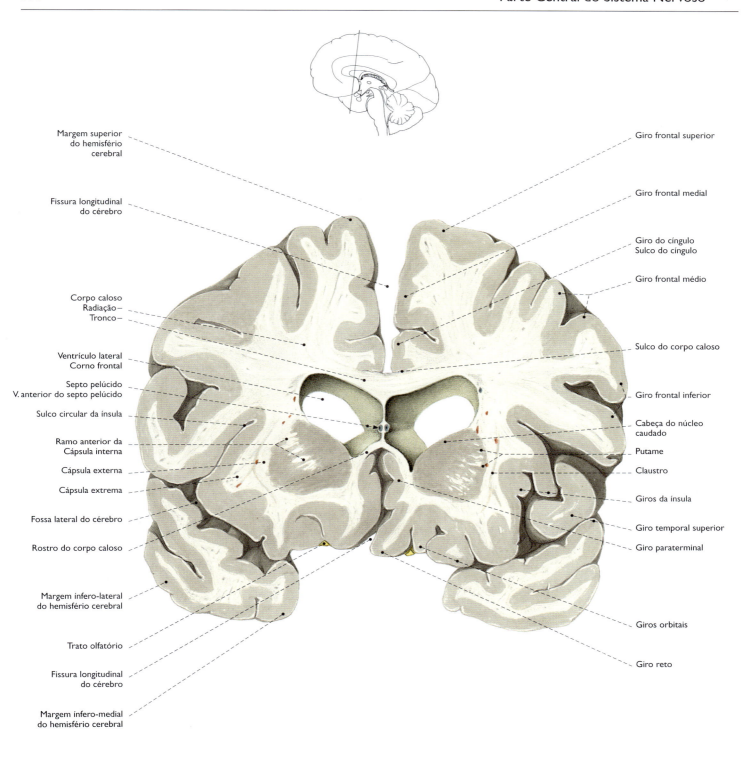

369 Cérebro (100%)
Corte frontal no plano dos cornos anteriores dos ventrículos laterais, vista occipital

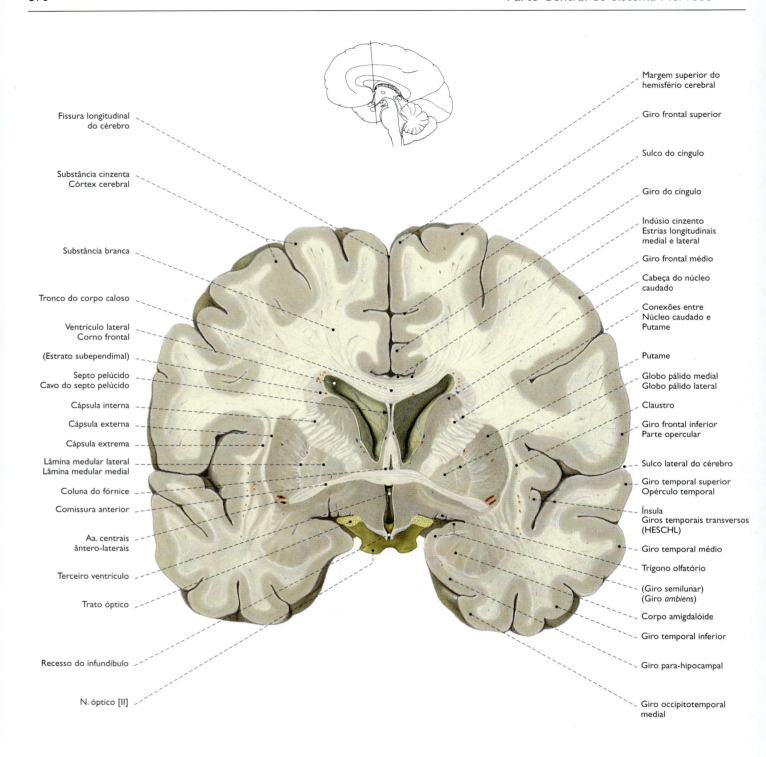

370 **Cérebro** (100%)

Corte frontal no plano da comissura anterior, vista occipital

Parte Central do Sistema Nervoso

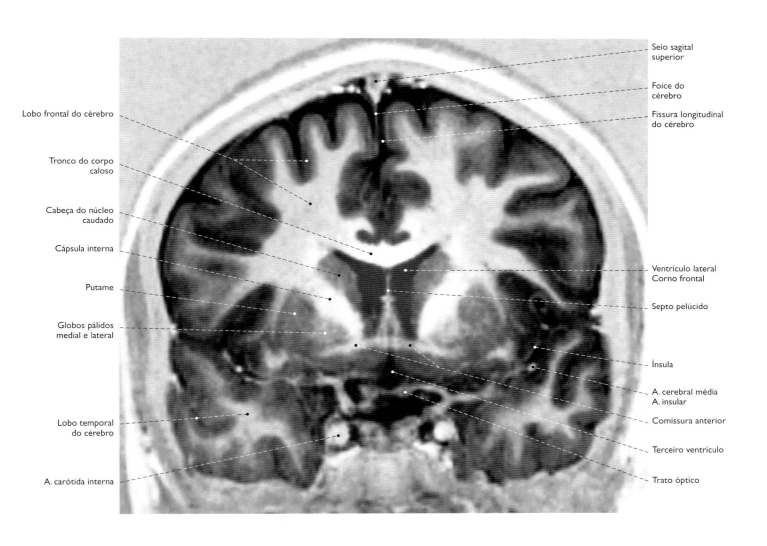

371 Cérebro (100%)

Imagem de ressonância magnética (IRM, T$_1$-pesado) frontal no plano da comissura anterior, correspondendo à Fig. 370

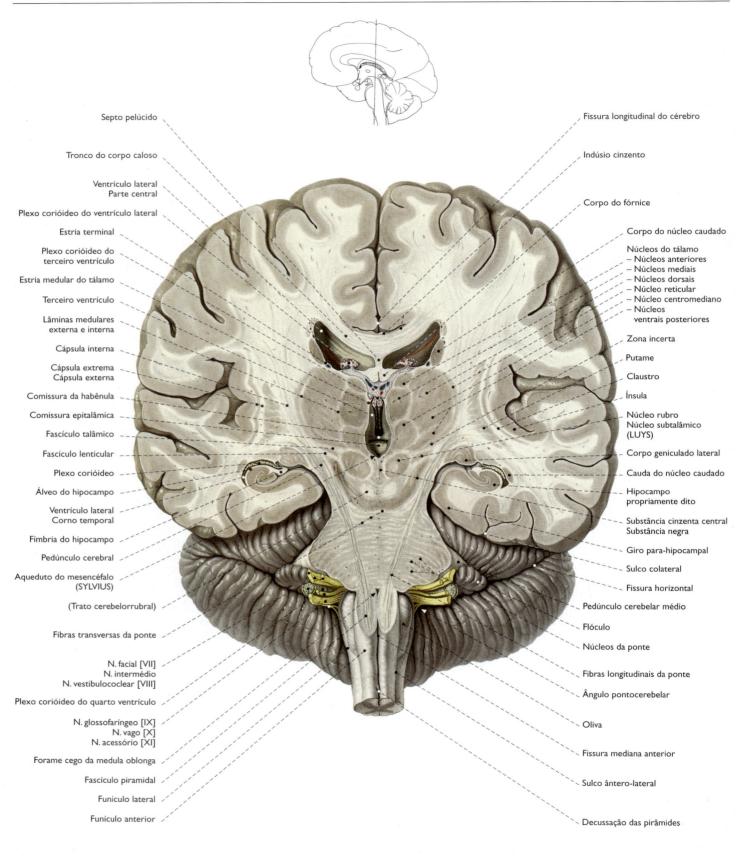

372 Cérebro (100%)

Corte frontal no plano dos pedúnculos cerebrais, vista frontal

Parte Central do Sistema Nervoso

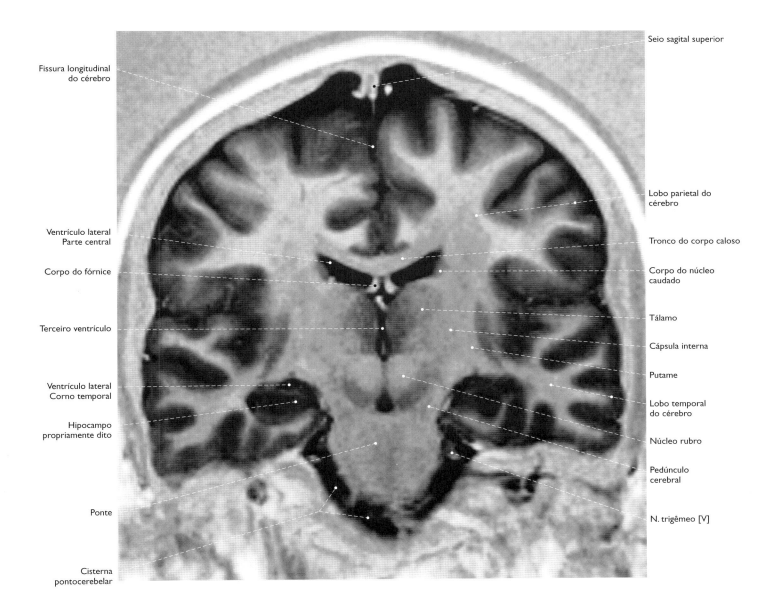

373 Cérebro (100%)

Imagem de ressonância magnética (IRM, T₁-pesado) frontal no plano dos pedúnculos cerebrais, correspondendo à Fig. 372

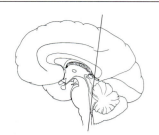
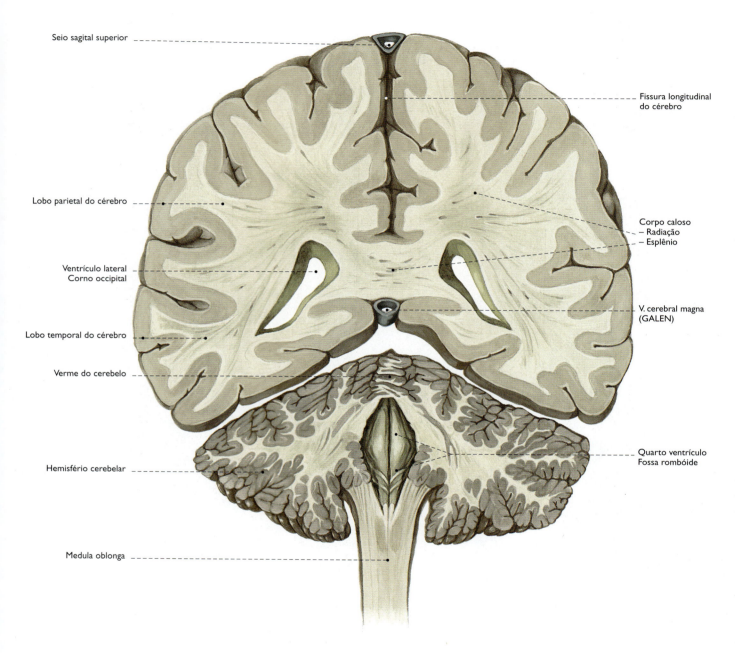

374 Cérebro (100%)

Corte frontal no plano dos cornos posteriores dos ventrículos laterais e do quarto ventrículo, vista occipital

Parte Central do Sistema Nervoso

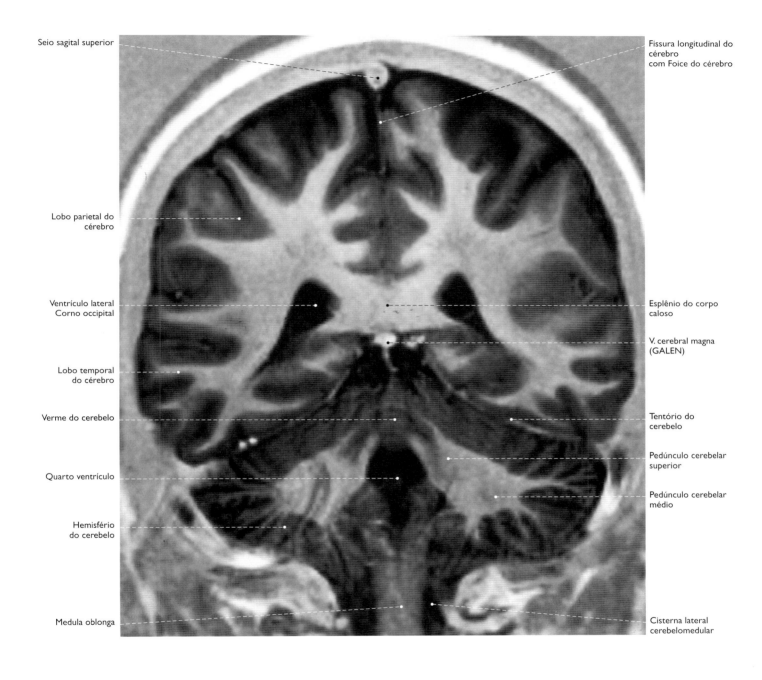

375 **Cérebro** (100%)

Imagem de ressonância magnética (IRM, T₁-pesado) frontal, no plano dos cornos posteriores dos ventrículos laterais e do quarto ventrículo, correspondendo à Fig. 374

Parte Central do Sistema Nervoso

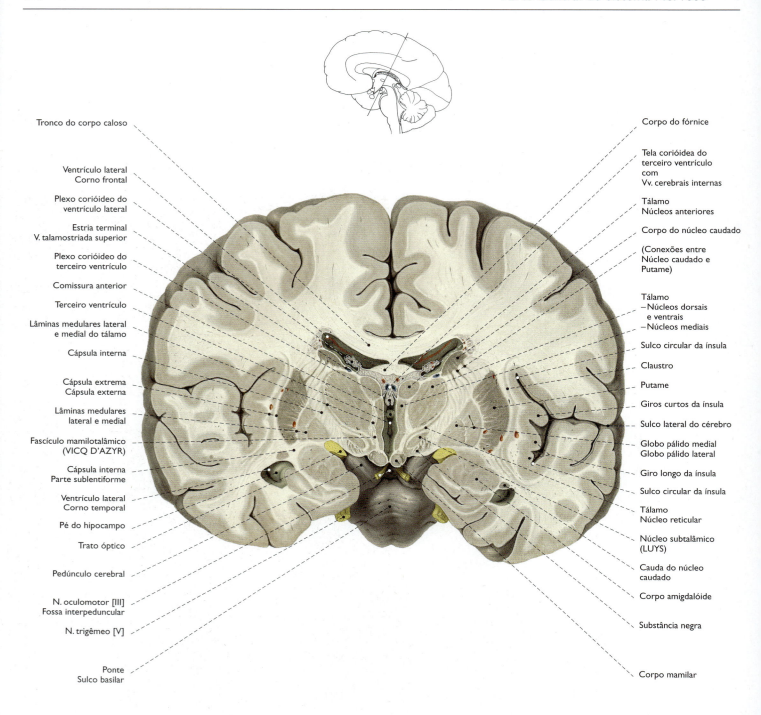

376 Cérebro (100%)

Corte frontal no plano dos corpos mamilares, vista frontal

Parte Central do Sistema Nervoso

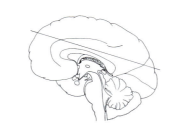

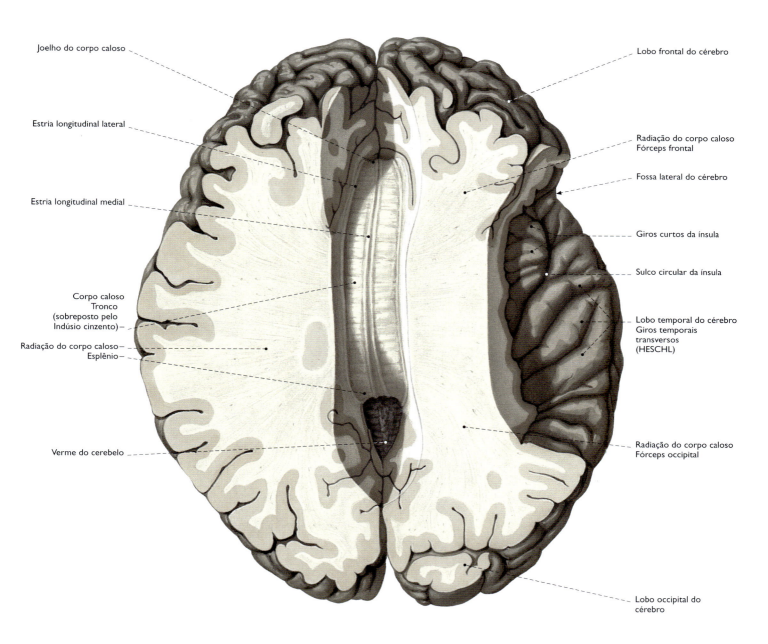

377 Cérebro (100%)

Corte horizontal acima do corpo caloso.
A superfície superior do lobo temporal e a ínsula
foram expostos no hemisfério direito.
Vista parietal

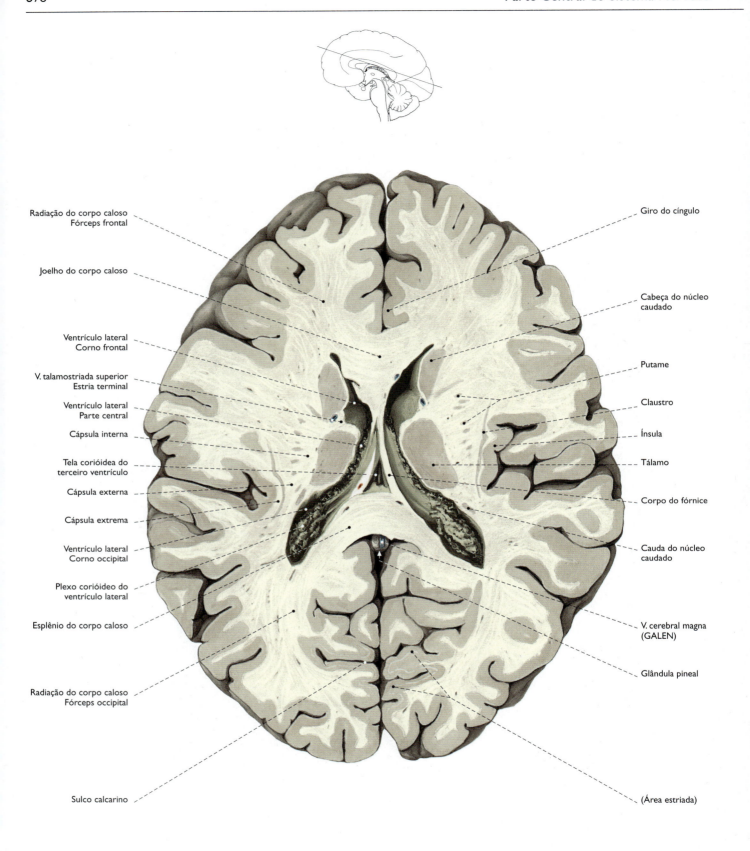

378 Cérebro (100%)

Corte horizontal no nível do corpo do fórnice e cornos anterior e posterior dos ventrículos laterais, vista parietal

Parte Central do Sistema Nervoso

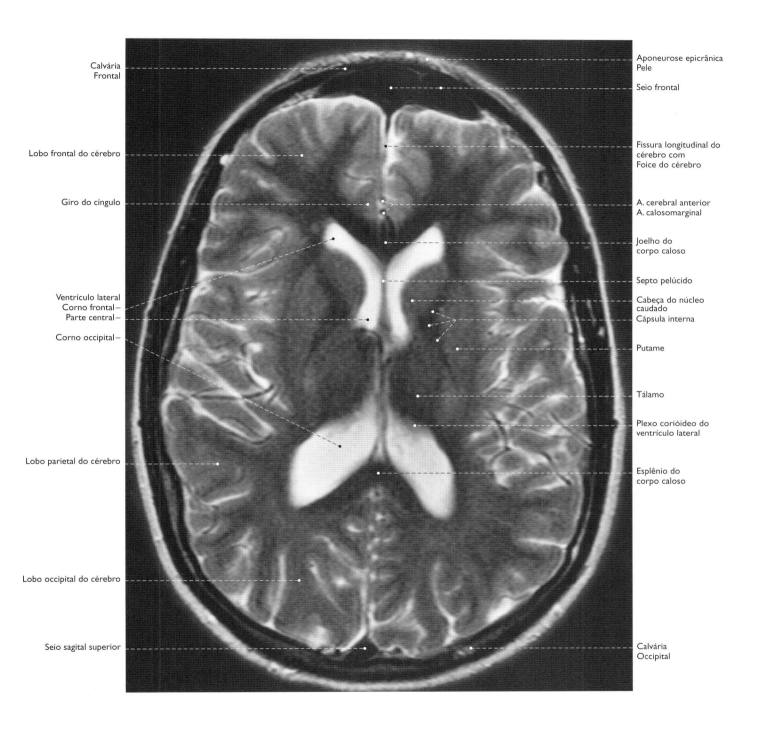

379 Cérebro (100%)

Imagem de ressonância magnética (IRM, T$_2$-pesado) horizontal, no nível dos cornos anterior e posterior dos ventrículos laterais, correspondendo à Fig. 378, vista inferior

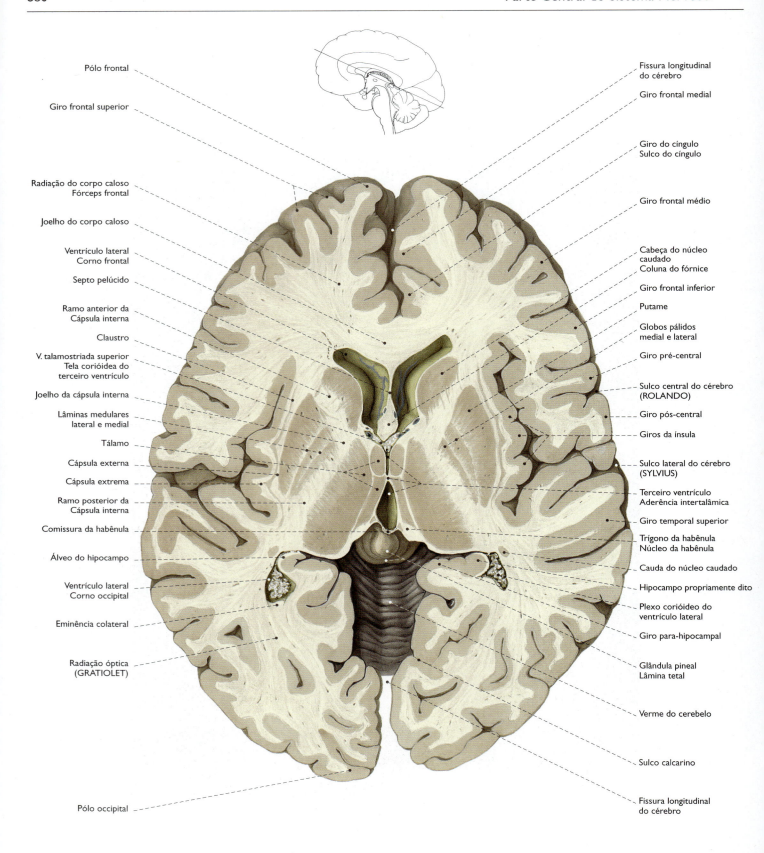

380 Cérebro (100%)

Corte horizontal no nível do terceiro ventrículo, cornos anterior e posterior dos ventrículos laterais e glândula pineal, vista parietal

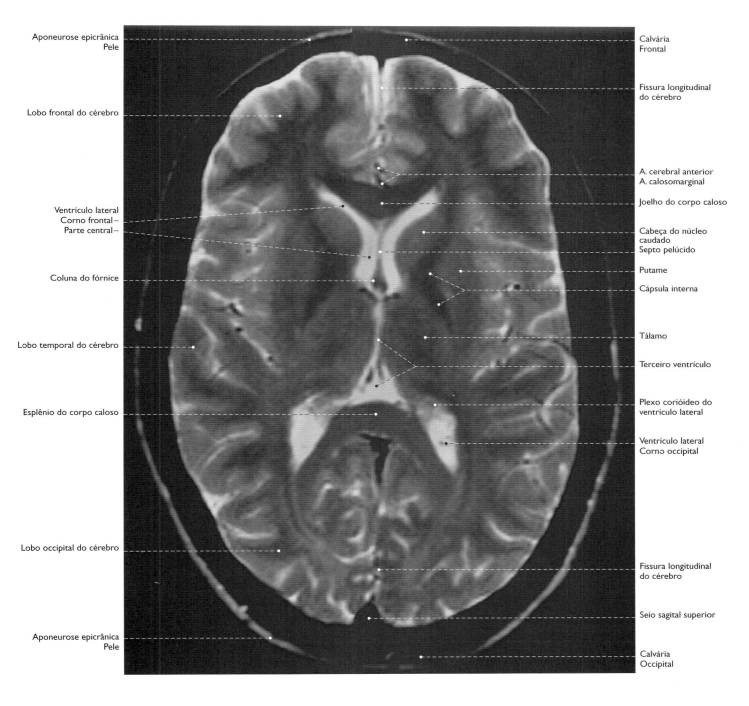

381 Cérebro (100%)

Imagem de ressonância magnética (IRM, T$_2$-pesado) horizontal, no nível do terceiro ventrículo e cornos anterio- e posterior dos ventrículos laterais, correspondendo à Fig. 380, vista inferior

Parte Central do Sistema Nervoso

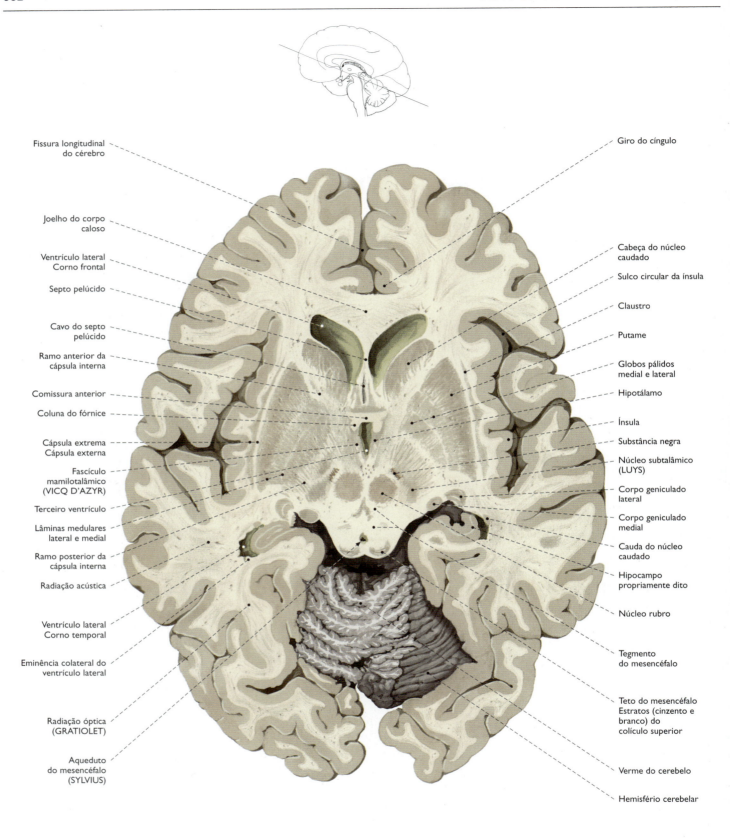

382 Cérebro (100%)

Corte horizontal no nível da comissura anterior, vista parietal

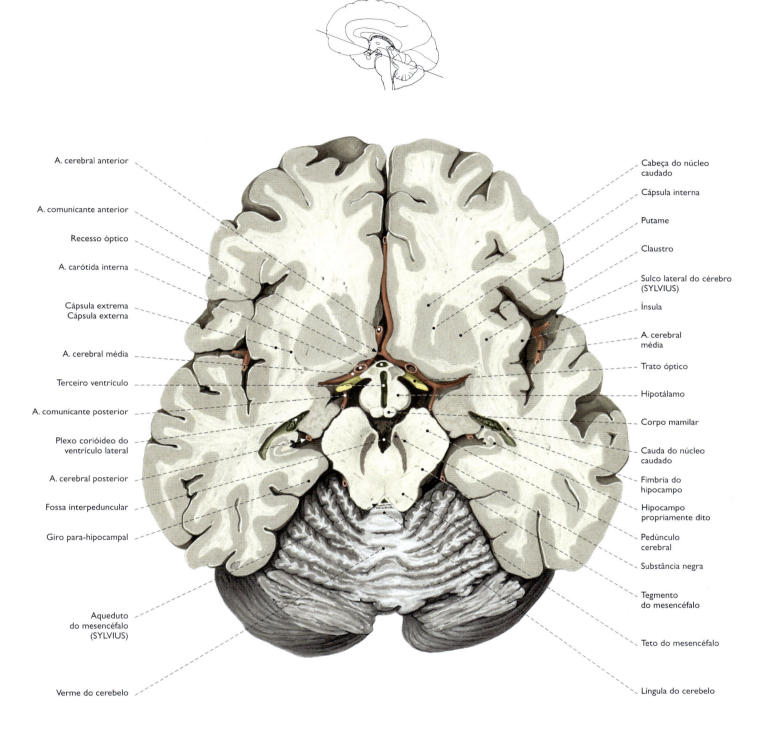

383 Cérebro (100%)

Corte horizontal no nível do mesencéfalo e dos corpos mamilares, v sta parietal

384 Parte Central do Sistema Nervoso

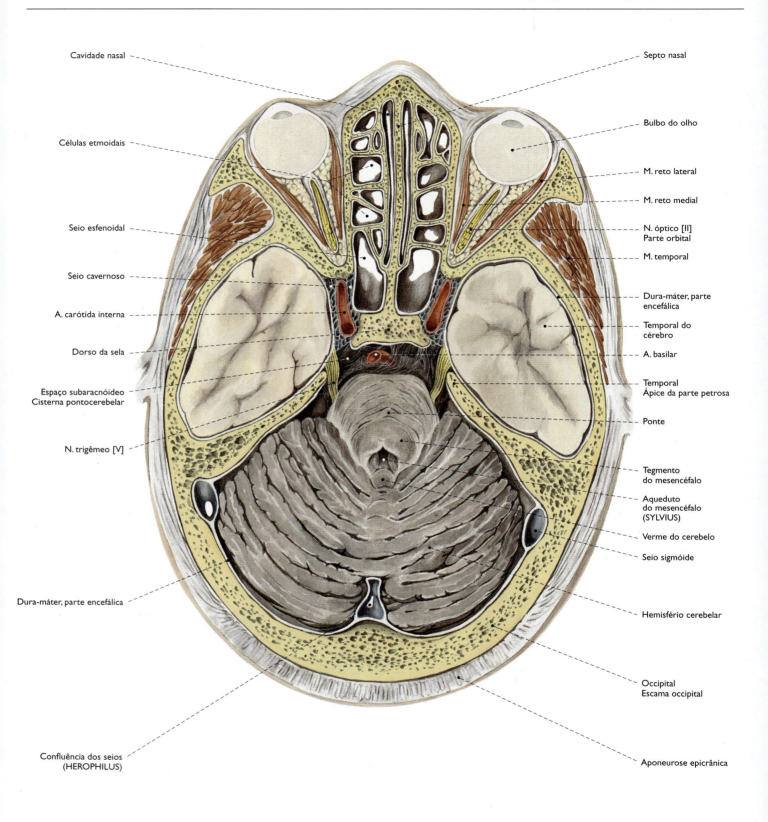

384 Cérebro (100%)
Corte horizontal através da cabeça no nível dos nervos ópticos, do dorso da sela, da ponte e do aqueduto do mesencéfalo, vista parietal

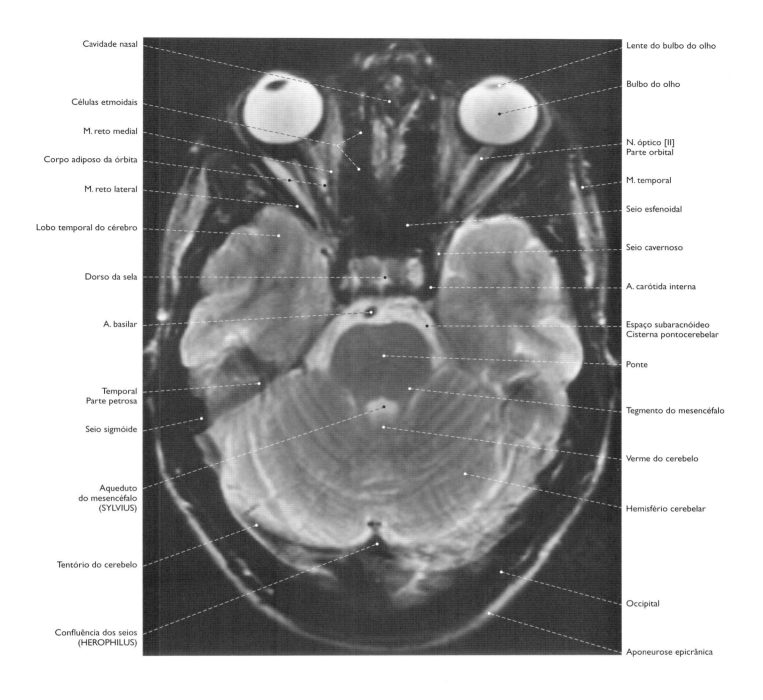

385 Cérebro (100%)

Imagem de ressonância magnética (IRM, T$_2$-pesado) horizontal no nível do nervo óptico, dorso da sela, da ponte e do aqueduto do mesencéfalo, correspondendo à Fig. 384, vista caudal

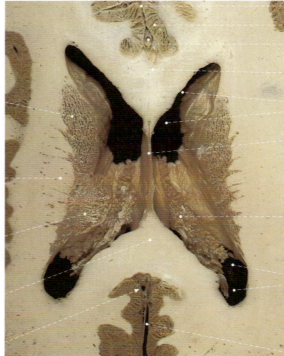

386 Cérebro

Corte anatômico horizontal guiado cranialmente através da cabeça e do cérebro, no nível da parte central, bem como dos cornos anterior e posterior dos ventrículos laterais, vista parietal
a Corte transversal através de toda a cabeça (50%)
b Figura aumentada da região central do cérebro (110%)

Parte Central do Sistema Nervoso

a

Labels (left): Lobo frontal do cérebro · Joelho do corpo caloso · Septo pelúcido · Cabeça do núcleo caudado · Ramo anterior da cápsula interna · Putame · Tálamo · Ramo posterior da cápsula interna · Terceiro ventrículo · Radiação óptica (GRATIOLET) · Sulco calcarino · Calvária / Occipital · Aponeurose epicrânica

Labels (right): Fissura longitudinal do cérebro · Foice do cérebro · Giro do cíngulo · Ventrículo lateral – Corno frontal – Parte central · Ínsula · Sulco lateral do cérebro (SYLVIUS) · Ventrículo lateral – Plexo corióideo do ventrículo lateral – Corno occipital · Lobo occipital do cérebro · Seio sagital superior

b

Labels (left): Giro do cíngulo · Ventrículo lateral Corno frontal – Parte central – · Cápsula extrema Cápsula externa · Claustro · Cápsula interna Ramo anterior da cápsula interna – Joelho da cápsula interna – Ramo posterior da cápsula interna – · Tálamo · Vv. cerebrais internas · Esplênio do corpo caloso · Plexo corióideo do ventrículo lateral · Ventrículo lateral Corno occipital · Seio reto

Labels (right): Fissura longitudinal do cérebro · A. cerebral anterior A. calosomarginal · Joelho do corpo caloso · Cabeça do núcleo caudado · Septo pelúcido · Putame · Claustro · Forame interventricular (MONRO) · Coluna do fórnice · Terceiro ventrículo · Cauda do núcleo caudado · Giro do cíngulo · Foice do cérebro · Fissura longitudinal do cérebro

387 Cérebro

Corte anatômico horizontal (mais caudal do que o nível da Fig. 386) através da cabeça e cérebro no nível do terceiro ventrículo, da parte cranial da cápsula interna bem como dos cornos anterior e posterior dos ventrículos laterais, vista parietal

a Corte transversal através de toda a cabeça (50%)
b Figura aumentada da região central do cérebro (110%)

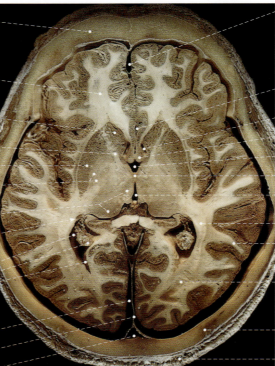

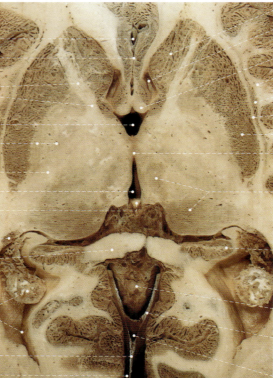

388 Cérebro

Corte anatômico horizontal (mais caudal do que o nível da Fig. 387) através da cabeça e do cérebro no nível da parte caudal do terceiro ventrículo, da cápsula interna e dos cornos posteriores dos ventrículos laterais, vista parietal

a Corte transversal através de toda a cabeça (50%)
b Figura aumentada da região central do cérebro (110%)

Parte Central do Sistema Nervoso

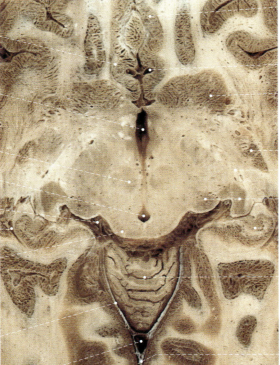

389 Cérebro

Corte anatômico horizontal (mais caudal do que o nível da Fig. 388) através da cabeça e do cérebro no nível do teto da órbita, do aqueduto do mesencéfalo e do verme do cérebro, vista parietal
a Corte transversal através de toda a cabeça (50%)
b Figura aumentada da região central do cérebro (110%)

Parte Central do Sistema Nervoso

a

Bulbo do olho
Corpo adiposo da órbita
M. temporal
N. óptico [II]
Quiasma óptico
A. carótida interna
Ventrículo lateral
Corno temporal
A. basilar
Hemisfério cerebelar
Seio reto
Lobo occipital do cérebro
Seio sagital superior

Nariz externo
Célula etmoidal anterior
Lobo frontal do cérebro
Lobo temporal do cérebro
Hipotálamo
Infundíbulo da hipófise
Hipocampo propriamente dito
Tegmento do mesencéfalo
Aqueduto do mesencéfalo (SYLVIUS)
Verme do cerebelo
Tentório do cerebelo
Fissura longitudinal do cérebro
com Foice do cérebro
Calvária
Occipital
Aponeurose epicrânica

b

N. óptico [II]
Parte intracraniana
A. carótida interna
A. comunicante posterior
A. basilar
Cisterna interpeduncular
Aqueduto do mesencéfalo
(SYLVIUS)
Hemisfério cerebelar
Lobo occipital do cérebro
Seio reto

A. cerebral anterior
A. cerebral média
A. carótida interna direita
Infundíbulo da hipófise
N. oculomotor [III]
A. cerebral posterior
Pedúnculo cerebral
Pilar do cérebro
Tegmento do mesencéfalo
Teto do mesencéfalo
Verme do cerebelo
Tentório do cerebelo
Foice do cérebro na
Fissura longitudinal do cérebro

390 Cérebro

Corte anatômico horizontal (mais caudal do que
o nível da Fig. 389) através da cabeça e do
cérebro no nível do quiasma óptico, do aqueduto
do mesencéfalo e partes superiores do cerebelo,
vista parietal
a Corte transversal através de toda a cabeça (50%)
b Figura aumentada da região central do cérebro
(110%)

Parte Central do Sistema Nervoso

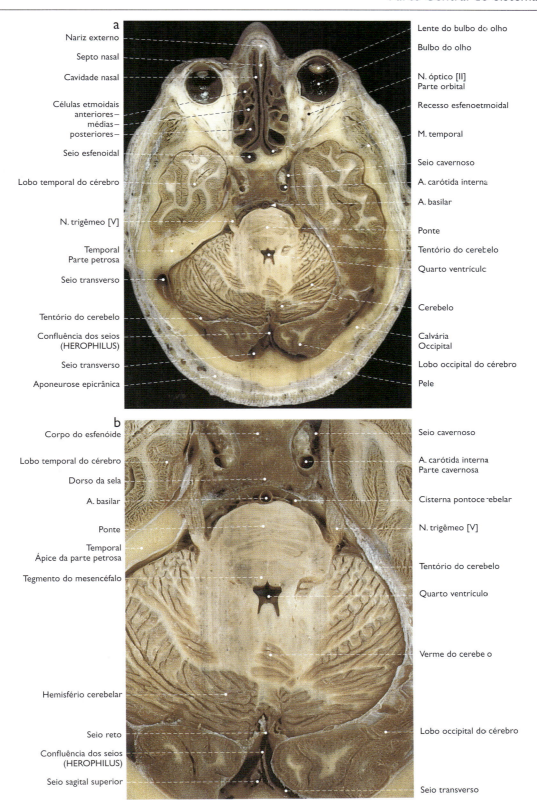

391 Cérebro

Corte anatômico horizontal (mais caudal do que o nível da Fig. 390) através da cabeça e cérebro no nível do nervo óptico, do seio cavernoso, da ponte, do quarto ventrículo e do cerebelo. vista parietal
a Corte transversal através de toda a cabeça (50%)
b Figura aumentada da região central do cérebro (110%)

Parte Central do Sistema Nervoso

a

Seio sagital superior
Foice do cérebro
Lobo frontal do cérebro
Órbita
Parede superior—
Corpo adiposo da órbita—
N. óptico [II]
Parte orbital—
Células etmoidais
Cavidade nasal
M. temporal
Septo nasal

Aponeurose epicrânica
Calvária
Frontal
Dura-máter, parte encefálica
Frontal
Parte orbital
M. levantador da pálpebra superior
M. reto superior
M. oblíquo superior
M. reto medial
M. reto lateral
M. reto inferior
Seio maxilar (HIGHMORE)
Concha nasal média
Concha nasal inferior

b

Fissura longitudinal do cérebro
Foice do cérebro
Giro do cíngulo
Ventrículo lateral
Corno frontal
Cabeça do núcleo caudado
Cápsula interna
Cápsula externa
Cápsula extrema
Claustro
Tálamo
A. carótida interna
Parte cerebral
A. carótida interna
Parte cavernosa
Seio cavernoso

Seio sagital superior
Aponeurose epicrânica
Calvária
Lobo frontal do cérebro
Tronco do corpo caloso
Septo pelúcido
Putame
Giros da ínsula
Quiasma óptico
Lobo temporal do cérebro
Hipófise
Seio esfenoidal

392 Cérebro (80%)

Vista occipital
a Corte anatômico frontal da cabeça e cérebro (80%) em um plano através dos lobos frontais do cérebro e cavidades orbitárias atrás dos bulbos dos olhos
b em um plano através do quiasma óptico, do corno anterior dos ventrículos laterais e das cabeças dos núcleos caudados

Parte Central do Sistema Nervoso

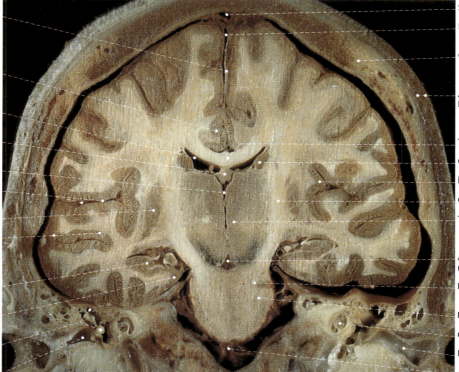

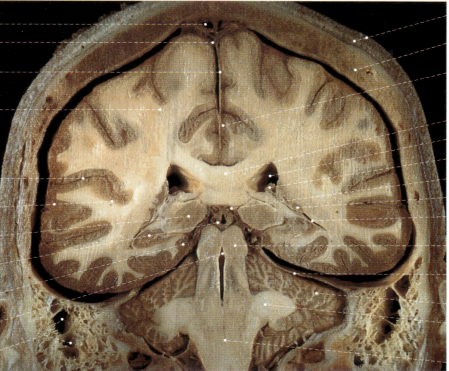

393 Cérebro (80%)

Vista occipital
Cortes anatômicos frontais da cabeça e do cérebro (80%)
a em um plano através da parte central dos ventrículos laterais, do terceiro ventrículo e da ponte
b em um plano através da glândula pineal, do aqueduto do mesencéfalo e dos pedúnculos cerebelares médios

Parte Central do Sistema Nervoso

a

Lobo frontal do cérebro

Dura-máter, parte encefálica

A. cerebral média

Sulco lateral do cérebro
(SYLVIUS)
Seio frontal

M. reto superior

N. óptico [II]
Parte orbital

Pálpebra superior

Bulbo do olho

Pálpebra inferior

M. reto inferior

Lobo temporal do cérebro

Seio maxilar
(HIGHMORE)

Giro pré-central

Sulco central do cérebro
(ROLANDO)

Giro pós-central

Lobo parietal do cérebro

Aponeurose epicrânica

Calvária
Occipital

Putame

Ventrículo lateral
–Trígono colateral
com Plexo corióideo
–Corno occipital

Hipocampo
propriamente dito

Lobo occipital do cérebro

Tentório do cerebelo

Hemisfério cerebelar

Temporal
Parte petrosa

b

Lobo frontal do cérebro

Dura-máter, parte encefálica

Sulco lateral do cérebro
(SYLVIUS)

Fossa anterior do crânio

Lobo temporal do cérebro

M. temporal

Temporal
Parte petrosa

Giro pré-central

Sulco central do cérebro
(ROLANDO)

Giro pós-central

Lobo parietal do
cérebro

Calvária
Occipital

Aponeurose epicrânica
Pele

Lobo occipital do cérebro

Tentório do cerebelo

Seio transverso

Hemisfério cerebelar

394 Cérebro (70%)

Corte anatômico sagital através da metade direita
da cabeça e do cérebro
a   em um plano paramediano através do bulbo do
olho direito, do putame e do corno inferior do
ventrículo lateral direito
b   em um plano mais lateral através do ângulo lateral
da cavidade orbitária direita, do sulco lateral do
cérebro e das partes laterais do cerebelo.
Vista medial do bloco lateral do corte

Órgãos Visuais e Cavidade da Órbita

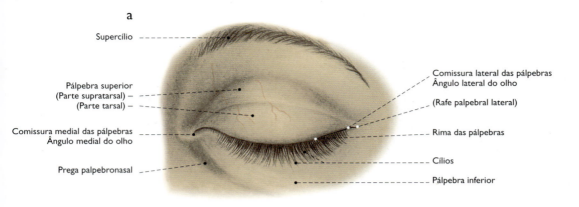
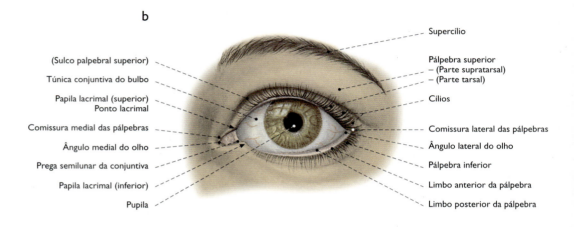
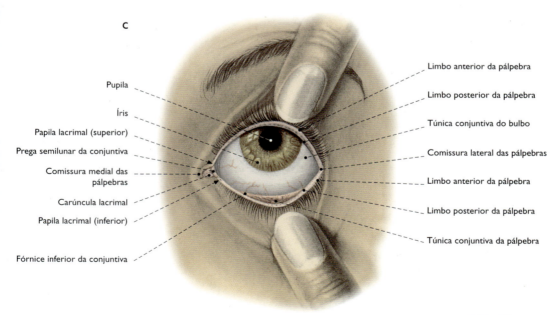

396 Olho (110%)

Vista frontal
a Pálpebras do olho esquerdo fechadas
b Pálpebras do olho esquerdo abertas
c Pálpebra superior do olho esquerdo puxada para cima. Pálpebra inferior puxada para baixo e ligeiramente evertida

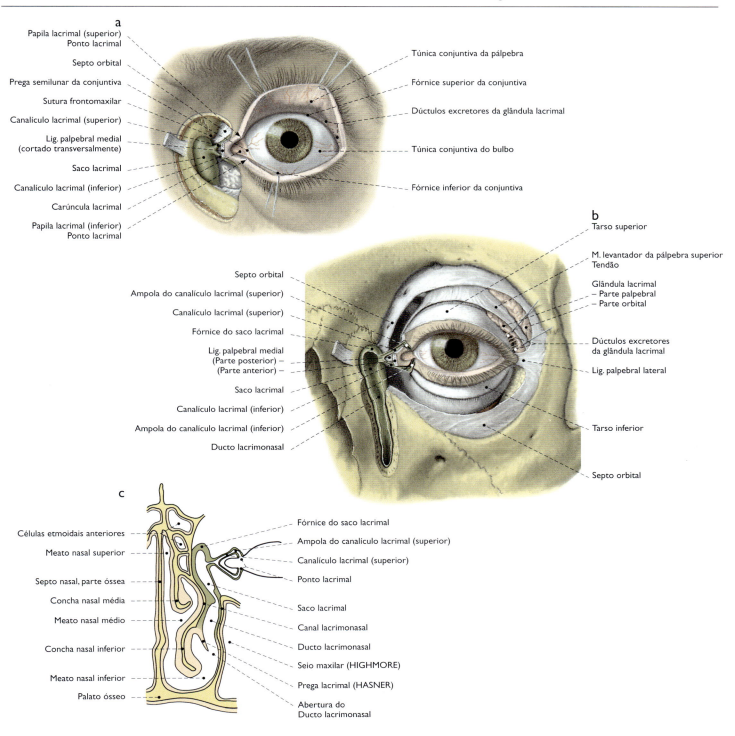

397 Aparelho lacrimal

Vista frontal
a O aparelho lacrimal do olho esquerdo está exposto. A pálpebra superior, presa por laços de fio, está puxada para cima por suturas; a pálpebra inferior, ligeiramente puxada para baixo (90%)
b Órbita esquerda e seus conteúdos após a remoção dos músculos mímicos e corte arqueado do M. levantador da pálpebra superior. O aparelho lacrimal foi aberto (90%)
c Visão geral do aparelho lacrimal do olho esquerdo. Corte frontal esquemático através do canalículo lacrimal, ducto lacrimonasal e cavidade nasal do lado esquerdo (100%)

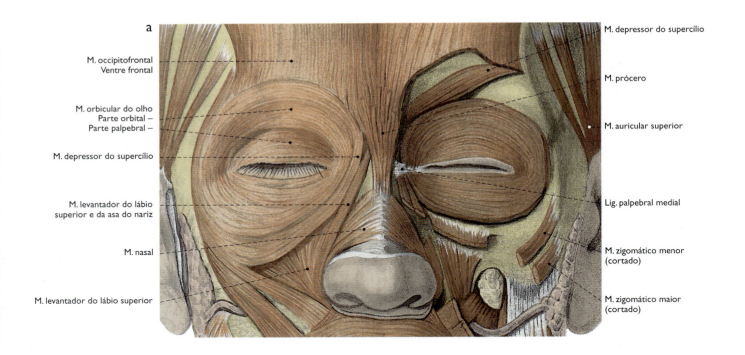

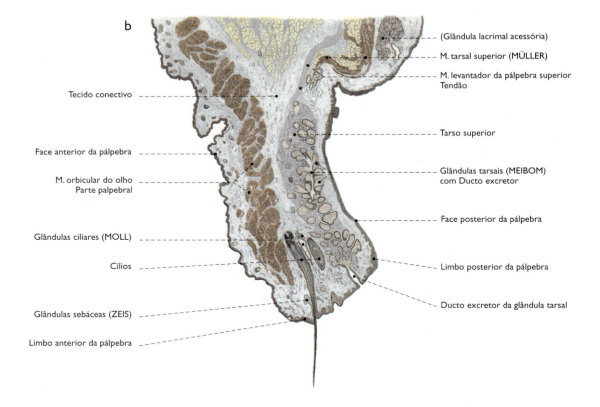

398 Região orbitária
a Músculos mímicos na região da metade superior da face (75%), vista frontal
b Corte sagital através da pálpebra superior (700%), vista medial

Órgãos Visuais e Cavidade da Órbita

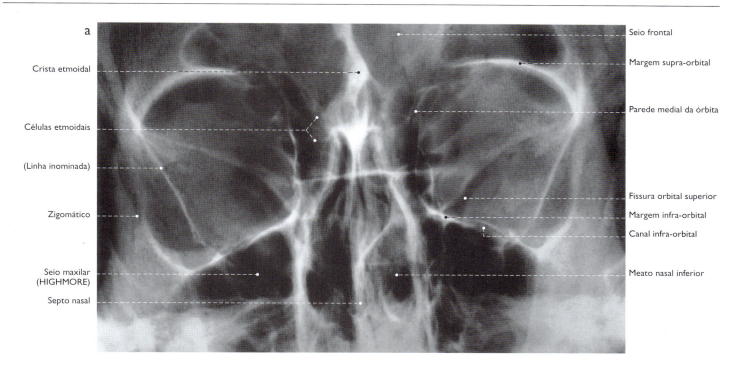

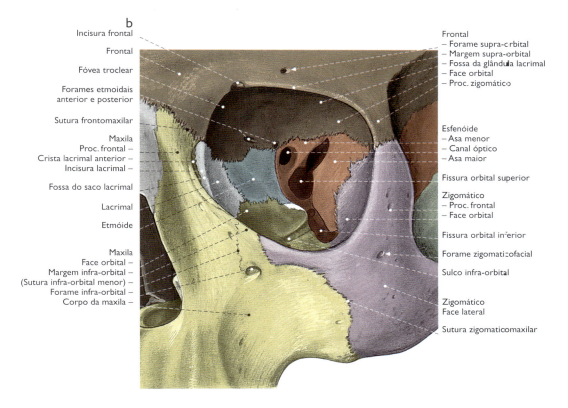

399 Cavidade orbital (110%)

a Radiografia póstero-anterior de ambas as cavidades orbitais
b Órbita óssea esquerda, vista frontal. Os vários ossos estão marcados por diferentes cores

Órgãos Visuais e Cavidade da Órbita

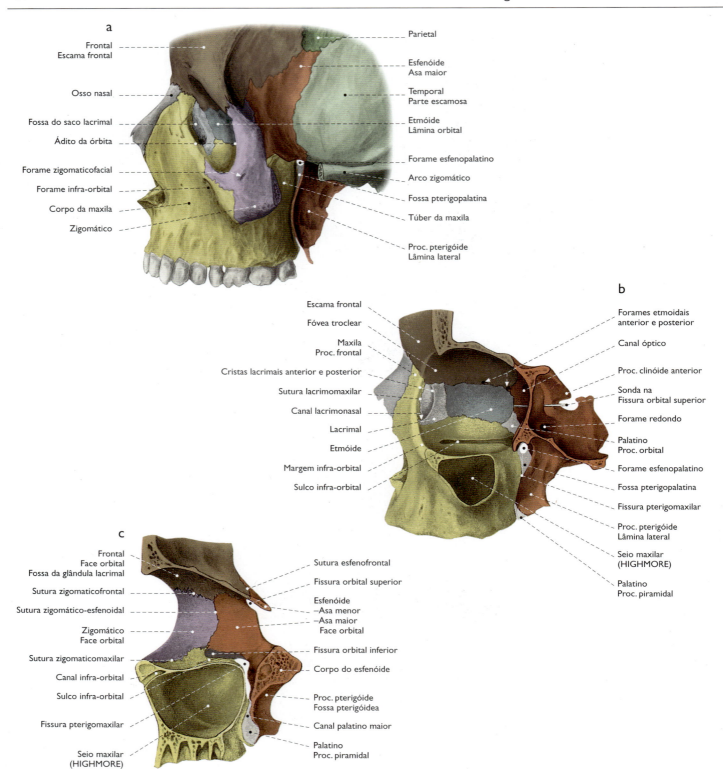

400 Paredes da cavidade orbital (65%)

Os vários ossos estão marcados por diferentes cores
a Parede lateral da cavidade orbital esquerda e ossos circunvizinhos, vista lateral esquerda
b Parede medial da cavidade orbital esquerda e ossos circunvizinhos, vista lateral esquerda
c Parede lateral da cavidade orbital direita e ossos circunvizinhos, vista medial

Órgãos Visuais e Cavidade da Órbita

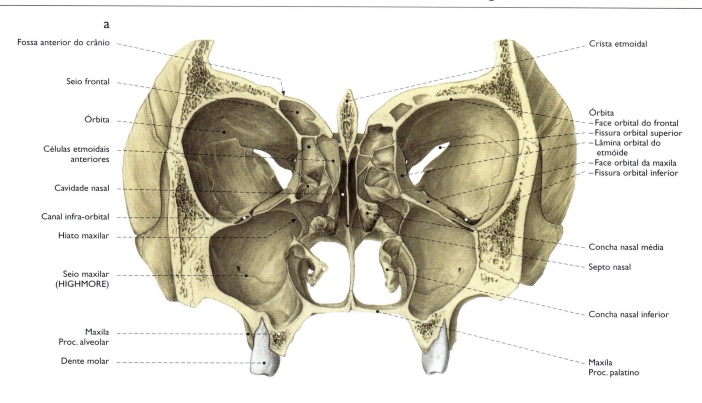

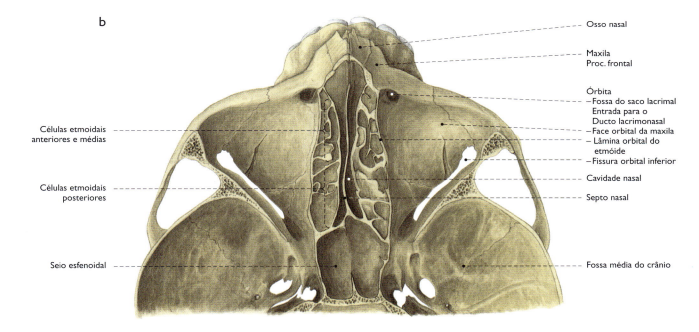

401 Cavidade orbital (85%)

Corte através da parede óssea da cavidade orbital, da cavidade nasal e seios paranasais
a Corte frontal através da parte média das cavidades orbitais bem como dos seios etmoidal e esfenoidal, vista parietal
b Corte horizontal através da parte média das cavidades orbitais, cavidade nasal bem como dos seios etmoidal e esfenoidal, vista parietal

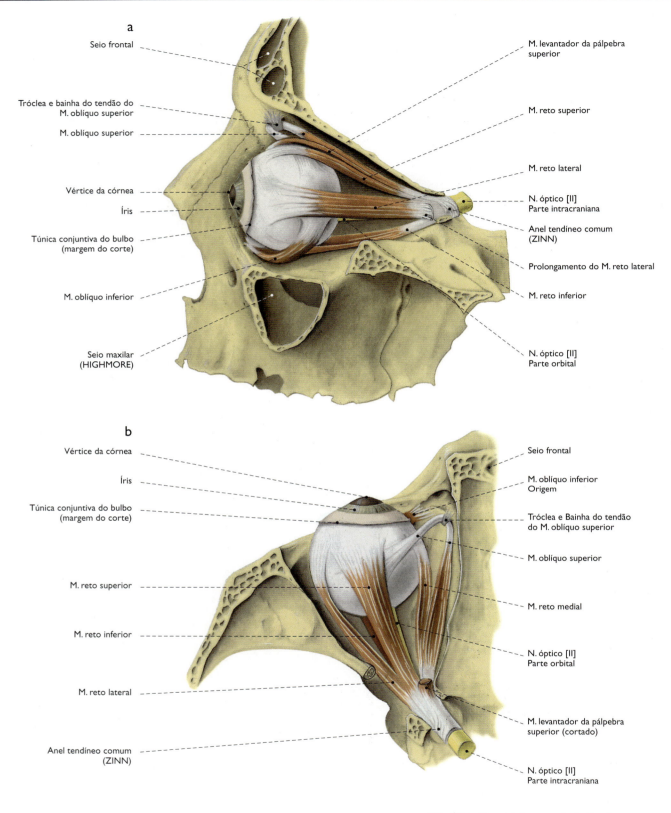

402 Músculos extrínsecos do bulbo do olho esquerdo (100%)

a A parede lateral da cavidade orbital esquerda foi removida. Vista lateral esquerda do bulbo do olho esquerdo
b O teto da cavidade orbital foi removido. Vista superior do bulbo do olho esquerdo

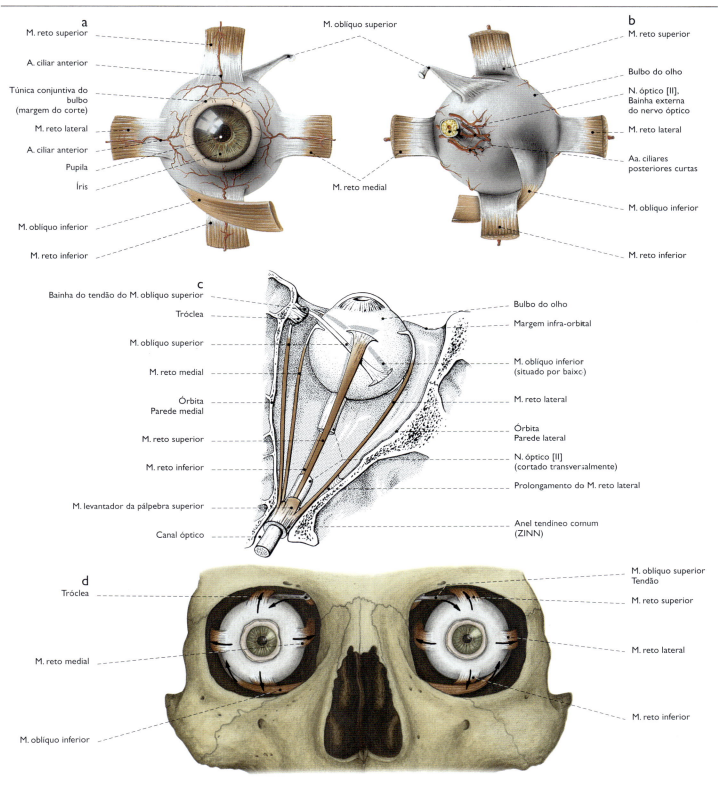

403 Músculos extrínsecos do bulbo do olho
a Vista frontal do bulbo do olho direito (125%)
b Vista posterior do bulbo do olho direito (125%)
c Vista superior da cavidade orbital direita (100%), representação esquemática
d Vista frontal das cavidades orbitais ósseas e ambos os bulbos dos olhos com as inserções musculares (80%). As setas indicam os movimentos dos bulbos dos olhos pela contração dos músculos

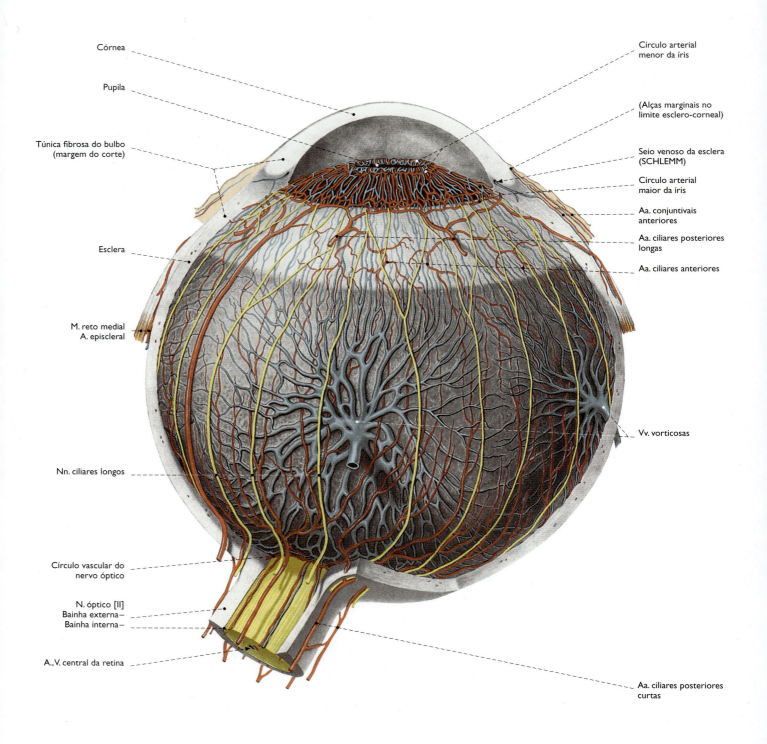

404 Vasos sangüíneos do bulbo do olho (500%)

A metade superior da túnica fibrosa do bulbo do olho direito foi quase totalmente removida. Vista superior

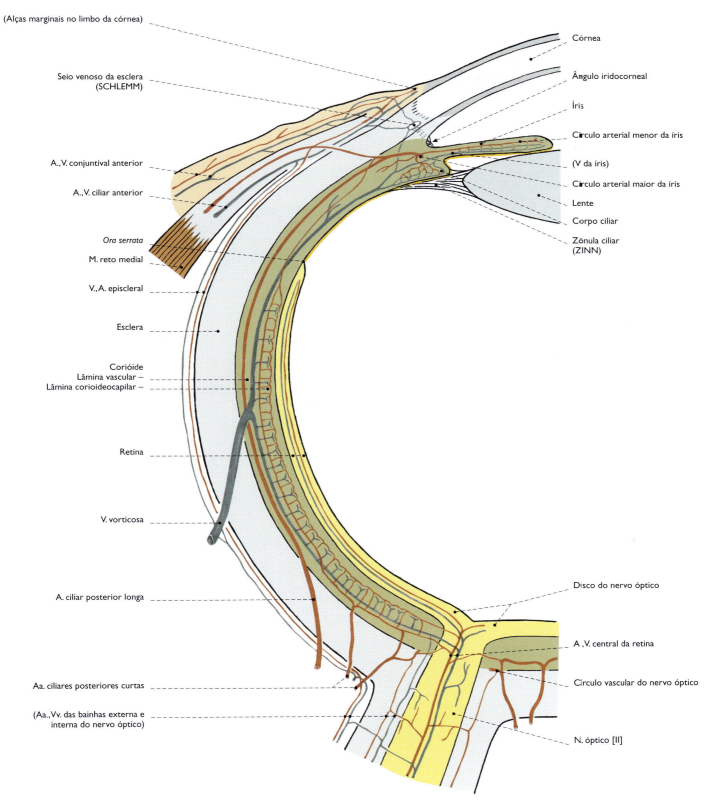

405 Vasos sangüíneos do bulbo do olho (700%)

Corte horizontal através do bulbo do olho direito no plano equatorial e representação esquemática dos vasos sangüíneos na metade nasal do bulbo do olho, vista superior

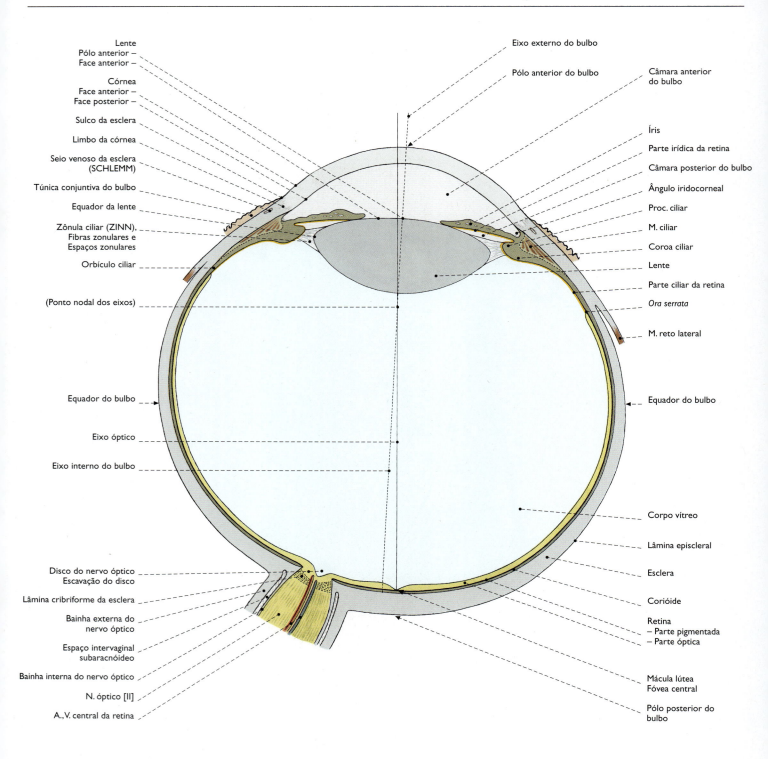

406 Bulbo do olho (500%)

Corte horizontal esquemático através do bulbo do olho direito de um adulto com visão normal, vista superior

Órgãos Visuais e Cavidade da Órbita

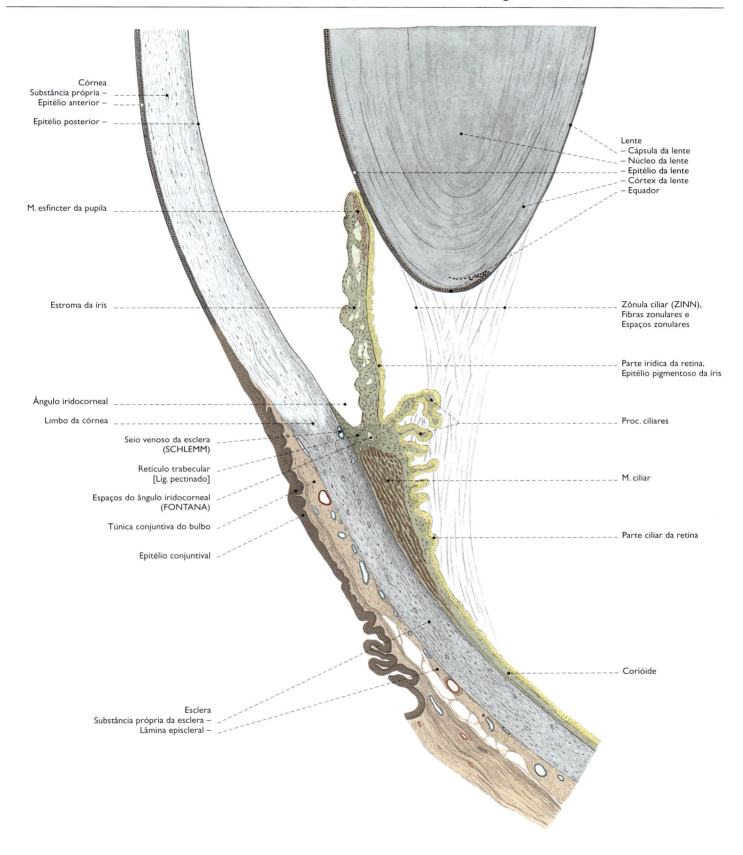

407 Bulbo do olho

Corte meridional através da parte anterior do bulbo do olho (2.000%)

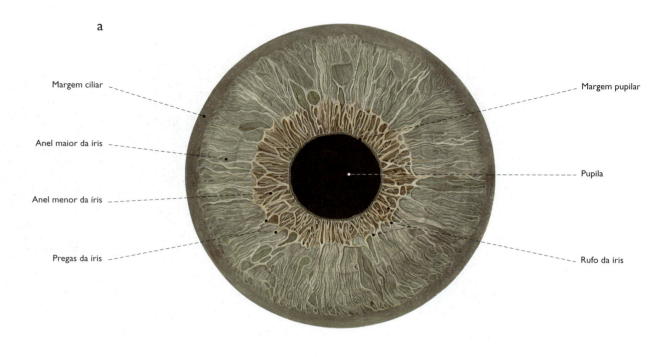

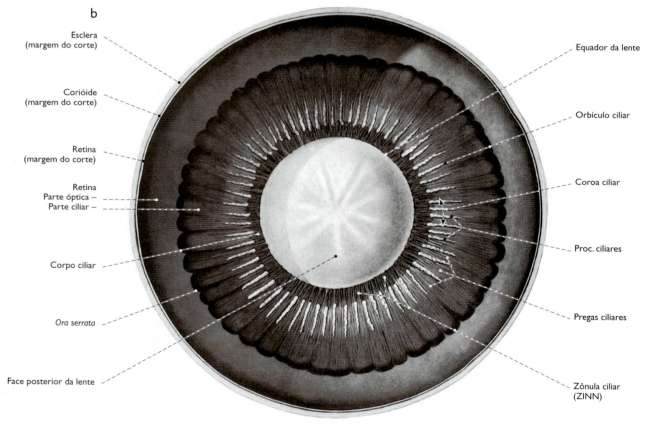

408 Íris e corpo ciliar
a Vista ventral após retirada da córnea (700%)
b Vista posterior após remoção do corpo vítreo (400%)

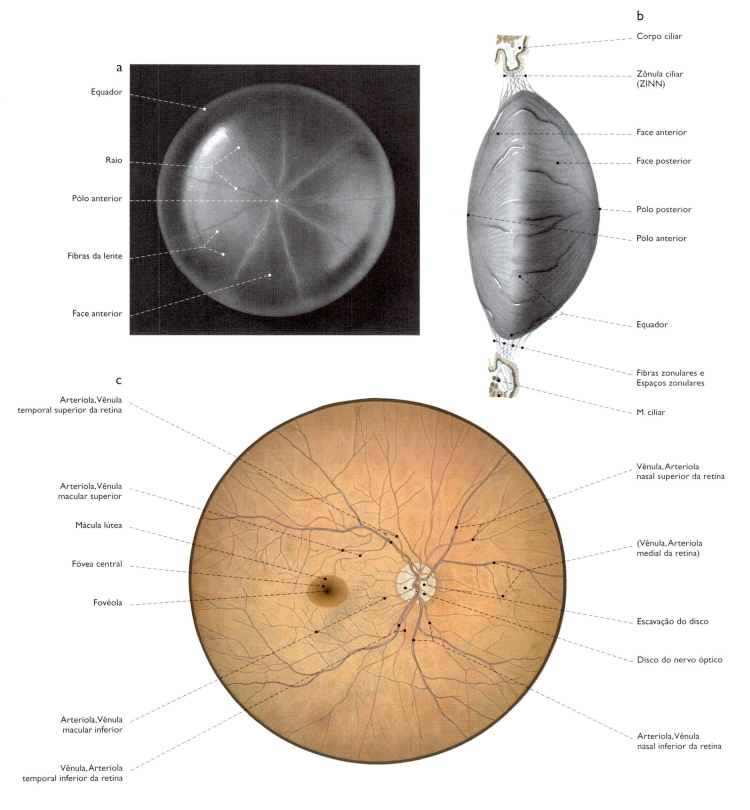

409 Lente e retina (600%)

a Lente com a estrela lenticular multirraiada, vista frontal
b Lente, vista lateral
c Retina do bulbo do olho direito, fundo do olho pelo oftalmoscópio

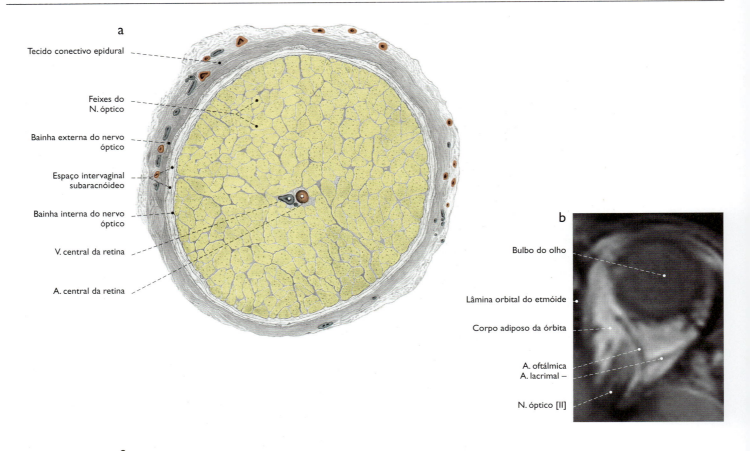
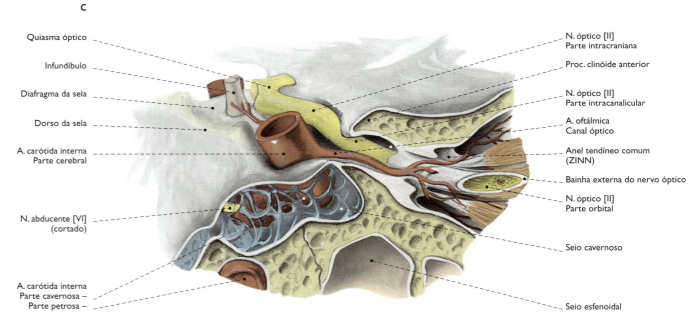

410 Nervo óptico e artéria oftálmica

a Nervo óptico do bulbo do olho direito, corte transversal nas proximidades do bulbo do olho (1.600%), vista frontal
b Nervo óptico, bulbo do olho e artéria oftálmica, imagem de ressonância magnética (IRM, T_1-pesado) horizontal (100%)
c Nervo óptico e artéria oftálmica, corte oblíquo através do canal óptico da órbita direita (250%), vista lateral direita

Órgãos Visuais e Cavidade da Órbita

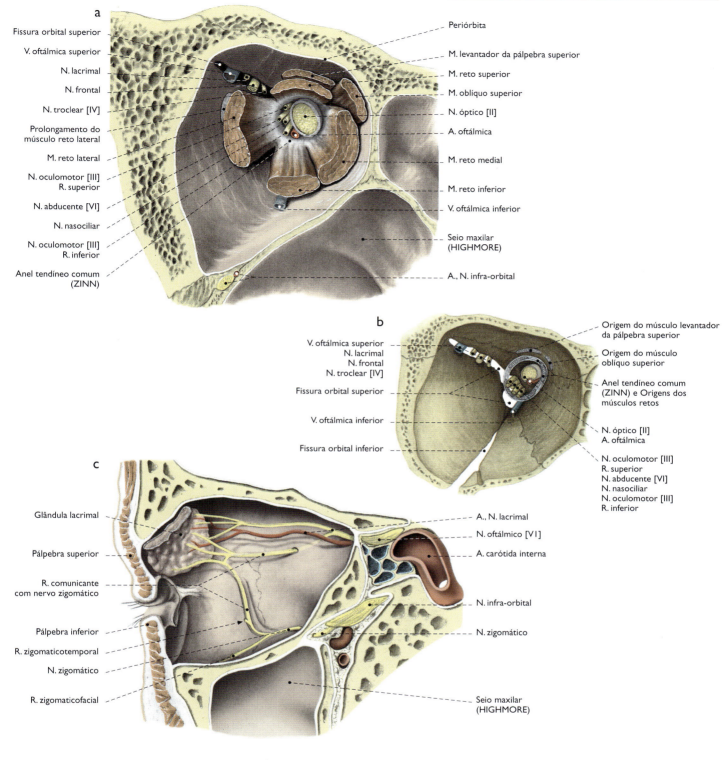

411 Cavidade orbital direita

a Corte frontal. Exposição do anel tendíneo comum e origens dos músculos extrínsecos do bulbo do olho (150%). Vista frontal
b Corte frontal. Os músculos extrínsecos do bulbo do olho foram cortados próximo de suas origens; os vasos sangüíneos e nervos foram cortados transversalmente, imediatamente após sua entrada ou saída da cavidade orbital (150%). Vista frontal
c Corte sagital. A parede lateral da órbita direita está mostrada após a remoção do bulbo do olho (100%). Vista medial

Órgãos Visuais e Cavidade da Órbita

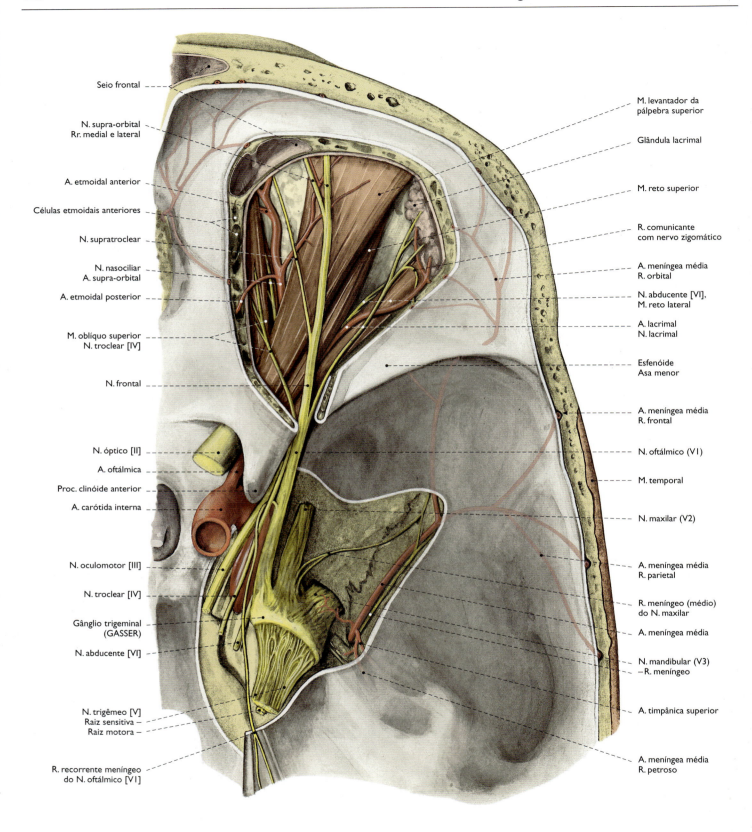

412 Cavidade orbital direita e fossa média do crânio (200%)

O teto da órbita e a dura-máter na cavidade orbital direita foram removidos; o seio cavernoso direito foi aberto. Vista superior

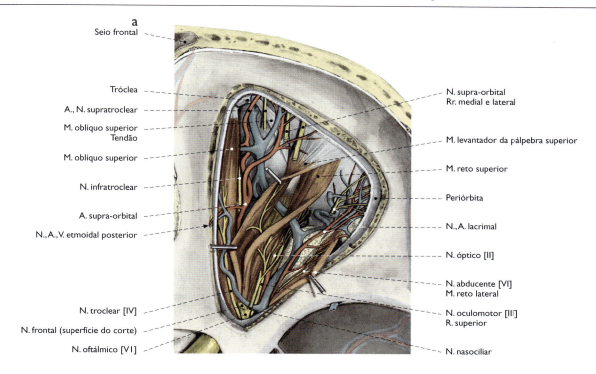

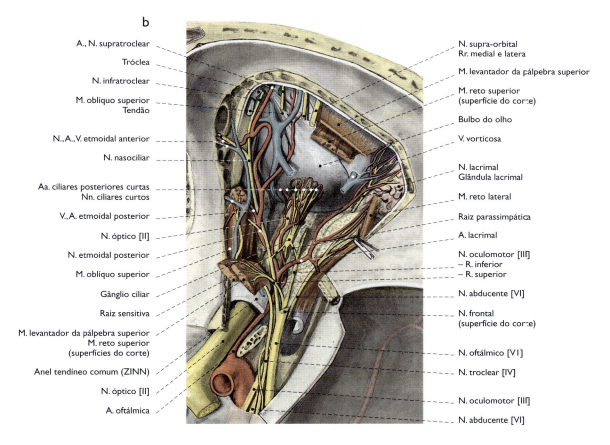

413 Cavidade orbital direita (140%)

O teto da órbita foi removido. Vista superior
a Camada superficial
b Camada mais profunda logo acima do nervo óptico. Os músculos extrínsecos superiores do bulbo do olho foram cortados transversalmente e removidos

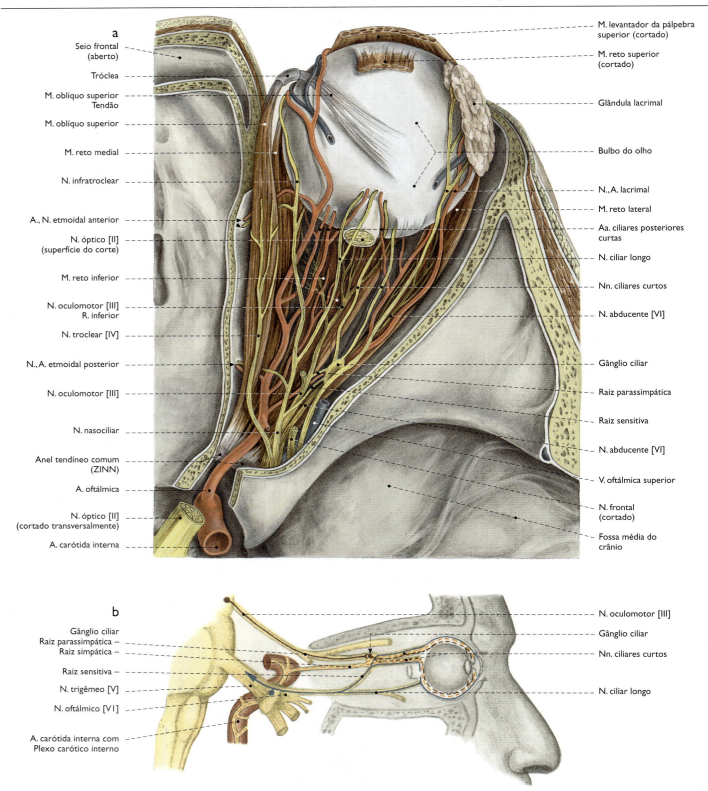

414 Cavidade orbital direita

a Camada profunda. O teto da órbita foi completamente removido, os músculos extrínsecos superiores do bulbo do olho e o nervo óptico foram cortados transversalmente e removidos (150%). Vista superior

b Gânglio ciliar e inervação autônoma do bulbo do olho (80%), representação esquemática, vista lateral direita

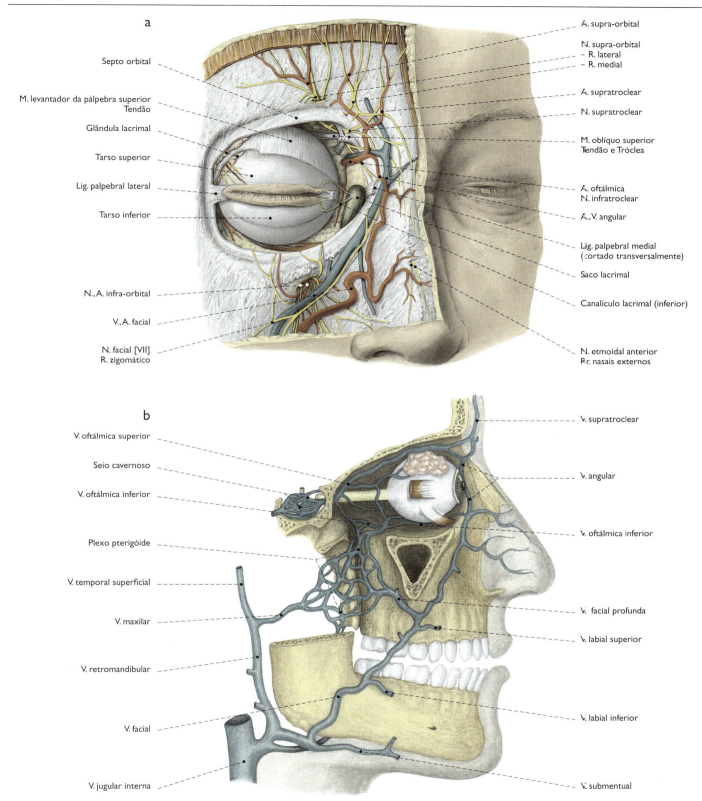

415 Região orbital direita
a Topografia da região orbital direita (90%)
b Drenagem das veias orbitais. A parede lateral da cavidade orbital direita e parte das raízes mandibulares foram removidas, o seio maxilar direito foi aberto (80%). Vista lateral direita

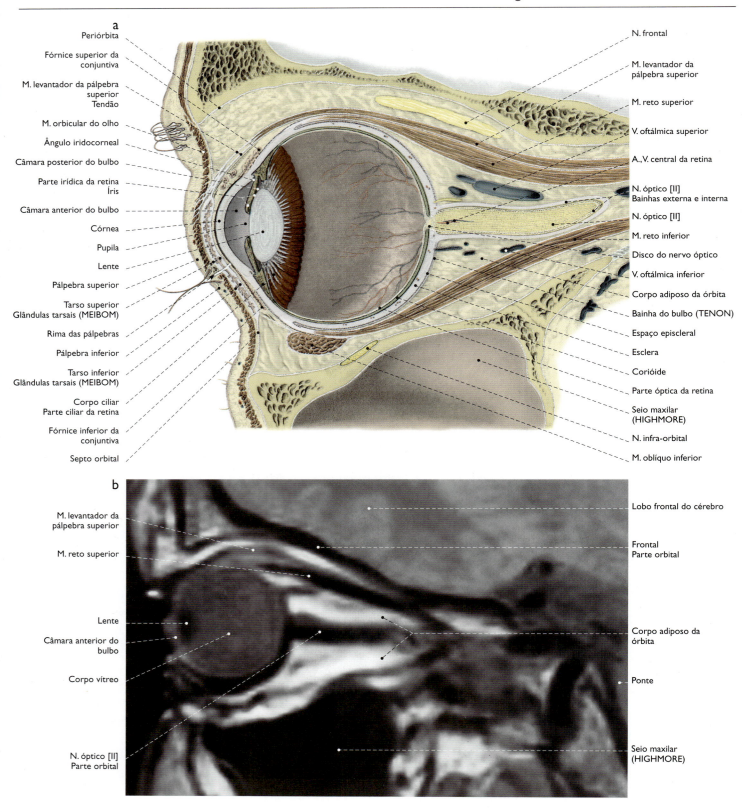

416 Cavidade orbital

Corte vertical oblíquo ao longo do eixo do nervo óptico através da cavidade orbital direita, vista medial
a Corte anatômico (200%)
b Imagem de ressonância magnética (IRM, T_1-pesado) (140%)

Órgãos Visuais e Cavidade da Órbita

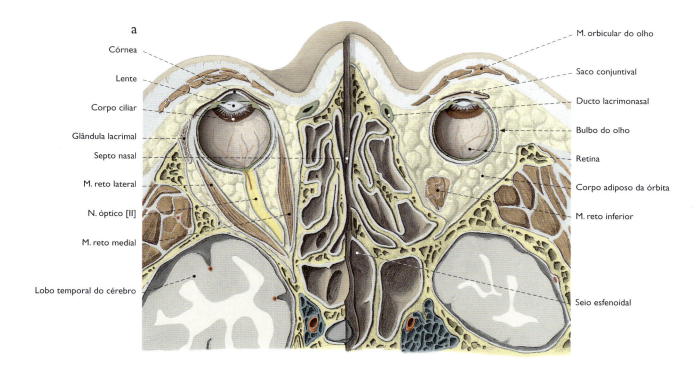

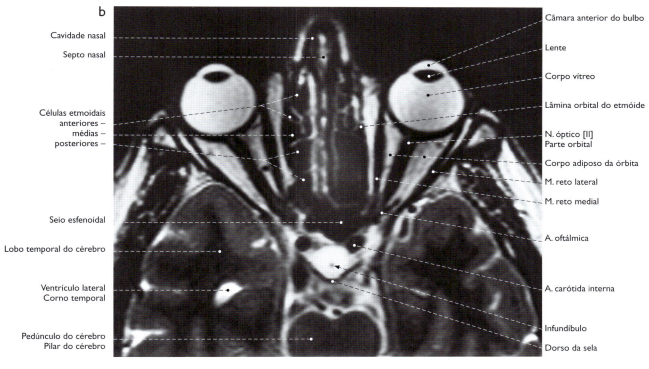

417 Cavidade orbital (90%)

a Corte anatômico horizontal escalonado através de ambas as cavidades orbitais e bulbos dos olhos, vista superior
b Imagem de ressonância magnética (IRM, T_2-pesado) horizontal através de ambas as cavidades orbitais, bulbos dos olhos e nervos ópticos, vista caudal (inferior)

Órgãos Visuais e Cavidade da Órbita

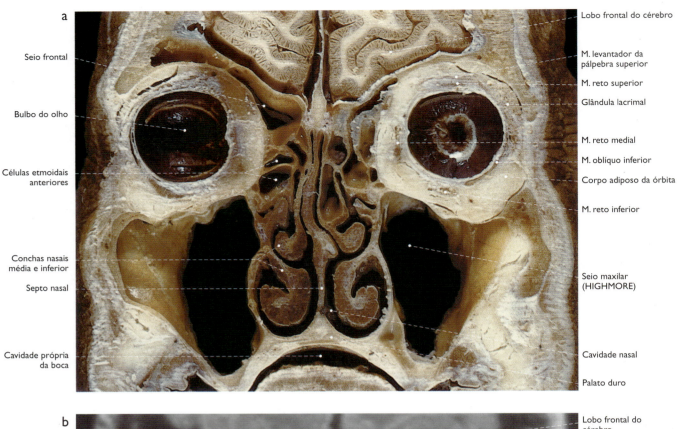

418 Cavidade orbital (100%)

Corte frontal através da parte ventral de ambas as cavidades orbitais bem como da cavidade nasal e seios paranasais, vista frontal
a Corte anatômico
b Imagem de ressonância magnética (IRM, T_1-pesado)

Órgãos Visuais e Cavidade da Órbita

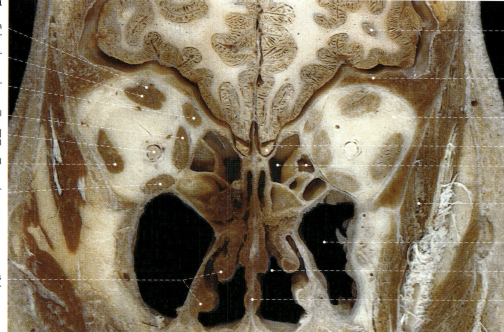

419 Cavidade orbital (100%)

Cortes frontais através da parte dorsal de ambas as cavidades orbitais bem como da cavidade nasal e seios paranasais, vista frontal
a Corte anatômico
b Imagem de ressonância magnética (IRM, T_1-pesado)

Órgão Vestibulococlear

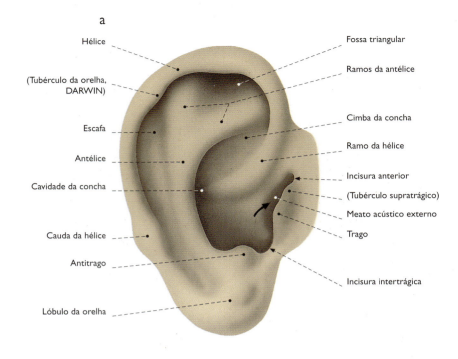
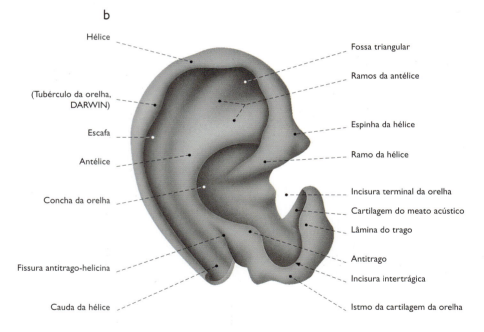

422 Orelha externa (110%)
Orelha externa direita, vista lateral
a Orelha
b Cartilagem da orelha

Órgão Vestibulococlear

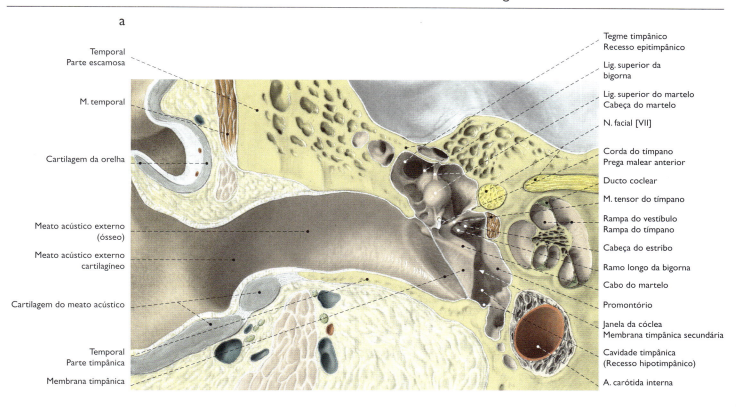

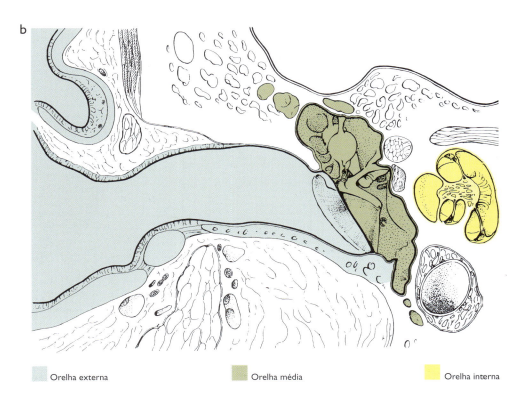

Orelha externa | Orelha média | Orelha interna

423 Órgão da audição (300%)

a, b Corte frontal através da orelha externa direita, da cavidade timpânica direita e do labirinto, vista frontal
b As partes das orelhas externa, média e interna estão apresentadas em cores diferentes

Órgão Vestibulococlear

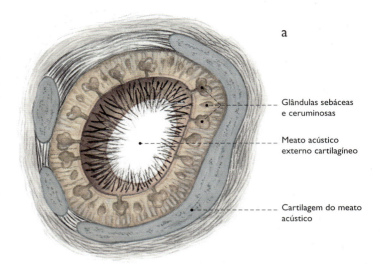
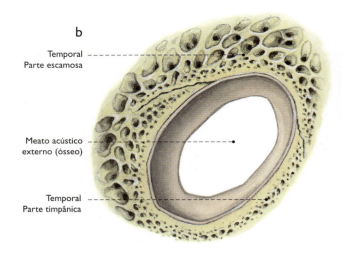

a
— Glândulas sebáceas e ceruminosas
— Meato acústico externo cartilagíneo
— Cartilagem do meato acústico

b
— Temporal Parte escamosa
— Meato acústico externo (ósseo)
— Temporal Parte timpânica

c
— A. auricular profunda Ramos
— Prega malear posterior
— Parte flácida (SHRAPNELL)
— Prega malear anterior
— Proeminência malear Proc. lateral do martelo
— Estria malear Cabo do martelo
— Parte tensa
— Anel fibrocartilagíneo
— Umbigo da membrana timpânica
— Meato acústico externo
— Cone de luz refletida

424 Meato acústico externo e membrana timpânica da orelha direita
Vista lateral
a, b Corte transversal através da parte
  a cartilagínea
  b não-cartilagínea do meato acústico externo direito (500%)
  c Aspecto, *in vivo*, da membrana timpânica pela visão através do otoscópio (700%)
  d Divisão da membrana timpânica direita em quadrantes, representação esquemática

425 Órgão Vestibulococlear

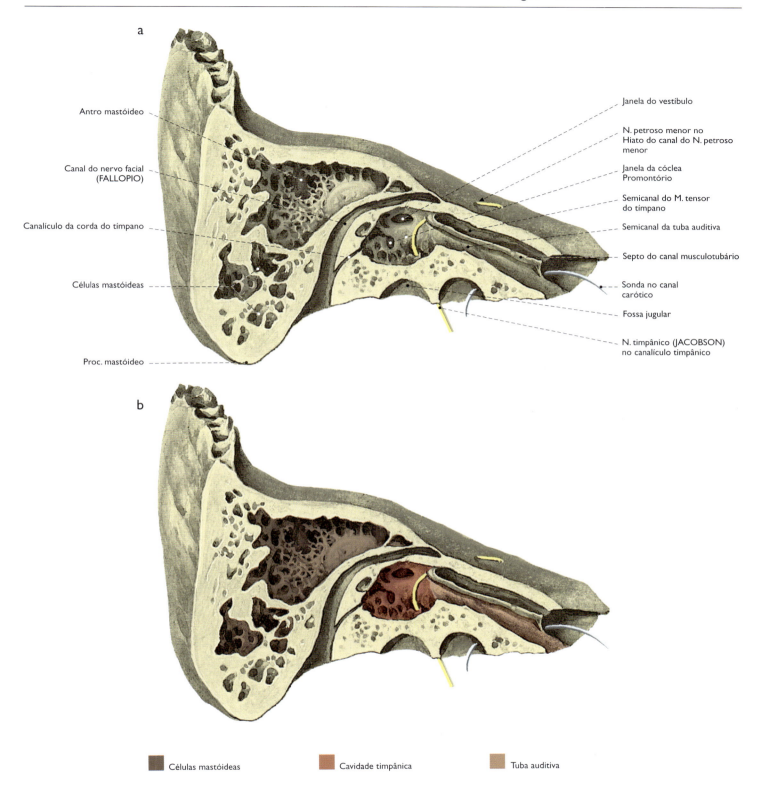

425 Temporal direito

a, b Corte vertical paralelo ao longo do eixo da parte petrosa. A cavidade timpânica e o canal do N. facial foram abertos (200%). Vista frontolateral

b As três partes da orelha média estão apresentadas em cores diferentes (células mastóideas em **marrom-escuro**, a cavidade timpânica em **vermelho** e a tuba auditiva em **marrom-claro**)

426 Órgão Vestibulococlear

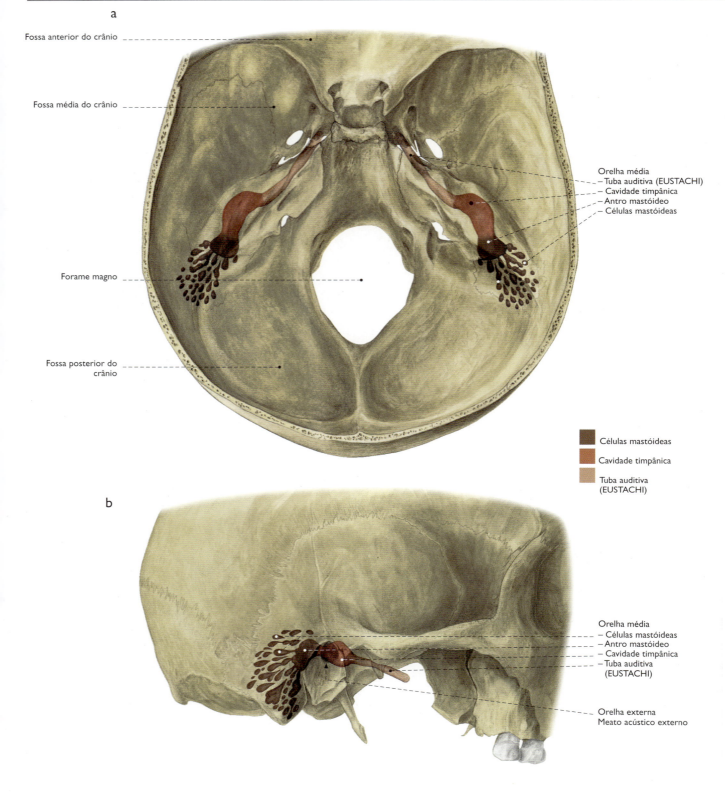

426 Temporal (80%)

Projeção da orelha média
a sobre a base interna do crânio, vista parietal
b sobre a face lateral externa do crânio, vista lateral direita
As três partes da orelha média são apresentadas em cores diferentes (células mastóideas em **marrom-escuro**, a cavidade do tímpano em **vermelho** e a tuba auditiva em **marrom-claro**)

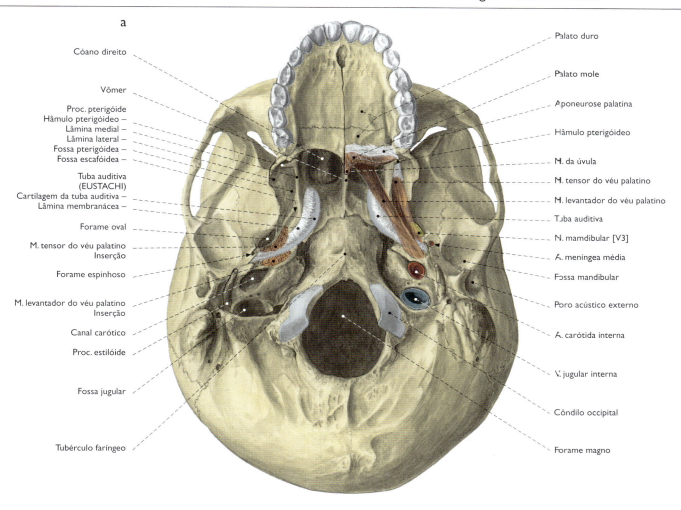

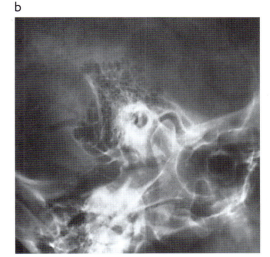

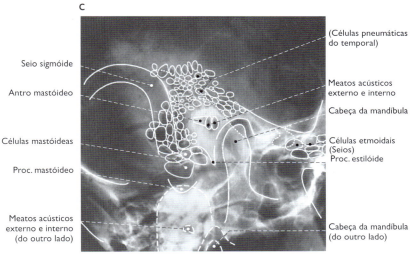

427 Temporal (100%)

a Base externa do crânio com as tubas auditivas. Os músculos do palato mole estão mostrados à esquerda, as áreas de inserção dos músculos tensor e levantador do véu palatino, na metade direita do crânio (70%). Norma basilar (vista caudal)
b Radiografia parietolateral da parte petrosa do temporal segundo SCHÜLLER
c Desenho explanatório para a Fig. b

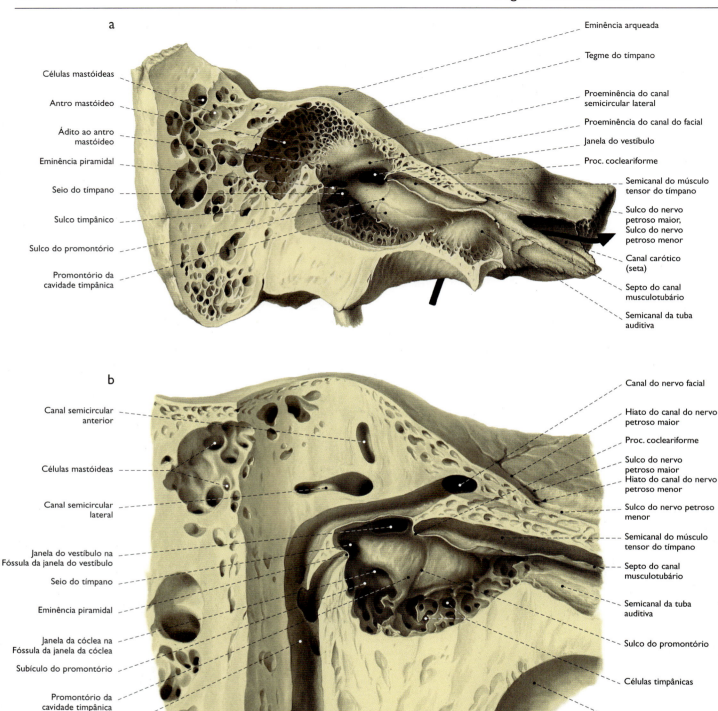

428 Cavidade timpânica direita

Vista frontolateral da parede medial (parede labiríntica) da cavidade timpânica. A janela oval foi aberta pela remoção do estribo, a túnica mucosa foi retirada.
a Corte vertical através da parte petrosa do temporal paralelo ao seu eixo longitudinal (200%)
b Corte através da cavidade timpânica paralelo à sua parede medial. O canal do nervo facial foi aberto, o N. facial removido (500%).

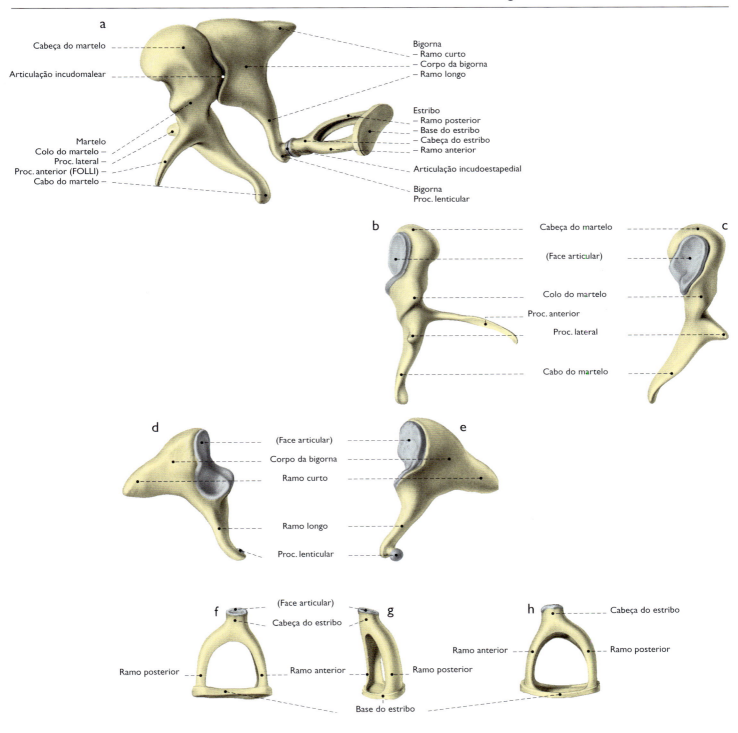

429 Ossículos da audição

a Ossículos da audição e articulações, na posição natural, na cavidade timpânica direita (750%), vista súpero-medial
b, c Martelo (650%)
  b Vista lateral
  c Vista dorsal
d, e Bigorna (650%)
  d Vista lateral
  e Vista medial
f-h Estribo (650%)
  f Vista inferior
  g Vista dorsal
  h Vista superior

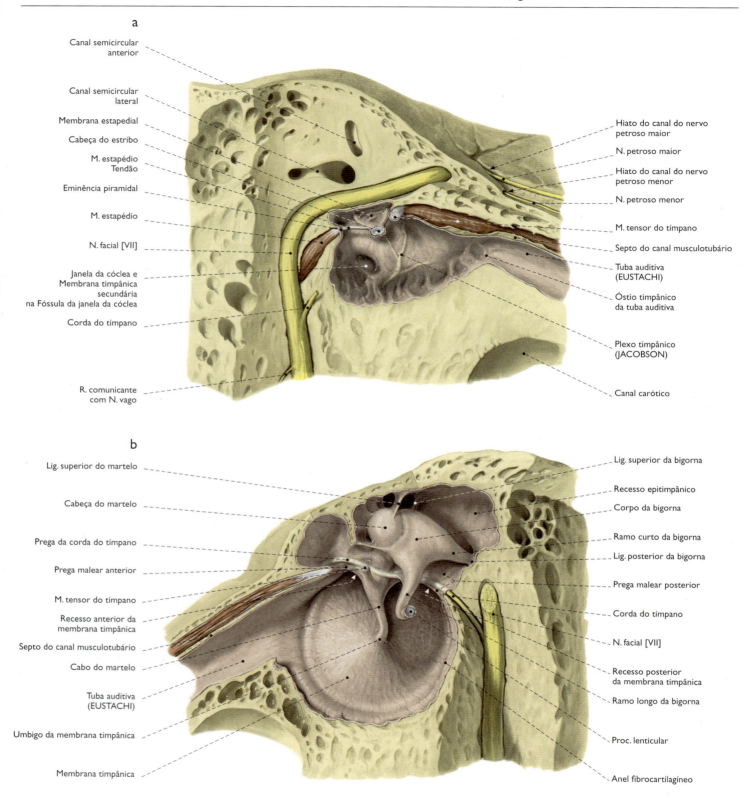

430 Cavidade timpânica direita (450%)
a Corte através da cavidade timpânica paralelo à sua parede medial, vista frontolateral da parede medial (parede labiríntica)
b Corte através da cavidade timpânica paralelo à sua parede lateral, vista medial da parede lateral (parede membranácea)

Órgão Vestibulococlear

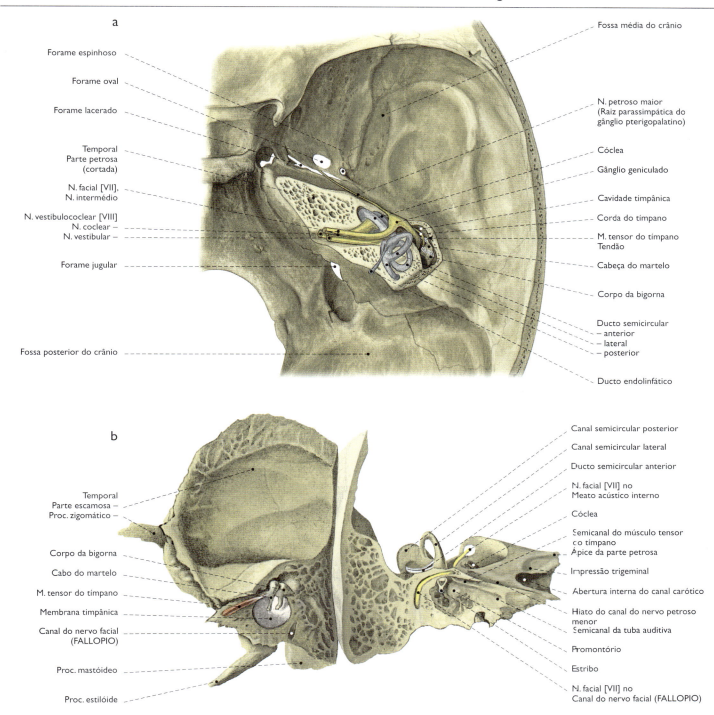

431 Temporal e canal do nervo facial (100%)

a Corte horizontal através da parte petrosa direita no plano do meato acústico interno. Exposição do ducto coclear, ductos semicirculares e os nervos facial e vestibulococlear. O canal do nervo facial e a cavidade timpânica estão abertos. Vista parietal
b Corte vertical através da cavidade timpânica, do canal do nervo facial e das células mastóideas do temporal direito. O bloco lateral do corte foi rebatido para fora. Os canais semicirculares e a cóclea estão dissecados. Vista frontolateral

Órgão Vestibulococlear

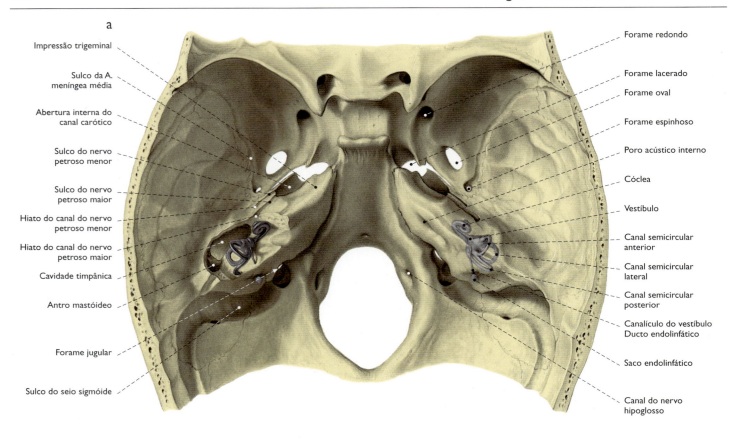

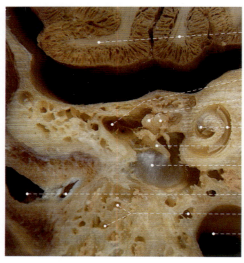

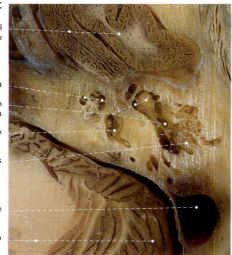

432 Labirinto ósseo

a   Base interna do crânio. À direita está mostrada a projeção do labirinto ósseo na face interna da parte petrosa do temporal. À esquerda, um molde do labirinto ósseo em sua posição natural (100%). Vista parietal

b, c   Corte anatômico através da parte petrosa do temporal direito, da cavidade timpânica e da cóclea

b   Corte frontal (180%), vista frontal

c   Corte horizontal (axial) (130%), vista parietal

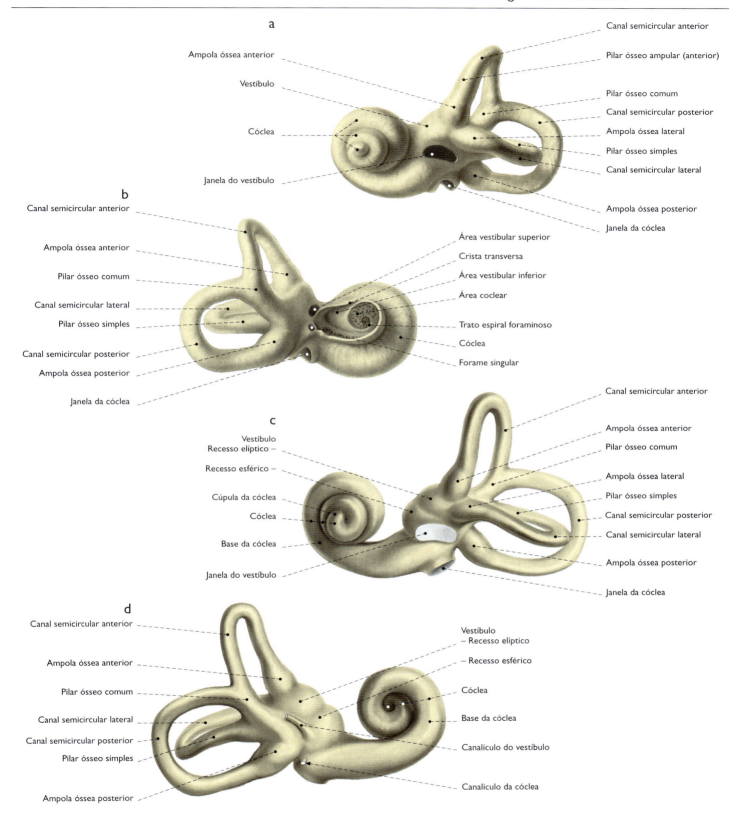

433 Labirinto ósseo

a, b Labirinto ósseo esquerdo de um recém-nascido (900%)
c, d Labirinto ósseo esquerdo de um adulto (400%), moldes
a, c Vista frontolateral
b, d Vista dorsomedial

434 Órgão Vestibulococlear

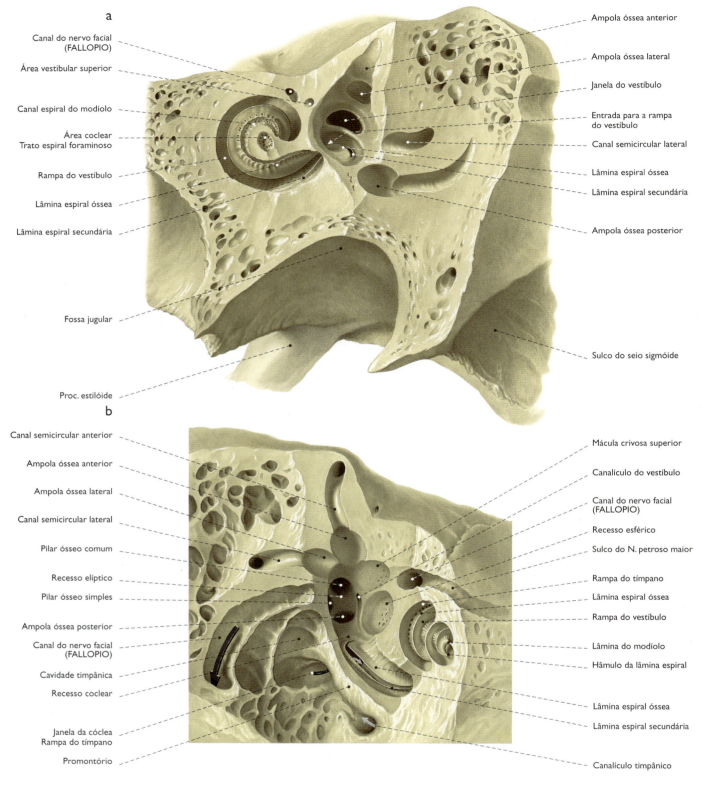

434 Labirinto ósseo (350%)

Vestíbulo, cóclea e partes do sistema de canais semicirculares da parte petrosa do temporal direito.
a mostrado e aberto através de corte com escopro da parte petrosa a partir do lado medial, vista dorsomedial
b exposto e aberto por uma preparação da parte petrosa a partir da parte lateral, vista frontolateral

Órgão Vestibulococlear

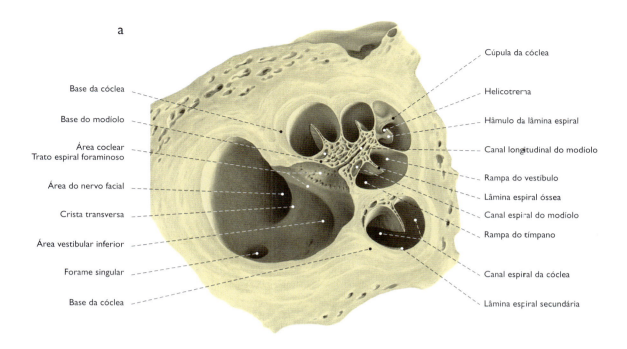

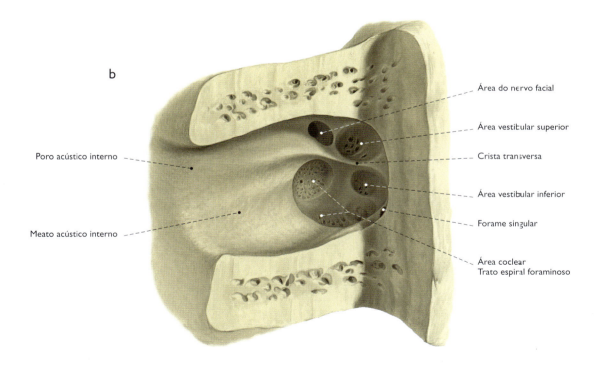

435 Orelha interna (500%)
a A cóclea e o assoalho do meato acústico interno foram abertos através de uma bissecção axial através da cóclea direita. Vista parietal
b Meato acústico interno após a remoção da parede dorsomedial do meato acústico interno direito, vista medial

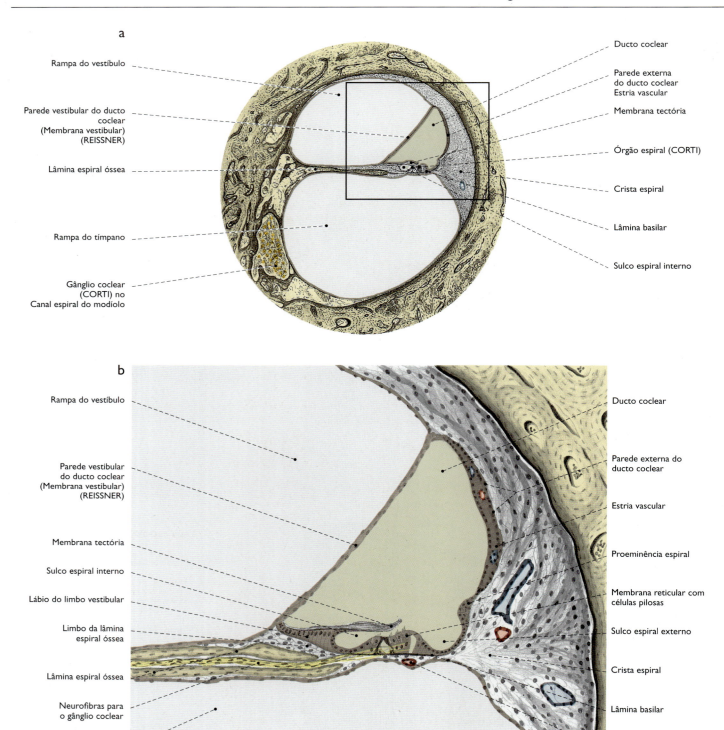

436 Cóclea, ducto coclear e órgão espiral de CORTI

a Corte transversal através de uma volta da cóclea (2.000%)
b Figura aumentada do detalhe da Fig. a. Corte transversal através da cóclea membranácea (8.000%)

Órgão Vestibulococlear

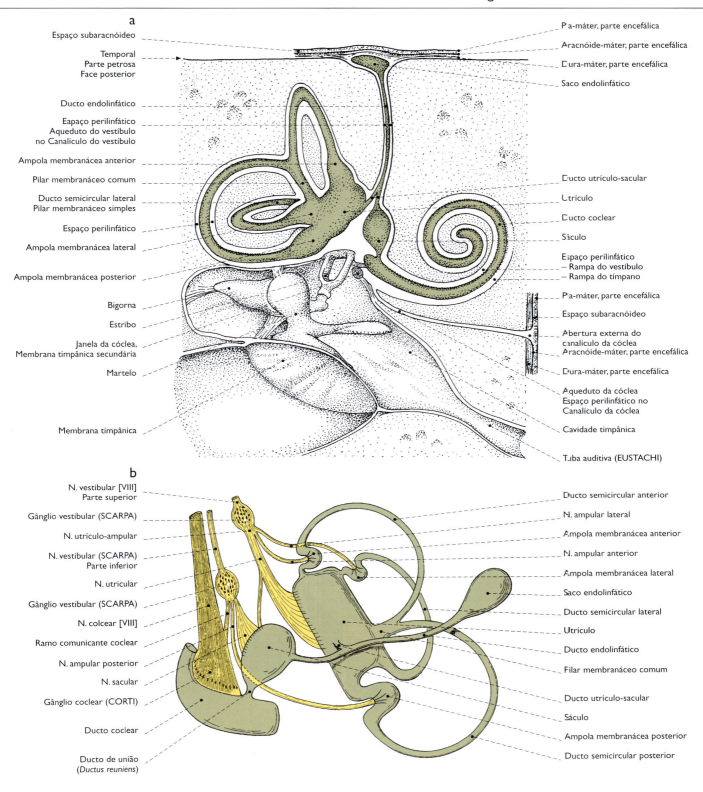

437 Labirinto membranáceo e nervo vestibulococlear

Representação esquemática
a Labirinto membranáceo. O ducto endolinfático do labirinto membranáceo está representado em cor verde e o espaço perilinfático circundante em cor branca.
b Ramificação do nervo vestibulococlear [N. VIII]

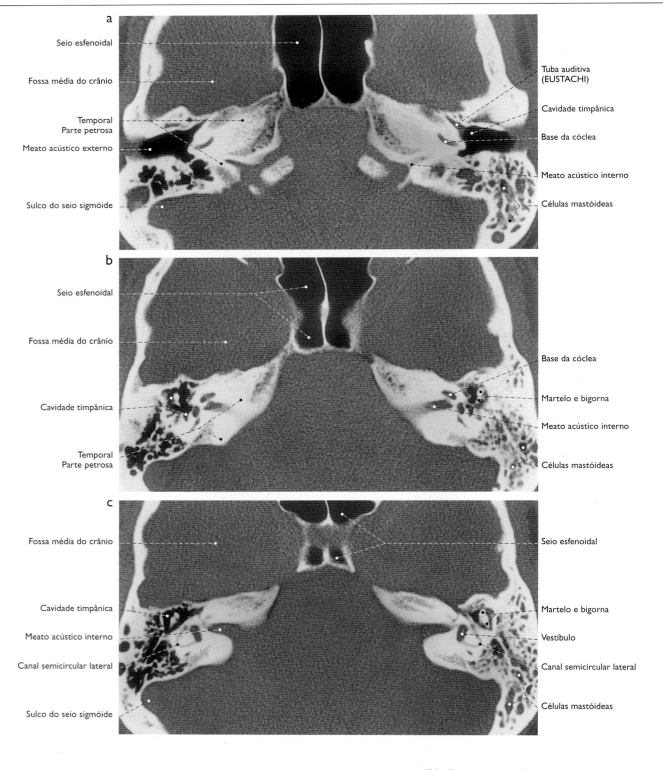

438 Parte petrosa do temporal (85%)

Tomografia computadorizada (TC) horizontal (axial) através da região caudal da parte petrosa do temporal, vista inferior
a Corte através do meato acústico externo, da tuba auditiva e da base da cóclea
b Corte (um pouco mais cranial do que na Fig. a) através da cavidade timpânica, da base da cóclea e do meato acústico interno
c Corte (um pouco mais cranial do que na Fig. b) através da cavidade timpânica, do canal semicircular lateral, do vestíbulo e do meato acústico interno

Órgão Vestibulococlear

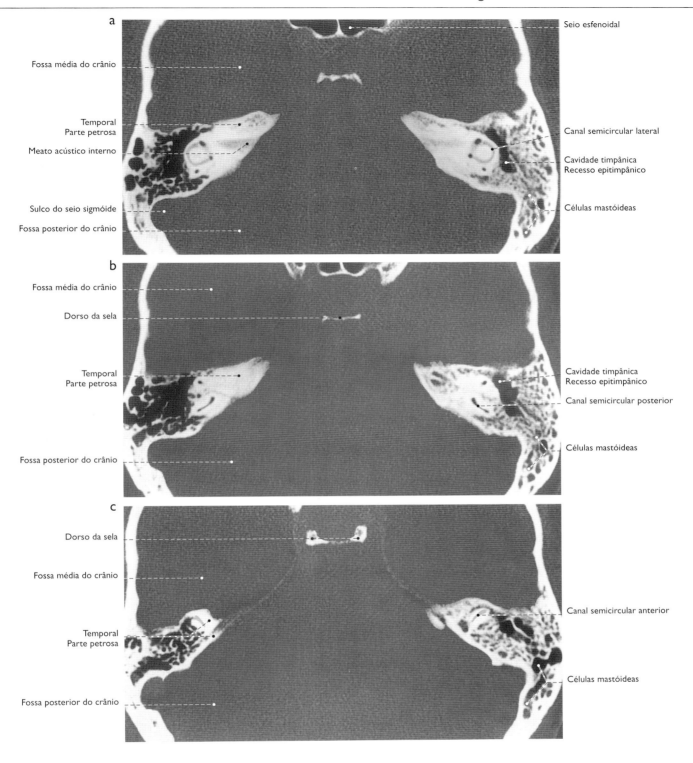

439 Parte petrosa do temporal (85%)

Tomografia computadorizada (TC) horizontal através da região cranial da parte petrosa do temporal, vista caudal
- a Corte através do recesso epitimpânico, do canal semicircular lateral e das células mastóideas
- b Corte (um pouco mais cranial do que na Fig. a) através do recesso epitimpânico, do canal semicircular posterior e das células mastóideas
- c Corte (um pouco mais cranial do que na Fig. b) através do canal semicircular anterior e das células mastóideas

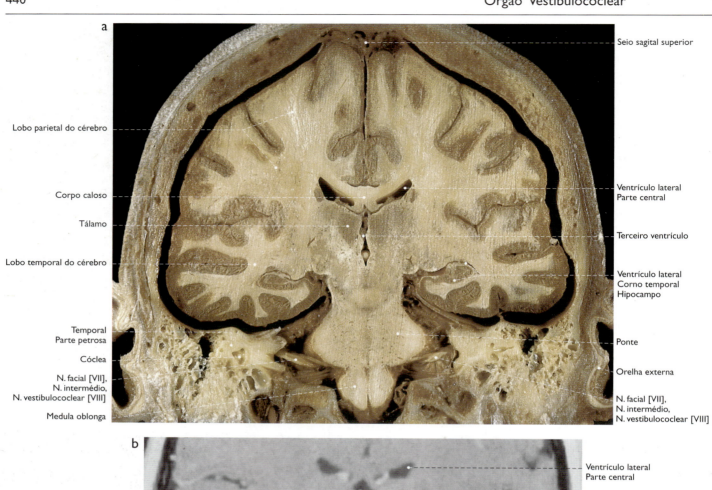

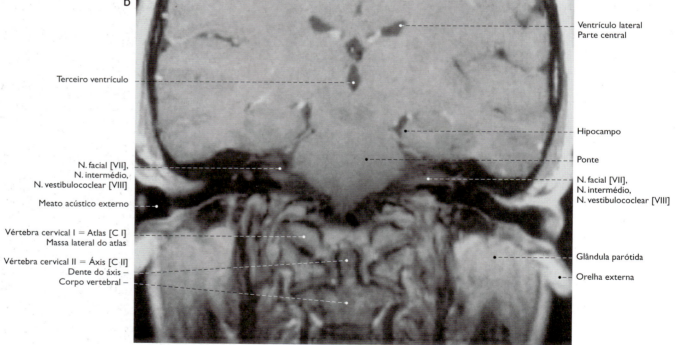

440 Temporal e nervo vestibulococlear (100%)

Corte frontal através do lobo parietal do cérebro, da parte petrosa do temporal e da ponte
a Corte anatômico, vista occipital
b Tomografia computadorizada (TC), vista frontal

441   Órgão Vestibulococlear

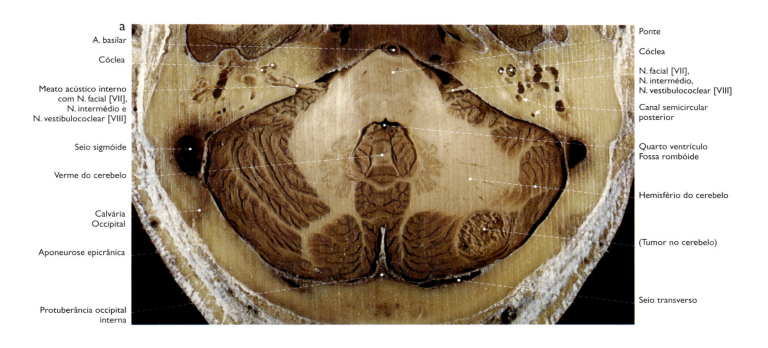

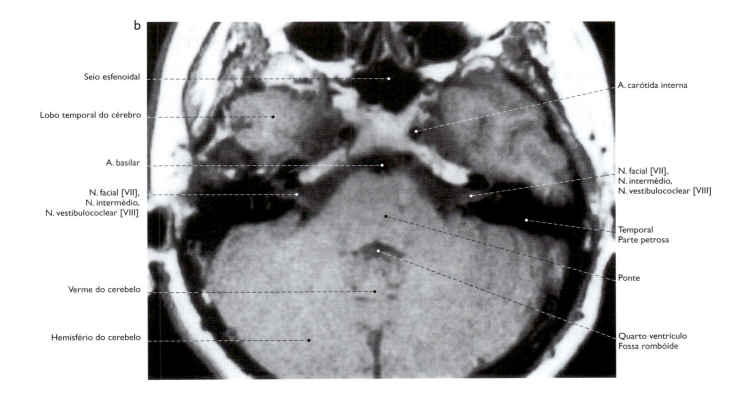

441 Temporal e nervo vestibulococlear (100%)

Corte horizontal (axial) através do lobo temporal do cérebro, da parte petrosa do temporal, da ponte e do cerebelo, vista caudal
a Corte anatômico
b Tomografia computadorizada (TC)

Índice de Epônimos

Índice Alfabético de Epônimos Comumente Usados

Epônimos são termos compostos por nomes de pessoas que, normalmente, primeiro descreveram as estruturas em questão. Freqüentemente, os epônimos são utilizados na linguagem clínica e, geralmente, são preferidos em relação aos termos anatômicos. Por essa razão, os nomes usados nos epônimos mais comuns foram colocados, no decorrer deste atlas, entre parênteses, após os termos anatômicos. São descritos, a seguir, os epônimos e os termos anatômicos correspondentes, além de serem listados também alguns dados biográficos das pessoas mencionadas nos epônimos. Apenas são considerados os epônimos citados com grande freqüência na literatura.

Epônimo em Inglês	Termo Anatômico	Nome e Dados Relacionados
ACHILLES (AQUILES), Tendão de	Tendão do calcâneo	Denominado por causa de Aquiles (homem legendário grego, herói da Ilíada de Homero). Ele foi morto por Páris que atingiu seu calcanhar, o único ponto vulnerável de seu corpo.
ADAM (ADÃO), Pomo de	Proeminência laríngea da cartilagem tireóidea	Denominado por causa de Adão (Adão, segundo a Bíblia = o primeiro homem do Velho Testamento que tremeu ao chamado de Deus, ficando então a fruta da árvore proibida presa em sua garganta; em idioma árabe, adam = vir = homem)
ALCOCK, Canal de	Canal do pudendo	ALCOCK, Benjamim, 1801-?, Professor de Anatomia, Fisiologia e Patologia em Dublin, posteriormente Professor de Anatomia em Cork, Irlanda, emigrou para a América em 1855
AMMON, Corno de	Hipocampo propriamente dito	Denominado por causa de Ammon (deus-sol egípcio que era adorado freqüentemente na figura da cabeça de um carneiro que se assemelha à forma dos próprios hipocampos com o diencéfalo e tronco encefálico)
ARANTIUS, Ducto de	Ducto venoso	ARANTIUS (ARANZIO), Giulio Cesare, 1530-1589, Professor de Medicina, Cirurgia e Anatomia em Bolonha, aluno de Vesalius, Médico do Papa Gregório XIII
ARANTIUS, Ligamento de	Ligamento venoso	ARANTIUS, Giulio Cesare, ver o precedente
ARANTIUS, Nódulos de, Corpo de ARANTIUS	Nódulos das cúspides semilunares	ARANTIUS, Giulio Cesare, ver o precedente
ARNOLD, Trato de	Fibras frontopontinas	ARNOLD, Friedrich, 1803-1890, Professor de Anatomia em Zurique, Freiburg, Tübingen e Heidelberg
ASCHOFF-TAWARA, Nodo de, Nodo de TAWARA	Nó atrioventricular	ASCHOFF, Karl Albert Ludwig, 1866-1942, Professor de Patologia em Marburg, Freiburg e Berlim; TAWARA, Sunao, ver em Tawara
BARTHOLIN, Ducto de	Ducto sublingual principal	BARTHOLIN, Caspar Secundus, 1655-1738, Professor de Filosofia e, posteriormente, Professor de Medicina, Anatomia e Física em Copenhague
BARTHOLIN, Glândula de	Glândula vestibular maior	BARTHOLIN, Caspar Secundus, ver o precedente
BAUHIN, Valva de	Óstio ileal	BAUHIN, Caspar, 1560-1624, Professor de grego, Medicina, Anatomia e Botânica na Basiléia
BELL, Nervo de	Nervo torácico longo	BELL, Sir Charles, 1774-1842, Professor de Anatomia e Cirurgia em Londres, mais tarde Professor de Cirurgia em Edimburgo
BERTIN, Colunas de	Colunas renais	BERTIN, Exupère Joseph, 1712-1781, Anatomista em Paris
BICHAT, Corpo adiposo de	Corpo adiposo da bochecha	BICHAT, Marie François Xavier, 1771-1802, Professor de Anatomia em Paris
BOCHDALEK, Triângulo de	Trígono lombocostal	BOCHDALEK, Victor (júnior), 1835-1868, Anatomista em Praga
BOTALLO, Ducto de	Ducto arterial	BOTALLO (BOTAL), Leonardo, 1530-?, Anatomista italiano e Cirurgião do Exército na França, Médico dos Reis Carlos IX e Henrique III da França
BOTALLO, Ligamento de	Ligamento arterial	BOTALLO, Leonardo, ver o precedente
BOYD, Veias de	Veias perfurantes (abaixo da articulação do joelho)	BOYD, Alexander Michael, 1905-1973, Anatomista e Professor de Cirurgia (especificamente Cirurgia Vascular) em Manchester
BROCA, Faixa diagonal de	Estria diagonal	BROCA, Pierre Paul, 1824-1880, Anatomista e Antropólogo, Professor de Cirurgia Clínica e Diretor dos Laboratórios Antropológicos em Paris
BUCK, Fáscia de	Fáscia do pênis (profunda)	BUCK, Gurdon, 1807-1877, Cirurgião em Nova York
BURDACH, Trato de	Fascículo cuneiforme	BURDACH, Karl Friedrich, 1776-1847, Professor de Anatomia e Fisiologia em Dorpat e Königsberg
CARABELLI, Tubérculo de, Cúspide de CARABELLI	Tubérculo anômalo do dente molar	CARABELLI, Gregor, Edler von Lunkaszprie, 1787-1842, Professor de Cirurgia Dentária em Viena
CHASSAIGNAC, Tubérculo de	Tubérculo carótico	CHASSAIGNAC, Charles Marie Edouard, 1805-1879, Professor de Anatomia e Cirurgia em Paris
CHOPART, Linha de	(Linha de amputação pela articulação tarsal transversal)	CHOPART, François, 1743-1795, Professor de Cirurgia em Paris

Índice de Epônimos

Epônimo em Inglês	Termo Anatômico	Nome e Dados Relacionados
CLOQUET, Glândula de, Nódulo de CLOQUET, Linfonodo de ROSENMÜLLER-CLOQUET	Linfonodo proximal inguinal profundo	CLOQUET, Barão de, Jules Germain, 1790-1883, Professor de Patologia e Cirurgia em Paris, Cirurgião de Napoleão II; ROSENMÜLLER, Johann Christian, ver em Rosenmüller
CLOQUET, Septo de	Septo femoral	CLOQUET, Barão de, Jules Germain, ver o precedente
COCKETT, Veias de	Veias perfurantes (na parte distal da perna)	COCKETT, Frank Bernard, nascido em 1916, Cirurgião (principalmente Cirurgião Vascular) em Londres
COLLES, Ligamento de	Ligamento reflexo (lig. inguinal)	COLLES, Abraham, 1773-1843, Professor de Anatomia e Cirurgia em Dublin
COOPER, Fáscia de	Fáscia cremastérica	COOPER, Sir Astley Paston, 1768-1841, Professor de Anatomia e Cirurgia em Londres, Cirurgião e Médico dos Reis George IV e William IV e da Rainha Victória da Inglaterra
COOPER, Ligamento (inguinal)	Ligamento pectíneo (inguinal)	COOPER, Sir Astley Paston, ver o precedente
COOPER, Ligamentos de (mama)	Ligamentos suspensores da mama	COOPER, Sir Astley Paston, ver o precedente
CORTI, Gânglio de	Gânglio espiral da cóclea	CORTI, Marchese de, Alfonso, 1822-1888, italiano, Anatomista em Viena, Würzburg, Utrecht e Turim
CORTI, Órgão de	Órgão espiral	CORTI, Marchese de, Alfonso, ver o precedente
COWPER, Glândula de	Glândula bulbouretral	COWPER, William, 1666-1709, Professor de Anatomia e Cirurgia em Londres
DARWIN, Tubérculo de	Tubérculo auricular	DARWIN, Charles Robert, 1809-1882, Naturalista inglês, fundador da Teoria da Evolução
DODD, Veias de	Veias perfurantes (ao nível do canal dos adutores)	DODD, Harold, 1899-1987, Cirurgião em Liverpool e Londres
DOUGLAS, Prega de	Prega retouterina	DOUGLAS, James, 1675-1742, escocês, Anatomista e Ginecologista em Londres
DOUGLAS, Linha de, Linha semicircular de DOUGLAS, Arco de DOUGLAS	Linha arqueada (abdome)	DOUGLAS, James, ver o precedente
DOUGLAS, Fundo-de-saco de	Escavação retouterina	DOUGLAS, James, ver o precedente
ERB, Ponto de	Ponto nervoso	ERB, Wilhelm Heinrich, 1840-1921, Professor de Medicina e Neurologia em Leipzig e Heidelberg
EUSTACHIO, Trompa de	Tuba auditiva	EUSTACHI (EUSTACHIO), Bartolomeo, aproximadamente 1515-1574, Professor de Anatomia em Roma, Médico do Papa
EUSTACHIO, Valva de	Valva da veia cava inferior	EUSTACHIO, Bartolomeo, ver o precedente
FALLOPIAN (FALLÓPIO), Canal de	Canal do nervo facial	FALLÓPIO (FALLOPIA, FALLOPPIUS), Gabriele, 1523-1563, Professor de Anatomia, Cirurgia e Botânica em Pádua, fo aluno de Vesalius
FALLOPIAN (FALLÓPIO), Trompa de	Tuba uterina	FALLÓPIO, Gabriele, ver o precedente
FLACK, Nó de, Nó de KEITH-FLACK	Nó sinoatrial	FLACK, Martin William, 1882-1931, Fisiologista em Londres; KEITH, Sir Arthur, ver em Keith
FLECHSIG, Trato de	Trato espinocerebelar posterior	FLECHSIG, Paul Emil, 1847-1929, Professor de Psiquiatria em Leipzig
FOLLI, Processo de	Processo anterior do martelo	FOLLI (FOLIUS), Cecilio, 1615-1660, Professor de Anatomia em Veneza
FONTANA, Espaços de	Espaços do ângulo iridocorneal	FONTANA, Abbada Felice, 1720-1805, Professor de Filosofia em Pisa e Professor de Anatomia em Florença, fundador do Museu de História Natural em Florença
FRANKENHÄUSER, Gânglio de	Plexo uterovaginal	FRANKENHÄUSER, Ferdinand, 1832-1894, Professor de Ginecologia em Jena e Zurique
GALEN (GALENO), Veia de	Veia cerebral magna	GALENO (GALENOS), Claudius (Clarissimus) aproximadamente 130-aproximadamente 200, importante médico grego da antigüidade clássica, sua influência persistindo durante 15 séculos até o Renascimento; Médico dos imperadores romanos Marco Aurélio, Commodus e Sétimo Severo
GASSER, Gânglio de	Gânglio trigeminal	GASSER, Johann Lorenz (Laurentius), aproximadamente 1723-aproximadamente 1765, Professor de Anatomia em Viena
GEROTA, Fáscia de, Cápsula de GEROTA	Fáscia renal	GEROTA, Dumitru, 1867-1939, Professor de Cirurgia e Cirurgia Experimental em Bucarest

Índice de Epônimos

Epônimo em Inglês	Termo Anatômico	Nome e Dados Relacionados
GIACOMINI, Faixa de, Limbo de GIACOMINI	(Continuação ventral do giro dentado na superfície do unco)	GIACOMINI, Carlo, 1840-1898, Professor de Anatomia em Turim
GIMBERNAT, Ligamento de	Ligamento lacunar	GIMBERNAT, Don de, Manuel Louise Antonio, 1734-1816, Professor de Anatomia em Barcelona e Professor de Cirurgia em Madri, Cirurgião do Rei Carlos III da Espanha
GLASER, Fissura de	Fissura petrotimpânica	GLASER, Johann Heinrich, 1629-1675, Professor de grego, Anatomia e Botânica na Basiléia
GLISSON, Cápsula de	Cápsula fibrosa perivascular (fígado)	GLISSON, Francis, 1597-1677, Professor de Anatomia em Cambridge e Médico em Londres
GOLL, Trato de	Fascículo grácil	GOLL, Friedrich, 1829-1903, Neurologista e Professor de Anatomia e Farmacologia em Zurique
GOWER, Trato de	Trato espinocerebelar anterior	GOWERS, Sir William Richard, 1845-1915, Neurologista e Professor de Clínica Médica em Londres
GRAAF, Folículos de de	Folículos ováricos vesiculares	GRAAF, Regnier de, 1641-1673, Anatomista e Médico em Leyden, Delft e Paris
GRATIOLET, Radiação de	Radiação óptica	GRATIOLET, Louis Pierre, 1815-1865, Anatomista e Professor de Zoologia em Paris
GUDDEN, Trato de	Fascículo mamilotegmentar	GUDDEN, von, Johann Bernhard Aloys, 1824-1886, Professor de Psiquiatria em Zurique e Munique, pesquisador psiquiátrico do Rei Luís II da Baviera, foi afogado com o Rei Luís II no Lago Starnberg
GUYON, Loja de	Túnel ulnar	GUYON, Jean Casimir Félix, 1831-1920, Professor de Cirurgia e Patologia em Paris
HALLER, Arcos de	Ligamentos arqueados lateral e medial do diafragma	HALLER, von, Albrecht, 1708-1777, suíço, conhecido poeta (Os Alpes, 1729), Professor de Anatomia, Fisiologia, Cirurgia e Botânica em Göttingen
HALLER, Artéria de	Artéria pancreática dorsal	HALLER, von, Albrecht, ver o precedente
HALLER, Trípode de	Tronco celíaco	HALLER, von, Albrecht, ver o precedente
HASNER, Valva de	Prega lacrimal	HASNER, Joseph, Ritter von Artha, 1819-1892, Anatomista e Professor de Oftalmologia em Praga
HEAD, Zonas de	(Zonas de hiperalgesia de órgãos internos na superfície do corpo)	HEAD, Sir Henry, 1861-1940, Neurologista em Londres
HEISTER, Valva de	Prega espiral (vesícula biliar)	HEISTER, Lorenz (Laurentius), 1683-1758, Professor de Anatomia, Cirurgia e Botânica em Altdorf, perto de Nuremberg, e mais tarde em Helmstedt
HEROPHILUS (HERÓFILO), Torcular de	Confluência dos seios da dura-máter	HEROPHILUS (HEROPHILOS), 335-280 a.C., Médico grego na Alexandria sob o governo de Ptolomeu I Soter
HESCHL, Giro transverso de	Giros temporais transversos	HESCHL, Richard, 1824-1881, Professor de Anatomia em Olmütz, depois Professor de Patologia em Krakau e de Clínica Médica em Graz e Viena
HESSELBACH, Fáscia de	Fáscia cribriforme (hiato safeno)	HESSELBACH, Franz Kaspar, 1759-1816, Anatomista e Professor de Cirurgia em Würzburg
HESSELBACH, Ligamento de	Ligamento interfoveolar	HESSELBACH, Franz Kaspar, ver o precedente
HESSELBACH, Triângulo de	Trígono inguinal	HESSELBACH, Franz Kaspar, ver o precedente
HIGHMORE, Cavidade de, Antro de HIGHMORE	Seio maxilar	HIGHMORE, Nathaniel, ver o precedente
HIGHMORE, Corpo de	Mediastino do testículo	HIGHMORE, Nathaniel, 1613-1685, Médico em Sherborne, Dorsetshire, Inglaterra
HIS, Ângulo de	Incisura cárdica	HIS, Wilhelm (sênior), 1831-1904, Professor de Anatomia e Fisiologia na Basiléia e em Leipzig
HIS, Feixe de	Fascículo atrioventricular	HIS, Wilhelm (júnior), 1863-1934, Professor de Anatomia e Medicina em Leipzig, Basiléia, Göttingen e Berlim
HOLZKNECHT, Espaço de	Espaço retrocárdico	HOLZKNECHT, Guido, 1872-1931, Radiologista em Viena

Índice de Epônimos

Epônimo em Inglês	Termo Anatômico	Nome e Dados Relacionados
HORNER, Músculo de	Parte profunda da parte palpebral do músculo orbicular do olho	HORNER, William Edmonds, 1793-1853, Professor de Anatomia na Filadélfia
HOUSTON, Valva de, Prega de HOUSTON-KOHLRAUSCH	Prega transversa do reto (média)	HOUSTON, John, 1802-1845, Cirurgião em Dublin; KOHLRAUSCH, Otto Ludwig Bernhard, ver em Kohlrausch
HUNTER, Canal de	Canal dos adutores	HUNTER, John, 1728-1793, escocês, Professor de Cirurgia em Londres, Cirurgião do Rei George III da Inglaterra
JACOBSON, Nervo de	Nervo timpânico	JACOBSON, Ludwig Levin, 1783-1843, dinamarquês, Anatomista em Copenhague, e durante um período Médico Militar no Exército francês
JACOBSON, Plexo de	Plexo timpânico	JACOBSON, Ludwig Levin, ver o precedente
KEITH-FLACK, Nó de, Nódulo de FLACK	Nó sinoatrial	KEITH, Sir Arthur, 1866-1955, Professor de Anatomia em Londres, posteriormente Reitor da Universidade de Aberdeen; FLACK, Martin William, ver em Flack
KERCKRING, Valvas de	Pregas circulares do intestino delgado	KERCKRING, Theodor, 1640-1693, alemão, Anatomista e Médico em Amsterdã, depois em Hamburgo
KIESSELBACH, Área de	(Área rica em vasos sanguíneos da parte anterior do septo nasal, fonte freqüente de hemorragia nasal)	KIESSELBACH, Wilhelm, 1839-1902, Professor de Otorrinolaringologia em Erlangen
KOHLRAUSCH, Prega de, Prega de HOUSTON-KOHLRAUSCH	Prega transversa (média) do reto	KOHLRAUSCH, Otto Ludwig Bernhard, 1811-1854, Médico em Hannover; HOUSTON, John, ver em Houston
KRISTELLER, Tampão de	(Tampão mucoso no canal cervical)	KRISTELLER, Samuel, 1820-1900, Ginecologista em Berlim
LAIMER, Triângulo de	(Triângulo fraco na transição da faringe para o esôfago)	LAIMER, Eduard, aproximadamente 1860-?, Anatomista em Graz
LANGER, Linhas de	Linhas de tensão, Linhas de clivagem	LANGER, Karl, Ritter von Edenberg, 1819-1887, Professor de Zoologia em Budapeste, posteriormente Professor de Anatomia em Viena
LANGERHANS, Ilhotas de	Ilhotas pancreáticas	LANGERHANS, Paul, 1847-1888, Anatomista e Professor de Anatomia Patológica em Freiburg, mais tarde Médico em Madeira
LARREY, Fissura de	Trígono esternocostal	LARREY, Barão de, Dominique Jean, 1766-1842, Cirurgião em Paris, Médico Militar famoso e Médico de Napoleão I
LISFRANC, Linha de	(Linha de amputação passando pelas articulações tarsometatarsais)	LISFRANC de ST. MARTIN, Jacques, 1790-1847, Cirurgião Militar, posteriormente Professor de Cirurgia em Paris
LISTER, Tubérculo de	Tubérculo dorsal do rádio	LISTER, Lord Joseph, 1827-1912, Professor de Cirurgia em Glasgow, Edimburgo e Londres, Cirurgião do Rei Eduardo VII da Inglaterra
LITTRÉ, Glândulas de	Glândulas uretrais da uretra masculina	LITTRÉ, Alexis, 1658-1726, Anatomista e Cirurgião em Paris
LOUIS, Ângulo de, Ângulo de LUDOVICUS	Ângulo do esterno	LOUIS (LUDOVICUS), Pierre Charles Alexandre, 1787-1872, Patologista e Pulmonologista em Paris
LUSCHKA, Forame de	Abertura lateral do quarto ventrículo	LUSCHKA, von, Hubert, 1820-1875, Professor de Anatomia em Tübingen
LUYS, Núcleo de, Corpo de LUYSI	Núcleo subtalâmico	LUYS, Jules Bernard, 1828-1897, Professor de Neurologia em Paris
MAGENDIE, Forame de	Abertura mediana do quarto ventrículo	MAGENDIE, François, 1783-1855, Professor de Fisiologia e Patologia em Paris
MARSHALL, Veia de	Veia oblíqua do átrio esquerdo	MARSHALL, John, 1818-1891, Professor de Fisiologia, Anatomia e Cirurgia em Londres
MECKEL, Cavo de	Cavidade trigeminal	MECKEL, Johann Friedrich (sênior), 1714-1774, Professor de Anatomia, Botânica e Ginecologia em Berlim
MEIBOM, Glândulas de	Glândulas tarsais	MEIBOM (MEIBOMIUS), Heinrich, 1638-1700, Professor de Medicina, História e Poesia em Helmstedt
MÉNARD-SHENTON, Linha de, Linha de SHENTON	(Linha radiológica de orientação no cíngulo do membro inferior infantil e fêmur)	MÉNARD, Maxime, 1872-1929, Médico Forense em Paris; SHENTON, Edward Warren Hine, ver em Shenton
MOHRENHEIM, Fossa de	Trígono clavipeitoral, Trígono deltopeitoral	MOHRENHEIM, Freiherr von, Joseph Jakob, 1759-1799, Cirurgião, Obstetra e Oftalmologista em Viena, posteriormente Professor de Cirurgia e Obstetrícia em St. Petersburg

Índice de Epônimos

Epônimo em Inglês	Termo Anatômico	Nome e Dados Relacionados
MOLL, Glândulas de	Glândulas ciliares	MOLL, Jakob Anton, 1832-1914, Oftalmologista em Utrecht e Den Haag
MONRO, Forame de	Forame interventricular	MONRO, Alexander (júnior), 1733-1817, Professor de Anatomia em Edimburgo
MORGAGNI, Colunas de	Colunas anais	MORGAGNI, Giovanni Battista, 1682-1771, Professor de Anatomia em Pádua, aluno de Valsalva, fundador da anatomia mórbida
MORGAGNI, Ventrículo de	Ventrículo laríngeo	MORGAGNI, Giovanni Battista, ver o precedente
MORISON, Bolsa de	Recesso hepatorrenal	MORISON, James Rutherford, 1853-1939, Cirurgião na Inglaterra
MÜLLER, Músculo de	Músculo tarsal superior	MÜLLER, Heinrich, 1820-1864, Professor de Anatomia em Würzburg
PACCHIONI, Granulações de	Granulações aracnóideas	PACCHIONI, Antônio, 1665-1726, Médico em Tivoli e Professor de Anatomia em Roma
PECQUET, Cisterna de	Cisterna do quilo	PECQUET, Jean, 1622-1674, Médico em Fouquet, Montpellier e Paris
PETIT, Triângulo de	Trígono lombar inferior	PETIT, Jean Louis, 1664-1750, Anatomista e Professor de Cirurgia em Paris
POUPART, Ligamento de	Ligamento inguinal	POUPART, François, 1616-1708, Naturalista, Anatomista e Cirurgião em Reims e Paris
PURKINJE, Fibras de	Ramos subendocárdicos do fascículo atrioventricular	PURKYNE (PURKINJE), Johannes (Jan) Evangelista, 1787-1869, Professor de Fisiologia em Breslau, depois em Praga
REISSNER, Membrana de	Membrana vestibular do ducto coclear	REISSNER, Ernst, 1824-1878, Professor de Anatomia em Dorpat, depois em Breslau
RETZIUS, Espaço de	Espaço retropúbico	RETZIUS, Anders Adolf, 1796-1860, Antropólogo e Professor de Anatomia e Fisiologia em Estocolmo
RIOLAN, Arco de	(Anastomose entre as artérias e veias cólicas média e esquerda)	RIOLAN, Jean (júnior), 1577-1657, Professor de Anatomia, Botânica e Farmacologia em Paris, Médico dos Reis Henrique IV e Luís XIII da França
ROLANDO, Fissura de, Sulco de ROLANDO	Sulco central do cérebro	ROLANDO, Luigi, 1773-1831, Professor de Medicina em Sassari, Sardenha, Professor de Anatomia em Turim, Médico de Victor Emanuel da Sardenha
ROSENMÜLLER, Fossa de	Recesso faríngeo	ROSENMÜLLER, Johann Christian, 1771-1820, Professor de Anatomia e Cirurgia em Leipzig
ROSENMÜLLER, Glândula de, Nodo de ROSENMÜLLER, Linfonodo de ROSENMÜLLER-CLOQUET	Linfonodo inguinal profundo proximal	ROSENMÜLLER, Johann Christian, ver o precedente; CLOQUET, Barão de, Jules Germain, ver o precedente em Cloquet
SANTORINI, Cartilagem de	Cartilagem corniculada	SANTORINI, Giovanni Domenico (Giandomenico), 1681-1737, Professor de Anatomia e Medicina em Veneza
SANTORINI, Ducto de	Ducto pancreático acessório	SANTORINI, Giovanni Domenico, ver o precedente
SCARPA, Gânglio de	Gânglio vestibular	SCARPA, Antonio, 1747-1832, Professor de Cirurgia em Modena e de Anatomia em Pavia, Cirurgião de Napoleão I
SCARPA, Nervo de	Nervo nasopalatino	SCARPA, Antonio, ver o precedente
SCARPA, Triângulo de	Trígono femoral	SCARPA, Antonio, ver o precedente
SCHLEMM, Canal de	Seio venoso da esclera	SCHLEMM, Friedrich, 1795-1858, Professor de Anatomia em Berlim
SCHULTZE, Trato em vírgula de	Fascículo interfascicular	SCHULTZE, Maximilian Johann Sigismund, 1825-1874, Professor de Anatomia em Halle, depois em Bonn
SHENTON, Linha de, Linha de MÉNARD-SHENTON	(Linha radiológica de orientação no cíngulo do membro inferior infantil e fêmur)	SHENTON, Edward Warren Hine, 1872-1955, Radiologista em Londres; MÉNARD, Maxime, ver em Ménard
SHRAPNELL, Membrana de	Parte flácida da membrana timpânica	SHRAPNELL, Henry Jones, 1761-1834, Cirurgião Militar Inglês, mais tarde Anatomista e Cirurgião em Londres
SPIEGEL, Linha de, Linha de SPIGHEL	Linha semilunar	SPIEGEL (SPIGHEL, van den, SPIEGHEL, SPIGELIUS), Adriaan, 1578-1625, nativo de Flandres, Professor de Anatomia em Veneza, depois em Pádua
SPIEGEL, Lóbulo de	Lóbulo caudado do fígado	SPIEGEL, Adriaan, ver o precedente
STENSEN, Canal de, Canal de STENON	Canal incisivo	STENSEN (STENO, STENONIUS), Niels, 1638-1686, Geólogo e Professor de Anatomia em Copenhague, aluno de Bartholin e Sylvius, mais tarde Teólogo e Bispo católico

Índice de Epônimos

Epônimo em Inglês	Termo Anatômico	Nome e Dados Relacionados
STENSEN, Ducto de, Ducto de STENON	Ducto parotídeo	STENSEN, Niels, ver o precedente
STILLING, Decussação de	(Decussação em forma de tesoura, de fibras cerebelorrubrais no mesencéfalo)	STILLING, Benedikt, 1810-1879, Anatomista e Cirurgião em Kassel e Viena
SYLVIUS, Aqueduto de	Aqueduto do mesencéfalo	SYLVIUS, Franciscus (originalmente De La BOË, François), 1614-1672, Médico em Amsterdã e Professor de Medicina Prática em Leyden
SYLVIUS, Sulco de	Sulco lateral do cérebro	SYLVIUS, Franciscus, ver o precedente
TAWARA, Nodo de, Nodo de ASCHOFF-TAWARA	Nó atrioventricular	TAWARA, Sunao, 1873-1952, Professor de Patologia em Fukuoka, Japão, antes assistente de Aschoff em Marburg; ASCHOFF, Karl Albert Ludwig, ver em Aschoff
TENON, Cápsula de	Bainha do bulbo do olho	TENON, Jacques René, 1724-1816, Cirurgião, Oftalmologista e Professor de Patologia em Paris
THEBESIAN (TEBÉSIO), Válvula de	Válvula do seio coronário	THEBESIUS, Adam Christian, 1686-1732, natural da Silésia, Anatomista e Patologista em Leyden, mais tarde Médico em Hirschberg, Silésia
TRENDELENBURG, Sinal de	(Marcha com inclinação no caso de defeitos do abdutores do quadril)	TRENDELENBURG, Wilhelm, 1844-1924, Professor de Cirurgia em Rostock, Bonn, e depois em Leipzig
VALSALVA, Seio de	Seio da aorta	VALSALVA, Antônio Maria, 1666-1723, Professor de Anatomia em Bolonha, professor de Morgagni
VATER, Papila de	Papila maior do duodeno	VATER, Abraham, 1684-1751, Professor de Anatomia e Botânica em Wittenberg, posteriormente Professor de Patologia e Terapêutica na mesma Universidade
VICQ D'AZYR, Feixe de	Fascículo mamilotalâmico	VICQ D'AZYR, Félix, 1748-1794, Anatomista e Médico em Paris, Médico da Rainha Maria Antonieta da França
VIDIAN, Artéria de	Artéria do canal pterigóide	VIDIUS, Vidus (originalmente GUIDI, Guido), 1500-aproximadamente 1567, italiano, Professor de Medicina em Paris, posteriormente Professor de Filosofia e Medicina em Pisa, Médico do Rei Francis I da França, professor de Vesalius
VIDIAN, Canal de	Canal pterigóide	VIDIUS, Vidus, ver o precedente
VIDIAN, Nervo de	Nervo do canal pterigóide	VIDIUS, Vidus, ver o precedente
WALDEYER, Anel de	Anel linfático da faringe	WALDEYER-HARTZ, von, Heinrich Wilhelm Gottfried, 1836-1921, Professor de Anatomia Patológica em Breslau, posteriormente Professor de Anatomia em Estrasburgo e Berlim
WARD, Triângulo de	(Triângulo deficiente no osso esponjoso do colo do fêmur)	WARD, Frederick Oldfried, 1818-1877, Médico em Londres
WHARTON, Ducto de	Ducto submandibular	WHARTON, Thomas, aproximadamente 1616-1673, Médico em Londres
WILLIS, Círculo de	Círculo arterial do cérebro	WILLIS, Thomas, 1621-1675, Professor de Filosofia Natural em Oxford e Médico em Londres, Médico do Rei James II da Inglaterra
WINSLOW, Forame de	Forame omental	WINSLOW, Jacob Benignus, 1669-1760, dinamarquês, Professor de Anatomia, Medicina e Cirurgia em Paris
WIRSUNG, Ducto de	Ducto pancreático	WIRSUNG, Johann Georg, 1600-1643, natural da Alemanha, Professor de Anatomia em Pádua
WRISBERG, Ligamento de	Ligamento meniscofemoral posterior	WRISBERG, Heinrich August, 1739-1808, Professor de Anatomia em Göttingen
ZEIS, Glândulas de	Glândulas sebáceas da pálpebra	ZEIS, Eduard, 1807-1868, Médico em Dresden e Professor de Cirurgia em Marburg
ZENKER, Divertículo de	(Divertículo pulsátil na transição da faringe para o esôfago)	ZENKER, von, Friedrich Albert, 1825-1898, Professor de Patologia em Dresden e Erlangen
ZINN, Anel de	Anel tendíneo comum dos músculos extra-oculares	ZINN, Johann Gottfried, 1727-1759, Professor de Anatomia e Medicina e também Diretor dos Jardins Botânicos em Göttingen
ZINN, Zônula de	Zônula ciliar	ZINN, Johann Gottfried, ver o precedente

Índice Alfabético dos Termos Anatômicos com os Epônimos Correspondentes

Termo Anatômico	Epônimo Correspondente em Inglês
Abertura lateral do quarto ventrículo	Forame de LUSCHKA
Abertura mediana do quarto ventrículo	Forame de MAGENDIE
Anel linfático da faringe	Anel de WALDEYER
Anel tendíneo comum dos músculos extra-oculares	Anel de ZINN
Ângulo do esterno	Ângulo de LOUIS
Aqueduto do mesencéfalo	Aqueduto de SYLVIUS
Artéria do canal pterigóide	Artéria de VIDIAN
Artéria pancreática dorsal	Artéria de HALLER
Bainha do bulbo do olho	Cápsula de TENON
Canal do nervo facial	Canal de FALÓPIO (FALLOPIAN)
Canal do pudendo	Canal de ALCOCK
Canal dos adutores	Canal de HUNTER
Canal incisivo	Canal de STENSEN
Canal pterigóide	Canal vidiano (de VIDIAN)
Cápsula fibrosa perivascular (fígado)	Cápsula de GLISSON
Cartilagem corniculada	Cartilagem de SANTORINI
Cavidade trigeminal	Cavo de MECKEL
Círculo arterial do cérebro	Círculo de WILLIS
Cisterna do quilo	Cisterna de PECQUET
Colunas anais	Colunas de MORGAGNI
Colunas renais	Colunas de BERTIN
Confluência dos seios da dura-máter	Torcular de HERÓFILO (HEROPHILUS)
Corpo adiposo da bochecha	Corpo adiposo de BICHAT
Ducto arterial	Ducto de BOTALLO
Ducto pancreático	Ducto de WIRSUNG
Ducto pancreático acessório	Ducto de SANTORINI
Ducto parotídeo	Ducto de STENSEN
Ducto sublingual principal	Ducto de BARTHOLIN
Ducto submandibular	Ducto de WHARTON
Ducto venoso	Ducto de ARÂNCIO (ARANTIUS)
Escavação retouterina	Fundo-de-saco de DOUGLAS
Espaço retrocárdico	Espaço de HOLZKNECHT
Espaço retropúbico	Espaço de RETZIUS
Espaços do ângulo iridocorneal	Espaços de FONTANA
Estria diagonal	Faixa diagonal de BROCA
Fáscia cremastérica	Fáscia de COOPER
Fáscia cribriforme	Fáscia de HESSELBACH
Fáscia do pênis	Fáscia de BUCK
Fáscia profunda do pênis	Fáscia de BUCK
Fáscia renal	Cápsula de GEROTA, Fáscia de GEROTA
Fascículo atrioventricular	Feixe de HIS
Fascículo cuneiforme	Trato de BURDACH
Fascículo grácil	Trato de GOLL
Fascículo interfascicular	Trato em vírgula de SCHULTZE
Fascículo mamilotalâmico	Feixe de VICQ D'AZYR
Fascículo mamilotegmentar	Trato de GUDDEN
Fibras frontopontinas	Trato de ARNOLD
Fissura petrotimpânica	Fissura de GLASER
Folículos ováricos vesiculares	Folículos de de GRAAF
Forame interventricular	Forame de MONRO
Forame omental	Forame de WINSLOW
Gânglio espiral da cóclea	Gânglio de CORTI
Gânglio trigeminal	Gânglio de GASSER
Gânglio vestibular	Gânglio de SCARPA
Giros temporais transversos	Giro transverso de HESCHL
Glândula bulbouretral	Glândula de COWPER
Glândula sebácea da pálpebra	Glândula de ZEIS
Glândula vestibular maior	Glândula de BARTHOLIN
Glândulas ciliares	Glândulas de MOLL

Termo Anatômico	Epônimo Correspondente em Inglês
Glândulas tarsais	Glândulas de MEIBOMIO
Glândulas uretrais da uretra masculina	Glândulas de LITTRÉ
Granulações aracnóideas	Granulações de PACCHIONI
Hipocampo propriamente dito	Corno de AMMON
Ilhotas pancreáticas	Ilhotas de LANGERHANS
Incisura cárdica	Ângulo de HIS
Ligamento arterial	Ligamento de BOTALLO
Ligamento inguinal	Ligamento de POUPART
Ligamento interfoveolar	Ligamento de HESSELBACH
Ligamento lacunar	Ligamento de GIMBERNAT
Ligamento meniscofemoral posterior	Ligamento de WRISBERG
Ligamento pectíneo (inguinal)	Ligamento de COOPER
Ligamento reflexo (lig. inguinal)	Ligamento de COLLES
Ligamento venoso	Ligamento de ARÂNCIO (ARANTIUS)
Ligamentos arqueados lateral e medial do diafragma	Arcos de HALLER
Ligamentos suspensores da mama	Ligamentos de COOPER
Linfonodo inguinal profundo proximal	Glândula de CLOQUET, Nodo de CLOQUET, Glândula de ROSENMÜLLER, Linfonodo de CLOQUET-ROSENMÜLLER
Linha arqueada (abdome)	Linha semicircular de DOUGLAS, Arco de DOUGLAS, Linha de DOUGLAS
Linha semilunar	Linha de SPIEGEL, linha de SPIGHEL
Linhas de clivagem	Linhas de LANGER
Linhas de tensão	Linhas de LANGER
Lóbulo caudado do fígado	Lóbulo de SPIEGEL
Mediastino do testículo	Corpo de HIGHMORE
Membrana vestibular do ducto coclear	Membrana de REISSNER
Músculo tarsal superior	Músculo de MÜLLER
Nervo do canal pterigóide	Nervo vidiano (de VIDIAN)
Nervo nasopalatino	Nervo de SCARPA
Nervo timpânico	Nervo de JACOBSON
Nervo torácico longo	Nervo de BELL
Nó atrioventricular	Nodo de ASCHOFF-TAWARA
Nó sinoatrial	Nó de KEITH-FLACK
Nódulos das cúspides semilunares	Nódulos de ARÂNCIO (ARANTIUS)
Núcleo subtalâmico	Núcleo de LUYS, Corpo de LUYS I
Órgão espiral	Órgão de CORTI
Óstio ileal	Valva de BAUHIN
Papila maior do duodeno	Papila de VATER
Parte flácida da membrana timpânica	Membrana de SHRAPNELL
Parte profunda da parte palpebral do M. orbicular do olho	Músculo de HORNER
Plexo timpânico	Plexo de JACOBSON
Plexo uterovaginal	Gânglio de FRANKENHÄUSER
Ponto nervoso	Ponto de ERB
Prega espiral (vesícula biliar)	Valva de HEISTER
Prega lacrimal	Valva de HASNER
Prega retouterina	Prega de DOUGLAS
Prega transversa do reto (média)	Valva de HOUSTON, Prega de KOHLRAUSCH, Prega de HOUSTON-KOHLRAUSCH
Prega transversa média do reto	Valva de HOUSTON, Prega de KOHLRAUSCH, Prega de HOUSTON-KOHLRAUSCH
Pregas circulares de intestino delgado	Valvas de KERCKRING
Processo anterior do martelo	Processo de FOLLI
Proeminência laríngea da cartilagem tireóidea	Pomo de ADÃO (ADAM)

Índice de Epônimos

Termo Anatômico	Epônimo Correspondente em Inglês
Radiação óptica	Radiação de GRATIOLET
Ramos subendocárdicos do fascículo atrioventricular	Fibras de PURKINJE
Recesso faríngeo	Fossa de ROSENMÜLLER
Recesso hepatorrenal	Bolsa de MORISON
Seio da aorta	Seio de VALSALVA
Seio maxilar	Antro de HIGHMORE
Seio venoso da esclera	Canal de SCHLEMM
Septo femoral	Septo de CLOQUET
Sulco central do cérebro	Fissura de ROLANDO, Sulco de ROLANDO
Sulco lateral do cérebro	Sulco de SYLVIUS
Tendão do calcâneo	Tendão de AQUILES (ACHILLES)
Trato espinocerebelar anterior	Trato de GOWER
Trato espinocerebelar posterior	Trato de FLECHSIG
Trígono clavipeitoral	Fossa de MOHRENHEIM
Trígono deltopeitoral	Fossa de MOHRENHEIM
Trígono esternocostal	Fissura de LARREY
Trígono femoral	Triângulo de SCARPA
Trígono inguinal	Triângulo de HESSELBACH

Termo Anatômico	Epônimo Correspondente em Inglês
Trígono lombar inferior	Triângulo de PETIT
Trígono lombocostal	Triângulo de BOCHDALEK
Tronco celíaco	Trípode de HALLER
Tuba auditiva	Trompa de EUSTÁQUIO (EUSTACHIO)
Tuba uterina	Trompa de FALÓPIO (FALLOPIO)
Tubérculo anômalo do dente molar	Tubérculo de CARABELLI, Cúspide de CARABELLI
Tubérculo auricular	Tubérculo de DARWIN
Tubérculo carótico	Tubérculo de CHASSAIGNAC
Tubérculo dorsal do rádio	Tubérculo de LISTER
Túnel ulnar	Loja de GUYON
Válvula da veia cava inferior	Valva de EUSTÁQUIO (EUSTACHIAN)
Válvula do seio coronário	Válvula de TEBÉSIO (THEBESIAN)
Veia cerebral magna	Veia de GALENO (GALEN)
Veia oblíqua do átrio esquerdo	Veia de MARSHALL
Veias perfurantes do membro inferior DODD	Veias de BOYD, de COCKETT e de
Ventrículo laríngeo	Ventrículo de MORGAGNI
Zônula ciliar	Zônula de ZINN

Índice Alfabético

Índice Alfabético

A indicação das Partes 1 e 2 está em negrito, seguida pelo número das páginas. Os colchetes no texto das ilustrações foram omitidos neste índice.

A

Abdome **1:** 2, 64, 79, 172-173, 180, 185, 190, 200, 208-209, 214-215, 217-220, 224-227, 240-247, 250-251
- artérias **2:** 240-241, 251
- inferior **2:** 210-211, 220, 247
- - artérias **2:** 220
- linfonodos **2:** 181
- músculos **1:** 64-68
- órgãos **1:** 18-21; **2:** 172-173
- parte inferior **2:** 210-211, 220, 247
- relevos da superfície **1:** 64
- superior **2:** 200, 209, 217, 228, 244-245
- - artérias **2:** 200, 209-217, 228, 244
- - - dos órgãos retroperitoneais **2:** 221
- - linfonodos **2:** 216
- - - dos órgãos retroperitoneais **2:** 221
- - órgãos retroperitoneais **2:** 217, 221
- - parte autônoma do sistema nervoso **2:** 185
- - parte simpática da divisão autônoma do sistema nervoso **2:** 185
- - superior, órgãos **2:** 172-173
- - vasos **2:** 216
- - - linfáticos **2:** 216
- - - - dos órgãos retroperitoneais **2:** 221
- - veias dos órgãos retroperitoneais **2:** 221
- - vasos **2:** 181
- - linfáticos **2:** 221
- veias **2:** 240
Abdução **1:** 5
Abertura
- do nariz, posterior **2:** 28
- do seio
- - esfenoidal **2:** 15, 22, 69-70
- - frontal **2:** 21, 73, 76
- externa
- - do aqueduto do vestíbulo **2:** 23
- - do canal carótico **2:** 12, 23
- - do canalículo da cóclea **2:** 23, 437
- - do canalículo timpânico **2:** 23
- inferior da pelve **1:** 192
- interna, do canal carótico **2:** 23, 431-432
- lateral do quarto ventrículo **2:** 334-336, 350-355
- mediana do quarto ventrículo **2:** 331-332, 336, 352-353
- nasal, posterior **2:** 28
- superior da pelve **1:** 186
- torácica
- - inferior **1:** 44
- - superior **1:** 44
Acetábulo **1:** 186, 189-190, 205, 207, 265, 274; **2:** 225, 276, 278, 280
- teto **1:** 191
Acrômio **1:** 55, 65-66, 88-89, 91, 99-103, 111, 114, 144, 152-153, 159
Adenohipófise **2:** 320, 332, 360
Aderência intertalâmica **2:** 332, 350, 352, 356, 358-360, 380, 388

Ádito
- da laringe **2:** 60, 64-65, 115
- da órbita **2:** 400
- do antro mastóideo **2:** 248
Adminículo da linha alba **1:** 81
Adução **1:** 5
Alça(s)
- cervical **1:** 118; **2:** 42-43, 101, 107-108, 111-114, 117
- intestinais **2:** 262, 299
- subclávia **2:** 110, 114, 185
Alvéolo(s)
- dental(is)
- - da mandíbula **2:** 27
- - da maxila **2:** 27
- do hipocampo **2:** 358, 372, 380
- do pulmão **2:** 131
Âmnio **2:** 263
Ampola
- da tuba uterina **1:** 17; **2:** 259-260
- do canalículo lacrimal inferior **2:** 397
- do canalículo lacrimal superior **2:** 397
- do ducto deferente **1:** 17, 81; **2:** 256-257
- do duodeno **2:** 191-194, 212-245
- do reto **1:** 17; **2:** 188-197, 252, 263, 266-267, 279, 281, 286-287
- membranácea anterior **2:** 437
- membranácea lateral **2:** 437
- membranácea posterior **2:** 437
- óssea
- - anterior **2:** 433-434
- - lateral **2:** 433-434
- - posterior **2:** 433-434
Anastomose(s) arteriolovenular do pênis **2:** 303
Anel
- inguinal interno → Anel inguinal profundo
- inguinal profundo **2:** 300
- fibrocartilagíneo da membrana do tímpano **2:** 424, 430
- fibroso
- - direito do coração **2:** 151
- - do disco intervertebral **1:** 47-49, 51
- - esquerdo do coração **2:** 149, 151
- herniário **1:** 65; **2:** 299
- inguinal profundo **1:** 69, 81; **2:** 298-299
- inguinal superficial **1:** 68-69, 232; **2:** 299-300
- linfático da faringe **2:** 59
- linfático do cárdia **2:** 216
- maior da íris **2:** 408
- menor da íris **2:** 408
- tendíneo comum **2:** 402-403, 410-411, 413-414
- - dos músculos extrínsecos do olho **2:** 411
- timpânico **2:** 20
- umbilical **1:** 65
Anestesia, pudenda **2:** 307
Angiografia, coronária **2:** 164-165
Ângulo
- acromial **1:** 88-89

- cerebelopontino **2:** 372
- colo-diáfise da coxa **1:** 193
- colo-diáfise do fêmur **1:** 193
- da boca **2:** 46, 58
- da costela **1:** 44-45, 70
- da mandíbula **2:** 5, 7-9, 29-31, 37
- do esterno **1:** 50-70; **2:** 179
- do teto do acetábulo **1:** 186
- esfenoidal do osso parietal **2:** 24
- frontal do osso parietal **2:** 24
- inferior da escápula **1:** 88-89, 102-103, 114, 117
- infra-esternal **1:** 44
- iridocorneal **2:** 405-407, 416
- lateral do olho **2:** 396
- mastóideo do osso parietal **2:** 24
- medial do olho **2:** 396
- occipital do osso parietal **2:** 24
- pontocerebelar **2:** 346, 372
- subpúbico **1:** 186, 189
- superior da escápula **1:** 88-89, 102, 114
- venoso **1:** 15
Antebraço **1:** 2, 111, 160-164, 166-169
- artérias **1:** 150-153
- inserções musculares **1:** 123
- músculos **1:** 120-122, 124-125
- nervos **1:** 162-164
- - cutâneos **1:** 160
- - subcutâneos **1:** 160-161
- veias **1:** 160-161
- - subcutâneas **1:** 160-161
Antélice **2:** 422
Anterior **1:** 5
Anteversão **1:** 5
Antitrago **2:** 422
Antro mastóideo **2:** 425-428, 432
- pilórico **2:** 191-194
Ânus **1:** 17, 277; **2:** 252, 277, 279, 281, 295, 304
Aorta **2:** 121-123, 149
- abdominal → Parte abdominal da aorta
- ascendente → Parte ascendente da aorta
- bifurcação da **2:** 251
- descendente → Parte descendente da aorta
- torácica → Parte torácica da aorta
Aparelho
- alimentar → Sistema digestório
- lacrimal **2:** 397
- respiratório → Sistema respiratório
- urogenital **2:** 252-253 → Sistema genital
- - feminino **2:** 253
- - masculino **2:** 252
Apêndice(s)
- do epidídimo **2:** 296
- do testículo **1:** 17; **2:** 296, 300
- epiplóicos → Apêndice(s), omentais
- fibrosos do fígado **2:** 172, 198-199, 209
- omentais **2:** 195, 197
- vermiforme **1:** 16, 18-19; **2:** 190, 195-196, 211, 213, 220-221, 224, 258

Índice Alfabético

- - diferentes posições do **2:** 196
- vesiculosos do epoóforo **2:** 259
Ápice
- da bexiga urinária **2:** 255, 258, 265
- da cabeça da fíbula **1:** 196-197
- da cartilagem aritenóidea **2:** 78-83
- da língua **2:** 47-60
- da parte petrosa do osso temporal **2:** 23, 384, 391, 431
- da patela **1:** 195
- da próstata **2:** 255-257
- da raiz do dente **2:** 48
- do coração **2:** 140-141, 148-149, 157-158, 160, 177
- do corno posterior da medula espinal **2:** 314
- do dente do áxis **1:** 30, 41
- do nariz **2:** 58
- do pulmão **2:** 86, 171
- - direito **2:** 127-128, 130, 142
- - esquerdo **2:** 127-128, 142
- do sacro **1:** 34-35
- pulmonar → Ápice, do pulmão
Aponeurose(s)
- bicipital → Aponeurose do músculo bíceps do braço
- da língua → Aponeurose lingual
- do músculo
- - bíceps braquial **1:** 112, 120, 144, 150-151, 161-163
- - oblíquo externo do abdome **1:** 66, 68; **2:** 300
- - trapézio **1:** 55
- dorsal dos dedos **1:** 130-131
- - da mão **1:** 130-132, 136, 175, 177
- - do pé **1:** 253
- epicrânica **1:** 11, 55; **2:** 34-36, 99, 318, 379, 381, 384-394, 441
- lingual **2:** 60-61
- palatina **2:** 427
- palmar **1:** 120-122, 126, 170, 176
- plantar **1:** 202, 224-225, 227, 251-252, 295
- toracolombar **1:** 55-57, 236, 240
Aqueduto
- da cóclea **2:** 437
- do mesencéfalo **2:** 331, 333, 341, 350-353, 356, 360, 367, 372, 382-385, 389-390, 393
- do vestíbulo **2:** 437
Aracnóide-máter, Parte encefálica **2:** 317, 322, 324, 353, 358, 437
Aracnóide-máter, Parte espinal **2:** 87, 311-312, 324, 353
Arco
- alveolar da mandíbula **2:** 29-31
- alveolar da maxila **2:** 27
- anterior do atlas **1:** 30, 36-37, 40, 53, 62; **2:** 45, 66, 116, 321, 329
- costal **1:** 44, 64-65; **2:** 123, 125, 158
- da aorta **1:** 12-14, 18-19, 43; **2:** 40, 92-93, 111, 120-123, 126, 134, 138-147, 155, 158, 160-162, 172-173, 179-180, 182-183, 190
- da cartilagem cricóidea **2:** 66, 78-80, 82, 84, 124
- do ducto torácico **1:** 15, 80; **2:** 167, 181
- do púbis **1:** 186
- faríngeo linfático **2:** 59
- iliopectíneo **1:** 204, 233, 265
- inguinal → ligamento inguinal
- lateral do pé **1:** 203

- longitudinal do pé **1:** 203
- medial do pé **1:** 203
- palatofaríngeo **2:** 46-47, 59, 64, 66
- palatoglosso **2:** 46-47, 64, 66
- palmar profundo **1:** 146, 172-173
- palmar superficial **1:** 146, 171-173
- plantar profundo **1:** 266, 295-297
- posterior do atlas **1:** 30-31, 36-37, 51-53, 57, 60-62; **2:** 310, 321, 329, 353
- púbico → Arco do púbis
- superciliar **2:** 21
- tendíneo do músculo levantador do ânus **2:** 264, 272, 276-277, 281-290
- tendíneo do músculo sóleo **1:** 284
- transversal do pé **1:** 203
- venoso dorsal do pé **1:** 263, 286, 294
- venoso jugular **2:** 39, 111
- vertebral **1:** 29-30, 33, 62; **2:** 229, 310-312
- - áxis **1:** 30
- zigomático **2:** 6, 12, 37, 62, 72, 400
Área(s)
- acústica **2:** 344
- autônomas, nervos do membro inferior **1:** 256-257, 299-302
- autônomas, nervos do membro superior **1:** 138-139, 178-181
- da cóclea **2:** 433-435
- do cérebro **2:** 359
- - funcionais, primárias **2:** 344
- - funcionais, secundárias **2:** 344
- do N. facial no meato acústico interno **2:** 435
- estriada **2:** 354, 378
- funcionais, primárias, do córtex do cérebro **2:** 344
- funcionais, secundárias, do córtex do cérebro **2:** 344
- gástricas **2:** 192
- hipotalâmica lateral **2:** 360
- intercondilar anterior da tíbia **1:** 196
- intercondilar posterior da tíbia **1:** 196
- motora **2:** 344
- - da fala **2:** 344
- nua da face diafragmática do fígado **2:** 198-199, 226-227
- sensitiva da fala **2:** 344
- sensitiva do corpo **2:** 344
- somatossensorial **2:** 344
- subcalosa **2:** 331, 343, 389
- tegmental ventral **2:** 360
- vestibular da fossa rombóide **2:** 334
- vestibular, inferior do meato acústico interno **2:** 433, 435
- vestibular, superior do meato acústico interno **2:** 433, 435
- visuossensorial **2:** 344
Aréola da mama **1:** 74-75
Artéria(s)
- acompanhante do nervo isquiático **1:** 282
- acompanhante do nervo mediano **1:** 163
- adrenal inferior/média/superior → Artéria(s), supra-renal inferior/média/superior
- alveolar inferior **2:** 90-91, 99-103, 117
- alveolar superior posterior **2:** 90, 100-101
- angular **2:** 90, 99-101, 116, 415
- apendicular **2:** 220-221
- arqueada **1:** 266, 287, 294, 297
- auricular posterior **2:** 90-91, 99-100, 105-106, 112-113

- auricular profunda **2:** 91, 102-103, 424
- axilar **1:** 146-148, 150-151, 153, 158; **2:** 93, 107-108, 167
- ázigo da vagina → Ramos vaginais da artéria uterina
- basilar **2:** 319, 324-329, 384-385, 390-391, 393, 441
- braquial **1:** 146-148, 150-153, 155-157, 162-163, 166; **2:** 167
- calosomarginal **2:** 323, 326-327, 329, 379, 381, 386-387
- carótida comum **1:** 12, 14; **2:** 39, 44, 82, 85, 88-89, 91-93, 107, 110-111, 113-114, 117, 121-123, 134, 138-141, 146-147, 155, 158, 160-161, 167, 174, 180-181, 183, 185, 319
- carótida, externa **2:** 42, 87, 90-93, 95, 100-103, 110-111, 113-114, 116-117, 319, 328
- carótida, interna **2:** 75-77, 86-87, 90-93, 100-103, 109-11 , 114, 116-117, 184, 316, 319-321, 324-326, 328-329, 371, 383-385, 390-392, 410-41 , 414, 417, 423, 427, 441
- central
- - ântero-lateral **2:** 325, 327, 370
- - da retina **2:** 72, 404-406, 410, 416
- - longa **2:** 325
- - póstero-lateral **2:** 327
- cerebral **2:** 302-306
- cerebral anterior **2:** 319, 325-329, 379, 381, 383, 386-390
- - área de suprimento **2:** 326
- cerebral média **2:** 330-331, 333-334, 337, 341, 351-353, 356, 360, 366-367, 372, 382-385, 389-391, 393
- - área de suprimento **2:** 332
- cerebral posterior **2:** 328-329, 333-334, 341, 351-353
- - área de suprimento **2:** 332
- cervical ascendente **2:** 93, 107, 114, 134, 167
- cervical profunda **1:** 62; **2:** 92-93, 134
- cervical superficial **2:** 105-106, 112, 114, 167
- ciliares anteriores **2:** 403-405
- ciliares posteriores **2:** 403
- - curtas **2:** 403-405, 413-414
- - longas **2:** 404-405
- circunflexa
- - anterior do úmero **1:** 146-147, 150-151, 153
- - da escápula **1:** 143, 148, 153
- - femoral lateral **1:** 266-269; **2:** 250
- - femoral medial **1:** 266-269
- - ilíaca profunda **1:** 267-269; **2:** 250, 254, 264-265, 267-269
- - ilíaca superficial **1:** 79, 264, 267, 269; **2:** 250
- - posterior do úmero **1:** 146-147, 150, 153
- cística **2:** 214-215, 218
- colateral
- - média **1:** 146-153
- - radial **1:** 146-147, 152-153, 162-164
- - ulnar inferior **1:** 146, 150-151, 162-163
- - ulnar superior **1:** 146-147, 150-153, 162-163
- cólica
- - direita **2:** 218-221
- - esquerda **2:** 220, 241
- - média **2:** 218-221
- comunicante anterior **2:** 319, 325-326, 328, 383

- comunicante posterior **2:** 319, 325-328, 383, 390
- conjuntivais anteriores **2:** 404-405
- corióidea anterior **2:** 382
- coronárias **2:** 160-166
- - direita **2:** 120, 140, 145, 148, 150-151, 156-157, 159-162, 164, 166, 180, 185
- - do coração **2:** 160-166
- - esquerda **2:** 123, 144-146, 149-151, 157, 159-160, 162, 165-166, 180
- - origem **2:** 151
- - variações **2:** 162-163
- da bainha do nervo óptico **2:** 405
- da bochecha **2:** 90, 100-101
- da cabeça **2:** 90-93
- da cauda do pâncreas **2:** 206
- da pelve **2:** 256, 264-265
- da ponte **2:** 319, 325-326
- descendente do joelho → Artéria(s), genicular descendente
- digitais
- - dorsais da mão **1:** 175, 177
- - dorsais do pé **1:** 287, 294, 297
- - palmares comuns **1:** 170-173, 175
- - palmares próprias **1:** 170-173, 175, 177
- - plantares comuns **1:** 305-306
- - plantares próprias **1:** 305-306
- do abdome **2:** 216, 221
- do braço **1:** 147-148
- do bulbo do olho **2:** 404-405
- do bulbo do pênis **2:** 287
- do canal pterigóideo **2:** 102-103
- do cerebelo **2:** 325
- do ducto deferente **2:** 256, 264-265
- do encéfalo → Artéria(s), cerebrais
- do giro angular **2:** 324, 384
- do labirinto **2:** 91, 315, 318, 324-325
- do ligamento redondo do útero **2:** 265
- do membro inferior **1:** 266-267, 285
- do membro superior **1:** 147-148
- do ovário **2:** 261
- do pé **1:** 297
- do períneo **2:** 305-306
- do pescoço **2:** 92-93
- do pulmão **2:** 125
- do segmento, inferior do rim **2:** 234, 236
- do segmento, superior do rim **2:** 234, 236
- do sulco central **2:** 324-325
- do sulco pós-central **2:** 324
- do sulco pré-central **2:** 324-325
- do tórax **1:** 79-80
- do tronco corporal **1:** 14
- dorsal
- - do clitóris **2:** 306
- - do nariz **2:** 90
- - do pé **1:** 266, 287, 294, 296-297
- - do pênis **2:** 254, 293, 301-303, 305
- dos segmentos renais **2:** 235
- epigástrica
- - inferior **1:** 17, 69, 79, 81, 268-269; **2:** 214, 218, 250, 254, 264-265, 268, 298-299
- - superficial **1:** 79, 264, 268-269; **2:** 250
- - superior **1:** 79-80
- esclerais **2:** 404-405
- esfenopalatina **2:** 90, 102-104
- espinal
- - anterior **2:** 311-312, 322, 325
- - ântero-lateral **2:** 325

- - posterior **2:** 311-312, 326
- espirais do útero **2:** 263
- esplênica **2:** 185, 206-207, 214-218, 221, 225, 241, 243
- esternocleidomastóidea **2:** 111, 113
- estilomastóidea **2:** 90, 114
- etmoidal anterior **2:** 91, 102, 104, 412-414
- etmoidal posterior **2:** 91, 102, 104, 412-414
- facial **2:** 58, 90-93, 95, 99, 101, 106, 112-114, 117, 415
- faríngea ascendente **2:** 90-93, 95, 114-115
- femoral **1:** 14, 66-67, 79, 233, 264, 269, 275-276, 278-279, 285; **2:** 181, 250, 282-285
- fibular **1:** 266, 282-284, 287, 289-290, 294
- frênica inferior **1:** 14; **2:** 214, 218, 221
- frontobasilar lateral **2:** 325
- frontobasilar medial **2:** 326
- gástrica(s)
- - curtas **2:** 216
- - direita **2:** 214, 216
- - esquerda **2:** 185, 214-218, 221, 224, 241
- - posterior **2:** 206, 217, 241
- gastroduodenal **2:** 214-216, 218, 221
- gastro-epiplóicas direita/esquerda → Artéria(s), gastro-omentais direita/ esquerda
- gastro-omental direita **2:** 214-216, 218, 220-221
- gastro-omental esquerda **2:** 214-216
- genicular descendente **1:** 264, 266, 268, 285
- glútea inferior **1:** 272-273; **2:** 254, 264-266
- glútea superior **1:** 272-273; **2:** 254, 264-266
- helicinas do pênis **2:** 303
- hepática comum **2:** 185, 214-218, 241
- hepática própria **2:** 199, 201, 203, 214, 217, 221
- hipofisial inferior **2:** 328
- hipofisial superior **2:** 328
- ileais **2:** 206, 218-221, 224, 241
- ileocólica **2:** 218-221, 241
- ilíaca
- - comum **1:** 12-14, 208; **2:** 180-181, 220, 240-241, 247, 250-251, 254, 258, 263-266, 272, 274-275, 278, 280, 286-287
- - externa **1:** 12-14, 79, 81, 266-269; **2:** 180-181, 242-243, 250-251, 253-254, 258, 264-266, 272, 276, 278, 282, 284-285
- - interna **1:** 12, 14, 267; **2:** 180-181, 242-243, 250, 264-269, 272, 279, 281
- iliolombar **2:** 250, 254, 265-266
- inferior
- - anterior do cerebelo **2:** 319, 325-326, 329
- - lateral do joelho **1:** 266, 283, 285, 287
- - medial do joelho **1:** 266, 283-285, 329
- - posterior do cerebelo **2:** 319, 325-326, 329
- - infra-orbital **2:** 72, 90, 99-101, 415
- insular **2:** 327, 371
- "intercapitular" da mão **1:** 171-172, 175
- intercostais posteriores **1:** 14, 80; **2:** 110, 122, 180-181, 185, 311-312
- intercostal suprema **2:** 93, 134
- interóssea
- - anterior **1:** 146, 163-165, 167
- - comum **1:** 146-147, 163, 165
- - posterior **1:** 146, 163-165, 167, 175
- - recorrente **1:** 146, 164-165
- jejunais **2:** 206, 218-221, 224, 241
- labial inferior **2:** 90, 99-100

- labial superior **2:** 90, 99-101
- lacrimal **2:** 91, 410-414
- laríngea superior **2:** 111-113, 115
- lienal → Artéria(s), esplênica
- lingual **2:** 90-91, 93, 100-101, 110-114
- lombares **1:** 14; **2:** 180, 250-251, 254
- maleolar anterior lateral **1:** 287, 294
- maleolar anterior medial **1:** 287, 294
- massetérica **2:** 90
- maxilar **2:** 90-91, 100-103, 113, 116
- média do joelho **1:** 283
- meníngea **2:** 318
- - anterior **2:** 91
- - média **2:** 90-91, 100-103, 318-319, 321
- - posterior **2:** 91-114
- mesencefálicas **2:** 315, 325-326
- mesentérica inferior **1:** 12, 14; **2:** 180, 217, 220, 231, 240-241, 254, 262, 266-267
- mesentérica superior **1:** 12, 14; **2:** 121, 180, 185, 206, 216-221, 227, 231, 234, 236-237, 240-241, 245-246
- metacarpais dorsais **1:** 175
- metacarpais palmares **1:** 172-173
- metatarsais dorsais **1:** 287, 294, 297
- metatarsais plantares **1:** 295-296
- nasais posteriores laterais **2:** 91, 102-103
- nasal externa → Artéria(s), dorsal do nariz
- nutrícia da tíbia **1:** 284
- nutrícia do úmero **1:** 153
- obturatória **1:** 207, 268-269; **2:** 254, 264-266, 278, 280, 282
- occipital **1:** 62; **2:** 90-91, 99-100, 105-107
- - lateral **2:** 325, 329
- - medial **2:** 323, 325-326, 329
- oftálmica **2:** 72, 90-91, 100, 102-103, 316, 319-320, 328, 410-415, 417
- ovárica **1:** 14; **2:** 180-181, 235, 258-259, 261, 265, 272
- palatina(s)
- - ascendente **2:** 90-91, 113
- - descendente **2:** 90-91, 101-103
- - maior **2:** 102-103
- - menores **2:** 103
- palmares **1:** 170-172
- pancreática dorsal **2:** 206
- pancreática magna **2:** 206
- pancreaticoduodenal inferior **2:** 206, 216, 218, 241
- pancreaticoduodenal superior **2:** 215, 241
- - anterior **2:** 216, 218, 221
- - posterior **2:** 206, 216, 221
- paracentral **2:** 323, 325
- parietal posterior **2:** 323
- parieto-occipital **2:** 323
- perfurantes **1:** 234, 266-267, 269, 272, 278-279
- pericalosa **2:** 323, 326-377, 329
- perineais **2:** 293, 302, 305-306
- plantar lateral **1:** 228, 266, 295-297
- plantar medial **1:** 228, 266, 295-297
- plantar profunda **1:** 266, 287, 294, 296
- polar inferior do rim **2:** 235
- polar superior do rim **2:** 180
- poplítea **1:** 263, 266, 271-272, 277, 280-281, 283-285, 288
- precuneal **2:** 323, 325
- principal do polegar **1:** 172-173, 176
- profunda

- - da coxa **1:** 266-269, 276, 278, **2:** 250
- - da língua **2:** 61
- - do braço **1:** 146-147, 150-153, 155-156
- - do pênis **2:** 293, 303
- pudenda interna **1:** 272-273; **2:** 254, 264-267, 276-277, 281-282, 293, 302, 305-306
- pudendas externas **1:** 264, 268-269; **2:** 250
- pulmonar **2:** 110, 132
- - direita **1:** 13; **2:** 120, 126-127, 135, 139-141, 147, 155, 159-161, 175, 179, 183
- - esquerda **1:** 13; **2:** 123, 127, 135, 138, 141, 147, 155, 158, 160-161, 173, 175, 183
- radial **1:** 129, 146-147, 150-151, 162-163, 165, 167-173, 175
- - do indicador **1:** 172-173
- recorrente
- - radial **1:** 146, 147, 151, 162-163
- - tibial anterior **1:** 266, 287
- - ulnar **1:** 146-147, 153, 163
- renal **2:** 180, 228, 230-233
- - direita **2:** 221, 233-236, 240-241
- - esquerda **2:** 185, 217, 221, 234-236, 241
- retal
- - inferior **2:** 252, 302, 305-306
- - média **2:** 252, 254, 264, 266
- - superior **2:** 220, 251-252, 254
- sacrais laterais **2:** 254, 264-266
- sacral mediana **1:** 14; **2:** 180, 220, 240, 250-251, 254, 264, 266, 281
- segmentar
- - apical do ramo do lobo superior da artéria pulmonar direita **2:** 113
- septais posteriores **2:** 91
- sigmóideas **2:** 220, 241, 251, 266
- subclávia **1:** 62, 66, 76, 79, 146-147; **2:** 43, 86, 92-93, 95, 106-107, 110-111, 114, 121-123, 127-128, 134, 138-141, 146, 155, 158, 160-161, 174, 180-181, 183, 185
- subescapular **1:** 150-151
- sublingual **2:** 61, 111-113
- submental **2:** 58, 90-91, 112-113
- superior
- - do cerebelo **2:** 319-326, 329
- - lateral do joelho **1:** 266, 271-272, 283, 285, 287
- - medial do joelho **1:** 266, 272, 283-285
- supra-escapular **1:** 148-150; **2:** 92-93, 106-107, 112, 114, 167
- supra-orbital **2:** 90-91, 99-101, 412-413, 415
- supra-renal
- - inferior **2:** 180, 235
- - média **1:** 14; **2:** 180
- - superior **2:** 180
- supratroclear **2:** 90, 99-101, 413, 415
- sural **1:** 266, 271-272, 282-283, 285
- talamoestriadas ântero-laterais → Artéria(s), centrais ântero-laterais
- tarsal lateral **1:** 266, 287, 294, 296
- tarsal medial **1:** 287, 294
- temporal
- - anterior **2:** 329
- - média **2:** 90, 329
- - posterior **2:** 329
- - profunda **2:** 90, 101
- - superficial **2:** 90-91, 95, 99-103, 112-113
- testicular **1:** 69, 81; **2:** 180, 231, 235, 240, 250, 266, 277, 296-298, 300

- tibial anterior **1:** 266, 284-285, 287, 289-291, 294, 297
- tibial posterior **1:** 266, 282-284, 289-291, 293, 295-297
- timpânica anterior **2:** 91, 101-103
- timpânica superior **2:** 412
- tireóidea inferior **2:** 93, 111, 114-115, 134, 167
- tireóidea superior **2:** 88, 90-91, 93, 107, 111-115
- torácica interna **1:** 79-80, 147; **2:** 92-93, 111, 134, 138, 159, 167, 172, 180
- torácica lateral **1:** 76, 147-148; **2:** 107, 167
- toracoacromial **1:** 148; **2:** 105-107, 112, 167
- toracodorsal **1:** 76; **2:** 107, 167
- transversa cervical **1:** 62, 148; **2:** 95, 106-107, 134, 167, 180
- transversa facial **2:** 90, 99-100, 112
- ulnar **1:** 129, 146-147, 162-163, 165, 167-173, 175
- umbilical **1:** 12-13; **2:** 254, 263-266
- uretral **2:** 293
- uterina **2:** 261, 265, 268-269, 277
- vaginal **2:** 265
- vertebral **1:** 53, 62; **2:** 39, 82, 86-89, 91-93, 110-111, 114, 116-117, 134, 180, 312, 315-316, 319, 321, 324-326, 328-329
- vesical inferior **2:** 254, 264-266, 268-269, 302
- vesical superior **2:** 254, 264-265
- zigomático-orbital **2:** 90, 99, 112
Arteríola
- macular inferior **2:** 409
- macular superior **2:** 409
- medial da retina **2:** 409
- nasal inferior da retina **2:** 409
- nasal superior da retina **2:** 409
- temporal inferior da retina **2:** 409
- temporal superior da retina **2:** 409
Articulação(ões), **1:** 9
- acromioclavicular **1:** 86-87, 99-100, 102-103, 117
- atlantoaxial **1:** 51-53
- - lateral **1:** 36, 41-53; **2:** 86
- - mediana **1:** 51, 53; **2:** 40, 321
- atlantoccipital **1:** 41, 51-52; **2:** 86
- calcaneocubóidea **1:** 229
- carpometacarpal **1:** 86-87, 108, 110
- cartilagíneas **1:** 9
- costotransversária **1:** 49, 52; **2:** 89
- costovertebrais **1:** 48-49
- cricoaritenóidea **2:** 79
- cricotireóidea **2:** 79-82
- "cuboideonavicular" **1:** 229
- cuneonavicular **1:** 229
- da cabeça da costela **1:** 49
- da laringe **2:** 79
- da mão **1:** 108, 110
- da pelve **1:** 220, 227
- do cíngulo do membro inferior **1:** 226-227
- do cotovelo **1:** 86-88, 94-95, 102, 104-105, 122, 157, 166
- do joelho **1:** 10, 184-185, 209-218, 281
- do ombro **1:** 86-88, 99-101, 115-116
- do pé **1:** 184-185, 220-222, 227, 229
- do pisiforme **1:** 110
- do quadril **1:** 184-185, 187, 191, 228-230, 234, 239; **2:** 242-243, 272

- - acetábulo **1:** 193
- - desenvolvimento **1:** 185
- dos ossículos da audição **2:** 429
- dos ossos da perna **1:** 219
- dos processos articulares **1:** 41, 48-49, 53, 57; **2:** 89, 315
- esferóide **1:** 10
- esternoclavicular **1:** 50, 64, 86
- esternoclavicular, medial **1:** 50
- esternocostal **1:** 50
- fibrosas **1:** 9
- glenoumeral → Articulação(ões), do ombro
- iliofemoral → Articulação(ões), do quadril
- incudoestapedial **2:** 429
- incudomalear **2:** 429
- interfalângicas da mão **1:** 86-87, 110, 130, 175
- interfalângicas distais **1:** 108, 110
- interfalângicas do pé **1:** 220, 227
- interfalângicas proximais **1:** 110
- intertarsais **1:** 227
- mediocarpal **1:** 110
- metacarpofalângicas **1:** 86-87, 108, 110, 130
- metatarsais **1:** 227
- metatarsofalângicas **1:** 226-227
- ósseas **1:** 9
- radiocarpal **1:** 86-87, 110, 169
- radiulnar **1:** 105, 108
- - distal **1:** 86-87, 105, 108, 110
- - proximal **1:** 86-87, 94-95, 105, 107
- sacroilíaca **1:** 184-189, 192, 208; **2:** 212, 242, 247, 279, 281
- sinoviais **1:** 10
- subtalar **1:** 221-225, 228-229
- talocalcânea → Articulação(ões), subtalar
- talocalcaneonavicular **1:** 202, 221-225, 228-229
- talocrural **1:** 184-185, 202, 220, 222-225, 228, 248
- talonavicular **1:** 202
- tarsometatarsais **1:** 221, 223, 229
- temporomandibular **2:** 15, 32-33, 37
- - cápsula **2:** 32
- - ligamentos **2:** 32-33
- tibiofibular **1:** 184, 219, 288
- - inferior **1:** 202, 220-229
- - superior **1:** 202, 220, 222-226, 228
- umerorradial **1:** 86-87, 94-95, 104
- umeroulnar **1:** 86-87, 94-95, 104-105
Árvore bronquial **2:** 130-131, 135-137
- ramificação **2:** 130
- subdivisão **2:** 130
Asa(s)
- da crista etmoidal **2:** 24
- do ílio **1:** 187-190, 205, 234-235, 239; **2:** 223, 247, 278, 280
- do lobo central do cerebelo **2:** 334
- do nariz **2:** 58
- do sacro → Asa sacral
- do vômer **2:** 28
- maior do esfenóide **2:** 4, 6, 10, 14, 16, 21, 22, 37, 72, 74, 77, 399, 400
- menor do esfenóide **2:** 5, 14, 16, 22, 72, 74, 399-400, 412
- sacral **1:** 34-35
Assoalho da cavidade da boca **2:** 22
- músculos **2:** 32
Assoalho pélvico **2:** 287-289
- músculos **2:** 287-289

Atlas [C1] **1:** 28, 30-31, 36-37, 40-51, 53, 57-60, 62; **2:** 9, 66, 86-87, 93, 116-117, 310, 315, 321, 329, 353, 440
- ligamento cruciforme **1:** 52
Atlético **1:** 52
Átrio direito do coração **1:** 12-13; **2:** 120, 138, 140-142, 144-148, 153, 155-161, 172, 176-179, 185
Átrio do meato médio do nariz **2:** 69
Átrio esquerdo do coração **1:** 12-13; **2:** 120, 123, 138, 141, 143, 147, 149, 152-153, 155-157, 159, 161, 173, 176, 179
Aurícula direita do coração **2:** 140, 144-145, 148, 155-157, 160, 176, 184
Aurícula esquerda do coração **2:** 138, 140-142, 145-146, 148-149, 155-158, 160-161, 172, 176, 184
Axila **1:** 76-77, 148-149, 154, 159
- artérias **2:** 107, 167
- linfonodos **1:** 76-78
- nervos **2:** 107, 167
- vasos linfáticos **1:** 76-78
- veias **2:** 107, 167
Áxis [C II], **1:** 30, 36-37, 40, 41-51, 53, 55; **2:** 9, 40, 66, 69, 86, 117, 321, 440

B

Baço **1:** 15-16, 18-19, 21; **2:** 173, 189-190, 200, 204, 206, 209, 216-217, 222, 226, 242-244, 268
Bainha(s)
- carótica **2:** 39
- comum dos músculos fibulares **1:** 228-229, 255
- comum dos tendões dos músculos flexores da mão **1:** 129, 136
- do bulbo do olho **2:** 416
- do músculo reto do abdome **1:** 65-68, 72, 81
- do processo estilóide **2:** 23
- do(s) tendão(ões) **1:** 10
- - da mão **1:** 131, 175
- - do(s) músculo(s)
- - - adutor longo e extensor curto do polegar **1:** 146
- - - extensor do dedo mínimo **1:** 146
- - - extensor dos dedos e do indicador **1:** 146
- - - extensor longo do hálux **1:** 255
- - - extensor longo do polegar **1:** 146
- - - extensor longo dos dedos **1:** 255
- - - extensor radial do carpo **1:** 146
- - - extensor ulnar do carpo **1:** 146
- - - flexor longo do hálux **1:** 228-229, 255
- - - flexor longo do polegar **1:** 137, 146-147
- - - flexor longo dos dedos **1:** 228-229, 255
- - - flexor radial do carpo **1:** 146
- - - oblíquo superior do bulbo do olho **2:** 402-403
- - - tibial anterior **1:** 255
- - - tibial posterior **1:** 228-229, 255
- - intertubercular **1:** 99-100, 112
- externa do nervo óptico **2:** 403-404, 406, 410, 416
- fibrosa do tendão do hálux **1:** 252
- fibrosa do tendão do indicador **1:** 127
- fibrosa dos tendões dos dedos da mão **1:** 106, 127-128, 130, 136, 172

- fibrosa dos tendões dos dedos do pé **1:** 251
- interna do nervo óptico **2:** 404, 406, 410, 416
- plantar do tendão do músculo fibular longo **1:** 252
- sinovial(is) do(s)
- - dedos **1:** 136-137
- - pulso **1:** 136-137
- - tendão(ões) **1:** 10
- - - dos dedos da mão **1:** 127-128, 136-137
- - - dos dedos do pé **1:** 252
- - - dos músculos da perna **1:** 255
- - tornozelo **1:** 255
- tendínea dos dedos **1:** 136-137
- tendínea do maléolo **1:** 255
- tendínea do pulso **1:** 136-137
Base(s)
- da bexiga urinária **2:** 255
- da cartilagem aritenóidea **2:** 78
- da cóclea **2:** 433, 435, 438
- da falange da mão **1:** 98
- da falange do pé **1:** 200
- da mandíbula **2:** 29-30, 50, 113
- da patela **1:** 195
- da pirâmide renal **2:** 232
- da próstata **2:** 255-257
- do corno posterior da medula espinal **2:** 313
- do crânio **2:** 19
- - face externa **2:** 12-13, 427
- - face interna **2:** 14-16, 317, 320, 432
- - inserções musculares **2:** 45, 427
- do estribo **2:** 429
- do metacarpal **1:** 98, 108, 129, 135
- do metatarsal **1:** 200, 223-224
- do modíolo da cóclea **2:** 436
- do nariz **2:** 58
- do pulmão direito **2:** 127-128
- do pulmão esquerdo **2:** 127-128
- do sacro **1:** 34-35, 186-188; **2:** 290
- fibrosa do coração → Esqueleto fibroso do coração
Bexiga urinária **1:** 12-13, 16-18, 20-21, 81, 83, 208; **2:** 181, 188, 191, 211, 220, 222, 224, 229, 239-240, 242-243, 252-258, 262, 264, 266-267, 270, 278, 280, 282-287, 302-304
- base **2:** 255
- fundo **2:** 255
- musculatura **2:** 255
- músculos **2:** 255
- paredes **2:** 255
- trígono **2:** 255
Bifurcação da aorta **1:** 14; **2:** 180, 240-241, 251, 254, 258, 272, 274-275
Bifurcação da traquéia **2:** 173
Bigorna **2:** 423, 429-430, 432, 437-438
Boca **2:** 46
- assoalho **2:** 47, 61
- - músculos **2:** 44
- cavidade **2:** 46-47
Bolha etmoidal **2:** 70-71
Bolsa
- bicipitorradial **1:** 122
- do ápice do dente do áxis **1:** 122
- infrapatelar profunda **1:** 209
- omental **2:** 188-189, 209, 222
- peitoral **1:** 116
- sinovial **1:** 53
- subacromial **1:** 100
- subcutânea pré-patelar **1:** 232, 244, 246

- subdeltóidea **1:** 100, 115
- subfascial pré-patelar **1:** 214
- subtendínea do músculo gastrocnêmio medial **1:** 247
- subtendínea do músculo subescapular **1:** 100
- suprapatelar **1:** 20, 209
- trocantérica do músculo glúteo máximo **1:** 237-238, 272
- trocantérica do músculo glúteo médio **1:** 238
Braço **1:** 2, 111, 143-145, 150-159
- artérias **1:** 146-153
- dermátomos **1:** 138-142, 258
- do colículo inferior **2:** 334-335
- do colículo superior **2:** 334-335, 367
- inervação cutânea **1:** 138-139
- inervação segmentar **1:** 138-140
- inserções musculares **1:** 119
- músculos **1:** 112-117
- nervos **1:** 150-151
- - cutâneos **1:** 138-139, 141-142
- - subcutâneos **1:** 141-142
- ossos **1:** 90-91
- parte superior **1:** 154-159
- - artérias **1:** 150-153
- - músculos **1:** 112-117
- - nervos **1:** 150-153
- - - subcutâneos **1:** 141-142
- - veias **1:** 141-143
- relevos superficiais **1:** 111
- veias subcutâneas **1:** 141-143
Braquicefalia **2:** 2
Broncografia **2:** 136-137
Brônquio(s) **2:** 124-126
- cardíaco direito → Brônquio segmentar basilar medial direito
- linfonodos **2:** 126
- lingular inferior **2:** 124-125, 130
- lingular superior **2:** 124-125, 130
- lobar
- - inferior direito **2:** 124-126, 130, 136-137
- - inferior esquerdo **2:** 124-125, 130, 183
- - médio direito **2:** 124-126, 130, 136-137
- - superior direito **2:** 124-126, 130, 136-137
- - superior esquerdo **2:** 124-125, 130, 183
- principal direito **1:** 16; **2:** 121-122, 124-127, 129-130, 135-137, 159, 173, 175, 179
- principal esquerdo **1:** 16; **2:** 110, 121-127, 130, 135-137, 143, 173, 175
- segmentar **2:** 131
- - anterior direito **2:** 124-125, 130, 136-137
- - anterior esquerdo **2:** 124-125, 130
- - apical direito **2:** 124-125, 129-130, 136-137
- - apicoposterior esquerdo **2:** 124-125, 130
- - basilar
- - - anterior direito **2:** 124-125, 130, 136-137
- - - anterior esquerdo **2:** 124-125, 130
- - - lateral direito **2:** 124-125, 130, 136-137
- - - lateral esquerdo **2:** 124-125, 130
- - - medial direito **2:** 124-125, 130, 136-137
- - - posterior direito **2:** 124-125, 130, 136-137
- - lateral direito **2:** 124-125, 130, 136-137
- - medial direito **2:** 124-125, 130, 136-137
- - posterior direito **2:** 124-125, 130, 136-137
- - posterior esquerdo **2:** 124-125, 130
- - superior direito **2:** 124-125, 136-137
- - superior esquerdo **2:** 125, 130
- vasos linfáticos **2:** 126

Bulbo
- da aorta **1:** 14; **2:** 146, 179-180
- do corno occipital do ventrículo lateral **2:** 350, 352
- do corno posterior do ventrículo lateral → Bulbo, do corno posterior do ventrículo lateral
- do olho **2:** 13, 15, 73, 75-76, 384-385, 390-391, 394, 403, 406-407, 410, 413-414, 417-418
- - artérias **2:** 404-405
- - inervação autônoma **2:** 414
- - inervação parassimpática **2:** 414
- - inervação simpática **2:** 414
- - músculos extrínsecos **2:** 406-407, 411
- - - anel tendíneo comum **2:** 411
- - veias **2:** 404-405
- do pênis **1:** 275-276; **2:** 188, 276, 280, 293, 301, 303-304
- do vestíbulo **2:** 276-277, 294-295, 306
- olfatório **1:** 22; **2:** 324-325, 331, 341, 346-347, 356-357, 367
- superior da veia jugular **2:** 63, 114

C

Cabeça **1:** 2; **2:** 17, 66-67
- artérias **2:** 90, 93, 99-104
- - superficiais **2:** 99
- comum dos músculos flexores **1:** 121-122, 163
- curta do músculo bíceps da coxa **1:** 213, 235-236, 238, 240, 243, 246-248, 271-272, 277, 279, 283-284, 287
- curta do músculo bíceps do braço **1:** 66, 112-113, 116, 118, 151
- da costela **1:** 41-42, 45
- da falange do dedo da mão **1:** 98
- da falange do dedo do pé **1:** 200
- da fíbula **1:** 195-197, 210-211, 213, 216-217, 219, 230, 234-236, 240, 245-247, 261, 271-272, 282-284, 287-288, 292-293
- da mandíbula **2:** 6; 15, 30-32, 77, 427
- da ulna **1:** 93, 96, 98, 122
- dermátomos **2:** 96-97
- do corno posterior da medula espinal **2:** 314
- do embrião **2:** 262
- do epidídimo **2:** 188, 296-298, 304
- do estribo **2:** 423, 429-430
- do fêmur **1:** 187, 191, 193-194, 207-208, 267, 274; **2:** 213, 225, 242-243, 276, 278, 280, 282-285
- - centro de ossificação **1:** 191
- - ligamento da **1:** 207
- do martelo **2:** 423, 429-432
- do metacarpal **1:** 98, 129, 131, 135
- do metatarsal **1:** 200
- do músculo **1:** 10
- do núcleo caudado **2:** 352, 354-355, 361-366, 369-371, 378-383, 386-389, 392
- do pâncreas **2:** 206, 216-218, 220-221, 245-246, 270
- do rádio **1:** 92, 94-95, 105-107
- do tálus **1:** 200-202, 224, 229
- do úmero **1:** 77, 89-90, 100-101, 158-159
- fibular → Cabeça, da fíbula
- inervação cutânea **2:** 96-97
- inervação segmentar **2:** 96-97

- lateral do músculo flexor curto do hálux **1:** 254
- lateral do músculo gastrocnêmio **1:** 195, 209, 214, 217, 218, 236, 238-240, 243, 246-248, 272, 281, 283-284, 288, 292-293
- lateral do músculo tríceps braquial **1:** 111, 114-115, 117, 119, 124-125, 152-153, 155-156, 158-159
- linfonodos **2:** 95
- longa do músculo bíceps braquial **1:** 66-69, 103, 112-113, 115-118, 148-149, 151, 154
- longa do músculo bíceps femoral **1:** 213, 235-239, 240-241, 246-247, 271-272, 274, 277-279, 283-284
- longa do músculo tríceps braquial **1:** 99, 111-118, 151-156, 158-159
- medial do músculo flexor curto do hálux **1:** 254
- medial do músculo gastrocnêmio **1:** 209, 214, 217-218, 235-236, 238, 268, 281, 283-284, 288, 292-293
- medial do músculo tríceps do braço **1:** 111-113, 115-116, 119-122, 124-125, 151-153, 155-156, 158, 159, 162
- músculos **2:** 45
- nervos **2:** 98-104
- oblíqua do músculo adutor do hálux **1:** 252-254
- oblíqua do músculo adutor do polegar **1:** 128-130
- profunda do músculo flexor curto do polegar **1:** 129-130, 177
- profunda do músculo tríceps braquial → Cabeça, medial do músculo tríceps braquial
- radial do músculo flexor superficial dos dedos **1:** 121-123
- superficial do músculo flexor curto do polegar **1:** 109, 127, 129-130, 176-177
- transversa do músculo adutor do hálux **1:** 252-254
- transversa do músculo adutor do polegar **1:** 127-128, 130
- ulnar do músculo flexor ulnar do carpo **1:** 123
- ulnar do músculo pronador redondo **1:** 121-123
- umeral do músculo flexor ulnar do carpo **1:** 119
- umeral do músculo pronador redondo **1:** 119, 121-122
- úmero-ulnar do músculo flexor superficial dos dedos **1:** 119, 121, 123
- vasos linfáticos **2:** 95
- veias **2:** 99
- - superficiais **2:** 99
Caixa torácica, **1:** 42-43, 80, 86-87
- artérias **1:** 80
- divisão autônoma do sistema nervoso **2:** 177
- fase expiratória **1:** 42-43
- fase inspiratória **1:** 42-43
- inserções musculares **1:** 72
- parte simpática do sistema nervoso **2:** 177
- superior
- - artérias **2:** 111
- - divisão autônoma do sistema nervoso **2:** 109-110
- - nervos **2:** 111

- - parte simpática do sistema nervoso **2:** 109-110, 184
- - veias **2:** 111
- vasos linfáticos **1:** 80
- veias **1:** 80
Calcâneo **1:** 198-202, 221-225, 228-229, 293
Calcar avis **2:** 354-355
Cálice(s)
- renais **1:** 17; **2:** 230, 239
- - maiores **2:** 232, 238-239
- - menores **2:** 232, 238-239
Calvária **1:** 91; **2:** 2-3, 20, 318, 368, 379, 381, 384, 386-394, 441
- do crânio **2:** 318
Camada odontoblástica **2:** 48
Câmara anterior do bulbo do olho **2:** 406, 416-417
Câmara posterior do bulbo do olho **2:** 406, 416
Campos corticais de Brodmann **2:** 344
Canal(is)
- anal **1:** 19-20; **2:** 197, 252-253, 257, 263, 277, 279, 281, 291-293
- carótico **2:** 12, 13, 15, 23, 425, 427-428, 430, 432
- central da medula espinal **2:** 314, 331-332, 334, 351-353, 356
- condilar **1:** 14, 25; **2:** 14, 25
- da artéria vertebral **1:** 31
- da mandíbula **2:** 30, 50, 100
- da raiz do dente **2:** 47-50, 55-56
- do carpo **1:** 109, 127-130, 142, 176
- do colo do útero **2:** 253, 260, 263
- do nervo facial **2:** 103, 425, 428, 431, 434
- do nervo hipoglosso **1:** 51-52; **2:** 10, 13-14, 16, 25, 33, 317, 432
- do tarso **1:** 223
- dos adutores **1:** 233, 268-269
- espiral da cóclea **2:** 435
- espiral do modíolo **2:** 434-436
- incisivo **2:** 10, 26, 59, 68-71, 104
- infra-orbital **2:** 54, 73, 75, 399-401
- inguinal **1:** 17, 68-71; **2:** 254, 298-300
- lacrimonasal **2:** 8, 71, 397, 400
- longitudinais do modíolo da cóclea **2:** 435
- musculotubário **2:** 15, 23
- obturatório **1:** 204-205, 207, 239, 265; **2:** 272, 290
- óptico **2:** 4, 8, 14, 16, 22, 72, 317, 328, 399-400, 403, 410
- palatino maior **2:** 16, 400
- pilórico **2:** 191-194
- pterigóideo **2:** 22-28
- pudendo **2:** 277, 281, 305-306
- radial **1:** 161
- sacral **1:** 22, 34-35, 40, 188, 208; **2:** 247, 264
- semicircular(es) **2:** 431, 434, 438-439
- - anterior **2:** 439
- - lateral **2:** 438-439
- - posterior **2:** 439
- vertebral **2:** 310-311, 315
Canalículo
- da cóclea **2:** 433, 437
- da corda do tímpano **2:** 425
- lacrimal **2:** 397
- - inferior **2:** 397, 415
- - superior **2:** 397
- timpânico **2:** 23, 425, 434
Capítulo do úmero **1:** 90, 94-95, 106-107, 159

Índice Alfabético

Cápsula
- adiposa perirrenal → Cápsula adiposa renal
- articular **1:** 10-11
- - da articulação
- - - do quadril **1:** 234
- - - cricoaritenóidea **2:** 79
- - - cricotireóidea **2:** 79-81
- - - do cotovelo **1:** 104, 122
- - - do joelho **1:** 212, 214
- - - do ombro **1:** 99-100, 102-103, 115-116
- - - interfalângica da mão **1:** 110
- - - temporomandibular **2:** 32, 37
- da glândula supra-renal **2:** 238
- da lente **2:** 407
- externa **2:** 367, 369-370, 372, 376, 378, 380, 382-383, 387-388, 392
- extrema **2:** 369-370, 372, 376, 378, 380, 382-383, 387-388, 392
- fibrosa do rim **2:** 203
- interna **2:** 237, 361, 364-367, 369-373, 376, 378-383, 386-388, 392-393
- - do cérebro **2:** 364, 366-368
- prostática **2:** 257
Cárdia do estômago **2:** 106-107, 113, 173
Carina da traquéia **2:** 173
Carpo **1:** 96-98, 109-111, 129, 135
- bainhas tendíneas **1:** 136
- ossos carpais **1:** 96-98
Cartilagem(ns)
- alar maior do nariz **2:** 68
- aritenóidea **2:** 78-80, 82-83
- articular **1:** 10-11, 216-217
- auricular **2:** 422-423
- corniculada **2:** 78-80
- costal **1:** 42, 50
- cricóidea **2:** 78
- da laringe **2:** 78-79
- da tuba auditiva **2:** 116, 427
- do meato acústico **2:** 422-424
- do septo nasal **2:** 11, 68
- epifisária **1:** 8-9
- epiglótica **2:** 40, 78-80, 82, 84
- lateral do nariz **2:** 68
- nasal acessória **2:** 68
- tireóidea **1:** 18, 20-21; **2:** 43-44, 58, 61-62, 65-66, 78-82, 84, 113, 115, 117, 122, 126, 167, 182
- traqueais **2:** 61-62, 64, 79-80, 82, 84, 121-122, 124-125
- tritícea **2:** 79-81
Carúnculas himenais **2:** 260, 295
Carúnculas lacrimais **2:** 396-397
Carúnculas sublinguais **2:** 46, 59
Cauda(s)
- da hélice **2:** 422
- do epidídimo **2:** 296, 298
- do núcleo caudado **2:** 354, 358, 361-364, 372, 376, 378, 380, 382-383, 387-388, 393
- do pâncreas **2:** 206, 217-218, 221, 226-227, 270
- eqüina **1:** 22, 39, 48, 57, 208; **2:** 237, 247, 264, 310, 313
Caudal **1:** 5
Cavidade(s)
- amniótica **2:** 262
- articular **1:** 10
- - da articulação do ombro **1:** 100
- da boca **2:** 46-47

- da concha **2:** 422
- da faringe **1:** 16; **2:** 46, 64-65
- da órbita **2:** 72, 368, 399-401, 411-414, 416-419
- do coração **2:** 155
- do crânio **1:** 22, 40; **2:** 321
- do dente **2:** 48
- do escroto **2:** 188, 252, 297-299
- do nariz **1:** 16, 53; **2:** 5, 13, 15, 51-52, 69, 77, 368, 384-385, 391-392, 401, 417-419
- - parede lateral **2:** 69-71, 102-104
- - parede lateral, inervação **2:** 102
- - parede óssea lateral **2:** 69-71
- - túnica mucosa **2:** 69-71
- do septo pelúcido **2:** 354, 370
- do tórax **2:** 171
- do útero **1:** 17; **2:** 253, 259, 262-263, 268, 277, 288-283, 286, 294
- glenoidal da escápula **1:** 88-89, 91, 100-101
- infraglótica **2:** 82
- medular **1:** 7
- nasal **2:** 72-77, 368, 397, 401, 418-419
- - parede lateral **2:** 68-71, 102-104
- - - inervação **2:** 102
- orbital → Órbita
- pericárdica **2:** 139
- peritoneal **2:** 188-189
- - fetal **2:** 188
- - no adulto **2:** 188
- pleural **2:** 171
- própria da boca **1:** 16; **2:** 59, 66, 69, 72, 75, 368, 418-419
- pulpar → Cavidade(s), do dente
- timpânica **2:** 425-426, 428-432, 438
- - parede labiríntica medial **2:** 428, 430
- - parede lateral **2:** 430
- - parede medial **2:** 428, 430
- - parede membranácea lateral **2:** 430
- trigeminal **2:** 294
Ceco **1:** 18-20, 208; **2:** 191, 195-196, 207-208, 210-214, 220-223, 247, 258
Celiacografia **2:** 215
Célula(s)
- aeríferas, mastóideas **2:** 425-426, 431, 439
- etmoidais → Seios etmoidais
- - anteriores **2:** 74, 76, 368, 390-391, 397, 401, 412, 417-418
- - do temporal **2:** 427
- - médias **2:** 71, 74, 76, 391, 401, 417
- - posteriores **2:** 11, 71, 74, 76-77, 391, 401, 417, 419
- mastóideas **2:** 7, 13, 15, 329, 393, 425-428, 432, 438-439
- pilosas, orelha interna **2:** 436
- timpânicas **2:** 428
Cemento do dente **2:** 48
Centro(s)
- de ossificação da cabeça do fêmur **1:** 191
- do períneo → Corpo do períneo
- motor da fala **2:** 344
- sensitivo da fala **2:** 344
- tendíneo do diafragma **1:** 73; **2:** 240
Cerebelo **1:** 22, 37; **2:** 11, 321, 326, 330, 332-333, 336-337, 347, 353, 356, 366, 374-375, 382-385, 389-391, 393-394, 441
Cérebro **1:** 22; **2:** 11, 75-77, 322-324, 326, 330, 338-344, 356-357, 359, 368-394
- artérias **2:** 324-328

- - superficiais **2:** 324
- círculo arterial **2:** 319
- córtex **2:** 326, 344-349, 359
- fascículos nervosos **2:** 365
- giros **2:** 342-343
- hemisférios **2:** 340-343
- lobo
- - frontal **2:** 338-339, 392
- - límbico **2:** 338-339
- - occipital **2:** 338-339
- - parietal **2:** 338-339, 440
- - temporal **2:** 338-339, 441
- pedúnculos **2:** 372-373
- sistemas de feixes **2:** 365
- sulcos **2:** 442-443
- veias **2:** 324, 327
- - superficiais **2:** 324
- ventrículo(s) **2:** 350
- - lateral(is) **2:** 327, 354-356, 358
Cifose sacral **1:** 28
Cifose torácica **1:** 28
Cílios **2:** 396, 398
Cimba da concha **2:** 422
Cíngulo
- do membro inferior **1:** 186-189, 191
- do membro superior **1:** 88, 91, 186
- peitoral → Cíngulo do membro superior
- peitoral **1:** 84, 91
- - inserções musculares **1:** 118
- pélvico → Cíngulo do membro inferior
Cintilograma da glândula tireóide **2:** 85
Cintilograma de osso **1:** 3
Circulação
- do líquido cerebrospinal **2:** 353
- sangüínea **1:** 12-14
Círculo
- arterial do cérebro **2:** 319
- arterial maior da íris **2:** 404, 405
- arterial menor da íris **2:** 404, 405
- vascular do nervo óptico **2:** 404, 405
Circunferência articular da ulna **1:** 93, 96, 98
Circunferência articular do rádio **1:** 92, 105
Cisterna(s)
- cerebelomedular **2:** 321, 324, 333, 353
- - punção **2:** 353
- circundante **2:** 322, 389
- da fossa lateral do cérebro **2:** 324
- do quilo **1:** 15; **2:** 181
- interpeduncular **2:** 324, 353, 390
- magna → Cisterna(s), cerebelomedular
- pontocerebelar **2:** 353, 373, 384-385, 391
- quiasmática **2:** 324, 353
- subaracnóideas **2:** 353
Cisto, persistente, no funículo espermático **2:** 299
Claustro **2:** 355, 361, 369-370, 372, 376, 378, 380, 382-383, 387-388, 392
Clavícula **1:** 18, 20-21, 43, 50, 64-65, 72, 77, 79, 86, 88, 91, 99-103, 111-114, 116-117, 144-145, 148, 150, 152-153, 159; **2:** 39-40, 42-44, 106, 108, 110, 112, 142, 168, 190
Clitóris **1:** 17; **2:** 253, 260, 276, 278, 286, 294-295, 306-307
- corpo cavernoso **2:** 294
- corpos eréteis **2:** 294
Clivo **2:** 14, 22, 318, 320-321
Cóano(s) **2:** 17, 28, 59, 60, 72, 77, 427
Coberturas do testículo **2:** 296

Cóccix **1:** 34-35, 38-41
Cóclea **2:** 393, 431-436, 438, 440-441
Colangiopancreatografia, retrógrada, endoscópica **2:** 206
Colecistocolangiografia **2:** 204
Colículo
- da cartilagem aritenóidea **2:** 78
- facial **2:** 334-335, 351
- inferior **2:** 334-335
- seminal **2:** 255, 257, 303
- superior **2:** 334-335, 356, 360, 367, 382, 389
Colo **1:** 2, 62; **2:** 66-67, 86-89, 105-107, 109-110, 112-113, 134, 184
- anatômico do úmero **1:** 90
- ascendente **1:** 16, 18-20; **2:** 189-190, 195-196, 206-210, 212-214, 218, 220-227, 237, 242, 245-246
- cirúrgico do úmero **1:** 90
- da bexiga urinária **2:** 255, 284
- da costela **1:** 41, 45
- da escápula **1:** 88-89, 99, 101
- da fíbula **1:** 197
- da glande do pênis **2:** 301-303
- da mandíbula **2:** 29-32
- da vesícula biliar **2:** 204
- descendente **1:** 16, 18-19, 21, 208; **2:** 172, 189-190, 200, 211, 214, 220, 222-228, 237, 242, 245-247, 258
- do corno posterior da medula espinal **2:** 314
- do dente **2:** 48
- do fêmur **1:** 187, 193-194, 208; **2:** 280, 283, 285
- do martelo **2:** 429
- do rádio **1:** 92, 94-95, 104, 106
- do tálus **1:** 201-202, 224, 229
- do útero **1:** 17; **2:** 253, 259, 262, 266, 277, 282-283, 286, 294
- - porção vaginal **2:** 294
- sigmóide **1:** 208; **2:** 190, 211, 214, 220, 222, 2 24-225, 242-243, 247, 252, 258, 266, 270, 274-275, 277-281, 283, 286-287, 302
- transverso **1:** 16, 18, 20-21; **2:** 172, 188, 190, 197, 204, 208-212, 214, 218, 220-225, 228, 245-246
Coluna(s)
- anais **2:** 197, 277
- cervical **1:** 31, 36-37, 51; **2:** 266, 313
- do fórnice **2:** 332, 343, 351-352, 354, 356-357, 360, 366, 370, 380-382, 387-388
- lombar **1:** 38-39, 50; **2:** 313
- renais **2:** 232
- retais **2:** 266
- sacral **2:** 313
- torácica **1:** 44, 48-49; **2:** 313
- vertebral 28-39, 43-44, 46-49, 51-53, 70
- - artérias **2:** 312
- - lombar **1:** 38-39; **2:** 313
- - - inserções musculares **1:** 242
- - veias **2:** 312-313
Comissura
- anterior **2:** 332, 343, 350-352, 356, 360-361, 365, 367, 370-371, 376, 382
- - da coroa radiada **2:** 370-371, 382
- - do cérebro **2:** 370-371, 382
- - dos lábios **2:** 295
- branca anterior da medula espinal **2:** 314
- cinzenta da medula espinal **2:** 314
- da habênula **2:** 332, 334, 352, 356, 372, 380

- do bulbo do vestíbulo **2:** 268
- do fórnice **2:** 354, 356-357
- dos lábios **2:** 46, 58
- epitalâmica **2:** 334, 350, 358, 372
- lateral das pálpebras **2:** 396
- medial das pálpebras **2:** 396
- posterior → Comissura, epitalâmica
- - dos lábios **2:** 295
Compartimento, fascial do pescoço **2:** 39
Complexo estimulante do coração **2:** 156
Concha
- da orelha **2:** 422
- esfenoidal **2:** 22
- nasal inferior **2:** 4-5, 8-10, 12, 17, 28, 54, 64, 66, 69-73, 76, 102-103, 116, 333, 368, 392, 397, 401, 418-419
- nasal média **2:** 5, 8-9, 24, 28, 64, 66, 69-73, 76-77, 102, 333, 368, 392, 397, 401, 418-419
- nasal superior **2:** 24, 64, 66, 69-70, 72, 102-103, 368
- nasal suprema **2:** 66
Côndilo
- do úmero **1:** 90
- lateral da tíbia **1:** 10, 196-197, 211-214, 216-217, 240, 246, 292-293
- lateral do fêmur **1:** 10, 193-195, 210-213, 216-218, 275-277, 281, 293
- medial da tíbia **1:** 196-197, 211-214, 216-217, 292-293
- medial do fêmur **1:** 193-195, 210-213, 216-218, 234, 276-277, 281, 293
- occipital **1:** 40, 62; **2:** 8, 12, 25, 86, 116, 427
Cone arterial **2:** 148, 155, 160, 176
Cone elástico **2:** 126
Cone medular **1:** 22; **2:** 310
Conexão cerebelo-rubral **2:** 366
Conexões intertendíneas dos músculos extensores dos dedos **1:** 131, 136
Confluência dos seios **2:** 316, 321, 384-385, 391
Constrição esofágica
- inferior (diafragmática) **2:** 122-123
- média (aórtica) **2:** 122
- superior (cricofaríngea) **2:** 67, 122
Construção do corpo atlético **2:** 192
Construção do corpo leptossômico **2:** 192
Construção do corpo pícnico **2:** 192
Conteúdo herniário **1:** 65, 69; **2:** 299
Contração pélvica **1:** 192
Coração **2:** 123, 138-141, 143-166, 176-178, 184, 190
- artérias **2:** 148, 155, 160, 176
- - coronárias **2:** 148-160
- - - origem **2:**151
- - - variações **2:** 150-151
- átrio esquerdo **2:** 149
- átrio direito **2:** 146
- cavidades **2:** 145
- complexo estimulante **2:** 146
- esqueleto fibroso **2:** 151
- musculatura **2:** 157-159
- pericárdio **2:** 123, 138-139
- silhueta **2:** 138, 171
- sistema de condução → Complexo estimulante
- veias **2:** 160-161
- - coronárias **2:** 160-161

- ventrículo direito **2:** 135, 148, 150, 156
- ventrículo esquerdo **2:** 149-150, 156
Corda(s)
- da artéria umbilical **2:** 263
- do tímpano **2:** 98, 101, 103, 423, 430
- do úraco **2:** 266
- oblíqua da membrana interóssea do antebraço **1:** 102-103
- tendínea do coração **2:** 138-150, 156
- tendíneas falsas do coração **2:** 138-150
Cordão umbilical **2:** 263
Cório → Derme
- frondoso **2:** 405-408, 416
Corióide **2:** 405-408, 416
Córnea **2:** 402, 404-407, 416-417
Corno
- anterior da medula espinal **1:** 23, 83; **2:** 314
- anterior do menisco lateral **1:** 215
- anterior do menisco medial **1:** 215
- anterior do ventrículo lateral → Corno, frontal do ventrículo lateral
- coccígeo **1:** 34-35
- do útero **2:** 260
- frontal (anterior) do ventrículo lateral **2:** 327, 329, 350-352, 354-355, 364, 369-371, 376, 378-382, 386-387, 392
- frontal do ventrículo lateral **2:** 327, 329, 350, 354-355, 364, 369-371, 376, 378-382, 386-387, 392
- inferior da cartilagem tireóidea **2:** 65, 78-81, 84, 115
- inferior da margem falciforme do hiato safeno **1:** 232
- inferior do ventrículo lateral → Corno, temporal do ventrículo lateral
- inferior do ventrículo lateral **2:** 358, 394
- inferior (temporal), do ventrículo lateral **2:** 358, 394
- lateral da medula espinal **1:** 83; **2:** 314
- maior do hióide **2:** 33, 43-44, 60-63, 79-82, 84, 114-115
- menor do hióide **2:** 33, 44, 60, 79-80, 84
- occipital do ventrículo lateral **2:** 327, 350-352, 354-355, 364, 367, 374-375, 378-381, 386-388, 394
- posterior da medula espinal **1:** 23; **2:** 314
- posterior do menisco lateral **1:** 215
- posterior do menisco medial **1:** 215
- posterior do ventrículo lateral → Corno, occipital do ventrículo lateral
- posterior do ventrículo lateral **2:** 374-375, 378-379, 386-388
- posterior (occipital) do ventrículo lateral **2:** 374-375, 378-379, 386-388
- sacral **1:** 34-35
- superior da cartilagem tireóidea **2:** 65, 78-81, 84, 115
- superior da margem falciforme do hiato safeno **1:** 232
- temporal do ventrículo lateral **2:** 327, 350-352, 354-355, 358, 365-366, 372-373, 376, 382, 389-390, 393, 417, 440
Coroa
- ciliar **2:** 406, 408
- clínica do dente **2:** 48
- da glande do pênis **2:** 301-303
- do dente **2:** 48
- radiada **2:** 364-365

Coronariografia **2:** 164-165
Corpo(s)
- adiposo
- - da bochecha **2:** 34-35, 58
- - da laringe **2:** 79
- - da órbita **2:** 72-73, 75, 368, 385, 390, 392, 410, 416-419
- - do calcâneo **1:** 295
- - infrapatelar **1:** 10, 209, 212, 214, 216-218
- - pré-epiglótico **2:** 80, 82
- albicante **2:** 261
- amigdalóide **2:** 357, 361-363, 370, 376
- anococcígeo **2:** 230, 265-266, 279
- caloso **2:** 11, 326-327, 331-333, 341, 343, 354, 356-358, 365, 369-382, 386-387, 393, 440
- - cérebro **2:** 377
- cavernoso do clitóris **2:** 253, 286, 294
- cavernoso do pênis **1:** 17; **2:** 188, 252, 254, 284-285, 293, 300-301, 303-305
- ciliar **2:** 405, 408-409, 416-417
- da bexiga urinária **2:** 252-253, 255, 265, 284-285
- da bigorna **2:** 429-432
- da clavícula **1:** 88
- da costela **1:** 41, 45
- da fíbula **1:** 196-197, 211, 219, 223, 228, 293
- da mama **1:** 74-76, 78
- da mandíbula **1:** 36; **2:** 4-9, 29-31, 33, 40, 56, 62
- da maxila **2:** 4, 8-9, 26, 62, 72, 399-400
- da tíbia **1:** 196-197, 211, 216, 219, 222-223, 228, 245, 248, 255, 286, 292-293
- da ulna **1:** 93-95, 105-107
- da unha **1:** 11
- da vesícula biliar **2:** 172, 204
- das falanges dos dedos da mão **1:** 98
- das falanges dos dedos do pé **1:** 200
- do áxis **1:** 30, 36-37, 40; **2:** 40, 86, 321, 440
- do calcâneo **1:** 201
- do clitóris **2:** 253, 286, 294
- do epidídimo **2:** 296-298
- do esterno **1:** 40-42, 50; **2:** 123, 158-159, 176-177, 179
- do fêmur **1:** 191, 193-194, 211, 216-217, 261, 267, 274-276
- do fórnice **2:** 326-327, 331-333, 354, 356-358, 372, 376, 378, 393
- do hióide **2:** 33, 40, 44, 61-62, 66, 79-80, 82-84
- do ílio **1:** 189
- do ísquio **1:** 186, 189-190
- do metacarpal **1:** 98
- do metatarsal **1:** 200
- do núcleo caudado **2:** 327, 354, 358, 361-364, 372-373, 376, 393
- do pâncreas **2:** 204, 206, 221, 226, 237
- do pênis **2:** 302
- do períneo **1:** 17; **2:** 237, 243, 265-266
- do rádio **1:** 92, 94-95, 105-106
- do tálus **1:** 201, 229
- do úmero **1:** 90-91, 94-95, 99-101, 104, 106, 115-117, 155-156, 159
- do útero **2:** 253, 258-259, 262, 275, 278, 282-283, 286
- dos metacarpais → Corpo metacarpal/ metatarsal
- erétil, clitóris **2:** 294

- erétil, pênis **2:** 302
- esfenoidal **2:** 22, 69, 77, 391, 400
- esponjoso do pênis **1:** 17; **2:** 188, 252, 254, 257, 292-293, 300-301, 303-304
- estriado **2:** 327, 361, 364
- gástrico **2:** 172, 191-194, 208-209, 212, 218, 244-245, 270
- geniculado lateral **2:** 334-335, 358, 361, 364, 366-367, 372, 382, 389
- geniculado medial **2:** 334-335, 361, 364, 366-367, 382, 389
- lúteo **2:** 261
- mamilar **2:** 327, 341, 347, 356-357, 361, 366, 367, 376, 383
- medular do cerebelo **2:** 337, 366
- parede dorsal, artérias **2:** 180
- parede dorsal, veias **1:** 79
- parede ventral, artérias **1:** 79
- parede ventral, veias **1:** 79
- perineal → Corpo do períneo
- pineal **1:** 17; **2:** 257, 263, 291-292
- tipos **1:** 6
- vertebral **1:** 29-33, 35-41, 43, 46-49, 53, 57; **2:** 9, 40, 67, 82, 85-86, 88-89, 158-159, 176, 179, 200, 221, 225, 234, 236-237, 242-243, 246, 264-265, 313
- vítreo **2:** 406, 416-417
Corpúsculo lameloso **1:** 171-172
Córtex
- auditiva **2:** 359
- cerebelar → Córtex, do cerebelo
- cerebral **2:** 324, 326, 344, 359, 370
- da glândula supra-renal **2:** 238
- da lente **2:** 407
- do cerebelo **2:** 337, 366
- do cérebro → Córtex, cerebral
- do ovário **2:** 261
- do rim **2:** 228, 230, 232, 237, 240
- visual **2:** 354, 367
Costela(s) **1:** 18-21, 29, 38, 40-47, 50, 57, 70-73, 77-78, 86-87, 89, 91, 148, 158, 233; **2:** 43, 45, 89, 107, 121, 123, 134, 142, 158-159, 171, 174-175, 178-180, 182, 185, 190, 229, 231, 234-236, 239, 244, 248, 287
Cotilêdone(s) **2:** 263
Cotovelo
- artérias **1:** 150-151
- nervos **1:** 150-151
- - cutâneos **1:** 161
- - subcutâneos **1:** 161
- veias subcutâneas **1:** 161
Coxa **1:** 274-281; **2:** 250
- adutores **1:** 234-235
- artérias **1:** 267, 269, 271-272; **2:** 250
- dermátomos **1:** 141, 258
- fáscia **1:** 232
- jarrete **1:** 235-238
- linfonodos **1:** 264
- músculos **1:** 233-238, 240, 242-243
- - adutores **1:** 234-235
- - anteriores **1:** 233
- - dorsais **1:** 235-238
- - isquiocrurais **1:** 235-238
- - mediais **1:** 234-235
- - ventrais **1:** 233
- nervos **1:** 268, 271-272; **2:** 250
- - cutâneos **1:** 264, 270
- - subcutâneos **1:** 264, 270

- osso **1:** 187, 191, 193-195, 264
- - inserções musculares **1:** 243
- valga **1:** 193
- vara **1:** 193
- veias **1:** 268, 271-272; **2:** 250
- - subcutâneas **1:** 264, 270
CPRE → Colangiopancreatografia, retrógrada, endoscópica
Cranial **1:** 5
Crânio **2:** 2, 9, 10-15, 17-19, 72, 318, 426-427
- artérias **2:** 90-91
- base **2:** 8-11, 16, 427, 432
- - face externa **2:** 8-9, 427
- - face interna **2:** 10-11, 320, 432
- inserções musculares **2:** 45, 427
- braquiocefálico **2:** 2
- calvária **2:** 2-3
- cavidade **2:** 321
- diferenças de forma **2:** 2
- do recém-nascido **2:** 17
- dolicocefálico **2:** 2
- forma **2:** 2
- inserções musculares **2:** 38
- largo **2:** 2
- longo **2:** 2
- teto **2:** 2-3, 322
Crista
- arqueada da cartilagem aritenóidea **2:** 78
- da cabeça da costela **1:** 45
- da matriz da unha **1:** 11
- do colo da costela **1:** 45
- do músculo supinador **1:** 93
- do nariz (*Agger nasi*) **2:** 26
- do tubérculo maior **1:** 90
- do tubérculo menor **1:** 90
- espiral do ducto coclear **2:** 436
- etmoidal **2:** 5, 7, 10-11, 14, 24, 28, 69-70, 72-74, 104, 317, 321, 399, 401
- etmoidal da maxila **2:** 26, 71
- frontal **2:** 3, 14, 21
- ilíaca **1:** 55, 73, 186-190, 205, 208, 231-233, 237, 240, 271-273; **2:** 231, 240, 249, 272, 313
- infratemporal da asa maior do esfenóide **2:** 22, 37
- intertrocantérica **1:** 194, 196
- lacrimal posterior **2:** 400
- lacrimal superior **2:** 400
- medial da fíbula **1:** 196-197
- nasal da maxila **2:** 26, 68
- obturatória **1:** 190
- occipital externa **2:** 25
- occipital interna **2:** 14, 25
- púbica **1:** 188, 190
- sacral intermédia → Crista, sacral medial
- sacral lateral **1:** 34-35
- sacral medial **1:** 34-35
- sacral mediana **1:** 34-35, 208; **2:** 291
- supra-epicondilar lateral **1:** 90, 104
- supra-epicondilar medial **1:** 90, 104
- supraventricular **2:** 148
- terminal do átrio direito do coração **2:** 148
- transversa do meato acústico interno **2:** 433, 435
- uretral **2:** 255, 303
Cúlmen **2:** 332, 336
Cúneo **2:** 343
Cúpula da cóclea **2:** 433, 435

Cúpula da pleura **2:** 171
Curso dos pêlos **1:** 11
Curvatura do estômago maior **2:** 191-194, 216
Curvatura do estômago menor **2:** 191-194, 216
Cúspide do dente **2:** 47, 49
Cútis **1:** 11, 67, 69, 74, 78; **2:** 40, 85, 277, 379, 381, 391, 393-394
- do escroto **2:** 297
- do pênis **2:** 301-302

D

Declive **2:** 332, 336
Decussação das pirâmides **2:** 346-347, 372
Decussação de Stilling **2:** 366
Decussação dos pedúnculos cerebelares superiores **2:** 337, 366
Dedo(s)
- anular da mão **1:** 111
- artérias **1:** 175
- bainhas sinoviais **1:** 136-137
- bainhas tendíneas **1:** 136-137
- da mão **1:** 175
- do pé **1:** 198-199, 202, 230-231
- dorso, músculos **1:** 131
- médio **1:** 108, 130-131, 175, 177
- - da mão **1:** 108-111, 130-131, 175, 177
- mínimo da mão **1:** 111
- nervos **1:** 175
- primeiro [I] da mão → Polegar
- primeiro [I] do pé → Hálux
- quarto [IV] da mão → Dedo(s), anular
- quinto [V] da mão → Dedo(s), mínimo da mão
- segundo [II] da mão → Dedo(s), indicador
- terceiro [III] da mão → Dedo(s), médio da mão
- unhas **1:** 11
Defloramento **2:** 295
Dente(s)
- canino **2:** 30, 47-50, 55
- - decíduo **2:** 56
- de leite **2:** 56
- - irrupção **2:** 56
- decíduos **2:** 56
- do áxis **1:** 30-31, 36-37, 42, 52-53, 62; **2:** 5, 66, 86-87, 321, 440
- incisivos **1:** 36; **2:** 30, 47-50, 73
- - decíduos **2:** 56
- inervação **2:** 100
- irrupção **2:** 47, 54
- molares **2:** 30, 47-50, 54-55, 72, 401, 419
- permanentes **2:** 5, 47-51
- - faces **2:** 48
- - inferiores **2:** 75
- - precursores **2:** 57
- - superiores **2:** 75
- pré-molares **2:** 30, 47-50, 55
- - decíduos **2:** 56
- serotino **2:** 30, 48-50, 55
Dentição
- decídua **2:** 55-57
- definitiva **2:** 47-48, 50
- - germes dentais **2:** 30, 47-50
- permanente **2:** 30, 47-50
Dentina **2:** 48

Dermátomos
- da cabeça **2:** 96-97
- da perna **1:** 140, 256-258
- do braço **1:** 138-142, 258
- do pescoço **2:** 96-97
- do tórax **1:** 140, 258
Derme **1:** 11
Descida do testículo **2:** 298
Descida pré-natal dos testículos **2:** 298
Desenvolvimento
- da articulação do quadril **1:** 192
- dos ossos **1:** 8
- - carpais **1:** 8
- - do quadril **1:** 192
Desmodonto **2:** 48
Dextrocardiograma **2:** 135
Diáfise **1:** 8
Diafragma **1:** 12-14, 16, 18-21, 25, 43, 70-73, 83; **2:** 120-123, 129, 138, 142-147, 159, 168-169, 171-173, 178, 180, 182, 185, 190, 200, 203, 207, 209, 214, 228-229, 231, 237, 240, 242-245
- da pelve **2:** 276-277, 290-292
- da sela **2:** 69, 320-321, 410
- urogenital **2:** 253, 257, 263, 267, 276-277, 287-293, 302, 306
Diâmetro
- conjugado, da pelve **1:** 192
- diagonal da pelve **1:**192
- externo da pelve **1:** 192
- mediano da pelve **1:** 192
- oblíquo da pelve **1:** 192
- transverso da pelve **1:** 192
- verdadeiro da pelve **1:** 192
Diástole **2:** 154
Diencéfalo **2:** 330, 366
Dilatação, esofágica, epifrênica **2:** 123
Díploe **2:** 3, 324
Direção de movimento **1:** 5
Disco
- articular da articulação esternoclavicular **1:** 50
- articular da articulação radiulnar distal **1:** 110
- articular da articulação temporomandibular **2:** 32-33, 37
- do nervo óptico **2:** 405-406, 409, 416
- interpúbico **1:** 186, 188, 204, 207
- intervertebral **1:** 31, 36-39, 43, 47-49, 51; **2:** 86, 174, 176-177, 200, 243, 321
- prolapso **1:** 50
Distal **1:** 5
Divertículo
- de pressão do trígono de Laimer **2:** 63
- de pressão faringo-esofágico **2:** 63
- de Zenker **2:** 63
- faringoesofágico **2:** 63
Divisão da parte central do Sistema Nervoso **2:** 24-25
Divisão do rim **2:** 228
Dolicocefalia **2:** 2
Dorsal **1:** 5
Dorso **1:** 2
- da língua **2:** 46, 60-61, 65, 115, 117
- da mão **1:** 174-175
- - artérias **1:** 156, 175
- - músculos **1:** 245
- - nervos **1:** 294
- - - subcutâneos **1:** 294
- - veias **1:** 294

- da sela **1:** 51; **2:** 7, 14, 22, 104, 320, 328, 384-385, 391, 410, 417, 439
- do nariz **2:** 58
- do pé **1:** 230, 294, 297
- - artérias **1:** 175
- - fáscia **1:** 244
- - músculos **1:** 245-246, 250
- - nervos **1:** 294
- - - subcutâneos **1:** 294
- - veias **1:** 294
- - - subcutâneas **1:** 294
- do pênis **2:** 301-302
- músculos **1:** 54-62; **2:** 45
- - autóctones **1:** 58-61
- relevos superficiais **1:** 54
Ducto(s)
- arterioso **1:** 13
- biliar → Ducto(s), colédoco
- bilíferos **2:** 201
- - extra-hepáticos **2:** 256-257
- - fígado **2:** 201
- - intra-hepáticos **2:** 201
- cístico **2:** 199, 204-206, 216
- coclear **2:** 423, 436-437
- colédoco **2:** 199, 201, 204-206, 216-217, 245, 268
- da glândula bulbouretral **2:** 303
- de união (*reuniens*) **2:** 437
- deferente **1:** 17, 69, 81; **2:** 254, 256-257, 264, 274, 281, 287, 296-298, 300, 302
- ejaculatório **2:** 257, 303
- endolinfático **2:** 431-432, 437
- excretores das glândulas tarsais **2:** 398
- hepático(s) **2:** 201, 205
- - acessórios **2:** 205
- - comum **2:** 201, 203-206
- - direito **2:** 199, 201
- - esquerdo **2:** 201
- - intralobares do pâncreas **2:** 206
- lacrimal **2:** 74-75
- lacrimonasal **2:** 70, 397, 401, 417
- lactíferos **1:** 74-75
- linfático direito **1:** 15; **2:** 95
- longitudinal do epoóforo **2:** 261
- pancreático **2:** 205-206
- - acessório **2:** 206
- parotídeo **2:** 34, 36, 58, 62, 100-101, 112, 117
- semicircular **2:** 431, 434, 438-439
- - anterior **2:** 431, 437
- - lateral **2:** 431, 437
- - posterior **2:** 431, 437
- sublinguais maiores **2:** 59
- sublinguais menores **2:**59
- submandibulares **2:** 59, 61, 101, 113
- torácico **1:** 15; **2:** 159, 167, 173, 181, 185
- - direito → Ducto(s), linfático direito
- utrículo sacular **2:** 437
- venoso **1:** 13
Dúctulo(s)
- aberrante inferior do epidídimo **2:** 296
- aberrante superior do epidídimo **2:** 296
- bilíferos **2:** 201
- eferentes do testículo **2:** 296
- excretores das glândulas lacrimais **2:** 397
- prostáticos **2:** 255, 303
Duodeno **1:** 16, 18-19; **2:** 173, 188-193, 205-206, 209, 212, 217-218, 221, 224, 226-227, 237, 245-246 270

Dura-máter 2: 315-316, 318-319
- do cérebro 2: 315-319
- parte encefálica 1: 53; 2: 102, 315-319, 323-324, 353, 384, 392, 394, 437
- parte espinal 2: 310-312, 315

E

Ecocardiografia 2: 152, 154
Eixo(s)
- da pelve 1: 192
- de simetria do corpo 1: 5
- do bulbo do olho 2: 406
- do corpo 1: 5
- externo do bulbo do olho 2: 406
- interno do bulbo do olho 2: 406
- longitudinal 1: 5
- óptico 2: 406
- sagital 1: 5
- transversal 1: 5
- vertical 1: 5
Embrião 2: 262
Eminência(s)
- alveolares da mandíbula 2: 30
- alveolares da maxila 2: 4, 29
- arqueada 2: 14, 316, 428
- colateral do ventrículo lateral 2: 354-355, 380, 382
- da maxila → Túber da maxila
- frontal → Túber frontal
- iliopúbica 1: 188, 190, 192
- intercondilar da tíbia 1: 196-197, 211-212
- medial da fossa rombóide 2: 334-335, 337
- piramidal 2: 428, 430
Encéfalo 1: 22; 2: 330-331, 333, 345-347, 368-394
- tronco encefálico 2: 325, 334-335, 356
Endométrio → Túnica mucosa do útero
Entrada da pelve 1: 192
Epêndima 2: 358
Epicárdio 2: 120, 139, 148-150, 160-161, 172
Epicôndilo lateral do fêmur 1: 193-195
Epicôndilo lateral do úmero 1: 90, 94, 104, 111, 114-115, 122, 124-125, 143, 152-153, 158, 160, 164
Epicôndilo medial do fêmur 1: 193-195
Epicôndilo medial do úmero 1: 90, 94-95, 104, 111-113, 120-122, 142, 144, 150-151, 158, 162-163
Epiderme 1: 11
Epidídimo 1: 17, 69; 2: 188, 252, 296-300
- cabeça 2: 297
Epifaringe 2: 67
Epífise 1: 8
Epigástrio → Região epigástrica
Epiglote 2: 60, 64-67, 78-79, 82-83, 115
Epimísio 1: 10
Epiórquio 2: 296-297, 300
Epitélio anterior da córnea 2: 407
Epitélio anterior da lente 2: 407
Epitélio pigmentoso da íris 2: 407
Epitélio posterior da córnea 2: 407
Eponíquio 1: 11
Equador da lente 2: 407
Equador do bulbo do olho 2: 407
Escafa 2: 422
Escalpo, músculos 2: 34-36

Escama frontal 1: 91; 2: 3-4, 6-7, 14, 16, 23, 28, 400
Escama occipital 1: 91; 2: 3, 6-7, 14, 16, 21-22, 317, 321, 353, 384
Escápula 1: 20, 58, 87, 96-97, 101, 111, 124, 127-128, 153, 160, 162, 166-167, 174, 179
Escavação do nervo óptico 2: 406, 409
Escavação retouterina 1: 17; 2: 253, 258-259, 262-263, 282-284, 286
Escavação retovesical 2: 188, 211, 224, 252-253, 267, 284
Escavação vesicouterina 1: 17; 2: 253, 258-259, 263, 286
Esclera 2: 404-408, 416
Escroto 1: 17, 70; 2: 188, 252, 254, 283, 297-300, 302
- conteúdo 2: 297, 298, 300
Esfenóide 2: 19
Esmalte 2: 48
Esôfago 1: 14, 16, 19, 83; 2: 61-67, 89, 114-115, 120-123, 129, 173-179, 182-183, 191-193, 224
- abertura 2: 122
- constrição inferior 2: 122-123
- constrição média 2: 122
- constrição superior 2: 67, 122
- dilatação epifrênica 2: 123
- estreitamentos 2: 122
Espaço
- do ângulo iridocorneal 2: 407
- endolinfático do labirinto 2: 437
- epidural 1: 29; 2: 87, 253, 311-313
- episcleral 2: 416
- extradural → Espaço epidural
- extraperitoneal 2: 189
- infracólico 2: 188-189
- intercostal 1: 43
- interno, coração 2: 241
- intervaginal subaracnóideo do nervo óptico 2: 406, 410
- parietocólico 2: 189
- peridural → Espaço epidural
- perifaríngeo, artérias 2: 114
- perifaríngeo, nervos 2: 114
- perifaríngeo, veias 2: 114
- perilinfático do labirinto 2: 437
- profundo do períneo 1: 17; 2: 253, 257, 263, 267, 302
- retrocardíaco 2: 123, 143
- retro-esternal 2: 143
- retroperitoneal, parte autônoma do sistema nervoso 2: 274-275
- retropúbico 2: 252-253, 257, 266, 272, 286-287
- subaracnóideo 2: 87, 89, 252-253, 311-313, 316, 321-322, 353, 358, 384-385, 437
- subdural 2: 311-312, 316, 322
- subperitoneal 2: 270-271
- superficial do períneo 2: 270-271
- supra-esternal 2: 39
- zonular da lente do olho 2: 406-407, 409
Espinha
- da escápula 1: 55, 88-89, 99-100, 111, 114-115, 117, 152; 2: 2, 106
- da hélice da orelha 2: 422
- do esfenóide 2: 22
- geniana 2: 31
- ilíaca ântero-inferior 1: 186-188, 190, 205-206, 265

- ilíaca ântero-superior 1: 64-65, 186-190, 205-207, 230, 232-234, 240, 264-265, 268-269, 273; 2: 250
- ilíaca póstero-inferior 1: 189-190
- ilíaca póstero-superior 1: 54-56, 189-190, 205, 232, 236, 270-271, 273
- isquiática 1: 186, 188-190, 204-205, 234-235, 238-239; 2: 264, 287, 307
- nasal do corpo da maxila 2: 4, 6, 12, 23-24, 70-71
- nasal do frontal 2: 23-24
- nasal posterior da lâmina horizontal do palatino 2: 8, 12, 28-29, 36, 71
- palatina do processo palatino da maxila 2: 29
Esplênio do corpo caloso 2: 341, 343, 354, 358-359, 335, 374-375, 377-379, 381, 386-388, 393
Esplenografia 2: 215
Esponjosa 1: 7
Esqueleto 1: 2-3
- axial 1: 42-43
- da laringe 2: 79-80
- da mão 1: 96-98
- - inserções musculares 1: 134
- do corpo 1: 2-3
- do nariz 2: 28, 68
- do pé 1: 198-203, 223-225
- -inserções musculares 1: 254
- fibroso do coração 2: 151
Estágio proliferativo 2: 262
Estágio secretório 2: 262
Esterno 1: 42-43, 47, 72, 86, 91; 2: 120, 123, 143, 168, 174-175, 191
Estômago 1: 16, 18-19, 21, 83; 2: 122-123, 129, 173, 185, 188-194, 200, 206-208, 212, 214, 218, 226, 245, 268
- atônico 2: 192
- hipertônico 2: 192
- hipotônico 2: 192
- ortotônico 2: 192
Estrato
- branco do colículo superior 2: 382
- cinzento do colículo superior 2: 382
- circular da túnica muscular do esôfago 2: 63
- circular da túnica muscular do estômago 2: 191
- córneo da epiderme 1: 11
- fibroso da bainha tendínea 1: 10
- germinativo da epiderme 1: 11
- longitudinal da túnica muscular do esôfago 2: 61, 63, 121-122
- longitudinal da túnica muscular do estômago 2: 191
- sinovial da cápsula articular 1: 10
- sinovial da cápsula da articulação do joelho 1: 212, 214
- subependimal 2: 250
Estrela venosa no hiato safeno 1: 264
Estria
- diagonal 2: 341, 343, 367
- longitudinal lateral 2: 354, 356, 366-367, 370, 377
- longitudinal medial 2: 354, 356, 366-367, 370, 377
- malear 2: 424
- medular do quarto ventrículo 2: 334-335, 350
- medular do tálamo 2: 327, 334, 358, 372
- olfatória lateral 2: 333, 367

Índice Alfabético

- olfatória medial **2:** 333, 367
- terminal **2:** 327, 354, 357-358, 363, 372, 376, 378
- vascular do ducto coclear **2:** 436
Estribo **2:** 423, 429-431
Estroma da íris **2:** 407
Estroma do ovário **2:** 261
Estruturas de revestimento da medula espinal **2:** 312
Euriprosopia **2:** 2
Eurisomeria **1:** 6
Expansão digital dorsal **1:** 130-131
Expansão pélvica **1:** 192
Expiração **1:** 40, 42, 71; **2:** 171
Extensão **1:** 5
Extremidade
- acromial da clavícula **1:** 88, 99, 101, 152-153
- anterior do baço **2:** 206
- esternal da clavícula **1:** 88
- inferior **1:** 184-185
- - artérias **1:** 266-267, 285
- - da glândula tireóide **2:** 85
- - dermátomos **1:** 138-140, 258
- - do rim **2:** 228, 235, 240, 244
- - do testículo **2:** 296
- - inervação cutânea **1:** 256-257
- - inervação segmentar **1:** 140, 256-258
- tubária do ovário **2:** 259-260
- uterina do ovário **2:** 259-260

F

Face **2:** 58
- anterior
- - da córnea **2:** 406
- - da escápula → Face costal da escápula
- - da lente **2:** 406, 409
- - da pálpebra **2:** 396
- - da parte petrosa do temporal **2:** 23
- - da patela **1:** 195
- - da próstata **2:** 257
- - da ulna **1:** 93
- - do corpo da maxila **2:** 26
- - do rádio **1:** 92
- - do rim **2:** 228, 240
- ântero-lateral da cartilagem aritenóidea **2:** 78
- ântero-lateral do corpo do úmero **1:** 90
- ântero-medial do corpo do úmero **1:** 90
- artérias **2:** 100-104
- - superficiais **2:** 99
- articular
- - acromial da clavícula **1:** 88
- - anterior do dente do áxis **1:** 30
- - aritenóidea da cartilagem cricóidea **2:** 78
- - calcânea anterior do tálus **1:** 201, 221
- - calcânea média do tálus **1:** 201, 221
- - calcânea posterior do tálus **1:** 201, 221
- - carpal do rádio **1:** 92, 98, 105
- - cubóidea do calcâneo **1:** 201
- - da bigorna **2:** 429
- - da cabeça da costela **1:** 45
- - da cabeça da fíbula **1:** 197
- - da patela **1:** 195
- - da ulna **1:** 93
- - do estribo **2:** 429

- - do maléolo lateral da fíbula **1:** 196-197, 228
- - do maléolo medial da tíbia **1:** 196-197, 219, 228
- - do martelo **2:** 429
- - do tubérculo da costela **1:** 45
- - esternal da clavícula **1:** 88, 116; **2:** 110
- - fibular da tíbia **1:** 197
- - inferior do atlas **1:** 30
- - inferior da tíbia **1:** 197
- - navicular do tálus **1:** 201, 221
- - para o ligamento calcaneonavicular plantar **1:** 201, 221
- - posterior do dente do áxis **1:** 30, 52
- - superior do atlas **1:** 30-31, 52
- - superior da tíbia **1:** 196
- - talar anterior do calcâneo **1:** 201, 221
- - talar do navicular **1:** 201, 221
- - talar média do calcâneo **1:** 201, 221
- - talar posterior do calcâneo **1:** 201, 221
- - tireóidea da cartilagem cricóidea **2:** 78, 81
- auricular do ílio **1:** 190
- auricular do sacro **1:** 34-35
- bucal do dente **2:** 47-48
- cerebral da asa maior do esfenóide **2:** 22
- cerebral da asa menor do esfenóide **2:** 22
- cerebral da parte escamosa do temporal **2:** 23
- cólica do baço **2:** 207
- costal da escápula **1:** 89
- costal do pulmão direito **2:** 128, 169
- costal do pulmão esquerdo **2:** 128
- crânio visceral **2:** 72, 401
- diafragmática do baço **2:** 207
- diafragmática do fígado **2:** 198, 202-203, 209, 224
- diafragmática do pulmão direito **2:** 127-128, 130
- diafragmática do pulmão esquerdo **2:** 127-128
- distal do dente **2:** 47-48
- dorsal do sacro **1:** 35, 189
- estreita **2:** 2
- facial do dente → Face, vestibular do dente
- gástrica do baço **2:** 209
- glútea do ílio **1:** 189-190, 205, 235, 239
- inferior da língua **2:** 46, 61
- inferior do hemisfério cerebral **2:** 341, 343, 347
- infratemporal da asa maior do esfenóide **2:** 22
- infratemporal do corpo da maxila **2:** 26
- intervertebral do corpo vertebral **1:** 30-32
- intestinal do útero **2:** 262
- labial do dente **2:** 48-49
- larga **2:** 2
- lateral da fíbula **1:** 196-197, 219
- lateral da tíbia **1:** 196-197, 219
- lateral do rádio **1:** 92
- lateral do testículo **2:** 296
- lateral do zigomático **2:** 32, 72, 399
- lingual do dente **2:** 47-48
- maleolar lateral do tálus **1:** 201-202
- maleolar medial do tálus **1:** 201
- maxilar da asa maior do esfenóide **2:** 22
- medial da cartilagem aritenóidea **1:** 78
- medial da fíbula **1:** 196-197
- medial da tíbia **1:** 196, 244-245, 255, 286
- medial da ulna **1:** 93
- medial do hemisfério cerebral **2:** 343
- medial do ovário **2:** 259-260

- medial do testículo **2:** 296
- mediastinal do pulmão direito **2:** 127, 169
- mediastinal do pulmão esquerdo **2:** 127, 169
- mesial do dente **2:** 47
- músculos **2:** 36, 45
- - mímicos **2:** 34-35
- - profundos **2:** 36
- - superficiais **2:** 34-35, 398
- nasal do corpo da maxila **2:** 26
- nervos da **2:** 99-104
- oclusal do dente **2:** 47
- orbital da asa maior do esfenóide **2:** 22, 72, 400
- orbital da asa menor do esfenóide **2:** 22, 72
- orbital do corpo da maxila **2:** 8, 26, 72, 76, 399, 401
- orbital do frontal **2:** 21, 72, 399-401
- orbital do zigomático **2:** 72, 399-400
- palatinal do dente **2:** 47-49
- patelar do fêmur **1:** 193, 195, 210, 212
- pélvica do sacro **1:** 36, 186
- poplítea do fêmur **1:** 194, 209, 213, 238, 247-248
- posterior
- - da córnea **2:** 406
- - da escápula **1:** 90
- - da fíbula **1:** 196-197
- - da lente **2:** 408-409
- - da pálpebra **2:** 398
- - da parte petrosa do temporal **2:** 23, 437
- - da próstata **2:** 256-257
- - da tíbia **1:** 196-197, 248
- - da ulna **1:** 93
- - do rádio **1:** 92
- - do rim **2:** 228, 240
- - do úmero **1:** 90
- renal do baço **2:** 207
- sacropélvica do ílio **1:** 190
- semilunar do acetábulo **1:** 186, 190, 204-205, 207
- sinfisial do púbis **1:** 40, 190, 205, 235; **2:** 265, 290, 302
- superior do tálus **1:** 201-202
- súpero-lateral do hemisfério cerebral **2:** 340, 342
- temporal da asa maior do esfenóide **2:** 22, 72
- temporal, do frontal **2:** 24
- veias da **2:** 94
- - profundas **2:** 94
- - superficiais **2:** 94, 99
- vesical do útero **2:** 262
- vestibular do dente **2:** 47-49
- visceral do fígado **2:** 202, 209, 224
- visceral do baço **2:** 207
Fala, área motora **2:** 345
Fala, área sensitiva **2:** 345
Falange(s)
- da mão/do pé → Ossos dos dedos da mão/ do pé
- distal do dedo médio **1:** 177
- distal do hálux **1:** 198-200, 202
- distal do polegar **1:** 96-97, 129
- distal dos dedos da mão **1:** 96-98, 108, 177
- distal dos dedos do pé **1:** 198-200, 202
- média do dedo médio **1:** 177
- média dos dedos da mão **1:** 11, 96-98, 108, 177
- média dos dedos do pé **1:** 198-200, 202
- proximal **1:** 8
- - do hálux **1:** 198-200, 202
- - do polegar **1:** 96-97, 129

Índice Alfabético

- - dos dedos da mão **1:** 11, 96-98, 150-151, 135, 177
- - dos dedos do pé **1:** 198-200, 202
Faringe **1:** 16; **2:** 13, 46, 59-67, 77, 82, 87, 114-115, 122, 183
- cavidade **2:** 64-65
- divertículo no trígono de Laimer **2:** 63
- músculos **2:** 61-63
- paredes **2:** 59-61, 64-65
- parte laríngea **2:** 66-67
- parte nasal **2:** 66-67
- parte oral **2:** 66-67
Fáscia(s)
- anterior do joelho **1:** 117
- cervical **1:** 66; **2:** 35, 39-41, 44, 58-59, 105-106, 116-117
- - camada média → Lâmina pré-traqueal da fáscia cervical
- - camada profunda → Lâmina pré-vertebral da fáscia cervical
- - superficial **2:** 39-41
- clavipeitoral **1:** 66
- cremastérica **1:** 69; **2:** 296-297, 300
- cribriforme **1:** 232, 265
- da nuca **2:** 33, 75, 91
- da perna **1:** 232, 244, 247-248, 255, 260, 270, 282-283, 294-295
- deltóidea **1:** 55, 144
- do antebraço **1:** 112-115, 120-121, 125-126, 143-144, 151, 161-162, 170
- do braço **1:** 144
- dorsal da mão **1:** 174
- dorsal do pé **1:** 244, 294
- dos músculos **1:** 10
- espermática externa **1:** 70; **2:** 270-271, 274
- espermática interna **1:** 70; **2:** 270-271, 274
- faringobasilar **2:** 47, 49, 100
- glútea **1:** 55-56, 232
- inferior do diafragma da pelve **2:** 276-277
- inferior do diafragma urogenital **2:** 276-277
- infra-espinhal **1:** 55-56, 114
- lata **1:** 55-56, 67, 232, 244, 260, 264, 270, 282
- massetérica **2:** 35, 39, 105, 116-117
- obturatória **2:** 276-277, 290-292, 305-306
- palmar superficial **1:** 126, 170
- parotídea **2:** 35, 39, 44, 58, 105, 116-117
- peitoral **1:** 74, 78, 142
- poplítea **1:** 232, 244
- "profunda" do pênis **2:** 300-302
- "superficial" do pênis **2:** 301-302
- superficial do períneo **2:** 276-277, 291-292, 305
- superior do diafragma da pelve **2:** 276-277
- temporal **2:** 36, 72
- transversal **1:** 67-69; **2:** 237
Fascículo(s)
- atrioventricular **2:** 151, 156
- cerebrais **2:** 365
- cuneiforme **2:** 314, 334
- grácil **2:** 314, 334
- interfascicular **2:** 314
- lateral do plexo braquial **1:** 140-141, 148-151; **2:** 108-109, 184
- lenticular **2:** 372
- longitudinal da aponeurose palmar **1:** 126
- longitudinal da aponeurose plantar **1:** 251
- longitudinal do ligamento cruciforme do atlas **1:** 52

- longitudinal inferior do cérebro **2:** 365
- longitudinal superior do cérebro **2:** 333
- mamilotalâmico **2:** 360
- mamilotegmental **2:** 360
- medial do plexo braquial **1:** 140-141, 149; **2:** 356, 360, 366, 376, 382
- piramidal **2:** 372
- posterior do plexo braquial **1:** 140-141, 149; **2:** 107-109, 184
- próprios da medula espinal **2:** 314
- sulcomarginal **2:** 314
- talâmicos **2:** 372
- transversos da aponeurose palmar **1:** 126, 170
- transversos da aponeurose plantar **1:** 251
- unciforme do cérebro **2:** 365
Fase
- de proliferação **2:** 242
- de secreção **2:** 242
- expiratória **2:** 153
- inspiratória **2:** 153
Fastígio **2:** 332, 350, 352
Feixe(s)
- do complexo estimulante do coração **2:** 151
- somato-motores **1:** 23
- somato-sensitivos **1:** 23, 83
- víscero-motores **1:** 23, 83
- víscero-sensitivos **1:** 23, 83
Fêmur **1:** 2, 7, 10, 184-185, 187, 191, 193-195, 208-214, 216-218, 230-231, 234-236, 238-240, 247-248, 261, 264-265, 268-281, 285, 298; **2:** 229, 250, 279-281, 283-285
- cabeça **1:** 243
- centro de ossificação **1:** 191
- corpo **1:** 243
- inserções musculares **1:** 249
"Fenda" do escaleno **2:** 34-35, 37
Fenda, interglútea **2:** 256-259
Feto **2:** 243
Fibra(s)
- aferentes somáticas **1:** 23, 83
- aferentes viscerais **1:** 23, 83
- arqueadas do cérebro **2:** 333
- córtico-rubrais **2:** 334
- corticospinais **2:** 328
- corticotectais **2:** 334
- da lente **2:** 377
- dentato-rubrais **2:** 309, 328, 340
- eferentes somáticas **1:** 23
- eferentes viscerais **1:** 23, 83
- frontopontinas **2:** 360
- intercrurais do anel inguinal superficial **1:** 68
- longitudinais da ponte **2:** 372, 393
- oblíquas da túnica muscular do estômago **2:** 190
- parieto-têmporo-pontinas **2:** 360
- "pré-retais" do músculo levantador do ânus **2:** 236, 266
- tálamo-parietais **2:** 332
- transversas da ponte **2:** 340
- zonulares da lente do bulbo do olho **2:** 374-375, 377
Fíbula **1:** 184-185, 196-197, 209-211, 219, 222, 224, 228, 285, 289-293
- inserções musculares **1:** 249
Fígado **1:** 12-13, 16, 18-21, 83, 158; **2:** 128-131, 154-155, 160, 164, 170-172, 180-186, 190-191, 199-200, 204, 208, 213, 218, 222-224, 248

- arranjo segmentar **2:** 202-203
- artérias **2:** 183
- de um recém-nascido **2:** 181
- veias **2:** 185
- - porta **2:** 183
- vias bilíferas **2:** 183
Filamento(s)
- espinal → Filamento terminal
- radiculares **1:** 23; **2:** 310-311, 314, 335, 346
- - anteriores **1:** 23
- - posteriores **1:** 23
- terminal **1:** 22; **2:** 310
- - parte dural **2:** 284
Filtro **2:** 38, 44
Fímbria(s)
- da tuba uterina **2:** 20, 253, 259-260
- do hipocampo **2:** 356-358, 372, 383
- ovárica **2:** 259
Fissura(s)
- antitrago-helicina **2:** 422
- corióidea do ventrículo lateral **2:** 354, 358
- do cerebelo **2:** 332, 336, 345, 372
- do ligamento redondo **2:** 199
- do ligamento venoso **2:** 199
- horizontal do cerebelo **2:** 336-339
- horizontal do pulmão direito **2:** 127-128, 159, 168, 172-173
- "intrabiventre" do cerebelo **2:** 336-337
- longitudinal do cérebro **2:** 72, 322, 340-341, 345, 347, 350-352, 362-363, 368-375, 379-382, 386-390, 392-393
- mediana anterior da medula espinal **2:** 311, 314
- mediana anterior da medula oblonga **2:** 346-347, 372
- oblíqua do pulmão direito **2:** 127-128, 159, 168, 172-173
- oblíqua do pulmão esquerdo **2:** 127-128, 159, 168, 173
- orbital inferior **2:** 4, 8, 12, 28, 72, 399-401, 411
- orbital superior **2:** 4, 8, 13-14, 22, 28, 72-73, 317, 399-401, 411
- parietocólica **2:** 171
- petroccipital **2:** 10, 14
- petroescamosa **2:** 23
- petrotimpânica **2:** 23
- póstero-lateral do cerebelo **2:** 336
- (pré-biventre) do cerebelo **2:** 336-337
- primária do cerebelo **2:** 332-336
- pterigomaxilar **2:** 400
- secundária do cerebelo **2:** 332-336
- timpanomastóidea **2:** 23
Fixação central do funículo umbilical **2:** 243
Fleimão em V **1:** 137
Flexão **1:** 5
Flexura(s)
- anorretal **2:** 252
- direita do colo **2:** 172-173, 190, 209-210, 212, 225, 245
- duodenojejunal **1:** 16; **2:** 172-173, 206, 211-212, 217, 220, 224, 226, 237
- esplênica do colo → Flexura esquerda do colo
- esquerda do colo **2:** 172-173, 190, 218, 222, 225, 270
- hepática do colo → Flexura direita do colo
- inferior do duodeno **2:** 206

Índice Alfabético

- sacral do reto **2:** 252
- superior do duodeno **2:** 209
Flóculo **2:** 336-337, 346, 372
Foice do cerebelo **2:** 294
Foice do cérebro **2:** 58, 289, 291, 294-295, 300, 336, 339, 343, 347, 353-358, 360-361
Foice do septo → Válvula do forame oval
Foice inguinal **1:** 68, 69
Folhas do cerebelo **2:** 308
Folhas do verme do cerebelo **2:** 307-308
Folículo(s)
- linguais **2:** 46, 101
- ováricos atrésicos **2:** 245
- ováricos primários **2:** 241
- ováricos terciários **2:** 245
- ováricos vesiculosos → Folículos ováricos terciários
- rompido **2:** 245
Fontículo
- anterior **2:** 20
- ântero-lateral → Fontículo esfenoidal
- esfenoidal **2:** 20
- maior → Fontículo anterior
- mastóideo **2:** 20
- menor → Fontículo posterior
- posterior **2:** 20
- póstero-lateral → Fontículo mastóideo
Forame(s)
- alveolares do corpo da maxila **2:** 26
- axilar lateral **1:** 116-117, 149, 153
- axilar medial **1:** 112, 116-117, 149-150, 153
- cego da língua **2:** 60, 64, 115
- cego da medula oblonga **2:** 347, 372
- cego do frontal **2:** 14, 21
- costotransversário **1:** 48
- da mandíbula **2:** 29-31, 33
- da veia basivertebral **1:** 39, 47-48
- da veia cava **1:** 73
- do ápice do dente **2:** 40
- epiplóico → Forame omental
- esfenopalatino **2:** 69, 70, 400
- espinhoso **2:** 12-14, 16, 22, 427, 431-432
- estilomastóideo **2:** 12, 23, 98
- etmoidal anterior **2:** 31, 367-368
- etmoidal posterior **2:** 21, 367-368
- frontal → Incisura frontal
- incisivo **2:** 24
- infra-orbital **2:** 4, 6, 24, 367-368
- infrapiriforme **1:** 237-239, 273; **2:** 264, 281
- interventricular **2:** 300, 307, 320-322, 324, 326, 355
- intervertebral **1:** 28, 36, 38, 50, 53, 57
- isquiático maior **1:** 204-205, 207
- isquiático menor **1:** 204-207, 237, 273
- jugular **2:** 10, 27, 399-400
- lacerado **2:** 8-10, 17, 399-400
- magno **1:** 22, 40, 52; **2:** 8-10, 12, 18, 72, 290-291, 394-395
- mastóideo **2:** 8, 20
- mentual **2:** 4, 6, 25, 41
- obturado **1:** 186-187, 189-190, 204-207, 234
- omental **2:** 170-171, 191
- oval **2:** 8-10, 19, 301, 395, 399-400
- - do coração **1:** 13
- palatino maior **2:** 24
- palatino menor **2:** 24, 27
- parietal **2:** 3, 12, 22
- redondo **2:** 10, 19, 301, 368, 400

- sacrais anteriores **1:** 34, 38, 186, 188
- sacrais pélvicos → Forame(s), sacrais anteriores
- sacrais posteriores **1:** 34-35; **2:** 284
- singular **2:** 401, 402
- supra-orbital → Incisura supra-orbital
- suprapiriforme **1:** 237-239, 273; **2:** 281
- supratroclear do úmero **1:** 90
- tíreo-hióideo **2:** 46-48, 65-67, 70
- transversário das vértebras cervicais **1:** 30-31, 51-52; **2:** 289
- vertebral **1:** 30-33, 49
- zigomaticofacial **2:** 4, 6, 26, 367-368
Fórceps frontal **2:** 377-378, 380
Fórceps occipital **2:** 377-378
Formação reticular da medula espinal **2:** 288
Fórnice **2:** 299-300, 304-305, 307, 317, 322, 324-326, 328, 334, 338, 340-341, 344, 346, 349-350, 355-356, 361
- da vagina **1:** 17; **2:** 233, 240, 256-257
- do saco lacrimal **2:** 365
- gástrico → Fundo gástrico
- inferior da conjuntiva **2:** 364-365, 384
- superior da conjuntiva **2:** 365, 384
Fossa
- anterior do crânio **2:** 10, 56, 60, 291, 362, 369, 394
- axilar **1:** 154
- - artérias **2:** 93, 149
- - linfonodos **1:** 76-78
- - nervos **2:** 93, 149
- - vasos linfáticos **1:** 76-78
- - veias **2:** 93, 149
- canina **2:** 26
- cerebelar **2:** 25
- cerebral **2:** 25
- condilar **2:** 25
- coronóidea **1:** 90
- cubital **1:** 112
- da glândula lacrimal **2:** 21, 399-400
- da vesícula biliar **2:** 181
- digástrica **2:** 29-30
- do acetábulo **1:** 186-187, 190, 204-205, 207-208; **2:** 213, 270, 283, 285
- do maléolo lateral **1:** 196
- do olécrano **1:** 90, 95, 104, 158
- do saco lacrimal **2:** 4, 8, 54, 399-401
- do vestíbulo da vagina **2:** 295
- escafóidea **2:** 19
- hipofisial **2:** 7, 9-10, 14, 22, 66, 69, 104, 318, 321, 329
- ilíaca **1:** 186, 190, 205, 234
- incisiva **2:** 12, 27
- infraclavicular **1:** 4
- infra-espinhal **1:** 88-89, 91, 99
- infratemporal **2:** 102
- inguinal lateral **1:** 69, 81; **2:** 258, 264, 298
- inguinal medial **1:** 69, 81; **2:** 258, 298-299
- intercondilar **1:** 194-195, 213
- interpeduncular **2:** 332, 337, 347, 376, 383
- isquioanal **1:** 208, 277; **2:** 277, 279, 281-285, 287, 291-292, 304
- jugular **2:** 10, 12-13, 15, 23, 425, 427, 432, 434
- lateral do cérebro **2:** 342, 355, 369, 377
- mandibular **2:** 12, 15, 23, 32-33, 428
- média do crânio **2:** 10-11, 69, 291, 369, 380, 382, 392, 399, 406-407

- navicular da uretra **1:** 17; **2:** 252, 301, 303-304
- oval **1:** 12; **2:** 148, 155
- paravesical **2:** 258
- poplítea **1:** 231, 236, 263, 277, 282-284
- - artérias **1:** 271-272, 283-284
- - linfonodos **1:** 263
- - nervos **1:** 271-272, 283-284
- - - subcutâneos **1:** 270, 282
- - vasos linfáticos **1:** 263
- - veias **1:** 271-272, 283-284
- - - subcutâneas **1:** 270, 282
- posterior do crânio **2:** 5, 10-11, 291, 394, 399, 407
- pterigóidea **2:** 12, 22, 27-28, 400, 427
- pterigopalatina **2:** 102, 400
- radial **1:** 90
- rombóide **2:** 310, 315, 334-335, 337, 374, 441
- subarqueada **2:** 23
- subescapular **1:** 89
- supraclavicular maior **1:** 65; **2:** 44
- supraclavicular menor **1:** 65
- supra-espinal **1:** 88-89, 91, 99
- supravesical **1:** 69, 81; **2:** 258
- temporal **2:** 13, 15
- triangular da orelha **2:** 422
- trocantérica **1:** 194, 208
Fóssula da janela da cóclea **2:** 428, 430
Fóssula da janela do vestíbulo **2:** 428
Fóssula petrosa **2:** 23
Fóvea
- articular da cabeça do rádio **1:** 92, 105
- central **2:** 406, 409
- costal **1:** 32
- - do processo transverso **1:** 32, 48
- - inferior **1:** 32
- - superior **1:** 32, 48-49
- da cabeça do fêmur **1:** 193-194
- do dente (atlas) **1:** 30
- inferior do sulco limitante **2:** 334
- oblonga da cartilagem aritenóidea **2:** 78
- pterigóidea **2:** 29-30
- sublingual **2:** 29-30
- submandibular **2:** 29-30
- superior do sulco limitante **2:** 334
- triangular da cartilagem aritenóidea **2:** 78
- troclear **2:** 399-400
Fovéolas etmoidais **2:** 21
Fovéolas gástricas **2:** 192
Fovéolas granulares **2:** 3
Frênulo da língua **2:** 29-30
Frênulo do clitóris **2:** 295
Frênulo do lábio inferior da boca **2:** 46
Frênulo do prepúcio **2:** 300-302
Frênulo do véu medular superior **2:** 334-335
Frênulo dos lábios do pudendo **2:** 295
Fundo
- da bexiga urinária **2:** 255, 284
- da vesícula biliar **2:** 204, 208-209
- do olho **2:** 408
- - imagem especular **2:** 408
- do útero **1:** 17; **2:** 190, 253, 258-260, 262, 265, 276-277, 286
- gástrico **1:** 43; **2:** 144, 146, 173, 191-194, 200, 209
Funículo
- anterior da medula espinal **2:** 334
- anterior da medula oblonga **2:** 372

468 Índice Alfabético

- espermático 1: 65-68; 2: 254, 274, 287, 302
- - conteúdo 2: 262
- lateral da medula espinal 2: 314
- lateral da medula oblonga 2: 334, 372
- posterior da medula espinal 2: 314
- separativo 2: 334
- umbilical 1: 13; 2: 262-263

G

Gânglio(s)
- aórtico-renal 2: 185
- cardíaco 2: 185
- celíaco 1: 24-25; 2: 185, 270-271
- cervical médio 1: 25; 2: 109-110, 114, 167, 184-185
- cervical superior 1: 25; 2: 109-110, 184-185
- cervicotorácico 1: 25; 2: 109-110, 184-185
- - punção 2: 109
- ciliar 2: 413-414
- coclear 2: 436-437
- do tronco simpático 1: 23, 25, 83; 2: 311
- espinais 1: 23, 50, 83; 2: 109, 184, 202-205, 316
- espiral da cóclea → Gânglio(s), coclear
- estrelado → Gânglio(s), cervicotorácico
- geniculado 2: 98, 101-103, 431
- ímpar 1: 25; 2: 272
- inferior do nervo vago 2: 114
- lombares 1: 25; 2: 270-275
- mesentérico inferior 1: 24-25; 2: 270, 272-275
- mesentérico superior 1: 24-25; 2: 185, 270, 274
- ótico 2: 103
- pterigopalatino 2: 98, 102-103
- renais 2: 270
- sacrais 1: 25; 2: 272-273
- submandibular 2: 98, 101
- superior do nervo vago 2: 114
- torácicos 1: 25; 2: 110, 184-185
- trigeminal 1: 22; 2: 98, 100, 103, 317, 320, 324, 347, 412
- vertebral 2: 110, 185
- vestibular 2: 437
Gengiva 2: 40
Genículo do nervo facial 2: 98, 103
Genitália feminina externa 2: 295
Genitália feminina interna 2: 259-263, 265
Genitália masculina externa 2: 300, 302
Genitália masculina interna 2: 264
Giro(s)
- angular 2: 342-345
- circundante 2: 341, 343, 366, 370
- curtos da ínsula 2: 355, 376-377
- da ínsula 2: 369, 380, 392
- dentado 2: 343, 358-360
- do cérebro 2: 342-343
- do cíngulo 2: 331, 341, 343, 357-358, 369-370, 378-380, 382, 386-387, 389, 392-393
- fasciolar 2: 343, 357
- frontal inferior 2: 340-342, 346, 369-370, 380
- frontal medial 2: 369-380
- frontal médio 2: 340, 342, 346, 369-370, 380
- frontal superior 2: 340, 342-343, 346, 369-370, 380

- "intralímbico" 2: 343, 357, 366
- lingual 2: 341, 343
- longos da ínsula 2: 355, 376
- occipitais 2: 340, 345
- occipitotemporal lateral 2: 331, 341, 343
- occipitotemporal medial 2: 341, 343, 365, 370
- orbitais 2: 341, 346, 367, 369
- para-hipocampal 2: 331, 341, 343, 357-358, 365-366, 370, 372, 380, 383, 393
- paraterminal 2: 331, 343, 366, 369
- pós-central 2: 340, 342, 380, 394
- pré-central 2: 340, 342, 380, 394
- retos 2: 343, 346, 367, 369
- "semilunar" 2: 343, 356, 366, 370
- supramarginal 2: 340, 342, 345
- temporal(is) 2: 342
- - inferior 2: 341-342, 345, 370
- - médio 2: 342, 345, 370
- - superior 2: 342, 346, 355, 369-370, 380
- - transversos 2: 355, 370, 377
- (uncinado) 2: 343, 357
Glabela 2: 21
Glande do clitóris 2: 275, 294-295, 307
Glande do pênis 1: 17; 2: 188, 252, 300, 304
Glândula(s)
- adrenal → Glândula(s), supra-renal
- areolares 1: 74
- bulbouretrais 1: 17; 2: 276, 293, 303
- ceruminosas do meato acústico externo 2: 424
- ciliares 2: 398
- endócrinas 1: 15
- faríngeas 63
- lacrimal 2: 94, 397, 411-415, 417-418
- - acessória 2: 398
- - inervação 2: 102
- "lingual anterior" 2: 46, 61
- "lingual apical" → Glândula(s), lingual anterior
- mamária 1: 74
- - fluxo linfático 1: 76-78
- paratireóide superior 1: 15; 2: 63, 114-115
- paratireóide inferior 1: 15; 2: 63-64, 115
- parótida 2: 34-35, 58-59, 63-64, 72, 77, 86-87, 99, 103, 106-107, 112, 114, 116-117, 440
- - acessória 2: 58
- - - inervação 2: 103
- - inervação 2: 103
- pineal → Corpo pineal
- pituitária → Hipófise
- prostática → Próstata
- sebáceas da pálpebra 2: 398
- sebáceas do meato acústico externo 2: 424
- seminal 1: 17, 81; 2: 254, 256-257, 264, 267-274, 281
- sublingual(is) 2: 46, 59, 61, 101, 113
- - inervação 2: 101
- submandibular 2: 39, 42, 44, 58-59, 63-64, 99, 101, 112-113
- - inervação 2: 101
- supra-renal 1: 14-15, 19; 2: 189, 200, 217, 230, 235, 237-238, 240, 242-244, 270
- - fetal 2: 228
- tarsais 2: 398-416
- tireóide 1: 15, 18, 20-21; 2: 39-40, 43-44, 61, 63-64, 66, 82, 84-85, 89, 110-112, 114-115, 167-169, 182-183, 185, 190

- - artérias 2: 115
- - cartilagens 2: 78-79
- - cintilograma 2: 85
- - imagem de varredura 2: 85
- - nervos 2: 259
- traqueais 2: 67, 109
- vestibulares maiores 2: 277, 295, 306
Globo pálido lateral 2: 361-362, 364, 366-367, 370-371, 376, 380, 382, 388
Globo pálido medial 2: 361-362, 364, 366-367, 370-371, 376, 380, 382, 388
Glomo corióideo 2: 354-355
Glote 2: 82
Granulações aracnóideas 2: 322-324, 353
Gravidez fetal 2: 262
Gravidez prematura 2: 262
Gubernáculo do testículo 2: 298

H

Habênula 2: 332, 357
Hálux 1: 198-199, 202, 230-231
Hâmulo da lâmina espiral 2: 434-435
Hâmulo do hamato 1: 97-98, 106-107, 129-130
Hâmulo pterigóideo 2: 10, 12, 20, 22, 27-28, 33, 36, 62, 65, 70, 427
Hélice 2: 422
Helicotrema 2: 435
Hemisférios do cerebelo 2: 336, 345-347, 351-352, 374-375, 382, 384-385, 390-391, 393-394, 432, 441
Hemisférios do cérebro 2: 340-343
Hérnia
- abdominal 1: 65; 2: 299
- - externa 1: 265
- - interna 1: 265
- femoral 1: 265
- inguinal congênita completa 2: 299
- inguinal lateral congênita 2: 299
- inguinal lateral indireta 1: 67; 2: 299
- inguinal medial direta 1: 65; 2: 299
- umbilical 1: 65
Hiato
- "anal" 2: 290-291
- aórtico 1: 70-71, 73; 2: 217
- "basílico" da fáscia do braço 1: 144, 161
- do canal do nervo petroso maior 2: 428, 430, 432
- do canal do nervo petroso menor 2: 425, 428, 430-432
- dos adutores 1: 266
- esofágico 1: 25, 70-71, 73; 2: 120, 123, 180, 217, 240
- maxilar 2: 26, 54, 69-71, 401
- sacral 1: 34-35, 189; 2: 291
- safeno 1: 65-67, 232, 264-265
- - estrela venosa 1: 264
- - linfonodos 1: 264
- - veias superficiais 1: 264
- semilunar 2: 69-71
- tendíneo → Hiato, dos adutores
- "uretral" 2: 292
- "urogenital" 2: 290-291
Hilo do núcleo denteado 2: 334
Hilo do ovário 2: 259, 261
Hilo do pulmão 2: 142

Índice Alfabético

469

Hilo esplênico **2:** 207
Hilo renal **2:** 228, 230, 242-243
Hímen **2:** 207
Hipocampo **2:** 355-358, 365, 372-373, 380, 382-383, 388-390, 393-394, 440
Hipocôndrio → Região hipocondríaca
Hipofaringe → Parte laríngea da faringe
Hipófise **1:** 15; **2:** 11, 320, 324-325, 328, 331-333, 346-347, 353, 392
- artérias **2:** 328
Hipogástrio → Região púbica
Hiponíquio **1:** 11
Hipotálamo **1:** 15; **2:** 332, 357, 360, 382-383
- núcleos **2:** 360
Hipotenar **1:** 111, 120-122, 126, 170
Histerossalpingografia **2:** 260

I

Íleo **1:** 16, 18, 20-21; **2:** 188, 190, 195-196, 208, 210-214, 218, 220, 222, 224-225, 242-243, 247, 252, 258, 263, 278, 282, 287
Ílio **1:** 186-187, 190-191, 208, 274; **2:** 225, 242-243, 266, 277, 279-283, 290
Imagem
- de varredura da glândula tireóide **2:** 85
- de varredura dos ossos **1:** 3
- espelhar da laringe **2:** 83
- espelhar do fundo de olho **2:** 409
- espelhar do tímpano **2:** 319
Impressão(ões)
- cardíaca do pulmão direito **2:** 127, 130
- cardíaca do pulmão esquerdo **2:** 127
- cólica do fígado **2:** 199
- digitadas → dos giros
- do ligamento costoclavicular **1:** 88
- dos giros **2:** 10
- duodenal do fígado **2:** 199
- esofágica do fígado **2:** 199
- gástrica do fígado **2:** 199
- renal do fígado **2:** 199
- trigeminal **2:** 23, 431-432
Incisura(s)
- angular do estômago **2:** 191-194, 212
- anterior da orelha **2:** 422
- cardíaca do pulmão esquerdo **2:** 127-128
- cárdica do estômago **2:** 191, 193
- clavicular **1:** 42, 50
- costais **1:** 50
- da escápula **1:** 88-89, 99
- da mandíbula **2:** 29-31
- do acetábulo **1:** 186, 190
- do ápice do coração **2:** 141, 148, 157
- do ligamento redondo do fígado **2:** 199, 208
- do tentório **2:** 316
- esfenopalatina **2:** 26, 71
- etmoidal **2:** 21
- fibular **1:** 197
- frontal **2:** 4, 21, 399
- inter-aritenóidea **2:** 60, 64, 81, 115
- intertrágica **2:** 422
- isquiática maior **1:** 186, 189-190
- isquiática menor **1:** 189-190
- jugular do esterno **1:** 50
- jugular do occipital **2:** 25
- jugular do temporal **2:** 23
- lacrimal **2:** 26, 399
- mastóidea **2:** 23, 33

- nasal **2:** 26
- pancreática **2:** 206
- parietal **2:** 23
- "parieto-occipital" **2:** 206
- pré-occipital **2:** 341-342, 345
- pterigóidea **2:** 22, 28
- radial **1:** 93, 105-106
- supra-orbital **2:** 4, 8, 21, 399
- terminal da orelha **2:** 422
- tireóidea inferior **2:** 78, 84
- tireóidea superior **2:** 78-79, 84
- troclear **1:** 93-95, 105
- ulnar **1:** 92, 96
- vertebral inferior **1:** 32-33
- vertebral superior **1:** 32-33, 35
Inclinação da pelve **1:** 192
Indicador, dedo **1:** 96-97, 111
Índice acetabular **1:** 191
Indivíduo atlético **1:** 6; **2:** 171
Indivíduo leptossômico **1:** 6; **2:** 171
Indivíduo pícnico **1:** 6; **2:** 171
Inervação
- autônoma do bulbo do olho **2:** 414
- cutânea **1:** 63
- - da cabeça **2:** 96-97
- - da parede abdominal **1:** 82
- - da parede dorsal do corpo **1:** 63
- - da parede torácica **1:** 82
- - da parede ventral do corpo **1:** 82
- - da perna **1:** 258-259
- - do braço **1:** 138-139
- - do membro inferior **1:** 258-259
- - do membro superior **1:** 138-139
- - do pescoço **2:** 96-97
- da glândula lacrimal **2:** 102
- da glândula parótida **2:** 103
- da glândula sublingual **2:** 101
- da glândula submandibular **2:** 101
- da membrana mucosa do nariz **2:** 102
- da membrana mucosa do palato **2:** 102
- dos dentes **2:** 100
- segmentar **1:** 140, 258
- - da cabeça **2:** 96-97
- - da parede dorsal do corpo **1:** 63
- - da parede ventral do corpo **1:** 82
- - do membro inferior **1:** 258-259
- - do membro superior **1:** 138-139
- - do pescoço **2:** 96-97
- vegetativa do bulbo do olho **2:** 414
Inferior **1:** 5
Infundíbulo da hipófise **2:** 316, 319-320, 331-332, 341, 361, 366-367, 390, 410, 417
Infundíbulo da tuba uterina **2:** 259-260
Ínio **2:** 12, 25
Injeção intraglútea **1:** 273
Inserção muscular **1:** 10
Inspiração **1:** 40, 42, 71; **2:** 171
Ínsula(s) **2:** 355, 370-372, 376, 378, 382-383, 387, 393
- pancreática **1:** 15
Interneurônio **1:** 23, 83
Interseção tendínea do músculo reto do abdome **1:** 64-67
Intestino delgado **1:** 16, 83; **2:** 188, 194, 210-214, 218, 221-222, 247, 252
Intestino grosso **1:** 83, **2:** 221-224
- artérias **2:** 220
Intróito do labirinto etmoidal **2:** 24
Intumescência cervical **1:** 22; **2:** 310
Intumescência lombossacral **1:** 22; **2:** 310

Íris **2:** 396, 402-403, 405-408, 416
- rufo **2:** 408
Ísquio → Osso ísquio
Istmo
- da cartilagem auricular **2:** 422
- da glândula tireóide **2:** 40, 44, 66, 84-85
- da próstata **2:** 257
- da tuba uterina **2:** 259-260
- do giro do cíngulo **2:** 331, 341, 343
- do útero **2:** 253, 260, 282-283, 286

J

Janela da cóclea **2:** 425, 425, 428, 430, 433-434, 437
Janela do vestíbulo **2:** 425, 428, 433-434
Jarrete da coxa **1:** 245-248
Jejuno **1:** 16, 18, 20-21; **2:** 172-173, 188, 190, 193, 194, 210, 212, 217, 222, 228, 245, 246
Joelho **1:** 274, 278
- artérias **1:** 278
- articulação **1:** 10, 209-218, 281
- - ligamentos colaterais **1:** 214
- - ligamentos cruzados **1:** 214-215
- - meniscos **1:** 215
- da cápsula interna **2:** 332-333, 348, 355-356
- do corpo caloso **2:** 307, 317, 322, 334, 345-350, 354-355
- nervos **1:** 278
- "occipital da radiação óptica" **2:** 335
- patela **1:** 195
- "temporal da radiação óptica" **2:** 335
- veias **1:** 278
Jugo esfenoidal **2:** 14, 22, 316

L

Lábio
- do acetábulo **1:** 207
- externo da crista ilíaca **1:** 188, 190
- glenoidal da escápula **1:** 100-101
- inferior da boca **2:** 44-45, 47, 52
- interno da crista ilíaca **1:** 188, 190
- limbo vestibular **2:** 436
- maior do pudendo **1:** 17, 275; **2:** 253, 275-276, 278, 295, 307
- medial da linha áspera **1:** 194, 237
- menor do pudendo **1:** 17; **2:** 253, 260, 263, 275-276, 278, 295, 307
- superior da boca **2:** 58, 59, 66, 69
Labirinto etmoidal → Seio etmoidal
Labirinto membranáceo **2:** 437
Labirinto, órgãos **2:** 391
Labirinto ósseo **2:** 432, 434
- do recém-nascido **2:** 401
Lacuna(s) dos vasos retroinguinais **1:** 233
Lacuna(s) lateral(is) do seio sagital superior **2:** 323-324
Lacuna(s) uretral(is) **2:** 303
Lâmina(s)
- afixa **2:** 327, 354, 358
- basilar do ducto coclear **2:** 436
- brancas do corpo medular do cerebelo **2:** 309
- corioideocapilar da corióide **2:** 405
- coriônica **2:** 263

- cribriforme da esclera **2:** 406
- cribriforme do etmóide **2:** 7, 10, 14, 16, 24, 28, 68, 70, 74, 102, 104, 316-317
- da cartilagem cricóidea **2:** 65, 66, 78, 82, 115, 125
- da cartilagem tireóidea **2:** 78, 80, 82, 84, 167
- do arco vertebral **1:** 33
- do modíolo da cóclea **2:** 434
- do septo pelúcido **2:** 354
- do tecto **2:** 304-305, 315, 348
- do trago **2:** 422
- episcleral **2:** 374-375
- espiral óssea **2:** 434-436
- espiral secundária **2:** 402-403
- externa da calvária **2:** 3
- horizontal do palatino **2:** 8, 12, 17, 24, 57-58
- interna da calvária **2:** 3
- lateral do processo pterigóide do esfenóide **2:** 19, 23-24, 48, 368, 395
- medial do processo pterigóide do esfenóide **2:** 19, 23-24, 30, 89, 395
- medular lateral do corpo estriado **2:** 335, 338, 344, 348, 350
- medular lateral do tálamo **2:** 327, 340, 344
- medular medial do corpo estriado **2:** 335, 338, 344, 348, 350
- medular medial do tálamo **2:** 327, 340, 344
- membranácea da tuba auditiva **2:** 395
- orbital do etmóide **2:** 7, 22, 59, 62-63, 368-369, 385
- parietal da túnica vaginal do testículo **2:** 270-271, 274
- parietal do pericárdio seroso **2:** 104, 123, 132, 142-143, 154-155
- perpendicular do etmóide **2:** 12-13, 22-23, 58
- perpendicular do palatino **2:** 24, 55-57
- pré-traqueal da fáscia cervical **1:** 64; **2:** 33, 36
- pré-vertebral da fáscia cervical **2:** 33
- profunda da fáscia da perna **1:** 233-234
- profunda da fáscia temporal **2:** 30
- profunda da fáscia toracolombar **1:** 54-55
- superficial da aponeurose toracolombar **1:** 53-55
- superficial da fáscia cervical **2:** 29, 33, 44-45, 91-92
- superficial da fáscia temporal **2:** 30
- terminal **2:** 333
- vascular da coróide **2:** 405
- visceral da túnica vaginal do testículo **2:** 296-297, 300
- visceral do pericárdio seroso **2:** 120, 139-141, 148-150, 160-161, 172
Laringe **1:** 16; **2:** 61, 80-84, 88, 115, 122
- artérias **2:** 115
- articulações **2:** 79
- cartilagens **2:** 78-79
- esqueleto **2:** 78-80
- imagem espelhar **2:** 83
- ligamentos **2:** 80
- músculos **2:** 61, 80-81
- nervos **2:** 115
Laringofaringe → Parte laríngea da faringe
Laringoscopia **2:** 83
Lateral **1:** 5
Lemnisco medial **2:** 360

Lente do bulbo do olho **2:** 75-76, 385, 391, 405-407, 409, 416-417
- estrela da **2:** 409
Leptomeninges **2:** 322-323
Leptoprosopia **2:** 2
Leptossômico **1:** 6; **2:** 279
Ligamento(s)
- acromioclavicular **1:** 9, 99-100, 114
- alares **1:** 52
- amarelos **1:** 17, 39, 49, 51; **2:** 89, 311, 312
- anterior da cabeça da fíbula **1:** 209-210, 219
- anular da traquéia **2:** 61-64, 79-80, 84, 124-125
- anular do rádio **1:** 108
- arqueado dorsal **1:** 108
- arqueado lateral **1:** 73; **2:** 121
- arqueado medial **1:** 73; **2:** 121
- arqueado mediano **1:** 73; **2:** 121
- arterioso **1:** 12; **2:** 123, 138-140, 160-161
- bifurcado **1:** 220-221
- calcaneocubóideo do ligamento bifurcado **1:** 220-221
- calcaneocubóideo dorsal **1:** 220-221
- calcaneocubóideo plantar **1:** 225-227
- calcaneofibular **1:** 220, 226, 228
- calcaneonavicular do ligamento bifurcado **1:** 220
- calcaneonavicular plantar **1:** 221, 226-227
- carpometacarpal dorsal **1:** 108
- carpometacarpal palmar **1:** 108
- colateral(is)
- - da articulação do joelho **1:** 220
- - da articulação interfalângica da mão **1:** 110
- - da articulação interfalângica do pé **1:** 220
- - da articulação metacarpofalângica **1:** 110
- - da articulação metatarsofalângica **1:** 220
- - fibular **1:** 209-210, 213-214, 234, 288
- - radial **1:** 104-105
- - - do carpo **1:** 108,110
- - tibial **1:** 209-210, 213-214, 234-235, 288
- - ulnar **1:** 104-105
- - - do carpo **1:** 108, 110
- conóide **1:** 99-100, 102-103
- coracoacromial **1:** 9, 99-100, 102-103
- coracoclavicular **1:** 9, 99-100, 102-103, 112-113, 116
- coracoumeral **1:** 99-100, 102
- "corniculofaríngeo" **2:** 79
- coronário do fígado **2:** 188, 198-199, 226-227
- costoclavicular **1:** 50
- costotransversário **1:** 52
- - lateral **1:** 52
- - superior **1:** 51
- costoxifóideo **1:** 50, 65
- cricoaritenóideo **2:** 80
- cricotireóideo mediano **2:** 62, 79-82, 84
- cricotraqueal **2:** 79-80
- cruciforme do atlas **1:** 52
- cruzado anterior **1:** 210, 212-218, 281
- cruzado da articulação do joelho **1:** 210-211
- cruzado posterior **1:** 210, 212-218, 288
- cuboideonavicular dorsal **1:** 220-221
- cuneonavicular plantar **1:** 227
- da articulação metatarsofalângica **1:** 220
- da articulação temporomandibular **2:** 32, 37
- da cabeça do fêmur **1:** 207; **2:** 282
- da laringe **2:** 80
- da nuca **1:** 60; **2:** 33, 87-88

- da patela **1:** 10, 209-210, 212, 217-219, 232-234, 244-246, 249, 281, 288
- da pelve **1:** 190-191
- da veia cava **2:** 181
- deltóideo → Ligamento medial da articulação talocrural
- denticulado **2:** 284-286, 289
- do ápice do dente **1:** 50-51; **2:** 294
- do cíngulo do membro inferior **1:** 190-191
- do pé **1:** 206, 208, 212-213, 215
- (do tubérculo da costela) **1:** 47
- dorsais do tarso **1:** 206-207, 212
- esfenomandibular **2:** 33-100
- espiral do ducto da cóclea → Crista basilar do ducto coclear
- esplenorrenal **2:** 226-227
- esternoclavicular anterior **1:** 50
- esternocostal intra-articular **1:** 50
- esternocostal radiado **1:** 50
- esternopericárdico **2:** 138
- estilo-hióideo **2:** 33, 43, 65
- estilomandibular **2:** 32-33
- falciforme do fígado **2:** 171, 180, 190-191, 204, 206, 222
- frenocólico **2:** 209, 227
- fundiforme do pênis **1:** 68
- (gastrocólico) **2:** 208-209, 214, 224
- gastroesplênico **2:** 189, 209
- gastrofrênico **2:** 226
- gastrolienal → Ligamento gastroesplênico
- glenoumeral inferior **1:** 99-100, 102
- glenoumeral médio **1:** 99-100, 102
- glenoumeral superior **1:** 99-100, 102
- hepatoduodenal **2:** 189, 201, 209, 224, 226
- hepatogástrico **2:** 188, 201, 209
- hepatorrenal **2:** 188, 227
- hioepiglótico **2:** 80
- iliofemoral **1:** 206-207, 239
- iliolombar **1:** 60-61, 204
- inferior do epidídimo **2:** 270
- inguinal **1:** 14, 66-68, 79, 81, 204, 232-233, 264-265, 268; **2:** 229, 249-250
- intercarpais dorsais **1:** 108
- intercarpais interósseos **1:** 110
- interclavicular **1:** 50; **2:** 40
- interespinais **1:** 39, 48-49
- interfoveolar **1:** 68, 81
- interósseos do tarso **1:** 215
- intertransversários **1:** 46-47, 49, 61
- isquiofemoral **1:** 206-207
- lacunar **1:** 81, 204, 233, 265
- largo do útero **2:** 259-261, 268
- lateral da articulação temporomandibular **2:** 32-37
- lienorrenal → Ligamento esplenorrenal
- longitudinal anterior **1:** 37, 39, 46-49, 51, 53, 70, 204
- longitudinal posterior **1:** 37, 39, 47-49; **2:** 40, 311
- medial da articulação talocrural **1:** 220, 226-228
- meniscofemoral anterior **1:** 214
- meniscofemoral posterior **1:** 213-214
- metacarpais dorsais **1:** 220-221
- metacarpais interósseos **1:** 229
- metacarpais palmares **1:** 108
- metacarpal transverso profundo **1:** 108, 130, 172
- metacarpal transverso superficial **1:** 170
- metatarsais dorsais **1:** 220-221

- metatarsais interósseos **1:** 229
- metatarsal transverso profundo **1:** 227
- nucal **1:** 60; **2:** 33, 73-74
- palpebral lateral **2:** 397, 415
- palpebral medial **2:** 34, 397-398, 415
- pectinado da esclera → Retículo trabeculado da esclera
- pectíneo **1:** 206-207, 233
- pisohamato **1:** 108, 130
- pisometacarpal **1:** 108
- plantar longo **1:** 226-228, 252
- poplíteo arqueado **1:** 209, 247-248
- poplíteo oblíquo **1:** 209, 235, 247-248
- posterior da bigorna **2:** 398
- posterior da cabeça da fíbula **1:** 195
- pterigoespinal **2:** 33
- púbico superior **1:** 204, 207
- pubofemoral **1:** 206-207
- pubovesical **2:** 268-269
- pulmonar **2:** 127, 159
- quadrado **1:** 105
- radiado da cabeça da costela **1:** 108
- radiado do carpo **1:** 108
- radiocarpal dorsal **1:** 108
- radiocarpal palmar **1:** 108
- redondo do fígado **1:** 12; **2:** 198-199, 203, 208-209, 214, 218, 222-223, 224, 270
- redondo do útero **1:** 17; **2:** 181, 190, 253, 258-260, 265, 268, 276-277
- reflexo **1:** 68
- retouterino **2:** 259, 266-267
- (retovesical) **2:** 266-267
- sacrococcígeo posterior profundo **1:** 204
- sacrococcígeo posterior superficial **1:** 204
- sacroespinal **1:** 204-207, 239-240, 273; **2:** 252, 291, 305, 307
- sacroilíacos anteriores **1:** 204-205
- sacroilíacos interósseos **1:** 10
- sacroilíacos posteriores **1:** 204-205
- sacrotuberal **1:** 204-205, 237-240, 272-273; **2:** 252, 291, 305-307
- superior da bigorna **2:** 430
- superior do epidídimo **2:** 296
- superior do martelo **2:** 423, 430
- supra-espinal **1:** 39-41, 48-50, 204
- suspensor do ovário **2:** 253, 258, 261
- suspensor do pênis **1:** 65-66, 68
- suspensores da mama **1:** 74-75, 78
- talocalcâneo interósseo **1:** 202, 220-222, 224-225, 228-229
- talocalcâneo lateral **1:** 220-221
- talocalcâneo medial **1:** 219, 226
- talocalcâneo posterior **1:** 226
- talofibular anterior **1:** 220
- talofibular posterior **1:** 226-228
- talonavicular **1:** 226
- tarsometatarsais dorsais **1:** 220-221, 226
- tarsometatarsais plantares **1:** 227
- tibiofibular anterior **1:** 219-220
- tibiofibular posterior **1:** 220, 226
- tireoepiglótico **2:** 80
- tíreo-hióideo lateral **2:** 79-81, 115
- tíreo-hióideo mediano **2:** 61-62, 79-80, 82, 84
- transverso do acetábulo **1:** 204, 207
- transverso do atlas **1:** 52, 53; **2:** 321
- transverso do colo do útero 2: 285, 294, 303, 308
- transverso do joelho **1:** 210

- transverso do períneo **2:** 292-293
- (transverso inferior) da escápula **1:** 99, 153
- transverso superior da escápula **1:** 99, 150, 153
- trapezóide **1:** 99-100, 113
- traqueais → Ligamentos anulares da traquéia
- triangular direito do fígado **2:** 198, 225
- triangular esquerdo do fígado **2:** 198, 224-225
- ulnocarpal palmar **1:** 106
- umbilical mediano **1:** 70-71; **2:** 255, 265
- útero-ovárico **1:** 17; **2:** 258-261
- venoso **1:** 12; **2:** 199
- (vesicouterino) **2:** 266-267
- vestibular **2:** 80-82
- vocal **2:** 80

Limbo
- anterior da pálpebra **2:** 396, 398
- da córnea **2:** 404-407
- da fossa oval **2:** 148
- da lâmina espiral da cóclea **2:** 396, 398
- de Giacomini **2:** 343, 357, 366
- do acetábulo **1:** 186, 189-190, 207
- posterior da pálpebra **2:** 396, 398

Límen da ínsula **2:** 355

Limiar do nariz **2:** 66, 69, 71

Linfonodo(s)
- apendicular **2:** 221
- axilares **1:** 15, 76-78; **2:** 181
- - apicais **1:** 76-77
- - braquiais **1:** 78
- - centrais **1:** 76-78
- - laterais **1:** 76
- - peitorais **1:** 76-77
- - subescapulares **1:** 76
- broncopulmonares **2:** 126-127, 129
- bronquiais **2:** 126
- bucinatório **2:** 95
- celíacos **2:** 216, 221
- cervicais **1:** 15
- - laterais profundos **2:** 95, 181
- - superficiais **2:** 95, 105
- cístico **2:** 216
- cólicos direitos **2:** 221
- cólicos médios **2:** 221
- cubitais **1:** 78
- da axila **1:** 76-78
- da cabeça **2:** 81
- da coxa **1:** 264
- da parede torácica **1:** 76-78
- da pelve **1:** 15; **2:** 190
- da região inguinal **2:** 181
- do abdome **2:** 181, 216, 221
- do forame **2:** 216
- do membro inferior **1:** 263
- do pescoço **2:** 95
- do tórax **1:** 15; **2:** 181
- esplênicos **2:** 216, 235
- faciais **2:** 95
- frênicos inferiores **2:** 129
- frênicos superiores **1:** 80; **2:** 129
- gástricos direitos **2:** 216
- gástricos esquerdos **2:** 216
- gastroepiplóicos direitos/esquerdos → Linfonodos gastromentais direitos/ esquerdos
- gastromentais direitos **2:** 216
- gastromentais esquerdos **2:** 216
- hepáticos **2:** 201, 216
- ileocólicos **2:** 221

- ilíacos comuns **2:** 181
- ilíacos externos **2:** 181
- infra-auriculares **2:** 105
- infra-hióideos **2:** 95
- inguinais **1:** 15
- - profundos **2:** 181
- - superficiais **1:** 264; **2:** 181
- - - inferiores **1:** 263
- - - súpero-laterais **1:** 263
- - - súpero-mediais **1:** 263
- intercostais **2:** 181
- interpeitorais **1:** 77-78
- interpeitorais → Linfonodos axilares interpeitorais
- lacunar medial **1:** 265
- lienais → Linfonodos esplênicos
- lombares direitos pré-cavais **2:** 216
- lombares intermédios **2:** 216
- mandibular **2:** 46, 95
- mastóideos **2:** 95
- mesentéricos **2:** 221
- - justaintestinais **2:** 221
- - superiores **2:** 221
- occipitais **2:** 95
- pancreaticoduodenais **2:** 216, 221
- pancreáticos inferiores **2:** 221
- pancreáticos superiores **2:** 216, 221
- para-aórticos → Linfonodos celíacos
- paraesternais **1:** 77, 80
- paramamários **1:** 78
- paratraqueais **2:** 126, 129
- parotídeos **2:** 95
- - profundos **2:** 95
- - superficiais **2:** 95
- poplíteos profundos **1:** 263
- poplíteos superficiais **1:** 263
- pré-laríngeos **2:** 95, 126
- pré-traqueais **2:** 95, 126, 181
- pré-vertebrais **2:** 129
- (retroauriculares) **2:** 95
- (retropilóricos) **2:** 216
- sacrais **2:** 181
- "submamários" **1:** 77
- submandibulares **2:** 46, 95
- submentuais **2:** 46, 95
- (subpilóricos) **2:** 216
- superficiais do membro superior **1:** 78
- supraclaviculares **2:** 95
- (suprapilóricos) **2:** 216
- (toracoepigástrico) **1:** 76
- traqueais **2:** 126
- traqueobronquiais **2:** 175
- - inferiores **2:** 120, 126, 129
- - superiores **2:** 126, 129

Língua
- artérias **2:** 111
- dorso **2:** 60
- músculos **2:** 46, 60-61
- nervos **2:** 111
- tonsila **2:** 59
- veias **2:** 111

Língula da mandíbula **2:** 29-30, 33

Língula do cerebelo **2:** 332, 336-337, 383

Língula do pulmão esquerdo **2:** 127-128, 168, 178

Língula esfenoidal **2:** 14, 22

Linha
- alba **1:** 65-68, 81; **2:** 2-6

- anocutânea **2:** 197
- anorretal **2:** 197
- arqueada da bainha do músculo reto do abdome **1:** 67
- arqueada do ílio **1:** 176; **2:** 244, 264
- áspera do corpo do fêmur **1:** 180, 223-224
- axilar anterior **1:** 4
- axilar posterior **1:** 4
- (condilopatelar lateral) **1:** 198
- (condilopatelar medial) **1:** 181
- de clivagem da pele **1:** 11
- de Ménard-Shenton **1:** 177
- de Shenton **1:** 177
- do corpo **1:** 4
- - humano **1:** 4
- do músculo sóleo **1:** 182
- epifisial **1:** 8
- - da tíbia **1:** 202, 208, 214
- - do fêmur **1:** 202
- - do rádio **1:** 93
- escapular **1:** 4
- esternal **1:** 4
- glútea anterior **1:** 176
- glútea inferior **1:** 176
- glútea posterior **1:** 176
- (inominada) **2:** 59, 367
- intercondilar **1:** 180
- intermédia da crista ilíaca **1:** 174, 176
- intertrocantérica **1:** 179, 192
- mediana anterior **1:** 4
- mediana posterior **1:** 4
- médio clavicular **1:** 4
- milo-hióidea **2:** 25
- nucal inferior **1:** 55; **2:** 8, 18
- nucal superior **1:** 55; **2:** 8, 18
- nucal suprema **2:** 18
- oblíqua da cartilagem tireóidea **2:** 64, 66
- oblíqua da mandíbula **2:** 25
- paraesternal **1:** 4
- paravertebral **1:** 4
- pectínea do fêmur **1:** 180
- pectínea do púbis **1:** 186, 188, 190
- semilunar **1:** 62, 65
- supracondilar lateral **1:** 180
- supracondilar medial **1:** 180
- temporal do frontal **2:** 21
- temporal inferior do parietal **2:** 6, 22
- temporal superior do parietal **2:** 6, 22, 31
- terminal da pelve **1:** 34, 172-174, 191; **2:** 195, 217
- transversas do sacro **1:** 9, 34
- trapezóidea **1:** 84
Líquido cerebrospinal **2:** 75, 287, 294, 321
- circulação **2:** 321
Lobo(s)
- cerebral(is) **2:** 338-339
- - frontal **2:** 338-339-368, 392
- - límbico **2:** 338-339
- - occipital **2:** 338-339
- - parietal **2:** 338-339, 440
- - temporal **2:** 338-339-441
- da glândula tireóide **2:** 43, 61, 63-64, 82, 84-85, 89, 111-112, 114-115, 167-169, 182-183, 185
- da ínsula **2:** 323
- da próstata
- - anterior **2:** 237
- - direito **2:** 237
- - esquerdo **2:** 237
- - médio **2:** 237

- - posterior **2:** 237
- do rim **2:** 210
- hepático direito **2:** 172-173, 190, 198-202, 209, 222, 224, 237, 242-246
- hepático esquerdo **2:** 172, 190, 198-202, 208-209, 214, 218, 222, 224, 244, 270
- inferior do pulmão direito **2:** 127-130, 132, 159, 167-168, 173, 178, 183
- inferior do pulmão esquerdo **2:** 127-128, 130, 133, 159, 167-168, 172-174, 178
- insulares → Lobos da ínsula
- médio do pulmão direito **2:** 127-130, 132, 159, 167-168, 173, 178, 183
- occipital do cérebro **2:** 333, 338-339, 350, 352, 363, 377, 379, 381, 386-391, 394
- parietal do cérebro **2:** 333, 338-339, 346, 350-352, 363, 373-375, 379, 386, 393-394, 440
- piramidal da glândula tireóide **2:** 84, 167
- quadrado do fígado **2:** 199, 201, 209, 218, 245, 270
- superior do pulmão direito **2:** 127-128, 130, 133, 159, 167-168, 172-174, 178
- superior do pulmão esquerdo **2:** 127-130, 132, 159, 168, 172-173, 183
- temporal do cérebro **2:** 338-339, 441
Lobulação fetal do rim **2:** 210
Lóbulo(s)
- biventre do cerebelo **2:** 332, 336-337, 345-346
- central do cerebelo **2:** 332, 336
- da glândula mamária **1:** 74
- da orelha **2:** 422
- do testículo **2:** 296-297
- do timo **2:** 120
- paracentral do cérebro **2:** 340, 343
- paramediano do cerebelo **2:** 336-337, 345
- parietal inferior do cérebro **2:** 340, 342, 345, 355
- parietal superior do cérebro **2:** 340, 342-343, 345
- quadrangular do cerebelo **2:** 336
- semilunar inferior do cerebelo **2:** 332, 336-337, 345
- semilunar superior do cerebelo **2:** 336, 345
- simples → Lóbulo simplex do cerebelo
- simplex do cerebelo **2:** 308
"Locus ceruleus" **2:** 310
Lojas fasciais do pescoço **2:** 33
Lordose cervical **1:** 28
Lordose do pescoço → Lordose cervical
Lordose lombar **1:** 28
"Lúnula" da cabeça do rádio **1:** 90, 92
Lúnula da unha **1:** 11

M

Mácula crivosa superior **2:** 434
Mácula lútea **2:** 406, 409
Maléolo, bainhas tendíneas **1:** 241
Maléolo lateral **1:** 196-197, 219, 222, 226, 228, 230-231, 244-247, 250, 255, 292-294
Maléolo medial **1:** 196-197, 219, 222-223, 226-228, 230-231, 244-245, 247-248, 250-252, 253, 286, 292, 294-295
Mama **1:** 74-78; **2:** 142
Mandíbula **1:** 8, 29-32, 36, 53; **2:** 5, 7-9, 17-18, 20, 29-31, 48, 50, 58-61, 87, 99, 101

Manúbrio do esterno **1:** 40-41, 45; **2:** 118, 154
Manúbrio do martelo **2:** 423-424, 429-430, 432, 437, 438
Mão **1:** 2, 111, 176-181
- aponeurose palmar **1:** 120
- artérias **1:** 160-163, 165
- articulações **1:** 102, 104
- bainhas tendíneas **1:** 130-131
- dorso **1:** 165
- - artérias **1:** 165
- - músculos **1:** 125
- - nervos **1:** 165
- - - cutâneos **1:** 164
- - - subcutâneos **1:** 164
- - veias subcutâneas **1:** 164
- esqueleto **1:** 92-94
- - inserções musculares **1:** 128
- inserções musculares **1:** 128
- músculos **1:** 121-125
- - interósseos **1:** 126-127, 129
- - - dorsais **1:** 126-127, 129
- - - palmares **1:** 126-127
- - lumbricais **1:** 127
- nervos **1:** 160-162, 165
- - cutâneos **1:** 164
- - subcutâneos **1:** 164
- veias subcutâneas **1:** 164
Margem(ns)
- (alveolar da maxila) **2:** 24
- anterior
- - da fíbula **1:** 182-183
- - da tíbia **1:** 182-183, 216, 230
- - da ulna **1:** 89
- - do pulmão direito **2:** 111-112
- - do pulmão esquerdo **2:** 111-112
- - do rádio **1:** 88
- - do testículo **2:** 270
- ciliar da íris **2:** 376
- da língua **2:** 46
- da órbita **2:** 4-5, 367, 371
- das pleuras **2:** 152
- dos lobos pulmonares **2:** 152
- dos pulmões **2:** 152
- escamosa da asa maior do esfenóide **2:** 19
- escamosa do parietal **2:** 22
- esfenoidal da parte escamosa do temporal **2:** 20
- falciforme do hiato safeno **1:** 67, 232, 264
- fibular do pé → Margem lateral do pé
- frontal da asa maior do esfenóide **2:** 22
- frontal da asa menor do esfenóide **2:** 22
- frontal do parietal **2:** 24
- gengival **2:** 48
- inferior
- - do baço **2:** 206
- - do cérebro **2:** 369
- - do fígado **2:** 198
- - do pulmão **2:** 171
- - do pulmão direito **2:** 127-128, 172
- - do pulmão esquerdo **2:** 127-128
- ínfero-lateral do cérebro → Margem inferior do cérebro
- ínfero-medial do cérebro → Margem medial do cérebro
- infra-orbital do corpo da maxila **2:** 29, 399-400
- interóssea da fíbula **1:** 196-197
- interóssea da tíbia **1:** 196-197

Índice Alfabético

- interóssea da ulna **1:** 93
- interóssea do rádio **1:** 92
- lacrimal do corpo da maxila **2:** 29
- lambdóide do occipital **2:** 20
- lateral da escápula **1:** 88-89
- lateral do pé **1:** 230-231
- lateral do rim **2:** 226
- lateral do úmero **1:** 90, 102
- livre da unha **1:** 11
- livre do ovário **2:** 259-260
- mastóidea do occipital **2:** 20
- medial da escápula **1:** 88-89, 127, 152
- medial da tíbia **1:** 196
- medial do cérebro **2:** 369
- medial do pé **1:** 230-231
- medial do rim **2:** 226
- medial do úmero **1:** 90, 102
- mesovárica do ovário **2:** 259-260
- nasal do frontal **2:** 22-23
- occipital do parietal **2:** 24
- occipital do temporal **2:** 23-24
- parietal da asa maior do esfenóide **2:** 22
- parietal da parte escamosa do temporal **2:** 23
- parietal do frontal **2:** 24
- posterior da fíbula **1:** 196-197
- posterior da ulna **1:** 93, 124
- posterior do rádio **1:** 92
- posterior do testículo **2:** 296
- pupilar da íris **2:** 408
- sagital do parietal **2:** 24
- superior da escápula **1:** 88-89
- superior da parte petrosa do temporal **2:** 22
- superior do baço **2:** 206
- superior do cérebro **2:** 340, 342-343, 369-370
- súpero-medial do cérebro → Margem superior do cérebro
- supra-orbital da órbita **2:** 4-5, 23, 399
- supra-orbital do frontal **2:** 23, 399
- zigomática da asa maior do esfenóide **2:** 22
Martelo **2:** 423-424, 428-429, 432, 437, 438
Massa lateral do atlas **1:** 36-37, 44, 65; **2:** 86-87, 440
Matriz da unha **1:** 15
Maxila **2:** 4, 6, 8, 16, 18-21, 28-29, 8-69, 399-402
Meato
- acústico
- - externo **2:** 9, 15, 329, 393, 422-424, 427, 432, 438, 440
- - - ósseo **2:** 423-424
- - - parte cartilagínea **2:** 423-424
- - - parte não cartilagínea **2:** 424
- - interno **2:** 22, 427, 431, 435, 438-439, 441
- - parte cartilagínea **2:** 424
- - parte não cartilagínea **2:** 424
- nasal comum **2:** 27-28, 64, 72-73, 75-76
- nasal inferior **2:** 28, 66, 69-72, 397, 399
- nasal médio **2:** 28, 66, 69-72, 397
- nasal superior **2:** 69-70, 397
- nasofaríngeo **2:** 69-71
Medial **1:** 5
Mediastino, **2:** 120, 182-183, 209
- anterior **2:** 120
- artérias **2:** 167, 183
- divisão **2:** 120
- do testículo **2:** 296-297
- inferior **2:** 120

- médio **2:** 120
- nervos **2:** 167
- posterior **2:** 120
- superior **2:** 120, 171
- veias **2:** 159, 167
Medidas da pelve feminina **1:** 178
Medula
- da glândula supra-renal **2:** 238
- do ovário **2:** 261
- espinal **1:** 22-23, 37, 39, 62; **2:** 39, 87-89, 109, 116, 159, 176, 178-179, 184, 310-314, 319, 321, 330, 345-346, 351-353, 356
- - artérias **2:** 312
- - estruturas de revestimento **2:** 312
- - lombar **2:** 314
- - meninges **2:** 311-312, 321-322, 324
- - sacral **2:** 314
- - torácica **2:** 314
- - veias **2:** 312-313
- oblonga **1:** 22, 25, 37; **2:** 11, 109, 184, 317, 321, 330-331, 333, 351, 353, 374-375, 393
- óssea amarela **1:** 10
- óssea vermelha **1:** 10
- renal **2:** 228, 230, 232, 237
Membrana
- atlantoaxial anterior **1:** 51, 53
- atlantoccipital anterior **1:** 51, 53, **2:** 321
- atlantoccipital posterior **1:** 51, 57, 62
- cricovocal → Cone elástico
- do períneo **2:** 276-277, 293, 302, 305-306
- - quadrantes **2:** 424
- estapedial **2:** 430
- fibrosa **1:** 10-11
- intercostal interna **1:** 47, 70-71
- interóssea
- - da perna **1:** 209-210, 219-220, 228, 287, 294
- - - inserções musculares **1:** 249
- - do antebraço **1:** 105, 108, 122-123, 128, 163-164, 167-168
- - - inserções musculares **1:** 123
- obturadora **1:** 81, 204-205, 207, 265; **2:** 276-277, 282-283
- quadrangular da laringe **2:** 81
- reticular do órgão espiral **2:** 436
- sinovial **1:** 10-11, 212, 214
- tectória da articulação atlantoaxial mediana **1:** 51, 53
- tectória do ducto coclear **2:** 436
- timpânica **2:** 20, 103, 423-424, 430-432, 437
- - divisão em quadrantes **2:** 424
- - secundária **2:** 423, 430, 437
- - visão espelhar **2:** 424
- tíreo-hióidea **2:** 58, 60-62, 79-82, 84, 88, 111, 115, 117
- "vasto adutora" **1:** 233, 268-269
- vestibular → Parede vestibular do ducto coclear
Membro(s)
- inferior(es), **1:** 184-185
- - artérias **1:** 266-267, 285
- - dermátomos **1:** 134, 242-244
- - inervação cutânea **1:** 242-243
- - inervação segmentar **1:** 134, 242-244
- - linfonodos **1:** 261
- - relevos superficiais **1:** 216-217
- - vasos linfáticos **1:** 245
- - veias **1:** 246-247

- - - perfurantes **1:** 246
- - - profundas **1:** 246
- - - superficiais **1:** 246
- superior(es) **1:** 78, 86-87, 111, 138-142, 146-147, 178-181, 258
- - artérias **1:** 146-147
- - dermátomos **1:** 132-134, 244
- - embrionário **2:** 242
- - inervação cutânea **1:** 132-133
- - inervação segmentar **1:** 132-134, 244
Meninges **2:** 311-312, 321-322, 324
- leptomeninges **2:** 322, 324
- paquimeninge → Dura-máter
- veias **2:** 308
Menisco
- articular **1:** 10
- - da articulação do joelho **1:** 214-215
- lateral **1:** 10, 210, 212-217
- medial **1:** 210, 212-217
Mento **2:** 58
Mesencéfalo **2:** 330, 333, 341, 360, 366, 382-383
- núcleos **2:** 330-331
Mesentério **2:** 188-189, 194, 211, 246-247, 278, 286
- artérias **2:** 221
- linfonodos **2:** 221
- linha de inserção **2:** 224
- vasos linfáticos **2:** 221
Mesoapêndice **2:** 195, 224
Mesocolo sigmóide **2:** 211, 214, 266
Mesocolo transverso **2:** 172, 188, 197, 209-211, 224
"Mesofaringe" **2:** 53
Mesométrio **2:** 259-260
Mesossalpinge **2:** 259-261
Mesotendão **1:** 10
Mesovário **2:** 259-261
Metacarpais → Ossos metacarpais
Metacarpo **2:** 135, 176-177
Metatarsais → Ossos metatarsais
Metencéfalo **2:** 330
Mielencéfalo **2:** 330
Miocárdio **2:** 131, 133-135, 138, 141, 145
Miométrio → Túnica muscular do útero
Modíolo da cóclea **2:** 435
Monte do púbis **2:** 295, 307
Movimentos de direção **1:** 5
Mucosa do nariz, inervação **2:** 88-90
Multípara **2:** 268
Músculo(s) **1:** 10
- abaixador do ângulo da boca **2:** 28-29, 32, 44, 48, 99
- abaixador do lábio inferior **2:** 28-29, 32, 99
- abaixador do supercílio **2:** 28, 366
- abdutor(es)
- - curto do polegar **1:** 103, 116, 121-122, 124, 128, 130, 152, 162, 166
- - do dedo mínimo da mão **1:** 109, 127-131, 133-134, 136, 175-176
- - do dedo mínimo do pé **1:** 222, 225, 228, 246, 250-252, 254, 295-296
- - do hálux **1:** 222, 228-229, 245, 250-252, 254-255, 293, 295-296
- - longo do polegar **1:** 120-125, 127-128, 130, 134, 136, 162-164, 167-169, 172, 175
- adutor(es)
- - curtos **1:** 234, 241-243, 269, 275-276, 278

Índice Alfabético

- - da coxa **1:** 216-217, 220-221; **2:** 234, 252, 254, 258, 278
- - do hálux **1:** 252, 254, 296
- - do polegar **1:** 234, 237-238, 241-242
- - longo **1:** 233-235, 241-243, 268-269, 274-276, 278-279; **2:** 250
- - magno **1:** 209, 233-238, 241-243, 247, 268, 271-272, 274-279; **2:** 279, 281
- - mínimo **1:** 234, 237-238, 241-242
- ancôneo **1:** 107, 111, 115, 119, 123-125, 152-153, 164, 166
- anteriores da coxa **1:** 219
- aritenóideo **2:** 52
- - oblíquo **2:** 65-66, 81-82, 115
- - transverso **2:** 65-66, 81-82
- articular do joelho **1:** 195, 229
- auricular anterior **2:** 28-29
- auricular posterior **2:** 34-36, 105-106
- auricular superior **2:** 34-35, 398
- autóctones do dorso **1:** 56-59
- autóctones do tórax **1:** 68
- bíceps braquial **1:** 64, 66, 99-103, 104-105, 107, 111-118, 120-123, 148-159, 161-163, 166; **2:** 93
- bíceps femoral **1:** 209, 213-214, 218, 231, 235-238, 240-241, 243, 246-249, 271-272, 274, 277-281, 283-284, 287
- braquial **1:** 107, 111-115, 117, 119-125, 150-153, 156-159, 162-164, 166
- braquiorradial **1:** 107, 111-115, 119-125, 150-153, 157-159, 161-164, 166
- bucinador **2:** 34, 36-38, 58, 62, 72, 94, 99-101, 117
- bulboesponjoso **2:** 252, 254, 291-294, 300-302, 305-306
- canino **2:** 32, 37
- ciliar **2:** 406-407, 409
- coccígeo **1:** 219, 227-228; **2:** 230, 234, 244-245, 264-266, 279
- condroglosso **2:** 46
- constritor(es) da faringe **2:** 101
- - inferior **2:** 39, 43, 60-63, 82, 88, 113-115, 117
- - médio **2:** 42-43, 60-63, 114
- - superior **2:** 38, 60-63, 114, 117
- coracobraquial **1:** 66, 103, 112-113, 116, 118-119, 148-151, 154-155, 158-159; **2:** 93
- corrugador do supercílio **2:** 34, 36, 38, 398
- cremaster **1:** 65-69; **2:** 296-298, 300
- cricoaritenóideo lateral **2:** 81
- cricoaritenóideo posterior **2:** 65, 80-82, 115
- cricotireóideo **2:** 43, 61-62, 80, 82, 84, 111, 167
- da bexiga urinária **2:** 235
- da cabeça **2:** 32, 37
- da coxa **1:** 219-224, 226, 228-229
- da face **2:** 34-36
- da face → Músculos faciais
- da faringe **2:** 47-49
- da laringe **2:** 47, 66
- da língua **2:** 38, 46-47
- da mão **1:** 121-125, 128
- da nuca **1:** 55, 60
- da perna **1:** 10, 231-235
- - bainhas tendíneas sinoviais **1:** 241
- da planta do pé **1:** 237-238
- da porção superior do braço **1:** 106-111
- da região lombar **1:** 55

- da úvula **2:** 51, 395
- deltóide **1:** 52-53, 62-64, 86, 96-97, 105-113, 140-145, 148-149; **2:** 92
- detrusor da bexiga **2:** 235
- digástrico **2:** 36, 38, 42, 44-45, 58-59, 61-65, 101, 111-114
- do abdome **1:** 57, 64-68, 72, 242
- do antebraço **1:** 120-125
- do assoalho da cavidade da boca **2:** 36
- do assoalho da pelve **2:** 264-266
- do braço **1:** 111-117, 119
- do cíngulo do membro superior **1:** 112
- do dorso **1:** 52-60; **2:** 32, 37
- - da mão **1:** 125
- - do pé **1:** 231-232, 236
- do epicrânio **2:** 28-30
- do escalpo **2:** 28-30
- do membro inferior **1:** 216-217
- do olho, extrínsecos **2:** 370-371, 379
- - anel tendíneo comum **2:** 379
- do ombro **1:** 10, 106, 108-111
- do palato mole **2:** 395
- - inserções na base do crânio **2:** 395
- do pé **1:** 231-232, 236-238, 240
- do períneo **2:** 265-266
- do pescoço **1:** 55, 60; **2:** 32, 34-37
- do quadril **1:** 222-228
- do tórax **1:** 62-64, 68
- eretor da espinha **1:** 52, 54-59, 194, 227; **2:** 213, 222-225, 287
- escaleno anterior **1:** 68; **2:** 33-37, 72, 75, 92-93, 96, 98, 149, 165
- escaleno médio **1:** 68; **2:** 33-37, 72, 75, 81, 92-93, 96, 165
- escaleno posterior **2:** 33-35, 37, 75, 92, 96
- esfíncter
- - "da bexiga" **2:** 235
- - da pupila **2:** 375
- - do piloro **2:** 174
- - externo da uretra **2:** 256, 267
- - externo do ânus **2:** 179, 230-233, 243, 251, 260-261, 265-266, 276, 279
- - interno da uretra **2:** 235
- - interno do ânus **2:** 179, 243, 251
- espinais **1:** 56-58
- esplênio da cabeça **1:** 53-54, 56-57, 60; **2:** 30, 32-35, 37, 73-75, 92-93
- esplênio do pescoço **1:** 54, 56-57, 60; **2:** 33, 74
- estapédio **2:** 398
- esternocleidomastóideo **1:** 53-54, 60, 62-64, 68, 112; **2:** 30, 32-37, 44, 68, 71-75, 81, 85, 92-93, 95, 98-99
- esterno-hióideo **1:** 68, 112; **2:** 33-36, 44-45, 68, 71, 93, 97-99
- esternotireóideo **1:** 68; **2:** 33-36, 68, 71, 75, 93, 97, 99, 149
- estilofaríngeo **2:** 35, 37, 46-51, 100
- estiloglosso **2:** 32, 34-35, 37, 46-49, 51, 87, 97, 99
- estilo-hióideo **2:** 32, 34, 36-37, 44, 47, 49, 51, 86-87, 97-98, 100
- extensor
- - curto do hálux **1:** 245-246, 250, 254-255, 294
- - curto do polegar **1:** 121, 123-125, 131-132, 134, 136, 162, 164, 167-169, 175
- - do(s) dedo(s) **1:** 109, 111, 115, 119, 124-125, 129-131, 134, 136, 164, 167-169, 175

- - - curto **1:** 229, 245-246, 250, 253-255, 294
- - - indicador **1:** 105, 117, 119, 125, 154, 157-159, 165
- - - mínimo **1:** 124-125, 129, 131, 136, 164, 167-169, 175
- - longo do hálux **1:** 224-225, 245-246, 249-250, 254,287, 290-294
- - longo do polegar **1:** 111, 123-125, 129, 131-132, 134, 136, 164, 167-168, 175
- - longo dos dedos **1:** 230, 245-246, 249-250, 253-255, 287, 289-294
- - radial curto do carpo **1:** 107, 119-120, 124-125, 129, 131, 134, 150, 162-164, 166-167, 169, 175
- - radial longo do carpo **1:** 107, 111-115, 119-122, 124-125, 129, 131, 134, 150, 152-153, 157-159, 162-164, 166-169, 175
- - ulnar do carpo **1:** 111, 119, 123-125, 129, 131, 134, 136, 164, 167-169, 175
- externos do bulbo do olho **2:** 73, 402-403, 411
- extrínsecos do bulbo do olho **2:** 370-371, 379
- faciais **2:** 34-36
- fibular curto **1:** 220-222, 227-229, 245-250, 254-255, 283-284, 287, 289-293
- fibular longo **1:** 220, 222, 227-229, 245-249, 252, 254-255, 283-284, 287, 289-293
- fibular terceiro **1:** 245-246, 250, 254-255, 294
- flexor
- - curto do dedo mínimo da mão **1:** 127-130, 134, 136, 172, 176
- - curto do dedo mínimo do pé **1:** 251-252, 254
- - curto do hálux **1:** 251-252, 254, 295
- - curto do polegar **1:** 109, 127, 129-130, 134, 136, 172, 176-177
- - dos dedos **1:** 222, 225, 228, 251-252, 254, 295-296
- - longo do hálux **1:** 222, 225, 227-229, 247-249, 251-252, 254-255, 283-284, 289-293, 296
- - longo do polegar **1:** 120-123, 127-130, 134, 136, 162-163, 167-169, 172, 176-177
- - longo dos dedos **1:** 222, 228-229, 245, 247-249, 252, 254-255, 283-284, 289-293, 296
- - profundo dos dedos **1:** 107, 122-123, 127-130, 134, 163, 166-169, 172, 176-177
- - radial do carpo **1:** 107, 111-112, 119-122, 127-130, 134, 136, 161-163, 166-169, 171-172
- - superficial dos dedos **1:** 107, 119-123, 127-130, 134, 136, 162-163, 166-169, 172, 176, 177
- - ulnar do carpo **1:** 107-108, 111, 119-123, 127-130, 134, 136, 142, 162-163, 166-168, 171-172
- flexor acessório → Músculo quadrado da planta
- gastrocnêmio **1:** 195, 209, 214, 217-218, 231, 235-236, 238, 240, 243, 245-248, 268, 271-272, 281, 283-284, 288-290, 292-293
- gêmeo inferior **1:** 237-238, 240-241, 243, 272; **2:** 279, 305
- gêmeo superior **1:** 237-238, 240-241, 243, 272; **2:** 279, 305

Índice Alfabético

- genioglosso **2**: 36, 38, 43-44, 46, 59-62, 111, 113
- gênio-hióideo **2**: 36, 38, 42-44, 59-62, 101, 111-113
- glúteo máximo **1**: 54-56, 208, 231, 233, 237-238, 240-241, 243, 272-274, 298; **2**: 247, 266, 278-285, 291-292, 304, 306
- glúteo médio **1**: 54-56, 208, 231, 233, 237-238, 240-241, 243, 272-274, 298; **2**: 247, 266, 278-285
- glúteo mínimo **1**: 208, 238, 241, 248-249, 268-269, 271-274, 279; **2**: 247, 278-285
- grácil **1**: 214, 233-238, 241-242, 245, 247, 249, 268-269, 271-272, 275-281, 283, 288
- "hiofaríngeo" **2**: 35
- hioglosso **2**: 42-43, 59-62, 111-113
- ilíaco **1**: 73, 81, 208, 233-234, 241-242, 268-269, 274; **2**: 231, 237, 240, 247, 250, 266, 272, 280
- iliococcígeo **2**: 290-292
- iliocostal do lombo **1**: 56-60
- iliocostal do pescoço **1**: 58-60; **2**: 88
- iliocostal lombar, parte torácica **1**: 56-58
- iliopsoas **1**: 208, 233-234, 238, 243, 265, 274, 299; **2**: 272, 282-285
- infra-espinal **1**: 99, 102, 115, 117-119, 152-154, 158
- infra-hióideos **2**: 88
- inserções
- - na base do crânio **2**: 37
- - na coluna lombar **1**: 228
- - na fíbula **1**: 235
- - na membrana interóssea da perna **1**: 235
- - na membrana interóssea do antebraço **1**: 117
- - na pelve **1**: 228
- - na tíbia **1**: 235
- - na ulna **1**: 117
- - no cíngulo do membro superior **1**: 112
- - no crânio **2**: 32
- - no esqueleto da mão **1**: 128
- - no esqueleto do pé **1**: 240
- - no fêmur **1**: 229
- - no hióide **2**: 34-35
- - no osso do quadril **1**: 227
- - no rádio **1**: 117
- - no tórax **1**: 68
- - no úmero **1**: 113
- intercostais externos **1**: 56-57, 59-61, 66-67, 70-71, 148; **2**: 45, 107, 159, 182, 237
- intercostais internos **1**: 70-71, 74; **2**: 182
- interespinais do pescoço **1**: 57
- internos da laringe **2**: 67
- interósseos
- - da mão **1**: 132-133, 135
- - do pé **1**: 245, 250-254
- - dorsais da mão **1**: 127-128, 130-136, 175-177
- - dorsais do pé **1**: 245, 250, 254
- - palmares **1**: 130, 132-134, 172, 177
- - - da mão **1**: 132-133, 135
- - plantares **1**: 251-254
- - - do pé **1**: 253
- intertransversários do tórax **1**: 61
- intertransversários laterais do lombo **1**: 60-61
- intertransversários posteriores do pescoço **1**: 57-61

- isquiocavernoso **1**: 241; **2**: 254, 274, 287, 291-294, 301, 305-306
- isquiocrurais **2**: 279, 281
- laringofaríngeos **2**: 61
- latíssimo do dorso **1**: 54-57, 65-67, 76, 111-113, 116, 119, 148-151, 158-159, 240-241; **2**: 93, 237
- levantador(es)
- - curtos das costelas **1**: 58, 60-61
- - da escápula **1**: 56, 62, 116-118, 152; **2**: 36, 39, 42-44, 88-89, 95, 106-107, 112, 167
- - da pálpebra superior **2**: 72, 392, 397-398, 402-403, 411-416, 418-419
- - do ângulo da boca **2**: 28
- - do ânus **1**: 208, 241-242; **2**: 197, 254, 256, 264, 267, 272, 276-277, 279-285, 287, 290-292, 302, 305-307
- - do lábio superior **2**: 34-35, 38, 62, 398
- - - e da asa do nariz **2**: 34-36, 38, 99, 398
- - do véu palatino **2**: 45, 62, 65, 87, 427
- - longos das costelas **1**: 58, 60-61
- lombares **1**: 55
- longitudinal inferior da língua **2**: 46, 60-61
- longitudinal superior da língua **2**: 60-61
- longo da cabeça **2**: 35, 37, 63, 73, 294
- longo do pescoço **2**: 33, 37, 71, 74-75
- longuíssimo da cabeça **1**: 56-58, 60; **2**: 32, 37, 73-74
- longuíssimo do pescoço **1**: 56-58; **2**: 74
- longuíssimo do tórax **1**: 56-60
- lumbricais da mão **1**: 126-130, 133, 136, 170, 172, 175, 177
- lumbricais do pé **1**: 251-252
- masseter **2**: 34, 36-38, 42-45, 58, 63, 65, 72, 77, 87, 95, 99-100, 106, 112-113, 116-117
- mentual **2**: 34-36, 38
- milo-hióideo **2**: 36, 38, 42-44, 58, 62, 100-101, 111, 113
- multífidos **1**: 54-56, 58-59; **2**: 33, 74-75
- nasal **2**: 34-36, 38, 398
- oblíquo
- - externo do abdome **1**: 55-57, 59, 65-69, 72, 208, 240-242; **2**: 214, 242-243, 247, 250, 272, 300
- - inferior da cabeça **1**: 57, 60-62
- - inferior do bulbo do olho **2**: 402-403, 416, 418
- - interno do abdome **1**: 55-57, 59, 66-69, 208, 240-242; **2**: 214, 242-243, 247, 250, 272
- - superior do bulbo do olho **2**: 72, 392, 402-403, 411-415, 418-419
- obturador externo **1**: 234, 238, 241-243, 274-276; **2**: 276-278, 280, 282-283, 285
- obturador interno **1**: 208, 237-241, 243, 272; **2**: 264, 266, 276-285, 290-292, 305-307
- occipitofrontal **1**: 55-56, 62; **2**: 34-36, 38-39, 99, 105-106, 398
- omo-hióideo **1**: 112-113, 116, 118, 150, 153; **2**: 39, 42-44, 58, 95, 106-107, 111-113, 117
- oponente do dedo mínimo da mão **1**: 109, 127-130, 134, 136, 172, 176
- (oponente do dedo mínimo do pé) **1**: 246, 252, 254
- oponente do polegar **1**: 109, 127-130, 134, 136, 176
- orbicular da boca **2**: 28-30, 32

- orbicular do olho **2**: 34-36, 38, 62, 99, 398, 416-417
- palatofaríngeo **2**: 59, 65
- palatoglosso **2**: 60, 61
- palmar curto **1**: 122, 126, 162, 170, 176
- palmar longo **1**: 107, 111, 120-122, 126, 129, 161-162, 170, 172
- papilar(es)
- - anterior do ventrículo direito **2**: 148
- - anterior do ventrículo esquerdo **2**: 149-150, 153, 156, 163
- - do ventrículo direito **2**: 156
- - do ventrículo esquerdo **2**: 156
- - posterior do ventrículo direito **2**: 148
- - posterior do ventrículo esquerdo **2**: 149-150, 153, 156, 163
- - septal do ventrículo direito **2**: 148, 156
- pectíneo **1**: 233-234, 241-243, 265, 268-269, 274-276; **2**: 249-250, 278, 283-285
- pectíneos do átrio direito do coração **2**: 148
- pectíneos do átrio esquerdo do coração **2**: 149
- peitoral maior **1**: 54-67, 72, 74-78, 101, 111, 113, 116-119, 148-151, 154; **2**: 106-107
- peitoral menor **1**: 66, 72, 76, 101, 112-113, 116, 118, 148-151, 154; **2**: 107, 167
- piramidal **1**: 66-67, 241-242; **2**: 302
- piriforme **1**: 233, 237-240, 242-243, 272-274; **2**: 254, 266, 290-291, 307
- plantar **1**: 209, 214, 236, 238, 243, 247-248, 283-284
- poplíteo **1**: 195, 209, 213-214, 243, 247-249, 281, 283-284, 288, 292-293
- prócero **2**: 34-36, 398
- profundos da face **2**: 30
- profundos do períneo **1**: 227; **2**: 232, 234, 250-251, 265-267
- pronador quadrado **1**: 120-123, 128, 135, 163, 168, 172
- pronador redondo **1**: 107, 112-113, 119-123, 142, 150-151, 157, 162-164, 166
- psoas maior **1**: 14, 56-57, 73, 208, 233, 242, 268-269; **2**: 189, 200, 229, 231, 236-237, 239-240, 242-243, 245-247, 249-250, 253, 264-266, 270, 272, 276-278, 280
- psoas menor **1**: 73, 233; **2**: 250
- pterigóideo(s) **2**: 30-31
- - lateral **2**: 32, 36-38, 45, 63-64, 77, 87, 94, 100-101, 116
- - medial **2**: 36-38, 44-45, 63-65, 77, 87, 94, 100-101, 103, 114, 116-117
- pubococcígeo **2**: 287, 290-292
- puborretal **2**: 197, 256, 290-292
- pubovesical **2**: 268-269
- quadrado da planta **1**: 222, 225, 228, 252, 254, 295-296
- quadrado do lombo **1**: 56-57, 60-61, 73, 233, 237, 241-242; **2**: 189, 229, 231, 237, 240, 245-246, 249-250, 272
- quadrado femoral **1**: 234, 237-238, 240-243, 272; **2**: 279, 281-282
- quadríceps femoral **1**: 10, 209-210, 216, 233-234, 240, 245, 249, 268-269, 274-280, 299; **2**: 278, 280, 281
- redondo maior **1**: 52-54, 97, 105-113, 140-144, 148-149
- redondo menor **1**: 95, 97, 109-113, 142-144, 148

Índice Alfabético

- reto
- - anterior da cabeça **2:** 37, 73
- - do abdome **1:** 64, 66-67, 69, 72-73, 79-81, 208, 241-242; **2:** 211, 220, 247, 265, 282-287, 302
- - femoral **1:** 207-208, 230, 233-234, 240-242, 268-269, 274-275, 278-280; **2:** 250, 283-285
- - inferior do bulbo do olho **2:** 72, 77, 392, 394, 402-403, 411, 414, 416-419
- - lateral da cabeça **1:** 57; **2:** 45
- - lateral do bulbo do olho **2:** 72, 384-385, 392, 403-405, 411, 414, 417-419
- - medial do bulbo do olho **2:** 72, 384-385, 392, 402-405, 411, 414, 417-419
- - posterior maior da cabeça **1:** 57, 60-62; **2:** 38, 45, 87
- - posterior menor da cabeça **1:** 57, 60-61; **2:** 38, 45, 87
- - superior do bulbo do olho **2:** 72, 392, 394, 402-403, 411, 414, 416, 418-419
- retouterino **2:** 259, 268-269
- retovesical **2:** 269
- risório **2:** 34-35, 113
- rombóide maior **1:** 55-56, 62, 116-118, 152
- rombóide menor **1:** 56, 116-118, 152
- rotadores do tórax **1:** 58
- salpingofaríngeo **2:** 65
- sartório **1:** 208, 213-214, 218, 230, 233, 235-236, 238, 240-242, 245, 247, 249, 268-269, 271, 274-281, 283, 288, 293, 299; **2:** 250, 282-285
- semiespinal da cabeça **1:** 55-56, 58-62; **2:** 38-39, 45, 87-89
- semiespinal do pescoço **1:** 58, 60-61; **2:** 39, 88
- semiespinal do tórax **1:** 58-61
- semimembranáceo **1:** 209, 213-214, 231, 235-236, 238, 240-241, 246-249, 271, 272, 274, 277-281, 283, 288
- semitendíneo **1:** 214, 233, 235-238, 241, 245, 247, 249, 271-272, 274, 277, 281, 283, 288
- serrátil anterior **1:** 65-67, 76, 116, 118, 148, 154, 158; **2:** 43
- serrátil posterior inferior **1:** 56-57, 59
- serrátil posterior superior **1:** 56, 59, 62
- sóleo **1:** 225, 231, 235, 245-249, 255, 271, 283-284, 287, 289-290, 292-293
- subclávio **1:** 66, 72, 112-113, 117-118, 148, 150; **2:** 107, 167
- suboccipitais **1:** 57
- superficiais da face **2:** 366
- superficiais do períneo **1:** 227; **2:** 265-267, 279-280
- supinador **1:** 107, 119, 122-123, 125, 142, 150, 162-164, 166
- supra-escapular **1:** 99, 101-102, 112, 114-119, 152-153, 158-159
- supra-espinal **1:** 101-102, 112, 114-119, 152-153, 158-159
- supra-hióideos **2:** 44
- tarsal superior **2:** 398
- temporal **2:** 37-38, 45, 72, 76-77, 87, 100-101, 116, 384-385, 390-392, 394, 412, 419, 423
- temporoparietal **2:** 34-35
- tensor da fáscia lata **1:** 208, 230, 233, 240-241, 269, 275; **2:** 250, 282-285
- tensor do tímpano **2:** 423, 430-432

- tensor do véu palatino **2:** 45, 62, 65, 87, 103, 427
- tibial anterior **1:** 212, 221, 225-227, 230, 245-246, 249, 254, 287, 289-294
- tibial posterior **1:** 222, 226-229, 245, 247-249, 252, 254-255, 283-284, 289-293
- tireoaritenóideo **2:** 81-82
- tíreo-hióideo **2:** 42-43, 58-62, 80, 107, 111, 113, 167
- torácicos **1:** 58, 61, 64-66, 70-72
- - autóctones **1:** 58-61
- transverso da língua **2:** 60-61
- transverso do abdome **1:** 56-60, 67-73, 80-81, 208, 241-242; **2:** 214, 231, 242-243, 247, 250, 272
- transverso do tórax **1:** 72, 80
- trapézio **1:** 54-56, 62, 64-66, 101, 111, 117-118, 148-149, 158-159; **2:** 36, 38-39, 42-45, 87-89, 95, 106-107, 112
- traqueal **2:** 80
- triangular → Músculo abaixador do ângulo da boca
- tríceps braquial **1:** 54, 64, 99, 102, 107, 111-125, 148-149, 151-158, 162-164
- tríceps sural **1:** 203, 211, 216, 221, 232-234, 240-241, 255, 267-268, 276-277
- vasto intermédio **1:** 234, 243, 269, 274-280
- vasto lateral **1:** 230-231, 233, 237-238, 240, 243, 245-246, 268-269, 271-272, 275-280; **2:** 228
- vasto medial **1:** 230, 233, 235, 243, 245, 268-269, 274-276, 278-280; **2:** 250
- ventrais do tronco **1:** 64-67, 72
- vertebrais anteriores **2:** 37
- vertebrais laterais **2:** 37
- vertical da língua **2:** 61
- vocal **2:** 82
- zigomático **2:** 48
- - maior **2:** 34-36, 38, 62, 99, 112
- - menor **2:** 34-36, 38, 62, 398

N

Narina **2:** 58, 68, 116
Nariz
- esqueleto **2:** 23, 54
- externo **2:** 54, 63, 358-359
- - esqueleto **2:** 54
- túnica mucosa
- - inervação **2:** 88-90
- - relevo da **2:** 55-57
Nasofaringe → Parte nasal da faringe
Nervo(s)
- abducente [VII] **1:** 22; **2:** 316-317, 319-321, 324-325, 335, 337, 346-348, 410, 414
- acessório [XI] **1:** 22, 53, 62, 72, 118; **2:** 38, 45, 106-107, 110, 112-114, 116, 167, 310, 315-317, 319, 321, 324, 335, 343-348, 372
- alveolar inferior **2:** 98, 100-103, 117
- alveolar superior **2:** 98, 100
- ampular anterior **2:** 437
- ampular lateral **2:** 437
- ampular posterior **2:** 437
- anais inferiores **1:** 254-255; **2:** 231, 279-281
- anococcígeos **2:** 305
- auricular magno **1:** 62-63, 82; **2:** 96-97, 99, 105-108, 110, 112

- auricular posterior **2:** 98-100, 105-106, 113
- auriculotemporal **2:** 96-101, 103, 112-113
- axila **2:** 93, 149
- axilar **1:** 63, 82, 118-119, 138-141, 149-151, 153; **2:** 108
- cardíaco cervical inferior **2:** 109-110, 184-185
- cardíaco cervical médio **2:** 109, 114, 184-185
- cardíaco cervical superior **2:** 109-110, 114, 184
- carótico interno **2:** 114
- cervicais **1:** 22, 53; **2:** 38, 45, 97, 108-110, 184, 310, 312, 314-316, 321, 335, 345-347
- cervical transverso **1:** 82; **2:** 96-97, 105-108, 112-113
- ciático → Nervo isquiático
- ciliares curtos **2:** 413-414
- ciliares longos **2:** 404, 414
- clúnios inferiores **1:** 63, 257, 259, 270-271; **2:** 305-306
- clúnios médios **1:** 63, 257, 270-271
- clúnios superiores **1:** 63, 257, 270-271
- coccígeo **1:** 22; **2:** 248, 310
- coclear **2:** 431, 437
- cranianos **1:** 22; **2:** 317, 346-349
- cutâneo(s) **1:** 82
- - da cabeça **2:** 96-97
- - da coxa **1:** 248, 254
- - da mão **1:** 164
- - da parede abdominal **1:** 82
- - da parede torácica **1:** 82
- - da perna **1:** 242-243, 248, 266, 270
- - da região poplítea **1:** 254, 266
- - das nádegas **1:** 254
- - do abdome **1:** 82
- - do antebraço **1:** 150
- - do braço **1:** 135-136
- - do cotovelo **1:** 151
- - do dorso **1:** 61
- - - da mão **1:** 164
- - - do pé **1:** 278
- - do membro inferior **1:** 256-257
- - do membro superior **1:** 138-139
- - do ombro **1:** 135-136
- - do pé **1:** 270
- - do pescoço **2:** 82-83, 91-92
- - do tórax **1:** 78
- - dorsal intermédio (N. fibular superficial) **1:** 259, 286, 294
- - dorsal lateral (N. sural) **1:** 256, 282-283, 294
- - dorsal medial (N. fibular superficial) **1:** 259, 286, 294
- - femoral lateral **1:** 63, 82, 256-259, 264-265, 268, 270-271; **2:** 229, 248-250, 270
- - femoral posterior **1:** 63, 257-259, 270-273, 282; **2:** 248, 305-306
- - lateral do antebraço **1:** 138-139, 141, 144, 150-153, 161-163
- - lateral inferior do braço **1:** 138-139, 141, 143-144, 152-153, 160
- - lateral superior do braço **1:** 63, 82, 138-139, 143, 152-153
- - medial do antebraço **1:** 138-141, 143-144, 148-151, 160-161, 170; **2:** 107-108, 167
- - medial do braço **1:** 63, 82, 138-141, 143-144, 148-152, 160-161; **2:** 108, 167

Índice Alfabético

- - posterior do antebraço **1:** 139, 141, 143, 152-153, 160, 164
- - posterior do braço **1:** 63, 139, 141, 143, 152-153, 160-161
- - sural lateral **1:** 256-257, 264, 270-272, 282-284
- - sural medial **1:** 259, 271-272, 282-284
- da bochecha **2:** 96-101
- da cabeça **2:** 84-90
- da coxa **1:** 252, 255-256; **2:** 228
- da face **2:** 86-90
- da fossa poplítea **1:** 255-256, 267-268
- da glândula tireóide **2:** 101
- da laringe **2:** 101
- da língua **2:** 97
- da palma da mão **1:** 160-162
- da parede posterior do abdome **2:** 228
- da pelve **2:** 234, 245
- - menor **2:** 234, 245
- - - feminina **2:** 245
- - - masculina **2:** 234
- da perna **1:** 267-268, 271
- da planta do pé **1:** 279-280
- da região do cotovelo **1:** 140-143
- da região glútea **1:** 255-256
- digitais dorsais da mão **1:** 133, 161, 164-165, 167
- digitais dorsais do pé **1:** 270-271, 278
- digitais palmares comuns **1:** 132, 161-162
- digitais palmares próprios **1:** 132-133, 160-162, 164-165, 167
- digitais plantares comuns **1:** 279-280
- digitais plantares próprios **1:** 279-280
- do antebraço **1:** 152-154
- do braço **1:** 140-141
- do canal pterigóideo **2:** 88-89
- do espaço perifaríngeo **2:** 100
- do joelho **1:** 152
- do mediastino **2:** 149
- do ombro **1:** 140, 142-143
- do pé **1:** 271
- do períneo **2:** 279-281
- - feminino **2:** 280-281
- - masculino **2:** 279
- do pescoço **2:** 92-93, 97-99, 149
- do reto **2:** 231
- do tórax **2:** 93, 97
- dorsal da escápula **1:** 62, 118, 140, 148-149; **2:** 107-108, 112, 167
- dorsal do clitóris **2:** 267, 275, 306-307
- dorsal do pênis **1:** 82; **2:** 267, 274, 293, 305
- dorso da mão **1:** 165
- dorso do pé **1:** 278
- dos dedos **1:** 165
- erigentes → Nervos esplâncnicos pélvicos
- escrotais anteriores **1:** 78
- escrotais posteriores **2:** 279
- espinal(is) **1:** 22-23, 48-49, 63, 83, 149, 241; **2:** 311-312
- - raiz **2:** 285
- espinhoso → Ramo meníngeo do nervo mandibular
- esplâncnico(s)
- - imo **2:** 167
- - lombares **1:** 25; **2:** 270-272, 274-275
- - maior **1:** 25; **2:** 185, 270-271
- - menor **1:** 25; **2:** 185
- - pélvicos **1:** 25; **2:** 248, 267, 270-275
- - sacrais **1:** 22; **2:** 252, 310

- etmoidal anterior **2:** 96-100, 102, 104, 413-415
- etmoidal posterior **2:** 102, 413-414
- facial [VII] **1:** 22, 25, 53; **2:** 38, 42, 45, 98-99, 101, 103, 105-107, 112-114, 116-117, 310, 315-317, 319, 321, 324, 335-337, 346-347, 349, 372, 415, 423, 430-431, 440-441
- fascículos do cérebro **2:** 333
- femoral **1:** 82, 241-243, 249, 256, 258-259, 264-265, 268, 286, 299; **2:** 248-250, 265, 270, 282-284
- fibular comum **1:** 243, 249, 256-257, 259, 263-264, 270-272, 279-284, 287-288, 300
- fibular profundo **1:** 249, 254, 256, 259, 286-287, 290-291, 294, 301
- fibular superficial **1:** 249, 254, 256, 259, 286-287, 294, 300-301
- frênico **1:** 33, 93-94, 96, 149
- frontal **2:** 72, 98, 411-414, 416
- genitofemoral **1:** 82, 256, 258-259, 264; **2:** 248-250, 300
- glossofaríngeo [IX] **1:** 22, 25, 53; **2:** 38, 42-43, 45, 103, 110-111, 114, 116-117, 310, 315-317, 319, 321, 324, 335, 346-347, 349, 372
- glúteo inferior **1:** 241, 243, 258-259, 272-273, 299; **2:** 248, 305
- glúteo superior **1:** 241, 243, 258-259, 273, 298; **2:** 248, 250
- hipogástrico **1:** 25; **2:** 267, 270-275
- hipoglosso [XII] **1:** 22, 53; **2:** 38, 42, 45, 61, 95, 101, 108, 110-114, 116-117, 310, 316-317, 319, 321, 324, 335, 346-348
- ílio-hipogástrico **1:** 63, 82, 256-258, 264, 270-271; **2:** 229, 248-250, 270
- ilioinguinal **1:** 82, 256, 258, 264; **2:** 229, 248-250, 270, 300, 306
- infra-orbital **2:** 72, 96-101, 411, 415-416
- infratroclear **2:** 96-97, 99-101, 413-415
- intercostais **1:** 25, 63, 72, 82, 138-139, 144, 241-242; **2:** 107-108, 110, 184-185
- intercostobraquial **1:** 76, 138, 144, 148-149; **2:** 107-167
- intermédio **1:** 22; **2:** 98, 101-102, 316-317, 319, 321, 324, 335-337, 346-347, 372, 431, 440-441
- intermediofacial → Nervo facial [VII]
- interósseo anterior do antebraço (do nervo mediano) **1:** 141, 163
- interósseo posterior do antebraço (do nervo radial) **1:** 141, 164
- isquiático **1:** 237, 241, 243, 249, 254, 258-259, 272-273, 277-278; **2:** 248, 266, 279, 281-285, 305-306
- jugular **2:** 110, 114
- labiais anteriores **2:** 306
- labiais posteriores **2:** 275, 306-307
- lacrimal **2:** 72, 96-100, 102, 411-414
- laríngeo inferior **2:** 115
- laríngeo recorrente **1:** 25; **2:** 110-111, 115, 167, 185
- laríngeo superior **2:** 81, 84, 110-115, 117, 185
- lingual **2:** 59, 61, 98, 100-103, 111, 113, 117
- lombares **1:** 22, 242; **2:** 248, 274-275, 310
- mandibular [V3] **1:** 22; **2:** 96-98, 100-101, 103, 116, 317, 320, 324, 347, 349, 412, 427
- maxilar [V2] **1:** 22; **2:** 96-98, 100, 102-103, 317, 320, 324, 347, 349, 412

- mediano **1:** 119, 123, 129, 134, 138-139, 141-142, 148-151, 155-157, 162-163, 166-169, 171-172, 178-179; **2:** 107-108, 167
- mentual **2:** 96-100
- milo-hióideo **2:** 98, 101, 103, 112
- musculocutâneo **1:** 118-119, 123, 138-141, 148-151, 155-156; **2:** 107-108, 167
- nasociliar **2:** 98, 411-414
- nasopalatino **2:** 102, 104
- obturatório **1:** 241-243, 249, 256-259, 264, 268, 270-271, 282; **2:** 248-250, 254, 264-265, 270, 282
- occipital maior **1:** 62; **2:** 96-97, 99, 105-107
- occipital menor **1:** 62-63; **2:** 96-97, 99, 105-108, 110, 112
- occipital terceiro **1:** 62; **2:** 96-97
- oculomotor [III] **1:** 22, 25; **2:** 102, 316-317, 319-321, 324-325, 341, 346-348, 376, 390, 411-414
- oftálmico [V1] **1:** 22; **2:** 96-98, 100, 103, 317, 320, 324, 347, 349, 411-414
- olfatório [I] **1:** 22; **2:** 102, 104, 317, 325, 341, 347-348
- óptico [II] **1:** 22; **2:** 72, 102-103, 316-317, 319-321, 324-325, 328, 331, 341, 346-348, 356, 367-368, 370, 384-385, 390-392, 394, 402-406, 410-414, 416-417, 419
- palatino maior **2:** 98, 102-103
- palatinos menores **2:** 98, 103
- palmares **1:** 160-162
- peitoral lateral **1:** 72, 118-119, 140, 148-149; **2:** 107-108, 167
- peitoral medial **1:** 72, 118-119, 140, 148-149; **2:** 107-108, 167
- periféricos **1:** 22
- perineais **1:** 271; **2:** 274-275, 293, 305-307
- petroso maior **2:** 98, 102-103, 430-431
- petroso menor **2:** 103, 425, 430
- petroso profundo **2:** 102-103
- plantar lateral **1:** 228, 254, 257, 259, 284, 295-296
- plantar medial **1:** 228, 254, 257, 259, 284, 295-296
- pré-sacrais → Plexo hipogástrico superior
- pudendo **1:** 63, 141, 257-259, 270-273; **2:** 248, 264, 267, 274-277, 282, 293, 305-307
- radial **1:** 63, 118-119, 123, 134, 138-142, 149-153, 155-157, 160-164, 170-171, 174-175, 178; **2:** 93-94
- sacrais **1:** 22; **2:** 252, 310
- sacular **2:** 437
- safeno **1:** 256-257, 259, 264, 268, 279, 282, 286, 294
- simpáticos **1:** 24; **2:** 231
- - da cavidade retroperitoneal **2:** 248-249
- - da cavidade torácica **2:** 167
- - da parte superior da cavidade torácica **2:** 95-96, 166
- - da parte superior do abdome **2:** 167
- - do pescoço **2:** 95-96, 166
- subclávio **1:** 112, 134; **2:** 93-94, 98, 149
- subcostal **2:** 209, 226-227, 248
- subcutâneos
- - da coxa **1:** 248, 254
- - da fossa poplítea **1:** 254, 266
- - da perna **1:** 166, 270
- - da região do cotovelo **1:** 151
- - da região glútea **1:** 254

478 — Índice Alfabético

- - do antebraço **1:** 150-151
- - do braço **1:** 135-136
- - do dorso da mão **1:** 164
- - do dorso do pé **1:** 278
- - do ombro **1:** 135-136
- - do pé **1:** 270
- - do pescoço **2:** 91
- subescapular **1:** 118-119, 140-150; **2:** 108
- suboccipital **1:** 62; **2:** 315
- supraclaviculares **1:** 63, 82, 138-139, 152; **2:** 108-112
- - intermédios **1:** 144; **2:** 96-97, 105-107, 160
- - laterais **1:** 143-144; **2:** 96-97, 105-107, 160
- - mediais **2:** 96-97, 105-106
- - posteriores → Nervos supraclaviculares laterais
- supra-escapular **1:** 118-119, 140, 149-150, 153; **2:** 107, 108, 167
- supra-orbital **2:** 96-97, 99-101, 412-413, 415
- supratroclear **2:** 96-97, 99, 101, 412, 413
- sural **1:** 256-257, 259, 282-283, 294
- temporal profundo **2:** 101, 103
- tibial **1:** 241, 243, 249, 254, 256-257, 259, 263, 271-272, 279-284, 286, 288-291, 293, 298, 302
- timpânico **2:** 103, 425
- torácico(s) **1:** 22, 139; **2:** 108, 184, 310
- - longo **1:** 72, 76, 118, 140, 148-149; **2:** 107-108, 112, 167
- toracodorsal **1:** 76, 118-119, 140, 148-151, 241; **2:** 107-108, 167
- trigêmeo [V] **1:** 22; **2:** 38, 42, 45, 96-98, 100-103, 310, 315-317, 319-321, 324, 335, 337, 346-347, 349, 373, 376, 384, 391, 412, 414
- troclear [IV] **1:** 22; **2:** 102, 310, 315-317, 319-321, 324, 334-335, 346-348, 411-412
- ulnar **1:** 119, 123, 129, 134, 138-142, 148-153, 155-157, 162-163, 172, 175, 180-181; **2:** 107-108, 167
- utricular **2:** 437
- utriculoampular **2:** 437
- vago [X] **1:** 22, 25, 53; **2:** 38-39, 42-43, 45, 89, 96, 107, 110-111, 114, 116-117, 167, 185, 270-271, 310, 315-317, 319, 321, 324, 335, 346-347, 349, 372
- vestibular **2:** 431, 437
- vestibulococlear [VIII] **1:** 22, 53; **2:** 310, 315-317, 319, 321, 324, 335-337, 346-348, 372, 431, 437, 440, 441
- zigomático **2:** 96-100, 411
Neurofibras cerebrais **2:** 365
Neurohipófise **2:** 320, 332, 360
Nó atrioventricular do coração **2:** 156
Nó sinoatrial do coração **2:** 140
Nodo jugulodigástrico **2:** 81
Nodo juguloomo-hióideo **2:** 81
Nódulo do verme **2:** 332, 336-337
Nódulos das válvulas semilunares da valva da aorta **2:** 133, 135
Nódulos das válvulas semilunares da valva do tronco pulmonar **2:** 148, 151
Nódulos linfáticos da tonsila lingual → Folículos linguais
Norma basilar do crânio **2:** 8, 16, 17
Norma facial do crânio → Norma frontal do crânio
Norma frontal do crânio **1:** 2, 4, 14
Norma lateral do crânio **2:** 2-3, 17

Núcleo(s)
- anterior do hipotálamo **2:** 360
- anteriores do tálamo **2:** 357-359, 372, 376
- caudado **2:** 327, 354-355, 358, 361-366, 370-373, 376, 378-383, 386-388, 392-393
- centro-mediano do tálamo **2:** 359, 372
- da lente **2:** 407
- da ponte **2:** 359
- denteado **2:** 337, 366
- do corpo geniculado lateral **2:** 359
- do corpo geniculado medial **2:** 359
- do fastígio **2:** 337
- do hipotálamo **2:** 360
- do mamilar **2:** 238
- do mesencéfalo **2:** 330-331
- do prosencéfalo **2:** 329-332
- do tálamo **2:** 359, 372
- - dorsal(is) **2:** 326-327, 330, 340, 344
- - - posterior **2:** 359
- - mediais **2:** 326-327, 331, 340, 344
- - mediano **2:** 359
- - ventrais **2:** 326-327, 331, 344
- dorso-medial do hipotálamo **2:** 360
- emboliforme **2:** 309
- globoso **2:** 309
- habenular **2:** 331, 348
- interpeduncular **2:** 357
- intralaminares do tálamo **2:** 359
- lentiforme **2:** 327, 361-364
- motores laterais da medula espinal **2:** 288
- motores mediais da medula espinal **2:** 288
- olivar principal **2:** 209
- parafasciculares do tálamo **2:** 359
- paraventricular anterior do tálamo **2:** 359
- paraventricular do hipotálamo **2:** 360
- posterior do hipotálamo **2:** 360
- pré-óptico **2:** 360
- pulposo do disco intervertebral **1:** 39, 48
- pulvinares **2:** 359
- reticulares do tálamo **2:** 358-359, 361, 372, 376
- rubro **2:** 337, 341, 360, 366-367, 372-373, 382, 389
- subtalâmicos **2:** 361-372, 376, 382
- supra-óptico **2:** 360
- supraquiasmático **2:** 360
- tegmentais **2:** 360
- tuberais **2:** 360
- ventrais anteriores do tálamo **2:** 359
- ventrais intermédios do tálamo **2:** 359
- ventrais posteriores do tálamo **2:** 372
- ventrais póstero-laterais do tálamo **2:** 359
- ventrais póstero-mediais do tálamo **2:** 359
- ventro-medial do hipotálamo **2:** 360
Nulípara **2:** 294

O

Óbex **2:** 334-335
Odontogênese **2:** 56-57
Oftalmoscópio **2:** 337
Olécrano **1:** 93-95, 104-107, 111, 114-115, 124-125, 143, 152, 159-160
Olho **2:** 364
Oliva **2:** 335, 346, 372
Ombro **1:** 144
- artérias **1:** 140, 142-143

- articulação **1:** 90-91, 95-98, 100-101, 147, 156
- cíngulo **1:** 84, 87
- - inserções musculares **1:** 112
- músculos **1:** 106-111
- nervos **1:** 140, 142-143
- - cutâneos **1:** 135-136
- - subcutâneos **1:** 135-136
- região **1:** 106
- - anterior
- - - artérias **1:** 140-141
- - - nervos **1:** 140-141
- - - - subcutâneos **1:** 151
- - - veias subcutâneas **1:** 151
- - artérias **1:** 142-143
- - nervos **1:** 142-143
- - posterior
- - - artérias **1:** 142-143
- - - nervos **1:** 142-143
- veias **1:** 135-137
- - subcutâneas **1:** 135-137
Omento maior **1:** 65; **2:** 188, 191, 208-211, 214, 220, 224
Omento menor **2:** 188-189, 191, 209
Opérculo parietal **2:** 355
Opérculo temporal **2:** 355, 370
Ora serrata da retina **2:** 405-406, 408
Orbículo ciliar **2:** 406, 408
Órbita **2:** 5, 15, 72-77, 368, 392, 394, 397, 399-403, 410-414, 416-419
- teto **2:** 357
- veias **2:** 383
Orelha **2:** 390, 408
- cartilagem **2:** 390
- externa **2:** 391, 394
- interna **2:** 391, 403
- média **2:** 391, 393-394
- pavilhão **2:** 390
Órgão(s)
- abdominais **2:** 188-190, 208-211
- da audição **2:** 391, 404
- da pelve **2:** 252-254, 258
- - menor **2:** 244-247
- - - femininos **2:** 265, 268-269
- - - masculinos **2:** 264, 268-269
- de Corti → Órgão espiral da cóclea
- endócrinos **1:** 15
- espiral **2:** 436
- - da cóclea **2:** 404
- extraperitoneais **2:** 171
- genitais
- - femininos externos **2:** 295
- - femininos internos **2:** 259-263, 265
- - masculinos externos **2:** 300, 302
- - masculinos internos **2:** 264
- intraperitoneais **2:** 189
- pélvicos **2:** 258, 264-265
- - femininos **2:** 253, 258-263, 265
- - masculinos **2:** 252, 254, 256-257, 264, 268-269
- retroperitoneais **2:** 189
- torácicos **1:** 18-21; **2:** 126-127, 150-151, 154-161, 172
- urinários **2:** 240
- vestibulococlear **2:** 423
Origem dos músculos **1:** 10
Orofaringe → Parte oral da faringe
Ossículos da audição **2:** 429
- - articulações **2:** 429

Osso(s)
- (basilar) **2:** 19
- capitato **1:** 8, 92-94, 102-104, 123, 129
- carpais **1:** 8, 82-83, 92-94
- carpo **1:** 92-94
- centro de ossificação da cabeça do fêmur **1:** 177
- cóccix **1:** 28, 34-35, 38-40, 184-185, 187-189, 239; **2:** 252, 282-285, 291-292, 306, 310
- compacto **1:** 7
- costais **1:** 44
- cubóide **1:** 198-200, 202-203, 223-225, 229
- cuneiforme(s) **1:** 200, 223
- - intermédio **1:** 198-200, 202-203, 223-225, 229
- - lateral **1:** 198-200, 202-203, 223, 225, 229
- - medial **1:** 198-200, 202-203, 223-224, 229
- da coxa **1:** 196-197
- da mão **1:** 92-94
- da perna **1:** 182
- - da parte inferior **1:** 182-183
- desenvolvimento **1:** 8
- do arco lateral do pé **1:** 199
- do arco medial do pé **1:** 189
- do corpo **1:** 9
- - humano **1:** 2-3
- do pé **1:** 198-200, 202-203, 222-225
- do quadril **1:** 40, 170, 172, 176, 220-221, 225; **2:** 194-195, 217, 250
- - desenvolvimento **1:** 176
- - infantil **1:** 176
- - inserções musculares **1:** 227
- - músculos **1:** 222-226
- dos dedos da mão **1:** 86-87, 96-98
- dos dedos do pé **1:** 184-185, 198-200, 202
- escafóide **1:** 8, 96-98, 108, 110, 129, 135-136, 169
- esfenóide **1:** 53; **2:** 4, 6, 8, 10, 12, 14, 17-20, 22, 27-28, 69-70, 72, 74, 77, 399-401, 412
- esponjoso **1:** 7
- etmóide **2:** 10-11, 14, 16-20, 24, 28, 68-70, 72, 74, 77, 102, 104, 316, 399-401
- frontal **1:** 91; **2:** 3-4, 6-11, 14, 17-21, 28, 69-70, 72, 368, 379, 381, 388-389, 392, 399-401, 416
- hamato **1:** 8, 92-94, 102-104, 123-124, 129
- hióide **1:** 18, 20-21; **2:** 33, 42-44, 58-63, 67, 79-82, 84, 92-93, 107, 112-115
- - inserções musculares **2:** 34-35
- ilíaco **1:** 186-187, 190-191, 208, 274; **2:** 225, 242-243, 266, 277, 279-283, 290
- inca **2:** 3
- (incisivo) **2:** 20, 27-28
- interparietal **2:** 3
- ísquio **1:** 186-187, 190-191, 208, 277; **2:** 279, 281, 283, 294, 307
- lacrimal **2:** 6, 17-18, 20, 69-71, 399-400
- metacarpais **1:** 8, 86-87, 96-98, 108-110, 130-133, 135, 175-177
- metatarsais **1:** 184-185, 198-200, 202, 223-225, 229
- nasal **1:** 91; **2:** 4, 6, 8, 10, 17-18, 20, 28, 68-70, 76, 104, 400-401
- navicular **1:** 198-200, 202, 221, 223-225, 229
- occipital **1:** 51, 53, 62, 91; **2:** 3, 6-12, 14, 18-20, 25, 63, 65, 86, 318, 321, 353, 379, 381, 384-391, 392, 441

- palatino **2:** 10, 12, 18-20, 26-28, 68-72, 400
- parietal **1:** 91; **2:** 3-4, 6-11, 17-20, 24, 318, 324, 400
- pélvico → Osso do quadril
- petroso **2:** 293, 395-396, 399-400, 402, 406-409
- piramidal **1:** 8, 92-94, 102, 104, 123, 129, 159
- pisiforme **1:** 8, 96-98, 108-110, 127-130, 136, 162-163, 171-172
- púbis **1:** 81, 186, 190-191, 208, 275; **2:** 254, 264, 278, 280, 282-287, 290, 293-294, 301-302, 304, 307
- sacro **1:** 28-29, 34-35, 38-39, 184-189, 191, 205, 208, 239; **2:** 247, 252-253, 263-264, 279, 281, 284-287, 290-291, 307, 310
- semilunar **1:** 8, 92-94, 102, 104, 129, 159
- sesamóides da mão **1:** 96-98, 108
- sesamóides do pé **1:** 198-200, 202
- sutural(is) **2:** 3
- - calvária **2:** 3
- tarsais **1:** 184-185, 198-199, 202
- temporal **2:** 4-6, 8-10, 12, 14-15, 17-20, 23, 32-33, 42-43, 61-62, 65, 72, 114, 317, 329, 384-385, 391, 393-394, 400, 423-427, 431, 437-441
- trapézio **1:** 8, 96-98, 108-110, 135
- trapezóide **1:** 8, 96-98, 108-110, 135
- união **1:** 9
- varredura **1:** 3
- zigomático **2:** 4, 6, 8, 17-20, 32, 62, 72-73, 76-77, 399-400
Osteogênese **1:** 8
Óstio
- abdominal da tuba uterina **2:** 259-260
- atrioventricular direito **2:** 151, 155, 157
- atrioventricular esquerdo **2:** 149, 151, 155, 157
- cárdico **2:** 192, 224
- da aorta **2:** 157
- da artéria coronária direita **2:** 149-150, 156
- da artéria coronária esquerda **2:** 149-150
- da uretra **2:** 235
- - externo **2:** 277
- - interno **2:** 277
- da vagina **2:** 291, 294-295, 306
- da valva ileal **2:** 177-178
- da veia cava inferior **2:** 132, 134
- da veia cava superior **2:** 132
- do apêndice vermiforme **2:** 195-196, 237
- do tronco pulmonar **2:** 148, 157
- do ureter **1:** 17; **2:** 252-253, 255, 257, 268, 276
- do útero **2:** 253, 259-260, 263, 294
- - externo **2:** 243, 268
- - interno **2:** 243
- externo da uretra **1:** 17; **2:** 252-253, 260, 291, 294-295, 302-303, 306
- faríngeo da tuba auditiva **2:** 45, 52, 55, 57, 88, 90
- herniário, externo **1:** 249
- herniário, interno **1:** 249
- ileal **2:** 177, 194-195, 205
- interno da uretra **1:** 17; **2:** 232-233, 235, 246, 258, 277
- maxilar acessório **2:** 56
- pilórico **2:** 174-176, 194
- timpânico da tuba auditiva **2:** 430
- uterino da tuba uterina **2:** 260

Otoscópio **2:** 293; **2:** 392
Ovário **1:** 15, 17; **2:** 181, 253, 258-261, 265, 275, 277-278
- artérias **2:** 241

P

Palato **2:** 102
- duro **1:** 53; **2:** 12, 46-47, 50, 55, 59, 66, 69, 71, 76, 87, 363, 397, 418-419, 427
- mole, músculos **2:** 7, 46-47, 59, 64, 66, 69, 71, 104, 116, 427
- ósseo **2:** 5, 7, 9, 59, 69-71
- túnica mucosa, inervação **2:** 88
Pálio → Córtex cerebral
Palma da mão **1:** 111-170, 172
- artérias **1:** 170-172
- nervos **1:** 170-172
Pálpebras **2:** 364-366
- inferior **2:** 394, 396, 411, 416
- olho **2:** 384-386
- superior **2:** 394, 396, 398, 411, 416
Pâncreas **1:** 16, 18-19; **2:** 172-173, 188-190, 204, 206, 209, 214, 216-218, 221-224, 226-228, 245-246, 270
Papila(s)
- circunvaladas **2:** 47, 60, 115, 117
- do ducto parotídeo **2:** 59
- filiformes **2:** 47
- folhadas **2:** 47, 60
- fungiformes **2:** 47, 60
- gengivais **2:** 46
- ileal **2:** 195, 213
- incisiva **2:** 46-47
- interdental → Papilas gengivais
- lacrimal inferior **2:** 396-397
- lacrimal superior **2:** 396-397
- maior do duodeno **2:** 205-206
- mamária **1:** 74-75, 77-78
- menor do duodeno **2:** 206
- renais **2:** 232
"Paraflóculo" **2:** 337
Parede(s)
- abdominal
- - anterior **1:** 75, 77, 79; **2:** 238, 272-273
- - - artérias **1:** 77
- - - veias **1:** 77
- - artérias **1:** 75
- - músculos **1:** 62-66
- - posterior **2:** 206-207, 228
- - - artérias **2:** 228
- - - nervos **2:** 228
- - - veias **2:** 228
- - veias **1:** 75
- anterior
- - da faringe **2:** 101
- - da vagina **2:** 240, 245
- - do tórax **1:** 75
- da faringe
- - artérias **2:** 100
- - nervos **2:** 100
- - veias **2:** 100
- do nariz, lateral, óssea **2:** 55-57
- do tórax **1:** 68, 72-73, 75-76, 79
- - linfonodos **1:** 72-74
- - vasos linfáticos **1:** 72-74
- externa do ducto coclear **2:** 436

- inferior da órbita **2:** 72-73
- labiríntica da cavidade timpânica **2:** 428, 430
- lateral da órbita **2:** 15, 72, 403
- medial da órbita **2:** 15, 72-73, 399, 403
- membranácea da cavidade timpânica **2:** 430
- membranácea da traquéia **2:** 63-64, 79-80, 125
- posterior da vagina **2:** 259-260
- posterior do estômago **2:** 209
- superior da órbita **2:** 72-73, 368, 392, 418-419
- torácica **1:** 68, 72-74, 76, 79
- - artérias **1:** 75; **2:** 93
- - linfonodos **1:** 72-74
- - músculos **1:** 62-64
- - nervos **2:** 93
- - vasos linfáticos **1:** 72-74
- - veias **1:** 75; **2:** 93
- vestibular do ducto coclear **2:** 436
Parênquima do testículo **2:** 297
Parte(s)
- abdominal
- - da aorta **1:** 12-14; **2:** 121, 123, 173, 180, 189, 200, 204, 207, 214, 217, 220-221, 226-228, 231, 234-232, 240-246, 250-251, 254, 263, 266, 272, 274-275
- - do esôfago **2:** 121, 192-193, 226-227
- - do músculo peitoral maior **1:** 63-65
- - do ureter **2:** 238
- acromial do músculo deltóide **1:** 114
- alar do músculo nasal **2:** 36
- alveolar da mandíbula **2:** 9, 29-31, 50
- anterior
- - do fórnice da vagina **2:** 260
- - do lóbulo quadrangular do cerebelo **2:** 308
- - do pedúnculo cerebral **2:** 309, 358, 385
- anular da bainha fibrosa
- - do hálux **1:** 252
- - do indicador **1:** 127
- - dos dedos da mão **1:** 121
- ariepiglótica, **2:** 67
- ascendente da aorta **1:** 12, 14; **2:** 92, 110, 120, 123, 138, 140, 144-146, 148, 150-151, 153, 156, 160, 164-165, 167, 175-176, 179-180, 182-183, 185
- ascendente do duodeno **2:** 206, 212, 226
- atlântica da artéria vertebral **1:** 62; **2:** 87, 93, 116, 319, 329
- autônoma do sistema nervoso **1:** 24, 25
- - da cavidade retroperitoneal **2:** 248-249
- - da cavidade superior do tórax **2:** 95-96, 166
- - da cavidade torácica **2:** 167
- - da parte superior do abdome **2:** 167
- - do espaço retroperitoneal **2:** 248-249
- - do pescoço **2:** 95-96, 166
- - do tórax **2:** 95-96, 166-167
- basilar do occipital **1:** 37, 49; **2:** 8, 18, 49, 51, 290, 294
- cartilagínea da tuba auditiva **2:** 51
- cartilagínea do meato acústico externo **2:** 392
- cartilagínea do septo nasal **2:** 54
- cavernosa da artéria carótida interna **2:** 292-293, 301-302, 359-360, 378
- central do sistema nervoso **1:** 22
- - divisão **2:** 203
- central do ventrículo lateral **2:** 327, 350-352, 354-355, 358, 372-373, 378-379, 381, 386-388, 393, 440

- ceratofaríngea do músculo constritor médio da faringe **2:** 42, 60-62
- cerebral da artéria carótida interna **2:** 91, 328, 392, 410
- cervical
- - da artéria carótida interna **2:** 91, 319, 328-329
- - da artéria vertebral → Parte transversária da vertebral
- - da coluna vertebral **1:** 28, 31, 36-37, 51-53
- - do esôfago **2:** 67, 121-122
- ciliar da retina **2:** 406-408, 416
- clavicular do músculo deltóide **1:** 114
- "clavicular" do músculo esternocleidomastóideo **2:** 43-44
- clavicular do músculo peitoral maior **1:** 65-66
- coberta da coluna do fórnice **2:** 324, 328, 334
- compacta da substância negra **2:** 360
- condrofaríngea do músculo constritor médio da faringe **2:** 42-43, 60, 62
- convoluta do córtex renal **2:** 212
- costal da pleura parietal → Pleura costal
- costal do diafragma **1:** 72-73; **2:** 244
- cricofaríngea do músculo constritor inferior da faringe **2:** 39, 61-62
- cruciforme da bainha fibrosa
- - do hálux **1:** 252
- - do indicador **1:** 127
- - dos dedos da mão **1:** 121
- descendente da aorta **1:** 12, 14; **2:** 92, 120-123, 142, 159, 175-181, 183, 272
- descendente do duodeno **2:** 173, 205-206, 209, 212, 217-218, 237, 245, 270
- diafragmática da pleura parietal → Pleura diafragmática
- do corpo humano **1:** 2
- escamosa do temporal **2:** 4, 6, 10, 12, 17, 20, 26, 368, 391-392, 399
- esfenoidal da artéria cerebral média **2:** 298
- espinal do músculo deltóide **1:** 108
- esponjosa da uretra masculina **2:** 237, 266, 277
- esternal do diafragma **1:** 68-69
- "esternal" do músculo esternocleidomastóideo **2:** 34-36
- esternocostal do músculo peitoral maior **1:** 63-65
- flácida da membrana timpânica **2:** 392
- glossofaríngea do músculo constritor superior da faringe **2:** 60-62
- horizontal do duodeno **2:** 188, 193, 206, 212, 217, 220, 226, 246
- inferior do duodeno → Parte horizontal do duodeno
- inferior do nervo vestibular **2:** 437
- infraclavicular do plexo braquial **1:** 140, 150-151
- insular da artéria cerebral média **2:** 325, 327
- interaritenóidea da rima da glote **2:** 83
- intercartilagínea da rima da glote **2:** 83
- intermembranácea da rima da glote **2:** 83
- intracanalicular do nervo óptico **2:** 390, 402, 410
- intracraniana da artéria vertebral **2:** 93, 319, 329
- intracraniana do nervo óptico **2:** 358, 370, 378
- intramural do ureter **2:** 255

- irídica da retina **2:** 406-407, 416
- labial do músculo orbicular da boca **2:** 34-36
- lacrimal do músculo orbicular do olho **2:** 32
- laríngea da faringe **1:** 16; **2:** 64, 66-67, 82, 117, 122, 183
- - do fórnice da vagina **2:** 260
- - do occipital **1:** 51; **2:** 20, 25
- - do pilar direito da parte lombar do diafragma **2:** 105
- - do pilar esquerdo da parte lombar do diafragma **2:** 105
- - do sacro **1:** 34-35
- livre da coluna do fórnice **2:** 356, 360
- lombar da coluna vertebral **1:** 28, 38-39, 48
- lombar do diafragma **1:** 70-71, 73; **2:** 121-122, 173, 200, 207, 214, 218, 228, 242-245
- mastóidea do temporal **2:** 23
- medial do pilar direito da parte lombar do diafragma **2:** 121
- (medial) do pilar esquerdo da parte lombar do diafragma **2:** 121
- mediastinal da pleura parietal → Pleura mediastinal
- membranácea da uretra masculina **2:** 235-237, 266, 277
- membranácea do septo interventricular **2:** 149
- muscular do septo interventricular **2:** 150, 163
- não cartilagínea do meato acústico externo **2:** 392
- nasal da faringe **1:** 16; **2:** 59, 64, 66-67, 69, 77, 87, 116
- oblíqua do músculo cricotireóideo **2:** 80, 84
- opercular do giro frontal inferior **2:** 316, 323, 338
- óptica da retina **2:** 406, 408, 416
- oral da faringe **1:** 16; **2:** 11, 46, 59, 66-67, 117
- orbital
- - da glândula lacrimal **2:** 397
- - do frontal **2:** 4, 7-10, 21, 368, 389, 392, 416, 419
- - do giro frontal inferior **2:** 342
- - do músculo orbicular do olho **2:** 34-36, 38, 398
- - do nervo óptico **2:** 368, 384-385, 391-392, 394, 402, 410, 416-417, 419
- óssea do septo nasal **2:** 68
- palpebral da glândula lacrimal **2:** 397
- palpebral do músculo orbicular do olho **2:** 34-36, 38, 398
- parassimpática da divisão autônoma do sistema nervoso **1:** 24; **2:** 231, 248-249
- - da cavidade retroperitoneal **2:** 248-249
- - da divisão autônoma **1:** 24; **2:** 231
- patente da artéria umbilical **2:** 266
- periférica do sistema nervoso **1:** 22
- petrosa da artéria carótida interna **2:** 319, 328-329, 410
- petrosa do temporal **2:** 5, 9, 14, 20, 317, 329, 385, 391, 394, 431, 437-441
- pigmentada da retina **2:** 374
- pilórica do estômago **2:** 191-194, 209, 212, 218, 245
- pós-comunicante da artéria cerebral anterior **2:** 319, 325, 328

- pós-comunicante da artéria cerebral posterior **2:** 319, 325
- pós-sulcal da língua **2:** 65, 115
- posterior do fórnice da vagina **1:** 17; **2:** 253
- posterior do pedúnculo cerebral **2:** 309
- pré-comunicante da artéria cerebral anterior **2:** 319, 325, 328
- pré-comunicante da artéria cerebral posterior **2:** 319, 325
- pré-sulcal da língua **2:** 101
- pré-vertebral da artéria vertebral **1:** 62; **2:** 93, 134
- profunda do músculo masseter **2:** 36, 112
- prostática da uretra masculina **2:** 255-257, 284, 303
- pterigofaríngea do músculo constritor superior da faringe **2:** 62
- radiada do córtex renal **2:** 212
- reta do músculo cricotireóideo **2:** 80, 84
- reticular da substância negra **2:** 360
- retrolentiforme da cápsula interna **2:** 364-365
- simpática da divisão do sistema nervoso, **1:** 24; **2:** 231, 248-249
- - da parte superior do abdome **2:** 167
- - do pescoço **2:** 95-96, 166
- - do tórax **2:** 95-96, 166-167
- sublentiforme da cápsula interna **2:** 364-365, 376
- superficial do músculo masseter **2:** 36, 112-113
- superior do duodeno **2:** 189, 191-194, 206, 212, 217, 224, 226, 245
- superior do nervo vestibular **2:** 437
- supraclavicular do plexo braquial **1:** 140
- supratarsal da pálpebra superior **2:** 396
- talamolentiforme da cápsula interna **2:** 333
- talonavicular da articulação talocalcaneonavicular **1:** 223, 229
- tarsal da pálpebra superior **2:** 396
- tensa da membrana timpânica **2:** 424
- terminal da artéria cerebral posterior **2:** 298
- terminal do íleo **2:** 195-196, 208, 212-213, 218, 220, 224, 247, 258
- tibiocalcânea do ligamento medial da articulação talocrural **1:** 226, 228
- tibionavicular do ligamento medial da articulação talocrural **1:** 220, 226
- tibiotalar anterior do ligamento medial da articulação talocrural **1:** 226
- tibiotalar posterior do ligamento medial da articulação talocrural **1:** 226
- timpânica do temporal **2:** 8, 23, 423-424
- tireofaríngea do músculo constritor inferior da faringe **2:** 60-62, 82
- torácica da aorta **1:** 14, 80; **2:** 120-123, 159, 175-181, 183, 185
- torácica da coluna vertebral **1:** 28, 46-47
- torácica do esôfago **2:** 121-122
- transversa do músculo nasal **2:** 34-36
- transversária da artéria vertebral **1:** 62; **2:**86, 88, 93, 117, 134, 319, 329
- triangular do giro frontal inferior **2:** 342
- uterina da tuba **2:** 260
- vaginal do colo do útero **2:** 294
Patela **1:** 10, 184, 195, 209-212, 214, 216-218, 230, 233-235, 240, 244-245, 261, 275, 281, 286-287
Pé **1:** 2, 230-231, 286-287

- anserino **1:** 233, 235, 245, 288
- arcos **1:** 203
- - longitudinal **1:** 203
- - transversal **1:** 203
- artérias **1:** 287, 297
- - da planta **1:** 295-305
- articulações **1:** 206-213, 215
- bainhas sinoviais **1:** 261
- bainhas tendíneas **1:** 261
- construção dos arcos **1:** 286
- dermátomos **1:** 134, 244
- do hipocampo **2:** 350-352, 355, 357, 376
- dorso
- - artérias **1:** 294
- - fáscias **1:** 230
- - músculos **1:** 231-232, 236
- - nervos **1:** 294
- - - cutâneos **1:** 286, 294
- - - subcutâneos **1:** 286, 294
- - veias **1:** 294
- - - subcutâneas **1:** 294
- esqueleto **1:** 184-189, 209-211
- - inserções musculares **1:** 260
- fileira óssea lateral **1:** 203
- fileira óssea medial **1:** 203
- inserções musculares **1:** 260
- ligamentos **1:** 206-208, 212-213, 215
- músculos da planta **1:** 257-258
- músculos interósseos **1:** 259
- nervos **1:** 286
- - da planta **1:** 295-296
- - subcutâneos **1:** 286-294
- ossos **1:** 206, 208-211
- planta
- - artérias **1:** 295-296
- - músculos **1:** 237-238
- - nervos **1:** 285
- - - subcutâneos **1:** 285
- - veias **1:** 285
- - - subcutâneas **1:** 285
Pecíolo epiglótico **2:** 64-65
Pedículo do arco vertebral **1:** 32-33, 45
Pedúnculo(s)
- cerebelar(es) **2:** 372-373
- - inferior **2:** 334-336
- - médio **2:** 334-337, 336-347, 372, 375, 393
- - superior **2:** 334-337, 366, 375
- cerebral **2:** 334-335, 337, 341, 347, 360, 364-367, 372-373, 376, 383, 390, 417
- da tonsila do cerebelo **2:** 337
- do flóculo **2:** 337
Peitoral, bolsa **1:** 110
Pele **1:** 11
- linhas de clivagem **1:** 11
Pêlos **1:** 11
Pelve **1:** 2, 192; **2:** 239, 252-253, 268-269, 276-287
- abertura inferior **1:** 192
- abertura superior **1:** 192
- artérias **2:** 229, 234, 244-245
- articulação da **1:** 204-205
- assoalho **2:** 290-292
- - músculos do **2:** 290-292
- cíngulo, ligamentos **1:** 204-205
- entrada **1:** 192
- espaço **1:** 192
- esqueleto **1:** 186-189, 191-192
- - feminina **1:** 186, 188-189, 192

- - infantil **1:** 191
- - masculina **1:** 186, 188
- estreito **1:** 192
- feminina **2:** 233, 238-243, 245-247
- inserções musculares **1:** 242
- ligamentos **1:** 204-205
- linfonodos **2:** 181
- masculina **2:** 252, 254, 264, 274
- medidas **1:** 192
- menor **2:** 235, 244, 246-247, 276
- - artérias **2:** 234, 244-245
- - feminina **2:** 233, 238-247, 250-253, 256-257, 260
- - - artérias **2:** 265
- - - nervos **2:** 265
- - - órgãos **2:** 265, 268-269
- - - tecido conectivo **2:** 268-269
- - masculina **2:** 256, 257, 264-268, 269, 274, 276, 277, 280, 281, 284, 285, 292, 302
- - - artérias **2:** 264
- - - órgãos **2:** 268-269
- - - tecido conectivo **2:** 268-269
- - veias **2:** 264
- nervos **2:** 256-257, 270
- óssea **1:** 172-175, 178
- - feminina **1:** 253, 263, 275
- - infantil **1:** 191
- - masculina **1:** 172, 174
- renal **1:** 17; **2:** 208, 211-212, 214, 216-217, 287
- - ampular **2:** 216
- - dendrítica **2:** 216
- vasos linfáticos **2:** 163
- veias **2:** 234, 244-245
Pênis **1:** 17; **2:** 188, 252, 254, 276, 280, 285, 287, 293, 300-304
- artérias **2:** 303
- bulbo **2:** 293
- corpo **2:** 274, 275, 276, 278
- eréteis **2:** 301
- fáscia superficial **2:** 302
- raiz **2:** 278
- veias, dorsal profunda **2:** 276
- veias, dorsal superficial **2:** 276
Pericárdio **2:** 123, 139, 141, 160, 190
- fibroso **2:** 123, 138, 141, 167, 169, 182, 183
- seroso **2:** 123, 139, 141, 150, 160, 161, 172, 173
Pericôndrio **1:** 9
Perimétrio **2:** 233, 243
Períneo **1:** 17; **2:** 291, 293, 305, 307
- feminino **2:** 291, 305, 307
- - artérias **2:** 306
- - nervos **2:** 306
- - veias **2:** 306
- masculino **2:** 292, 305
- - artérias **2:** 305
- - músculos **2:** 291-293
- - nervos **2:** 305
- - veias **2:** 305
- músculos **2:** 291-293
Periodonto **2:** 48
Periórbita **2:** 72, 411, 413, 416
Periórquio **2:** 296, 297, 300
Periósteo **1:** 9-10, 214; **2:** 311-312
"Peritendão" **1:** 10
Peritônio **1:** 265; **2:** 197, 211, 261, 276, 277
- linhas de reflexão **2:** 207

Índice Alfabético

- parietal **1:** 65, 69, 81; **2:** 189, 214, 218, 224, 237, 240, 244, 252, 253, 266, 274-275, 299, 302
- visceral **2:** 189, 194, 252
Perna **1:** 272-277
- artérias **1:** 250-251, 267-269, 271
- articulações **1:** 205
- dermátomos **1:** 134, 242-244
- fáscias **1:** 230
- inervação cutânea **1:** 242-243
- inervação segmentar **1:** 134, 242-243
- inserções musculares **1:** 235
- linfonodos **1:** 245
- músculos **1:** 231-234
- nervos **1:** 267-268, 271
- - cutâneos **1:** 242, 243, 266, 270
- - subcutâneos **1:** 266, 270
- ossos **1:** 182-183
- relevos da superfície **1:** 216-217
- vasos linfáticos **1:** 245
- veias **1:** 246-247, 267-268
- - perfurantes **1:** 246
- - profundas **1:** 246
- - subcutâneas **1:** 246, 248, 266-268, 270
- - superficiais **1:** 246, 248
Pescoço **2:** 33, 47, 72-75, 91, 164-165
- artérias **2:** 78-79, 91-93, 97-99, 118, 149, 165
- - superficiais **2:** 92
- coluna vertebral cervical **1:** 31, 36-37, 49-51
- dermátomos **2:** 82-83
- divisão autônoma do sistema nervoso **2:** 95-96
- fáscias **2:** 33-35
- inervação cutânea **2:** 82-83, 91-92
- inervação segmentar **2:** 82-83
- lâmina pré-traqueal **2:** 33
- lâmina superficial **2:** 33
- linfonodos **2:** 81
- medula cervical **2:** 288
- músculos **1:** 55, 60; **2:** 34-37
- nervos **2:** 91-93, 97-99, 149
- - subcutâneos **2:** 91-92
- parte simpática do sistema nervoso **2:** 95-96, 166
- - da divisão autônoma **2:** 95-96, 166
- plexo cervical **2:** 94
- vasos linfáticos **2:** 81
- veias **2:** 92-93, 97-99, 149, 164
- - subcutâneas **2:** 91-92
- - superficiais **2:** 91-92
- vértebras cervicais **1:** 29-31, 60
- vias subcutâneas **2:** 91-92
Pia-máter, parte encefálica **2:** 324, 358, 437
Pia-máter, parte encefálica → Pia-máter craniana
Pia-máter, parte espinal **2:** 311, 313, 324
Pilar
- da parte lombar do diafragma
- - direito **1:** 69; **2:** 105-106, 155, 182, 196, 208, 220-223
- - esquerdo **1:** 69; **2:** 105-106, 182, 189, 196, 200
- do fórnice **2:** 322, 324-325
- lateral do anel inguinal superficial **1:** 66
- medial do anel inguinal superficial **1:** 66
- membranáceo comum do ducto semicircular **2:** 405
- membranáceo simples do ducto semicircular **2:** 405

- ósseo
- - ampular anterior do canal semicircular **2:** 401
- - comum do canal semicircular **2:** 401-402
- - simples do canal semicircular **2:** 401-402
Pilar do cérebro → Parte anterior do pedúnculo do cérebro
Piloro **2:** 154, 173
Pirâmide da medula oblonga **2:** 306, 309
Pirâmide do verme **2:** 307-309
Pirâmide renal **2:** 212
Placenta **1:** 13; **2:** 263
- delivramento **2:** 263
Plano(s) **1:** 5
- coronal **1:** 5
- do corpo **1:** 5
- frontal **1:** 5
- horizontal **1:** 5
- medial **1:** 5
- mediano **1:** 5
- "nucal" **2:** 8, 18
- occipital **2:** 25
- paramediano **1:** 5
- sagital **1:** 5
- "temporal" **2:** 6, 24
- transversal **1:** 5
Planta do pé **1:** 231, 295, 297
- artérias **1:** 279-280
- músculos **1:** 237-238
- nervos **1:** 279-280
Platisma **2:** 34-36, 38-39, 59, 63, 88, 99, 105-107, 112-113, 117
Pleura **2:** 127, 170
- costal **2:** 150-151, 154-157
- diafragmática **2:** 168
- margens **2:** 170
- mediastinal **2:** 168, 169
- parietal **1:** 78; **2:** 168-169, 171-175, 229, 237
- pulmonar → Pleura visceral
- visceral **2:** 131, 169, 172-175
Plexo(s)
- aórtico abdominal **1:** 25; **2:** 270-275
- aórtico torácico **2:** 185
- basilar **1:** 53; **2:** 16-317, 320-321
- braquial **1:** 72, 76, 140, 141, 148, 151, 154; **2:** 43, 86, 89, 95, 106, 110, 112, 117, 183-185
- cardíaco **2:** 110, 167, 184, 185
- carótico
- - comum **1:** 25; **2:** 114
- - externo **1:** 25; **2:** 101, 103, 110
- - interno **1:** 25; **2:** 101-102, 109-110, 184, 414
- celíaco **1:** 25; **2:** 270-271
- cervical **1:** 72; **2:** 42-43, 45, 107-108
- coccígeo **2:** 249
- corióideo
- - do prosencéfalo **2:** 358
- - do quarto ventrículo **2:** 352, 336-337, 347, 353, 372
- - do terceiro ventrículo **2:** 327, 332, 351, 353, 358, 372, 376
- - dos ventrículos laterais **2:** 327, 354-355, 358, 364, 372, 376, 378-381, 383, 386-388, 393-394
- da veia jugular interna **2:** 114
- dental inferior **2:** 98-100
- dental superior **2:** 98-100

- entérico **2:** 270, 271
- esofágico **1:** 25; **2:** 185
- esplênico **2:** 270, 271
- faríngeo do nervo vago **2:** 110, 114
- gástrico **1:** 25
- hepático **1:** 25; **2:** 270-271
- hipogástrico inferior **1:** 24-25; **2:** 267, 270-275
- hipogástrico superior **1:** 25; **2:** 231, 248-249
- ilíaco **1:** 25; **2:** 270, 272, 274-275
- intermesentérico **2:** 270
- intraparotídeo **2:** 98-99, 112-113
- linfático axilar **1:** 15; **2:** 181
- lombar **1:** 241-243, 258-259; **2:** 229, 248
- lombossacral **1:** 258; **2:** 248-249
- mesentérico inferior **1:** 25; **2:** 270-275
- mesentérico superior **1:** 25; **2:** 270-271
- ovárico **1:** 25; **2:** 270-272, 275
- pampiniforme **1:** 69; **2:** 296-298, 300, 304
- pélvico → Plexo hipogástrico inferior
- pterigóideo **2:** 94, 415
- pulmonar **1:** 25; **2:** 110, 185
- renal **1:** 25; **2:** 270-271
- retal
- - inferior **2:** 267, 274-275
- - médio **2:** 267, 270-271, 274-275
- - superior **2:** 270
- sacral **1:** 241-243, 258-259; **2:** 248-249, 254, 264-265, 267, 270-272
- testicular **2:** 270-272, 274
- timpânico **2:** 103, 430
- tireóideo ímpar **1:** 14; **2:** 167
- uretérico **2:** 270-271
- venoso
- - areolar **1:** 79
- - basilar → Plexo basilar
- - faríngeo → Plexo faríngeo da veia jugular interna
- - prostático **2:** 276, 280, 302
- - retal **2:** 223, 277
- - sacral **2:** 313
- - vaginal **2:** 277
- - vertebral anterior **2:** 311, 313
- - vertebral interno **2:** 313
- - vertebral posterior **2:** 311-313
- - vesical **2:** 274-275
Polegar **1:** 96-97, 111, 129
Pólo
- anterior da lente **2:** 406-409
- anterior do bulbo do olho **2:** 406
- do rim **2:** 228, 235, 240, 244
- do testículo **2:** 296
- frontal **2:** 322, 340-342, 346-347, 380
- occipital **2:** 322, 340-342, 345, 347, 366, 380
- posterior da lente **2:** 409
- posterior do baço **2:** 207
- posterior do bulbo do olho **2:** 406
- superior **1:** 146-147
- - artérias **1:** 146-147
- - da glândula tireóide **2:** 85
- - dermátomos **1:** 138-140, 258
- - inervação cutânea **1:** 138-139
- - inervação segmentar **1:** 138-140, 258
- - temporal **2:** 341-342, 346-347, 355
Polpa do dente **2:** 40
Ponte **1:** 22; **2:** 11, 330-331, 333, 335, 337, 346-347, 351-353, 356, 365, 373, 376, 384-385, 391, 393, 416, 440-441

Índice Alfabético

Ponto lacrimal **2:** 364-365
Ponto nodal do eixo do bulbo do olho **2:** 374
Porção supravaginal do colo do útero **2:** 253, 259-260
Porção vaginal do colo do útero **1:** 17; **2:** 253, 259-260, 277, 294
Poro acústico externo **2:** 6-9, 12, 23, 32-33, 61-62, 317, 427
Poro acústico interno **2:** 10, 14, 16, 23, 33, 317, 432, 435
(Porta arterial do coração) **2:** 139
Porta do fígado **2:** 199
Posição extraperitoneal **2:** 189
Posição intraperitoneal (secundária) **2:** 189
Posição retroperitoneal (secundária) **2:** 189
Posterior **1:** 5
Pré-cúneo **2:** 343
Prega(s)
- alares **1:** 198, 200
- ariepiglótica **2:** 50, 52, 101
- axilar anterior **1:** 62
- ciliares **2:** 376
- circulares do duodeno **2:** 174, 188, 194
- circulares do jejuno **2:** 176
- da corda do tímpano **2:** 430
- da íris **2:** 408
- do nervo laríngeo superior **2:** 64
- duodenal inferior **2:** 226
- duodenal superior **2:** 226
- duodenomesocólica → Prega duodenal inferior
- (faringoepiglótica) **2:** 64-65
- franjada da língua **2:** 46
- gástricas **2:** 192-193
- glossoepiglótica lateral **2:** 60
- glossoepiglótica mediana **2:** 60
- ileocecal **2:** 195
- interuretérica **2:** 255
- lacrimal **2:** 397
- malear anterior **2:** 423-424, 430
- malear posterior **2:** 424, 430
- mucosas da uretra masculina **2:** 303
- mucosas da vesícula biliar **2:** 204
- palatinas transversas **2:** 46-47, 59
- palmadas do canal do colo do útero **2:** 253
- (pancreaticocólica) **2:** 154
- (petroclinóidea anterior) **2:** 316, 320
- (petroclinóidea posterior) **2:** 316, 320
- retouterina **2:** 259, 261
- salpingofaríngea **2:** 59, 64, 104
- semilunar da conjuntiva **2:** 396-397
- semilunares do colo **2:** 195-196
- sinovial **1:** 10-11
- - infrapatelar **1:** 212, 214
- - tibiofibular **1:** 228
- sublingual **2:** 46
- transversas do reto **2:** 197, 252
- - média **2:** 197, 263
- tubárias **2:** 241
- umbilical
- - lateral **1:** 81; **2:** 214, 218, 258, 268
- - medial **1:** 12, 70-71, 81; **2:** 214, 218, 254, 258, 265, 268
- - mediana **1:** 81; **2:** 214, 218, 258, 268
- vesicais transversas do peritônio **1:** 81
- vestibular **2:** 66, 82
- vocal **2:** 66, 82
Prepúcio do clitóris **2:** 295, 307

Prepúcio do pênis **1:** 17; **2:** 252, 300-302
Processo(s)
- acessório da vértebra lombar **1:** 33
- alveolar da maxila **2:** 9, 26-27, 54, 55, 68, 72-73, 401
- anterior do martelo **2:** 429
- articular
- - das vértebras **1:** 30
- - inferior das vértebras **1:** 30-33, 36, 38, 46, 49, 57; **2:** 246, 312
- - inferior do áxis **1:** 30
- - superior
- - - das vértebras **1:** 29-33, 36, 38, 44, 46-49, 57; **2:** 246, 312
- - - do atlas **1:** 31
- - - do áxis **1:** 30; **2:** 86
- - - do sacro **1:** 34-35, 38, 186
- calcâneo do cubóide **1:** 200
- caudado do lobo caudado do fígado **2:** 199
- ciliares **2:** 406-408
- clinóide anterior **2:** 7, 14, 22, 320, 328, 400, 410, 412
- clinóide médio **2:** 14
- clinóide posterior **2:** 14, 22, 316, 328
- cocleariforme **2:** 428
- condilar da mandíbula **2:** 6, 13, 29-32
- coracóide da escápula **1:** 88-89, 91, 99-100, 102-103, 112-113, 116, 148, 150-151, 158-159
- coronóide da mandíbula **2:** 6, 29-32, 50, 77, 87
- coronóide da ulna **1:** 93-95, 105-106, 122
- costiforme da vértebra lombar **1:** 33, 38, 41-42, 48-49; **2:** 310
- esfenoidal do palatino **2:** 26, 71
- espinhoso das vértebras **1:** 29-33, 36-40, 44, 46-49, 57, 62, 204; **2:** 40, 89, 313, 315
- - proeminente **1:** 31
- espinhoso do áxis **1:** 30-31, 36-37, 51-53, 57; **2:** 321
- estilóide da ulna **1:** 93, 96, 98, 105, 108, 111
- estilóide do metacarpal III **1:** 96, 98
- estilóide do rádio **1:** 92, 96-98, 105, 108, 111, 122, 169
- estilóide do temporal **2:** 6, 8, 10, 12, 23, 32-33, 42-43, 61-63, 65, 114, 116-117, 318, 427, 431, 434
- etmoidal da concha nasal inferior **2:** 70-71
- falciforme do ligamento sacrotuberal **1:** 204
- frontal da maxila **2:** 4, 10, 26, 68, 71, 399-401
- frontal do zigomático **2:** 399
- intrajugular do occipital **2:** 25
- intrajugular do temporal **2:** 23
- jugular do occipital **2:** 25
- lateral da tuberosidade do calcâneo **1:** 200-201
- lateral do martelo **2:** 424-429
- lateral do tálus **1:** 201
- lenticular da bigorna **2:** 429-430
- mamilar da vértebra lombar **1:** 33
- mastóide **1:** 57, 61-62; **2:** 4, 6, 8-10, 12, 23, 32-33, 43, 63-64, 87, 106, 114, 116, 425, 427, 431
- maxilar do zigomático **2:** 72
- medial da tuberosidade do calcâneo **1:** 200-201
- muscular da cartilagem aritenóidea **2:** 78-79

- orbital do palatino **2:** 26, 71, 400
- palatino da maxila **2:** 10, 12, 20, 26-28, 68-70, 73, 102, 104, 401
- piramidal do palatino **2:** 26-27, 71, 400
- posterior do tálus **1:** 198, 201-202
- pterigóide do esfenóide **2:** 10, 12, 20, 22, 27-28, 33, 36, 62, 68-70, 77, 400, 427
- (retroarticular) do temporal **2:** 23
- (supracondilar) do úmero **1:** 90
- transverso das vértebras **1:** 29-32, 35-36, 41, 44, 47, 53; **2:** 39, 45, 86, 88-89, 310
- transverso do atlas **1:** 30-31, 51, 57, 61-62; **2:** 39, 45, 86, 116, 319
- transverso do áxis **1:** 30
- uncinado do etmóide **2:** 24, 69-70
- uncinado do pâncreas **2:** 206-217, 220
- vaginal
- - do esfenóide **2:** 22, 28
- - do peritônio **2:** 298-299
- - patente do testículo **2:** 272-273
- - persistente **2:** 299
- vocal da cartilagem aritenóidea **2:** 78, 82
- xifóide **1:** 40, 42, 50, 64, 66, 72; **2:** 158
- zigomático da maxila **2:** 12, 26-27
- zigomático do frontal **2:** 4, 21, 72, 399
- zigomático do temporal **2:** 23, 32, 431
Proeminência
- do canal do facial **2:** 428
- do canal semicircular lateral **2:** 428
- espiral do ducto coclear **2:** 436
- laríngea **2:** 39, 42, 44, 58, 78-79, 84, 111, 113, 167, 182
- malear **2:** 424
Prolapso de disco **1:** 48
Prolongamento do músculo reto lateral do bulbo do olho **2:** 370-371, 379
Promontório da cavidade timpânica **2:** 423, 425, 428, 431, 434
Promontório do sacro **1:** 14, 28, 35, 38-40, 73, 186, 192, 204; **2:** 220, 242-243, 250, 253-254, 258, 264-265, 270, 272, 286-287, 290
Promontório do tímpano → Promontório da cavidade timpânica
Pronação **1:** 5
Prosencéfalo **2:** 330
- núcleos **2:** 329-332
- plexo corióideo **2:** 236
Próstata **1:** 17, 20-21, 276; **2:** 188, 252, 254-257, 264, 269, 274, 276, 280, 284-285, 287, 292, 303
Protuberância mental **2:** 4, 29, 31
Protuberância occipital externa **1:** 55, 57, 59-60; **2:** 10, 12, 20, 25
Protuberância occipital interna **2:** 14, 15, 25, 441
Proximal **1:** 5
Pudendo feminino **2:** 181
Pulmão(ões) **1:** 13, 18-19; **2:** 170
- direito **1:** 16, 20; **2:** 110, 127-130, 132-133, 135, 144-147, 159, 167-168, 172-179, 183, 190, 209, 242, 244
- esquerdo **1:** 12, 16, 21; **2:** 127-130, 132-133, 135, 144-147, 159, 167-168, 172-179, 190, 209, 229, 242, 244
(Pulvinar) do acetábulo **1:** 193
Pulvinar do tálamo **2:** 334-335, 361, 363-364, 367
Punção suboccipital **2:** 353
Pupila **2:** 396, 403-404, 408, 416
Putame **2:** 327, 355, 361-367, 369-373, 376, 378-383, 387-389, 392-394

Q

Quiasma
- crural **1:** 234
- óptico **1:** 22; **2:** 13, 60, 293, 301, 304-305, 307, 328, 335, 358, 360, 378
- plantar **1:** 238
- tendíneo dos dedos da mão **1:** 124

R

Radiação(ões)
- acústica **2:** 364, 382
- do corpo caloso **2:** 369, 374, 377-378, 380
- óptica **2:** 364, 367, 380, 382, 387-389
- talâmicas anteriores **2:** 364-365
Rádio **1:** 8, 86-87, 92, 94-98, 104-106, 108-110, 122, 124-125, 128, 131, 135-136, 147, 164-169
- inserções musculares **1:** 123
- ligamento anular **1:** 103
Rafe
- da faringe **2:** 49, 100
- do escroto **2:** 274, 276
- do palato **2:** 38-39
- do pênis **2:** 274-275
- do períneo **2:** 269
- palpebral lateral **2:** 364
- pterigomandibular **2:** 48
Raio da lente do bulbo do olho **2:** 369
Raiz(es)
- anterior
- - da alça cervical **2:** 107-108, 111-112
- - dos nervos cervicais **2:** 109, 184, 314-315, 335, 346-347
- - dos nervos espinais **1:** 23; **2:** 311, 314
- - dos nervos torácicos **2:** 312
- auriculares anteriores da veia temporal superficial **2:** 112
- clínica do dente **2:** 48
- craniana do nervo acessório **1:** 22; **2:** 315, 319, 321, 335, 347
- da língua **2:** 60
- da unha **1:** 11
- do dente **2:** 30, 48-49
- do mesentério **2:** 189, 217-218, 220, 224, 226-227, 237
- do mesocolo sigmóide **2:** 226-227
- do mesocolo transverso **2:** 218, 226
- do pênis **2:** 276, 278
- dos nervos cervicais **1:** 53
- dos nervos espinais **2:** 311
- dos nervos sacrais **2:** 252
- espinais **2:** 311
- - das veias intercostais posteriores **2:** 311-312
- - das veias vertebrais **2:** 312
- - do nervo acessório **1:** 22; **2:** 315, 319, 321, 335, 347-348
- lateral do nervo mediano **1:** 150-151; **2:** 107, 167
- lateral do trato óptico **2:** 367
- medial do nervo mediano **1:** 150-151; **2:** 107, 167
- medial do trato óptico **2:** 367
- motora do nervo trigêmeo **2:** 103, 317, 324, 346-347, 412

- motora dos nervos cervicais/espinais/torácicos → Raiz(es), anterior dos nervos cervicais, espinais torácicos
- nasociliar do gânglio ciliar → Raiz sensitiva do gânglio ciliar
- oculomotora do gânglio ciliar → Raiz parassimpática do gânglio ciliar
- parassimpática do gânglio ciliar **2:** 413-414
- posterior da alça cervical **2:** 93-94, 97-98
- posterior dos nervos cervicais **2:** 109, 184, 310, 314-315, 335, 345
- posterior dos nervos espinais **1:** 23; **2:** 311, 314
- posterior dos nervos torácicos **2:** 310, 312
- púbica da veia obturatória **2:** 244
- sensitiva do gânglio ciliar **2:** 413-414
- sensitiva do nervo trigêmeo **2:** 98, 103, 317, 346-347, 412
- sensitiva dos nervos cervicais/espinais, torácicos → Raiz posterior dos nervos cervicais/espinais/torácicos
- simpática do gânglio ciliar **2:** 414
Ramo(s) **1:** 2, 230-231, 282-285, 286-293
- acetabular da artéria obturatória **1:** 207
- acromial da artéria toraco-acromial **2:** 107, 112
- alveolares superiores posteriores do nervo maxilar **2:** 100-101
- anastomótico da artéria meníngea média com artéria lacrimal **2:** 91
- anterior
- - da artéria
- - - obturatória **1:** 207, 269
- - - pancreaticoduodenal inferior **2:** 216
- - - recorrente ulnar **1:** 163
- - - renal **2:** 233, 240
- - da cápsula interna **2:** 364-366, 369, 380, 382, 387-388
- - do estribo **2:** 397
- - do(s) nervo(s)
- - - auricular magno **2:** 96, 105-106
- - - cervicais **1:** 149; **2:** 108, 310, 312
- - - cutâneo medial do antebraço **1:** 138, 144, 161
- - - espinais **1:** 23, 49, 83, 149; **2:** 108, 248, 310-312
- - - lombares **2:** 248
- - - obturatório **1:** 268
- - - sacrais **2:** 310
- - - torácicos **2:** 94
- - do sulco lateral do cérebro **2:** 342
- - (do ventrículo direito) da artéria coronária direita **2:** 140, 151, 160, 162, 164
- articular da artéria descendente do joelho **1:** 264, 265
- articular do nervo isquiático **1:** 272
- ascendente da artéria circunflexa femoral lateral **1:** 267-269
- ascendente da artéria circunflexa femoral medial **1:** 269
- ascendente do sulco lateral do cérebro **2:** 342
- atrial da artéria coronária direita **2:** 162
- atrial da artéria coronária esquerda **2:** 162
- auricular da artéria auricular posterior **2:** 99, 105-106
- auricular da artéria occipital **2:** 90
- auricular do nervo vago **2:** 90

- auriculares anteriores da artéria temporal superficial **2:** 112
- brônquicos do nervo vago **1:** 25
- calcâneos laterais do nervo sural **1:** 282-283
- calcâneos mediais do nervo tibial **1:** 256, 283-284, 286, 295
- calcarino da artéria occipital medial **2:** 325-326, 329
- capsular da artéria renal **2:** 180
- cardíacos
- - cervicais inferiores do nervo vago **1:** 25; **2:** 110, 167
- - cervicais superiores do nervo vago **1:** 25; **2:** 114, 167
- - torácicos do nervo vago **2:** 167
- - torácicos dos gânglios torácicos **2:** 184-185
- carpal(is)
- - dorsal da artéria radial **1:** 165, 173, 175
- - dorsal da artéria ulnar **1:** 146, 165, 171-172, 175
- - palmar da artéria radial **1:** 162-163, 171-172
- - palmar da artéria ulnar **1:** 172
- celíacos do tronco vagal posterior **2:** 167, 248
- cervical do nervo facial **2:** 84-85, 92-93, 98-99
- circunflexo da artéria coronária esquerda **2:** 123, 144-146, 151, 157, 159-162, 165-166
- clúnios → Nervos clúnios
- colaterais das artérias intercostais posteriores **1:** 80
- comunicante
- - branco dos nervos espinais **1:** 23, 79; **2:** 96, 166-167, 285
- - cinzento dos nervos espinais **1:** 23, 79; **2:** 95-96, 166-167, 285
- - coclear do nervo vestibular **2:** 437
- - (com nervo ulnar) **1:** 171-172
- - (com nervo vago) **2:** 430
- - com nervo zigomático **2:** 102, 411-412
- - com ramo laríngeo recorrente **2:** 115
- - dos nervos espinais **1:** 23, 25; **2:** 270
- - fibular **1:** 259, 282
- - ulnar do nervo radial **1:** 139, 174
- corióideos posteriores laterais da artéria cerebral posterior **2:** 300
- corióideos posteriores mediais da artéria cerebral posterior **2:** 300
- cricotireóideo da artéria tireóidea superior **2:** 112
- cutâneo(s)
- - anterior
- - - do nervo femoral **1:** 82, 256, 259, 264, 286; **2:** 249-250
- - - do nervo ílio-hipogástrico **1:** 256
- - - dos nervos intercostais **1:** 23, 82, 138; **2:** 107
- - da artéria cervical superficial **2:** 105
- - da artéria tóraco-acromial **2:** 105
- - do nervo da bochecha **2:** 99
- - do nervo obturatório **1:** 256-257, 264, 268, 270-271
- - laterais
- - - das artérias intercostais posteriores **1:** 80
- - - do nervo ílio-hipogástrico **1:** 256-257, 264, 270-271

- - - dos nervos intercostais **1:** 23, 63, 82, 138-139, 144; **2:** 107
- - - dos nervos intercostais (ramos anteriores dos nervos torácicos) **1:** 23; **2:** 93
- - mediais da perna do nervo safeno **1:** 242-243, 266, 270, 278
- da antélice **2:** 390
- da bochecha do nervo facial **2:** 98-99, 106, 112-113
- da hélice **2:** 390
- da mandíbula **2:** 4-7, 25-26, 41, 49, 51, 58, 73, 100
- deltóideo da artéria braquial profunda **1:** 153
- deltóideo da artéria tóraco-acromial **2:** 107
- descendente da artéria circunflexa femoral lateral **1:** 267-269
- descendente da artéria occipital **2:** 90
- digástrico do nervo facial **2:** 98, 101
- direito da artéria hepática própria **2:** 201, 215
- direito da veia porta do fígado **1:** 12-13 **2:** 222
- direito do fascículo atrioventricular **2:** 140
- do calcâneo da artéria tibial posterior **1:** 283, 295-297
- do clitóris **2:** 250-251, 260, 268
- do clivo da parte cerebral da artéria carótida interna **2:** 328
- do cone arterial da artéria coronária direita **2:** 135, 142
- do cone arterial da artéria coronária esquerda **2:** 135
- do ísquio **1:** 186-187, 189-190, 235; **2:** 276, 294, 307
- do lobo
- - inferior da artéria pulmonar direita **2:** 113, 119
- - inferior da artéria pulmonar esquerda **2:** 119
- - médio da artéria pulmonar direita **2:** 119
- - superior da artéria pulmonar direita **2:** 113, 119
- - superior da artéria pulmonar esquerda **2:** 119
- do nó atrioventricular da artéria coronária direita **2:** 135, 144
- do nó sinoatrial da artéria coronária direita **2:** 144
- do pênis **1:** 259-260; **2:** 234, 250, 254, 261, 267, 275-278
- dorsal das artérias intercostais posteriores **1:** 76
- dorsal do nervo ulnar **1:** 133, 150, 153-154, 162, 164
- escrotais anteriores do nervo ilioinguinal **1:** 248
- escrotais posteriores da artéria perineal **2:** 279
- esofágico(s)
- - da parte torácica da aorta **2:** 162
- - do nervo laríngeo recorrente **2:** 101
- - do tronco tireocervical **2:** 100
- espinais da(s) artéria(s)
- - intercostais posteriores **1:** 76; **2:** 285-286
- - sacral lateral **2:** 244
- - vertebral **2:** 286
- esplênicos da artéria esplênica **2:** 197, 219
- esquerdo da artéria hepática própria **2:** 183-184, 196-197

- esquerdo da veia porta do fígado **1:** 12-13; **2:** 183
- esquerdo do fascículo atrioventricular **2:** 140
- esternais da artéria torácica interna **1:** 76
- esternocleidomastóideo da artéria occipital **2:** 76
- externo do nervo laríngeo superior **2:** 96-98, 100-101
- externo do tronco do nervo acessório **2:** 100
- faríngeo da artéria palatina descendente **2:** 88
- faríngeo do nervo vago **2:** 100
- femoral do nervo genitofemoral **1:** 82, 256, 264; **2:** 249
- frontal
- - ântero-medial da artéria calosomarginal **2:** 326
- - da artéria calosomarginal **2:** 297
- - da artéria meníngea média **2:** 91, 318, 412
- - da artéria temporal superficial **2:** 90, 99-100
- - intermédio-medial da artéria calosomarginal **2:** 323, 326
- - póstero-medial da artéria calosomarginal **2:** 323, 326
- ganglionares trigeminais da artéria carótida interna **2:** 328
- gástricos anteriores do tronco vagal anterior **2:** 185, 270
- gástricos posteriores do tronco vagal posterior **2:** 185
- genital do nervo genitofemoral **1:** 82, 256; **2:** 249, 300
- glandulares da artéria facial **2:** 90
- hepáticos do tronco vagal anterior **2:** 270-271
- ilíaco da artéria iliolombar **2:** 250
- inferior
- - do nervo cervical transverso **2:** 105-106
- - do nervo oculomotor **2:** 411, 413-414
- - do púbis **1:** 186-187, 189-190, 235; **2:** 276, 294, 307
- infra-hióideo da artéria tireóidea superior **2:** 112
- infrapatelar do nervo safeno **1:** 256, 259, 264, 268, 286
- intercostais anteriores da artéria torácica interna **1:** 79-80
- interganglionares do tronco simpático **1:** 23, 25; **2:** 184-185
- interno do nervo laríngeo superior **2:** 79, 81, 84, 110-115
- interno do tronco do nervo acessório **2:** 114
- intersegmentares das veias pulmonares **2:** 115
- interventricular(es)
- - anterior da artéria coronária esquerda **2:** 140, 145, 148, 151, 157, 159, 160, 162, 165-166
- - posterior da artéria coronária direita **2:** 151, 161-162, 164, 166
- - septais da artéria coronária direita **2:** 162
- - septais da artéria coronária esquerda **2:** 162
- labial
- - posterior da artéria perineal **2:** 306
- - superior da artéria infra-orbital **2:** 99, 101
- - superior do nervo infra-orbital **2:** 99, 101

- laringofaríngeo do gânglio cervical superior **2:** 110, 114
- lateral da artéria coronária esquerda **2:** 162, 165-166
- lateral da cartilagem alar maior do nariz **2:** 54
- lateral do nervo supra-orbital **2:** 96-97, 99-101, 412-413, 415
- longo da bigorna **2:** 429, 437-438
- maleolar lateral da artéria fibular **1:** 266, 282-284
- maleolar medial da artéria tibial posterior **1:** 266, 282-284
- mamário
- - lateral da artéria torácica lateral **1:** 76
- - lateral do ramo cutâneo lateral da artéria intercostal posterior **1:** 80
- - ramo perfurante da artéria torácica interna **1:** 80
- marginal
- - da mandíbula do nervo facial **2:** 98-99, 106, 112-113
- - direito da artéria coronária direita **2:** 151, 161, 165
- - esquerdo da artéria coronária esquerda **2:** 151, 161, 165
- mastóideo da artéria occipital **2:** 90-91
- medial da cartilagem alar maior do nariz **2:** 54
- medial do nervo supra-orbital **2:** 82-83, 85-87, 380-391, 383
- meníngeo
- - anterior da artéria etmoidal anterior **2:** 91, 104
- - da artéria
- - - carótida interna **2:** 328
- - - vertebral **2:** 91
- - do nervo
- - - espinal **1:** 23; **2:** 311-312
- - - mandibular **2:** 412
- - - maxilar **2:** 412
- - - vago **2:** 100
- mentual da artéria alveolar inferior **2:** 90, 99-100
- milo-hióideo da artéria alveolar inferior **2:** 90-91, 101,103
- nasal(is)
- - anteriores laterais da artéria etmoidal anterior **2:** 91, 102
- - externo do nervo etmoidal anterior **2:** 96-97, 99-100, 104, 415
- - interno do nervo etmoidal anterior **2:** 102
- - interno medial do nervo etmoidal anterior **2:** 104
- - posteriores súpero-laterais do nervo maxilar **2:** 102-103
- - posteriores súpero-mediais do nervo maxilar **2:** 104
- - póstero-inferiores do nervo palatino maior **2:** 102-103
- obturatório da artéria epigástrica inferior **2:** 264
- obturatório da veia epigástrica inferior **2:** 264
- occipital da artéria auricular posterior **2:** 105-106
- occipital do nervo facial **2:** 84
- omentais da artéria gastromental direita **2:** 214-220

Índice Alfabético

- orbitais da artéria meníngea média **2:** 91, 412
- ovárico da artéria uterina **2:** 261, 265
- palmar
- - do nervo mediano **1:** 138, 141, 161-163, 170-171
- - do nervo ulnar **1:** 138, 141, 161-163, 170
- - profundo da artéria ulnar **1:** 163, 171-173
- - superficial da artéria radial **1:** 162-163, 165, 170-173
- palpebrais do nervo lacrimal **2:** 96-97, 99-100
- palpebrais inferiores do nervo infra-orbital **2:** 90, 101
- pancreáticos da artéria esplênica **2:** 215
- parietais da artéria
- - meníngea média **2:** 91, 318, 412
- - occipital medial **2:** 326
- - temporal superficial **2:** 90, 99-100
- parieto-occipital da artéria occipital medial **2:** 323, 329
- pedunculares da artéria cerebral posterior **2:** 326
- peitorais da artéria tóraco-acromial **1:** 148; **2:** 107
- perfurantes da artéria fibular **1:** 266, 287, 294
- perfurantes da artéria torácica interna **1:** 80
- pericárdico do nervo frênico **2:** 167
- pericárdicos da parte torácica da aorta **2:** 180
- perineais do nervo cutâneo femoral posterior **2:** 305-306
- petroso da artéria meníngea média **2:** 412
- posterior(es)
- - da artéria
- - - obturatória **1:** 207
- - - pancreaticoduodenal inferior **2:** 216
- - - recorrente ulnar **1:** 163
- - da cápsula interna **2:** 332-334, 348, 350, 355-357
- - do estribo **2:** 397
- - do(s) nervo(s)
- - - auricular magno **2:** 96-97, 105-106
- - - cervicais **2:** 38, 45, 97, 310, 312
- - - cutâneo medial do antebraço **1:** 138, 143-144, 160-161
- - - espinais **1:** 23, 49, 62-63, 241; **2:** 311
- - - lombares **2:** 310
- - - obturatório **1:** 268
- - - sacrais **2:** 310
- - - torácicos **1:** 139
- - do sulco lateral do cérebro **2:** 342
- - do ventrículo esquerdo da artéria coronária esquerda **2:** 151, 161-162, 165-166
- (póstero-lateral direito) da artéria coronária direita **2:** 151, 161, 164
- profundo
- - da artéria cervical transversa **1:** 62
- - da artéria circunflexa femoral medial **1:** 269
- - da artéria plantar medial **1:** 295-297
- - do nervo plantar lateral **1:** 295-296
- - do nervo radial **1:** 119, 123, 141-142, 150, 162-164, 167
- - do nervo ulnar **1:** 141, 162-163, 171-172
- púbico da artéria obturatória **2:** 264
- radiculares da artéria vertebral → Ramos espinais da artéria vertebral
- recorrente meníngeo do nervo oftálmico **2:** 293, 380
- safeno da artéria descendente do joelho **1:** 268, 285

- segmentares da artéria pulmonar **2:** 115
- septais anteriores da artéria etmoidal anterior **2:** 104
- septais posteriores da artéria esfenopalatina **2:** 91, 102, 104
- superficiais
- - da artéria circunflexa femoral medial **1:** 268-269
- - da artéria plantar medial **1:** 295-297
- - do nervo plantar lateral **1:** 295-296
- - do nervo radial **1:** 138-139, 141-142, 150, 160-164, 167, 170-171, 174
- - do nervo ulnar **1:** 141, 162-163, 171-172
- superior do nervo cervical transverso **2:** 105-106
- superior do nervo oculomotor **2:** 411, 413
- superior do púbis **1:** 186-190, 235; **2:** 294
- supra-hióideo da artéria lingual **2:** 112
- temporal do nervo facial **2:** 98-99, 112
- temporal superficial do nervo auriculotemporal **2:** 100-101
- tireo-hióideo da alça cervical **2:** 108, 112-113
- tonsilar da artéria facial **2:** 90
- transverso da artéria circunflexa femoral lateral **1:** 267
- traqueal do tronco tireocervical **2:** 100
- tubário da artéria ovárica **2:** 261
- tubário da artéria uterina **2:** 261, 265
- vaginal da artéria uterina **2:** 261
- zigomático do nervo facial **2:** 98-99, 112-113, 415
- zigomaticofacial do nervo zigomático **2:** 96-97, 99-100, 411
- zigomaticotemporal do nervo zigomático **2:** 96-97, 99, 411
Rampa do tímpano **2:** 391, 402-405
Rampa do vestíbulo **2:** 391, 402-405
(Rasceta) **1:** 111
Recesso
- anterior da membrana timpânica **2:** 430
- axilar da articulação do ombro **1:** 99-103, 115
- coclear **2:** 434
- costodiafragmático **1:** 43; **2:** 142, 171-173, 200, 229, 244, 237
- costomediastinal **2:** 159, 175-177
- do infundíbulo **2:** 320, 332, 351-352, 370
- duodenal inferior **2:** 211, 226
- duodenal superior **2:** 211
- elíptico **2:** 433-434
- epitimpânico **2:** 423, 430, 439
- esfenoetmoidal **2:** 9, 11, 55, 62, 359
- esférico **2:** 401-402
- faríngeo **2:** 50-51, 57
- hepatorrenal do recesso sub-hepático **2:** 189, 237
- (hipotimpânico) **2:** 423
- ileocecal inferior **2:** 195
- ileocecal superior **2:** 195
- inferior da bolsa omental **2:** 188
- intersigmóide **2:** 224
- lateral do quarto ventrículo **2:** 334-337, 350-352
- óptico **2:** 301, 307, 320, 351
- pineal **2:** 332, 350, 352, 356
- piriforme **2:** 60, 64, 67, 82, 88, 115, 117
- posterior da membrana timpânica **2:** 430

- saciforme da articulação radiulnar distal **1:** 108, 110
- subfrênico **2:** 172, 188, 208
- subhepático **2:** 188-189
- subpoplíteo **1:** 10, 214
- superior da bolsa omental **2:** 188, 226-227
- suprapineal **2:** 332, 334-335, 350, 352
- (triangular) **2:** 332, 351-352
Rede
- acromial da artéria tóraco-acromial **1:** 135, 142; **2:** 91-92
- articular do cotovelo **1:** 142-143, 154
- articular do joelho **1:** 250, 252
- carpal dorsal **1:** 138, 154, 165
- carpal palmar **1:** 162
- do calcâneo **1:** 266-268, 279-280
- do testículo **2:** 270
- maleolar lateral **1:** 271, 278
- maleolar medial **1:** 278
- patelar **1:** 248, 252, 271
- venosa dorsal da mão **1:** 105, 164
- venosa dorsal do pé **1:** 278
Região(ões)
- anterior da coxa **1:** 4
- axilar
- - artérias **2:** 149
- - nervos **2:** 149
- - veias **2:** 149
- braquial anterior **1:** 4
- cervical
- - anterior **1:** 4
- - lateral **1:** 4, 36, 64
- - posterior **1:** 4
- corporais **1:** 4
- deltóidea **1:** 4, 143-145
- do corpo humano **1:** 4
- dorsal do pé → Dorso do pé
- epigástrica **1:** 4; **2:** 200
- escapular **1:** 4
- esternocleidomastóidea **1:** 4
- faciais **2:** 58
- - profundas **2:** 100-104
- - superficiais **2:** 99
- glútea **1:** 4, 273
- - artérias **1:** 271-273
- - músculos **1:** 273
- - nervos **1:** 271-273
- - - subcutâneos **1:** 270
- - veias **1:** 270
- - - subcutâneas **1:** 270
- hipocondríaca **1:** 4
- infra-escapular **1:** 4
- inguinal **1:** 4, 66-69, 81, 230, 265; **2:** 298-299
- - linfonodos **2:** 181
- - vasos linfáticos **2:** 181
- lateral do abdome **1:** 4
- lombar **1:** 4
- nasal **2:** 58
- nucal → Região cervical posterior
- occipital **1:** 4
- ocular **2:** 398, 415
- olfatória **2:** 104
- - do septo nasal **2:** 90
- - lateral do nariz **2:** 90
- orbital **2:** 398, 415
- parietais **1:** 4
- peitoral **1:** 4
- perineal **2:** 305-307

- - feminina **2:** 306
- - masculina **2:** 305
- plantar do pé → Planta do pé
- poplítea **1:** 245
- - artérias **1:** 255-256, 267-268
- - linfonodos **1:** 245
- - nervos **1:** 255-256, 267-268
- - - cutâneos **1:** 254, 266
- - - subcutâneos **1:** 254, 266
- - vasos linfáticos **1:** 245
- - veias **1:** 255-256, 267-268
- - - subcutâneas **1:** 254, 266
- posterior da coxa **1:** 4
- pré-esternal **1:** 4
- púbica **1:** 4, 81
- respiratória do nariz **2:** 90
- sublingual **2:** 47
- supra-escapular **1:** 4
- umbilical **1:** 4
- vertebral **1:** 4
Relevos superficiais
- da perna **1:** 216-217
- do abdome **1:** 62
- do braço **1:** 105
- do dorso **1:** 52
- do tórax **1:** 62
(Renículo) **2:** 230
Retina **2:** 405-409, 416-417
Retináculo(s)
- "cervical do útero" **2:** 268
- da pele **1:** 11
- dos músculos
- - extensores da mão **1:** 124-125, 131, 136, 160, 164, 174-175
- - flexores da mão **1:** 108-109, 127-130, 136, 162-163, 171-172, 176
- - flexores do pé **1:** 247-248, 252, 255, 283-284, 295-296
- inferior dos músculos extensores do pé **1:** 244-246, 250, 255, 287
- inferior dos músculos fibulares **1:** 220, 246, 255
- lateral da patela **1:** 209, 214, 281
- medial da patela **1:** 209, 214, 281
- "retal" **2:** 268
- superior dos músculos
- - extensores do pé **1:** 244-246, 250, 255
- - fibulares **1:** 246-248, 255, 284
- trabecular da esclera **2:** 375
- vesical **2:** 268
Reto **1:** 16-21, 208, 277; **2:** 188, 197, 220, 222, 224-226, 240, 242, 252-254, 258, 265-270, 274-275, 277, 282-287, 298, 302
- artérias **2:** 266-267
- nervos **2:** 267
Retroversão **1:** 5
Rim(ns) **2:** 2, 171, 182, 186, 199, 208-215, 217-218, 220-224, 248
- área de hiperalgesia **2:** 209
- artéria(s) **2:** 214-215
- - múltiplas **2:** 214
- - polar inferior **2:** 214-215
- - polar superior **2:** 214
- - variações **2:** 214
- em ferradura **2:** 211
- fetal **2:** 210
- lobado **2:** 210
- lobulado **2:** 210
- zona de irradiação da dor **2:** 209

Rima
- da boca **2:** 44
- da glote **2:** 82-83, 117
- das pálpebras **2:** 396, 416
Rombencéfalo **2:** 303
Rostro do corpo caloso **2:** 326, 332, 343, 357, 369
Rostro esfenoidal **2:** 22
Rotação
- lateral **1:** 5
- medial **1:** 5
Rufo da íris **2:** 376
Rugas vaginais **2:** 253, 260, 295

S

Saco
- da conjuntiva **2:** 417
- endolinfático **2:** 432, 437
- herniário **1:** 63, 67, 249; **2:** 273
- lacrimal **2:** 397, 415
- "pericárdico" **2:** 138-139
Sacro **1:** 29, 34-35, 38-39
Saculações do colo **2:** 177-179
Sáculo da laringe **2:** 437
Segmentação do fígado **2:** 184-185
Segmentação do pulmão **2:** 115-117
Segmento(s)
- anterior inferior do fígado **2:** 184
- anterior superior do fígado **2:** 184
- apical do pulmão direito **2:** 117
- apicoposterior do pulmão esquerdo **2:** 117
- basilar
- - anterior do pulmão direito **2:** 132
- - anterior do pulmão esquerdo **2:** 133
- - lateral do pulmão direito **2:** 132
- - lateral do pulmão esquerdo **2:** 133
- - medial do pulmão direito **2:** 132
- - posterior do pulmão direito **2:** 132
- - posterior do pulmão esquerdo **2:** 133
- broncopulmonares **2:** 131-133
- cardíaco do pulmão direito → Segmento basilar medial do pulmão direito
- do pulmão direito **2:** 132
- - lateral **2:** 132
- - medial **2:** 132
- - posterior **2:** 132
- - superior **2:** 132
- do pulmão esquerdo **2:** 133
- - lingular inferior **2:** 133
- - lingular superior **2:** 133
- - superior **2:** 133
- lateral inferior do fígado **2:** 132
- lateral superior do fígado **2:** 202
- medial inferior do fígado **2:** 202
- medial superior do fígado **2:** 202
- posterior inferior do fígado **2:** 202
- posterior superior do fígado **2:** 202
- pulmonares **2:** 131-133
Seio(s)
- anais **2:** 197
- carótico **2:** 90, 92-93, 319
- cavernoso **2:** 76, 94, 317, 320, 384-385, 391-392, 410, 412, 415
- coronário **2:** 141, 151, 155, 157, 161
- da aorta **2:** 149
- da dura-máter **2:** 316

- do epidídimo **2:** 296-297
- do tarso **1:** 198, 202, 223-225, 229
- do tímpano **2:** 428
- do tronco pulmonar **2:** 155
- esfenoidal **2:** 7, 9-11, 13, 15, 28, 33, 66, 68-71, 74-76, 102-104, 320-321, 329, 333, 384-385, 391-392, 401, 410, 417, 438-439, 441
- esfenoparietal **2:** 316, 317, 321
- etmoidal **2:** 71, 75-76, 401
- frontal **2:** 5, 7, 10-11, 16, 28, 53, 66, 68-76, 102, 104, 316-317, 321, 333, 379, 389, 394, 399, 401-402, 412-414, 418
- intercavernoso **2:** 320-321, 317
- lactíferos **1:** 74-75
- maxilar **2:** 5, 7, 9, 26, 50, 53-55, 72-77, 87, 94, 116, 368, 392, 394, 397, 399-402, 411, 415-416, 418-419
- oblíquo do pericárdio **2:** 139, 161
- occipital da dura-máter **2:** 316-317, 321
- paranasais **2:** 73-77
- petroso inferior **2:** 316-317, 321
- petroso superior **2:** 94, 316-317
- prostático da uretra masculina **2:** 255, 303
- renal **2:** 228, 230, 232, 236-237, 240, 245
- reto da dura-máter **2:** 66, 315-317, 321, 353, 386-391
- sagital inferior **2:** 316-317, 321, 327, 353, 358
- sagital superior **2:** 315-318, 321, 323-324, 327, 353, 368, 371, 373-375, 379, 381, 386-393, 440
- sigmóide **2:** 63, 114, 316-317, 321, 384-385, 427, 432, 441
- transverso **2:** 315-317, 321, 391, 394, 441
- - do pericárdio **2:** 120, 139, 146, 161
- venoso da dura-máter **2:** 316
- venoso da esclera **2:** 404-407
- venoso do cérebro **2:** 316
Sela turca **2:** 23, 57
Semicanal da tuba auditiva **2:** 425, 428, 431
Semicanal para o músculo tensor do tímpano **2:** 425, 428, 431
Septo(s)
- da glande do pênis **2:** 301
- da língua **2:** 60-61
- do canal musculotubário **2:** 425, 428, 430
- do escroto **2:** 252, 297, 300
- do pênis **2:** 301
- do seio esfenoidal **2:** 75, 320
- dos seios frontais **2:** 73, 75
- femoral **1:** 265
- interalveolar da mandíbula **2:** 29-30, 50
- interalveolar da maxila **2:** 27
- interatrial **2:** 147-148, 156, 159
- intermuscular
- - anterior da perna **1:** 271
- - lateral do braço **1:** 114-115, 124-125, 143, 152-153, 160, 164
- - medial da coxa **1:** 234
- - medial do braço **1:** 112-113, 120-122, 150-151, 162-163
- inter-radicular
- - da mandíbula **2:** 29-30, 50
- - da maxila **2:** 27
- - da medula espinal **2:** 285-286
- interventricular **2:** 148-150, 153, 155-156, 159, 163, 177

Índice Alfabético

- leptomeníngico **2:** 311-312
- nasal **1:** 53; **2:** 13, 15, 28, 50, 55, 64-65, 68, 73-77, 116, 368, 384, 391-392, 399, 401, 417-419
- - ósseo **2:** 4, 5, 8-9, 28, 68, 72-73, 75, 397, 401
- orbital **2:** 397, 415-416
- pelúcido **2:** 331-333, 343, 355-356, 364, 369-372, 379-382, 386-387, 392
Séptulos do testículo **2:** 296-297
Silhueta do coração **2:** 122
Sincondrose **1:** 9
- esfenoccipital **2:** 10, 17
- esternocostal da primeira costela **1:** 45
- manubriesternal → Sínfise manubriesternal
- xifosternal → Sínfise xifosternal
Sindesmose **1:** 9
- tibiofibular **1:** 205-206, 208-209, 212, 214, 275
Sínfise manubriesternal **1:** 40-41, 45
Sínfise púbica **1:** 17, 170-175, 177-178, 190, 221; **2:** 232-233, 237, 243, 245, 247, 252, 256-261, 264-265, 268
Sínfise xifosternal **1:** 45
Sinostose **1:** 9
Sistema
- alimentar **2:** 52-53
- circulatório **1:** 12-14
- de condução → Complexo estimulante do coração
- de feixes do cérebro **2:** 333
- digestório **1:** 16
- dos ductos bilíferos **2:** 183
- esquelético **1:** 2-3
- extrapiramidal **2:** 314
- genital **1:** 17; **2:** 252-253
- - feminino **1:** 17; **2:** 253
- - masculino **1:** 17; **2:** 252
- "límbico" **2:** 344, 357
- linfático **1:** 15
- nervoso divisão autônoma **1:** 24-25; **2:** 272-275
- respiratório **1:** 16; **2:** 66-67
- urinário **1:** 17; **2:** 240, 252-253
- - feminino **1:** 17; **2:** 253
- - masculino **1:** 17; **2:** 252
- urogenital **1:** 17
- ventricular, cérebro **2:** 320
Sístole **2:** 154
Soquete da articulação do quadril **1:** 193
Subículo **2:** 326
- do promontório do tímpano **2:** 396
Substância
- branca **2:** 315, 370
- - da medula espinal **2:** 311
- cinzenta **2:** 315, 370
- - central do mesencéfalo **2:** 341, 360, 367, 372
- - da medula espinal **2:** 311
- compacta **1:** 7, 10
- esponjosa **1:** 7, 10
- negra **2:** 337, 341, 360-361, 367, 372, 376, 382-283
- perfurada
- - anterior **2:** 341, 347, 356-357, 367
- - posterior **2:** 306, 335
- própria da córnea **2:** 375
- própria da esclera **2:** 375
- trabecular → Substância esponjosa

Sulco(s)
- ântero-lateral da medula oblonga **2:** 335, 346, 372
- arteriais **2:** 3, 12
- basilar **2:** 337, 376
- calcarino **2:** 331, 333, 341, 343-345, 354, 367, 378, 380, 387
- carótico do esfenóide **2:** 14, 16, 22
- central da ínsula **2:** 323
- central do cérebro **2:** 331, 333, 340, 342-344, 350, 352, 358, 362-363, 380, 394
- circular da ínsula **2:** 355, 369, 376-377, 382
- colateral do cérebro **2:** 341, 343, 358, 372
- coronário do coração **2:** 140-141, 158
- da artéria
- - meníngea média **2:** 22, 24, 432
- - occipital **2:** 23
- - subclávia **1:** 45
- - temporal média **2:** 23
- - vertebral **1:** 30-31, 51, 61; **2:** 315
- da costela **1:** 41, 45
- da esclera **2:** 407
- da matriz da unha **1:** 11
- da tuba auditiva **2:** 8, 19
- da veia cava no fígado **2:** 181
- (das bainhas tendíneas) do rádio **1:** 88
- distal do carpo **1:** 111
- do calcâneo **1:** 201
- do carpo **1:** 98
- do cérebro **2:** 342-343
- do cíngulo **2:** 331, 333, 343-345, 369-370, 380
- do corpo caloso **2:** 331, 343-344, 369
- do músculo subclávio **1:** 88
- do nervo
- - espinal **1:** 30-31
- - obturatório **1:** 190
- - petroso maior **2:** 10, 396, 400, 402
- - petroso menor **2:** 396, 400
- - radial **1:** 86
- - ulnar **1:** 86
- do promontório da cavidade timpânica **2:** 428
- do seio
- - petroso inferior **2:** 10, 18, 20
- - petroso superior **2:** 10, 20
- - sagital superior **2:** 3, 10, 18, 21-22, 295
- - sigmóide **2:** 10-11, 18, 20, 22, 400, 402, 406-407
- - transverso **2:** 10, 12, 18
- do tálus **1:** 201
- do tendão do músculo
- - fibular longo **1:** 200-201
- - flexor longo do hálux **1:** 201, 226-227
- - flexor longo dos dedos **1:** 227
- espiral externo **2:** 436
- espiral interno **2:** 436
- frontal inferior **2:** 340, 342, 346
- frontal médio **2:** 342
- frontal superior **2:** 340, 342, 346
- hipocampal **2:** 341, 343, 358, 366
- hipotalâmico **2:** 341, 343, 358, 366
- infraglúteo **1:** 232
- infra-orbital **2:** 4, 8, 26, 72, 399-400
- intermédio posterior da medula espinal **2:** 310, 314, 334-335
- intermédio posterior da medula oblonga **2:** 310-311
- intertubercular **1:** 90

- interventricular anterior **2:** 140, 148, 150, 157, 163
- interventricular posterior **2:** 141, 157, 163
- intraparietal **2:** 340, 342, 345
- lacrimal da maxila **2:** 26
- lateral do cérebro **2:** 341-344, 346-347, 351-352, 362-363, 376, 380, 383, 387, 393-394
- limitante da fossa rombóide **2:** 334-335
- maleolar da fíbula **1:** 196-197
- maleolar da tíbia **1:** 196, 226
- mediano
- - da fossa rombóide **2:** 310, 334-335, 351
- - da língua **2:** 47, 60
- - posterior da medula espinal **2:** 310, 312, 314, 315, 334-335
- - posterior da medula oblonga **2:** 310
- "médio" do carpo **1:** 105
- mentolabial **2:** 58
- milo-hióideo **2:** 29-31, 33
- nasolabial **2:** 58
- occipital **2:** 342, 345
- - transverso **2:** 340-342, 345
- occipitotemporal **2:** 341, 343
- olfatório **2:** 341, 343, 367
- orbitais **2:** 341, 367
- palatino da maxila **2:** 26
- - maior **2:** 26
- palatovaginal **2:** 22
- "palpebral superior" **2:** 364
- "palpebronasal" **2:** 364
- (para-olfatório anterior) **2:** 331, 343
- (para-olfatório posterior) **2:** 343
- parietooccipital **2:** 331, 333, 340-343, 345, 352
- poplíteo **1:** 194-195
- pós-central **2:** 340, 342
- póstero-lateral da medula espinal **1:** 23; **2:** 310, 312, 314
- póstero-lateral da medula oblonga **2:** 334-335
- pré-central **2:** 340, 342
- proximal do carpo **1:** 105
- quiasmático **2:** 19, 291
- reto **2:** 315
- rinal **2:** 304, 315, 317, 333-334
- semilunar do cérebro **2:** 342
- subparietal **2:** 331, 343
- temporal inferior **2:** 342
- temporal superior **2:** 342
- terminal da língua **2:** 60, 115
- terminal do coração **2:** 141
- timpânico **2:** 428
- vomerovaginal **2:** 22
Supercílio **2:** 396
Superfície
- interna, da base do crânio **2:** 320, 432
- relevos da
- - no abdome **1:** 62
- - no braço **1:** 105
- - no dorso **1:** 52
- - no membro inferior **1:** 216-217
- - no tórax **1:** 62
Superior **1:** 5
Supinação **1:** 5
Supra-renal **2:** 216
- fetal **2:** 210
Sustentáculo do tálus **1:** 198, 200-202, 224
Sutura
- coronal **2:** 3-4, 6, 8, 10, 14, 20

- escamosa **2:** 6, 12
- esfenoescamosa **2:** 6, 8, 10, 12, 14
- esfenoetmoidal **2:** 14
- esfenofrontal **2:** 4, 6, 8, 10, 14, 400
- esfenoparietal **2:** 4, 6, 10, 14
- esfenozigomática **2:** 4, 6, 400
- (frontal) **2:** 20
- - persistente **2:** 3
- frontoetmoidal **2:** 10, 14
- frontolacrimal **2:** 4
- frontomaxilar **2:** 4, 397, 399
- frontonasal **2:** 4
- frontozigomática **2:** 4, 6, 8, 400
- (infra-orbital) **2:** 399
- intermaxilar **2:** 4
- internasal **2:** 4
- lacrimomaxilar **2:** 6, 400
- lambdóide **2:** 3, 5-8, 10, 12, 14
- (metópica) **2:** 20
- nasomaxilar **2:** 4, 6
- occipitomastóidea **2:** 6, 8, 10, 12, 14
- palatina mediana **2:** 12, 27
- palatina transversa **2:** 12, 27, 68
- parietomastóidea **2:** 6, 14
- sagital **2:** 3, 5, 20, 324
- temporozigomática **2:** 6, 12

T

Tálamo **2:** 327, 331-333, 343, 356, 358-364, 372-373, 376, 378-381, 386-388, 392-393, 440
- campos de projeção **2:** 327
- núcleos **2:** 327
Tálus **1:** 198-199, 201-202, 221-224, 228, 293
Tapeto **2:** 365-366
Tarso
- articulações **1:** 207-211, 213
- bainhas tendíneas **1:** 241
- inferior **2:** 397, 415-416
- ligamentos **1:** 208, 213
- ossos **1:** 208-211
- superior **2:** 365-366, 383-384
Tecido
- adiposo subepicárdico **2:** 135
- conectivo
- - pelve menor feminina **2:** 246-247
- - pelve menor masculina **2:** 246-247
Tegme timpânico **2:** 423, 428
Tegmento do mesencéfalo **2:** 331, 334, 337, 356, 360, 367, 382-385, 390-391
Tegumento comum **1:** 11
Tela
- adiposa subepicárdica **2:** 149-150
- corióidea do quarto ventrículo **2:** 331-332, 337, 356
- corióidea do terceiro ventrículo **2:** 326-327, 332, 354, 358, 376, 378, 380
- subcutânea **1:** 11, 65, 67, 69; **2:** 40-41
- subserosa do peritônio parietal **2:** 189, 252, 266
- subserosa do peritônio visceral **2:** 189
Telencéfalo **2:** 330
Tenar **1:** 105, 114-115, 120, 160
Tendão **1:** 10
- conjuntivo → Foice inguinal
- do calcâneo **1:** 220-221, 224-227, 229, 231, 244, 246-248, 255, 283-287, 291-293, 295-296

- do cone **2:** 135
- do infundíbulo do coração **2:** 151
- do músculo **1:** 10
- - bíceps braquial **1:** 150, 162-163
Tênia(s)
- corióidea **2:** 354, 358
- - do quarto ventrículo **2:** 334-337
- da fímbria do hipocampo **2:** 358
- (da habênula) **2:** 358
- do fórnice **2:** 327, 354, 356, 358
- do tálamo **2:** 334-335, 356, 358
- livre do colo **2:** 195, 197, 210-211, 220, 224
- mesocólica do colo **2:** 195
- omental do colo **2:** 195
Tentório do cerebelo **2:** 315-316, 317, 319-321, 375, 385, 388-391, 393-394
Tesoura de Stilling (trato cerebelorrubral) **2:** 334
Testículo **1:** 15, 17, 69, 83; **2:** 188, 252, 284, 287, 296-299, 304
- bainha **2:** 270
- coberturas **2:** 270
- descida pré-natal **2:** 272
Teto
- da cavidade da boca **2:** 39
- da cavidade orbitária **2:** 357
- do acetábulo **1:** 177
- do mesencéfalo **2:** 289, 328, 334, 350-351, 357-358, 361
Tíbia **1:** 10, 184-185, 196-197, 202, 209-217, 219, 222-226, 228, 234-235, 240, 244-246, 248, 255, 261, 285-286, 288-293
- inserções musculares **1:** 249
Timo **1:** 15; **2:** 120, 169
- corpo adiposo **2:** 104
- infantil **2:** 104
Tipos constitucionais **1:** 6
Tonsila
- do cerebelo **2:** 321, 332, 336-337, 345
- faríngea **2:** 11, 59, 64-65, 71, 77
- lingual **2:** 40, 59-60, 64, 115, 117
- palatina **2:** 40-41, 46-47, 59-60, 64-66, 115, 117
Tórax **1:** 2, 40-44, 79-80, 86-87; **2:** 107, 110, 134, 142-147, 159, 167-169, 171-180, 182-185, 190
- artérias **1:** 80; **2:** 107, 111, 134
- dermátomos **1:** 140, 258
- divisão autônoma do sistema nervoso **2:** 64
- fase de expiração **1:** 40-42
- fase de inspiração **1:** 40-42
- feminino **1:** 70-74
- inervação segmentar **1:** 140, 258
- inserções musculares **1:** 72
- linfonodos **2:** 181
- músculos autóctones **1:** 72
- nervos **2:** 107, 111
- parte simpática da divisão autônoma do sistema nervoso **2:** 109-110, 184-185
- relevos da superfície **1:** 62
- vasos linfáticos **2:** 163
- veias **1:** 76; **2:** 93, 97
Tornozelo
- articulação do **1:** 188, 206, 208-214
- bainhas sinoviais do **1:** 241
- osso do **1:** 187
Toro do levantador **2:** 57
Toro tubário **2:** 45, 50, 52, 57

Torso, músculos ventrais **1:** 62-63, 68
Trabéculas cárneas do coração **2:** 133-134, 140
Trago **2:** 390
Trajetória(s) **1:** 7
- da tensão de compressão **1:** 7
- da tensão de estiramento **1:** 7
Traquéia **1:** 14-16, 18, 43; **2:** 40, 44, 62-64, 66-67, 79, 82, 85, 89, 114, 120-126, 129-131, 135-137, 142-143, 146-147, 159, 168-169, 173-174, 179, 183, 190
- linfonodos **2:** 110
- vasos linfáticos **2:** 110
Trato(s)
- corticobulbar → Trato corticonuclear
- corticonuclear **2:** 364
- corticospinal **2:** 364
- - anterior **2:** 314
- - lateral **2:** 314
- de associação do cérebro **2:** 333
- espinocerebelar anterior **2:** 314
- espinocerebelar posterior **2:** 314
- espinorreticular **2:** 314
- espinotalâmico anterior **2:** 314
- espinotalâmico lateral **2:** 314
- espinotetal **2:** 314
- espiral foraminoso **2:** 433-435
- frontopontino **2:** 364
- iliotibial **1:** 67, 209, 232-293, 236-238, 240, 244-246, 271-272, 275-276, 287; **2:** 228
- intermédio da aponeurose dorsal dos dedos da mão **1:** 131
- lateral da aponeurose dorsal dos dedos da mão **1:** 131
- olfatório **1:** 22; **2:** 325, 341, 346-347, 356-357, 365, 367, 369, 419
- óptico **1:** 22; **2:** 320, 341, 365-367, 370-371, 376, 383
- pilosos **1:** 11
- piramidal → Trato corticospinal
- rubrospinal **2:** 314
- tamporopontino **2:** 364
- urinário **2:** 218
Tríade portal **2:** 201, 203
Trígono
- cervical anterior → Região cervical anterior
- cervical posterior **2:** 44
- clavipeitoral **1:** 4, 65
- colateral **2:** 354-355, 386, 388, 394
- da bexiga urinária **2:** 235
- de Laimer **2:** 49
- do lemnisco lateral **2:** 335
- do nervo hipoglosso **2:** 334-335
- do nervo vago **2:** 334-335
- esternocostal **1:** 68-69
- femoral **1:** 4, 265
- fibroso direito do coração **2:** 151, 157
- fibroso esquerdo do coração **2:** 151, 157
- habenular **2:** 310-311, 348
- "inferior sem pleura" **2:** 150
- lateral do pescoço **1:** 62
- lombar **1:** 55-57, 59, 240
- lombocostal **1:** 73
- mentual **2:** 4
- olfatório **2:** 341, 347, 357, 365, 370
- omoclavicular **1:** 65; **2:** 44
- retromolar da mandíbula **2:** 29-30
- sem pleura superior **2:** 150

Trocanter maior **1:** 187, 191, 193-194, 206, 208, 230-231, 234-235, 237-239, 270-271, 273-274; **2:** 229, 279-280, 283, 285
Trocanter menor **1:** 187, 191, 193-194, 206-207, 234-235, 238-239, 274; **2:** 229, 282-283
Trocanter terceiro **1:** 194
Tróclea **2:** 201-202
- das falanges da mão/do pé → Cabeça das falanges da mão/do pé
- do tálus **1:** 198, 201-202, 224-225
- do úmero **1:** 90, 94-95, 104, 106-107, 159
- fibular **1:** 201-202
Tronco
- "anterior" da artéria ilíaca interna **1:** 267
- braquiocefálico **2:** 92-93, 110-111, 114, 120-123, 134, 138-141, 146, 155, 158, 160-161, 167, 169, 171, 179-181, 183, 185
- broncomediastinal **1:** 15
- celíaco **1:** 12, 14; **2:** 121, 180, 214-218, 221, 231, 240-241
- costocervical **1:** 147; **2:** 93, 134
- do corpo caloso **2:** 327, 332, 343, 357, 369-373, 376-377, 392-393
- do embrião **2:** 262
- do fascículo atrioventricular **2:** 156
- do nervo acessório **2:** 114
- do nervo cervical **2:** 312
- do nervo espinal **1:** 23, 48; **2:** 109, 184, 311-312
- do plexo braquial **1:** 140
- encefálico **2:** 315, 330, 332, 334-335, 347
- inferior do plexo braquial **1:** 140-141, 149; **2:** 108-109, 184
- intestinal **1:** 15; **2:** 181
- jugular **1:** 15; **2:** 95, 167, 181
- linfático jugular **1:** 76, 80
- linfático subclávio **1:** 80
- lombar **1:** 15; **2:** 181
- lombossacral **2:** 248, 254, 267, 270, 272, 274-275
- médio do plexo braquial **1:** 140-141, 149; **2:** 108-109, 184
- músculos ventrais do **1:** 62-65, 58
- parede dorsal do, artérias **2:** 162
- parede dorsal do, veias **2:** 162
- posterior da artéria ilíaca interna **1:** 267
- pulmonar **1:** 12-13, 43; **2:** 123, 131, 135, 138, 140, 142-146, 148-151, 155, 158, 160, 162, 167, 172, 175-176, 182
- simpático **1:** 23, 25; **2:** 39, 109-110, 114, 117, 184, 185, 267, 270-275
- subclávio **1:** 15; **2:** 167, 181
- superior do plexo braquial **1:** 140-141, 149; **2:** 108-109, 184
- "tibiofibular" **1:** 285
- tireocervical **1:** 147; **2:** 92-93, 107, 114, 134
- vagal anterior **1:** 25; **2:** 185, 270-271
- vagal posterior **1:** 25; **2:** 185, 270-271
Tuba
- auditiva **2:** 65, 425-427, 430, 437-438
- uterina **1:** 17; **2:** 181, 190, 253, 258-261, 265, 275-278
- - artérias **2:** 261
Túber
- cinéreo **2:** 328, 332, 341, 347, 361, 366-367
- da maxila **2:** 22, 400
- do verme **2:** 332
- frontal **2:** 20-21

- isquiático **1:** 189-190, 204-205, 207, 235, 237-240, 265, 272, 274; **2:** 266, 279, 281-285, 291-293, 304-305, 307
- omental do fígado **2:** 199
- omental do pâncreas **2:** 206
- parietal **2:** 20, 24
Tubérculo
- anômalo do dente (Carabelli) **2:** 47
- anterior da vértebra cervical **1:** 30-31; **2:** 39
- anterior do atlas **1:** 30, 52; **2:** 45
- articular do temporal **2:** 23, 32-33
- auricular **2:** 422
- bucal anterior do dente **2:** 39
- bucal posterior do dente **2:** 39
- carótico **1:** 31, 41; **2:** 45
- conóide **1:** 88
- corniculado **2:** 64-66, 82-83, 115
- cuneiforme **2:** 64-66, 82, 115
- da costela **1:** 41-42, 45; **2:** 89
- da sela **2:** 10
- do adutor do fêmur **1:** 179-180
- do calcâneo **1:** 200-201
- do escafóide **1:** 98, 108, 129, 136
- do lábio superior da boca **2:** 58
- do metacarpal V **1:** 98
- do músculo escaleno anterior **1:** 59
- do trapézio **1:** 98, 108-109
- dorsal do rádio **1:** 92, 96, 108, 122, 131, 136
- epiglótico **2:** 82
- faríngeo **2:** 18, 47, 395
- grácil **2:** 334-335, 345
- ilíaco **1:** 186, 188, 272
- infraglenoidal **1:** 88-89, 99-100
- intercondilar lateral da tíbia **1:** 196, 211, 218-219
- intercondilar medial da tíbia **1:** 196, 211, 218-219
- jugular **2:** 25
- lateral do tálus **1:** 201
- maior do úmero **1:** 90-91, 99, 101, 115, 117
- medial do tálus **1:** 201-202
- menor do úmero **1:** 90-91, 101
- mentual **2:** 29
- palatinal anterior do dente **2:** 39
- palatinal posterior do dente **2:** 39
- posterior da vértebra cervical **1:** 30-31; **2:** 33
- posterior do atlas **1:** 30-31, 51-52, 57, 61-62; **2:** 329
- púbico **1:** 68, 186, 188, 190, 233; **2:** 250, 265
- supraglenoidal **1:** 89
- supratrágico **2:** 422
- tireóideo inferior **2:** 78
- tireóideo superior **2:** 78
- trigeminal **2:** 334-335
Tuberosidade
- da falange distal da mão **1:** 98
- da falange distal do pé **1:** 200
- da tíbia **1:** 10, 195-197, 209-211, 219, 230, 232-233, 244-246, 268, 286-287
- da ulna **1:** 93, 105
- deltóidea **1:** 86
- do calcâneo **1:** 198-202, 226-227, 231, 246-248, 251-252
- do cubóide **1:** 200
- do ligamento coracoclavicular **1:** 88
- do metatarsal I **1:** 200, 202
- do metatarsal V **1:** 200, 202
- do músculo serrátil anterior **1:** 45

- do navicular **1:** 200, 202, 295
- do rádio **1:** 92, 94-95, 106
- do sacro → Tuberosidade sacral
- glútea **1:** 180
- ilíaca **1:** 174, 176
- (massetérica) **2:** 29-31, 37
- sacral **1:** 34-35
Túnel do carpo **1:** 109, 128-129, 142
Túnica
- albugínea do corpo cavernoso **2:** 301, 304
- albugínea do testículo **2:** 296-297
- conjuntiva da pálpebra **2:** 396-397
- conjuntiva do bulbo do olho **2:** 396-397, 402-403, 406-407
- dartos **1:** 69; **2:** 297, 300
- fibrosa do bulbo do olho **2:** 404
- mucosa
- - da bexiga urinária **2:** 235, 277
- - da cavidade da boca **2:** 59
- - da faringe **2:** 64
- - da língua **2:** 60
- - da traquéia **2:** 82
- - da vagina **2:** 253
- - do canal anal **2:** 265-267
- - do nariz **2:** 104
- - do palato **2:** 47, 59, 72
- - do útero **2:** 253, 262
- muscular
- - da bexiga urinária **2:** 255
- - da faringe **2:** 48-49
- - da tuba uterina **2:** 261
- - da vagina **2:** 253
- - do esôfago **2:** 61, 122
- - do estômago **2:** 173
- - do útero **2:** 253, 263
- serosa
- - da bexiga urinária **2:** 235, 245
- - do jejuno **2:** 194
- - do omento maior **2:** 173
- - do omento menor **2:** 173
- - do peritônio parietal **2:** 189
- - do peritônio visceral **2:** 189
- vaginal do testículo **1:** 69; **2:** 188, 296-300

U

Ulna **1:** 86-87, 93-98, 104-106, 108-111, 122, 124-125, 128, 131, 135-136, 147, 159, 164-168
- inserções musculares **1:** 123
Umbigo **1:** 12-13, 65-67, 79; **2:** 190, 214, 220, 229, 263
- da membrana timpânica **2:** 424, 430
Úmero **1:** 82-83, 86-87, 90-91, 98, 100, 110-111, 116, 137, 139, 144-149
- inserções musculares **1:** 113
Unco para-hipocampal **2:** 341, 356-357, 365-366
Unco vertebral **1:** 30-31
Unha **1:** 86-87, 93-98, 104-106, 108-111, 122, 124-125, 128, 131, 135-136, 147, 159, 164-168
Úraco **1:** 13; **2:** 268
Ureter **1:** 14, 17-20, 81; **2:** 180, 217, 228-232, 234, 236, 238-240, 245, 254-256, 258-259, 261, 264-266, 268, 270, 274-275, 277, 287, 302
- óstios **2:** 235

V

- parte intramural **2:** 255
- trajeto intramural **2:** 255
Uretra **1:** 20-21
- feminina **1:** 17; **2:** 253, 263, 276, 282-283, 286
- masculina **1:** 17; **2:** 188, 252, 255-257, 276, 284-285, 292-293, 301, 303-304
Urograma de excreção **2:** 217
Útero **1:** 17; **2:** 181, 190, 253, 258-263, 268-269, 276-278, 282-283, 286
- artérias **2:** 261
- corpo **2:** 242
- final de gravidez **2:** 243
- grávido **2:** 243
Utrículo prostático **2:** 255, 257
Utrículo vestibular **2:** 437
Úvula da bexiga urinária **2:** 255
Úvula do verme do cerebelo **2:** 332, 336-337
Úvula palatina **2:** 11, 46-47, 59, 64-66

V

Vagina **1:** 17; **2:** 253, 259, 263, 265, 277, 282-283, 286, 294-295
Vale da unha **1:** 11
Valécula do cerebelo **2:** 336
Valécula epiglótica **2:** 60, 67, 82
Valva
- atrioventricular direita **2:** 120, 148, 150-151, 156, 158-159, 177-178
- atrioventricular esquerda **2:** 120, 149-154, 156, 158-159
- da aorta **2:** 120, 144-146, 149-154, 157-158
- do tronco pulmonar **2:** 148, 150-151, 153, 157-158
- mitral → Valva atrioventricular esquerda
- tricúspide → Valva atrioventricular direita
Válvula(s)
- anais **2:** 197
- anterior da valva atrioventricular direita **2:** 148-151
- anterior da valva atrioventricular esquerda **2:** 149-151, 156
- cúspide do dente **2:** 47, 49
- da veia cava inferior **2:** 132, 140
- do forame oval **2:** 149
- do seio coronário **2:** 148, 156
- posterior da valva atrioventricular direita **2:** 148, 150-151
- posterior da valva atrioventricular esquerda **2:** 149, 151, 156
- semilunar
- - anterior da valva do tronco pulmonar **2:** 148, 151
- - da valva da aorta **2:** 145-146, 154
- - da valva do tronco pulmonar **2:** 150, 153
- - direita da valva da aorta **2:** 149-151, 153
- - direita da valva do tronco pulmonar **2:** 148-151
- - esquerda da valva do tronco pulmonar **2:** 148, 151, 157
- - posterior da valva da aorta **2:** 149-151, 153, 157
- septal da valva atrioventricular direita **2:** 148, 151, 156
- venosa **1:** 77, 145, 260-261
Vaso(s)
- espiral **2:** 436

- hepáticos **2:** 201
- linfáticos
- - da axila **1:** 107, 167
- - da cabeça **2:** 81
- - da mama **1:** 76-78
- - da parede torácica **1:** 72-74
- - da pelve **2:** 163
- - da região inguinal **2:** 163
- - da traquéia **2:** 110
- - do abdome **2:** 163, 198, 203
- - do membro inferior **1:** 263
- - do pescoço **2:** 81
- - do tórax **1:** 76; **2:** 163
- - dos brônquios **2:** 110
- - dos mesentérios **2:** 203
- - peribronquiais **2:** 129
- - subpleurais **2:** 129
- - torácicos **1:** 80
Veia(s)
- acompanhante do nervo hipoglosso **2:** 99
- adrenal → Veia supra-renal
- (alveolar inferior) **2:** 94, 117
- anastomótica superior **2:** 322-323
- angular **2:** 94, 116, 415
- anterior
- - do septo pelúcido **2:** 327, 354, 369
- - do ventrículo direito do coração **2:** 135, 142
- apendicular **2:** 220, 222
- auricular posterior **2:** 94, 99
- axilar **1:** 77, 145, 158; **2:** 167, 181
- ázigo **1:** 14; **2:** 111, 127, 138, 146, 148, 159, 173-177, 179-183, 185, 223, 244
- basílica **1:** 111, 144-145, 150, 156-157, 160-161, 174
- "basivertebral" **2:** 313
- braquial **1:** 145, 150, 155-157, 166
- braquiocefálica **1:** 12, 14, 80, 145; **2:** 40, 110-111, 120, 123, 138, 144-146, 158, 167-169, 174, 180-182
- cardíaca magna **2:** 107, 129-130, 133, 135, 142-143
- cardíaca parva **2:** 129, 135, 140, 143
- cava inferior **1:** 12-15; **2:** 139, 141-143, 147, 155-157, 161, 172-173, 177-178, 180, 182, 185, 189, 198-201, 203-204, 214, 216-217, 221, 223, 226-228, 231, 234, 236-237, 240, 242, 244-246, 250, 270
- cava superior **1:** 12-15; **2:** 111, 123, 127, 138-141, 145-146, 148-149, 155-158, 160-161, 175, 179-183, 185, 190, 223
- cefálica **1:** 76-77, 79, 111, 143-145, 150, 155-157, 160-161, 166-167, 174; **2:** 112, 167
- - (acessória) **1:** 160
- - (central) da glândula supra-renal **2:** 238
- central da retina **2:** 404-406, 410, 416
- cerebelares inferiores **2:** 324
- cerebrais internas **2:** 326-327, 358, 373, 376, 387, 393
- cerebrais superiores **2:** 321-323
- cerebral, anterior **2:** 300
- cerebral magna **2:** 316, 326-327, 332, 374-375, 378
- cerebral profunda média **2:** 327
- cerebral superficial média **2:** 316, 322-324, 327
- cervicais transversas **2:** 167, 182
- (cervical superficial) **2:** 112

- ciliar anterior **2:** 405
- circunflexa
- - da escápula **1:** 143
- - femoral lateral **1:** 251
- - ilíaca profunda **2:** 264
- - ilíaca superficial **1:** 79, 264
- cística **2:** 214, 218
- cólica direita **2:** 219-220, 222
- cólica esquerda **2:** 220, 222-223
- cólica média **2:** 218, 220, 222
- conjuntival anterior **2:** 405
- corióidea superior **2:** 327
- coronária(s) **2:** 142-143
- - do coração **2:** 142-143
- da axila **2:** 93, 149
- da bainha do nervo óptico **2:** 373
- (da bochecha) **2:** 80
- da cabeça **2:** 80
- da coluna vertebral **2:** 286-287
- da coxa **1:** 252, 255-256; **2:** 228
- da fossa poplítea **1:** 255-256, 267-268
- da íris **2:** 373
- da medula espinal **2:** 286-287
- da órbita **2:** 383
- da parede abdominal anterior **1:** 77
- da parede abdominal posterior **2:** 228
- da parede ventral do corpo **1:** 75
- da pelve **2:** 234, 244
- - menor **2:** 234, 244
- - - feminina **2:** 244
- - - masculina **2:** 244
- da perna **1:** 267-268
- da região glútea **1:** 255-256
- digitais dorsais do pé **1:** 278
- diplóicas **2:** 95
- diretas laterais **2:** 300
- do abdome **2:** 203
- do bulbo do olho **2:** 372-373
- do cérebro **2:** 300
- do coração **2:** 142-143
- do dorso do pé **1:** 294
- do espaço perifaríngeo **2:** 100
- do fígado **2:** 203
- do joelho **1:** 252
- do mediastino **2:** 167, 182
- do membro inferior **1:** 246-247
- do núcleo caudado **2:** 300
- do períneo **2:** 279-280
- do pescoço **2:** 93, 97-99, 149, 164
- do tórax **1:** 75-76; **2:** 93, 97
- do tronco do corpo **1:** 14
- dorsal(is)
- - da parede do corpo **2:** 180
- - profunda do pênis **2:** 267, 275-277
- - superficial do pênis **2:** 302
- dos órgãos retroperitoneais da parte superior do abdome **2:** 221
- emissária occipital **2:** 63
- emissária parietal **2:** 324
- epigástrica inferior **1:** 69, 79, 81, 268; **2:** 214, 218, 223, 264, 268, 298-299
- epigástrica superficial **1:** 79, 263-264, 268; **2:** 223, 302
- epigástrica superior **1:** 79; **2:** 223
- episcleral **2:** 405
- espinais anteriores **2:** 285-286
- espinais posteriores **2:** 285-286
- esplênica **2:** 188-189, 198-200, 203, 207, 221

- esternocleidomastóidea **2:** 99
- etmoidal anterior **2:** 413
- etmoidal posterior **2:** 413
- facial **2:** 94-95, 99, 106, 112-113, 117, 415
- femoral **1:** 14, 66-67, 79, 232-233, 260-261, 264-265, 268, 275-276, 278-279; **2:** 181, 250, 282-285
- - profunda **1:** 260, 262
- fibular **1:** 261, 289-290
- frontal **2:** 323
- gástrica direita **2:** 206, 214, 221-222
- gástrica esquerda **2:** 214, 218, 222-223
- gastromental direita **2:** 214, 218, 222
- gastromental esquerda **2:** 214, 222
- glútea inferior **1:** 273
- glútea superior **1:** 273
- hemiázigo **1:** 14; **2:** 180-181, 185, 223
- - acessória **1:** 14; **2:** 181, 223
- hepática(s) **1:** 12-14; **2:** 147, 178, 180, 185, 198, 200, 203, 217, 226-227, 240, 243-244
- - direita **2:** 203
- - esquerda **2:** 203
- - intermédia **2:** 203
- ileais **2:** 206, 218-219, 222, 224
- ileocólica **2:** 219-220, 222
- ilíaca comum **1:** 12, 14, 208; **2:** 180-181, 223, 240, 247, 250, 254, 263-265, 278, 280, 286-287
- ilíaca externa **1:** 14, 79, 81, 261, 268; **2:** 181, 223, 242-243, 250, 253-254, 258, 264-266, 276, 278, 282, 284-285
- ilíaca interna **1:** 14; **2:** 181, 223, 242-243, 250, 254, 264-265, 279, 281
- inferiores do cérebro **2:** 316, 324, 327
- (infra-orbital) **2:** 94
- intercapitulares da mão **1:** 173
- intercapitulares do pé **1:** 294
- intercostais posteriores **1:** 14, 80; **2:** 180-181, 185, 311-312
- intermédia do antebraço **1:** 111, 144, 161
- intermédia do cotovelo **1:** 111, 144-145, 161
- (intermédia profunda do cotovelo) **1:** 144, 150, 161
- interóssea anterior **1:** 167
- interventricular anterior **2:** 145, 148, 159-160
- interventricular posterior **2:** 135, 142
- intervertebrais **2:** 313
- jejunais **2:** 206, 218-219, 222, 224
- jugular anterior **2:** 39, 88-89, 105, 111-112, 1 38, 167
- jugular externa **2:** 39, 94, 99, 105-107, 111, 113, 138, 167, 180, 182
- jugular interna **1:** 12, 14; **2:** 39, 44, 82, 85, 87-89, 94-95, 106-107, 110-114, 116-117, 138, 158, 167, 180-182, 415, 427
- labial inferior **2:** 94, 415
- labial superior **2:** 94, 415
- lienal → Veia esplênica
- lombar(es) **1:** 14; **2:** 180, 223
- - ascendente **2:** 313
- marginal direita do coração **2:** 151, 160
- marginal esquerda do coração **2:** 161
- marginal lateral do pé **1:** 294
- maxilar **2:** 94, 113, 415
- medial do ventrículo lateral **2:** 327
- mediastinais **2:** 138
- meníngea(s) **2:** 318

- - média **2:** 94, 318
- mentual **2:** 94
- mesentérica inferior **2:** 206, 218, 220-223
- mesentérica superior **2:** 206, 217-223, 227, 237, 245-246
- metacarpais dorsais **1:** 174
- metatarsais dorsais **1:** 294
- nasais externas **2:** 94
- nasofrontal **2:** 94
- oblíqua do átrio esquerdo do coração **2:** 161
- obturatória **2:** 264, 278, 280, 282
- occipitais **1:** 62; **2:** 94, 99, 323
- oftálmica inferior **2:** 72, 94, 411, 415-416
- oftálmica superior **2:** 72, 94, 411, 414-416
- orbitais **2:** 383
- ovárica **1:** 14; **2:** 180-181, 258-259
- pancreáticas **2:** 206
- pancreaticoduodenais **2:** 206, 222
- paraumbilicais **1:** 79; **2:** 223
- parietais **2:** 323, 327
- perfurantes **1:** 260, 262, 286
- - de Boyd **1:** 260
- - de Cockett **1:** 260
- - de Dodd **1:** 260
- - do membro inferior **1:** 260
- - epifasciais **1:** 260
- - subfasciais **1:** 260
- perineais **2:** 302, 305
- (plantar lateral) **1:** 228
- (plantar medial) **1:** 228
- poplítea **1:** 263, 261, 271-272, 277, 280-281, 283-284, 288
- porta **2:** 183
- - do fígado **1:** 12-13; **2:** 199, 201, 203, 206, 214, 216-217, 219, 221-223, 236, 270
- posterior do septo pelúcido **2:** 327
- - ventrículo esquerdo **2:** 135, 143
- profunda(s)
- - da face **2:** 94, 415
- - do braço **1:** 155-156
- - do membro inferior **1:** 246
- pudendas externas **1:** 264
- pudendas internas **1:** 273; **2:** 223, 276-277, 281-282, 302, 305-306
- pulmonar(es) **1:** 12-13; **2:** 110, 131, 173
- - direita **2:** 127, 129, 139, 141, 147-149, 155, 157-159, 161, 176, 182-183, 185
- - esquerda **2:** 123, 127, 139-141, 147, 149, 155-157, 161, 175-176, 182
- radial **1:** 150, 174
- renal(is) **1:** 14; **2:** 180, 223, 288, 230-232
- - direita **2:** 236, 240
- - esquerda **2:** 217, 221, 234, 236-237, 240, 246
- retal inferior **2:** 223, 302
- retal média **2:** 223, 302
- retromandibular **2:** 94, 112-113, 117, 415
- sacral lateral **2:** 264, 313
- sacral mediana **1:** 14; **2:** 180, 240, 254, 264, 281
- safena acessória **1:** 263-264, 270-271, 282; **2:** 250
- safena magna **1:** 79, 263, 260-262, 264-265, 268, 270, 278-283, 286, 288, 290, 294; **2:** 181, 250, 282-285
- safena parva **1:** 263, 261, 270-272, 282-284, 288, 290-291, 293-294
- sigmóidea **2:** 220, 222
- subclávia **1:** 12, 14, 66, 76-77, 79, 145; **2:** 107, 111, 138, 158, 167, 180-182

- subcutâneas
- - da coxa **1:** 248, 254
- - da fossa poplítea **1:** 254, 266
- - da parte superior do braço **1:** 135-137
- - da perna **1:** 266, 270
- - da região do cotovelo **1:** 151
- - da região glútea **1:** 254
- - do antebraço **1:** 150-151
- - do dorso da mão **1:** 164
- - do dorso do pé **1:** 278
- - do membro inferior **1:** 260
- - do ombro **1:** 135-137
- - do pé **1:** 270
- - do pescoço **2:** 91-92
- sublingual **2:** 61, 113
- submentual **2:** 94, 415
- superficial(is)
- - cerebrais superficiais **2:** 323
- - da cabeça **2:** 85
- - da face **2:** 80, 85
- - do membro inferior **1:** 260
- superiores do cerebelo **2:** 324
- supra-escapular **2:** 138
- supra-orbitais **2:** 94
- supra-renal **1:** 14; **2:** 180
- supratroclear **2:** 94, 99, 415
- tálamo-estriada superior **2:** 327, 354, 358, 376, 378, 380
- temporal média **2:** 99
- temporal superficial **2:** 94-95, 99, 112-113, 415
- terminal → Veia tálamo-estriada superior
- testicular **1:** 81; **2:** 180, 240, 250, 296-298, 300, 304
- tibial anterior **1:** 261, 289-291
- tibial posterior **1:** 260-261, 283, 289-291, 293
- tireóidea inferior **2:** 111, 138, 158, 167, 169, 180, 182
- tireóidea média **2:** 111, 167
- tireóidea superior **2:** 94, 112-113, 117, 167, 182
- torácica interna **1:** 79-80; **2:** 111, 138, 159, 167, 169, 174, 180
- torácica lateral **2:** 107
- toracoacromial **1:** 77, 145
- toracoespigástrica **1:** 76, 79; **2:** 167, 223
- ulnar **1:** 174
- umbilical **1:** 13; **2:** 263
- uterina **2:** 277
- vertebral **2:** 82, 87, 89, 116-117, 183, 312
- vesical inferior **2:** 302
- vorticosas **2:** 404-405, 413
Ventral **1:** 5
Ventre
- anterior do músculo digástrico **2:** 38, 42, 44, 58-59, 61-62, 112-113
- frontal do músculo occipitofrontal **2:** 28-30, 85, 366
- inferior do músculo omo-hióideo **1:** 112-113, 116, 150, 153; **2:** 42-44, 106, 112
- muscular **1:** 10
- occipital do músculo occipitofrontal **1:** 55-56, 62; **2:** 35-36, 38-39, 99, 105-106
- posterior do músculo digástrico **2:** 36, 42, 45, 58, 63-65, 101, 112-114
- superior do músculo omo-hióideo **2:** 42, 44, 95, 112-113

Ventrículo(s)
- da laringe **2:** 66, 82
- direito do coração **1:** 12-13; **2:** 120, 135, 140-141, 144-145, 148, 150, 152-153, 155, 157-161, 163, 172, 176-178, 184-185
- do cérebro **2:** 230
- do encéfalo **2:** 320
- esquerdo do coração **1:** 12-13; **2:** 123, 138, 140-142, 144-150, 153-155, 157-161, 163, 172, 177-178, 184-185
- lateral do cérebro **2:** 315, 327, 329, 350-352, 354-355, 359, 364-367, 369-376, 378-382, 386-390, 392-394, 417, 440
- - corno anterior **2:** 369, 378-381, 386-387, 392
- - corno inferior **2:** 394
- - corno posterior **2:** 374-375, 378-381, 386-388
- - corno temporal **2:** 358
- - parte central **2:** 358, 386-387, 393
- quarto do cérebro **2:** 331-337, 350-353, 356, 374-375, 391, 441
- terceiro do cérebro **2:** 326, 328, 331-332, 334, 350-353, 358-359, 362-364, 370-373, 376, 380-383, 387, 389, 393, 440
Vênula
- macular inferior **2:** 409
- macular média **2:** 409
- macular superior **2:** 409
- nasal inferior da retina **2:** 409
- nasal superior da retina **2:** 409
- temporal inferior da retina **2:** 409
- temporal superior da retina **2:** 409
Verme do cerebelo **2:** 336-337, 345, 347, 354, 366, 374-375, 377, 380, 382-385, 388-391, 441

Vértebra(s) **1:** 29
- cervical(is) **1:** 28-31, 36-37, 40-41, 49, 51, 53, 62, 86-87; **2:** 7, 9, 39-41, 45, 67, 82, 85-89, 93, 116-117, 134, 158, 310, 312, 315, 321, 329, 353, 440
- - I → Atlas
- - II → Áxis
- coccígea → Cóccix
- lombares **1:** 28-29, 33, 38-41, 48-49, 57, 86-87, 184-185, 187, 204-205, 233; **2:** 121, 200, 212, 221, 225, 234, 236-237, 239, 242-243, 245-246, 263-265, 279, 287, 290, 310
- partes homólogas **1:** 29
- proeminente **1:** 28, 31, 37, 40, 60
- sacrais **1:** 35, 205, 208; **2:** 247, 252, 263-264, 286-287, 290
- torácicas **1:** 28-29, 32, 36, 38, 41, 43-44, 47, 49, 62; **2:** 40, 45, 86, 89, 120, 123, 143, 158-159, 174-179, 200, 229, 234-235, 239, 244, 310
Vértice da córnea **2:** 402
Vértice do crânio **2:** 6
Vesícula
- biliar **1:** 16, 18, 20, 83; **2:** 172, 190, 198-199, 201, 204-205, 208-209, 214, 216, 218, 224, 228, 245, 270
Vestíbulo
- da boca **1:** 16; **2:** 59, 66
- da laringe **2:** 82, 88, 117
- da vagina **2:** 253, 295
- do labirinto **2:** 432-434, 438
- do nariz **2:** 66, 69-71
Véu
- medular inferior **2:** 332, 337
- medular superior **2:** 331-332, 334-337

- palatino → Palato mole
Via(s)
- bilíferas, extra-hepáticas **2:** 186-187
- bilíferas, intra-hepáticas **2:** 183
- visual **2:** 335
Vínculo tendíneo dos dedos da mão **1:** 124
Víscera(s)
- abdominais **1:** 18-21; **2:** 154-155, 170-172, 190-193, 199
- do pescoço **2:** 97
- pélvicas **2:** 232-234, 238
- - femininas **2:** 233, 238-243, 245
- - masculinas **2:** 232, 234, 236-237, 244
- retroperitoneais da parte superior do abdome **2:** 199
- torácicas **1:** 18-21; **2:** 126-127, 150-151, 154-161, 172
Viscerocrânio **2:** 369
Vômer **2:** 8, 12-17, 23, 58, 395

Z

Zigapófise → Processo articular inferior/ superior da vértebra
Zona(s)
- anal de transição **2:** 197
- de Head **1:** 79
- fasciculada da glândula supra-renal **2:** 238
- glomerular da glândula supra-renal **2:** 238
- hemorroidal do canal anal **2:** 179
- incerta **2:** 372
- orbicular da articulação do quadril **1:** 206
- reticular da glândula supra-renal **2:** 238
Zônula ciliar **2:** 405-409

Pré-impressão, impressão e acabamento

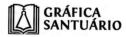

grafica@editorasantuario.com.br
www.editorasantuario.com.br
Aparecida-SP